薬剤	一般名	代表的商品名	本書での参照ページ＊必ずしも適応を示すものではない（2018年現在）
黄体ホルモン（プロゲストーゲン）	レボノルゲストレル	ノルレボ	● 緊急避妊法 〔p.97〕
黄体ホルモン（プロゲストーゲン）	ジエノゲスト	ディナゲスト	● 子宮内膜症 〔p.122〕
卵胞ホルモン・黄体ホルモン配合薬	エストラジオール・レボノルゲストレル配合錠	ウェールナラ	● 機能性子宮出血 〔p.30〕 ● 単純性体重減少性無月経 〔p.54〕
卵胞ホルモン・黄体ホルモン配合薬	メストラノール・ノルエチステロン配合錠	ソフィア-A，ソフィア-C，メノエイド	● 機能性子宮出血 〔p.30〕 ● 無排卵周期症 〔p.33〕 ● 無月経 〔p.43〕 ● 神経性やせ症 〔p.52〕 ● 単純性体重減少性無月経 〔p.54〕 ● Sheehan症候群 〔p.56〕 ● 早発卵巣不全 〔p.103〕 ● 更年期障害 〔p.104〕 ● Asherman症候群 〔p.241〕
卵胞ホルモン・黄体ホルモン配合薬	エチニルエストラジオール・ノルゲストレル配合錠	プラノバール	● 機能性子宮出血 〔p.30〕 ● 無排卵周期症 〔p.33〕 ● 月経困難症 〔p.37〕 ● 無月経 〔p.43〕 ● 神経性やせ症 〔p.52〕 ● Sheehan症候群 〔p.56〕 ● Turner症候群 〔p.70〕 ● 早発卵巣不全 〔p.103〕 ● Asherman症候群 〔p.241〕
低用量卵胞ホルモン・黄体ホルモン配合薬（低用量ピル）	エチニルエストラジオール・ノルエチステロン配合錠	ルナベル	● 機能性子宮出血 〔p.30〕 ● 無排卵周期症 〔p.33〕 ● 月経前症候群 〔p.36〕 ● 月経困難症 〔p.37〕 ● 多嚢胞性卵巣症候群 〔p.58〕 ● 避妊 〔p.96〕 ● 子宮内膜症 〔p.122〕 ● 子宮腺筋症 〔p.132〕
低用量卵胞ホルモン・黄体ホルモン配合薬（低用量ピル）	エチニルエストラジオール・レボノルゲストレル配合錠	アンジュ21，アンジュ28，トリキュラー21，トリキュラー28	● 機能性子宮出血 〔p.30〕 ● 無排卵周期症 〔p.33〕 ● 月経前症候群 〔p.36〕 ● 月経困難症 〔p.37〕 ● 多嚢胞性卵巣症候群 〔p.58〕 ● 避妊 〔p.96〕
低用量卵胞ホルモン・黄体ホルモン配合薬（低用量ピル）	エチニルエストラジオール・ドロスピレノン配合錠	ヤーズ	● 月経困難症 〔p.37〕
低用量卵胞ホルモン・黄体ホルモン配合薬（低用量ピル）	エチニルエストラジオール・デソゲストレル配合錠	マーベロン21，マーベロン28	● 機能性子宮出血 〔p.30〕 ● 多嚢胞性卵巣症候群 〔p.58〕 ● 月経前症候群 〔p.36〕 ● 月経困難症 〔p.37〕 ● 避妊 〔p.96〕 ● 無排卵周期症 〔p.33〕
排卵誘発薬：抗エストロゲン薬	クロミフェンクエン酸塩	クロミッド	● 無排卵周期症 〔p.33〕 ● 黄体機能不全 〔p.34〕 ● 無月経 〔p.43〕 ● 単純性体重減少性無月経 〔p.54〕 ● 多嚢胞性卵巣症候群 〔p.58〕
排卵誘発薬：ゴナドトロピン製剤：ヒトゴナドトロピン製剤	ヒト閉経後尿性ゴナドトロピン（HMG）	HMG，ゴナピュール，フェリング	● 無排卵周期症 〔p.33〕 ● 黄体機能不全 〔p.34〕 ● 無月経 〔p.43〕 ● 単純性体重減少性無月経 〔p.54〕 ● Sheehan症候群 〔p.56〕 ● 早発卵巣不全 〔p.103〕 ● 卵巣刺激 〔p.251〕
排卵誘発薬：ゴナドトロピン製剤：遺伝子組換え卵胞刺激ホルモン製剤（recombinantFSH製剤）	フォリトロピンベータ	フォリスチム	● 無排卵周期症 〔p.33〕 ● 黄体機能不全 〔p.34〕 ● 無月経 〔p.43〕 ● 単純性体重減少性無月経 〔p.54〕 ● 多嚢胞性卵巣症候群 〔p.58〕 ● 早発卵巣不全 〔p.103〕 ● 卵巣刺激 〔p.251〕
排卵誘発薬：ゴナドトロピン製剤：遺伝子組換え卵胞刺激ホルモン製剤（recombinantFSH製剤）	ホリトロピン[illegible]	[illegible]	● 無排卵周期症 〔p.33〕 ● 黄体機能不全 〔p.34〕 ● 無月経 〔p.43〕 ● 単純性体重減少性無月経 〔p.54〕 ● 多嚢胞性卵巣症候群 〔p.58〕 ● 早発卵巣不全 〔p.103〕 ● 卵巣刺激 〔p.251〕

薬剤			一般名	代表的商品名	本書での参照ページ＊必ずしも適応を示すものではない（2018年現在）
排卵誘発薬	ゴナドトロピン製剤	ヒト絨毛性性腺刺激ホルモン（hCG）製剤	ヒト絨毛性性腺刺激ホルモン（HCG）	HCGモチダ，ゴナトロピン	• 無排卵周期症〔p.33〕 • 黄体機能不全〔p.34〕 • 無月経〔p.43〕 • 単純性体重減少性無月経〔p.54〕 • Sheehan症候群〔p.56〕 • 多囊胞性卵巣症候群〔p.58〕 • 早発卵巣不全〔p.103〕 • 卵巣刺激〔p.251〕
GnRHアナログ	GnRH（LHRH）作動薬（アゴニスト）		ブセレリン酢酸塩	スプレキュア	• 子宮内膜症〔p.122〕 • 子宮筋腫〔p.134〕
GnRHアナログ	GnRH（LHRH）作動薬（アゴニスト）		酢酸ナファレリン	ナサニール	• 子宮内膜症〔p.122〕 • 子宮筋腫〔p.134〕
GnRHアナログ	GnRH（LHRH）作動薬（アゴニスト）		ゴセレリン酢酸塩	ゾラデックス，ゾラデックスLA	• 子宮内膜症〔p.122〕 • 乳癌〔p.280〕
GnRHアナログ	GnRH（LHRH）作動薬（アゴニスト）		リュープロレリン酢酸塩	リュープリン，リュープリンSR	• 子宮内膜症〔p.122〕 • 子宮腺筋症〔p.132〕 • 子宮筋腫〔p.134〕 • 乳癌〔p.280〕
GnRHアナログ	GnRH拮抗薬（アンタゴニスト）		セトロレリクス酢酸塩	セトロタイド	• 単純性体重減少性無月経〔p.54〕 • 卵巣刺激〔p.251〕
GnRHアナログ	GnRH拮抗薬（アンタゴニスト）		ガニレリクス酢酸塩	ガニレスト	• 単純性体重減少性無月経〔p.54〕 • 卵巣刺激〔p.251〕
男性ホルモン			メチルテストステロン	エナルモン	• Klinefelter症候群〔p.71〕
甲状腺ホルモン製剤			レボチロキシンナトリウム（T_4）水和物	チラーヂンS	• 高プロラクチン血症〔p.48〕 • Sheehan症候群〔p.54〕 • 甲状腺機能低下症〔p.272〕
副腎皮質ステロイド			ヒドロコルチゾン	コートリル	• Sheehan症候群〔p.54〕 • 先天性副腎皮質過形成〔p.66〕
副腎皮質ステロイド			プレドニゾロン	プレドニン，プレドニゾロン	• 先天性副腎皮質過形成〔p.66〕
副腎皮質ステロイド			ベタメタゾン	リンデロン	• 胎児肺成熟促進〔病⑩p.174〕
副腎皮質ステロイド			デキサメタゾン	デカドロン	• 卵巣癌〔p.178〕
合成鉱質コルチコイド製剤			フルドロコルチゾン酢酸エステル	フロリネフ	• 先天性副腎皮質過形成〔p.66〕
ドパミン受容体作動薬（アゴニスト）			カベルゴリン	カバサール	• 黄体機能不全〔p.34〕 • 高プロラクチン血症〔p.48〕
ドパミン受容体作動薬（アゴニスト）			テルグリド	テルロン	• 黄体機能不全〔p.34〕 • 高プロラクチン血症〔p.48〕
ドパミン受容体作動薬（アゴニスト）			ブロモクリプチンメシル酸塩	パーロデル	• 黄体機能不全〔p.34〕 • 高プロラクチン血症〔p.48〕
その他ホルモン薬			ダナゾール	ボンゾール	• 子宮内膜症〔p.122〕 • 子宮腺筋症〔p.132〕 • 乳腺症〔p.278〕
止血薬			トラネキサム酸	トランサミン	• 機能性子宮出血〔p.30〕
鉄剤			クエン酸第一鉄ナトリウム	フェロミア	• 子宮腺筋症〔p.132〕 • 子宮筋腫〔p.134〕
向精神薬	抗うつ薬	選択的セロトニン再取込み阻害薬（SSRI）	パロキセチン塩酸塩水和物	パキシル	• 月経前症候群〔p.36〕 • 更年期障害〔p.104〕
向精神薬	抗うつ薬	選択的セロトニン再取込み阻害薬（SSRI）	塩酸セルトラリン	ジェイゾロフト	• 月経前症候群〔p.36〕 • 更年期障害〔p.104〕
向精神薬	抗うつ薬	選択的セロトニン再取込み阻害薬（SSRI）	フルボキサミンマレイン酸塩	デプロメール，ルボックス	• 月経前症候群〔p.36〕 • 更年期障害〔p.104〕
向精神薬	抗うつ薬	選択的セロトニン再取込み阻害薬（SSRI）	エスシタロプラムシュウ酸塩	レクサプロ	• 月経前症候群〔p.36〕 • 更年期障害〔p.104〕
向精神薬	抗不安薬	ベンゾジアゼピン系	クロチアゼパム	リーゼ	• 更年期障害〔p.104〕
向精神薬	抗不安薬	ベンゾジアゼピン系	エチゾラム	デパス	• 更年期障害〔p.104〕

病気がみえる vol.9

Gynecology and Breast surgery

婦人科・乳腺外科

第4版

婦人科

女性性器の構造と性機能

内分泌の異常

性分化と性器形態の異常

性器の炎症・STI

ファミリープランニング

女性のライフサイクルの変化

類腫瘍病変・前癌病変・腫瘍

婦人科診察

婦人科手術

生殖医療

生殖医療

乳腺外科

乳腺疾患

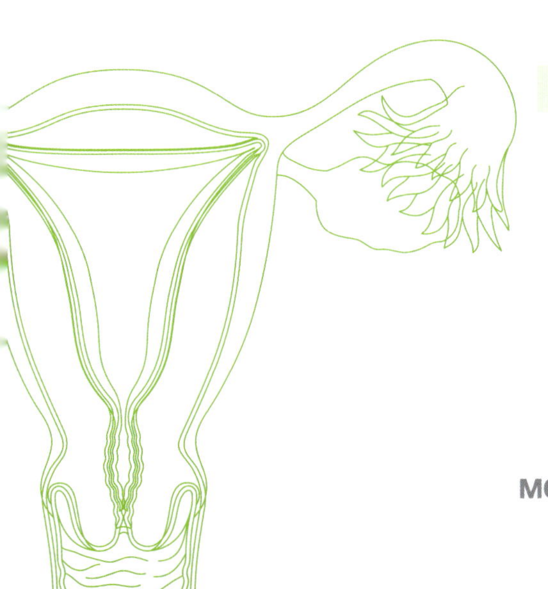

MEDIC MEDIA

An Illustrated

婦人科・生殖・乳腺外科を初めて学ぶ人たちへ

産婦人科には大きく分けて，“周産期”，“内分泌・生殖”，“腫瘍”，“女性のヘルスケア”の4つのセクションがあります．

本書では，このうち“内分泌・生殖”，“腫瘍”，“女性のヘルスケア”を扱っています．産婦人科すべての基本となる女性の内分泌機構とその異常をはじめ，ライフサイクルに関わる更年期や泌尿器疾患(尿失禁)，子宮・卵巣の腫瘍，不妊症・不育症などが含まれます．さらに，女性を総合的に診るにあたって必要な知識として乳腺外科の内容も盛り込み，“女性に関わる医学の入門書”として十分な内容を収録できたと考えています．

これから婦人科・生殖・乳腺外科を初めて学ぶ人たちへ，この本が良い地図になれれば幸いです．

今回の改訂第4版では，2018年7月までに発行されている各種ガイドライン・取扱い規約などを反映し，全体の記載をアップデートしました．

今版での主な改訂ポイントをまとめると以下のようになります．

《主な改訂項目》

- 子宮頸癌　：進行期分類に応じた治療の情報更新
- 子宮体癌　：進行期分類に応じた治療の情報更新
- 卵巣癌　　：進行期分類・組織学的分類の改訂
- 婦人科手術：神経の走行・術後管理の追加
- 不妊症　　：定義の更新
- 乳癌　　　：組織学的分類の改訂，
サブタイプ分類・分子標的治療薬・遺伝性乳癌卵巣癌症候群の追加

編集方針は，『病気がみえる』の基本どおり．疾患だけでなく，正常の構造と機能までも，“みて，わかる”よう表現にこだわり，基礎と臨床がしっかりと結びつく構成になっています．

もちろん，初学者全ての方のニーズに100%応えられているとは思っていません．忌憚なきご意見・ご批判をいただければ幸いです．

最後に，本書のコンセプトをご理解くださり，臨床・研究・教育など，ご多忙ななかでも真摯にご指導くださった監修・監修協力の先生方，ともにアイデアを練ってくれた若手医師・医学生の皆様に，この場を借りて深謝申し上げます．

2018年8月吉日

編者一同

Reference Guide

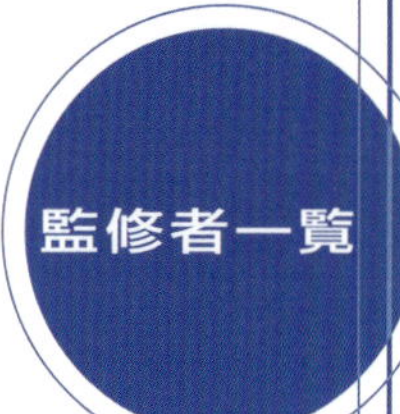

監修者一覧

監　修

（掲載順）

井上　裕美　湘南鎌倉総合病院　副院長　産婦人科　部長

峯岸　敬　群馬大学　理事・副学長

大場　隆　熊本大学大学院　生命科学研究部　産科婦人科学　准教授

松崎　利也　吉野川医療センター　産婦人科　部長

鈴木（堀田）眞理　政策研究大学院大学　保健管理センター　教授

緒方　勤　浜松医科大学医学部附属病院　小児科　教授

竹下　俊行　日本医科大学　産婦人科　教授

三鴨　廣繁　愛知医科大学大学院　医学研究科　臨床感染症学
愛知医科大学病院　感染症科／感染制御部　主任教授

北村　邦夫　日本家族計画協会家族計画研究センター　所長

若槻　明彦　愛知医科大学医学部　産婦人科学講座　主任教授

吉川　裕之　茨城県立中央病院・茨城県地域がんセンター　病院長

深谷　孝夫　東北医科薬科大学　特任教授　産婦人科　顧問
高知大学　名誉教授

林　保良　川崎市立川崎病院　婦人科　専任部長

新倉　仁　国立病院機構仙台医療センター　産婦人科医長

小林　浩　奈良県立医科大学　産婦人科　教授

松井　英雄　船橋二和病院　副院長

中原　健次　山形県立新庄病院　産婦人科　部長

苛原　稔　徳島大学大学院　医歯薬学研究部　産科婦人科学分野　教授

柴原　浩章　兵庫医科大学　産科婦人科学講座　主任教授

杉浦　真弓　名古屋市立大学大学院医学研究科　産科婦人科学　教授

福富　隆志　東京都済生会中央病院　院長補佐
愛知医科大学医学部　乳腺・内分泌外科　名誉教授

松村　譲兒　杏林大学医学部　解剖学　教授

監修協力

（掲載順）

川上　速人　杏林大学医学部　解剖学教室　教授

伊藤　史子　熊本大学医学部附属病院　産科婦人科　助教

立花　克彦

今岡いずみ

本田まりこ　まりこの皮膚科

藤田紘一郎　東京医科歯科大学　名誉教授

杉浦　仁　川崎市立川崎病院　検査科　部長

佐藤　哲也　山近記念総合病院　副院長

室谷　哲弥　こころとからだの元氣プラザ　婦人科　参与

坂本　穆彦　大森赤十字病院　顧問

田中優美子　がん研有明病院　画像診断部

寺内　文敏　東京医科大学　産科婦人科学教室　教授

齋藤　滋　富山大学大学院医学薬学研究部　産科婦人科　教授

貴志　和生　慶應義塾大学医学部　形成外科　教授

鈴木　幸雄　横浜市立大学　産婦人科

田中　恵子　東北大学医学部　産科学婦人科学教室

本書の使い方

基礎から臨床へ　臨床から基礎へ

病態，検査，治療といった疾患各論の理解は，からだの構造と機能の理解と大きく関わっています．だからこそ，基礎と臨床を結びつけやすいように解剖・生理，疾患各論をテーマ別に編集しました．しかも豊富な画像と図表が整理されているため，病気について学びたいと思ったそのときから，基礎と臨床を結びつけた学習が可能です．

『病気がみえる』で基礎と臨床の結びつけ

からだの構造と機能→疾患各論と順を追って読み進めていくことで系統立てて理解できます．

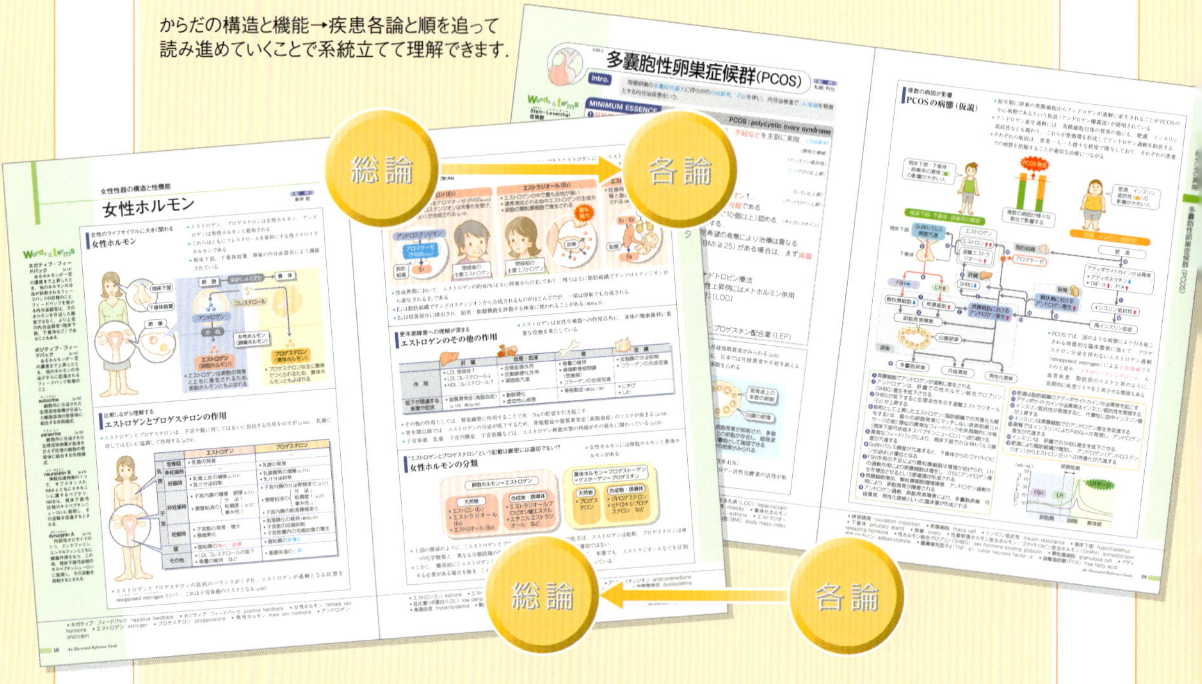

総論 → 各論

各論 → 総論

先に疾患の各論を読んでから，その理解の基本となる体の構造と機能へ立ち返ることもできます．

医学生の利用法

医学生の学習の基本は，系統別に体の構造や機能を理解し，それに対応した疾患の各論を理解することです．これを“みて，わかる”ようにするのが『病気がみえる』のコンセプト．知りたい情報にぱっとアクセスできるため，自習時はもちろん，講義中や実習時など，いつでも役に立ちます．

また本書を，小社発行書籍『診察と手技がみえるvol.1』や診断学の教科書などと併用していくと，診断というヨコ切りの視点が意識でき，いっそう効果的です．

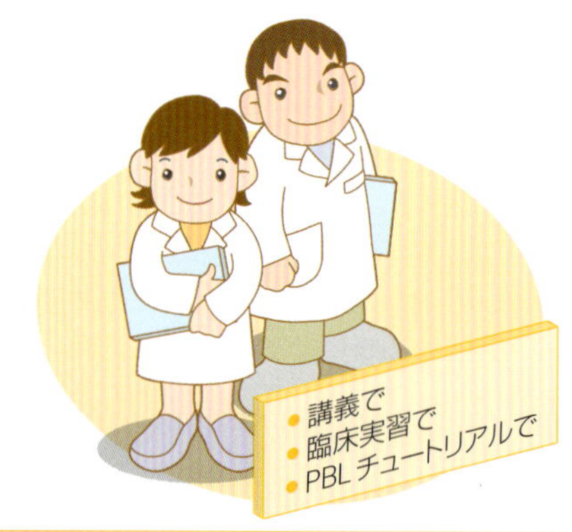

つなげる工夫で広がる・わかる

本書では，他の章や別の巻で参照したほうがよいページを明示してあります．
これによって理解を深めたり知識を広げたりすることができます．

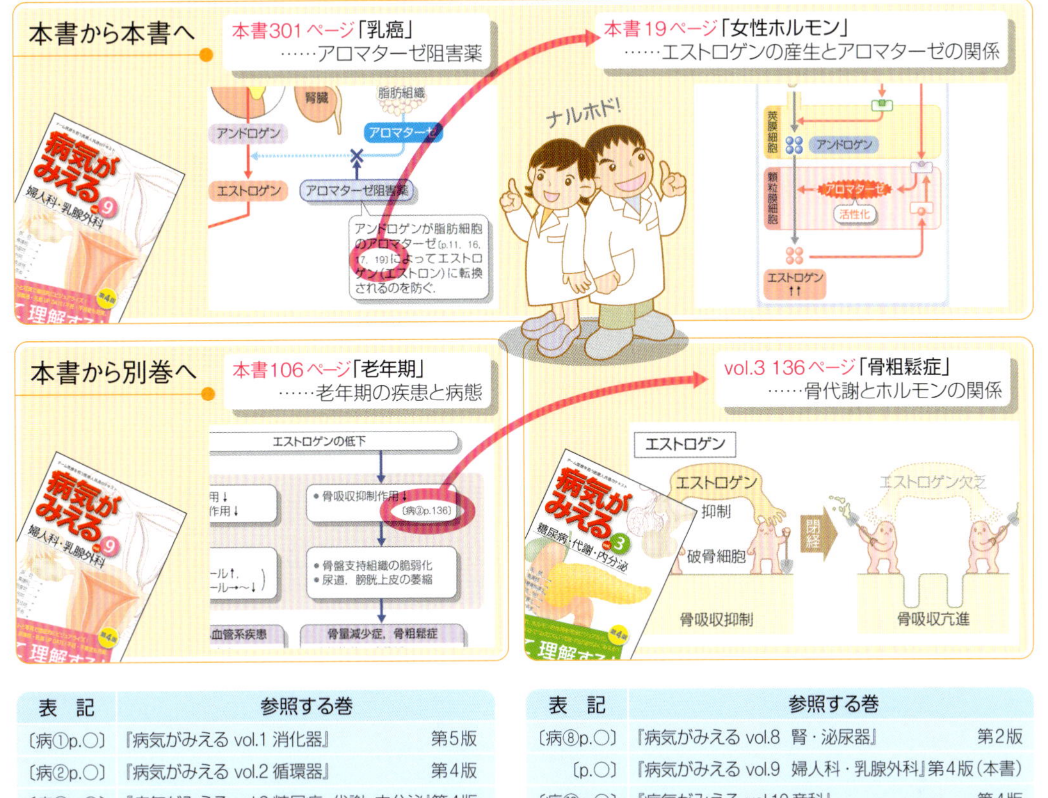

表　記	参照する巻	
〔病①p.○〕	『病気がみえる vol.1 消化器』	第5版
〔病②p.○〕	『病気がみえる vol.2 循環器』	第4版
〔病③p.○〕	『病気がみえる vol.3 糖尿病·代謝·内分泌』	第4版
〔病④p.○〕	『病気がみえる vol.4 呼吸器』	第3版*
〔病⑤p.○〕	『病気がみえる vol.5 血液』	第2版
〔病⑥p.○〕	『病気がみえる vol.6 免疫·膠原病·感染症』	第2版
〔病⑦p.○〕	『病気がみえる vol.7 脳·神経』	第2版

表　記	参照する巻	
〔病⑧p.○〕	『病気がみえる vol.8 腎·泌尿器』	第2版
〔p.○〕	『病気がみえる vol.9 婦人科·乳腺外科』	第4版(本書)
〔病⑩p.○〕	『病気がみえる vol.10 産科』	第4版
〔病⑪p.○〕	『病気がみえる vol.11 運動器·整形外科』	第1版
〔薬①p.○〕	『薬がみえる vol.1』	第1版
〔薬②p.○〕	『薬がみえる vol.2』	第1版
〔薬③p.○〕	『薬がみえる vol.3』	第1版

※他の巻の参照ページは，その巻が改訂された場合には一致しません．

*2018年12月発行予定．

看護師，コメディカルの利用法

担当した患者さんの疾患についての理解に
医療チームでのカンファレンスに備えて
インフォームド・コンセントの補助に

各職種特有の専門知識は習うことができても，病気の知識はなかなか教えてもらえない…．

そんなときは『病気がみえる』を開いてください．その職業専門に関わる教科書などと連携して使うことで，“病気”と自分の仕事を結びつけた学習を意識的に行うことができ，学校の実習からチーム医療の現場までずっと役立ちます．

誌面の見方

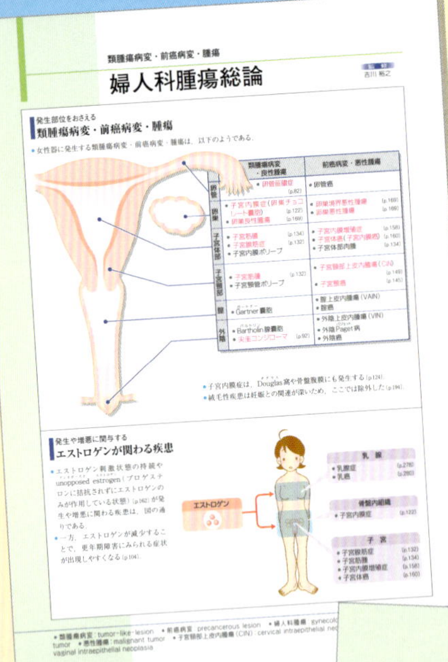

類腫瘍病変・前癌病変・腫瘍

婦人科腫瘍総論

監修 吉川 裕之

発生部位をおさえる
類腫瘍病変・前癌病変・腫瘍

● 女性器に発生する類腫瘍病変・前癌病変・腫瘍は，以下のようである．

部位	類腫瘍病変・良性腫瘍	前癌病変・悪性腫瘍
卵管	● 卵管留腫症	● 卵管癌
卵巣	● 子宮内膜症（卵巣チョコレート嚢胞） ● 卵巣良性腫瘍	● 卵巣境界悪性腫瘍 ● 卵巣悪性腫瘍
子宮体部	● 子宮筋腫 ● 子宮腺筋症 ● 子宮内膜ポリープ	● 子宮内膜増殖症 ● 子宮肉腫（子宮肉腫） ● 子宮体部肉腫
子宮頸部	● 子宮頸管ポリープ	● 子宮頸部上皮内腫瘍（CIN） ● 子宮頸癌
腟	● Gartner 嚢胞	● 腟上皮内腫瘍（VAIN） ● 腟癌
外陰	● Bartholin 腺嚢胞 ● 尖圭コンジローマ	● 外陰上皮内腫瘍（VIN） ● 外陰 Paget 病 ● 外陰癌

● 子宮内膜症は，Douglas 窩や骨盤腹膜にも発生する
● 絨毛性疾患は妊娠との関連が深いため，ここでは除外した

発生や増悪に関与する
エストロゲンが関わる疾患

● エストロゲン刺激状態の持続や unopposed estrogen（プロゲステロンに拮抗されずにエストロゲンのみが作用している状態）が発生や増悪に関わる疾患は，図の通りである．
● 一方，エストロゲンが減少することで，更年期障害にみられる症状が出現しやすくなる．

エストロゲン → 乳腺（● 乳腺症 ● 乳癌），骨盤内組織（● 子宮内膜症），子宮（● 子宮腺筋症 ● 子宮筋腫 ● 子宮内膜増殖症 ● 子宮体癌）

● 類腫瘍病変：tumor-like lesion ● 前癌病変：precancerous lesion ● 婦人科腫瘍：gynecologic tumor ● 悪性腫瘍：malignant tumor ● 子宮頸部上皮内腫瘍（CIN）：cervical intraepithelial neoplasia ● vaginal intraepithelial neoplasia

120 An Illustrated Reference Guide

1 基礎をおさえる

総論で疾患群の
全体像をとらえる

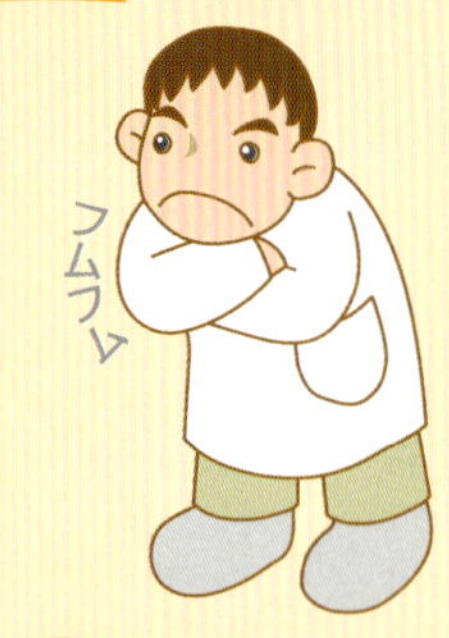

2 臨床的におおきくとらえる

各論トップの“MINIMUM ESSENCE”で
病気の大まかな流れを把握する

ICD-10 code

『国際疾病・傷害および死因統計分類』（ICD-10 2013年版準拠）に基づいたコードです．

intro.

大まかな疾患概念の解説です．

監修者名

各論におけるそれぞれの疾患の監修者名です．

words & terms

初学者には難しいと思われる語彙を，概略のみでも理解できるように解説しました．

MINIMUM ESSENCE

必須の知識を最小化・単純化した，医療従事者共通の核（コア）となるものです．

- 大まかな流れとして，“疫学→症状→検査→診断→治療”という時系列に沿っています．
- 特に重要なキーワードを太めの赤字で記載しました．
- ボックス右側の < > を用い，同じ行の関連のあるキーワード同士を，病態や臓器所見などでグループ化しています．

補足事項

MINIMUM ESSENCEに掲載しきれなかった重要な部分をフォローします．

英語・略語

本文の見開き中に使用されている重要語句の英語表記と略語のフルスペルを記載しています．

D25

子宮筋腫

監修 林 保良

intro. 子宮筋層を構成する平滑筋に発生する良性腫瘍（平滑筋腫）で，発生・増大にエストロゲンが関与するエストロゲン依存性疾患である．婦人科疾患の中で最も多く，生殖年齢の女性の20～30%にみられるとされる．ほとんどは子宮体部（約95%）に発生し，多発することが多い．悪性化することはまれである（0.5%以下）．

Words & terms

子宮体部肉腫 (p.134)
子宮悪性腫瘍の3～7%を占める予後不良の腫瘍．平滑筋肉腫，子宮内膜間質肉腫が大部分を占める．手術療法が第一選択である．

GnRHアナログ
GnRHアナログはGnRHアゴニスト（作動薬）とGnRHアンタゴニスト（拮抗薬）に大別される．

GnRHアゴニスト (p.34)
反復投与により down regulation（作用物質の受容体数の減少）を起こし下垂体機能を抑制する．これにより筋腫は縮小するが，投与中止後，卵巣機能が回復すると筋腫の大きさは4～6ヵ月で元に戻ってしまうため，手術前や閉経が近い場合などに用いられる（p.131）．

GnRHアンタゴニスト
下垂体GnRH受容体に直接拮抗し，視床下部からGnRHによる下垂体機能促進を抑制する．GnRHアゴニストでみられる投与初期の一過性ゴナドトロピン分泌刺激（flare up）がなく，強力かつ迅速にゴナドトロピン分泌と性ステロイドホルモン産生を抑制する．また，投与を中止した場合，下垂体機能の回復も早い．しかし，わが国での適応は，まだ生殖補助技術（ART）での排卵コントロールの際に限られている．

レゼクトスコープ (p.141)
ループ状電気メスを搭載した子宮鏡．

MINIMUM ESSENCE — uterine myoma

❶好発：**30～40歳代**の女性 〈性成熟期〉
❷**鉄欠乏性貧血**，**過多月経**，**不正性器出血**，**月経痛（月経困難症）**，**不妊**，下腹部腫瘤，下腹部痛，頻尿，腰痛などがみられる．
❸内診で形状が不整で硬く腫大した子宮を触れる． 〈筋腫の腫大〉
❹超音波検査（経腹，経腟），MRI，子宮鏡（ヒステロスコピー）などで骨盤内に**充実性の腫瘤**が認められる．
➡ **子宮筋腫** と診断する．

治療 治療と経過観察の判断は，過多月経による貧血の程度，圧迫症状，疼痛，筋腫の大きさと存在部位，挙児希望などを総合して行われる．
1. 経過観察…明らかに良性で，無症状，挙児希望がない場合，3～6ヵ月ごとの検診
2. 薬物療法：**GnRHアゴニスト**
3. 手術療法：a. **筋腫核出術**
b. **単純子宮全摘出術**…根治療法

※過多月経の改善に，子宮内膜焼灼術，レボノルゲストレル放出子宮内システム，低用量エストロゲン・プロゲスチン配合薬（LEP），トラネキサム酸を用いることもある．
※対症療法（貧血改善，鎮痛薬）のみ行うこともある．

補足事項

- 子宮内膜症と同様，エストロゲン依存性のため，閉経後，筋腫は縮小傾向をたどり，その発症も激減する．閉経後もなお増大するようであれば悪性（子宮体部肉腫）の可能性も考えられる．
- 子宮内腔病変（粘膜下筋腫など）の検査としては，上記に加えて，ソノヒステログラフィが非常に有用である（p.139）．
- 手術を希望しない場合の治療として，子宮動脈塞栓術（UAE）（p.143），MRガイド下集束超音波療法（FUS）（p.142）がある．

周囲の正常平滑筋と明確に区別できる
肉眼所見

- 子宮筋腫は円形で白く硬く，筋層より単発あるいは複数個発生する．
- 筋腫結節は被膜を形成しないが，筋層を圧排しながら発育・増大するため，筋腫結節と子宮筋との境界は明瞭である（→）．
- このため容易に筋腫結節のみを摘出できる（筋腫核出術）（p.141）．

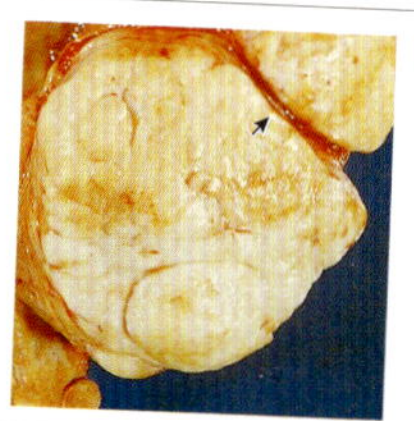

● 子宮体部肉腫：sarcoma of the uterine body ● 子宮筋腫：uterine myoma ● 良性腫瘍：benign tumor ● 鉄欠乏性貧血：iron deficiency anemia ● 過多月経：hypermenorrhea ● 不正性器出血：atypical genital bleeding ● 月経痛：menstrual pain ● 月経困難症：dysmenorrhea ● 不妊（症）：infertility／sterility ● 性腺刺激ホルモン放出ホルモン／ゴナドトロピン放出ホルモン（GnRH）：gonadotropin releasing hormone ● 子宮筋腫核出術：myomectomy ● レボノルゲストレル放出子宮内システム：levonorgestrel-releasing intrauterine

134 An Illustrated Reference Guide

幹から枝葉へ　病態生理から検査，治療まで．

みて，理解して，記憶を定着させるためのスムーズな構成

3 臨床的な理解を深める

個別ビジュアル資料で
具体的に理解する

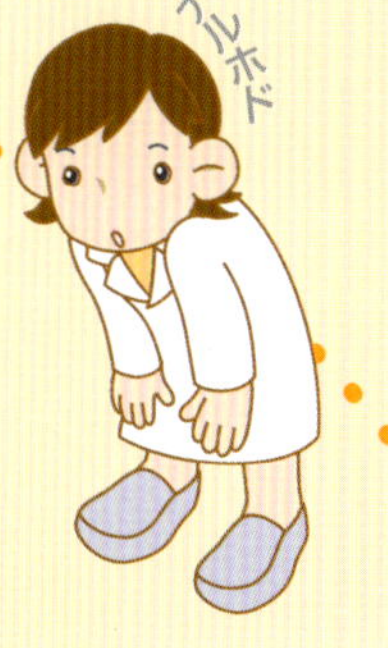

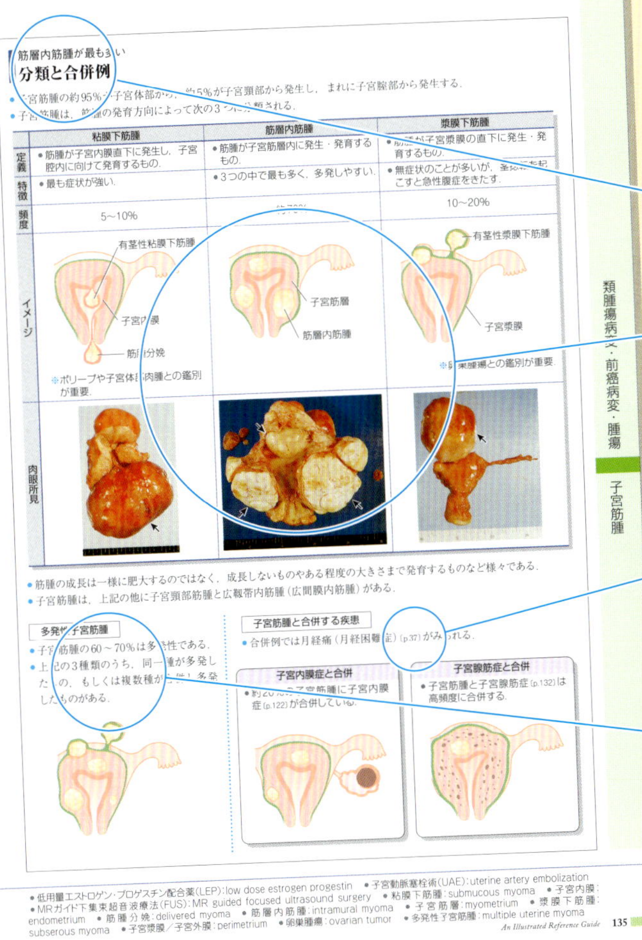

筋層内筋腫が最も多い

分類と合併例

- 子宮筋腫の約95%が子宮体部から，約5%が子宮頸部から発生し，まれに子宮腟部から発生する．
- 子宮筋腫は，筋腫の発育方向によって次の3つに分類される．

	粘膜下筋腫	筋層内筋腫	漿膜下筋腫
定義	●筋腫が子宮内膜直下に発生し，子宮腔内に向けて発育するもの．	●筋腫が子宮筋層内に発生・発育するもの．	●筋腫が子宮漿膜の直下に発生・発育するもの．
特徴	●最も症状が強い．	●3つの中で最も多く，多発しやすい．	●無症状のことが多いが，茎捻転を起こすと急性腹症をきたす．
頻度	5〜10%		10〜20%
イメージ	有茎性粘膜下筋腫 子宮内膜 筋腫分娩 ※ポリープや子宮体部肉腫との鑑別が重要．	子宮筋層 筋層内筋腫	有茎性漿膜下筋腫 子宮漿膜 ※卵巣腫瘍との鑑別が重要．
肉眼所見			

- 筋腫の成長は一様に肥大するのではなく，成長しないものやある程度の大きさまで発育するものなど様々である．
- 子宮筋腫は，上記の他に子宮頸部筋腫と広靱帯内筋腫（広間膜内筋腫）がある．

多発性子宮筋腫

- 子宮筋腫の60〜70%は多発性である．
- 上記の3種類のうち，同一種が多発したもの，もしくは複数種が合併し多発したものがある．

子宮筋腫と合併する疾患

- 合併例では月経痛（月経困難症）(p.37)がみられる．

子宮内膜症と合併

- 約20%の子宮筋腫に子宮内膜症(p.122)が合併している．

子宮腺筋症と合併

- 子宮筋腫と子宮腺筋症(p.132)は高頻度に合併する．

子宮筋腫

●低用量エストロゲン・プロゲスチン配合薬(LEP)：low dose estrogen progestin　●子宮動脈塞栓術(UAE)：uterine artery embolization　●MRガイド下集束超音波療法(FUS)：MR guided focused ultrasound surgery　●粘膜下筋腫：submucous myoma　●子宮内膜：endometrium　●筋腫分娩：delivered myoma　●筋層内筋腫：intramural myoma　●子宮筋層：myometrium　●漿膜下筋腫：subserous myoma　●子宮漿膜／子宮外膜：perimetrium　●卵巣腫瘍：ovarian tumor　●多発性子宮筋腫：multiple uterine myoma

An Illustrated Reference Guide　135

タイトル

項目の内容と，この資料の意義やポイントを示します．

ビジュアル資料

ポイントとなる内容を，イラストや表，画像などを用いてわかりやすく表しました．
資料をひとつひとつおさえることにより，"MINIMUM ESSENCE"で一覧した全体像に，詳細な理解を重ねていくことができます．

参照ページ

その記載に関連する内容が掲載されているページを明示しています．
各テーマが参照ページの明示によって様々に関連付けられているため，基礎と臨床を結びつけた学習や各テーマ間の横断的な学習が可能となります．

解　説

ビジュアル資料をフォローするための解説です．または，ビジュアル資料中に含めるのは困難でも，関連のある重要なポイントを述べていたりもします．

4 本文の知識を補完する

関連する補足的資料で
さらに理解を深める

Supplement

主にその章の内容と直接的に関わらない情報で，補足的におさえておいてほしいものを示しました．

Advanced Study

その章の内容と直接的に関わる情報で，初学者向けではない発展的な情報を示しました．

Supplement

葉状腫瘍

- 主に乳腺の間質が異常に増殖し腫瘍となる．
- 腫瘍は急速に巨大化する（数ヵ月で10 cm以上になることも珍しくない）．
- 30〜50歳代に好発する．
- 多くは良性だが，悪性の場合もある．
- 乳癌との鑑別が重要である．
- 外科手術が基本である（放射線，化学療法，ホルモン療法などは無効）．

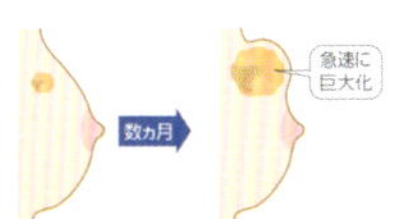

外観所見

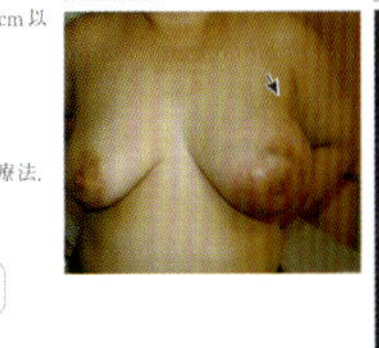

マンモグラフィ

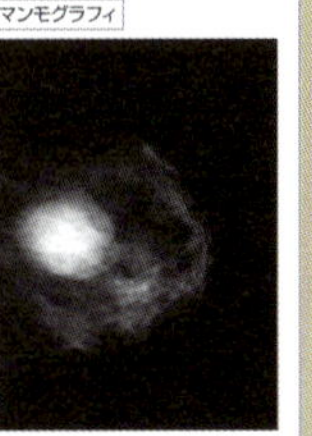

Advanced Study

先天性副腎皮質過形成の分類と症状

- 先天性副腎皮質過形成では，酵素欠損があるとそれ以降の反応が進行せず，最終代…損部位の前段階の中間代謝物質が蓄積し，その活性が発揮される．また，酵素欠損…他にも存在する場合，その経路での最終代謝産物が著増して活性が発揮される(p.17)．

病型		臨床症状	46,XX DSD	46,XY DSD	コルチゾール	アルドステロン	副腎アンドロゲン	頻度（割合）
21-水酸化酵素(P450c21)欠損症	塩喪失型（完全欠損）	塩喪失，男性化	●	−	↓	↓	↑	90.4%
	単純男性化型（不完全欠損）	男性化	●	−	↓〜→	↓〜→	↑	
副腎皮質リポイド過形成症*（Prader病）		副腎皮質機能不全，性腺機能不全	−	●	↓	↓	↓	4.1%
17α-水酸化酵素(P450c17)欠損症		性腺機能不全，高血圧	−	●	↓	↓〜→	↓	3.3%
17，20-リアーゼ欠損症**		性腺機能不全	−	●	→	→	↓	
11β-水酸化酵素(P450c11)欠損症		男性化，高血圧***	●	−	↓	↓	↑	0.1%
3β-水酸化ステロイド脱水素酵素(3β-HSD)欠損症		弱い男性化（女児），不十分な男性化（男児）	●	●	↓	↓	↑	1.3%

*StAR蛋白（コレステロールからプレグネノロンへの変換に関与するコレステロール輸送蛋白）の異常・欠損による．
**17α-水酸化酵素(P450c17)と17，20-リアーゼは同一酵素である．
***11β-水酸化酵素(P450c11)欠損によってミネラルコルチコイド活性が強いDOCの産生が上昇するため高血圧をきたす（病3 p.250，251）．

- 上記の他に，近年発見されたPOR欠損症がある．

病気がみえる vol.9
婦人科・乳腺外科

目次
Contents

はじめに …………… iii　監修者一覧 ………… iv　本書の使い方 ……… vi　誌面の見方 ………… viii

婦人科

女性性器の構造と性機能

解剖 2
女性ホルモン 10
月経 20
　月経周期 ……… 20
　基礎体温（BBT） ……… 24

内分泌の異常

月経異常 26
　月経量・持続期間・周期の異常 ……… 26
　消退出血と破綻出血 ……… 28
　機能性子宮出血 ……… 30
　　Supplement 月経痛のメカニズム 27
無排卵周期症 33
黄体機能不全 34
月経前症候群（PMS） 36
月経困難症 37
無月経 38
　無月経の診断と治療 ……… 38
　プロラクチン ……… 46
乳汁漏出無月経症候群 48
　高プロラクチン血症 ……… 48
神経性やせ症 52
単純性体重減少性無月経 54
Sheehan症候群 56
多嚢胞性卵巣症候群（PCOS） 58

性分化と性器形態の異常

性腺・性器の発生と分化 62
　性腺・性器の発生と分化 ……… 62
　性分化疾患 ……… 64
　　Supplement 性同一性障害 63
　　Column 大切な両親の役割 65
先天性副腎皮質過形成 66
　21-水酸化酵素（$P450_{C21}$）欠損症 ……… 66
アンドロゲン不応症 68
Turner症候群 70
Klinefelter症候群 71
内性器形態の異常 72

性器の炎症・STI

性器の炎症 78
　性器の炎症 ……… 78
　外陰・腟の炎症 ……… 79
　骨盤内の炎症 ……… 80
　性感染症（STI） ……… 83
性器クラミジア感染症 86
淋菌感染症 88
性器ヘルペス 90
尖圭コンジローマ 92
腟トリコモナス症 93
カンジダ外陰腟炎 94
　Supplement STIのまとめ 94

ファミリープランニング

避妊 96

女性のライフサイクルの変化

加齢による性機能の変化 100

早発卵巣不全(POF／POI) 103

更年期障害 104

- 全体像 …… 104
- ホルモン補充療法(HRT) …… 106

老年期 108

萎縮性腟炎 111

尿失禁 112

- 腹圧性尿失禁 …… 112
- 切迫性尿失禁 …… 117
  - Supplement 過活動膀胱(OAB) 113

骨盤臓器脱(子宮脱，膀胱瘤，直腸瘤，小腸瘤，腟断端脱) 118

類腫瘍病変・前癌病変・腫瘍

婦人科腫瘍総論 120

子宮内膜症 122

子宮腺筋症 132

子宮筋腫 134

子宮頸癌 144

- 全体像 …… 145
- 検査・分類 …… 146
- 円錐切除 …… 153
- 放射線療法 …… 154
- 予防治療 …… 156
  - Column あってはならない“決めつけ” 145
  - Supplement HPVワクチンの副反応 156
  - Supplement SCJの移動 157

子宮内膜増殖症 158

子宮体癌(子宮内膜癌) 160

卵巣腫瘍 168

- 卵巣腫瘍の分類と疫学 …… 168
- 上皮性腫瘍 …… 170
- 性索間質性腫瘍 …… 171
- 胚細胞腫瘍 …… 172
- 卵巣腫瘍の症状・検査・治療 …… 172

上皮性腫瘍 182

- 漿液性癌 …… 182
- 粘液性癌 …… 182
- 明細胞癌 …… 184
- 類内膜癌 …… 184
  - Supplement 低用量ピルと卵巣癌 185

性索間質性腫瘍 186

- 顆粒膜細胞腫 …… 186
- セルトリ・ライディッヒ細胞腫 …… 186

胚細胞腫瘍(良性) 188

- 成熟奇形腫 …… 188

胚細胞腫瘍(悪性) 190

- 悪性胚細胞腫瘍 …… 190
- 成熟奇形腫(悪性転化) …… 190

転移性卵巣腫瘍 192

腫瘍様病変 193

絨毛性疾患 194

胞状奇胎 196

- Supplement 存続絨毛症とその後の鑑別 201

絨毛癌 202

婦人科診察

婦人科一般診察 204

症候 212

- 症候から鑑別へ …… 212
- 下腹部痛 …… 212
- 不正性器出血 …… 215
- 月経異常 …… 218
- 帯下 …… 221

婦人科手術

婦人科手術の基礎と術式 222

生殖医療

生殖医療

不妊症 230

不妊の原因 …… 230

検査の全体像 …… 232

治療の全体像 …… 235

内分泌・排卵因子 …… 237

卵管因子 …… 237

子宮因子 …… 241

頸管因子・免疫因子 …… 242

男性因子 …… 244

その他の不妊症 …… 246

Column 不妊治療の規制はどこで行われているの? 236

不妊治療 248

Column 2つの「じゅせい」 253

卵巣過剰刺激症候群(OHSS) 258

不育症 260

不育症の概念と原因 …… 260

凝固系の異常(血栓性素因) …… 264

染色体の異常 …… 267

子宮の異常 …… 272

内分泌系の異常 …… 272

Column 妊娠適齢期 262

Column 着床前染色体検査(PGT-A) 268

乳腺外科

乳腺疾患

乳腺総論 274

線維腺腫 277

乳腺症 278

乳癌 280

Supplement 葉状腫瘍 287

Supplement 乳管内乳頭腫 289

Supplement 遺伝性乳癌卵巣癌症候群(HBOC) 302

Supplement 男性乳癌 305

Supplement 女性化乳房 305

乳房Paget病 309

索引 …… 311

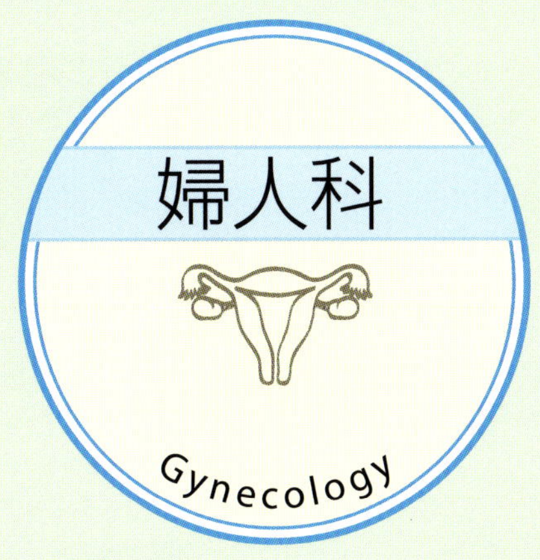
婦人科
Gynecology

解剖

監修
井上 裕美
解剖監修
松村 讓兒

内性器と外性器からなる 女性性器の構成

- 女性性器(生殖器)は, 内性器(内生殖器)と外性器(外生殖器)に分かれている.
- 内性器は卵巣・卵管・子宮・腟からなり, 特に卵巣と卵管を合わせて付属器とよぶ.

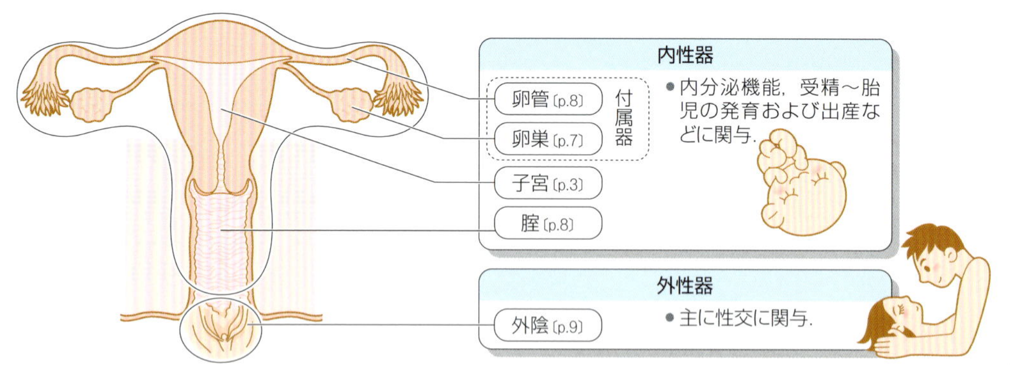

骨盤の中央に, 膀胱と直腸に挟まれて存在 女性性器の位置

- 女性性器は小骨盤(骨盤腔)に存在する骨盤臓器で, 骨盤の中央に位置する.
- 子宮の前方には膀胱が, 後方には直腸が存在する.

骨盤の模式図

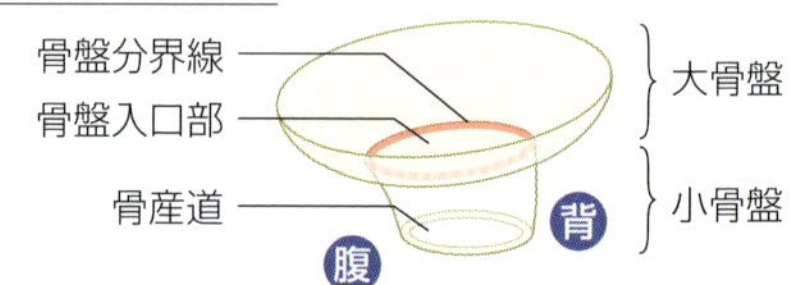

女性性器の位置

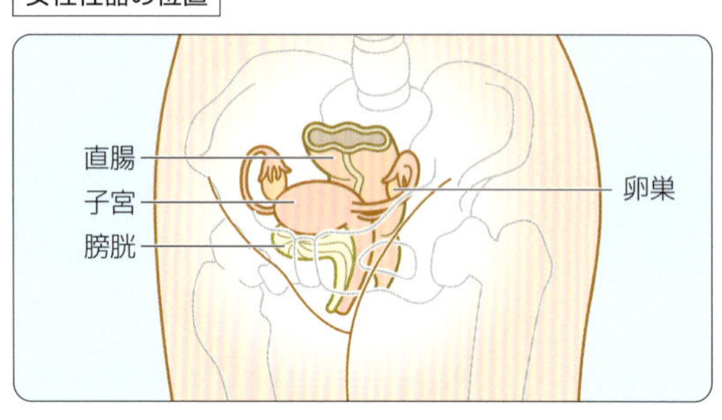

単純MRI　T2強調像(水平断)

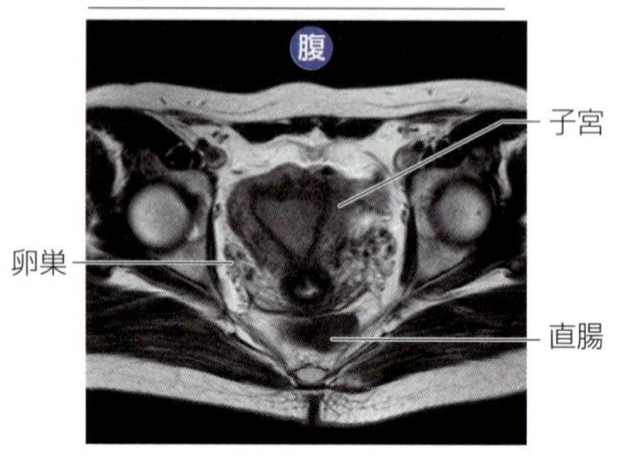

女性の骨盤結合組織(正中に近い矢状断)

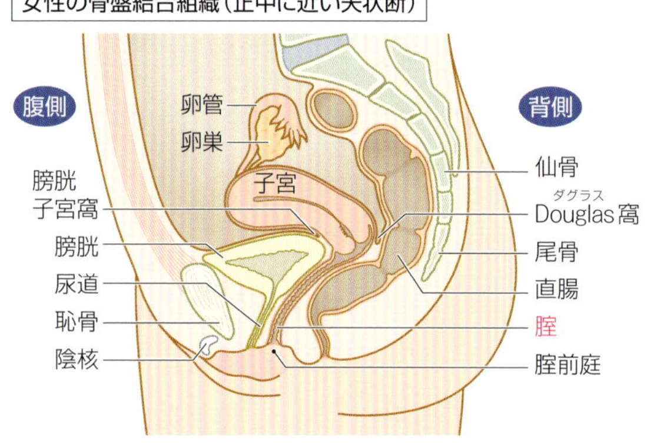

単純MRI　T2強調像(矢状断)

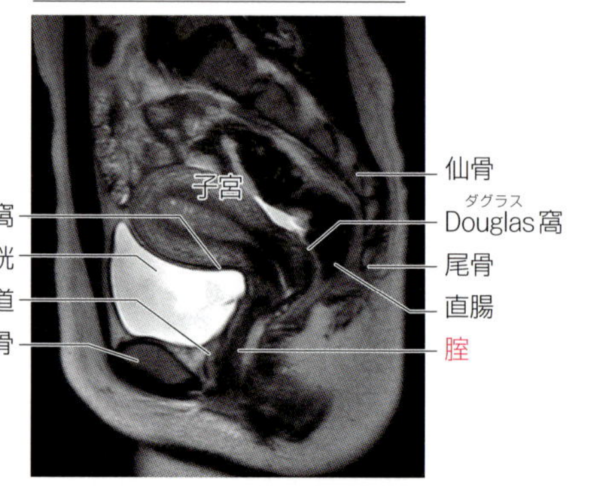

●内性器: internal genitalia　●外性器: external genitalia　●卵巣: ovary　●卵管: Fallopian tube　●子宮: uterus　●腟: vagina　●付属器: adnexa　●骨盤: pelvis　●膀胱: urinary bladder　●直腸: rectum　●骨盤腔: pelvic cavity　●骨産道: bony birth canal／bony parturient canal　●膀胱子宮窩: vesicouterine pouch　●尿道: urethra　●恥骨: pubic bone　●陰核: clitoris　●仙骨: sacrum　●ダグラス窩: Douglas pouch　●腟前庭: vestibule of the vagina

受精卵を発育させる器官

子宮

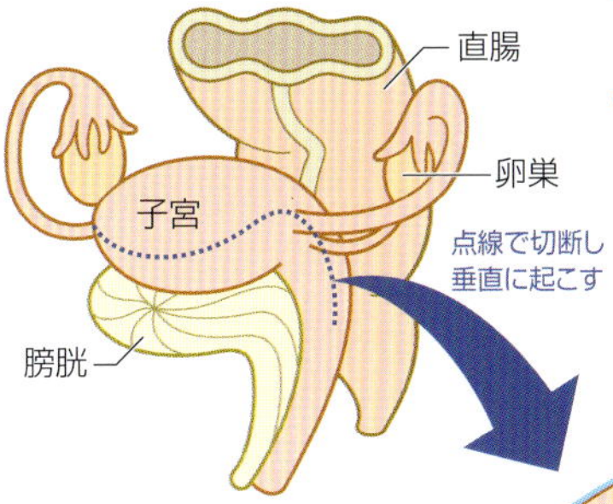

- 子宮は子宮内膜に着床した受精卵を発育させる器官であり，子宮外での生存が可能な段階まで発育した胎児は娩出される．
- 成熟女性の子宮はほぼ鶏卵大で，全長約7 cm，重量約60～70 g，多くは前傾前屈*である．
- 子宮は，大きく子宮体部（子宮体）と子宮頸部（子宮頸）の2つに分かれる．

*前傾：腟に対する子宮頸部の傾きが70～100°
前屈：子宮頸部に対する子宮体部の傾きが100～130°

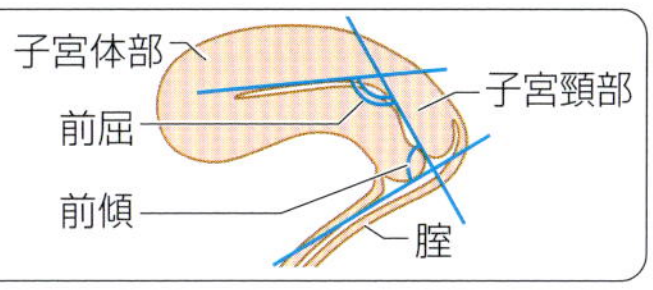

子宮体部　子宮頸部　前屈　前傾　腟

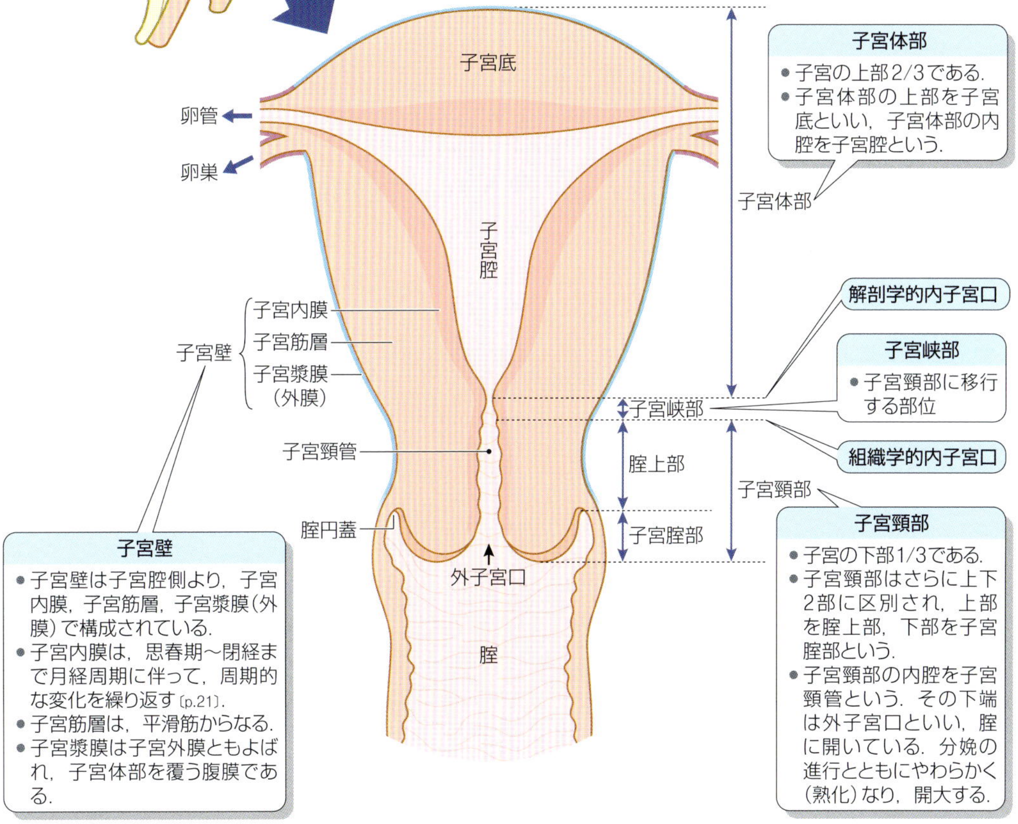

直腸　卵巣　子宮　点線で切断し垂直に起こす　膀胱

子宮底　卵管　卵巣　子宮腔　子宮体部　子宮内膜　子宮筋層　子宮漿膜（外膜）　子宮壁　子宮峡部　子宮頸管　腟上部　子宮頸部　腟円蓋　子宮腟部　外子宮口　腟

子宮体部
- 子宮の上部2/3である．
- 子宮体部の上部を子宮底といい，子宮体部の内腔を子宮腔という．

解剖学的内子宮口

子宮峡部
- 子宮頸部に移行する部位

組織学的内子宮口

子宮頸部
- 子宮の下部1/3である．
- 子宮頸部はさらに上下2部に区別され，上部を腟上部，下部を子宮腟部という．
- 子宮頸部の内腔を子宮頸管という．その下端は外子宮口といい，腟に開いている．分娩の進行とともにやわらかく（熟化）なり，開大する．

子宮壁
- 子宮壁は子宮腔側より，子宮内膜，子宮筋層，子宮漿膜（外膜）で構成されている．
- 子宮内膜は，思春期～閉経まで月経周期に伴って，周期的な変化を繰り返す〔p.21〕．
- 子宮筋層は，平滑筋からなる．
- 子宮漿膜は子宮外膜ともよばれ，子宮体部を覆う腹膜である．

子宮は膜で覆われている

子宮・卵巣と腹膜

- 子宮は他の腹腔内臓器と同様に腹膜で覆われており，子宮体部を覆う腹膜を子宮漿膜（外膜），子宮体側部から骨盤壁へかけて覆う腹膜を子宮広間膜という．
- 卵巣は，腹膜から移行する胚上皮によって覆われている〔p.7〕．
- 胚上皮は，臨床的には表層上皮とよばれる〔p.168〕．
- このため臨床的には，卵巣（卵巣門以外）は腹膜で覆われずに腹膜腔に露出している腹腔内臓器と解釈される．

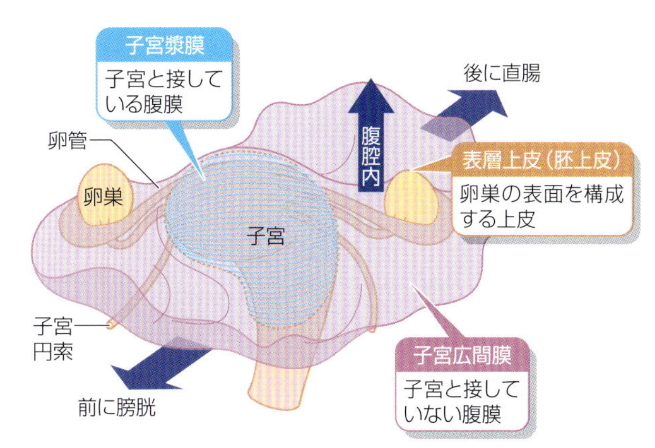

- 子宮体部：uterine body
- 子宮頸部：uterine cervix
- 子宮壁：uterine wall
- 子宮内膜：endometrium
- 子宮筋層：myometrium
- 子宮漿膜／子宮外膜：perimetrium
- 子宮頸管：cervical canal of the uterus
- 腟円蓋：vaginal fornix
- 子宮底：uterine fundus
- 子宮腔：uterine cavity
- 外子宮口：external os〔of the uterus〕
- 内子宮口：internal os〔of the uterus〕
- 子宮峡部：isthmus of the uterus
- 子宮腟部：portio vaginalis uteri

子宮体部を覆う
子宮漿膜

- 子宮漿膜（外膜）は，子宮前壁では解剖学的内子宮口の高さで前方に反転して膀胱子宮窩を形成する．
- 後壁では，後腟円蓋の後部で反転してDouglas（ダグラス）窩（直腸子宮窩）を形成する．

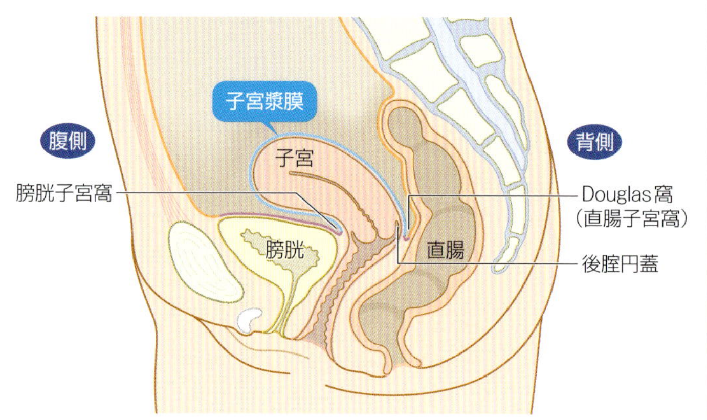

子宮傍組織を覆う
子宮広間膜

- 子宮広間膜で前後に挟まれた部分を子宮傍結合組織（子宮傍組織）といい，動静脈やリンパ管，尿管などが走行する．
- 子宮広間膜のうち，子宮の側縁に接する部分を子宮間膜，卵巣に接する部分を卵巣間膜，卵管に接する部分を卵管間膜という．

子宮広間膜の膜構造

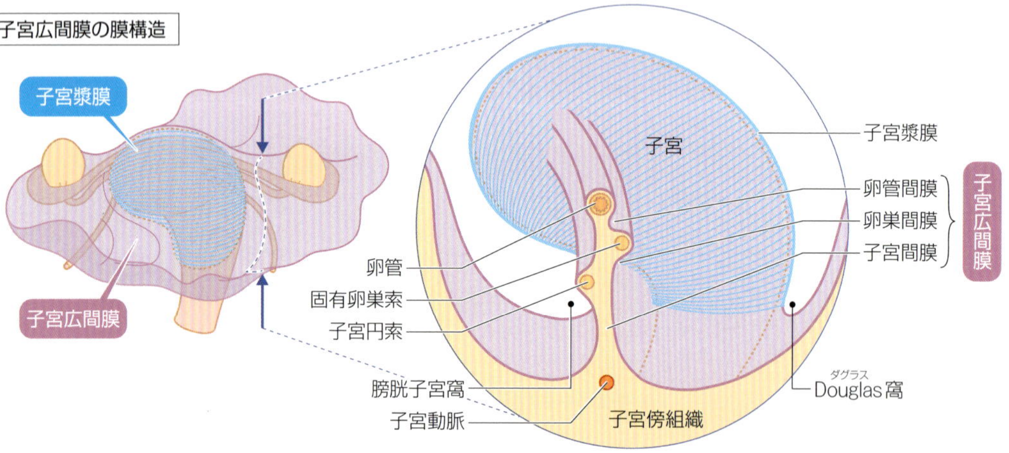

子宮漿膜
子宮広間膜
子宮
子宮漿膜
卵管間膜
卵巣間膜
子宮間膜
子宮広間膜
卵管
固有卵巣索
子宮円索
膀胱子宮窩
子宮動脈
子宮傍組織
Douglas（ダグラス）窩

腹腔内から見た子宮広間膜

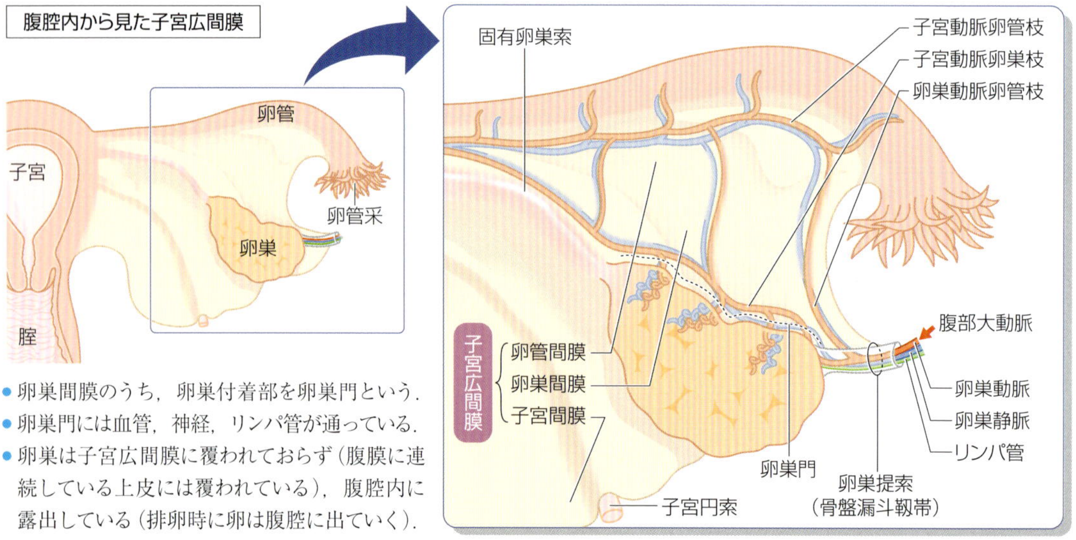

卵管
子宮
卵管采
卵巣
腟
固有卵巣索
子宮動脈卵管枝
子宮動脈卵巣枝
卵巣動脈卵管枝
腹部大動脈
子宮広間膜
卵管間膜
卵巣間膜
子宮間膜
卵巣動脈
卵巣静脈
リンパ管
卵巣門
卵巣提索
（骨盤漏斗靱帯）
子宮円索

- 卵巣間膜のうち，卵巣付着部を卵巣門という．
- 卵巣門には血管，神経，リンパ管が通っている．
- 卵巣は子宮広間膜に覆われておらず（腹膜に連続している上皮には覆われている），腹腔内に露出している（排卵時に卵は腹腔に出ていく）．

●子宮漿膜／子宮外膜：perimetrium　●後腟円蓋：posterior vaginal fornix　●子宮広間膜：broad ligament of the uterus　●子宮傍〔結合〕組織：parametrium　●卵管間膜：mesosalpinx　●卵巣間膜：mesovarium　●子宮間膜：mesometrium　●卵巣提索：suspensory ligament of the ovary

靱帯と筋肉による

子宮の保持機構

- 内性器を正常位置に保持するために，子宮を保持する靱帯を主とした子宮懸垂装置と，子宮を支える靱帯や筋肉を主とした子宮支持装置が存在する．
- 子宮の保持機構としては，子宮支持装置の方が子宮懸垂装置よりも強力である．

子宮懸垂装置

- 主に子宮体部に付着する組織であり，子宮円索，子宮広間膜，固有卵巣索，卵巣提索などがある．
- これらによって子宮は保持されている．

恥骨膀胱靱帯
腹側
鼠径管
膀胱
子宮
直腸
尿管
背側

：牽引する方向

子宮円索（円靱帯）
- 円を描くように子宮を前方へと固定する．
- 子宮の前屈姿勢を維持している．

固有卵巣索
- 子宮と卵巣をつなぐ．
- 子宮の側方固定を行う．

仙骨子宮靱帯
- 後方で子宮と仙骨を結ぶ．
- 詳細は下記参照のこと．

子宮広間膜
- 子宮の前後面を被う腹膜．
- 前方で子宮円索，側方で固有卵巣索，卵巣提索を覆っており，子宮と骨盤壁を結んでいる．

卵巣提索（骨盤漏斗靱帯）
- 卵巣と骨盤側壁をつなぐ．
- 卵巣動静脈と神経が併走する．
- 子宮の側方固定を行う．

子宮支持装置

- 主に子宮頸部や腟に付着する靱帯（子宮支帯）などと骨盤底筋により構成される．

子宮支帯

- 子宮支帯は子宮支持組織として重要であり，膀胱子宮靱帯，基靱帯，仙骨子宮靱帯からなる．
- 子宮支帯の間隙には疎な結合組織が存在し，これらと子宮支帯を含めて子宮傍結合組織という．

基靱帯（子宮頸横靱帯）
- 子宮支帯の中で最も強力．
- 子宮頸部の左右から側壁に出て，扇状に骨盤壁に付着する．
- 子宮動脈はこの上縁を走行する．
- リンパ節（基靱帯節）を備えており，子宮頸部癌の転移部位としても重要である．

膀胱子宮靱帯
- 子宮頸部と膀胱後部とを結んでいる．
- 前層と後層に分かれており，その間を尿管が走行する．

恥骨膀胱靱帯
- 恥骨から尿道の中央を取り囲むように走行する．この脆弱性が尿失禁〔p.112〕に深く関係している．

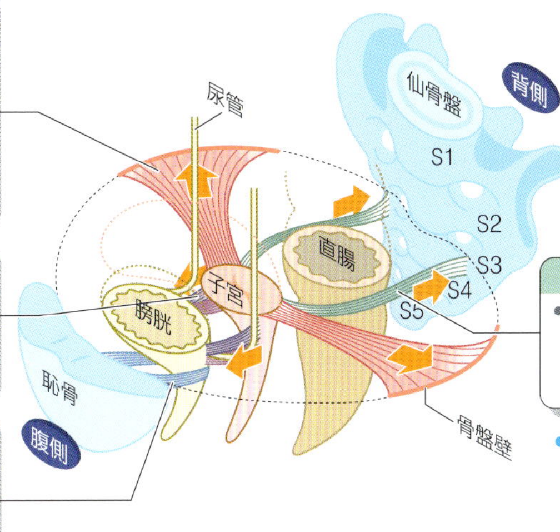

仙骨子宮靱帯
- 内子宮口の高さで子宮後壁から出て，直腸を挟み第2，3仙骨結合部で仙骨前面に広がる．

- 基靱帯，仙骨子宮靱帯の損傷やゆるみは，子宮脱などの骨盤臓器脱〔p.118〕の原因となる．

●子宮懸垂装置：uterine suspending apparatus　●子宮支持装置：uterine support apparatus　●子宮円索：round ligament of the uterus　●固有卵巣索：proper ligament of the ovary　●卵巣提索：suspensory ligament of the ovary　●仙骨子宮靱帯：uterosacral ligament　●子宮支帯：uterine retinaculum　●基靱帯：cardinal ligament　●子宮円索：round ligament of the uterus　●固有卵巣索：proper ligament of the ovary

子宮と卵巣を栄養する
血管の走行

血管の走行

- 卵巣へ至る動脈は，卵巣動脈と子宮動脈卵巣枝の２種類である．
- 卵巣動脈は，腹部大動脈から直接分岐する〔p.4〕．
- 左卵巣静脈は左腎静脈に注ぎ，右卵巣静脈は下大静脈に直接注ぐ．
- 子宮への血液供給は，主として内腸骨動脈から分岐した子宮動脈による．

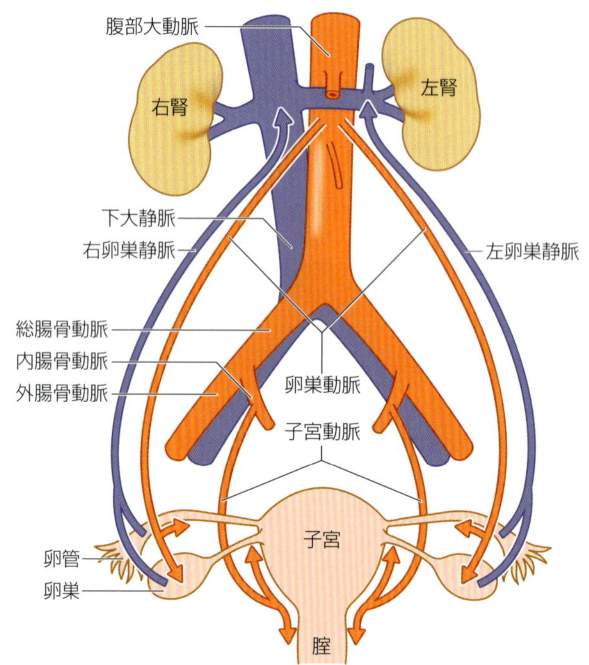

子宮・卵管・卵巣の動脈系

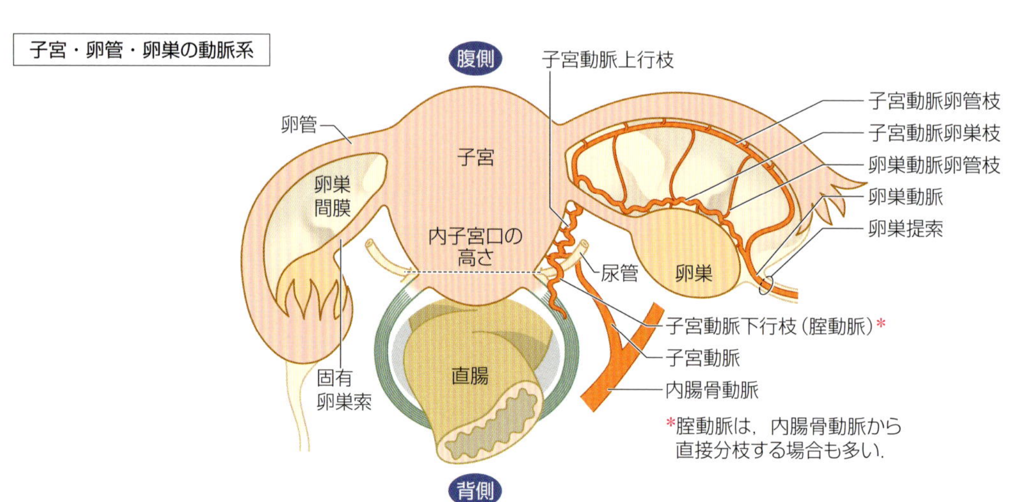

- 子宮動脈は，子宮壁に沿うように上行して卵管枝と卵巣枝に分岐し，卵巣枝は固有卵巣索に沿って走る．
- 子宮動脈は内子宮口の高さで上下に分かれ，上行枝は子宮底枝，卵巣枝，卵管枝，子宮円索内動脈に分枝する．
- 子宮動脈は，卵巣枝と卵管枝を介して，卵巣動脈と吻合している．

• 卵巣動脈：ovarian artery　• 子宮動脈：uterine artery　• 卵巣間膜：mesovarium　• 卵巣提索：suspensory ligament of the ovary　• 固有卵巣索：proper ligament of the ovary

卵胞を発育させる
卵巣

- 卵巣は女性生殖器系の中心をなす母指頭大の器官である.
- 卵巣は，卵子の生成，成熟，排卵を行う生殖器官であるとともに，性ステロイドホルモンを分泌する内分泌器官でもある.
- 卵巣中の卵胞は卵胞刺激ホルモン（FSH）の作用で下記のように発育し，排卵へと至る〔p.13〕.
- 卵巣は外側の皮質（実質帯：卵胞・卵子の発育の場）とその内側の髄質（血管帯）に分けられる.
- 皮質は卵細胞や卵胞を含む．性成熟期には原始卵胞，発育卵胞，成熟卵胞，閉鎖卵胞などの発育諸段階の卵胞が黄体や白体とともに1つの卵巣内に観察されることもある.

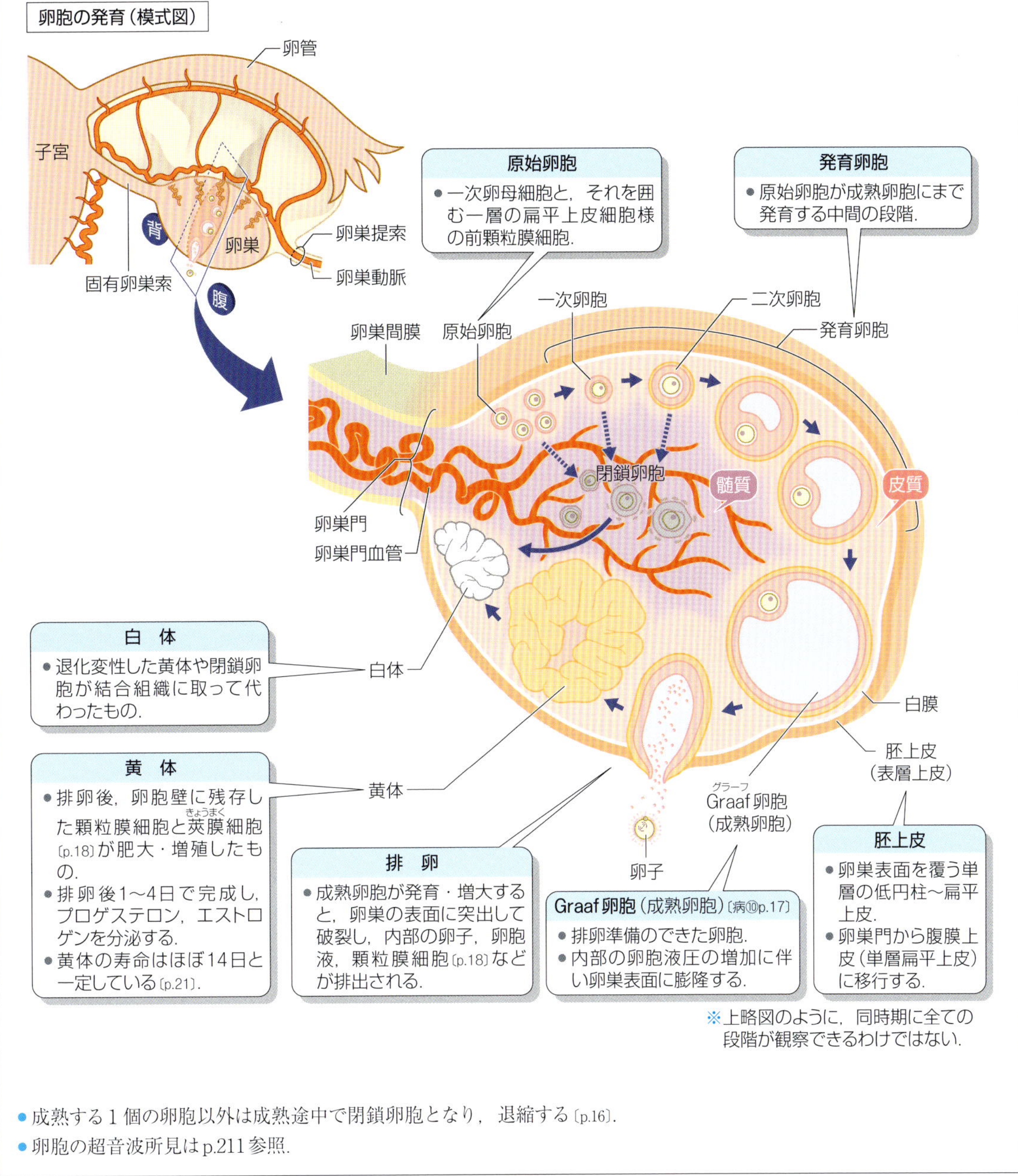

- 成熟する1個の卵胞以外は成熟途中で閉鎖卵胞となり，退縮する〔p.16〕.
- 卵胞の超音波所見はp.211参照.

●卵胞：ovarian follicle　●卵子：ovum　●排卵：ovulation　●卵胞刺激ホルモン（FSH）：follicle stimulating hormone　●皮質／実質帯：cortex　●髄質／血管帯：medulla　●原始卵胞：primordial follicle　●発育卵胞：growing follicle　●Graaf卵胞／成熟卵胞：Graafian follicle／mature follicle　●閉鎖卵胞：atretic follicle　●黄体：corpus luteum　●白体：corpus albicans　●胚上皮：germinal epithelium

受精，卵割などの生殖現象の場

卵管

- 卵管は，卵巣から排卵された卵子の捕捉とその輸送を行うとともに，受精（卵子と精子の合体），および受精卵の分裂（卵割）と分化といった生殖現象の場となる〔病⑩p.17, 19〕.
- 卵管の粘膜は円柱上皮からなり，ここには線毛細胞と粘液分泌細胞が存在し，複雑な襞（ひだ）をつくる.
- 外側端（卵管采）は漏斗状に腹腔内へ開口し，内側端は子宮腔に開口する.

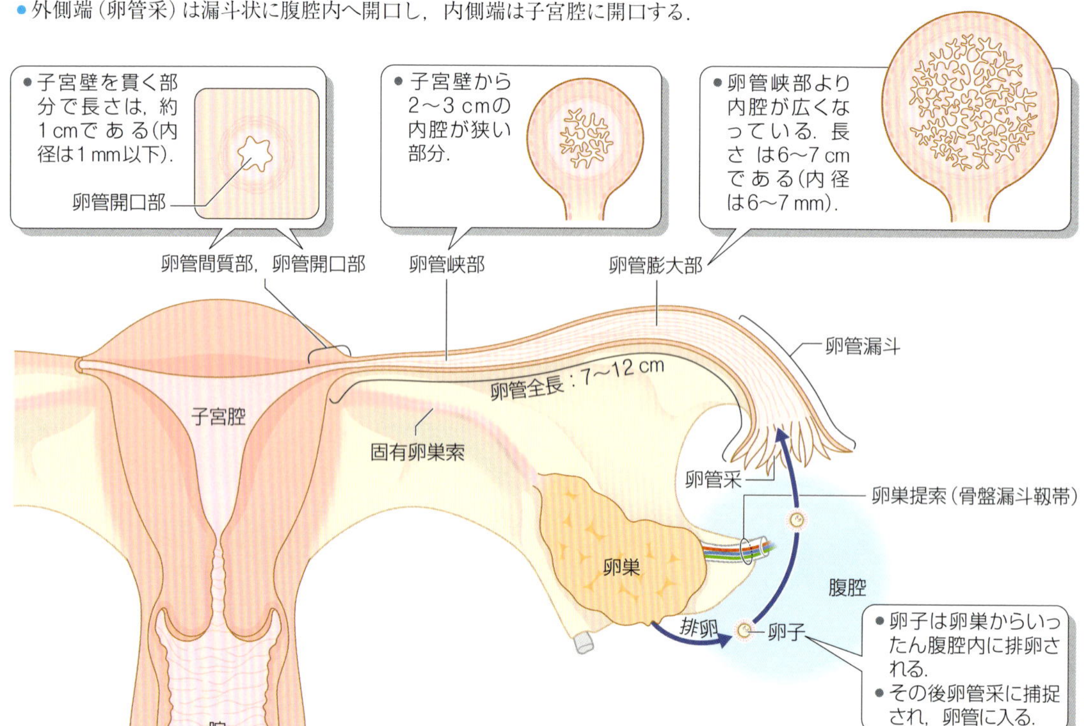

- 卵管膨大部は異所性妊娠の好発部位として重要である〔病⑩p.94〕.

子宮と外性器を連結する

腟

- 腟は子宮と外性器を連結する筋性の管状器官で，子宮からの月経や粘液の排泄管の役割を果たす.
- エストロゲンの作用により腟粘膜ではグリコーゲンがつくられる．グリコーゲンは常在菌であるDöderlein（デーデルライン）桿菌（乳酸菌）により乳酸に換えられ，腟内は酸性に保たれる．これにより，腟内は外部からの細菌などの侵入を防ぐことができる〔p.79〕.
- 腟粘膜は皮膚と同様に，重層扁平上皮で構成されている.

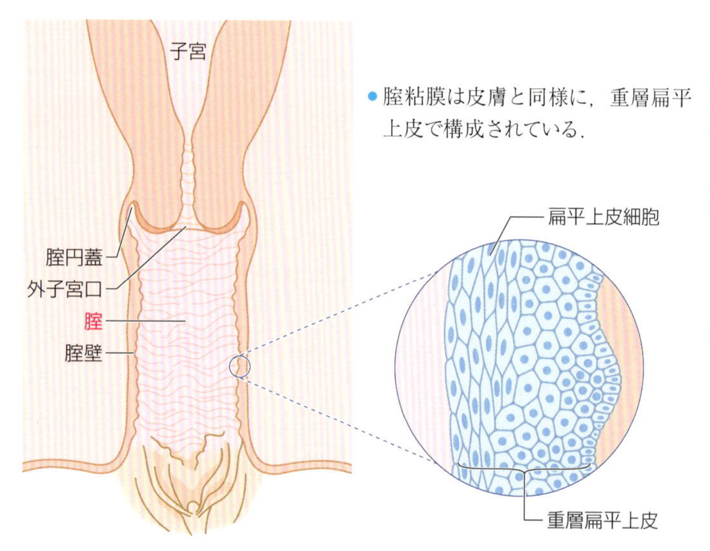

●卵管：Fallopian tube　●卵管采：tubal fimbriae　●卵管間質部：interstitial portion of the Fallopian tube　●卵管峡部：tubal isthmus　●卵管膨大部：ampulla of the tube／ampulla of Fallopian tube　●卵管漏斗：infundibular portion of the Fallopian tube　●固有卵巣索：proper ligament of the ovary　●腟円蓋：vaginal fornix　●外子宮口：external os〔of the uterus〕　●腟：vagina　●腟壁：vaginal wall

外性器の解剖
外陰

- 腟口には処女膜とよばれる膜様構造があり，腟と腟前庭の境界を形成する．通常は小孔が開いており，月経血や分泌物の排泄が可能であるが，完全閉鎖している場合には障害をきたす〔p.76〕．
- 会陰は分娩時にやわらかくなり伸展する．しばしば裂傷を生じるので，経産婦では瘢痕がみられることもある．
- 外陰の外観は小児期，性成熟期，老年期で大きく変化する（図は性成熟期のもの）．

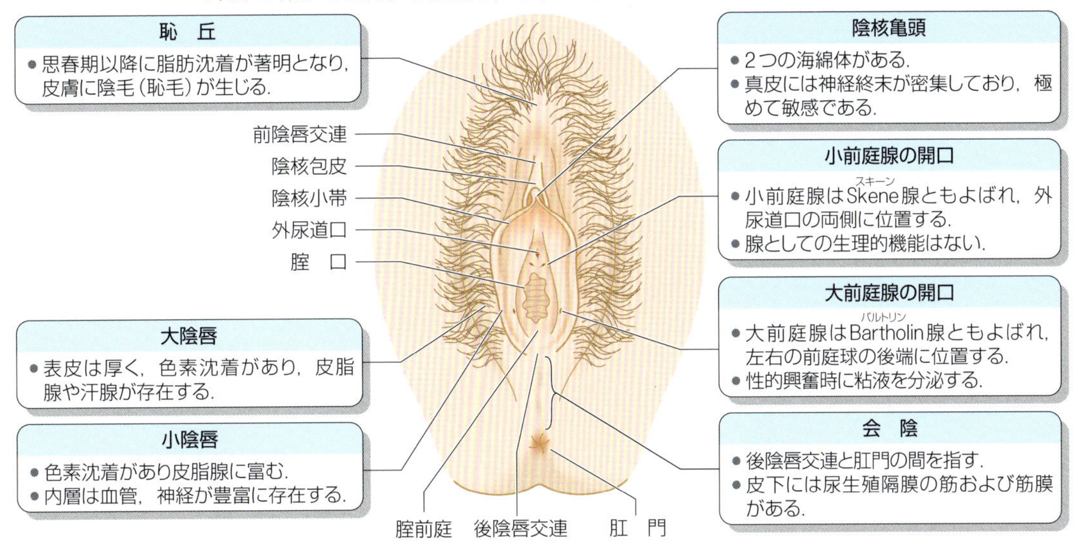

SCJが特徴的
子宮の組織

- 子宮内膜は子宮筋層に接する基底層と機能層に分けられる．機能層は月経周期に伴って周期的に変化を示すが，基底層は月経の影響を受けない〔p.21〕．
- 子宮筋層の大部分は平滑筋によって占められる．

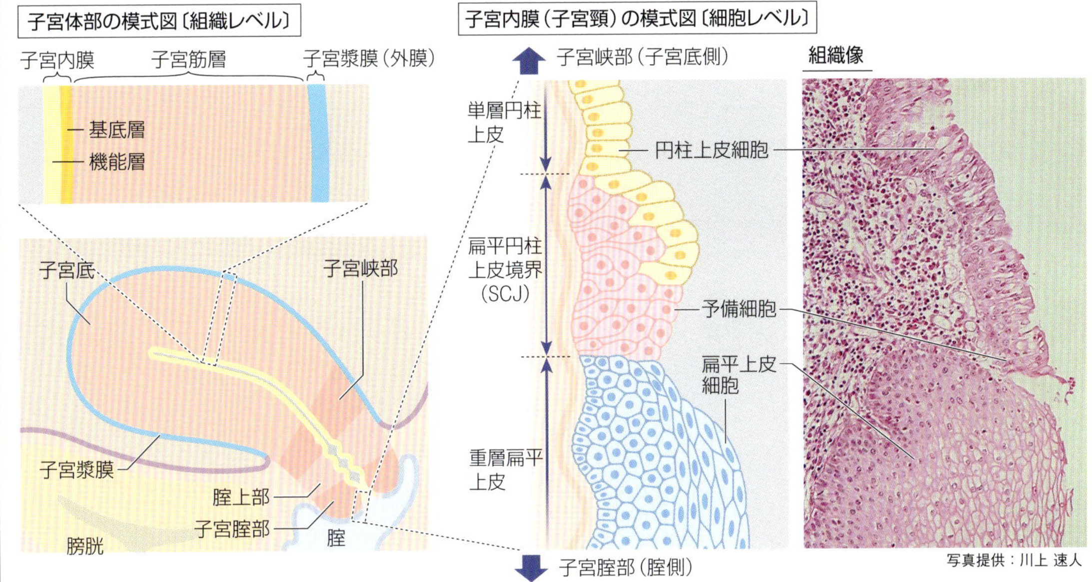

写真提供：川上 速人

- 外子宮口では子宮頸管内膜が子宮腟部粘膜に移行している．子宮頸管内膜のこの移行部を扁平円柱上皮境界（SCJ）という．SCJは肉眼的には移行帯とよばれる〔p.148〕．
- SCJでは上皮の基底膜上に予備細胞とよばれる細胞が1～10層みられ，その表面には子宮頸管内膜からの1層の円柱上皮細胞がみられる．
- この円柱上皮細胞は腟側に向かうにつれ消滅し，数層の予備細胞層が表面に露出，次いで重層扁平上皮に移行している．
- この予備細胞は，円柱上皮にも扁平上皮のいずれにも化生する能力をもっており，子宮頸癌の発生部位（発生母地）として注目されている〔p.149〕．

● 重層扁平上皮：stratified squamous epithelium ● 扁平上皮細胞：squamous epithelial cell ● 外陰：vulva ● 処女膜：hymen ● 腟前庭：vestibule of the vagina ● 恥丘：mons pubis ● 大陰唇：major lip of pudendum ● 小陰唇：minor lip of pudendum ● 陰核亀頭：glans clitoridis ● 小前庭腺：minor vestibular gland／lesser vestibular gland ● 大前庭腺：greater vestibular gland ● 会陰：perineum ● 扁平円柱上皮境界（SCJ）：squamocolumnar junction

女性ホルモン

監修
峯岸 敬

女性のライフサイクルに大きく関わる
女性ホルモン

- エストロゲン，プロゲステロンは女性ホルモン，アンドロゲンは男性ホルモンと総称される．
- これらはともにコレステロールを原料にする性ステロイドホルモンである．
- 視床下部，下垂体前葉，卵巣の内分泌器官により調節されている．

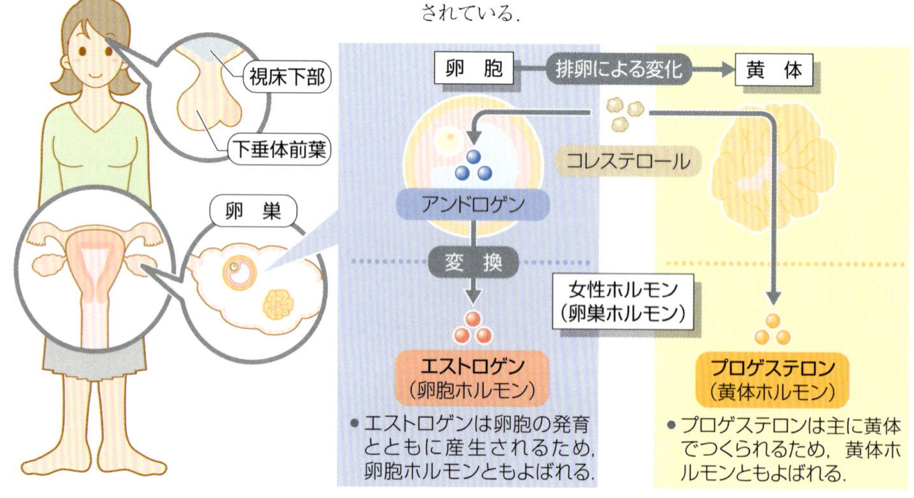

比較しながら理解する
エストロゲンとプロゲステロンの作用

- エストロゲンとプロゲステロンは，子宮や腟に対しては互いに拮抗する作用を示すが〔p.162〕，乳腺に対しては互いに協調して作用する〔p.274〕．

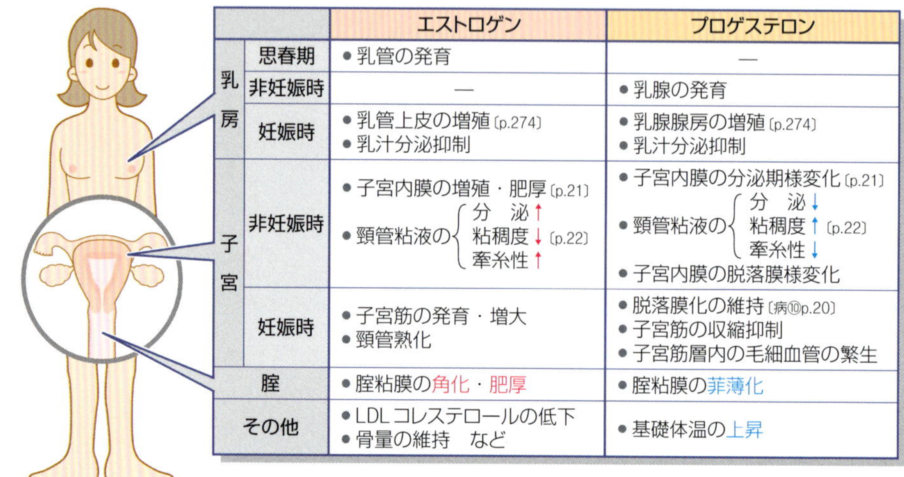

		エストロゲン	プロゲステロン
乳房	思春期	●乳管の発育	—
	非妊娠時	—	●乳腺の発育
	妊娠時	●乳管上皮の増殖〔p.274〕 ●乳汁分泌抑制	●乳腺腺房の増殖〔p.274〕 ●乳汁分泌抑制
子宮	非妊娠時	●子宮内膜の増殖・肥厚〔p.21〕 ●頸管粘液の{分泌↑ 粘稠度↓ 牽糸性↑}〔p.22〕	●子宮内膜の分泌期様変化〔p.21〕 ●頸管粘液の{分泌↓ 粘稠度↑ 牽糸性↓}〔p.22〕 ●子宮内膜の脱落膜様変化
	妊娠時	●子宮筋の発育・増大 ●頸管熟化	●脱落膜化の維持〔病⑩p.20〕 ●子宮筋の収縮抑制 ●子宮筋層内の毛細血管の繁生
腟		●腟粘膜の角化・肥厚	●腟粘膜の菲薄化
その他		●LDLコレステロールの低下 ●骨量の維持 など	●基礎体温の上昇

- エストロゲンとプロゲステロンの拮抗のバランスがくずれ，エストロゲンが過剰となる状態をunopposed estrogen（アンオポーズド エストロゲン）という．これは子宮体癌のリスクとなる〔p.162〕．

Words & terms

ネガティブ・フィードバック 〔p.14〕
あるホルモンが一定の濃度まで上昇したとき，他のホルモンの分泌が抑制されるフィードバックの形態のこと．フィードバックを受ける内分泌器官は，そのホルモンを分泌した器官ではなく，より上位の内分泌器官（視床下部，下垂体など）であることもある．

ポジティブ・フィードバック 〔p.14〕
あるホルモンが一定の濃度まで上昇したとき，他のホルモンの分泌がさらに促進されるフィードバック形態のこと．

autocrine（オートクリン） 〔p.16〕
細胞外に分泌された生理活性物質が分泌した細胞自体の受容体に結合する作用様式．

paracrine（パラクリン） 〔p.16〕
細胞外に分泌された生理活性物質が血流を介さず近傍の細胞の受容体に結合する作用様式．

neurokinin B（ニューロキニンB） 〔p.14〕
神経伝達物質の1つで，サブスタンスP，NKAとともにタキキニンに属するペプチド．NKBは，視床下部弓状核のキスペプチンニューロンに発現し，その活動を促進するとされる．

dynorphin A（ダイノルフィン） 〔p.14〕
内因性オピオイドの1つ．エンケファリン，エンドルフィンとともに鎮痛作用をもつ．この他，視床下部弓状核のキスペプチンニューロンに発現し，その活動を抑制するとされる．

●ネガティブ・フィードバック：negative feedback ●ポジティブ・フィードバック：positive feedback ●女性ホルモン：female sex hormone ●エストロゲン：estrogen ●プロゲステロン：progesterone ●男性ホルモン：male sex hormone ●アンドロゲン：androgen

エストロゲン作用が最も強いのはエストラジオール

エストロゲンの種類

- 女性ホルモンであるエストロゲンには，エストロン（E_1），エストラジオール（E_2），エストリオール（E_3）の3種類がある．

エストロン（E_1）

- 脂肪組織に含まれるアロマターゼ（P450arom）により，アンドロステンジオンは芳香化を受け，エストロン（E_1）が合成される〔p.18〕．

アンドロステンジオン
アロマターゼ（P450arom）
E_1
脂肪組織
閉経後の主要エストロゲン

エストラジオール（E_2）

- エストロゲンの中で最も活性が強い．
- 通常測定される血中エストロゲンの主成分．
- 卵胞の顆粒膜細胞で産生される．

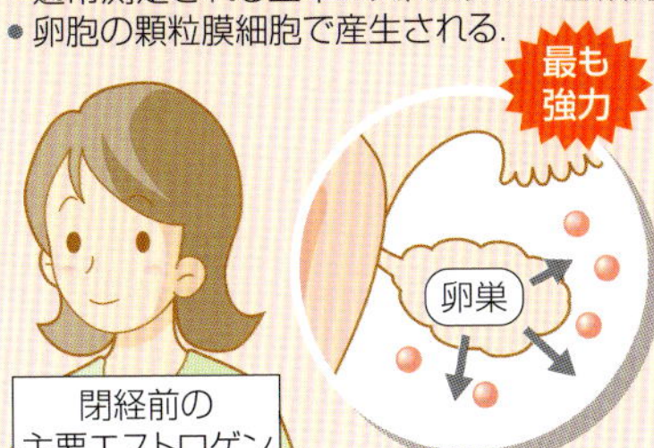

エストリオール（E_3）

- 妊娠時には主に胎児副腎と胎盤で産生・分泌される〔病⑩p.37〕．

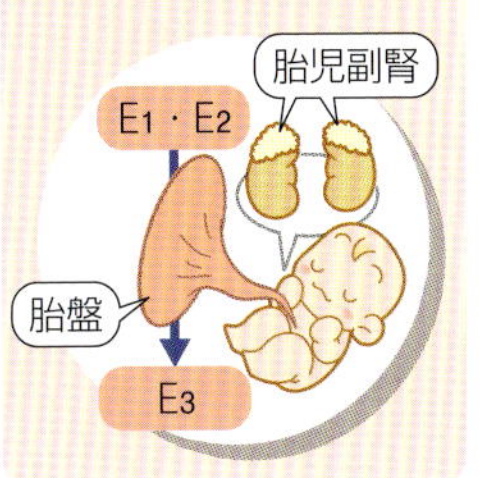

- 性成熟期において，エストロゲンの約60％は主に卵巣からのE_2であり，残りは主に脂肪組織でアンドロステンジオンから産生されるE_1である．
- E_1は脂肪組織でアンドロステンジオンから合成されるものがほとんどだが，一部は卵巣でも合成される．
- E_3は母体尿中に排出され，胎児・胎盤機能を評価する検査に使われることがある〔病⑩p.37〕．

更年期障害への理解が深まる

エストロゲンのその他の作用

- エストロゲンは女性生殖器への作用以外に，身体の健康維持に重要な役割を果たしている．

	肝　臓	血管・血液	骨	皮　膚
作　用	●LDL受容体↑ ●LDLコレステロール↓ ●HDLコレステロール↑	●血管拡張作用 ●抗動脈硬化作用 ●凝固能亢進	●骨量の維持 ●骨端軟骨板閉鎖（思春期） ●コラーゲンの合成促進	●皮脂腺の分泌抑制 ●コラーゲンの合成促進
低下が関連する疾患や症状	●脂質異常症（高脂血症）〔p.109，病③p.94〕	●動脈硬化 ●虚血性心疾患	●骨粗鬆症〔病③p.138〕	●にきび ●しわ

- その他の作用としては，腎尿細管に作用することで水・Naの貯留を引き起こす．
- 更年期以降では，エストロゲンの分泌が低下するため，骨粗鬆症や脂質異常症（高脂血症）のリスクが高まる〔p.108〕．
- 子宮体癌，乳癌，子宮内膜症，子宮筋腫などは，エストロゲン刺激状態の持続がその発生に関わっている〔p.120〕．

“エストロゲンとプロゲステロン”という記載は厳密には適切でない!?

女性ホルモンの分類

- 女性ホルモンには卵胞ホルモンと黄体ホルモンがある．

卵胞ホルモン＝エストロゲン

- 天然物
  - エストロン（E_1）
  - エストラジオール（E_2）
  - エストリオール（E_3）
- 合成物・誘導体
  - エストラジオールプロピオン酸エステル
  - エチニルエストラジオール　など

黄体ホルモン＝プロゲストーゲン＝ゲスターゲン＝プロゲスチン

- 天然物
  - プロゲステロン
- 合成物・誘導体
  - ジドロゲステロン
  - ヒドロキシプロゲステロン　など

- 上図の関係のように，「エストロゲンとプロゲステロン」という併記の仕方は，エストロゲンは総称，プロゲステロンは単一の化学物質と，異なる分類段階の用語を並列しているため，厳密には適切ではない．
- しかし，慣用的に「エストロゲンとプロゲステロン」と併記されることが多く，本書でも，エストラジオールなどを区別する必要がある場合を除き，「エストロゲンとプロゲステロン」という記載を行っている．

- エストロン（E_1）：estrone　● エストラジオール（E_2）：estradiol　● エストリオール（E_3）：estriol　● アンドロステンジオン：androstenedione
- 低比重リポ蛋白（LDL）：low density lipoprotein　● 高比重リポ蛋白（HDL）：high density lipoprotein　● 脂質異常症：dyslipidemia
- 高脂血症：hyperlipidemia　● 動脈硬化：arteriosclerosis　● 虚血性心疾患：ischemic heart disease　● 骨粗鬆症：osteoporosis

2 cells 2 gonadotropin theory
ゴナドトロピン（LH，FSH）

- エストロゲン，プロゲステロンの産生と分泌は2つの卵巣の細胞（顆粒膜細胞，莢膜細胞）において，下垂体前葉から産出される2つのゴナドトロピン（LH，FSH）の作用によって行われる．
- ゴナドトロピンは性腺刺激ホルモンともよばれる．

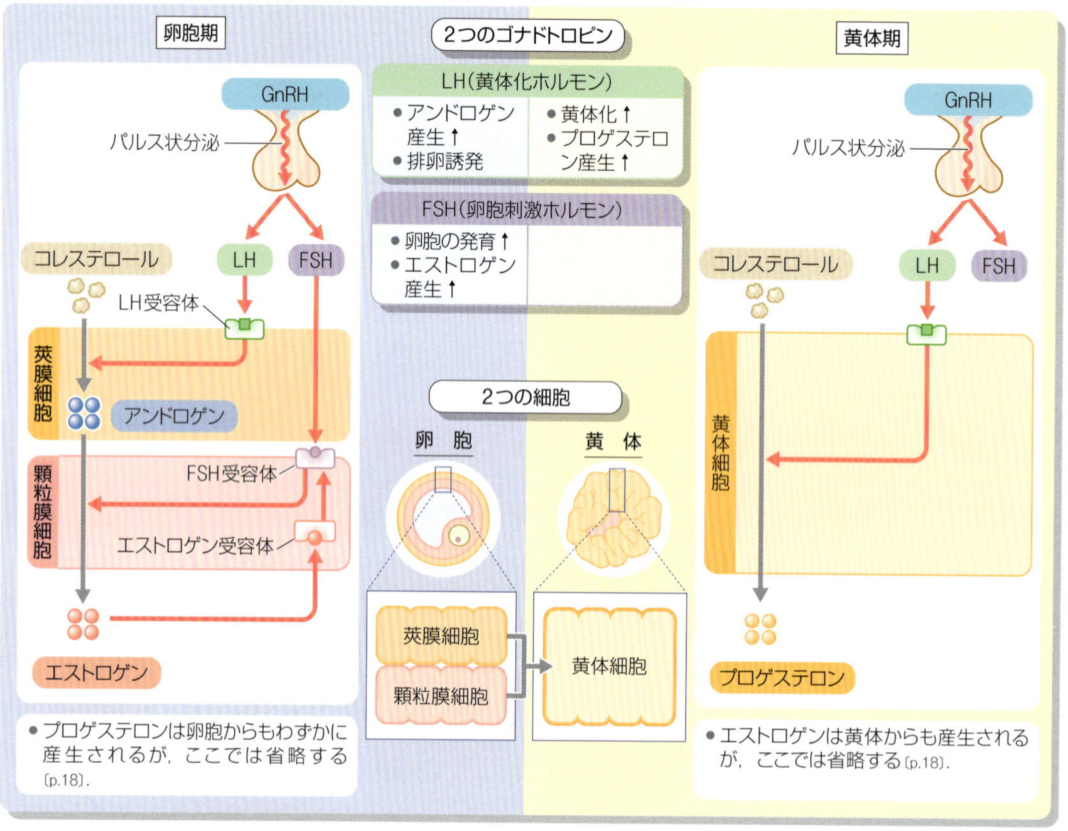

卵胞期

GnRH
パルス状分泌
LH　FSH
コレステロール
LH受容体
莢膜細胞
アンドロゲン
顆粒膜細胞
FSH受容体
エストロゲン受容体
エストロゲン

- プロゲステロンは卵胞からもわずかに産生されるが，ここでは省略する〔p.18〕．

2つのゴナドトロピン

LH（黄体化ホルモン）
- アンドロゲン産生↑
- 排卵誘発
- 黄体化↑
- プロゲステロン産生↑

FSH（卵胞刺激ホルモン）
- 卵胞の発育↑
- エストロゲン産生↑

2つの細胞

卵胞　黄体
莢膜細胞
顆粒膜細胞
黄体細胞

黄体期

GnRH
パルス状分泌
LH　FSH
コレステロール
黄体細胞
プロゲステロン

- エストロゲンは黄体からも産生されるが，ここでは省略する〔p.18〕．

パルス状分泌とサージ状分泌
ゴナドトロピン放出ホルモン（GnRH）の分泌動態

- GnRHとは，視床下部で産生される性腺刺激ホルモン放出ホルモンであり，下垂体前葉でのLH，FSHの産生・分泌を促進させる．
- GnRHは，卵胞期，黄体期にはパルス状に分泌されており，その頻度，振幅の変化により，LH，FSHの分泌が調節される．
- 排卵期にはサージ状に分泌され，LHサージが引き起こされる．

GnRHの分泌

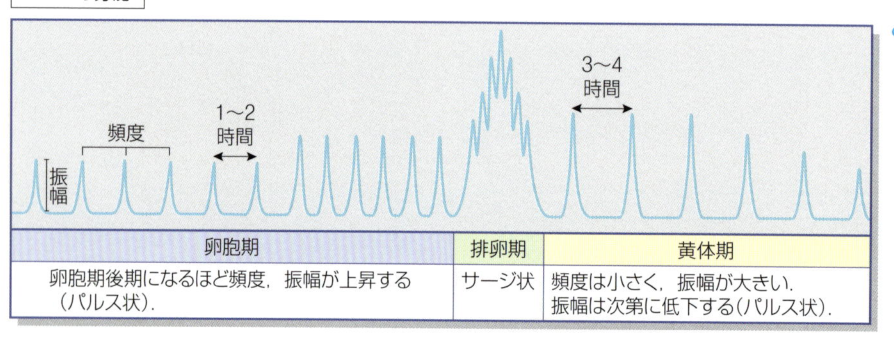

卵胞期	排卵期	黄体期
卵胞期後期になるほど頻度，振幅が上昇する（パルス状）．	サージ状	頻度は小さく，振幅が大きい．振幅は次第に低下する（パルス状）．

- 仮に下垂体前葉が一定量のGnRHの持続的な刺激を受けると，下垂体前葉のGnRH受容体は減少してしまい（down regulation〔薬②p.114〕），結果としてLH，FSHの分泌は低下する．

- ゴナドトロピン：gonadotropin　● 黄体化ホルモン（LH）：luteinizing hormone　● 卵胞刺激ホルモン（FSH）：follicle stimulating hormone　● 顆粒膜細胞：granulosa cell　● 莢膜細胞：theca cell　● 卵胞期：follicular phase　● 黄体期：luteal phase　● 性腺刺激ホルモン放出ホルモン／ゴナドトロピン放出ホルモン（GnRH）：gonadotropin releasing hormone　● 排卵期：ovulatory phase

月経周期におけるホルモン分泌動態の変化

ホルモン分泌と月経周期

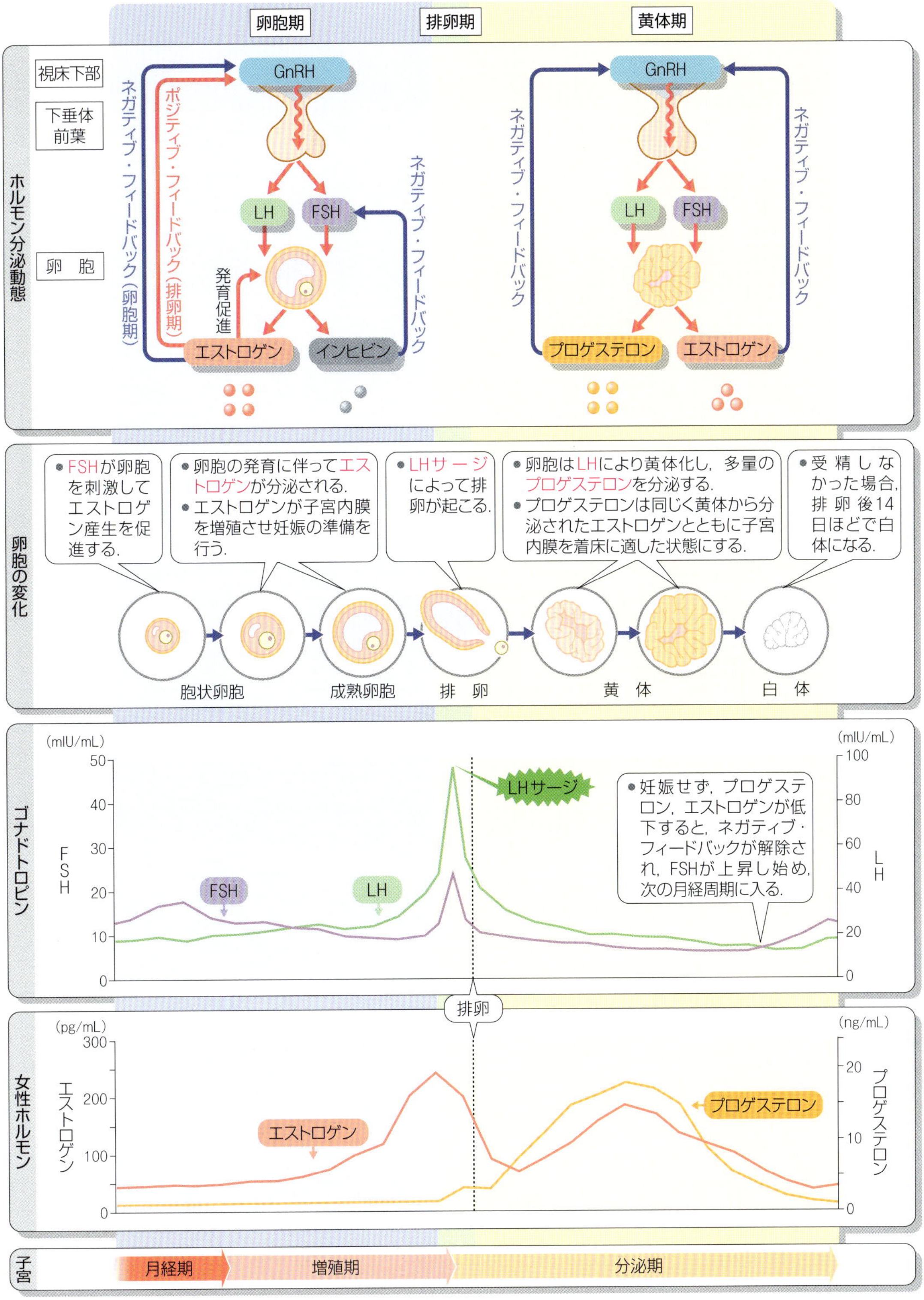

●月経周期：menstrual cycle　●視床下部：hypothalamus　●下垂体前葉：anterior pituitary gland　●卵胞：ovarian follicle　●エストロゲン：estrogen　●インヒビン：inhibin　●プロゲステロン：progesterone　●排卵：ovulation　●黄体：corpus luteum　●白体：corpus albicans

NFとPFの両方をもつ
エストロゲンのフィードバック機構

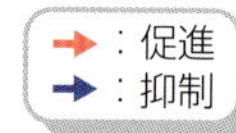

卵胞期および黄体期のネガティブ・フィードバック（Negative Feedback）

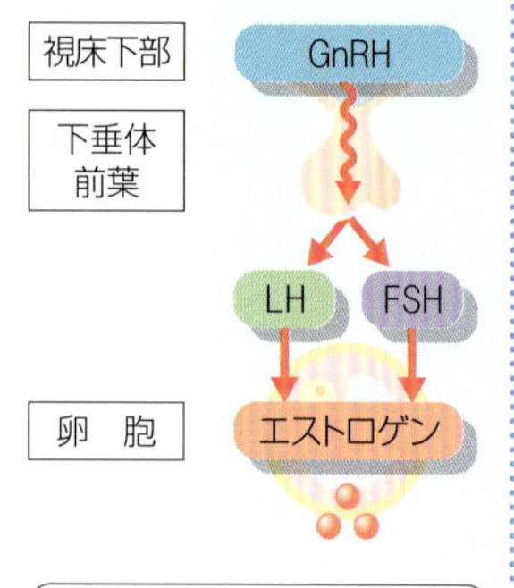

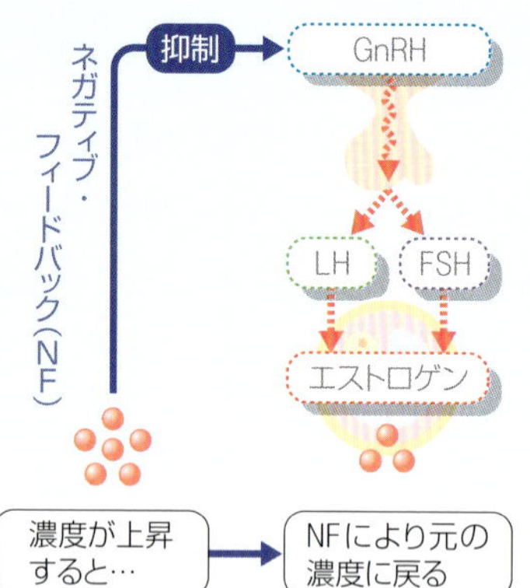

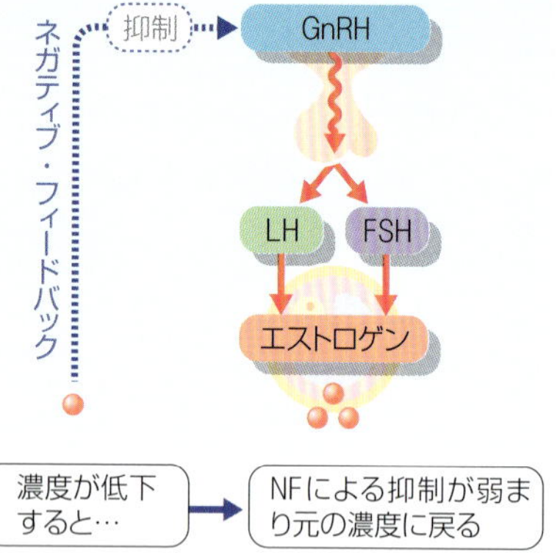

卵胞が未発達の間はエストロゲン濃度が一定範囲にある

濃度が上昇すると… → NFにより元の濃度に戻る

濃度が低下すると… → NFによる抑制が弱まり元の濃度に戻る

排卵期のポジティブ・フィードバック（Positive Feedback）

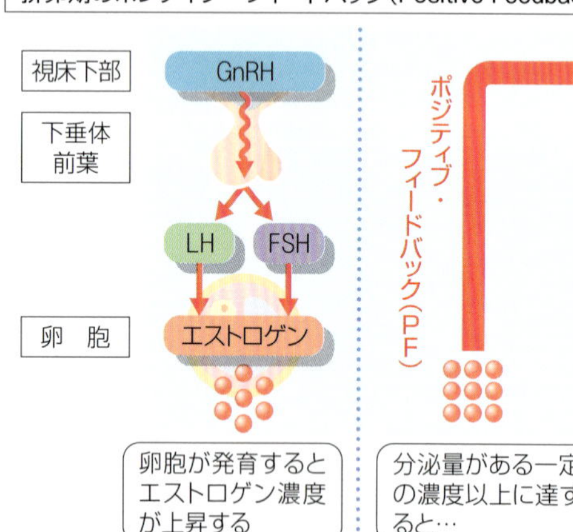

卵胞が発育するとエストロゲン濃度が上昇する

分泌量がある一定の濃度以上に達すると… → PFによりGnRH分泌を促進する → LHサージ → 排卵

- エストロゲン濃度が一定の範囲内にある場合は，視床下部に対するネガティブ・フィードバック（NF）により，GnRH分泌は負に調節され，その結果LH・FSHの分泌も一定範囲内に調節される．卵胞が発育し，エストロゲンが一定の濃度を超えるとポジティブ・フィードバック（PF）が働き，GnRH分泌は正に調節され，その結果LHサージが引き起こされて排卵につながる〔p.16〕．

エストロゲンのフィードバックを伝達する
キスペプチン

- GnRHのパルス状・サージ状分泌は，エストロゲンによるフィードバック機構により調整されているが，GnRHニューロンにはエストロゲン受容体（ER）が存在しない．
- 視床下部の弓状核，前腹側室周囲核の2ヵ所に存在するキスペプチンニューロンはERを発現し，GnRHニューロンはキスペプチンの受容体（GPR54）を発現しており，キスペプチンによりGnRH分泌が亢進する．このことから，キスペプチンがエストロゲンフィードバックを仲介していると考えられる．
- また，弓状核のキスペプチンを産生する細胞は，neurokinin（ニューロキニン） B（NKB），dynorphin（ダイノルフィン） A（Dyn）も含んでいることがわかり，KNDy細胞と名付けられている．この細胞にはER以外にも，レプチン〔病③p.119〕，グルココルチコイドの受容体が発現しているので，この細胞と栄養状態やストレスなどの全身状態との関係が注目されている．

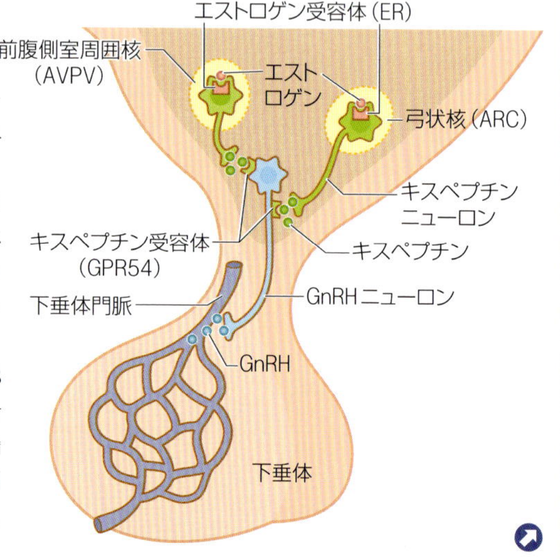

- エストロゲン：estrogen ●ネガティブ・フィードバック：negative feedback ●ポジティブ・フィードバック：positive feedback ●キスペプチン：kisspeptin ●エストロゲン受容体（ER）：estrogen receptor ●弓状核（ARC）：arcuate nuclei ●前腹側室周囲核（AVPV）：anteroventral periventricular nucleus ●キスペプチンニューロン：kisspeptin neuron ●GnRHニューロン：GnRH neuron ●キスペプチン受容体（GPR54）：kisspeptin receptor

キスペプチンを介した性周期の調節

- エストロゲンによるGnRH分泌に対するフィードバック作用は，ポジティブ，ネガティブの両方がある．エストロゲンの濃度により前腹側室周囲核（AVPV）に作用するか，弓状核（ARC）に作用するかが決まり，これによってフィードバックの形態も決まる．
- GnRHの半減期は2～4分と短く，GnRHの分泌動態に合わせて，LHもパルス状，サージ状といった分泌動態をとっている．
- FSHは，半減期がLHより長く，GnRH以外の因子の調節も受けることから，LHほどは明瞭なパルス状分泌動態を示さない．
- ポジティブ・フィードバック，ネガティブ・フィードバックが調節されることで，卵胞発育，排卵，黄体化といった性周期が調節されている．

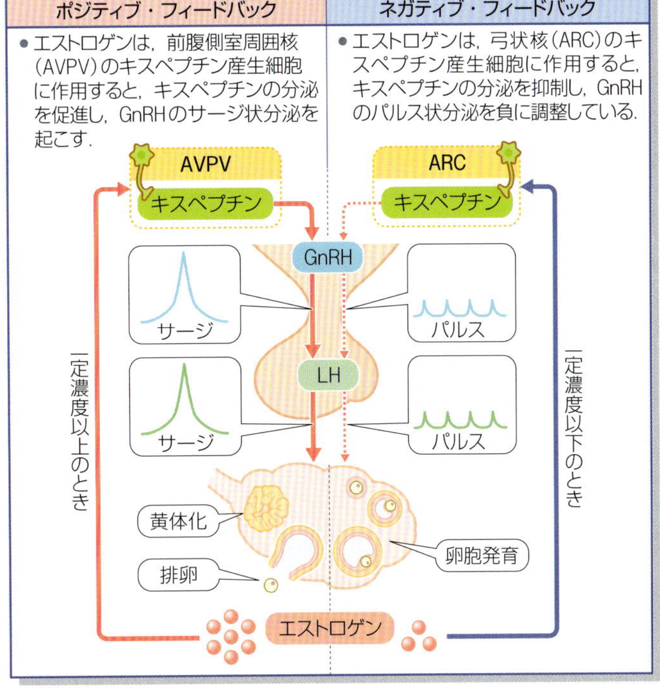

二次卵胞から急激に成長

卵胞の発育過程

- 卵細胞（一次卵母細胞）を周囲の卵胞細胞，顆粒膜細胞，莢膜細胞などが取り囲んだものを卵胞という．卵胞は，発育段階に応じて構成細胞群の変化，形態変化を伴い，段階に応じた名称でよばれる．

卵細胞	一次卵母細胞					
卵　胞	原始卵胞	一次卵胞*	二次卵胞*	前胞状卵胞	胞状卵胞	成熟卵胞
特　徴	扁平な上皮様細胞（前顆粒膜細胞）	一層の円柱状顆粒膜細胞	重層化した顆粒膜細胞	莢膜細胞の分化・増殖	卵胞腔の形成	排卵前
形　態	上皮様細胞 一次卵母細胞	顆粒膜細胞	重層化した顆粒膜細胞 卵胞周囲の結合組織	透明帯 基底膜 莢膜細胞	卵胞腔	卵丘 月経→14日間→排卵
大きさ・数	約35 μm	約46 μm	…	0.15～0.2 mm	0.2～0.4 mm	2～5 mm 20 mm
日　数	様々**		90日以上	25日	60日	

*顆粒膜細胞が重層化したものを一次卵胞，卵胞腔が形成されたものを二次卵胞と分類する教科書もある．
**原始卵胞の状態で休止していた卵胞は，思春期以降，順次発育を開始するので，原始卵胞から一次卵胞に発育するまでにかかる期間は様々である．また，原始卵胞が発育を開始してから一次卵胞に至るまでの正確な期間は明らかではない．

- 新生児期までに形成されている原始卵胞は，思春期になると排卵に向けて発育を開始する〔p.100〕．
- 原始卵胞は，15～20個程度が同時に発育を開始するが，発育の過程で順次閉鎖卵胞となり，成熟卵胞にまで発育し排卵に至るものは通常1個である．原始卵胞から成熟卵胞までの発育は各月経周期の卵胞期（約14日間）のうちになされるわけではない．月経後，卵胞期に入り排卵に向けて発育し始めるのは，二次卵胞である．
- 一次卵胞から成熟卵胞まで発育するには200日程度かかり，各月経周期の卵巣には様々な発育段階の卵胞が存在する．

●卵胞：ovarian follicle　●一次卵母細胞：primary oocyte　●顆粒膜細胞：granulosa cell　●莢膜細胞：theca cell　●原始卵胞：primordial follicle　●一次卵胞：primary follicle　●二次卵胞：secondary follicle　●Graaf卵胞／成熟卵胞：Graafian follicle／mature follicle　●基底膜：basement membrane　●透明帯：zona pellucida　●卵胞腔：follicular antrum　●卵丘：ovarian cumulus

単一卵胞発育のメカニズム

アクチビンとインヒビン

- アクチビンとインヒビンは，卵巣の顆粒膜細胞で産生される生理活性物質である．インヒビンは黄体期の黄体細胞からも産生される．
- アクチビンは，卵巣内局所で作用してFSH作用を亢進し，インヒビンは下垂体に作用して，FSH分泌を抑制する．
- アクチビン，インヒビンは，FSH分泌と作用を調節することで，単一卵胞発育に関わっていると考えられている．

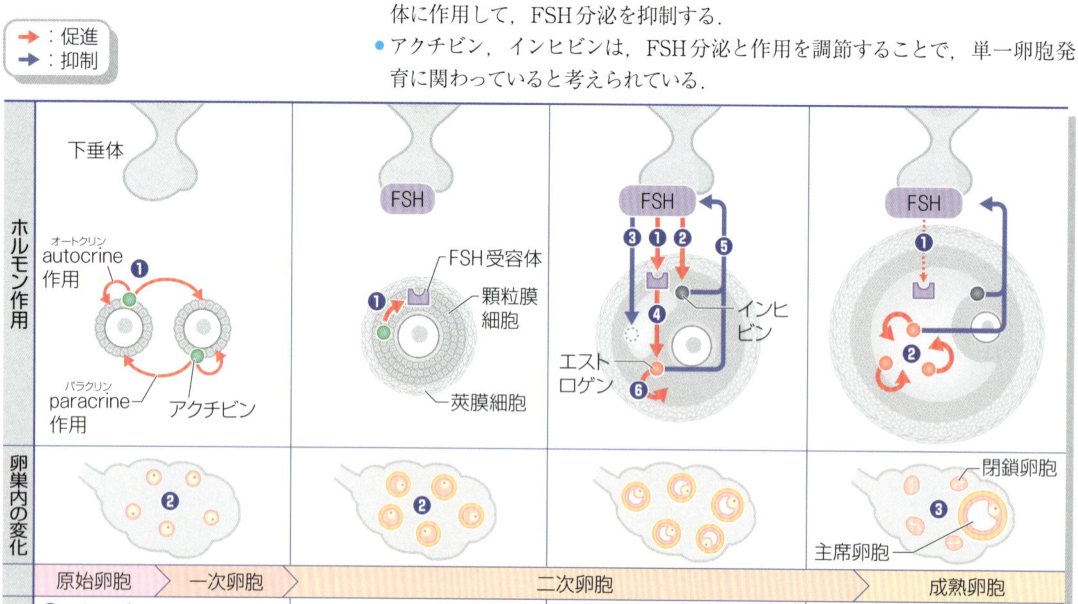

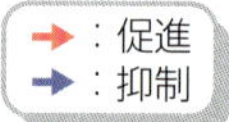

ホルモン作用

下垂体
オートクリン
autocrine作用
パラクリン
paracrine作用
アクチビン
FSH
FSH受容体
顆粒膜細胞
莢膜細胞
インヒビン
エストロゲン

卵巣内の変化

閉鎖卵胞
主席卵胞

原始卵胞 → 一次卵胞	一次卵胞 → 二次卵胞	二次卵胞	二次卵胞 → 成熟卵胞
❶アクチビンやその他の因子により，卵胞の発育が進む．この時期の発育にはFSHは関与しない．アクチビンは，autocrine作用，paracrine作用〔病③p.170〕により，自己，周囲の卵胞の発育を促進する． ❷15～20個前後の卵胞が同時に発育を始める．	❶アクチビンにより，顆粒膜細胞にFSH受容体が発現する． ❷FSH受容体が発現することで，顆粒膜細胞のFSHに対する反応性が増加し，この後はFSHの作用により卵胞発育が進む．	❶FSHは卵胞発育を促進する． ❷FSHはインヒビンの産生を促進する． ❸FSHはアクチビンの産生を抑制する． ❹発育した卵胞からは，エストロゲンが分泌される． ❺インヒビン，エストロゲンは，FSHの分泌を抑制する． ❻エストロゲンはFSHとともに卵胞発育を促進する．	❶インヒビン，エストロゲンのネガティブ・フィードバックにより，FSHの分泌が低下する． ❷卵胞発育に必要な量のエストロゲンを産生している卵胞（主席卵胞）は，FSHが低下しても発育を続け，成熟卵胞になる． ❸他の卵胞は，FSHの分泌が低下すると，発育に必要なFSH刺激がなくなり，閉鎖卵胞となる．

（解説）

- 卵胞発育のメカニズムは完全には明らかではなく，単一卵胞の選択には，LH受容体発現量の違いなどの因子も影響していると考えられている．
- また，複数の卵胞が発育し，大多数が閉鎖卵胞となる意義については明らかではないが，1つの卵胞の成熟過程に必要な量のホルモンを分泌するため，他の卵胞が内分泌腺として働いているとの考え方がある．

LHサージが必須

排卵と黄体化

- LHサージにより，卵母細胞の減数分裂が再開〔病⑩p.15〕，卵胞成熟が完了し，排卵に至る．
- 排卵後の顆粒膜細胞，莢膜細胞は，LH作用により黄体細胞となり，卵胞は黄体へと変化する．

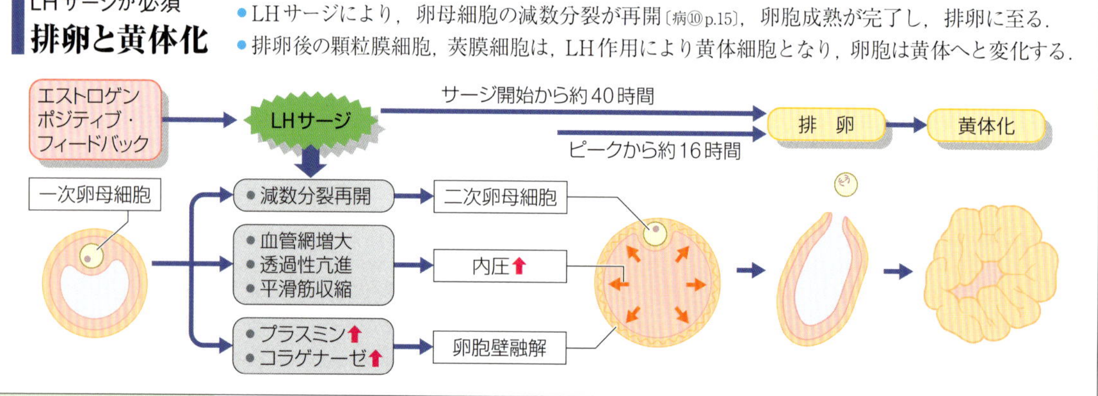

• アクチビン：activin　• インヒビン：inhibin　• 顆粒膜細胞：granulosa cell　• FSH受容体：FSH receptor　• 莢膜細胞：theca cell　• 主席卵胞：leading follicle　• 閉鎖卵胞：atretic follicle　• 減数分裂：meiosis　• 排卵：ovulation　• 黄体化：luteinization　• 一次卵母細胞：primary oocyte　• 二次卵母細胞：secondary oocyte　• プラスミン：plasmin　• コラゲナーゼ：collagenase　• デヒドロエピアンドロステロンスルホトランスフェラーゼ（DHEA-ST）：dehydroepiandrosterone sulfotransferase

副腎で合成される
ステロイドホルモンの生合成・代謝

- 副腎では，ミネラルコルチコイド，グルココルチコイド，アンドロゲンの3系統のステロイドホルモンが合成されている．
- 副腎でのアンドロゲン合成は，卵巣での性ホルモン合成とともに，性機能の調節，障害に関与する（副腎性器症候群〔p.66〕など）．

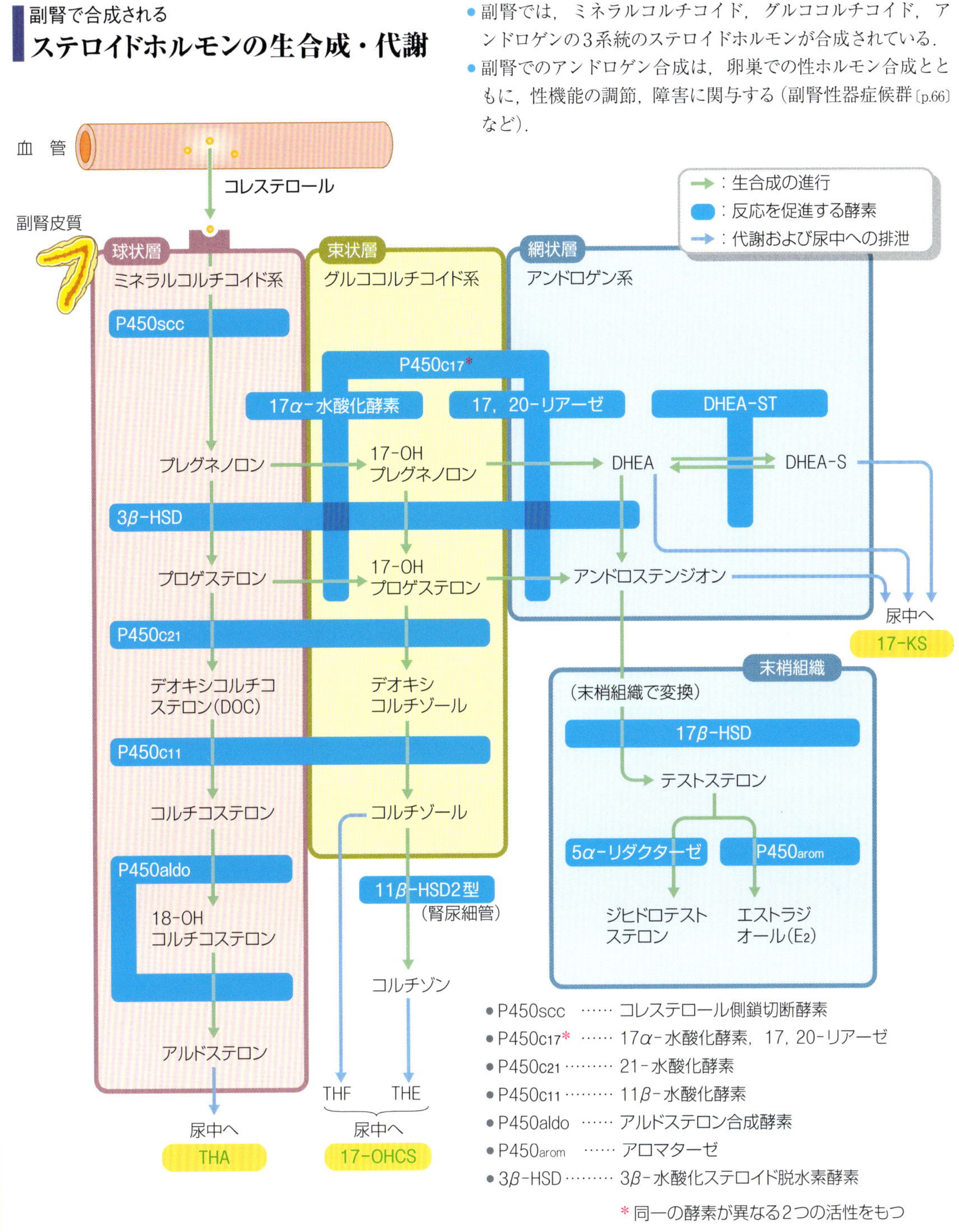

- 副腎皮質ステロイドホルモンはコレステロールを母体として，側鎖の切断→水酸化→脱水素の一連の反応によって生合成される．この反応を媒介するのはチトクローム（P450）と3β-HSDであり，ミトコンドリアと滑面小胞体で行われる．それぞれの酵素につく数字（3，11，17，21）はステロイド骨格の炭素の位置を表す．
- 副腎皮質ホルモンは肝臓で代謝を受けて尿中に排泄される．アルドステロンはテトラヒドロ体（THA），コルチゾールは17-OHCS，副腎アンドロゲンは17-KSとして尿中に排泄される．

●デヒドロエピアンドロステロン（DHEA）：dehydroepiandrosterone　●硫酸デヒドロエピアンドロステロン（DHEA-S）：dehydroepiandrosterone-sulfate　●デオキシコルチコステロン（DOC）：deoxycorticosterone　●テトラヒドロアルドステロン（THA）：tetrahydroaldosterone　●テトラヒドロコルチゾール（THF）：tetrahydrocortisol　●テトラヒドロコルチゾン（THE）：tetrahydrocortisone　●17-ヒドロキシコルチコステロイド（17-OHCS）：17-hydroxycorticosteroid　●17-ケトステロイド（17-KS）：17-ketosteroids

女性ホルモンがつくられるまでのながれをおさえる

エストロゲンとプロゲステロンの産生

- エストロゲンは主に卵巣の卵胞（顆粒膜細胞）でつくられる．
- プロゲステロンは主に黄体細胞（排卵後の莢膜細胞と顆粒膜細胞が変化したもの）からつくられる．
- プロゲステロンは卵胞でもわずかに産生され，エストロゲンは卵胞期ほどではないが黄体細胞でも産生される．

莢膜細胞と顆粒膜細胞

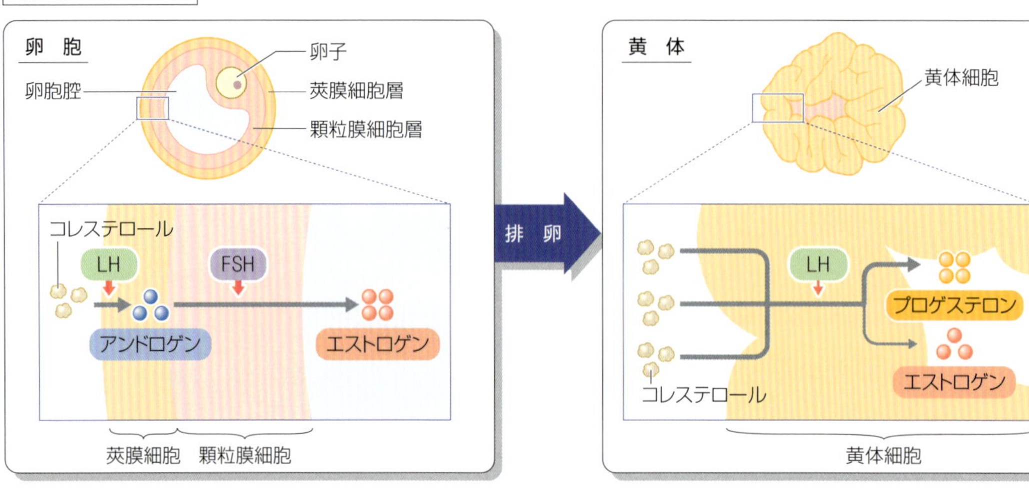

性ステロイドホルモンの合成カスケード（卵胞期）

- 卵巣の卵胞内では図のようなカスケードが構成されている．
- FSHはアロマターゼ（$P450_{arom}$）の活性を促進させる（エストロゲンの産生促進作用）．
- LHは$P450_{scc}$の活性を促進させる（アンドロゲンの産生促進作用）．
- しかし，LHはLHサージが起きると$P450_{c17}$の活性を抑制する（プロゲステロンの産生促進作用）．

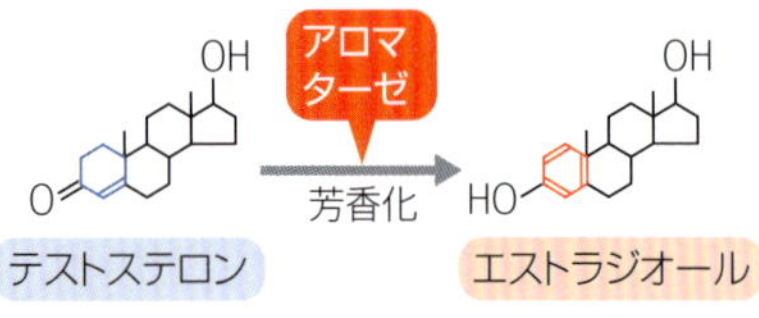

- $P450_{c16}$……16α-水酸化酵素
- $P450_{c17}$*…17α-水酸化酵素，17, 20-リアーゼ
- $P450_{scc}$……コレステロール側鎖切断酵素
- 3β-HSD……3β-水酸化ステロイド脱水素酵素
- 17β-HSD…17β-水酸化ステロイド脱水素酵素
- $P450_{arom}$……アロマターゼ

*同一の酵素が異なる2つの活性をもつ

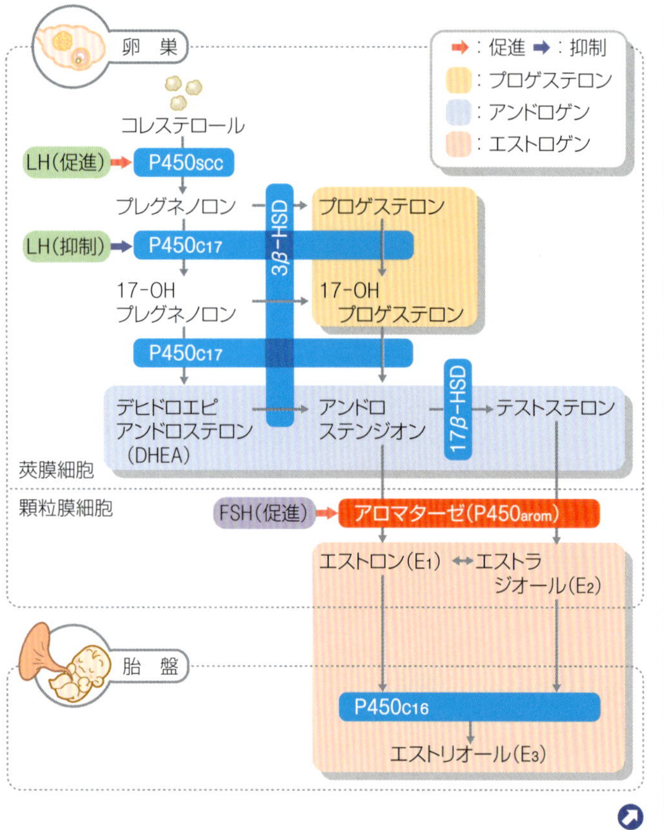

• エストロゲン：estrogen　• プロゲステロン：progesterone　• 顆粒膜細胞：granulosa cell　• 黄体細胞：luteal cell　• 莢膜細胞：theca cell　• 黄体化ホルモン（LH）：luteinizing hormone　• 卵胞刺激ホルモン（FSH）：follicle stimulating hormone　• アンドロゲン：androgen　• アロマターゼ（$P450_{arom}$）：aromatase　• テストステロン：testosterone　• エストラジオール（E_2）：estradiol　• デヒドロエピアンドロステロン（DHEA）：dehydroepiandrosterone

● 卵巣周期では，期別ごとに以下のように莢膜細胞と顆粒膜細胞からエストロゲンとプロゲステロンがつくられる．

卵胞期

●卵胞期では，以下のように莢膜細胞と顆粒膜細胞の2つの細胞からエストロゲンがつくられる．

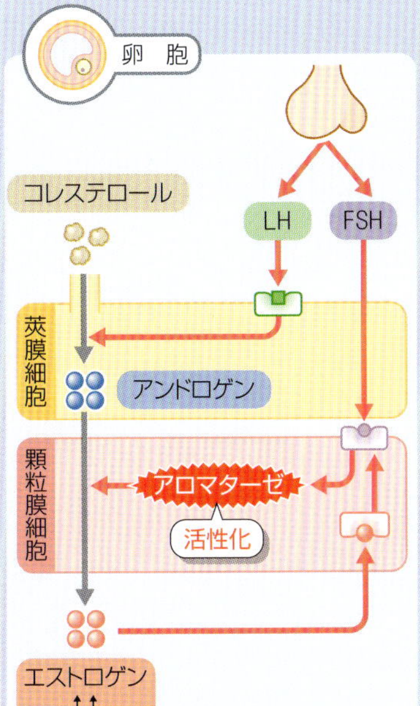

❶毛細血管から運ばれたコレステロールはLHの作用により，莢膜細胞にてアンドロゲンに変換される．

❷変換されたアンドロゲンは，顆粒膜細胞に移行する．

❸FSHの作用によりアロマターゼ（P450arom）が活性化され，アンドロゲンはエストロゲンに変換される．

❹顆粒膜細胞から分泌されたエストロゲンは，全身はもちろんのこと顆粒膜細胞自体にも作用して，FSH受容体を増加させる．

❺これによって卵胞は加速度的に成長しエストロゲン（E_2）の分泌量は急速に増加，これがポジティブ・フィードバックとして働き，LHの大量分泌（LHサージ）が生じる．

排卵期

●排卵期は，以下のように卵胞の莢膜細胞でプロゲステロンがつくられる．

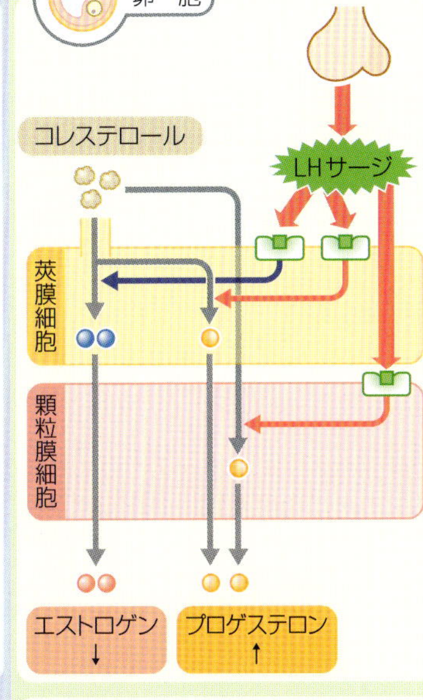

❶LHサージが起きると，プロゲステロンの産生に関わるP450sccの活性が高まり，プロゲステロンの産生が増加してくる．

❷一方で，P450c17の活性は抑制されるためエストロゲンへの変換は減少してくる．

➡：促進 ➡：抑制

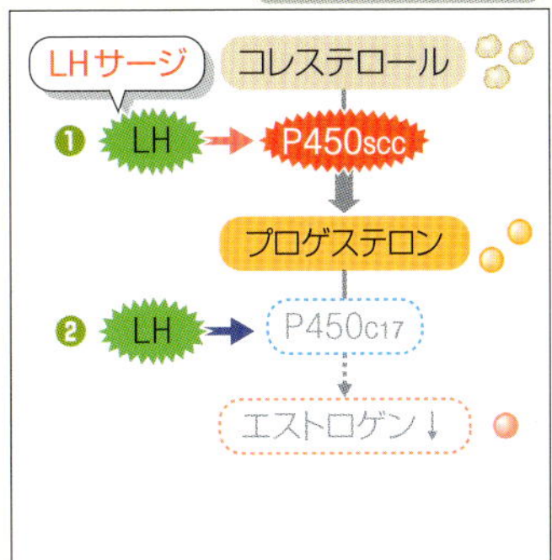

黄体期

●黄体期は，以下のように黄体細胞にてプロゲステロンとエストロゲンがつくられる．

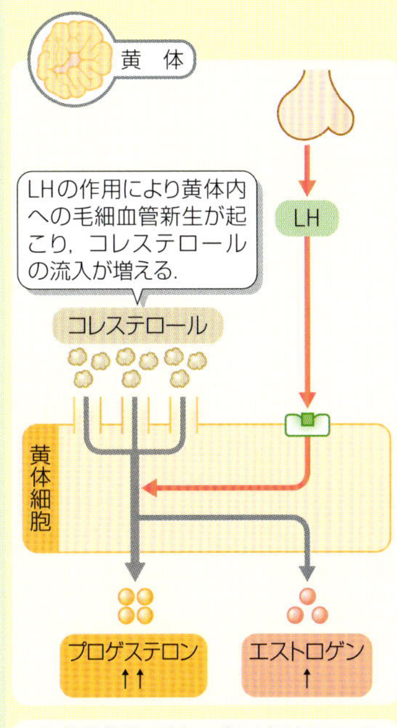

❶黄体細胞では，プロゲステロンの産生に関わる3β-HSDの活性が高まり，プロゲステロンが多く産生される．

❷一方で，P450c17の活性によって，卵胞期に比べ少ないがエストロゲンも合成される．

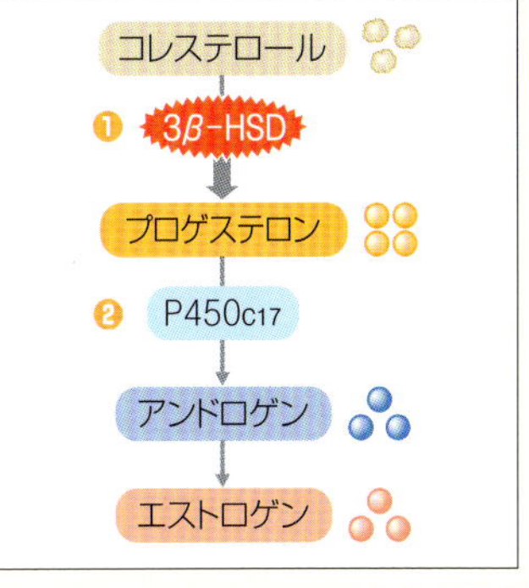

● 卵胞の発育が進み排卵期に近づくと，莢膜細胞だけでなく顆粒膜細胞にも徐々にLH受容体が発現してくる．そして，顆粒膜細胞に十分なLH受容体を発現した卵胞（主席卵胞）のみがLHサージに反応し排卵に向かう．また，LH受容体を発現した顆粒膜細胞は，排卵後，莢膜細胞と同様に黄体細胞となり，LH作用を受けてプロゲステロンを産生する．

● 卵胞期：follicular phase ● 排卵期：ovulatory phase ● 黄体期：luteal phase ● 主席卵胞：leading follicle

月経

監修
大場 隆

月経周期

周期的な出血
月経のサイクル

- 月経とは，約１ヵ月の間隔で起こり，数日で自然に止まる子宮内膜からの周期的な出血をいう．

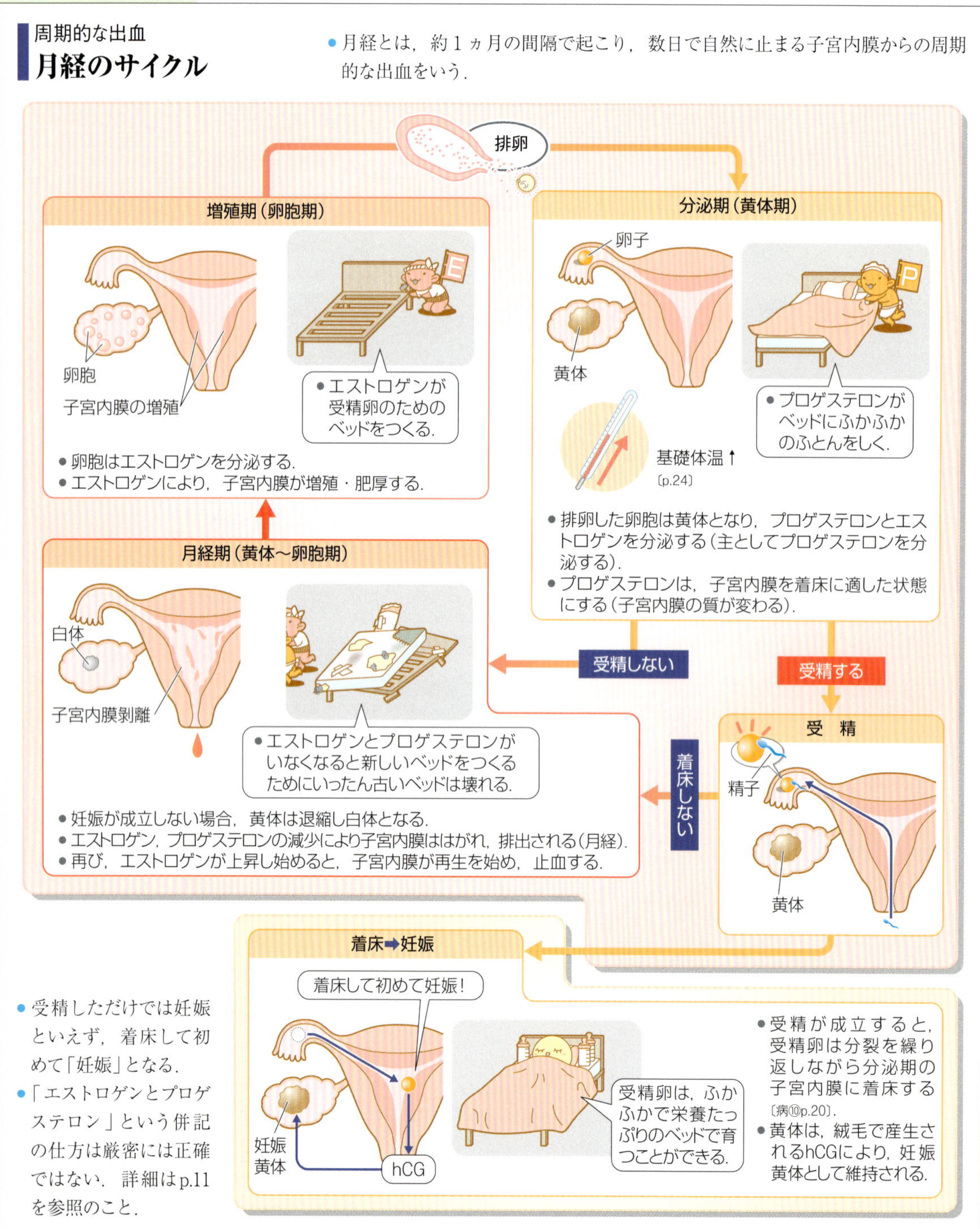

- 受精しただけでは妊娠といえず，着床して初めて「妊娠」となる．
- 「エストロゲンとプロゲステロン」という併記の仕方は厳密には正確ではない．詳細はp.11を参照のこと．

●月経：menstruation／menses　●子宮内膜：endometrium　●増殖期：proliferative phase　●卵胞期：follicular phase　●エストロゲン：estrogen　●排卵：ovulation　●分泌期：secretory phase　●黄体期：luteal phase　●プロゲステロン：progesterone　●基礎体温（BBT）：basal body temperature　●月経期：menstrual phase　●受精：fertilization　●精子：sperm　●黄体：corpus luteum　●着床：implantation　●妊娠：pregnancy　●妊娠黄体：corpus luteum graviditatis

子宮内膜と卵巣の周期的な変化
月経周期

- 月経開始日より起算して，次回の月経開始前日までを月経周期という．
- 月経周期の日数は28～30日であることが最も多い．
- 子宮や卵巣の変化のサイクルが月経周期として現れる．
- 黄体期が14日でほぼ一定であるのに比べ，卵胞期の日数は変動が大きく，月経周期のずれや個人差に影響を及ぼしている．

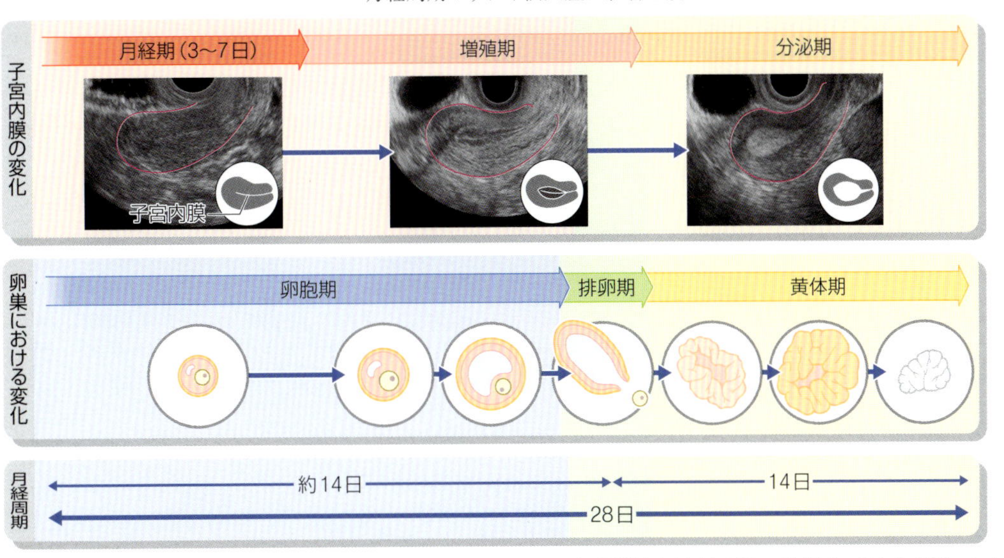

- 月経周期と超音波所見の詳細はp.210を参照のこと．

卵巣ホルモンの種類と量に応じる
子宮内膜の変化

- 子宮内膜の機能層が卵巣ホルモンの周期的変動に反応する．
- 子宮内膜腺からの分泌物は，精子や受精卵のエネルギーとして使われる〔病⑩p.20〕．

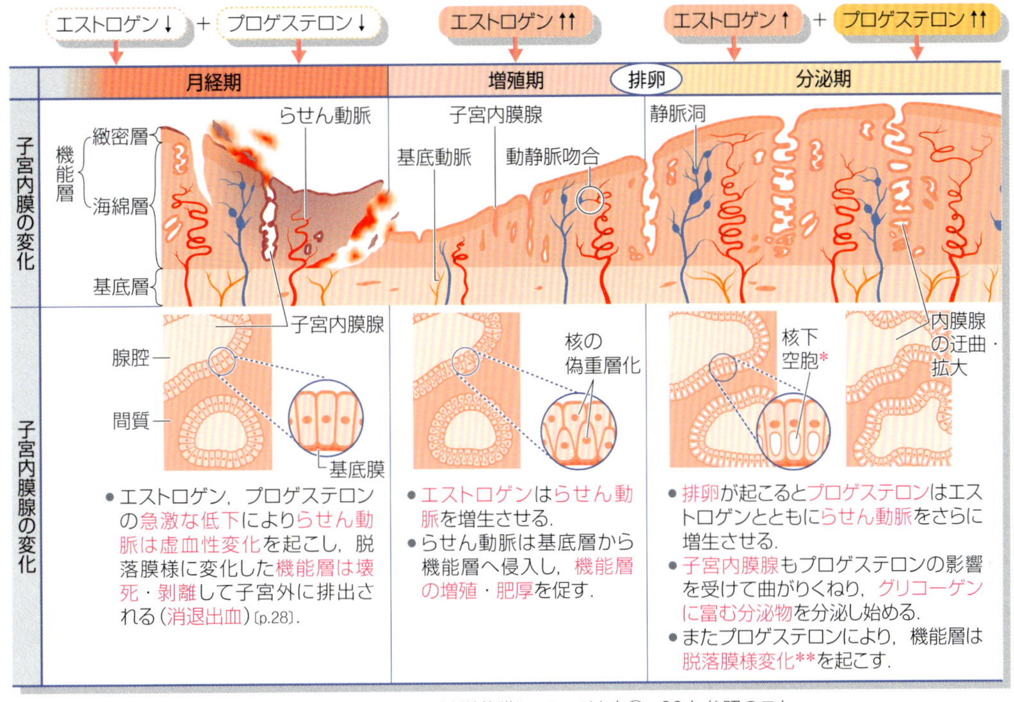

- エストロゲン，プロゲステロンの急激な低下によりらせん動脈は虚血性変化を起こし，脱落膜様に変化した機能層は壊死・剥離して子宮外に排出される（消退出血）〔p.28〕．

- エストロゲンはらせん動脈を増生させる．
- らせん動脈は基底層から機能層へ侵入し，機能層の増殖・肥厚を促す．

- 排卵が起こるとプロゲステロンはエストロゲンとともにらせん動脈をさらに増生させる．
- 子宮内膜腺もプロゲステロンの影響を受けて曲がりくねり，グリコーゲンに富む分泌物を分泌し始める．
- またプロゲステロンにより，機能層は脱落膜様変化**を起こす．

*核下空胞は分泌期初期のみにみられる．　**脱落膜については病⑩p.33を参照のこと．

- ヒト絨毛性ゴナドトロピン（hCG）：human chorionic gonadotropin
- 受精卵：fertilized egg／fertilized ovum
- 月経周期：menstrual cycle
- 卵巣：ovary
- 排卵期：ovulatory phase
- 子宮内膜機能層：functional layer of the endometrium
- 子宮内膜基底層：basal layer of the endometrium
- らせん動脈：spiral artery
- 子宮内膜腺：endometrial gland
- 動静脈吻合：arteriovenous communication
- 腺腔：cavity of gland
- 間質：stroma
- 基底膜：basement membrane
- 脱落膜：decidua

核の偽重層化や核下空胞が特徴的

子宮内膜腺細胞の変化

- 子宮内膜腺上皮は，一層の円柱上皮細胞からなる単層円柱上皮である．

増殖期

- 腺上皮細胞が盛んに分裂・増殖し，重層上皮であるかのように，核が重なってみられる（核の偽重層化）．

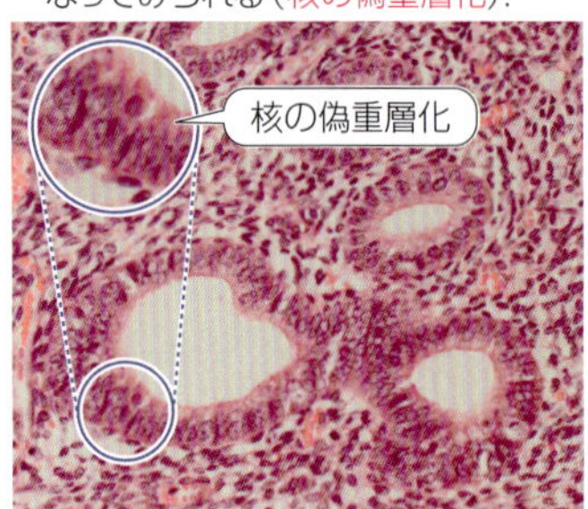

排卵期（分泌期初期）

- 内膜腺は迂曲し，核の下にグリコーゲンを豊富に含んだ空胞がみられる（核下空胞）．

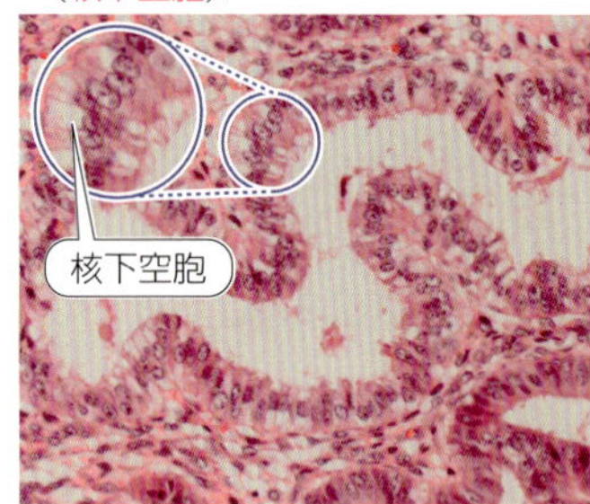

分泌期

- 核下空胞は消失し，腺管内腔の分泌物が目立つ．
- 間質は浮腫状になる．

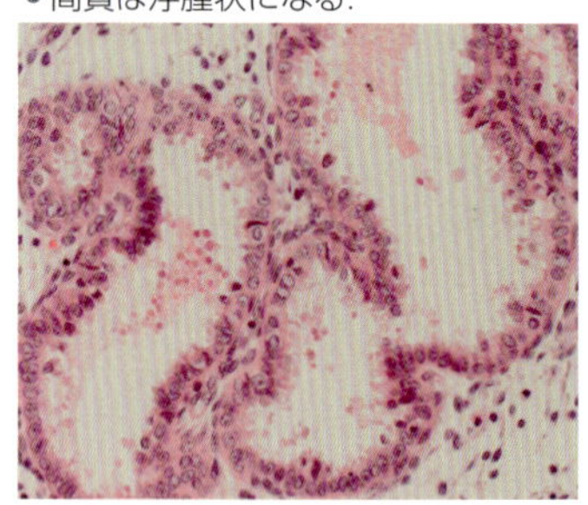

透明な粘液と濁った粘液

頸管粘液の変化

- 頸管内膜上皮細胞が分泌する頸管粘液の性状は，卵巣ホルモンに反応して，周期的に変化する．
- 排卵直前のエストロゲン分泌量が最も多い時期に，頸管粘液の変化は最も顕著となる．

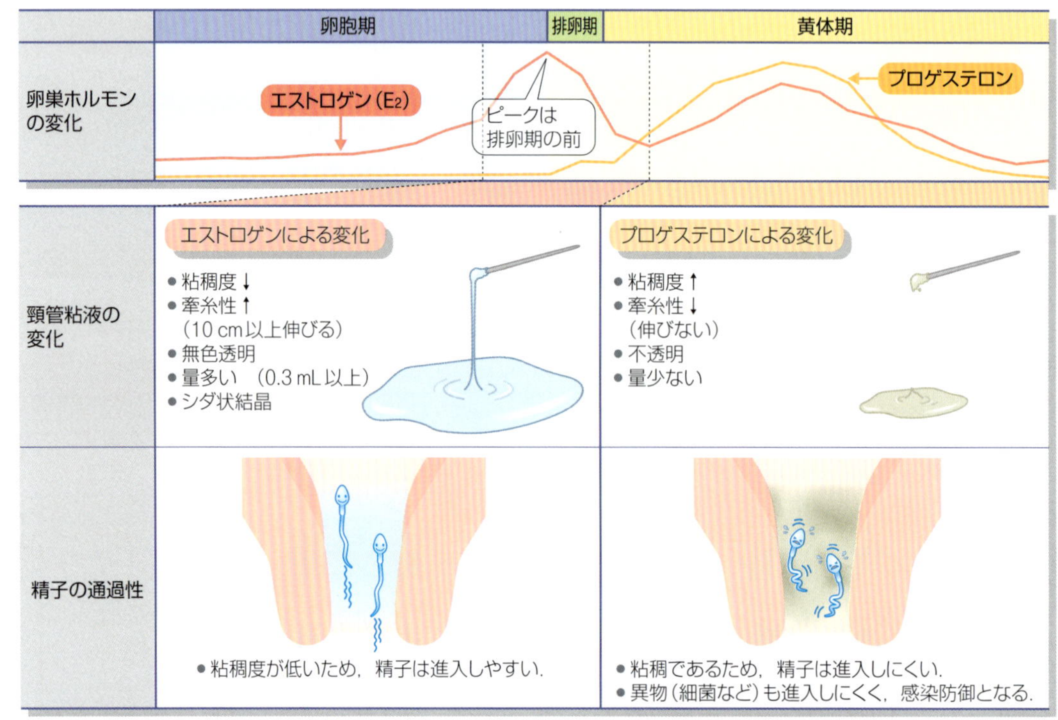

シダ状結晶

- 排卵期の頸管粘液をスライドグラスに採取し，乾燥させて検鏡すると樹枝状の結晶（シダ状結晶）が観察される．
- プロゲステロンの作用により頸管粘液中のNaCl量が低下する分泌期（黄体期）にはシダ状結晶はみられない．
- 不妊治療では，このシダ状結晶形成の程度は，超音波断層法による卵胞径計測とともに，排卵時期の推定に用いられる〔p.234〕．

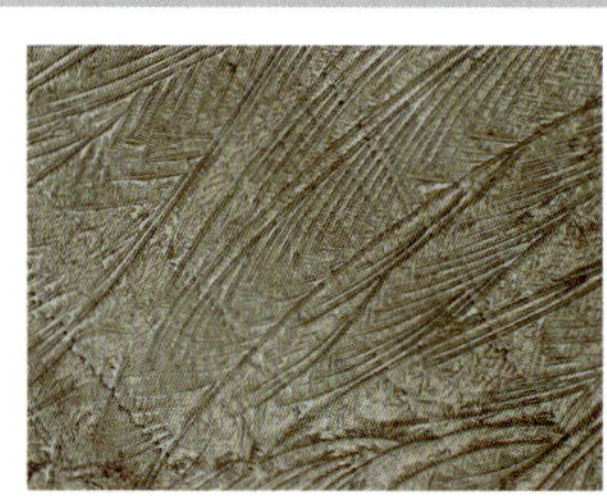

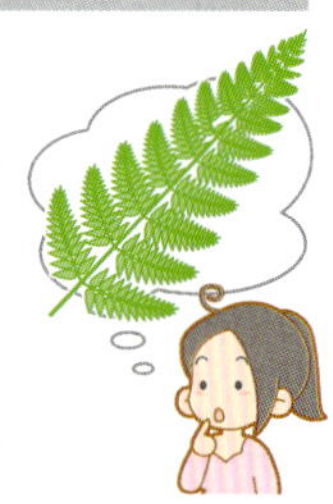

• 偽重層化：pseudostratified　• 子宮内膜腺細胞：endometrial epithelial cell　• 円柱上皮：columnar epithelium　• 単層円柱上皮：simple columnar epithelium　• グリコーゲン：glycogen　• 頸管粘液：cervical mucus　• 卵巣ホルモン：ovarian hormone　• 卵胞期：follicular phase　• 排卵期：ovulatory phase　• 黄体期：luteal phase　• 粘稠度：consistency　• シダ状結晶：fern-leaf pattern　• 不妊治療：infertility treatment　• 下垂体：pituitary gland

ホルモンの変動によって支配される

月経周期におけるホルモン分泌と子宮内膜の変化のまとめ

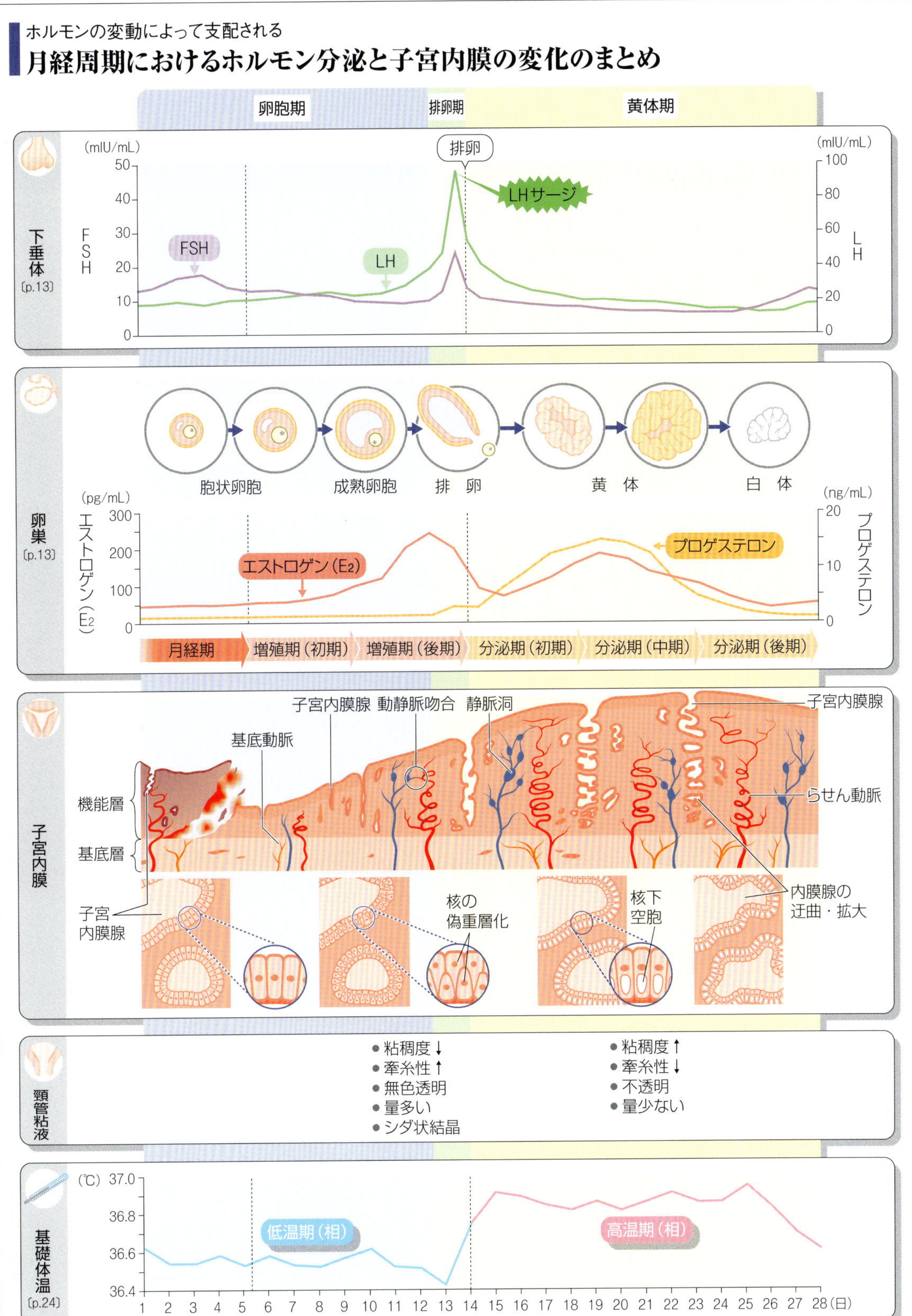

●卵胞刺激ホルモン(FSH):follicle stimulating hormone ●黄体化ホルモン(LH):luteinizing hormone ●排卵:ovulation ●卵巣:ovary ●胞状卵胞:antral follicle ●成熟卵胞:mature follicle ●黄体:corpus luteum ●白体:corpus albicans ●子宮内膜:endometrium ●基礎体温(BBT):basal body temperature ●低温期／低温相:hypothermic phase ●高温期／高温相:hyperthermic phase

基礎体温（BBT）

プロゲステロンの作用によって黄体期に上昇する

基礎体温

- 一般的に体温には，運動，摂食，感情の起伏，基礎代謝などが影響している．
- 基礎体温は，体温に影響を与えるような諸条件を避けて測定した体温を指し，基礎代謝のみが反映される．
- 一般に基礎体温とは，一定時間（4～5時間）以上の睡眠後に起床時の安静な状態で測定した体温をいう．
- 基礎体温を連日記録すると基礎体温曲線が描かれ，排卵がある場合は，低温期（相）と高温期（相）の2相性を示す．
- 体温陥落日を中心として，低温期（相）から高温期（相）へ移行する数日の間に排卵が起こっていると推定されるが，基礎体温のみから排卵日を特定することはできない．

2相性の基礎体温表（7月4日が月経開始日の場合）

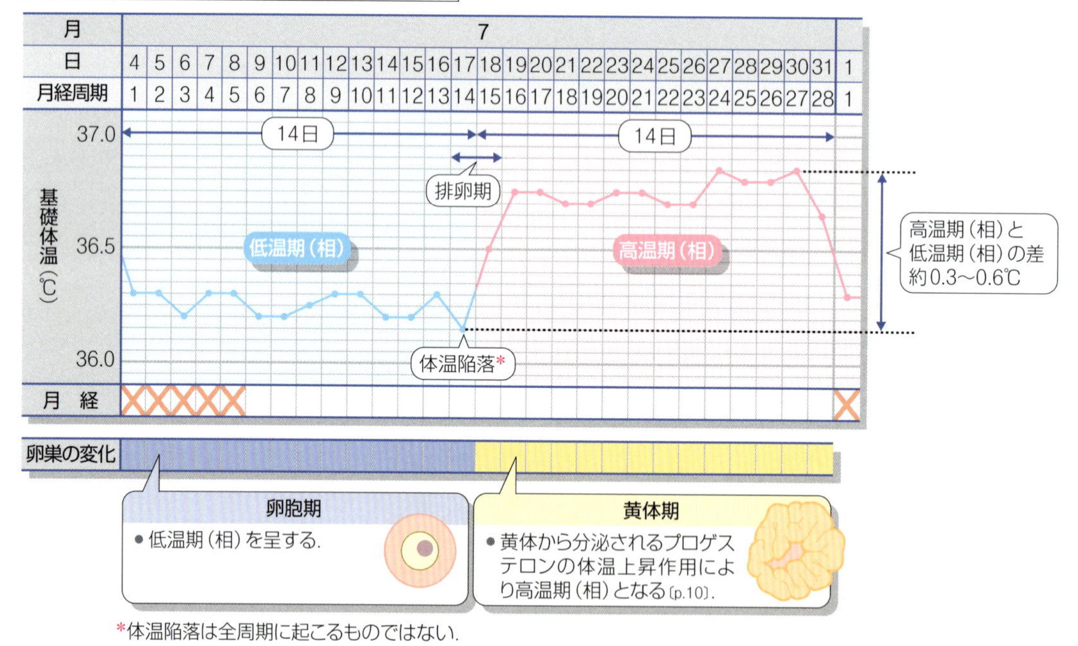

*体温陥落は全周期に起こるものではない．

目覚めた直後，動く前に測る

基礎体温測定法

- 目が覚めて起き上がる前に，寝たままの姿勢で，婦人体温計を舌下に入れて測定する．
- 婦人体温計は，0.05℃単位まで計測可能である．

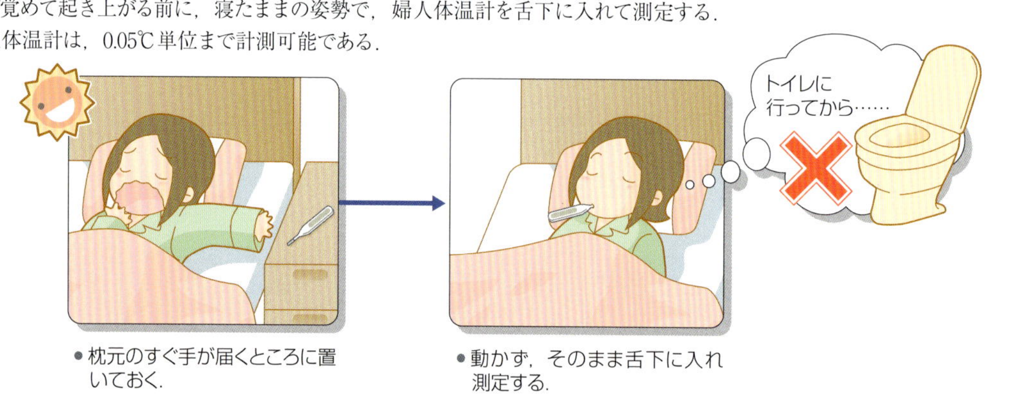

●枕元のすぐ手が届くところに置いておく．

●動かず，そのまま舌下に入れ測定する．

●基礎体温（BBT）：basal body temperature　●プロゲステロン：progesterone　●黄体期：luteal phase　●基礎代謝：basal metabolism　●排卵：ovulation　●低温期／低温相：hypothermic phase　●高温期／高温相：hyperthermic phase　●2相性の：biphasic　●卵胞期：follicular phase　●婦人体温計：basal thermometer

様々な診断に役立つ
基礎体温による鑑別診断

- 基礎体温により，排卵の有無，黄体機能の推定，妊娠の早期診断を行うことができる．
- 正常と判断するためのチェックポイントは，❶高温期（相）の持続が10日以上，❷高温期（相）と低温期（相）の差が0.3℃以上，❸高温期（相）に陥落がない，❹低温期（相）から高温期（相）への移行が3日以内，の4点である．

	基礎体温表	パターン	高温期（相）の状態	病　態
正　常	低温期（相） 高温期（相） ❶10日以上 ❷0.3℃以上 ❸陥落がない ❹移行3日以内 卵胞→排卵→黄体	2相性	●安定している.	●排卵後は，黄体から分泌されるプロゲステロンにより，高温期（相）を示す. ●基礎体温が2相性であることは，子宮内膜にプロゲステロンが作用していることを示し，この際の出血（月経）は，消退出血 〔p.28〕である.
妊　娠	17日以上 卵胞→排卵→黄体→妊娠黄体	2相性	●17日以上持続している.	●妊娠が成立すると，黄体は妊娠黄体となり，プロゲステロンの分泌が持続し，高温期（相）が続く. ●プロゲステロンの分泌が持続するので，子宮内膜は剥離せず，出血は起こらない.
黄体機能不全 〔p.34〕	10日以内 0.3℃以内 体温の陥落 卵胞→排卵→黄体	2相性	●不安定 ●短縮	●黄体機能が不全でプロゲステロンの分泌が十分でないため，高温期（相）が10日以内である. ●基礎体温は2相性なので，消退出血である. ●プロゲステロンの減少が早く起こるので，出血（月経）のタイミングも早くなる. しかし，卵胞発育の障害（遅れ）を伴っていることも多く，月経周期が短くなるとは限らない.
無排卵 〔p.33〕	低温期（相）のみ 卵胞→排卵→黄体	1相性	●高温期（相）がない.	●卵胞が黄体へ変化せず，プロゲステロン分泌の増加が起こらないため，体温の上昇がみられない. ●基礎体温が1相性であることは，子宮内膜へのプロゲステロン作用がないことを示し，この際の出血は破綻出血 〔p.29〕である. ●出血のタイミング（周期）は，正常であることもあれば，長くなり希発月経となることも，短くなり頻発月経となることもある.

●妊娠：pregnancy　●月経：menstruation／menses　●消退出血：withdrawal bleeding　●黄体機能不全：luteal insufficiency　●無排卵：anovulation　●1相性の：uniphasic　●破綻出血：breakthrough bleeding　●希発月経：oligomenorrhea　●頻発月経：polymenorrhea

月経異常

監修
大場 隆

月経量・持続期間・周期の異常

Words & terms

新生児月経様出血
女性胎児の子宮内膜は母体からのエストロゲンとプロゲステロンの影響を受けて増殖している．出生後はこの母体由来のエストロゲンとプロゲステロンがなくなるため，消退出血を生じることがある．生理的な現象であるため，治療の必要はない．

本来，月経とは，排卵があり，分泌期を経てプロゲステロンが低下し出血するものです（消退出血）．無排卵周期での出血（破綻出血）などは，厳密には月経ではありませんが，患者は月経として自覚し，月経の異常という訴えで受診します．

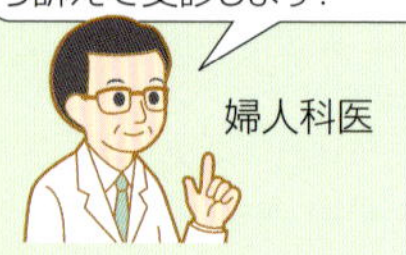

様々な観点で評価

月経異常の分類

- 月経異常は，以下の表のように分類される．
- 月経異常を訴える患者を診たら，以下の項目に関する問診を行い，随伴症状も含めて様々な観点から評価することで，診断・治療へつながる．

分類項目	正常範囲	異常の種類	定義
開始	10～14歳	早発月経	●10歳未満で初経が発来したもの
		遅発初経	●15歳以降で初経が発来したもの
閉止	40～54歳	早発閉経	●40歳未満で閉経したもの
		遅発閉経	●55歳以降で閉経したもの
量	20～140 mL	過少月経	●出血量が異常に少ないもの（20 mL以下）
		過多月経	●出血量が異常に多いもの（140 mL以上）
持続期間	3～7日	過短月経	●出血日数が2日以内のもの
		過長月経	●出血日数が8日以上のもの
周期	25～38日	無月経	●一定期間以上月経がない状態
		頻発月経	●24日以内で発来する月経
		希発月経	●39日以上3ヵ月未満で発来する月経
随伴症状	—	月経困難症 [p.37]	●月経期間中に月経に随伴して起こる病的症状
		月経前症候群 [p.36]	●月経前3～10日の間に起こる精神的，身体的症状で月経発来とともに軽減，消失する

過少・過多，過短・過長

月経量・月経持続期間の異常

- 月経は正常では3～7日間持続し，20～140 mLの出血がある．

月経量の異常

	月経量	
140 mL以上	過多月経	通常140 mL以上のもの
20～140 mL	正常	20～140 mL（平均37～43 mL）
20 mL以下	過少月経	通常20 mL以下のもの

月経持続期間の異常

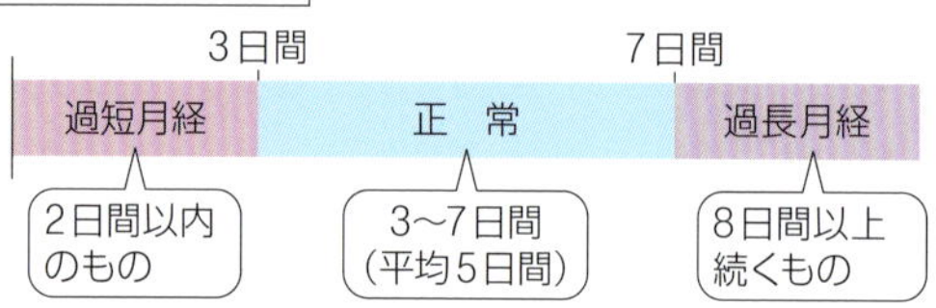

- 過多月経と過長月経は随伴することが多く，同一の原因で起こることが多い．また，過少月経と過短月経についても同じことがいえる．
- 月経の量を測定することは難しく，過多月経を反映する客観的指標は，鉄欠乏性貧血（Hb↓，血清Fe↓など）である．

頻発・希発

月経周期の異常

- 月経周期は正常では25～38日の間であり，その変動が6日以内である．

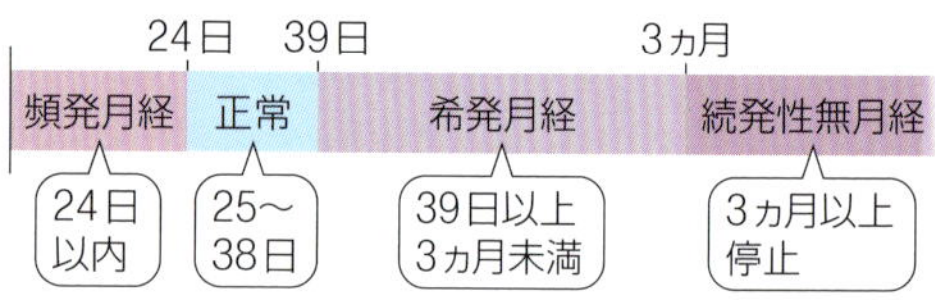

- 周期ごとの変動が7日以上のものを不整周期とよぶ（月経様出血）．
- 月経周期の調節のためにエストロゲン・プロゲスチン配合薬を投与することがある．
- 子宮内膜ポリープ，子宮体癌，子宮頸癌などの器質的疾患による不正出血が，頻発月経として自覚されることがあるので注意を要する．

●月経異常：menstrual disorder ●早発月経：premature menstruation ●遅発初経：delayed menstruation ●早発閉経：premature menopause ●遅発閉経：delayed menopause ●過多月経：hypermenorrhea ●過少月経：hypomenorrhea ●過短月経：menstruation with shortened duration ●過長月経：prolonged menorrhea ●無月経：amenorrhea ●頻発月経：polymenorrhea ●希発月経：oligomenorrhea ●月経困難症：dysmenorrhea ●月経前症候群（PMS）：premenstrual syndrome

イメージをつかむ

月経持続期間と周期の異常のまとめ

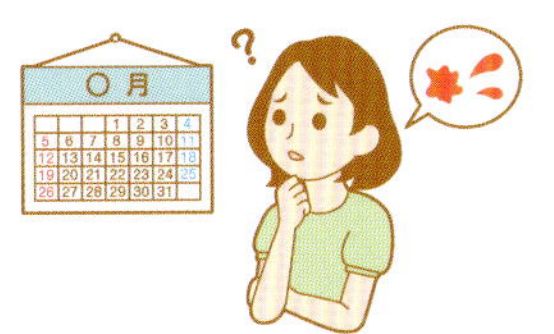

- 月経周期，持続期間の異常として代表的なものを以下に挙げる．

月経異常		正常と比較したカレンダー上のイメージ（1月・2月・3月・4月）		代表的な原因
正常		25〜38日，3〜7日，平均40 mL程度		
月経持続期間の異常（量の異常）	過長月経（過多月経）	8日以上，140 mL以上	器質性	● 子宮筋腫〔p.134〕〔特に粘膜下筋腫〕 ● 子宮腺筋症〔p.132〕
			機能性	● 血液凝固障害
	過短月経（過少月経）	2日以内，20 mL以内	器質性	● 子宮内膜癒着（広汎な子宮内膜炎の後遺症など）
			機能性	● 子宮発育不全
月経周期の異常	頻発月経	24日以内		● 無排卵周期症〔p.33〕 ● 黄体機能不全〔p.34〕
	希発月経	39日以上3ヵ月未満		● 多嚢胞性卵巣症候群〔p.58〕 ● 精神的ストレス，体重の増減 ● 内科的全身疾患
	続発性無月経	3ヵ月以上の停止		● p.39参照

- 様々な観点での月経異常が組み合わさることもある．例えば，ある無排卵周期症の患者が「月経が24日以内の周期で8日以上持続し量が多かった」と訴えれば，頻発月経，過長月経，過多月経となる．

Supplement

月経痛のメカニズム

- 月経痛の発生には，以下のような機序が働いているものと考えられている．

● 子宮内膜の剥離 → ● プロスタグランジン合成↑ →
- ● 子宮筋の収縮 ● 血流低下による虚血 → ● 下腹部痛，腹痛
- ● プロスタグランジンの体循環への流入 → ● 悪心，頭痛，易疲労感などの全身症状

- 子宮内膜でのプロスタグランジン合成はプロゲステロンにより調節され，増殖期には最も低く，月経期に最も高い．

● 鉄欠乏性貧血：iron deficiency anemia ● ヘモグロビン（Hb）：hemoglobin ● 不正出血：abnormal vaginal bleeding／abnormal genital bleeding ● 子宮筋腫：uterine myoma ● 子宮腺筋症：uterine adenomyosis ● 子宮内膜炎：endometritis ● 子宮発育不全：uterine hypoplasia ● 無排卵周期症：anovulatory cycle ● 黄体機能不全：luteal insufficiency ● 多囊胞性卵巣症候群（PCOS）：polycystic ovary syndrome ● 月経痛：menstrual pain ● プロスタグランジン（PG）：prostaglandin

消退出血と破綻出血

ホルモン作用による子宮体部からの出血パターンは，消退出血か破綻出血の２通りである．

ホルモン作用で分ける 子宮からの出血パターン

- 正常月経では，エストロゲン，プロゲステロンの周期的変動により，子宮内膜も周期的に変化し，規則的に子宮体部から出血を起こしている．
- 月経異常は，これらのホルモン動態，子宮のいずれかに異常をきたした状態である．子宮からの出血パターンと周期の関係は以下の表のようになる．

出血パターン		月経周期	周期の変化	代表例
消退出血	プロゲステロンの低下	1 / 15 / 29（日）：増殖期 → 分泌期 → 月経期	—	●正常月経 ●ゲスターゲン試験施行時　など
		増殖期 → 分泌期 → 月経期	●分泌期短縮	●黄体機能不全
		増殖期 → 分泌期 → 月経期	●増殖期延長（排卵の遅れ）	●希発月経
破綻出血	プロゲステロンの欠如	増殖期	●分泌期なし ●増殖期持続	●無排卵周期症（頻発あるいは希発月経となることが多い）

- 排卵が早くなり（増殖期が短くなり）月経周期が短くなることは，閉経前のFSHの上昇に伴い一時的にみられることがある．黄体の存続期間が延長して（分泌期が長くなり）月経周期が長くなるようなことは起こりにくい．

プロゲステロンの低下が最も重要 消退出血

- 子宮内膜は，エストロゲン作用により増殖期となり，プロゲステロンが作用することで分泌期へと変化する．プロゲステロンやエストロゲンが急激に低下することを消退といい，これにより起こる出血が消退出血である．
- 消退出血は，主としてプロゲステロンの低下によるものである．その際，エストロゲンの低下も伴うことが多いが，エストロゲン分泌が持続したとしても，プロゲステロンが低下すると消退出血が起こる．
- 消退出血は，排卵のある月経周期でみられる出血パターンである．ただし，ホルモン療法やゲスターゲン試験時などに，プロゲステロンを外因性に投与している場合は，無排卵ではあるが消退出血である．

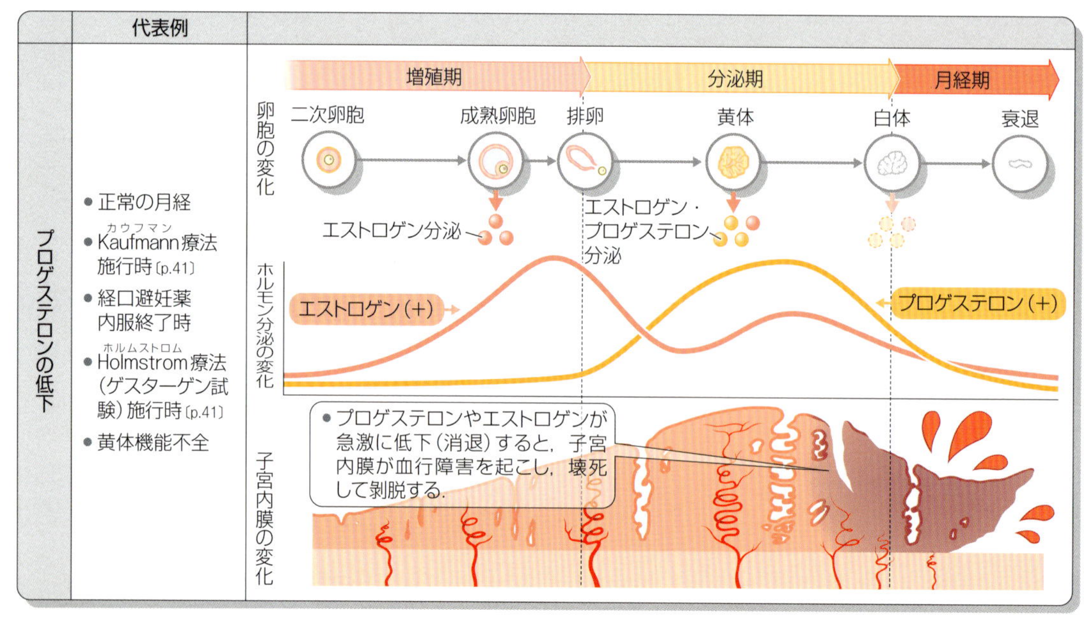

- 消退出血：withdrawal bleeding　●破綻出血：breakthrough bleeding　●子宮：uterus　●エストロゲン：estrogen　●プロゲステロン：progesterone　●子宮内膜：endometrium　●増殖期：proliferative phase　●分泌期：secretory phase　●月経期：menstrual phase　●月経：menstruation／menses　●黄体機能不全：luteal insufficiency　●希発月経：oligomenorrhea　●無排卵周期症：anovulatory cycle　●頻発月経：polymenorrhea　●ホルモン療法：hormone therapy　●ゲスターゲン試験：gestagen test

エストロゲン分泌がダラダラと続く
破綻出血

- プロゲステロン作用がなければ，子宮内膜は分泌期内膜へと変化できず，増殖期内膜のままである．プロゲステロンの作用がないまま，増殖した子宮内膜は維持できず（破綻），肥厚した子宮内膜が不規則に剥脱する．これを破綻出血という．
- 破綻出血は，無排卵の状態でみられる出血パターンである．

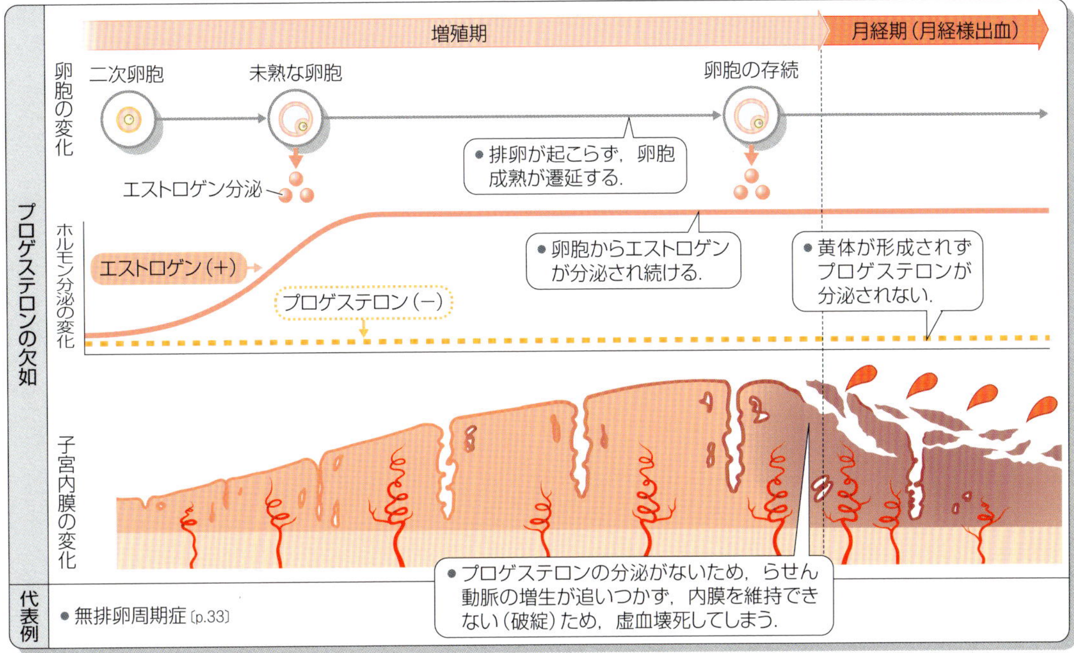

- 消退出血ではプロゲステロンやエストロゲンが低下することで，血行障害を起こし，子宮内膜が壊死・剥脱する．
- 一方，破綻出血では，増殖した子宮内膜を維持するために必要ならせん動脈の増生が追いつかず，子宮内膜が壊死・剥脱する．

エストロゲン消退出血

- エストロゲンだけが急激に低下したことによって起こる出血をエストロゲン消退出血という．
- 増殖期に卵巣摘出を行ったとき（急激にエストロゲンが低下する）など，限られた状況で観察される現象である．
- 無排卵周期症での出血時に，エストロゲンが多少低下していることがあり，この出血がエストロゲン消退出血と誤解されることがあるが，無排卵周期症における出血は，基本的に破綻出血であって，例え出血時にエストロゲンが多少低下していたとしても，エストロゲン消退によって出血が引き起こされたわけではない．

消退出血と破綻出血の違いは，ホットケーキを焼くときに例えるとイメージがつかめるかもしれません．ホットケーキのタネを子宮内膜の機能層とすれば，それをフライパン（基底層）に流しこむのがエストロゲンで，焼くのがプロゲステロンです．プロゲステロンが適正に分泌されると，子宮内膜はこんがりと焼けるように質的な変化を起こし，きれいにフライパンからはがれます．これが消退出血のイメージです．もし，火が通らず，エストロゲンがタネを流しこみ続けるだけだとどうなるでしょう？ タネはフライパンから溢れるし，フライパンからはがそうとしてもきれいにはがれずダラダラと流れますね．これが破綻出血のイメージです．

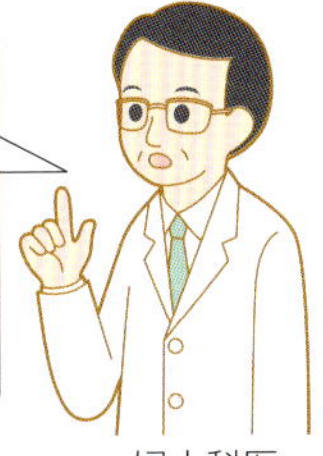

●経口避妊薬（OC）：oral contraceptive ●二次卵胞：secondary follicle ●成熟卵胞：mature follicle ●排卵：ovulation ●黄体：corpus luteum ●白体：corpus albicans

機能性子宮出血

Words & terms

尿道カルンクル 〔p.30〕
外尿道口付近の後壁に好発する腫瘤で，女性の良性尿道腫瘍の中で最も多い．組織学的には，粘膜下の炎症性細胞浸潤と豊富な血管を特徴とし，出血が主訴になることが多い．無症状で小さな場合は治療を要さず，出血をきたした場合や大きい場合は，電気凝固や外科的切除を行う．

器質的疾患を除外
診断

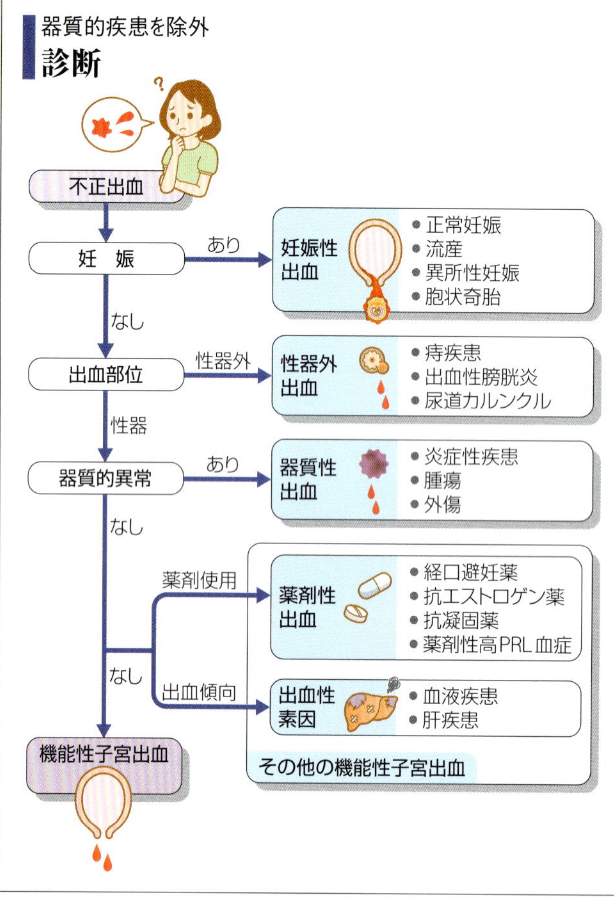

- 通常の月経以外の異常な性器出血のことを不正性器出血という．
- 不正出血を主訴に受診する女性は多く，「月経量が多い，少ない」，「持続期間が長い，短い」「開始時期がいつもと違った」などの，月経が通常と異なったなどの訴えも広い意味で不正出血である．
- 機能性子宮出血は，不正出血のうち，妊娠，性器以外からの出血，器質的疾患による出血を除外したものである．
- 機能性子宮出血は，不正性器出血の30％を占め，頻繁に遭遇する病態ではあるが，誤診を防ぐために十分な鑑別診断が必要である．
- 特に，妊娠や悪性腫瘍などは，治療方針決定や健康障害の重さなどから確実に除外する必要がある．
- 日本産科婦人科学会の定義では，出血傾向をきたす内科的疾患や，薬剤性のものも機能性子宮出血に含まれる．

様々な視点から分類できる
分類

- 機能性子宮出血は，ホルモン分泌様式，排卵の有無，年代などの異なった観点から様々に分類される．
- このため，ある機能性子宮出血の一例を考えた場合，年代からみれば思春期出血であり，排卵の有無からみれば無排卵性出血であり，ホルモン分泌様式からみれば破綻出血であるといったように様々な視点から診断することができる．

分類			特徴
年代による分類	思春期出血		●思春期と更年期に多い． ●機能性子宮出血の約50％は45歳以上に起こり，約20％が20歳未満に起こる．
	性成熟期出血		
	更年期出血		
	老年期出血		
排卵の有無による分類	排卵性出血	卵胞期出血	●機能性子宮出血の約25％を占める． ●性成熟期に多い． ●通常，出血量は少量である．
		排卵期出血	
		黄体期出血	
	無排卵性出血		●機能性子宮出血の約75％を占める． ●思春期，更年期に多い．
ホルモン分泌様式による分類	破綻出血 〔p.29〕		●破綻出血は無排卵性出血に，消退出血は排卵性出血にみられる．
	消退出血 〔p.28〕		

- 老年期の機能性子宮出血はまれである．老年期は婦人科悪性腫瘍の好発期であるため，これを確実に除外することが必要である．

●尿道カルンクル:urethral caruncle ●不正出血:abnormal vaginal bleeding／abnormal genital bleeding ●妊娠:pregnancy ●〔自然〕流産:miscarriage ●異所性妊娠:ectopic pregnancy ●胞状奇胎:hydatidiform mole ●痔疾患:hemorrhoidal disease ●出血性膀胱炎:hemorrhagic cystitis ●経口避妊薬(OC):oral contraceptive ●抗エストロゲン薬:anti-estrogen drug ●抗凝固薬:anticoagulant ●機能性子宮出血:dysfunctional uterine bleeding ●破綻出血:breakthrough bleeding ●消退出血:withdrawal bleeding

思春期や更年期に多い
代表例と機序

- 機能性子宮出血の約75%は無排卵性出血であり，その多くは思春期と更年期に起こる．
- 本症の多くは加齢による性機能の不安定性や，性周期における性ホルモンの生理的変動に伴って起こるものである．
- その他，視床下部-下垂体-卵巣系の機能障害をきたす要因（疾患）によるものもある．

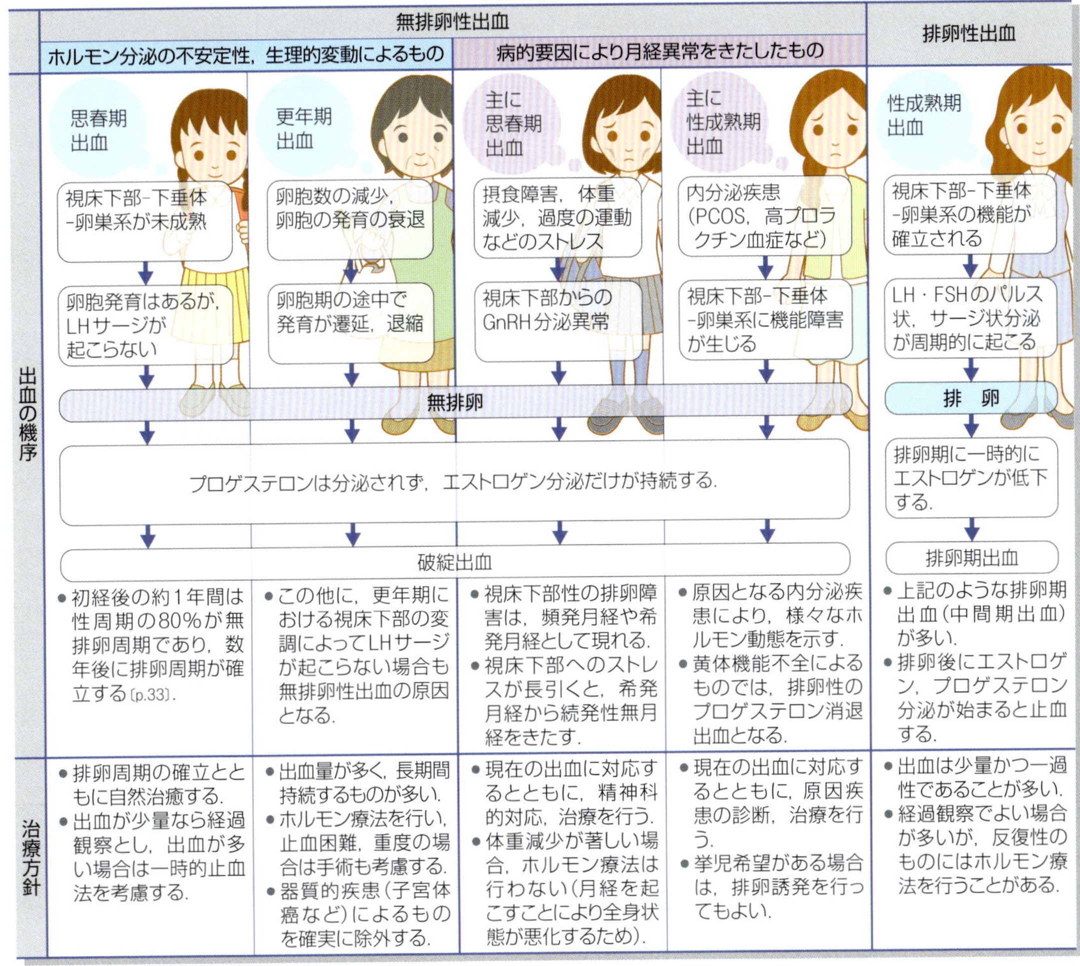

治療法

- 治療の目的は，止血，子宮内膜の安定化，二次的に生じる貧血の改善である．

一時的止血法	●止血薬（トラネキサム酸）	●抗線溶薬．少量の出血や，確定診断までの止血薬として使う．
	●エストロゲン・プロゲスチン配合薬	●7〜10日間内服すると，子宮内膜が分泌期内膜に同調・安定化し止血が得られる．
	●子宮内膜掻爬術	●薬物での止血困難例や，悪性疾患が否定できない症例で施行する．
	●レボノルゲストレル放出子宮内システム	●本来は子宮内避妊器具であるが，子宮内膜の増殖を抑制するため，機能性月経困難症や過多月経の治療にも用いる．
継続的周期的治療	●プロゲストーゲン療法（Holmstrom（ホルムストロム）療法） ●エストロゲン・プロゲストーゲン療法（Kaufmann（カウフマン）療法）	●子宮内膜の肥厚を伴った反復性の出血例では，これらのホルモン療法を数周期行い，肥厚した内膜を完全に剝脱させ，経過をみる．
	●クロミフェン療法*	●無排卵性出血，挙児希望者に対して排卵誘発を試みる．
根治的手術療法	●子宮摘出術 ●子宮内膜アブレーション	●妊孕性はなくなる．主に更年期出血で考慮される．

*機能性子宮出血の治療としてクロミフェンが適切かどうかは，様々な意見がある．

●黄体化ホルモン（LH）：luteinizing hormone ●性腺刺激ホルモン放出ホルモン／ゴナドトロピン放出ホルモン（GnRH）：gonadotropin releasing hormone ●多嚢胞性卵巣症候群（PCOS）：polycystic ovary syndrome ●卵胞刺激ホルモン（FSH）：follicle stimulating hormone ●排卵期出血：ovulation bleeding ●中間期出血：mid cycle bleeding ●トラネキサム酸：tranexamic acid ●子宮内膜掻爬術：endometrial curettage ●クロミフェン：clomiphene ●子宮摘出〔術〕：hysterectomy ●子宮内膜アブレーション：endometrial ablation ●妊孕性：fertility

原因を調べる

内分泌疾患での機能性子宮出血

- 機能性子宮出血は，初経後数年の思春期や，更年期など，性腺機能の不安定性が原因で起こるものが多いが，多嚢胞性卵巣症候群などの性腺機能障害をきたす特定の内分泌疾患を原因とする場合もある．
- 性腺機能障害をきたす内分泌疾患は，不正出血の原因となるだけでなく，不妊の原因としても重要である．

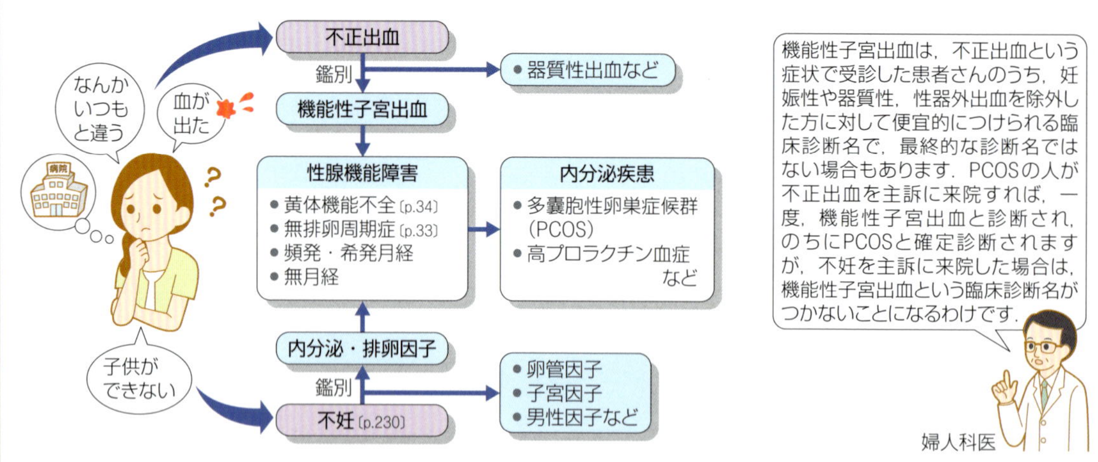

連続した病態

希発月経，無排卵，頻発月経，無月経

- 視床下部-下垂体-卵巣系に何らかの要因（ストレス，体重の変化，内分泌疾患，加齢性の変化など）が加わると，希発月経，無排卵周期症，頻発月経，無月経などの月経異常が生じる．これらの病態はそれぞれ異なるものではなく，その病態は連続しており，卵胞発育・排卵障害の重症度の違いによって，現れる月経異常が異なってくる．

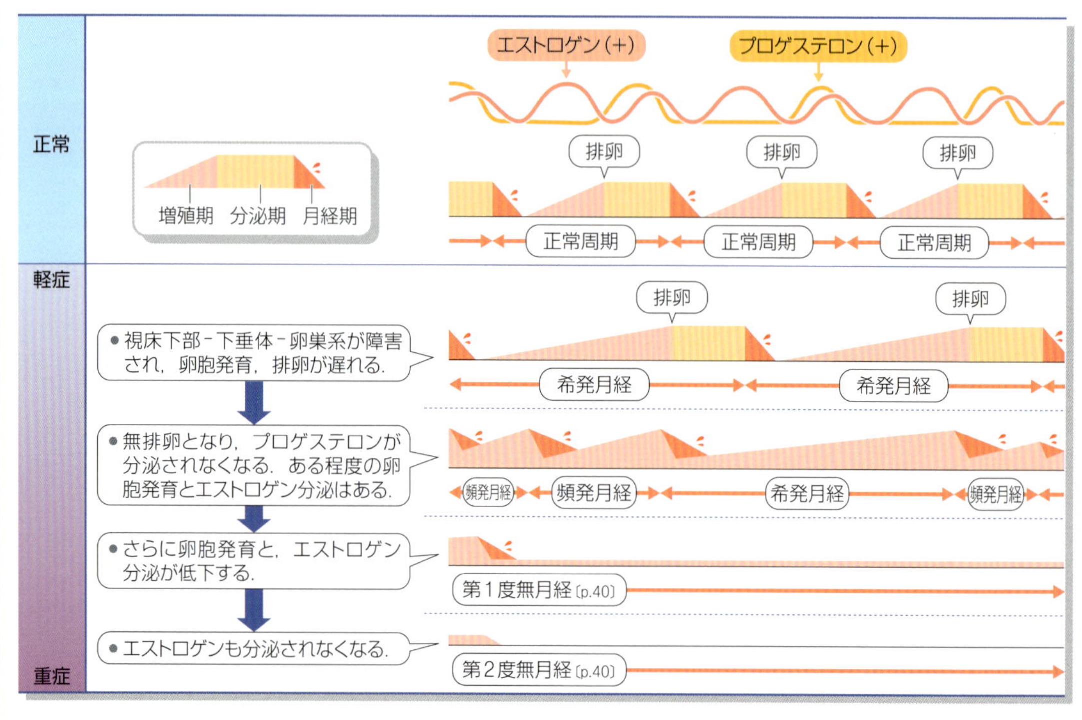

- 内分泌疾患：endocrine disease
- 機能性子宮出血：dysfunctional uterine bleeding
- 不正出血：abnormal vaginal bleeding／abnormal genital bleeding
- 不妊〔症〕：infertility／sterility
- 黄体機能不全：luteal insufficiency
- 無排卵周期症：anovulatory cycle
- 頻発月経：polymenorrhea
- 希発月経：oligomenorrhea
- 多嚢胞性卵巣症候群（PCOS）：polycystic ovary syndrome
- 高プロラクチン血症：hyperprolactinemia
- 第1度無月経：amenorrhea first grade
- 第2度無月経：amenorrhea second grade

N97.0
無排卵周期症

監修
大場 隆

intro. 月経様の出血はあるが，排卵を伴わない病態を無排卵周期症という．月経周期は不順なことが多く，月経持続期間も短かったり長かったりする．不妊の原因にもなる．

Words & terms

黄体化未破裂卵胞（LUF）
排卵が起こらずに卵胞から黄体が形成された状態である．基礎体温は2相性，月経を認める．病態は明らかではないが，卵巣表面が線維性組織や，他臓器との癒着で覆われることや，プロスタグランジンの低下などが原因として考えられている．子宮内膜症患者や術後癒着が存在する患者に高率に認められる．NSAIDs長期内服との関連も疑われている．

MINIMUM ESSENCE　anovulatory cycle

❶**頻発月経**，**希発月経**，〈月経周期の異常〉
過多月経・**過長月経**，**過少月経**・**過短月経**，〈月経量・月経持続期間の異常〉
不正出血や不妊を主訴とする．〈機能性子宮出血〉
❷基礎体温が**低温1相性**を示す．〈排卵障害〉
➡ **無排卵周期症** と診断する．

治療 挙児希望の有無により治療は異なる．
1. 挙児希望がある場合，排卵誘発（①クロミフェン療法，②ゴナドトロピン療法）
2. 挙児希望がない場合，ホルモン療法（プロゲストーゲン療法〔Holmstrom（ホルムストロム）療法〕，エストロゲン・プロゲストーゲン療法〔Kaufmann（カウフマン）療法〕）

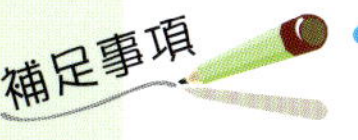

- 51日以上の希発月経の約30%，19日以内の頻発月経の約60%は無排卵であるといわれている．
- 挙児希望がない場合は，経過観察とする場合も多く，貧血や，月経不順で日常生活に支障をきたしている場合が治療の対象となる．

月経不順・不正出血・不妊
臨床像

- 無排卵であると自覚することはほとんどなく，症状としては，月経不順，不妊，不正出血などがある．
- 卵巣機能が未成熟な思春期（初経から数年），卵巣機能が低下しつつある更年期にみられることが多い．
- 思春期，更年期，授乳期における無排卵性月経は生理的なものであり，病的意味が大きいものは，性成熟期における排卵障害である．

生理的無排卵：思春期，更年期
病的無排卵：•体重減少 •ストレス，•高PRL血症 •PCOS など

- 性成熟期における無排卵周期症は，不妊の原因として重要である．
- 更年期や思春期（生理的無排卵が生じる時期）では，不正出血（機能性子宮出血）に注意する．

GnRHのパルス状分泌の障害
病態生理

- 卵巣機能が極度に低下し，一定量以上のエストロゲンが分泌されなければ第2度無月経〔p.40〕になる．
- 一方，無排卵周期症はある程度の卵巣機能は保持されているが排卵が起きない状態であり，子宮内膜の増殖と月経様の子宮出血（破綻出血）がみられる．

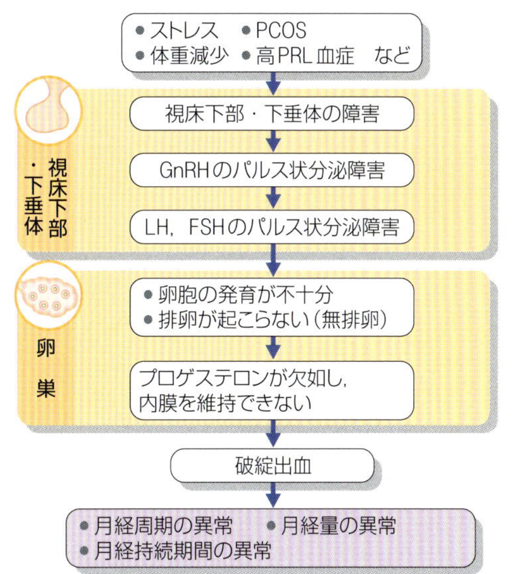

• 黄体化未破裂卵胞(LUF)：luteinized unruptured follicle • 非ステロイド性抗炎症薬(NSAIDs)：non-steroidal anti-inflammatory drugs • 過多月経：hypermenorrhea • 過長月経：prolonged menorrhea • 過少月経：hypomenorrhea • 過短月経：menstruation with shortened duration • プロラクチン(PRL)：prolactin • 性腺刺激ホルモン放出ホルモン／ゴナドトロピン放出ホルモン(GnRH)：gonadotropin releasing hormone • 黄体化ホルモン(LH)：luteinizing hormone • 卵胞刺激ホルモン(FSH)：follicle stimulating hormone

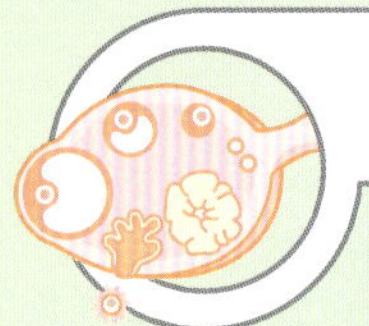

E28.3

黄体機能不全

監修
大場 隆

intro.

主として黄体からのプロゲステロンの分泌不全により，黄体期の短縮，ときに機能性出血をきたす．不妊・不育の原因となりうる．

MINIMUM ESSENCE　　luteal insufficiency

❶不妊，不育，月経不順を主訴とし，

❷基礎体温にて，**高温期（相）が10日以内**で，（正常は14日）〈黄体期の短縮〉
低温期（相）から高温期（相）への移行に3日以上を要し，〈緩徐に上昇〉
低温期（相）と高温期（相）の差が0.3℃以内，高温期（相）に陥落などがみられる．

❸黄体期中期の血中プロゲステロン値が10ng/mL未満．

➡ **黄体機能不全** と診断する．

治療 不妊を訴える場合に対して，以下の治療を行う．

1. 排卵誘発法：①クロミフェン療法，②ゴナドトロピン療法
2. 黄体補充療法：①黄体賦活療法……黄体期にhCGを投与し，黄体を刺激する．
　②黄体ホルモン補充療法……黄体ホルモン自体を投与する．
3. ドパミン作動薬：高プロラクチン血症（潜在性を含む）がある場合

Words & terms

子宮内膜日付診 p.[34]
黄体期中期～後期の子宮内膜組織を採取し，得られた組織の日付と基礎体温上の排卵日から算出した日付とを比較し評価する方法．

不妊・不育・月経不順

臨床像

- 黄体機能不全は，プロゲステロン・エストロゲンの作用不足により，子宮内膜の発育異常が起こる．
- 着床障害，妊娠維持の障害をきたすので，不妊症の原因として重要である．
- 黄体期が短縮し，月経周期に異常をきたすので，月経不順として自覚されることもある．

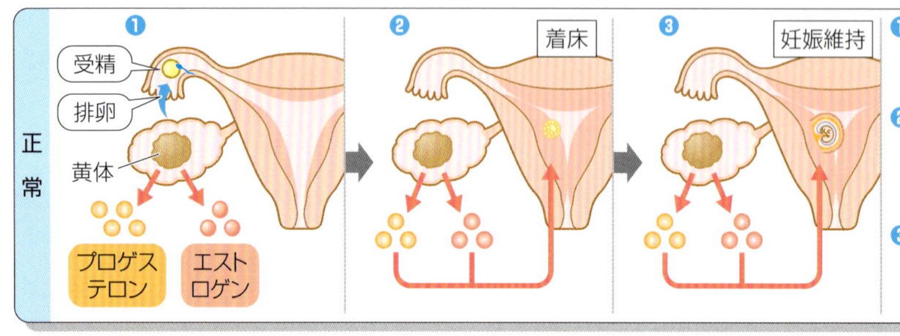

❶排卵後，卵胞は黄体となり，エストロゲン・プロゲステロンを産生する．
❷エストロゲン・プロゲステロンにより，子宮内膜は分泌期へと変化し，着床に適した状態となり，妊娠が成立する．
❸エストロゲン・プロゲステロンにより，妊娠が維持される．

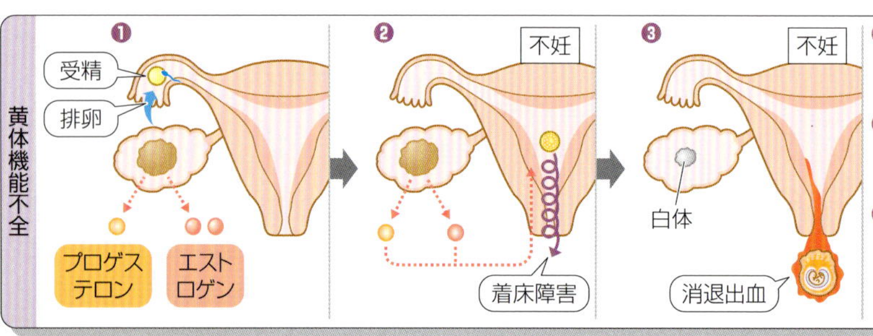

❶排卵・受精に異常はないが，黄体からのエストロゲン・プロゲステロン作用不足がある．
❷子宮内膜の発育が十分でなく，着床障害となり，不妊をきたす．
❸着床したとしても，黄体は早期に退縮し，妊娠が維持できず，消退出血とともに妊娠が中断する．

●黄体機能不全：luteal insufficiency　●基礎体温(BBT)：basal body temperature　●高温期／高温相：hyperthermic phase　●黄体期：luteal phase　●低温期／低温相：hypothermic phase　●排卵誘発：ovulation induction　●黄体補充：luteal support　●黄体：corpus luteum　●ドパミン作動薬：dopamine agonist　●高プロラクチン血症：hyperprolactinemia　●妊娠維持：maintenance of pregnancy　●不妊(症)：infertility／sterility　●受精：fertilization　●排卵：ovulation　●着床：implantation　●卵胞：ovarian follicle

様々な要因によって生じる
病態と治療

- 本症の原因の詳細は不明であるが，視床下部-下垂体-卵巣系の内分泌異常に加え，子宮内膜の発育異常などの因子が絡み合って発症すると考えられている．

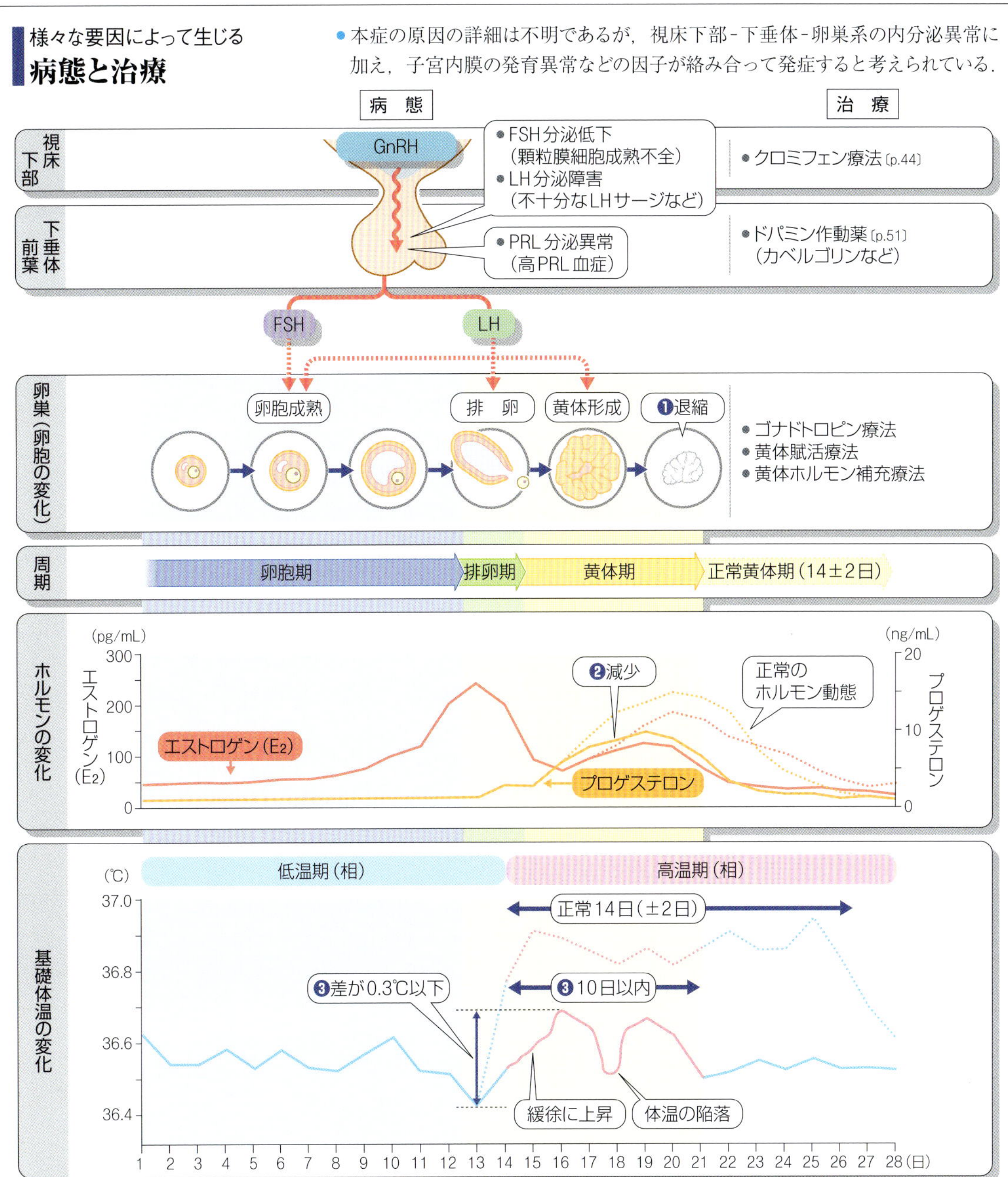

❶黄体の寿命が短縮するため，黄体期が短縮する．月経周期も短縮するため，排卵性頻発月経を示すことがある．
❷正常の月経周期では，黄体期中期にあたる頃に黄体が退縮し，主にプロゲステロン低下による消退出血が起こる．
❸プロゲステロンの低下を受け，基礎体温は高温期（相）が短縮し，低温期（相）との温度差も小さくなる〔p.25〕．

特異的な原因

- 黄体機能不全の原因として様々なものが想定されているが，個々の症例で原因が明らかになることは少ない．
- 高プロラクチン血症（潜在性を含む）〔p.48〕は黄体機能不全の原因として重要であり，治療法も異なってくるので確実に診断する必要がある．
- 不妊治療，特に生殖補助技術（医療）〔ART〕〔p.250〕において卵巣刺激のためにhMGやGnRHアゴニストを使用すると，内因性のLH・FSHの分泌抑制により，高率に黄体機能不全をきたすので，ART治療時には黄体補充療法が必要になることが多い〔p.256〕．

- 着床障害：implantation disorder ● 性腺刺激ホルモン放出ホルモン／ゴナドトロピン放出ホルモン（GnRH）：gonadotropin releasing hormone ● 卵胞刺激ホルモン（FSH）：follicle stimulating hormone ● 黄体化ホルモン（LH）：luteinizing hormone ● プロラクチン（PRL）：prolactin ● 生殖補助技術／生殖補助医療（ART）：assisted reproductive technology ● 卵巣刺激：ovarian stimulation ● ヒト閉経後尿性ゴナドトロピン（hMG）：human menopausal gonadotropin

N94.3

月経前症候群（PMS）

監　修
大場 隆

intro.

月経前3～10日の黄体期の間に続く精神的あるいは身体的症状で，月経発来とともに減退ないし消失するものをいう．

MINIMUM ESSENCE

PMS：premenstrual syndrome

❶**月経前3～10日の間**に，症状が出現する．〈黄体期〉

❷**イライラ**，**怒りっぽい**，**抑うつ状態**，〈多彩な精神症状〉

❸**乳房痛**や**頭痛**，**水分貯留症状**（顔面・四肢の浮腫）などがみられる．〈多彩な身体症状〉

❹**月経開始とともに症状が減退または消失**する．

➡ **月経前症候群（PMS）** と診断する．

治療 カウンセリングを行い，症状に合わせた対症療法を行う．

1. 適度な運動，規則正しい生活・睡眠などの生活指導
2. NSAIDs（エヌセイズ）・アセトアミノフェン，漢方薬，利尿薬
3. 軽症・身体症状主体の場合：エストロゲン・プロゲスチン（EP）配合薬〔適応外〕
4. 中等症以上・精神症状主体の場合：SSRI

● 症状の主体が精神的緊張であるため，月経前緊張症（PMT）とよばれていたが，身体症状が前面に出ることも少なくないことから，最近では月経前症候群（PMS）とよばれることが多い．精神科領域では，月経前不快気分障害（PMDD）という用語が使われる．

Words & terms

月経前不快気分障害（PMDD） 〔p.36〕
月経前に精神症状が強く，日常生活に支障をきたすものを月経前不快気分障害とよぶことがある．米国精神医学会の診断基準では，抑うつ障害の1つに分類される．

月経前にイライラ

PMSの症状

- 40歳から更年期に多い．
- 月経前3～10日の間に精神，身体症状を示し，月経の発来とともに急速に減退・消失する．
- 数ある症状の中で，乳房症状と精神症状が多い（月経困難症は下腹部痛が多い）．
- 機能性月経困難症と同様に，排卵性月経で起こり，無排卵性月経では起こらない．

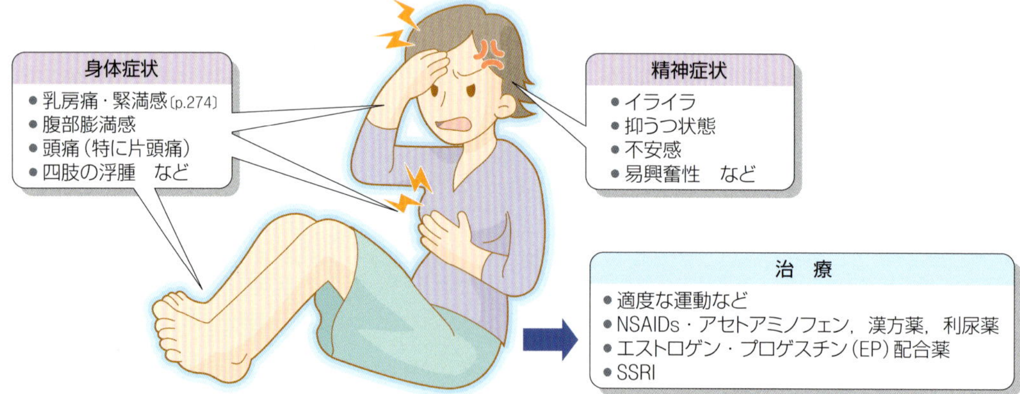

- 大部分の女性には月経前に何らかの症状があり，2～10%が日常生活に支障をきたしているといわれている．
- 原因は不明であるが，エストロゲンとプロゲステロンの不均衡，中枢ホルモン異常，精神的葛藤，自律神経機能の変化などが考えられる．

● 月経前不快気分障害（PMDD）：premenstrual dysphoric disorder　● 月経前症候群（PMS）：premenstrual syndrome　● 月経前緊張症（PMT）：premenstrual tension　● 月経：menstruation／menses　● 抑うつ：depression　● 乳房痛：mastalgia　● 浮腫：edema　● 非ステロイド性抗炎症薬（NSAIDs）：non-steroidal anti-inflammatory drugs　● 利尿薬：diuretic　● 選択的セロトニン再取り込み阻害薬（SSRI）：selective serotonin reuptake inhibitor

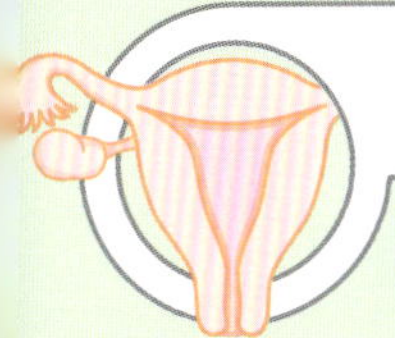

N94.4〜N94.6

月経困難症

監修 大場 隆

intro. 月経に随伴して起こる病的症状で，日常生活に支障をきたし治療の対象となる場合をいう．月経直前あるいは開始とともに症状が発現し，月経終了前あるいは終了とともに消失する．

MINIMUM ESSENCE　dysmenorrhea

❶**月経直前**または**月経開始**とともに症状が出現する．

❷**下腹部痛**，**腰痛**，**腹部膨満感**，**悪心**，**頭痛**などが**強く**認められる．

❸日常生活に支障をきたし，治療を必要とする．

➡ **月経困難症** と診断する．

治療 症状に合わせた対症療法を行う．

1. 機能性月経困難症：NSAIDs（エヌセイズ）・アセトアミノフェン，LEP，レボノルゲストレル放出子宮内システム，漢方薬，鎮痙薬（ブチルスコポラミン：ブスコパン®）
2. 器質性月経困難症：対症療法を行いつつ，原因疾患の治療を考慮する．

Words & terms

プロスタグランジン（PG）〔p.37〕
炎症症状の発現時にサイトカインとともに放出される液性因子で，痛みを誘発する物質である．PGE_1，PGE_2，$PGF_{1\alpha}$，$PGF_{2\alpha}$などの種類がある．痛みを誘発する液性因子には他に，ヒスタミン，セロトニン，ブラジキニンなどがある．

機能性は陣痛のような強い痛み

分類と比較

- 月経困難症は，機能性（原発性）と器質性（続発性）に分けられる．

機能性と器質性の比較

	機能性月経困難症	器質性月経困難症
定義	・骨盤内に器質性疾患はないが，月経困難症を伴うもの．	・子宮内膜症，子宮腺筋症，子宮筋腫などが原因となって，月経困難症を引き起こす．
好発年齢	・10歳代後半〜20歳代前半以降	・30歳以降
特徴	・排卵性月経に伴って起こる． ・無排卵性月経では通常起こらない． ・月経の第1〜2日目に症状が強いが，1日で軽減する． ・子宮頸管の狭小が原因のことがある． ・妊娠・分娩を経験すると症状の改善，消失をみることが多い．	・無排卵性月経でも起こりうる． ・月経4〜5日前から月経後まで続く，持続性の鈍痛であることが多い．
主な治療	・NSAIDs ・LEP* ・レボノルゲストレル放出子宮内システム	・対症療法（機能性と同様） ・原因疾患の治療

*LEPによる排卵抑制作用などによって，痛みが改善される〔p.98〕．

- 月経困難症をきたす女性は，子宮内膜より産生されるプロスタグランジン（PG）が多いことが報告されており，より多量に分泌されたPGが子宮筋を過度に収縮させ，血管の攣縮や子宮筋の虚血などを引き起こすことによって本症が生じると推測されている．このため，プロスタグランジン合成阻害作用のあるNSAIDsを用いる．
- 初経からしばらくの間は無排卵性月経であり，初経から2，3年かけて排卵性月経が確立する〔p.31，33，100〕．このため，排卵性月経に伴って起こる機能性月経困難症の好発年齢は10代後半から20代前半以降である．この年代の器質性月経困難症の原因としては，月経モリミナ〔p.76〕がある．
- 無排卵性月経では，子宮内膜のプロスタグランジン産生が低下していることが確認されている．

・プロスタグランジン（PG）：prostaglandin　・月経困難症：dysmenorrhea　・下腹部痛：lower abdominal pain　・腰痛：lumbago　・悪心：nausea　・対症療法：supportive care　・機能性月経困難症／原発性月経困難症：primary dysmenorrhea　・低用量エストロゲン・プロゲスチン配合薬（LEP）：low dose estrogen progestin　・ブチルスコポラミン：butylscopolamine　・器質性月経困難症：dysmenorrhea with organic causes　・子宮内膜症：endometriosis　・子宮腺筋症：uterine adenomyosis　・子宮筋腫：uterine myoma

無月経

監修
松崎 利也

無月経の診断と治療

原発性と続発性
無月経の分類

- 無月経とは，3ヵ月以上月経のない状態をいう．
- 無月経は大きく以下のように分類される．

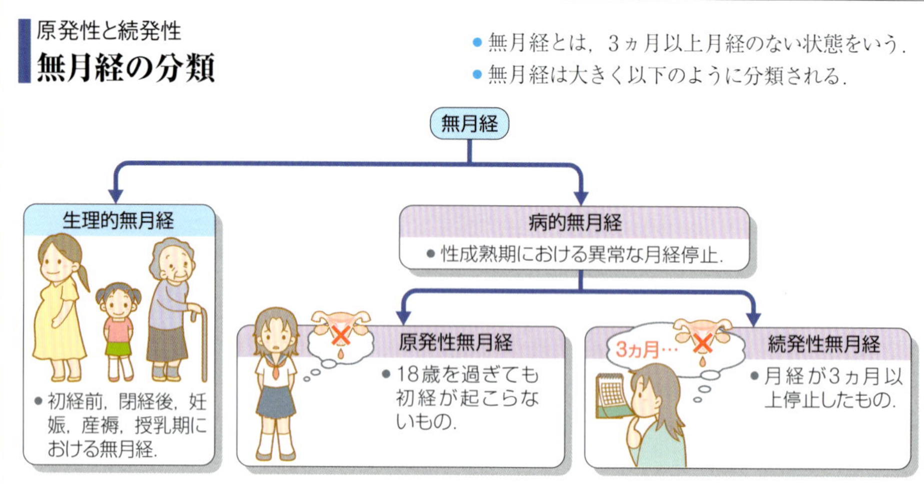

- 生理的無月経は続発性無月経には含めない．

様々な要因で無月経になる
原因部位

- 無月経の中で，続発性無月経の頻度が高く，原発性無月経は比較的まれである．
- 原発性無月経の原因としては，卵巣型が最多である．
- 続発性無月経の原因としては，視床下部型が大半である．

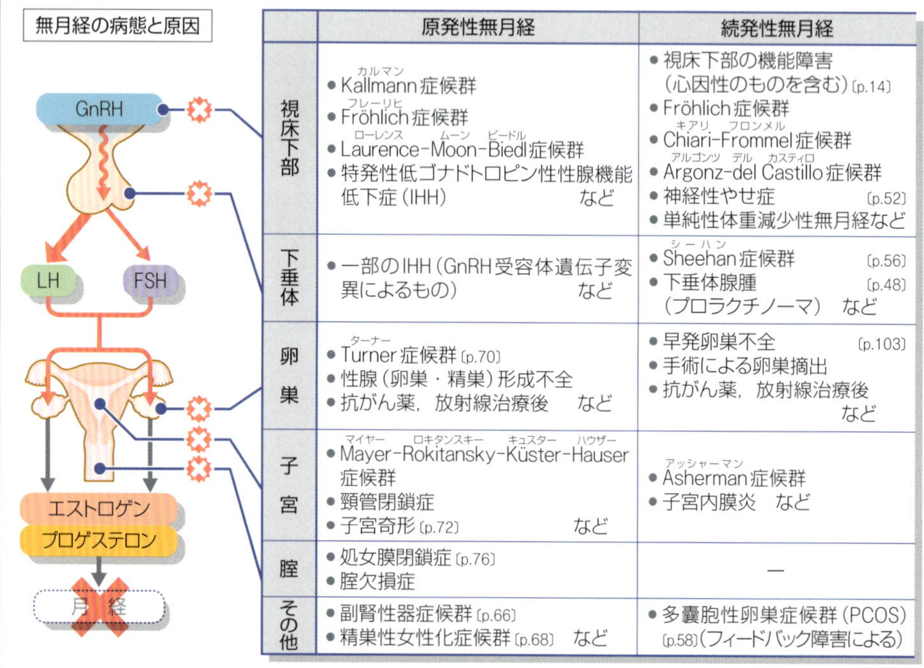

	原発性無月経	続発性無月経
視床下部	●Kallmann症候群 ●Fröhlich症候群 ●Laurence-Moon-Biedl症候群 ●特発性低ゴナドトロピン性性腺機能低下症（IHH） など	●視床下部の機能障害（心因性のものを含む）〔p.14〕 ●Fröhlich症候群 ●Chiari-Frommel症候群 ●Argonz-del Castillo症候群 ●神経性やせ症 〔p.52〕 ●単純性体重減少性無月経など
下垂体	●一部のIHH（GnRH受容体遺伝子変異によるもの） など	●Sheehan症候群 〔p.56〕 ●下垂体腺腫 〔p.48〕（プロラクチノーマ） など
卵巣	●Turner症候群〔p.70〕 ●性腺（卵巣・精巣）形成不全 ●抗がん薬，放射線治療後 など	●早発卵巣不全 〔p.103〕 ●手術による卵巣摘出 ●抗がん薬，放射線治療後 など
子宮	●Mayer-Rokitansky-Küster-Hauser症候群 ●頸管閉鎖症 ●子宮奇形〔p.72〕 など	●Asherman症候群 ●子宮内膜炎 など
腟	●処女膜閉鎖症〔p.76〕 ●腟欠損症	—
その他	●副腎性器症候群〔p.66〕 ●精巣性女性化症候群〔p.68〕 など	●多嚢胞性卵巣症候群（PCOS）〔p.58〕（フィードバック障害による）

Words & terms

特発性低ゴナドトロピン性性腺機能低下症（IHH） 〔p.38〕
先天的な異常によりゴナドトロピン分泌が低下し，第二次性徴の欠損と性腺機能低下（女性では原発性無月経，男性では造精機能障害）をきたす疾患．嗅覚異常を合併するものを特にKallmann症候群とよぶ．視床下部でのGnRH産生障害によるものや下垂体のGnRH受容体異常によるものがある．一部では原因遺伝子が同定された（*GPR54*，*TAC3*，*TACR3*，*GNRHR*，*PROK2*，*PROKR2*など）．本症は性腺自体は正常である．

Kallmann症候群 〔p.38〕
嗅覚異常を合併するゴナドトロピン単独欠損症．視床下部でのGnRH産生障害による．原因として，*KAL1*，*FGFR1*などの遺伝子変異が同定されている．

Fröhlich症候群 〔p.38〕
女性型の肥満，性器の発育障害（無月経）の二主徴を示し，視床下部に器質的障害をもつ疾患群．視力障害や頭蓋内圧亢進症状を伴うこともある．原因疾患として頭蓋咽頭腫が最も多い．無月経は，発症する時期により，原発性にも続発性にもなる．

Laurence-Moon-Biedl症候群 〔p.38〕
肥満，網膜色素変性，多指症・合指症，知能障害，性腺機能低下症および家族内発症を六主徴とする症候群．

●特発性低ゴナドトロピン性性腺機能低下症（IHH）：idiopathic hypogonadotropic hypogonadism ●性腺刺激ホルモン放出ホルモン／ゴナドトロピン放出ホルモン（GnRH）：gonadotropin releasing hormone ●無月経：amenorrhea ●原発性無月経：primary amenorrhea ●続発性無月経：secondary amenorrhea ●黄体化ホルモン（LH）：luteinizing hormone ●卵胞刺激ホルモン（FSH）：follicle stimulating hormone

身体所見が重要

原発性無月経の鑑別

- 原発性無月経では遺伝的要因を有することが多く，家族歴を十分に聴取し，血縁者の月経異常の有無や，身体的特徴を確認することが重要である．
- 16歳頃までに初経がない場合は検査が望ましい．

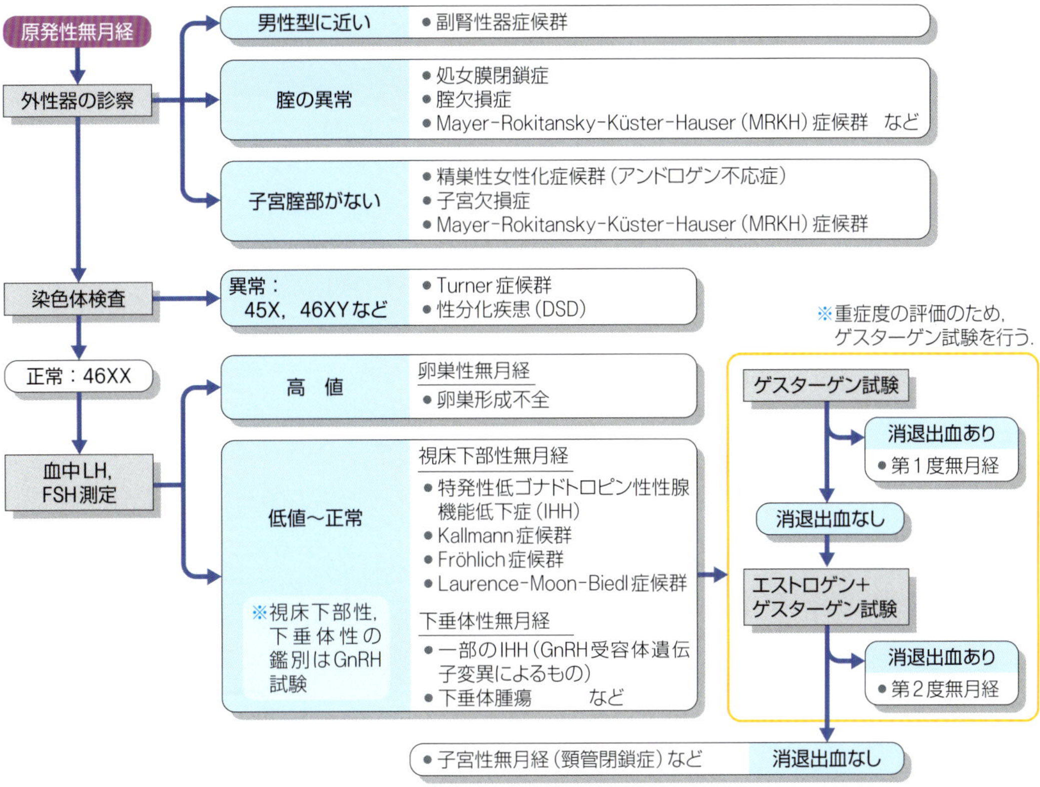

原発性無月経
外性器の診察
男性型に近い
●副腎性器症候群
腟の異常
●処女膜閉鎖症
●腟欠損症
●Mayer-Rokitansky-Küster-Hauser（MRKH）症候群　など
子宮腟部がない
●精巣性女性化症候群（アンドロゲン不応症）
●子宮欠損症
●Mayer-Rokitansky-Küster-Hauser（MRKH）症候群
染色体検査
異常：45X，46XYなど
●Turner症候群
●性分化疾患（DSD）
正常：46XX
血中LH，FSH測定
高　値
卵巣性無月経
●卵巣形成不全
低値～正常
※視床下部性，下垂体性の鑑別はGnRH試験
視床下部性無月経
●特発性低ゴナドトロピン性性腺機能低下症（IHH）
●Kallmann症候群
●Fröhlich症候群
●Laurence-Moon-Biedl症候群
下垂体性無月経
●一部のIHH（GnRH受容体遺伝子変異によるもの）
●下垂体腫瘍　　など
※重症度の評価のため，ゲスターゲン試験を行う．
ゲスターゲン試験
消退出血あり
●第1度無月経
消退出血なし
エストロゲン＋ゲスターゲン試験
消退出血あり
●第2度無月経
●子宮性無月経（頸管閉鎖症）など
消退出血なし

ホルモン検査が重要

続発性無月経の鑑別

- 続発性無月経は排卵障害に起因していることが多く，排卵障害の鑑別をすることが重要である．
- 診断では，血中ホルモン検査で障害部位を絞りこむ．

続発性無月経
*
PRL測定
PRL高値
●高PRL血症〔p.48〕
PRL正常
血中LH，FSH測定
LH，FSH高値
●卵巣性無月経
LH高値，LH≧FSH
●多嚢胞性卵巣症候群〔p.58〕
LH，FSH低値～正常
GnRH試験〔p.42〕
反応（＋）
●視床下部性無月経
反応（－）
●下垂体性無月経
※重症度の評価のため，ゲスターゲン試験を行う．
ゲスターゲン試験
消退出血あり
●第1度無月経
消退出血なし
エストロゲン＋ゲスターゲン試験
消退出血あり
●第2度無月経
●子宮性無月経
消退出血なし

*正常および異常妊娠を除外するため，詳細な問診や必要に応じて妊娠反応，エコー検査などを行う．

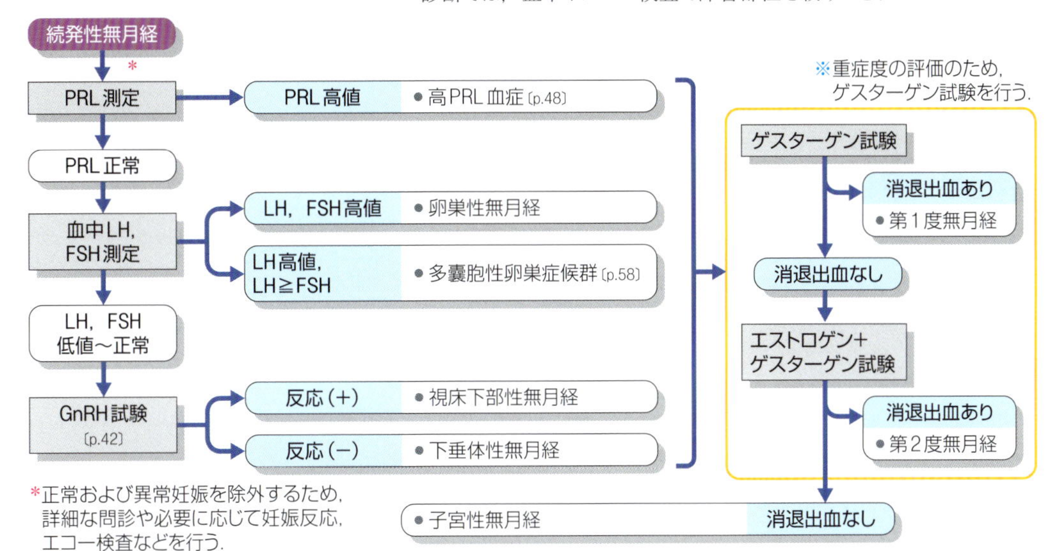

●処女膜閉鎖症：hymenal atresia　●腟欠損症：vaginal agenesis　●副腎性器症候群：adrenogenital syndrome　●精巣〔性〕女性化症候群：testicular feminization syndrome　●多嚢胞性卵巣症候群（PCOS）：polycystic ovary syndrome　●アンドロゲン不応症：androgen insensitivity syndrome　●子宮欠損：uterine agenesis　●性分化疾患（DSD）：disorders of sex development　●消退出血：withdrawal bleeding　●頸管閉鎖症：cervical atresia　●プロラクチン（PRL）：prolactin

消退出血のパターンから無月経の度合いを推定する

ゲスターゲン試験による第1度，第2度無月経の鑑別

- ゲスターゲン試験は，ゲスターゲン（黄体ホルモン）の投与により内因性エストロゲン（卵胞ホルモン）分泌の有無を間接的に推定することで，無月経の重症度を調べる検査である（プロゲステロンは天然の黄体ホルモンのみを指すため，合成物質も含むゲスターゲンという名称を用いる）．
- ゲスターゲン投与後，薬効の消失により消退出血〔p.28〕がみられるものを第1度無月経という．ゲスターゲンでは消退出血が起こらず，エストロゲンとゲスターゲンの投与後，薬効の消失により消退出血をきたすものを第2度無月経という．それでも消退出血のないものは子宮性無月経である．
- 第1度，第2度無月経の重症度判定と，挙児希望の有無に基づいて治療法を決定する．

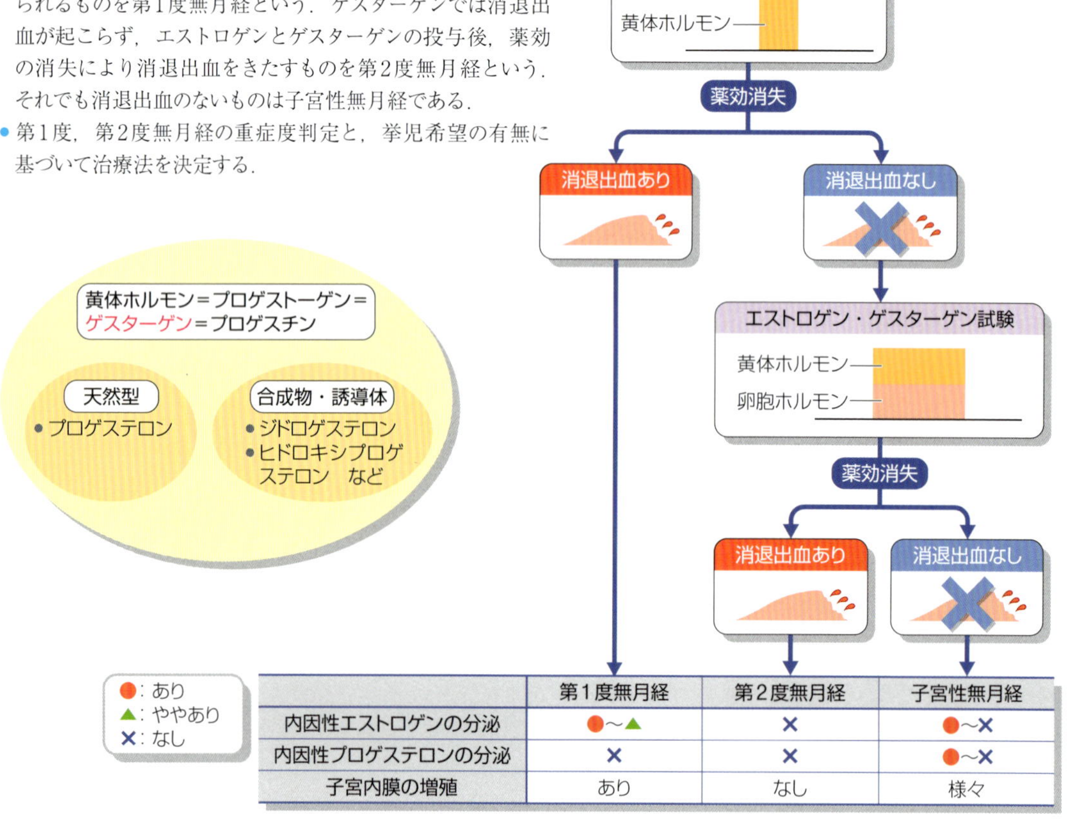

●：あり
▲：ややあり
×：なし

	第1度無月経	第2度無月経	子宮性無月経
内因性エストロゲンの分泌	●〜▲	×	●〜×
内因性プロゲステロンの分泌	×	×	●〜×
子宮内膜の増殖	あり	なし	様々

ゲスターゲン試験で推定する

原因部位に応じた無月経の重症度

- 原因部位や疾患によって第1度無月経になりやすい場合と第2度無月経になりやすい場合がある．

	視床下部型	下垂体型	卵巣型・その他	フィードバック障害
第1度無月経になりやすい	● 視床下部の機能障害（心因性のものを含む）	—	—	● 多嚢胞性卵巣症候群（PCOS）
第2度無月経になりやすい	● 神経性やせ症 ● 単純性体重減少性無月経 ● Kallmann（カルマン）症候群	● Sheehan（シーハン）症候群　など	● 早発卵巣不全 ● Turner（ターナー）症候群	—
備　考	● 一般に第1度無月経になりやすいが，長期にわたる例や原発性では第2度無月経となることが多い．	● 一般に第2度無月経になりやすい．	● 卵巣性無月経は，第2度無月経になりやすい．	● PCOSでは，希発月経が多いが，無月経の場合は第1度無月経が多い．

● 消退出血：withdrawal bleeding　● ゲスターゲン試験：gestagen test　● エストロゲン：estrogen　● プロゲステロン：progesterone　● 第1度無月経：amenorrhea first grade　● 第2度無月経：amenorrhea second grade　● プロゲストーゲン：progestogen　● プロゲスチン：progestin　● 視床下部：hypothalamus　● 下垂体：pituitary gland　● 神経性やせ症：anorexia nervosa　● 単純性体重減少性無月経：amenorrhea associated with simple weight loss　● 早発卵巣不全（POF／POI）：primary ovarian failure／primary ovarian insufficiency

検査も治療も原理は同じ

ゲスターゲン試験とホルモン療法

- 挙児希望のない場合，妊娠が不可能な場合はホルモン補充療法が原則となる．
- 第1度無月経の出血の誘発にはゲスターゲン（プロゲスチン，黄体ホルモン）の周期的投与（Holmstrom（ホルムストロム）療法），第2度無月経にはエストロゲン（卵胞ホルモン）とゲスターゲン（プロゲスチン）の周期的投与（Kaufmann（カウフマン）療法）を行う．

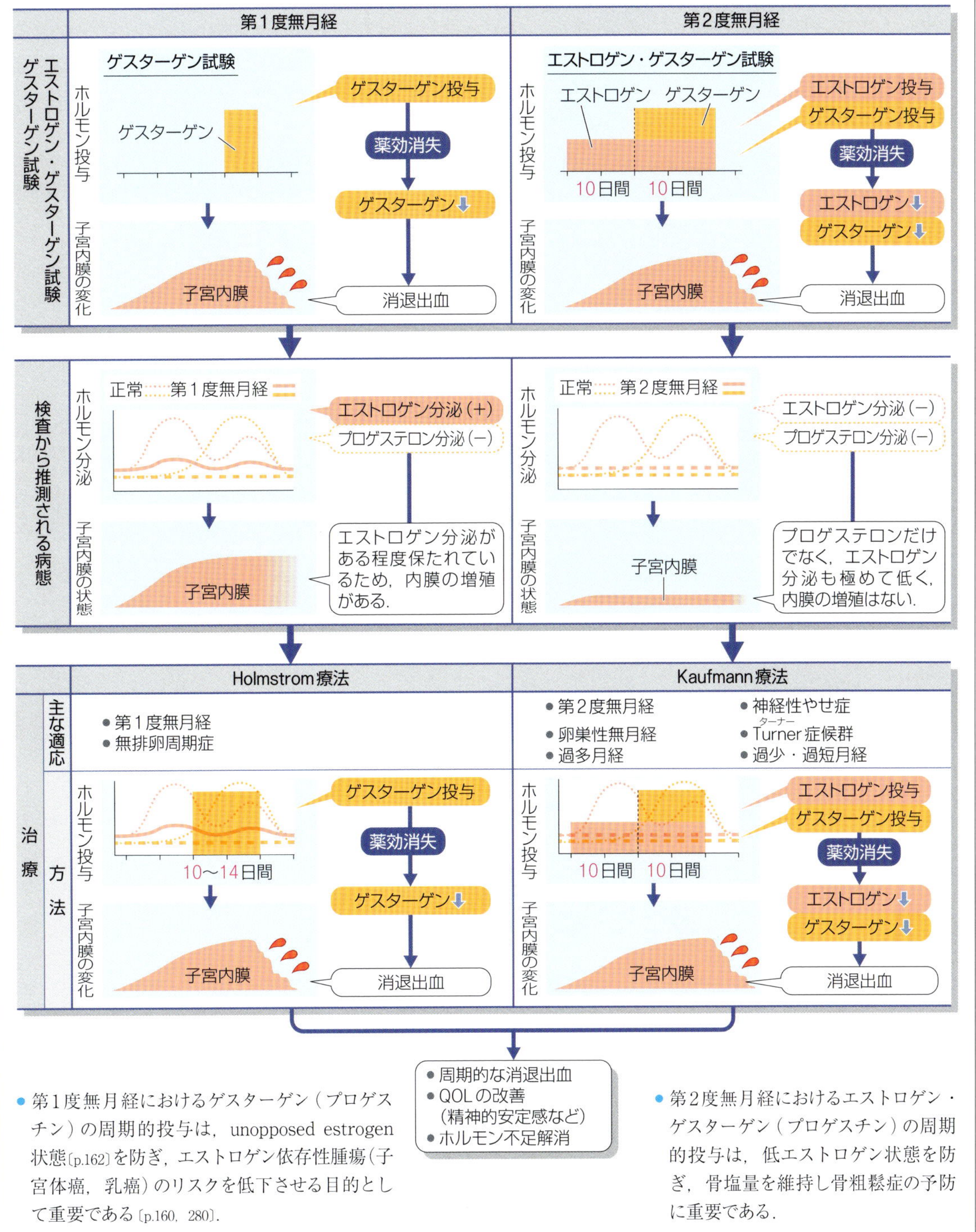

- 第1度無月経におけるゲスターゲン（プロゲスチン）の周期的投与は，unopposed estrogen状態〔p.162〕を防ぎ，エストロゲン依存性腫瘍（子宮体癌，乳癌）のリスクを低下させる目的として重要である〔p.160，280〕．
- 第2度無月経におけるエストロゲン・ゲスターゲン（プロゲスチン）の周期的投与は，低エストロゲン状態を防ぎ，骨塩量を維持し骨粗鬆症の予防に重要である．

- 多嚢胞性卵巣症候群（PCOS）：polycystic ovary syndrome
- ホルモン補充療法（HRT）：hormone replacement therapy
- クオリティ・オブ・ライフ（QOL）：quality of life
- 子宮体癌／子宮内膜癌：uterine corpus cancer／endometrial carcinoma
- 乳癌：breast cancer
- 骨粗鬆症：osteoporosis

視床下部性と下垂体性を鑑別する
GnRH試験（LHRH試験）

- 外因性のGnRHを投与して，下垂体前葉からのLHとFSHの分泌能を調べる検査である．LH・FSHの基礎値で判断できるので，近年，行われることが少なくなっている．

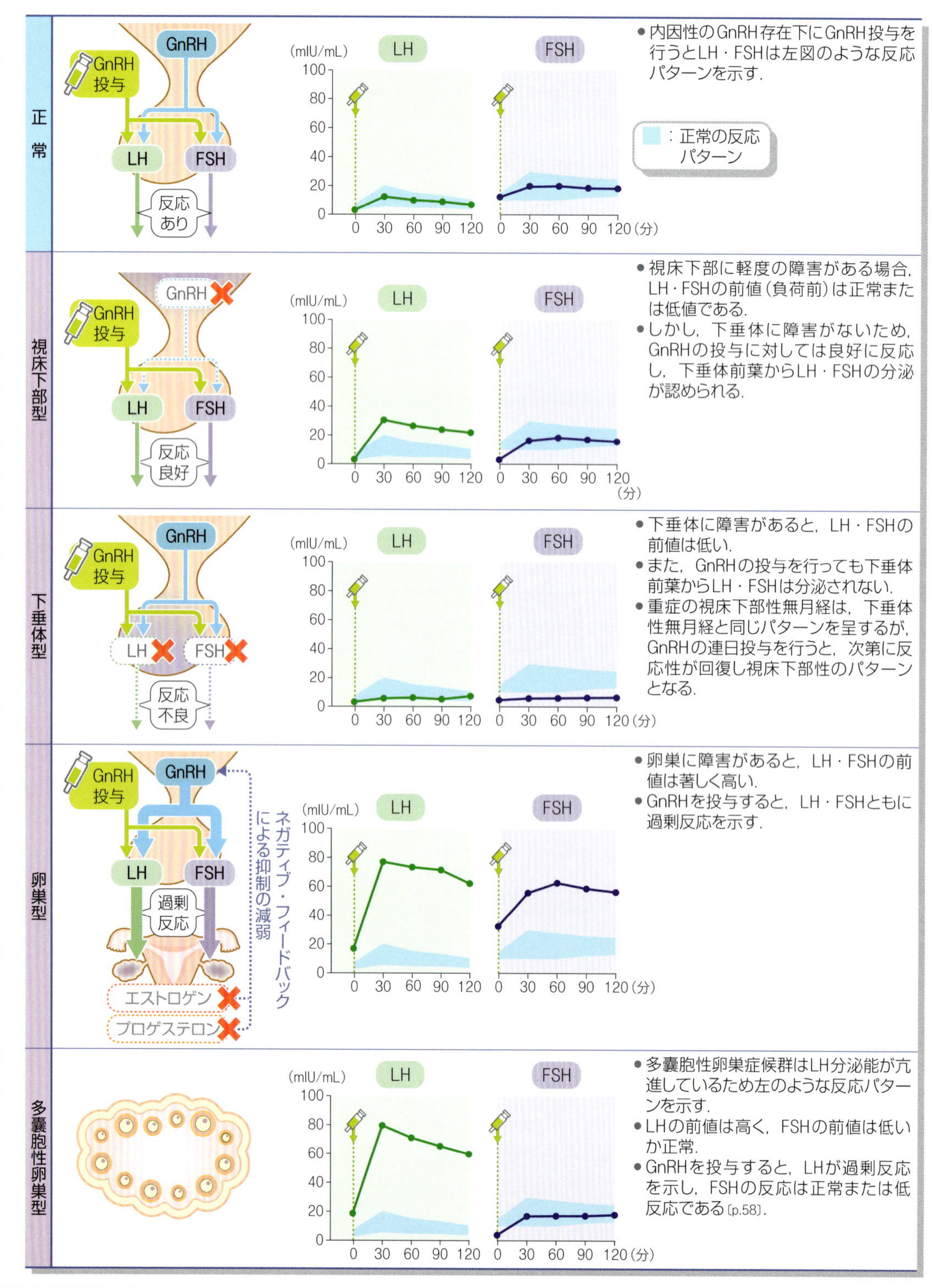

●性腺刺激ホルモン放出ホルモン／ゴナドトロピン放出ホルモン（GnRH）：gonadotropin releasing hormone ●黄体化ホルモン放出ホルモン（LHRH）：luteinizing hormone releasing hormone ●黄体化ホルモン（LH）：luteinizing hormone ●卵胞刺激ホルモン（FSH）：follicle stimulating hormone ●視床下部：hypothalamus ●下垂体：pituitary gland ●卵巣：ovary ●多嚢胞性卵巣症候群（PCOS）：polycystic ovary syndrome ●無月経：amenorrhea ●骨粗鬆症：osteoporosis

不妊治療・ホルモン作用異常の改善
無月経の治療目的

- 無月経は，❶不妊の原因になるだけでなく，❷エストロゲン不足による骨粗鬆症，❸プロゲステロン分泌を伴わないエストロゲンの持続作用による子宮体癌（子宮内膜癌）発生，❹男性ホルモン過剰による多毛やにきび，などを生じうる．このため，挙児希望があれば不妊治療を行い，挙児希望がない場合でも，❷❸❹に対するホルモン療法が必要となる．

治療の目的	治療法	
❶排卵・妊娠	排卵誘発	• クロミフェン療法 • ゴナドトロピン療法
	生殖補助技術（医療）〔ART〕〔p.250〕	
❷エストロゲンの補充（骨粗鬆症の予防）	ホルモン療法	• Kaufmann（カウフマン）療法
❸子宮体癌（子宮内膜癌）発生の予防	ホルモン療法	• Holmstrom（ホルムストロム）療法
❹男性ホルモン過剰症状の治療	ホルモン療法	• 低用量エストロゲン・プロゲスチン配合薬（LEP）〔p.98〕

挙児希望の有無で異なる
無月経の薬物療法

- 無月経の原因の特定に続いて，可能であればその除去や改善に努める．それらが不可あるいは奏効しない場合は，排卵・妊娠が可能な身体状況かつ挙児希望があれば排卵誘発を目指し，挙児希望がなければホルモン補充を目的とした治療が原則となる．

			第1度無月経	第2度無月経
挙児希望	あり	➡排卵誘発法	• クロミフェン療法 ➡無効ならゴナドトロピン療法	• ゴナドトロピン療法
	なし	➡ホルモン療法	• ゲスターゲン投与（Holmstrom療法）	• エストロゲン+ゲスターゲン投与（Kaufmann療法）

- 高プロラクチン血症による月経異常に対する治療は，月経異常の程度がどのようなものであっても，他の原因によるものと異なり，プロラクチンを低下させる治療を基本とする〔p.48〕.

Kaufmann療法中は，外因性にエストロゲン，ゲスターゲン（プロゲスチン）を投与することで，視床下部にネガティブ・フィードバックがかかり，内因性の下垂体機能（LH・FSH分泌）は抑えられます．一方，Kaufmann療法を中止すると，正常排卵が回復することがあります．この現象は，いわゆる「反跳現象」として説明されることがあります．それまで働いていたネガティブ・フィードバックが解除され，反動的に視床下部－下垂体機能－卵巣機能が改善するというものです．しかし，視床下部－下垂体－卵巣系でこのような現象が起こることが証明されたことはなく，古い仮説にすぎません．むしろ，Kaufmann療法を行っている間に，ストレス，体重変化などの原因が改善されただけだと考えるべきでしょう．

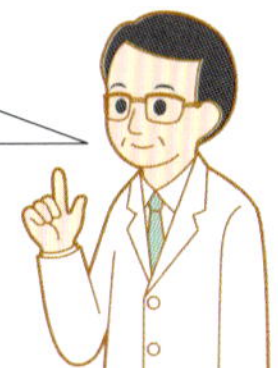
婦人科医

それぞれの特徴を把握する
排卵誘発法

- 排卵障害による月経異常や不妊に対する治療法として，排卵誘発法がある．
- 排卵誘発法には，クロミフェン療法とゴナドトロピン療法（hMG-hCG療法またはFSH-hCG療法）がある．

治療法	クロミフェン療法 ➡無効例	ゴナドトロピン療法（hMG／FSH-hCG療法）
主な治療対象	• 第1度無月経 • 希発月経 • 無排卵周期症 • 多嚢胞性卵巣症候群（PCOS）	• クロミフェン療法無効例 • 第2度無月経
排卵率	第1度無月経：60～70% 無排卵周期症：80～90%	70～80%
妊娠率	25～30%	30～40%
備考	• 内服による投与のため，手軽である．	• 筋注または皮下注による投与を行う． • 妊娠率は高いが流産率も高い． • 卵巣過剰刺激症候群（OHSS）〔p.258〕と多胎妊娠〔病⑩p.148〕の発生率が高い．

• 子宮体癌／子宮内膜癌：uterine corpus cancer／endometrial carcinoma • 多毛：hypertrichosis • ホルモン療法：hormone therapy • クロミフェン：clomiphene • 生殖補助技術／生殖補助医療（ART）：assisted reproductive technology • 経口避妊薬（OC）：oral contraceptive • 排卵誘発：ovulation induction • 反跳現象：rebound phenomenon • ヒト閉経後尿性ゴナドトロピン（hMG）：human menopausal gonadotropin • ヒト絨毛性ゴナドトロピン（hCG）：human chorionic gonadotropin

エストロゲンと競合して受容体に結合
クロミフェン療法

- 抗エストロゲン作用をもつクロミフェンを経口投与する.
- 内因性エストロゲン分泌が保たれた無排卵周期症,希発月経,第1度無月経が対象となる.
- クロミフェン療法の作用機序は下記のようである.

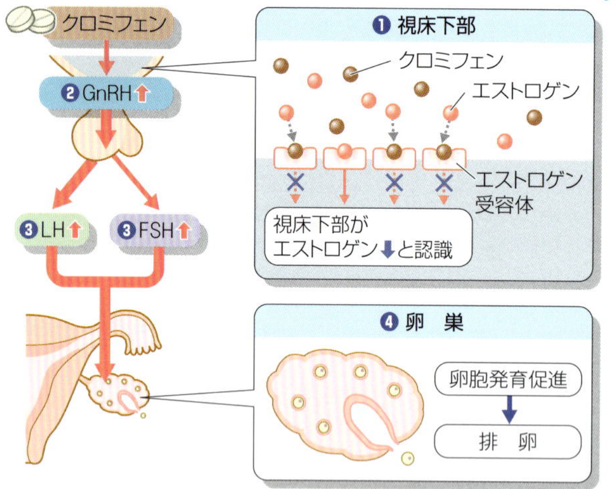

❶クロミフェンが内因性エストロゲンと競合して,視床下部のエストロゲン受容体に結合する.
❷視床下部はエストロゲンの分泌が低いと認識し,GnRHの分泌を亢進する.
❸LH,FSHの分泌が亢進する.
❹卵胞の発育が促進され,排卵を起こす.

- 投与法は,消退出血の5日目から5日間連続内服とする.
- 抗エストロゲン作用により,頸管粘液分泌低下,子宮内膜発育不良の副作用を引き起こす.
- 妊娠が得られない場合,長期投与は避ける.

OHSSや多胎妊娠をきたしうる
ゴナドトロピン療法

- 第2度無月経や第1度無月経のクロミフェン無効例で挙児希望がある場合,ゴナドトロピン療法(hMG-hCG療法またはFSH-hCG療法)が適応となる.
- FSH作用をもつhMG製剤またはFSH製剤を投与して卵胞の発育を促進する.一定の大きさまで発育したら,LH作用をもつhCGを投与して排卵を惹起する.
- ゴナドトロピン療法の副作用としては,多発排卵による卵巣過剰刺激症候群(OHSS)〔p.258〕と多胎妊娠の発症が重要である.
- 多胎妊娠は,早産,母体合併症の発症率が高く,周産期死亡率も高い〔病⑩p.148〕.

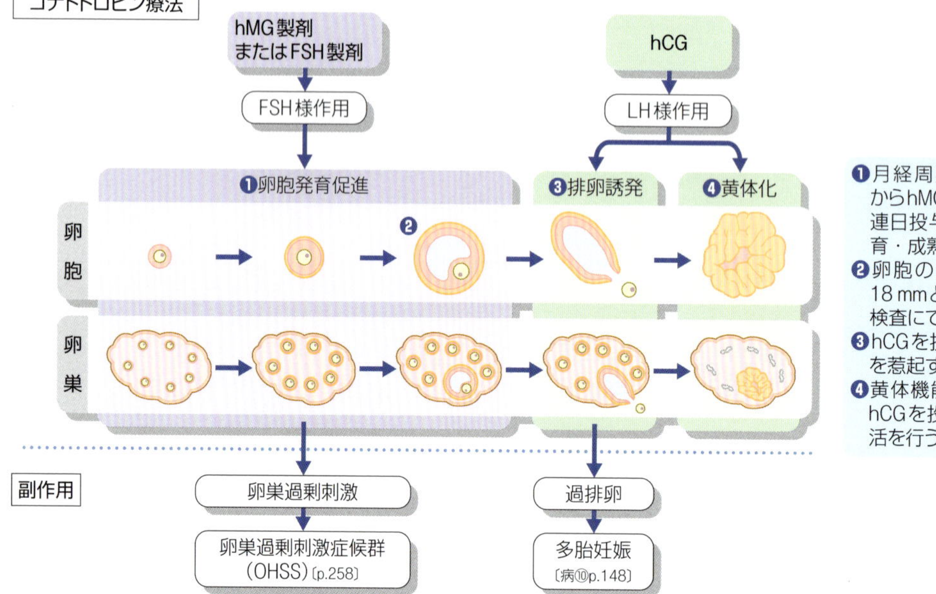

❶月経周期の3~6日目からhMG/FSH製剤を連日投与し,卵胞の発育・成熟を促進する.
❷卵胞の大きさが16~18 mmとなる(超音波検査にて).
❸hCGを投与して,排卵を惹起する.
❹黄体機能不全の場合,hCGを投与して黄体賦活を行う.

- FSH製剤であるrecombinant FSHは,遺伝子組み換え型製剤で,LH活性を全く示さない.尿由来のFSH製剤やhMG製剤がもっている,活性のばらつき,未知のウイルスによる感染,ヒト蛋白成分によるアレルギー反応などの問題点が解決され,安定供給できるなどの利点がある.
- recombinant FSH製剤は,皮下注射が可能で,自己注射による投与が主流になっている.

● 性腺刺激ホルモン放出ホルモン/ゴナドトロピン放出ホルモン(GnRH):gonadotropin releasing hormone ● 卵巣過剰刺激症候群(OHSS):ovarian hyperstimulation syndrome ● 多胎妊娠:multiple pregnancy ● ヒト閉経後尿性ゴナドトロピン(hMG):human menopausal gonadotropin ● ヒト絨毛性ゴナドトロピン(hCG):human chorionic gonadotropin ● 卵胞刺激ホルモン(FSH):follicle stimulating hormone ● 黄体化ホルモン(LH):luteinizing hormone

どの段階に異常があるか
不妊と月経異常の関係

- 無月経だけでなく，頻発月経，希発月経，無排卵周期症，黄体機能不全も不妊症の原因となる．
- これらの病態をもち，挙児希望がある患者は排卵誘発による不妊治療を行う．

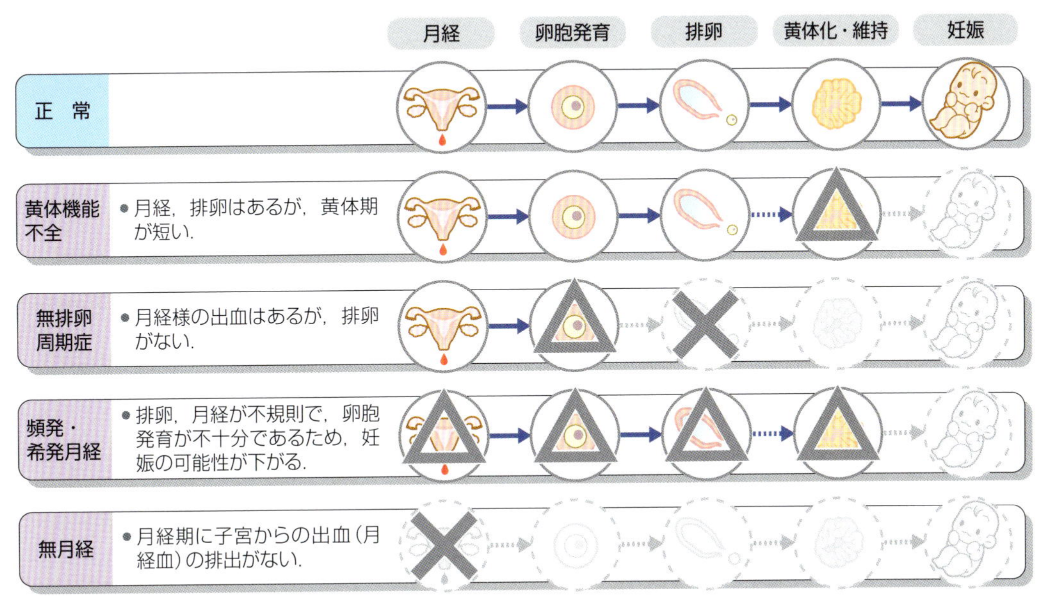

月経異常における
ホルモン作用異常による障害

- 月経異常は，程度の差はあるが，何らかのホルモン作用異常があり，以下のような障害をきたしうる．

エストロゲン不足による障害	肝　臓	●脂質異常症〔病③p.94〕
	血　管	●動脈硬化 ●冠動脈疾患
	骨	●骨粗鬆症〔病③p.138〕
	皮　膚	●しわ
プロゲステロン不足による障害 (Unopposed estrogen)	子　宮	●子宮内膜増殖症 ●子宮体癌(子宮内膜癌)
男性ホルモン過剰による障害	皮　膚	●にきび ●多毛

様々な程度の異常をきたす
月経異常と内分泌疾患

- 月経異常をきたす代表的内分泌疾患と，それらが呈する月経異常の対応を以下に示す．
- 月経異常の治療の際，特異的な内分泌疾患を認める場合は，月経異常の共通の治療目標とともに，それぞれの病態に対する治療も念頭に置く．

←：頻度が高い　⇠：頻度が低い

月経周期異常	ホルモン作用		月経異常をきたす代表的内分泌疾患と，月経異常の関係				
	エストロゲン	プロゲステロン	高PRL血症	神経性やせ症	Sheehan症候群	PCOS	POF〔p.103〕
正常月経	●	●					
黄体機能不全	●～▲	▲	↑				
頻発・希発月経	▲	●～×	│		↑	↑	
無排卵周期症	▲	×	│		│	│	
第1度無月経	▲	×	│	↑	│	│	⇡
第2度無月経	×	×	⇣	↓	↓	⇣	↓

プロラクチン

普段は抑制されている乳汁産生ホルモン

プロラクチン（PRL）の作用と分泌調節

- プロラクチンは，乳腺の発育促進，乳汁産生・分泌促進，性腺機能の抑制に関わるホルモンである．

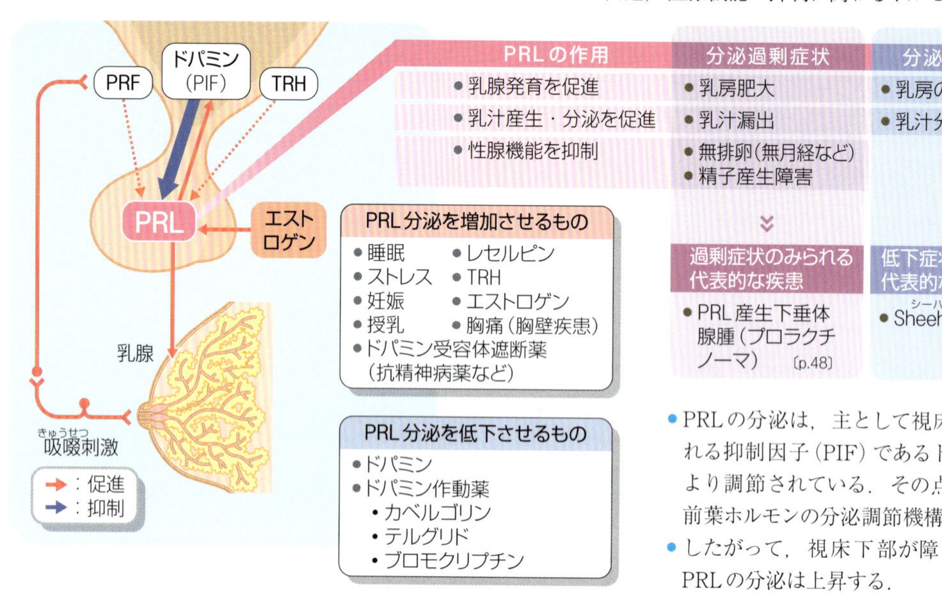

- PRLの分泌は，主として視床下部で産生される抑制因子（PIF）であるドパミン〔p.48〕により調節されている．その点で他の下垂体前葉ホルモンの分泌調節機構と異なる．
- したがって，視床下部が障害された場合，PRLの分泌は上昇する．

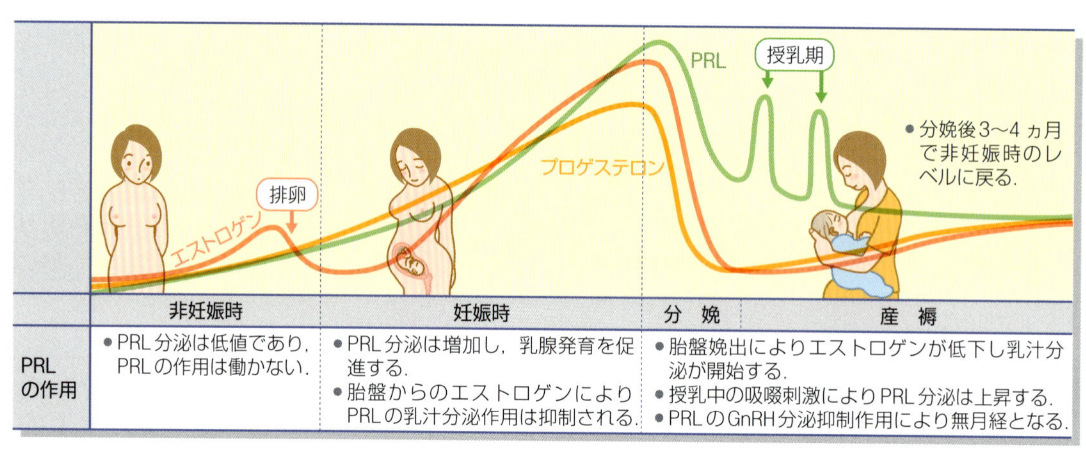

	非妊娠時	妊娠時	分娩・産褥
PRLの作用	• PRL分泌は低値であり，PRLの作用は働かない．	• PRL分泌は増加し，乳腺発育を促進する． • 胎盤からのエストロゲンによりPRLの乳汁分泌作用は抑制される．	• 胎盤娩出によりエストロゲンが低下し乳汁分泌が開始する． • 授乳中の吸啜刺激によりPRL分泌は上昇する． • PRLのGnRH分泌抑制作用により無月経となる．

プロラクチンの作用

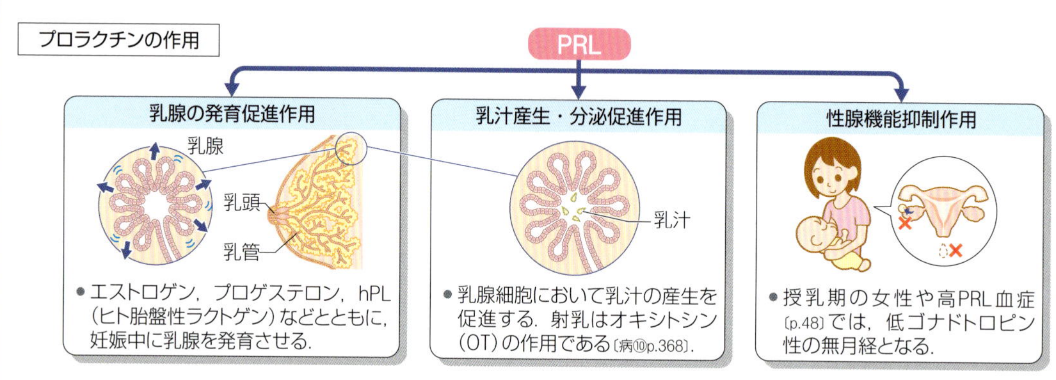

乳腺の発育促進作用
- エストロゲン，プロゲステロン，hPL（ヒト胎盤性ラクトゲン）などとともに，妊娠中に乳腺を発育させる．

乳汁産生・分泌促進作用
- 乳腺細胞において乳汁の産生を促進する．射乳はオキシトシン（OT）の作用である〔病⑩p.368〕．

性腺機能抑制作用
- 授乳期の女性や高PRL血症〔p.48〕では，低ゴナドトロピン性の無月経となる．

• プロラクチン（PRL）：prolactin　• 乳汁産生：lactogenesis　• プロラクチン放出因子（PRF）：prolactin releasing factor　• プロラクチン抑制因子（PIF）：prolactin inhibiting factor　• 甲状腺刺激ホルモン放出ホルモン（TRH）：thyrotropin releasing hormone　• 性腺機能：gonadal function　• 授乳：lactation　• 分娩：delivery／labor　• 産褥：puerperium　• ヒト胎盤性ラクトゲン（hPL）：human placental lactogen　• オキシトシン（OT）：oxytocin

検査タイミングに気をつける

生理的要因によるプロラクチン上昇

- プロラクチン値は，病的要因だけでなく，種々の生理的要因に影響を受け変動する．
- この影響をできるだけ受けないようなタイミングで採血することが望ましい．
- 症状を認めない血中PRL値の上昇では，生理的要因を考慮した解釈や，再検査が必要である．また，マクロプロラクチン血症も念頭に置く．

PRL変動のイメージ

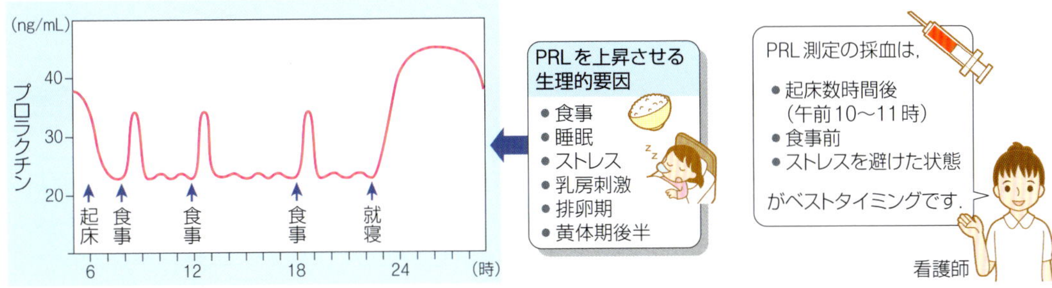

Advanced Study

マクロプロラクチン血症

- マクロプロラクチンとは，プロラクチンとIgGなどが結合した免疫複合体である．
- マクロプロラクチンはサイズが大きく血管壁を透過できないため，標的臓器のプロラクチン受容体に到達できず，生理活性を示さない．
- マクロプロラクチンがあっても，乳汁漏出や月経異常はきたさないが，通常の血液検査では，プロラクチンとマクロプロラクチンが区別できないことが多く，PRL高値と認識される．
- 近年の測定系でPRLが高値の症例内で約5%に認めるとされる．
- マクロプロラクチン血症は治療不要なので，乳汁漏出の臨床症状がないPRL高値症例ではマクロプロラクチンの有無を判定する必要がある．
- マクロプロラクチン血症の簡易診断には，検体のポリエチレングリコール処理前後のプロラクチン測定が有用である．
- マクロプロラクチンはポリエチレングリコールに吸着され，遠心分離により沈降する．

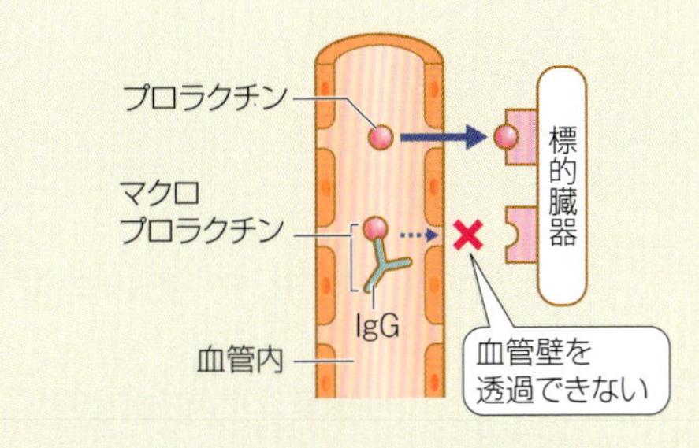

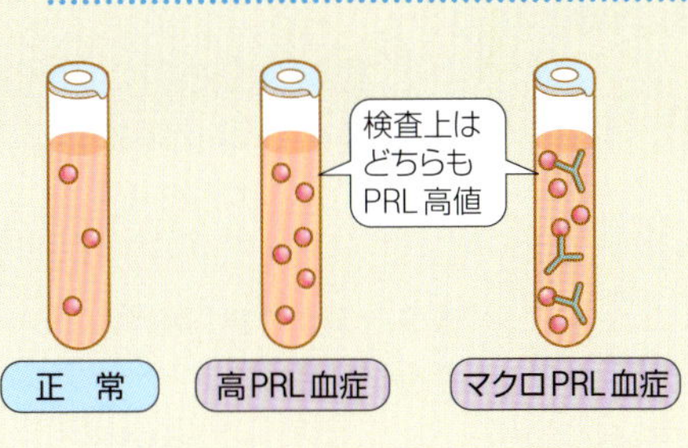

不妊症のスクリーニング検査などで，乳汁漏出や月経異常などの症状がないPRL高値例があれば，生理的要因による一時的なプロラクチン上昇と，マクロプロラクチン血症によるPRL高値を確実に除外しましょう．
症状がない症例に下垂体MRI検査や，ドパミン作動薬による治療をしても不要な医療行為に終わることがほとんどです．
ただし，乳汁漏出を自覚していないだけの場合もあるので，PRL高値を認めた場合は，乳汁漏出の有無を入念に確認することも重要です．

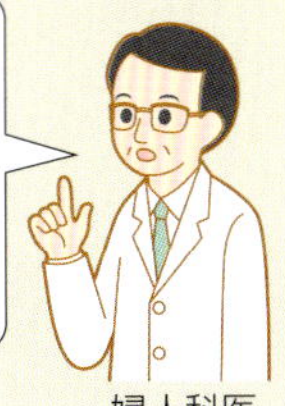

● 黄体期：luteal phase　● マクロプロラクチン血症：macroprolactinemia　● 乳汁漏出：galactorrhea　● 月経異常：menstrual disorder　● 磁気共鳴画像法（MRI）：magnetic resonance imaging

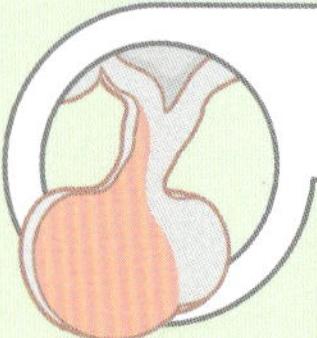

E22.1

乳汁漏出無月経症候群

監 修
松崎 利也

intro. 妊娠，分娩，産褥期以外の時期で，乳汁分泌と無月経がみられる疾患をいう．高プロラクチン血症に伴って出現する．

E22.1 高プロラクチン血症

intro. 高プロラクチン血症とは，下垂体前葉からのプロラクチン分泌が過剰になった状態で，下垂体腺腫や視床下部機能障害，薬剤によるものが多い．20～30代の若い女性に多い．

MINIMUM ESSENCE　hyperprolactinemia

❶女性で，**乳汁漏出**と**無月経**（軽症では黄体機能不全）・**不妊**，（男性で，性欲低下，乳汁漏出など）がみられる．〈男女比 1：3.6〉

❷ときに頭痛，視野障害（両耳側半盲）がみられる．〈下垂体腺腫が原因の場合による圧迫症状〉

❸血中**PRL↑**がある．（❶の症状がみられたら**PRLを測定する**）

➡ **高プロラクチン血症** と診断する．

- 鑑別のために，次の３つのチェックを行う．
  ①服薬中の薬剤　②甲状腺機能検査　③MRI

※PRL≧100ng/mLの場合，プロラクチノーマを疑いMRIを施行する．

治療 原因によって，治療は異なる．

1. プロラクチン産生下垂体腺腫（プロラクチノーマ）によるもの
   a. 薬物療法：ドパミン作動薬（**カベルゴリン**，テルグリド，**ブロモクリプチン**）
   b. その他（薬剤抵抗例などで考慮）：手術療法（Hardy手術など），放射線療法（ガンマナイフ）
2. 視床下部機能障害によるもの：ドパミン作動薬（カベルゴリン，テルグリド，ブロモクリプチン）
3. 薬剤性のもの：原因薬の変更・休薬を検討
4. 原発性甲状腺機能低下症によるもの：甲状腺ホルモン補充
5. その他の原因によるもの（頭蓋咽頭腫，胚芽腫など）：手術療法，放射線療法

乳汁漏出や無月経が起こる 病態生理

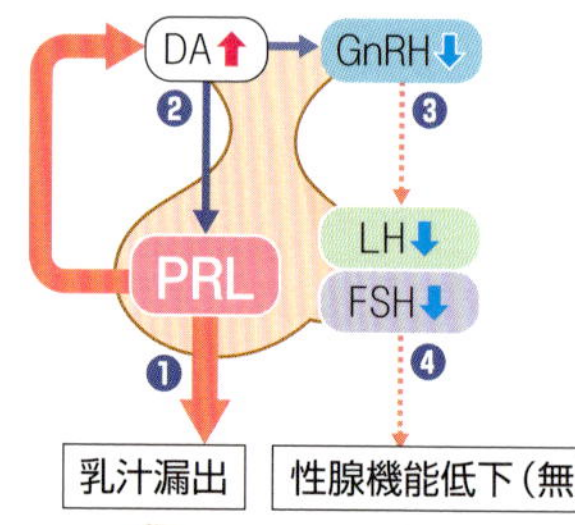

- 他の下垂体前葉ホルモンとは異なり，PRLの分泌調節では，放出因子（PRF）による分泌促進作用よりも抑制因子（PIF），すなわちドパミン（DA）による抑制作用の方がはるかに強い〔p.46〕．このため，通常（非妊娠時）は，PRLは低値にとどまり乳汁は分泌されない．
- しかしPRLが腫瘍から過剰に分泌されたり，ドパミンによるPRL分泌抑制が作用しなくなったりすると，❶～❹のような機序で乳汁漏出や性腺機能低下（無月経など）が生じる．

❶下垂体からのPRL分泌が過剰になると，乳腺での乳汁産生を刺激し乳汁漏出を起こす．
❷血中PRL濃度の上昇は，視床下部においてPRL抑制因子であるドパミン（DA）の産生を促進する．
❸DAはGnRH（ゴナドトロピン放出ホルモン）のパルス状分泌を抑制する．
❹LH・FSHの分泌が低下し性腺機能の低下をもたらす．

Words & terms

プロラクチン放出因子（PRF）〔p.48〕
視床下部から放出され，下垂体前葉に対してPRL分泌促進作用を示す．VIPなどが考えられているが生理的意義は不明．

プロラクチン抑制因子（PIF）〔p.48〕
視床下部から放出され，下垂体前葉に対してPRL分泌抑制作用を示す．ドパミンが主要な因子である．

Forbes-Albright（フォーブス-オルブライト）症候群
乳汁漏出無月経症候群の中で，プロラクチノーマによるもののこと．

Chiari-Frommel（キアリ-フロンメル）症候群〔p.49〕
高PRL血症により乳汁漏出無月経症候群を呈するもののうち，非腫瘍性で，分娩後に発症するものをいう．分娩後の長期の無月経，乳汁分泌持続が特徴．

Argonz-del Castillo（アルゴンツ-デル カスティロ）症候群〔p.49〕
高PRL血症により乳汁漏出無月経症候群を呈するもののうち，非腫瘍性で，視床下部の機能障害として妊娠に続発するものでなく，特発性に発症するものをいう．

潜在性高プロラクチン血症〔p.35〕
高PRL血症によると考えられる障害（乳汁漏出無月経症候群，黄体機能不全など）を認めるが，PRL基礎値は正常のものを潜在性高プロラクチン血症という．夜間などにPRLが上昇していると考えられ，PRFであるTRHを負荷すると過剰反応を示すことで診断される（TRH試験）．不妊で黄体機能不全を伴うなど，治療が必要な場合にはドパミン作動薬を用いる．

●乳汁漏出無月経症候群：amenorrhea-galactorrhea syndrome　●プロラクチン放出因子（PRF）：prolactin releasing factor　●血管作動性腸管ポリペプチド（VIP）：vasoactive intestinal polypeptide　●プロラクチン抑制因子（PIF）：prolactin inhibiting factor　●ドパミン（DA）：dopamine　●高プロラクチン血症：hyperprolactinemia　●黄体機能不全：luteal insufficiency　●乳汁漏出：galactorrhea　●無月経：amenorrhea　●不妊〔症〕：infertility／sterility　●性欲低下：decrease in libido　●視野障害：visual field disorder

下垂体腺腫など
原因

- 高プロラクチン（PRL）血症をきたす病態・疾患は多彩であり，下記の鑑別が重要である．
- なお，p.48で示している病態生理では，プロラクチノーマや薬剤性の一部，原発性甲状腺機能低下症による高PRL血症がなぜ性腺機能を抑制するかは説明できるが，視床下部機能障害では説明できず，下記の病態が推測されている．

PRL産生下垂体腺腫（プロラクチノーマ） 約35%

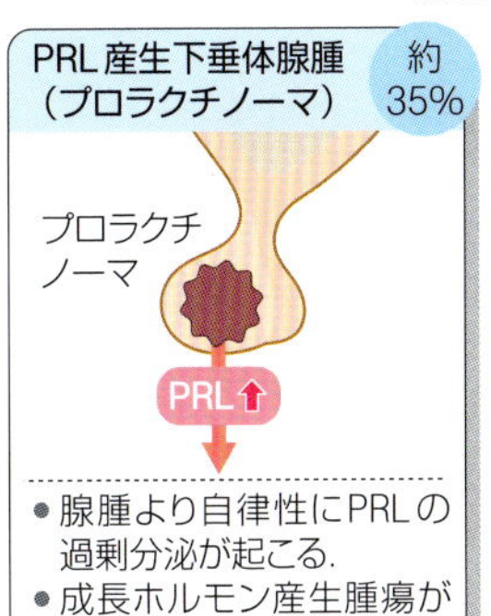

- 腺腫より自律性にPRLの過剰分泌が起こる．
- 成長ホルモン産生腫瘍がPRLを分泌することもある．

視床下部機能障害 約30%

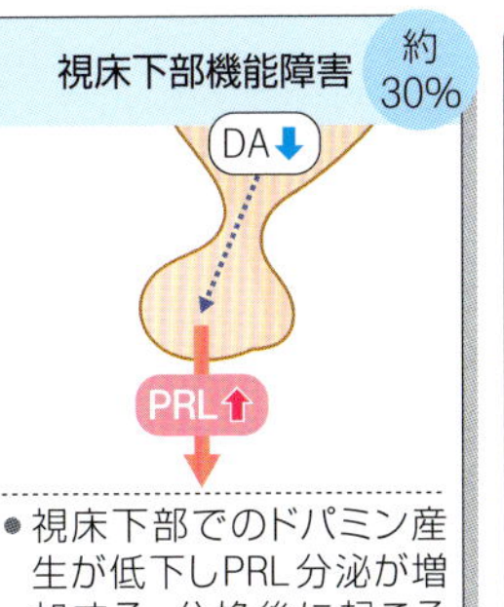

- 視床下部でのドパミン産生が低下しPRL分泌が増加する．分娩後に起こるChiari-Frommel症候群，分娩と関係のないArgonz-del Castillo症候群がある．

薬剤性 約9%

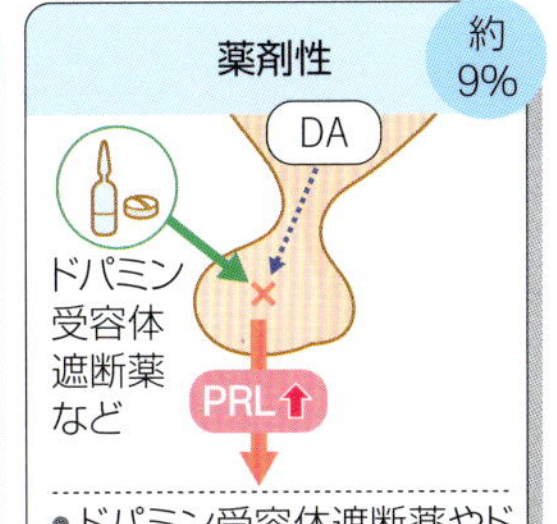

- ドパミン受容体遮断薬やドパミン産生抑制薬などによりPRLの過剰分泌が起こる．

原発性甲状腺機能低下症 約5%

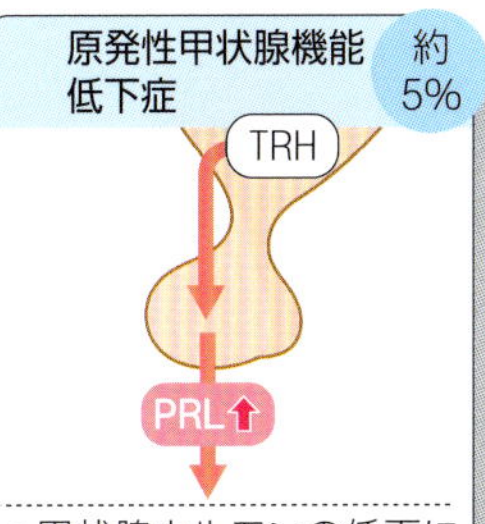

- 甲状腺ホルモンの低下により，視床下部からのTRH分泌が増加し，その刺激でPRL分泌が増加する〔病③p.177，227〕．

内分泌異常と局所圧迫
症状

- プロラクチンの過剰により，乳汁漏出や性腺機能低下などの内分泌異常による症状が発現する．
- 性腺機能低下は，女性では月経異常（軽症では黄体機能不全，重症では無月経）として現れ，不妊として自覚されることもある．男性では性欲低下として現れる．
- プロラクチノーマの場合は，両耳側半盲や頭痛などの腫瘍による脳局所症状（圧迫症状）も認められることがある．

内分泌症状

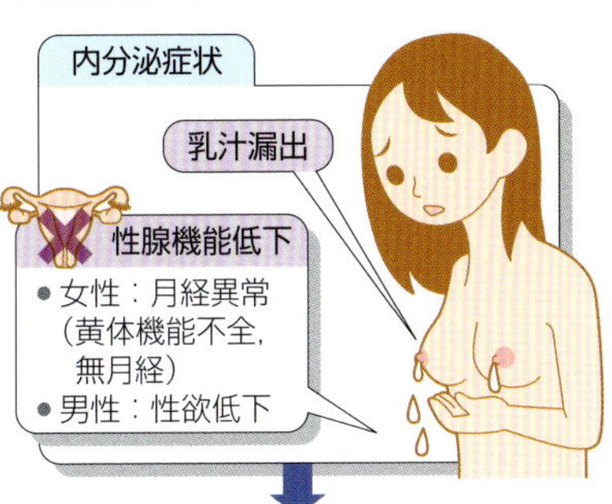

- プロラクチノーマ
- 視床下部機能障害
- 薬剤性
- 原発性甲状腺機能低下症　など

脳局所症状

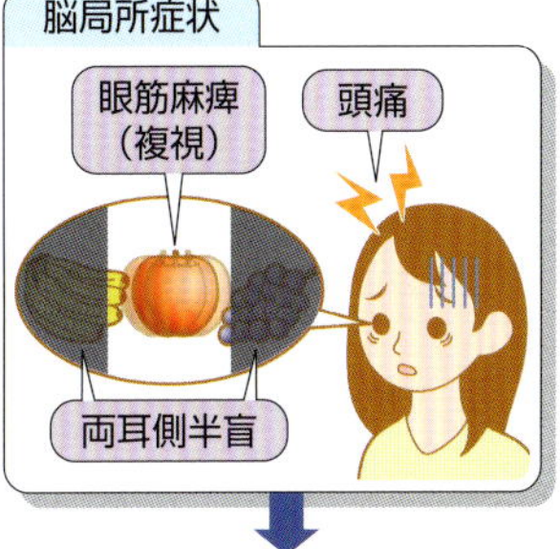

- プロラクチノーマ（主にマクロアデノーマ）

女性では症状が出現しやすい
プロラクチノーマの分類と症状の対応

- 下垂体腺腫は，1 cm未満のものをミクロアデノーマ，1 cm以上のものをマクロアデノーマと分類する．
- 女性は，男性よりも乳汁漏出をきたす頻度が高いこと，性腺機能低下症状が目立ちやすいことなどから，ミクロアデノーマの発見が多い．
- 男性では乳汁漏出をきたしにくいこと，性欲低下が目立ちにくいことなどから，ミクロアデノーマの発見は少なく，マクロアデノーマで発見されることが多い（腫瘍容積が大きいほど血中PRL濃度は高くなり，脳局所症状もきたしうる）．
- ミクロアデノーマでは男女比は1：20であるのに対し，マクロアデノーマではほぼ1：1である．

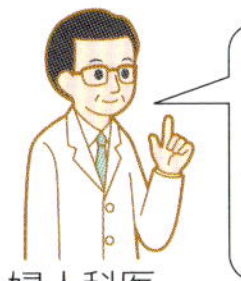

プロラクチノーマの場合，全てのミクロアデノーマが増大してやがてマクロアデノーマになるのではなく，マクロアデノーマになるものはごく一部（5%程度）にとどまります．このため，ミクロアデノーマとマクロアデノーマはそもそも腫瘍学的に違いがあると考えられています．

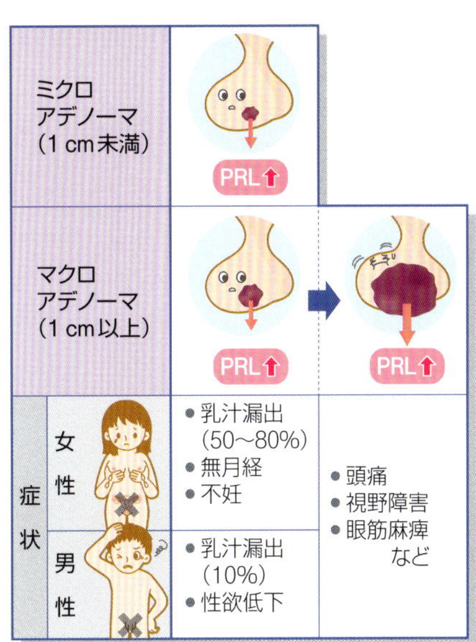

●両耳側半盲：bitemporal hemianopsia　●プロラクチノーマ：prolactinoma　●原発性甲状腺機能低下症：primary hypothyroidism　●頭蓋咽頭腫：craniopharyngioma　●胚芽腫：embryoma　●性腺刺激ホルモン放出ホルモン／ゴナドトロピン放出ホルモン（GnRH）：gonadotropin releasing hormone　●黄体化ホルモン（LH）：luteinizing hormone　●卵胞刺激ホルモン（FSH）：follicle stimulating hormone　●成長ホルモン（GH）：growth hormone　●複視：diplopia　●マクロアデノーマ：macroadenoma　●ミクロアデノーマ：microadenoma

腫瘍が周囲の組織を圧迫する

下垂体腺腫による脳局所症状

- 下垂体腺腫がある程度大きくなると，以下の脳局所症状が出現する．
- 非機能性腺腫は脳局所症状によって初めて気づかれることが多い．

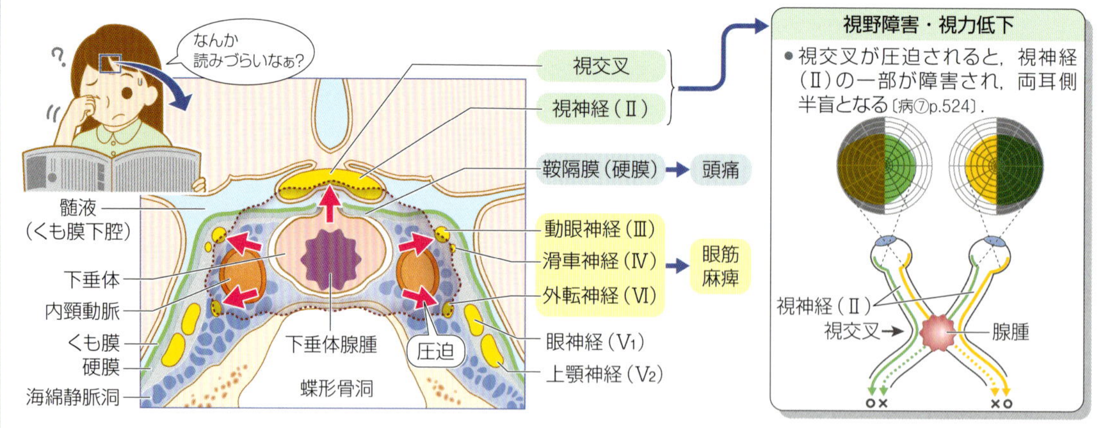

診断と治療

ながれをつかむ

- 月経異常や乳汁漏出を訴える患者を診たら，高PRL血症を疑い，PRLを測定する．
- 乳汁漏出は，本人の自覚がなくても，乳房を圧迫すると認められるものもあるので診察で確認する．
- 原因となる疾患を正確に診断し，それに対する治療を行うことが基本である．
- 治療の目標は，PRLの正常化による性腺機能の回復，乳汁分泌の停止，プロラクチノーマの場合は腫瘍による脳局所症状の除去である．
- マクロアデノーマ以外は，正常月経周期で乳汁漏出が容認できる場合は，経過観察もありうる．
- 閉経に伴いPRLは正常化する場合が多いので，治療の継続は再評価が必要である．

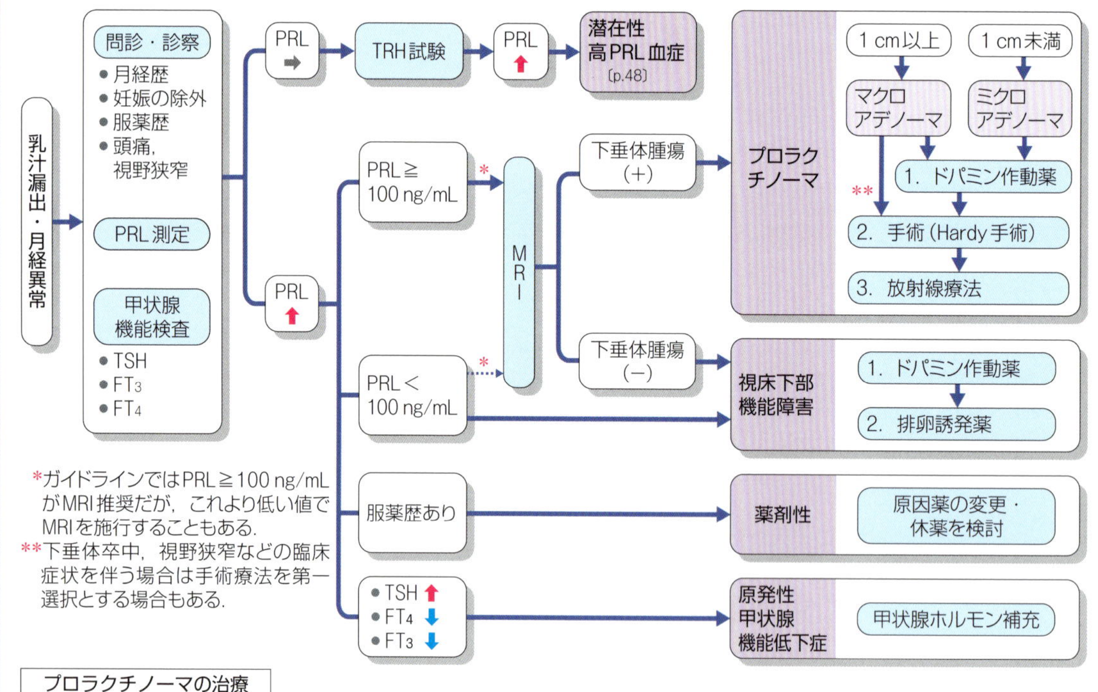

プロラクチノーマの治療

- 他の下垂体腫瘍と異なり，プロラクチノーマに対しては手術よりも薬物療法の方が有効率が高い．
- 放射線療法は，下垂体機能低下症の合併症が多く，手術不能，薬剤無効例に限られる．
- 妊娠中は，ドパミン作動薬を休薬するので，マクロアデノーマの増大の可能性があることに注意する．

●下垂体腺腫：pituitary adenoma ●髄液：spinal fluid ●くも膜下腔：subarachnoid cavity ●内頸動脈（ICA）：internal carotid artery ●くも膜：arachnoid ●硬膜：dura mater ●視交叉：optic chiasm ●視神経：optic nerve ●動眼神経：oculomotor nerve ●滑車神経：trochlear nerve ●外転神経：abducens nerve ●眼神経：ophthalmic nerve ●上顎神経：maxillary nerve ●蝶形骨洞：sphenoidal sinus ●甲状腺刺激ホルモン（TSH）：thyroid stimulating hormone

よくある薬が原因となる

薬剤性高プロラクチン血症

- 高プロラクチン血症をきたす薬剤として，右記のものがある．
- 臨床現場でよく用いられる薬が多く，問診時に薬の服用歴について確認することが重要である．

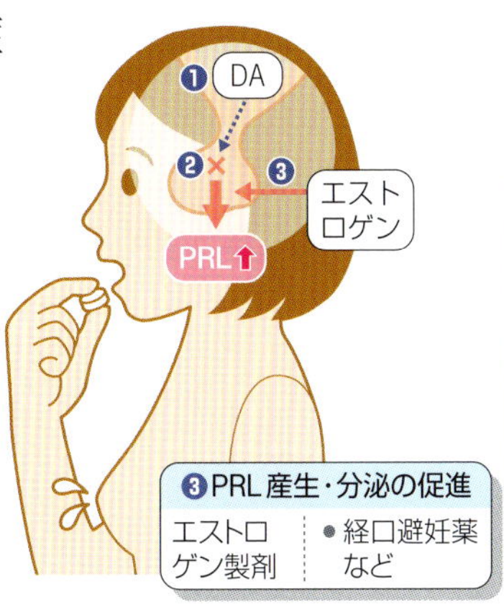

❶ドパミン産生の抑制

降圧薬・循環器薬	●レセルピン ●メチルドパ ●ベラパミル

❷ドパミン受容体の遮断

抗精神病薬	●ハロペリドール ●クロルプロマジン
抗うつ薬	●イミプラミン ●アミトリプチリン ●パロキセチン
制吐薬・抗潰瘍薬	●メトクロプラミド ●ドンペリドン ●スルピリド ●H_2遮断薬（シメチジン，ラニチジンなど）

❸PRL産生・分泌の促進

エストロゲン製剤	●経口避妊薬など

カベルゴリン・テルグリド・ブロモクリプチン

高PRLに対するドパミン作動薬

	❶投与前	❷投与後	薬理作用
プロラクチノーマ	PRL↑	PRL↓	❶PRL産生細胞から発生したプロラクチノーマが多量のPRLを産生する． ❷ドパミン作動薬が腫瘍に直接作用しPRLを低下させる．またドパミン作動薬はプロラクチノーマの増殖を抑制するので腫瘍縮小効果もある．
視床下部機能障害	ドパミン受容体 DA↓ PRL↑	ドパミン作動薬 PRL↓	❶視床下部の機能障害で，PIFであるドパミンが低下し，下垂体前葉でのPRL産生が増加する． ❷ドパミン作動薬が減少したドパミンの代わりにドパミン受容体に結合し，PIFの代わりに働き，PRL産生を抑制する．

- 現在使用されているのは，カベルゴリン，テルグリド，ブロモクリプチンである．3剤とも麦角アルカロイドに分類されるドパミンアゴニストで，ブロモクリプチン，カベルゴリンはパーキンソン病治療薬としても使用される．
- 副作用としては，悪心，嘔吐があり，また，長期服用では心臓弁膜症にも注意を要する．
- ブロモクリプチンは3剤の中で最も早く臨床応用された薬剤である．
- テルグリド，カベルゴリンはブロモクリプチンに比べて悪心，嘔吐などの症状が軽度である．
- カベルゴリンは半減期が長いので週1回の内服でよく，副作用が低率で有効率も高いことから，現在最も使用されている．

低侵襲の手術法

経蝶形骨洞手術（TSS）

- 経蝶形骨洞手術（TSS；Hardy手術）は鼻粘膜下の蝶形骨洞およびトルコ鞍底を開放し，腫瘍を摘出する方法である．
- 片側の鼻腔からアプローチし，内視鏡下に行うのが一般的である．侵襲が小さいため，術後の疼痛や違和感が少ないなどの利点がある．
- トルコ鞍近傍に発生した腫瘍（頭蓋咽頭腫や髄膜腫などを含む）で，鞍内部分の容積の方が鞍上部分よりも大きい，または同等である場合に適応となる．
- 合併症として，（腫瘍と髄液を隔てている）くも膜〔病⑦p.7〕の損傷に伴う髄液漏が生じることがある．

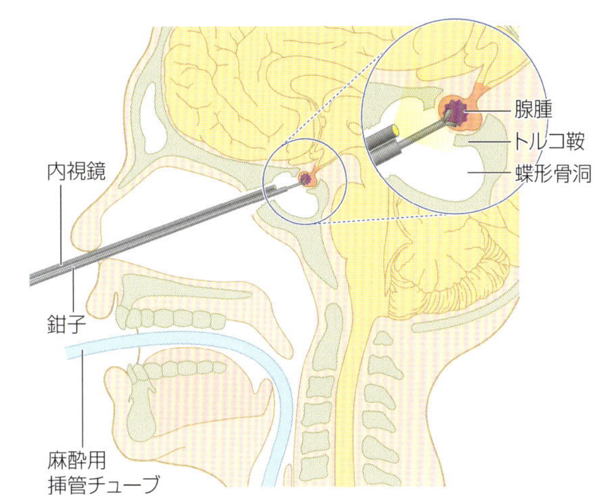

●甲状腺刺激ホルモン放出ホルモン（TRH）：thyrotropin releasing hormone　●遊離サイロキシン（free T_4）：free thyroxine　●薬剤性高プロラクチン血症：drug-induced hyperprolactinemia　●ドパミン作動薬：dopamine agonist　●プロラクチン抑制因子（PIF）：prolactin inhibiting factor　●経蝶形骨洞手術（TSS）：transsphenoidal surgery　●頭蓋咽頭腫：craniopharyngioma　●髄膜腫：meningioma　●トルコ鞍：sella turcica

F50.0
N91.1

神経性やせ症

監修
鈴木 眞理

intro.

神経性やせ症は体重減少性無月経の一種である．やせに逃避することで現実のストレスを回避できるような心理的要因により過度の食事制限をしたため，著しいやせをきたす疾患（心身症）．食行動の異常や精神症状の他，体重減少により無月経をはじめ様々な内分泌・代謝異常を起こす．特に思春期の女性に多くみられるが，最近では発症年齢層の拡大や男性例の増加など，多様化してきている．

MINIMUM ESSENCE

anorexia nervosa

❶好発：**10歳代前半～30歳までの女性** 〈30歳代以下〉

❷標準体重の**－20％以上**のやせがあり， 〈著しいやせ〉

❸**拒食**，または**大食や，隠れ食い**と**排出行為**がみられ， 〈食行動の異常〉
体重増加・肥満に対する極端な恐怖をもち， 〈認知障害（ボディイメージ障害）〉
病識がなく，活動性は高い．

❹徐脈，低血圧，低体温，T_3↓， 〈低代謝状態〉

❺低血糖，脂質異常，汎血球減少，肝機能障害 〈飢餓状態〉

❻**第2度無月経**または**第1度無月経**を認める． 〈エストロゲン↓，プロゲステロン↓〉

❼各種検査にてやせの原因となる器質性疾患がない．

➡ 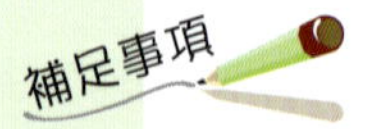 と診断する．

治療 身体面と心理面の両面に対する治療を行う．ある程度の体重回復後に，認知の歪みを修正し，対人関係スキルやコーピングスキル向上を目指す．

1. 栄養面の治療：経口摂取が不可能な場合，経管栄養，経静脈栄養（末梢／中心静脈）
2. 精神面の治療：支持療法，認知行動療法，対人関係療法
3. 無月経の治療：体重回復により改善することが多い．必要に応じてKaufmann療法

補足事項

- 極端な低体重者に栄養療法を開始する際には，必ず血清リン値の測定とリン補充，ビタミンB_1の補充を行い，致死的なrefeeding 症候群（再栄養症候群）〔p.52〕やWernicke脳症の発症を予防する．
- 体重減少後に発症するとは限らず，体重減少よりも前に，心理・身体ストレスから内分泌異常をきたし，無月経を発症する例もみられる．

Words & terms

コーピングスキル 〔p.52〕
ストレスに対し適切に対処する能力．

支持療法 〔p.52〕
患者の苦痛，不自由，不安などの緩和を目的に，治療者が言語的・非言語的サポートをする心理療法の基本的技法の1つ．

認知行動療法 〔p.52〕
心理療法の1つで，認知の歪みを検証することによって認知と行動の変容を促し，当面の問題への効果的な対処の仕方を修得させようとする治療法．

low T_3 syndrome
飢餓，神経性やせ症などに伴い，代謝を抑えるため代謝促進作用をもつT_3濃度が低下する状態．代わりに生理活性をもたないrT_3が上昇する〔病③p.234〕．

再栄養症候群（refeeding症候群） 〔p.52〕
極度の低栄養状態において，栄養を再供給されたときに起こる致死的な代謝異常．急激な炭水化物摂取がインスリン分泌を刺激することにより，P，Kなどが細胞内へ移動して，低リン血症をきたす．リン酸はATP代謝に必要であり，低リン血症により全身の細胞でATPが不足する．また，赤血球の2, 3-DPGの減少により酸素運搬能力が低下し，全身への酸素供給も低下する．この結果，心不全，呼吸不全，中枢神経症状，横紋筋融解症などが引き起こされる．

拒食と過食

中枢性摂食異常症の分類

- 神経性やせ症は，経過中に飢餓の反動による過食が起こることがある．その多くはやせを維持するために自己誘発性嘔吐や下剤の乱用を伴う．

疾患名	体重	過食	排出行為*	病型
神経性やせ症	やせ	なし	なし	制限型
		あり	あり	無茶食い排出型
神経性過食症	正常	あり	なし**	非排出型
			あり	排出型

*排出行為とは自己誘発性嘔吐，下剤・利尿薬の乱用，浣腸の乱用を指す．
**ただし，絶食・過剰な運動などの他の不適切な代償行為を行う．

●神経性やせ症：anorexia nervosa ●支持療法：supportive therapy ●認知行動療法：cognitive behavior therapy ●トリヨードサイロニン（T_3）：triiodothyronine ●飢餓〔状態〕：starvation ●リバーストリヨードサイロニン（rT_3）：reverse triiodothyronine ●体重減少性無月経：amenorrhea due to weight loss ●拒食：food refusal ●過食：overeating ●副腎皮質刺激ホルモン放出ホルモン（CRH）：corticotropin-releasing hormone

未熟なコーピングスキルが原因

精神症状と食行動の異常

- 本症の患者は，やせることでストレスから回避できるような錯覚（疑似安心感）に陥っており，やせを維持したがるため，治療意欲は乏しく，治療への導入には困難を伴う．正しい医学情報に基づいた心理教育を丁寧に行う．
- また，患者は飢餓そのものにより思考力や認知が障害されており，本症から抜け出しにくい状態になっている．

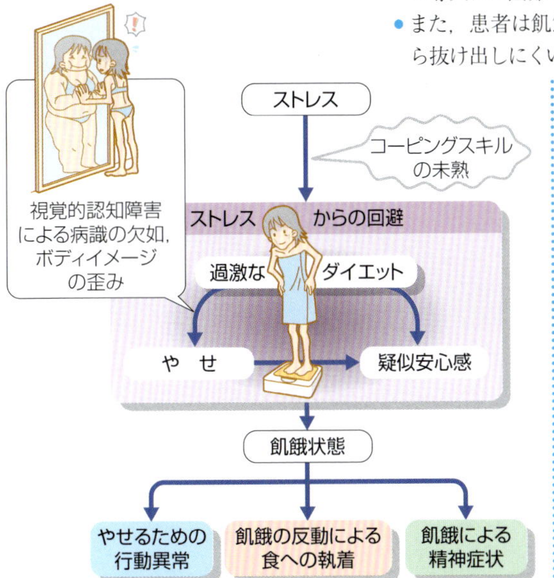

やせるための行動異常
- 少食，偏食，ダイエット食品
- 過活動（ジョギング，縄跳びなど）
- 自己誘発性嘔吐，下剤・利尿薬の乱用

飢餓の反動による食への執着
- 思考や興味，行動が食に関することが多い（調理や料理雑誌・番組を好む，レシピの収集，レストランめぐり）
- 隠れ食い，過食，大量の食品の貯蔵
- 栄養士・調理師を志望する

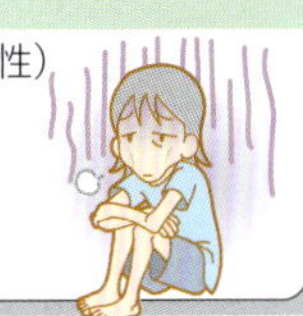

飢餓による精神症状
- 気分の不安定（抑うつ，不安，過敏性）
- 人格の変化，強迫性
- 集中力，判断力の低下
- 不眠
- 病気，やせ，疲れ，空腹の否定

多彩な症状を示す

内分泌・代謝異常

- ストレスや飢餓状態により様々な内分泌異常をきたす．生殖系の変化（無月経など）は早期からみられる身体症状である．

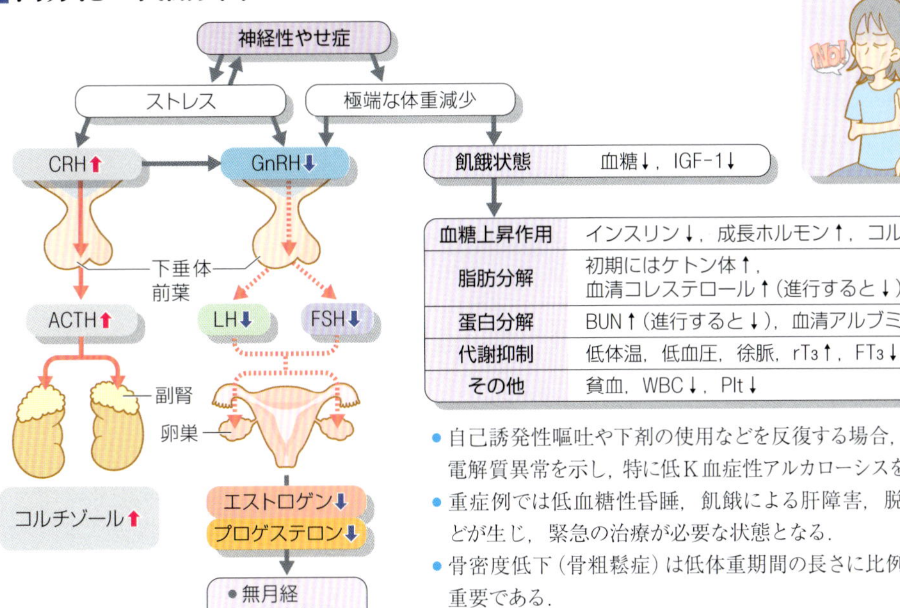

血糖上昇作用	インスリン↓，成長ホルモン↑，コルチゾール↑
脂肪分解	初期にはケトン体↑， 血清コレステロール↑（進行すると↓）
蛋白分解	BUN↑（進行すると↓），血清アルブミン↓
代謝抑制	低体温，低血圧，徐脈，rT_3↑，FT_3↓，レプチン↓
その他	貧血，WBC↓，Plt↓

- 自己誘発性嘔吐や下剤の使用などを反復する場合，脱水および様々な電解質異常を示し，特に低K血症性アルカローシスを呈することが多い．
- 重症例では低血糖性昏睡，飢餓による肝障害，脱水による腎障害などが生じ，緊急の治療が必要な状態となる．
- 骨密度低下（骨粗鬆症）は低体重期間の長さに比例し，後遺症として重要である．
- 数年の低栄養状態では微量元素（Cu，Zn，Se）の欠乏も起こる．

類似疾患との鑑別

- 体重減少と無月経が同時に生じている場合，主に❶単純性体重減少性無月経，❷神経性やせ症，❸下垂体機能低下症が考えられる．❶と❷の鑑別はp.55を参照．❷と❸の鑑別のポイントは，❸ではACTH↓，コルチゾール↓，成長ホルモン↓，また副腎アンドロゲン↓により恥毛・腋毛の脱落が認められることである．❷でのホルモン動態は上図の通りであり，恥毛・腋毛の脱落は一般的には認めない．また，❸では通常❷ほどの重症のやせは呈さない．

- 副腎皮質刺激ホルモン（ACTH）：adrenocorticotropic hormone　● 性腺刺激ホルモン放出ホルモン／ゴナドトロピン放出ホルモン（GnRH）：gonadotropin releasing hormone　● 黄体化ホルモン（LH）：luteinizing hormone　● 卵胞刺激ホルモン（FSH）：follicle stimulating hormone　● インスリン様成長因子（IGF）：insulin-like growth factor　● 血液尿素窒素（BUN）：blood urea nitrogen　● 白血球（WBC）：white blood cell　● 血小板数（Plt）：platelet count　● 成長ホルモン（GH）：growth hormone

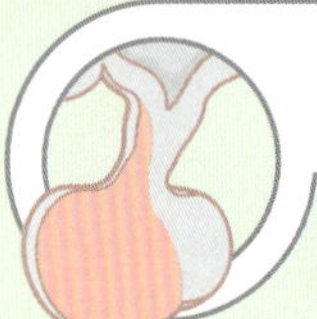

N91.1

単純性体重減少性無月経

監修
鈴木 眞理

intro.

体重減少性無月経から神経性やせ症を除いたものを単純性体重減少性無月経という．ダイエット，スポーツ，環境の変化などの心身のストレスにより急激な体重減少があり，続発性無月経をきたす疾患．神経性やせ症と異なり，食行動の異常や精神症状はなく，病識がある．

MINIMUM ESSENCE

amenorrhea due to weight loss

❶好発：思春期女性
❷標準体重の－15％以上のやせがあり，
❸第２度無月経または第１度無月経を認める．
❹各種検査にてやせの原因となる器質性疾患がない．
➡ **単純性体重減少性無月経** と診断する．

治療

1. 体重回復：標準体重の90％を目標として，適正な食事や運動を指導する．
2. ホルモン療法（HRT）：長期の低エストロゲン状態の時は，骨量測定とともにHRTを行う．
3. 排卵誘発：挙児希望があり排卵障害がある場合は，全身状態が改善したときに行う．

急激な体重減少がきっかけ

単純性体重減少性無月経の発症

- 単純性体重減少性無月経とは，急激な体重減少により排卵と月経にかけるエネルギーが不足し，続発性無月経をきたす病態である．

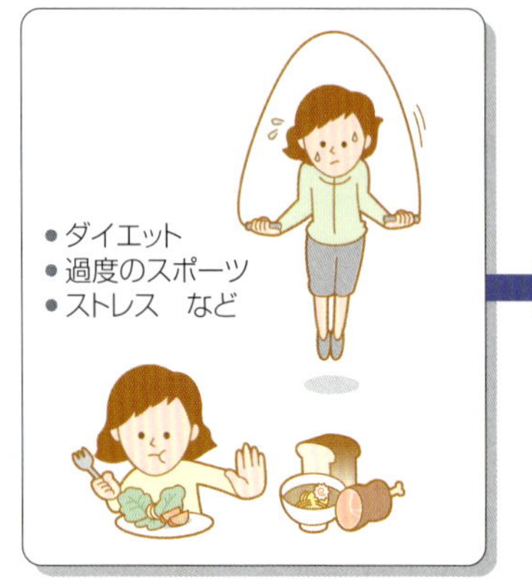

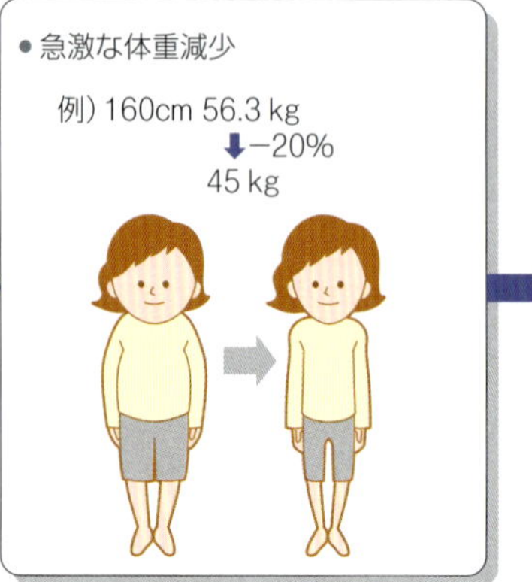

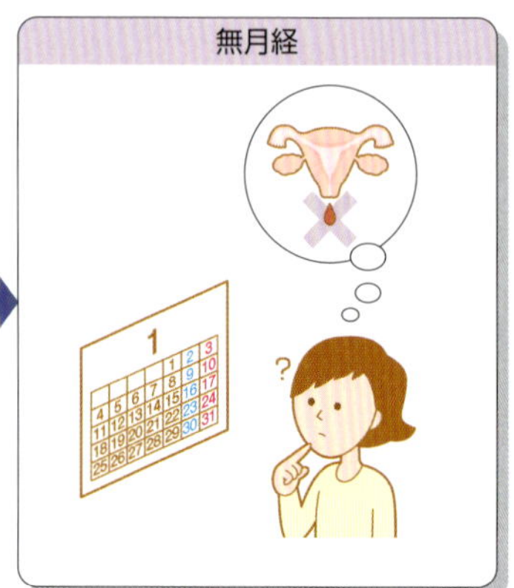

- もともとやせている女性では，体重減少がわずかでも無月経となりうる．
- 一方で，もともと太っている女性は，健康体重であっても，急激な体重減少が認められた場合，無月経となりうる．
- WHOの基準ではBMI 18.5 kg/m^{2}未満を低体重としており，BMI 17 kg/m^{2}未満の場合は専門医に紹介すべきと考えられる．
- 内分泌・代謝異常の機序や所見は神経性やせ症と同じである〔p.53〕．

• 単純性体重減少性無月経：amenorrhea associated with simple weight loss　• 体重減少性無月経：amenorrhea due to weight loss　• 神経性やせ症：anorexia nervosa　• 続発性無月経：secondary amenorrhea　• ホルモン補充療法（HRT）：hormone replacement therapy

病識と体重を増加させる行動があるかどうか

神経性やせ症と単純性体重減少性無月経の比較

- 体重減少を伴う無月経をみたとき，神経性やせ症と単純性体重減少性無月経の鑑別が必要となる．
- 両者の最も重要な鑑別点は，病識と治療意欲の有無である．

	体重減少性無月経	
	神経性やせ症	単純性体重減少性無月経
原　因	●対処困難なストレス要因に対して，やせることでつらい現実から逃れられるような気分になる心理的な疾患．	●慢性消耗性疾患や過剰な運動，過激なダイエット．
病　識	な　し	あ　り
治療意欲	乏しい	あ　り

両者ともダイエットが原因で起こることが多く，内分泌異常の機序や所見も同じですが，肥満恐怖やボディイメージの障害などの精神症状や，食行動の異常がある場合は神経性やせ症であり心身症の扱いとなります．
医師

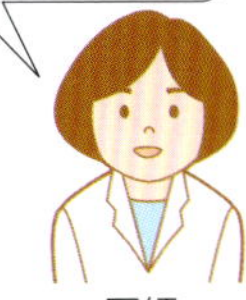

- 多くは第2度無月経をきたすが，軽症であれば第1度無月経をきたす．
- 体重が標準体重の少なくとも85％まで増加すると，無月経が改善することが多い．
- 神経性やせ症では，ストレス要因により体重減少の前から，あるいは同時に無月経になることがある．

Advanced Study

女性アスリートの無月経

- 女性アスリートの健康問題として無月経が起こることは多い．アメリカスポーツ医学会は，無月経，利用可能エネルギー不足，骨粗鬆症を女性アスリートの三主徴と定義している．
- 三主徴の起点はエネルギー不足（BMI 17.5 kg/m^2未満）であり，この状態が続くと単純性体重減少性無月経や骨粗鬆症につながる．

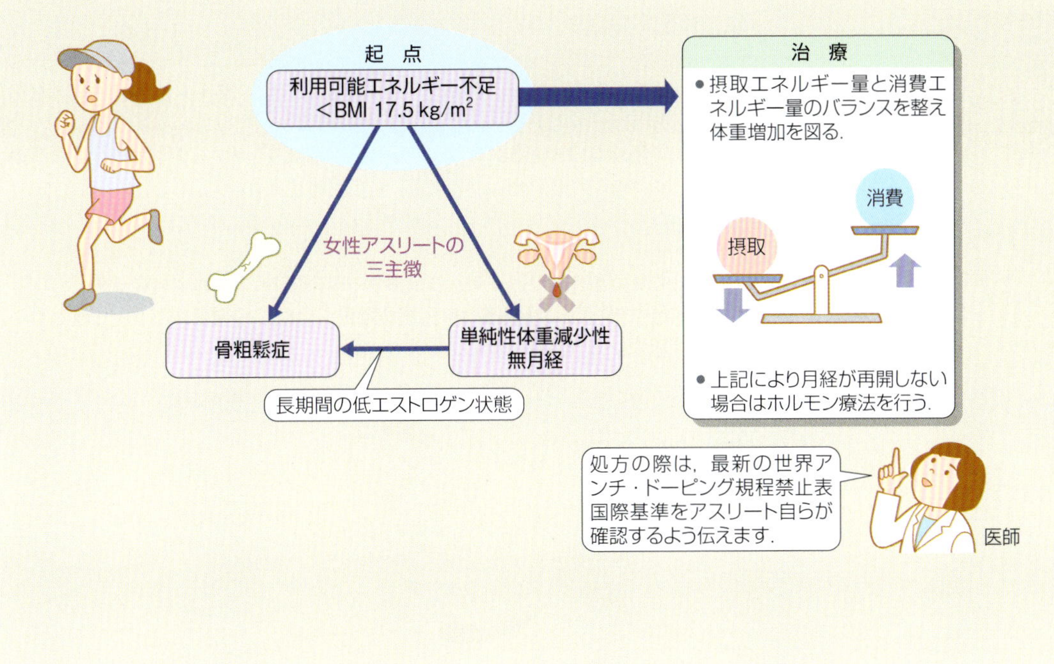

- 肥満指数（BMI）：body mass index　●骨粗鬆症：osteoporosis

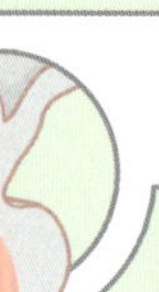

E23.0

Sheehan症候群

監 修
松崎 利也

intro. 分娩時の大量出血によるショックが原因で下垂体の虚血性壊死（血管攣縮，梗塞壊死）が起こり，これによって下垂体前葉機能低下を呈した病態をいう．

MINIMUM ESSENCE　Sheehan syndrome

❶**分娩時大量出血の既往**がある．
❷**第2度無月経**，性器・乳腺萎縮，**やせ**，乳汁分泌低下，恥毛・腋毛の脱落，**易疲労感**，低血糖症状などがみられる．〈下垂体前葉の障害〉
❸基礎体温は低温1相性，血中エストラジオール低値．
❹ACTH↓，TSH↓，LH↓，FSH↓，GH↓，PRL↓などを示す．〈下垂体前葉の障害〉
GnRH試験にて，LH，FSHが低（無）反応を示す．
❺MRI検査にて，トルコ鞍空洞（empty sella）を示すことが多い．
❻低Na血症（ACTH↓），低血糖（ACTH↓），コレステロール高値（TSH↓，GH↓），貧血（TSH↓）

➡ 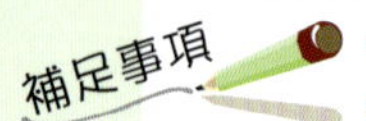 **Sheehan症候群** と診断する．❺がなければ，リンパ球性下垂体炎を考慮する．

治療

1. 甲状腺ホルモン不足に対しては，サイロキシン（T_4）の補充療法
2. 副腎皮質ホルモン不足に対しては，ヒドロコルチゾン（コルチゾール）の補充療法
3. 無月経，更年期様症状に対しては，**Kaufmann（カウフマン）療法**
4. 挙児希望がある場合，hMG製剤を用いた**ゴナドトロピン療法**による排卵誘発法

補足事項
- 乳汁分泌低下を初発症状とすることが多く，次いで乳腺の萎縮を認める．
- TSH↓に伴い続発性甲状腺機能低下症をきたし，またACTH↓に伴い続発性副腎皮質機能低下症をきたす．

分娩時大量出血 臨床像

- 重篤な産科ショックの15%に発症するとされ，成人下垂体機能低下症の6.4%を占める．
- 分娩時管理の進歩により新たな発症例は減少しているが，現在でも全身倦怠感などの不定愁訴や貧血として長期間見逃されていることも少なくない．1,000 g以上の出血例で，発症が報告されている．
- 初発症状としては産褥期の乳汁分泌不全が多く，その後，全身倦怠感，やせ，無月経など，下垂体前葉ホルモン低下による種々の症状を呈する．
- 軽症例では，分娩後の無月経が持続したり，希発月経などの月経異常を呈するだけのこともある．

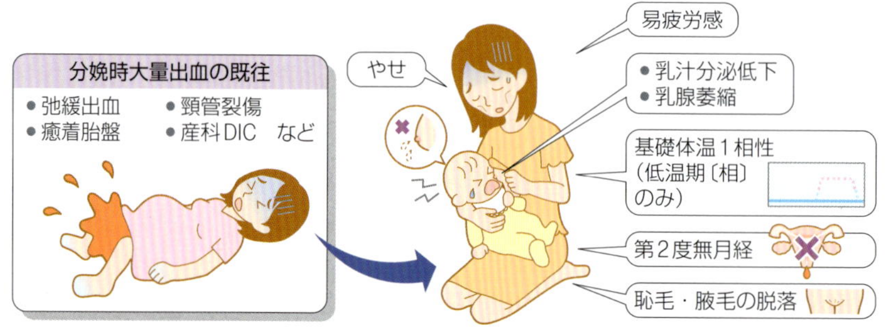

Words & terms

トルコ鞍空洞（empty sella）〔p.56〕
MRIの冠状断および矢状断で撮影した場合，拡大したトルコ鞍内が髄液と同じ信号を発し（T1強調で低信号，T2強調で高信号），トルコ鞍内があたかも空洞に見えることをいう．

トルコ鞍空洞症候群（empty sella症候群）
原発性と続発性に分けられる．原発性は，中年以降の女性に多くみられ，妊娠による下垂体腫大とその後の縮小の繰り返しが原因で鞍上部くも膜がトルコ鞍内に侵入した状態と考えられる．また，先天的な鞍隔膜の形成不全が原因の場合もある．一方，続発性では下垂体腺腫の出血や梗塞，下垂体手術，放射線照射後または薬物療法などが原因となる．

リンパ球性下垂体炎
下垂体前葉ないし後葉（ときに両者）に生じる炎症性疾患．リンパ球浸潤を伴い，自己免疫の関与が示唆されている．前葉炎は妊娠・出産時に発症することが多い．後葉炎は中枢性尿崩症の原因となる．画像上で下垂体腺腫と鑑別が難しく，また，本症の約9割は女性であり，そのうち7割は妊娠・分娩に関連して発症するため，Sheehan症候群との鑑別も必要である．軽度の高PRL血症を呈する点がSheehan症候群と異なる．治療にはグルココルチコイドを用いる．MRI検査では下垂体は腫大しているが経過によってトルコ鞍空洞を呈する場合がある．

•トルコ鞍空洞：empty sella　•分娩：delivery／labor　•下垂体前葉機能低下症：hypopituitarism　•第2度無月経：amenorrhea second grade　•乳腺萎縮：mastatrophy　•1相性の：uniphasic　•副腎皮質刺激ホルモン（ACTH）：adrenocorticotropic hormone　•甲状腺刺激ホルモン（TSH）：thyroid stimulating hormone　•黄体化ホルモン（LH）：luteinizing hormone

分娩時の出血によって引き起こされる
発生機序

- 以下のような機序によってSheehan(シーハン)症候群は発症すると考えられている．

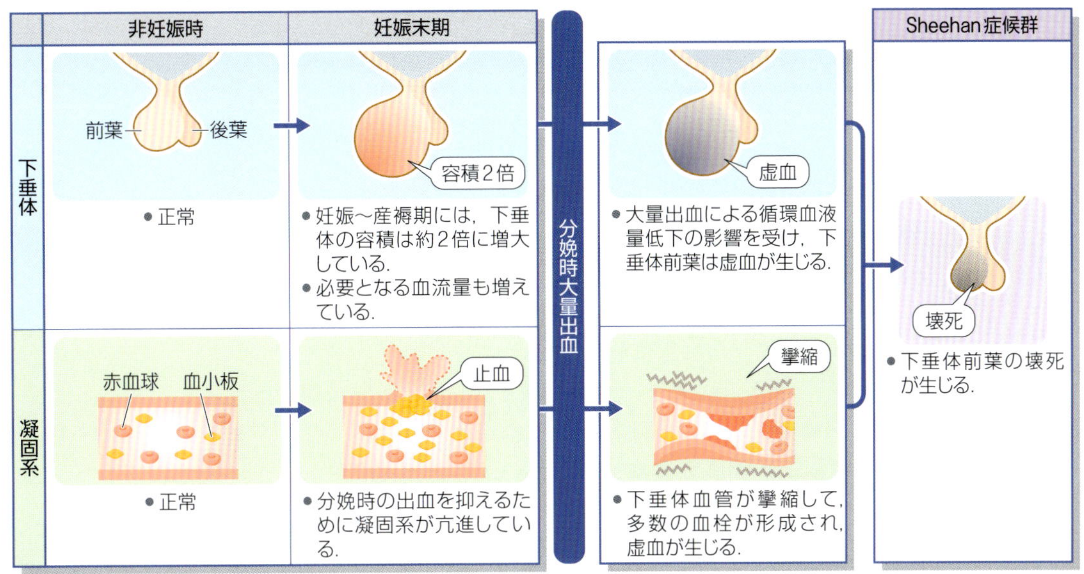

下垂体前葉機能が全般的に低下する
病態生理

- Sheehan症候群は，下垂体前葉機能低下症の一病態である〔病③p.194〕．
- 下垂体前葉機能障害の程度により，症状は様々である．
- 障害が軽度の場合，乳汁分泌低下，腋毛・恥毛の脱落，第2度無月経にとどまるが，重症例では，甲状腺，副腎機能の障害により無気力，易疲労感などがみられ，ホルモン補充療法を行わないと生命に関わることもある．
- Sheehan症候群では，LH・FSHの両方が低下しているので，ゴナドトロピン療法を行う場合は，FSH製剤ではなく，LH作用ももつhMG製剤を使用する．

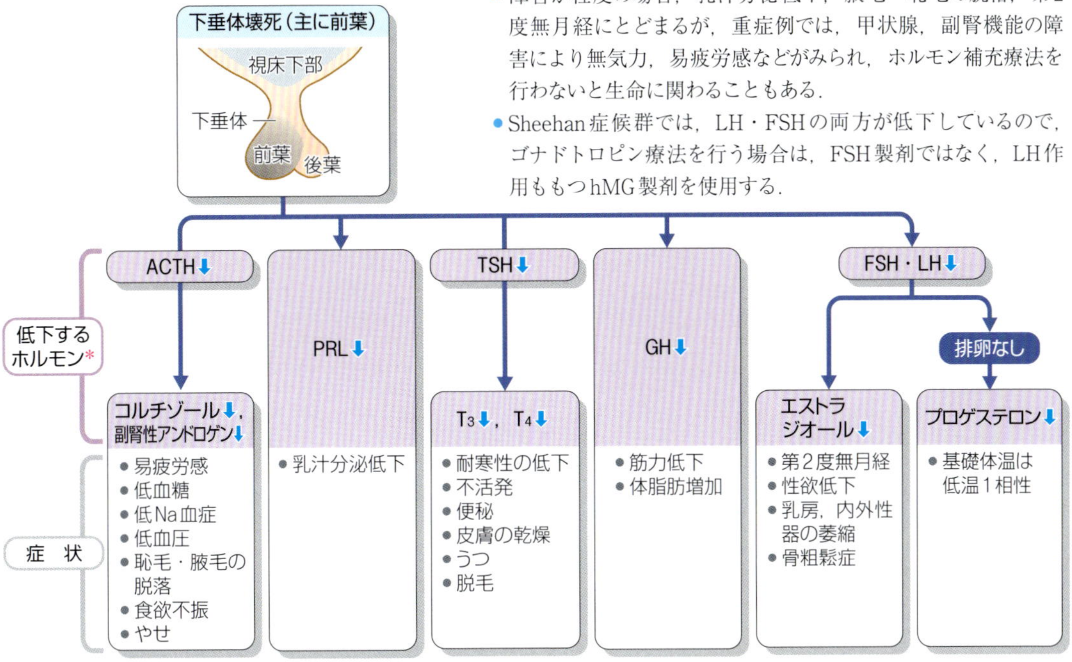

下垂体壊死（主に前葉）

視床下部
下垂体
前葉
後葉

	ACTH↓	PRL↓	TSH↓	GH↓	FSH・LH↓	
低下するホルモン*	コルチゾール↓，副腎性アンドロゲン↓	PRL↓	T3↓，T4↓	GH↓	エストラジオール↓	排卵なし → プロゲステロン↓
症状	•易疲労感 •低血糖 •低Na血症 •低血圧 •恥毛・腋毛の脱落 •食欲不振 •やせ	•乳汁分泌低下	•耐寒性の低下 •不活発 •便秘 •皮膚の乾燥 •うつ •脱毛	•筋力低下 •体脂肪増加	•第2度無月経 •性欲低下 •乳房，内外性器の萎縮 •骨粗鬆症	•基礎体温は低温1相性

*全てのホルモンがそろって低下するとは限らない．

• 卵胞刺激ホルモン(FSH)：follicle stimulating hormone • 成長ホルモン(GH)：growth hormone • プロラクチン(PRL)：prolactin • サイロキシン(T4)：thyroxine • 排卵誘発：ovulation induction • 虚血：ischemia • 攣縮：spasm • 壊死：necrosis • ヒト閉経後尿性ゴナドトロピン(hMG)：human menopausal gonadotropin

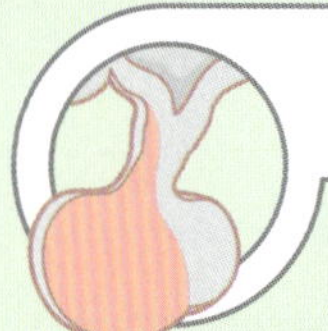

E28.2

多嚢胞性卵巣症候群(PCOS)

監修
松崎 利也

intro.

両側卵巣の多嚢胞性腫大に何らかの月経異常，不妊を伴い，内分泌検査でLH高値を特徴とする内分泌疾患をいう．

Words & terms

Stein−Leventhal症候群（スタイン レベンタール）
PCOSの前身とも言える疾患概念であり，1935年に，SteinとLeventhalが両側卵巣の多嚢胞状腫大，無月経，不妊，男性型多毛，肥満を有する症例として報告した．その後，診断基準の変遷を経て現在のPCOSの概念となった．

卵巣楔状切除術（らんそうけつじょうせつじょじゅつ）
PCOSの両側の卵巣を楔状に切除する術式．以前は主流であったが，術後癒着，残存卵巣萎縮などから行われなくなった．近年は，同様の効果を有する腹腔鏡下卵巣開孔術(多孔術)〔LOD〕が行われている．

MINIMUM ESSENCE

PCOS : polycystic ovary syndrome

❶**月経異常**(無月経，**希発月経**，無排卵周期症)，**不妊など**を主訴に来院．〈月経異常〉
❷**多毛**，にきび，声の低音化，陰核肥大，〈男性化徴候〉
肥満を呈する．〈インスリン抵抗性〉
❸内分泌検査にて，**LH↑**，**FSH→**，〈LH/FSH比上昇〉
GnRH試験にて，**LH↑↑**，**FSH→**，
エストロン(E_1)↑，エストラジオール(E_2)→．〈E_1/E_2比上昇〉
血中**テストステロン**↑または血中**アンドロステンジオン**↑，〈アンドロゲン上昇〉
❹無月経の場合，ゲスターゲン試験にて，**第1度無月経**である．
❺超音波検査にて，小卵胞を多数(少なくとも一方で10個以上)認める．〈ネックレスサイン〉
➡ **多嚢胞性卵巣症候群(PCOS)** と診断する．

治療 薬物療法と手術療法があるが，挙児希望の有無により治療は異なる．

1. 挙児希望の有無にかかわらず，肥満(BMI≧25)がある場合は，まず**減量**．
2. 挙児希望がある場合
   a. 薬物療法：排卵誘発法
   ①**クロミフェン療法**(第一選択)　②ゴナドトロピン療法
   ※クロミフェン無効で，インスリン抵抗性上昇例にはメトホルミン併用
   b. 手術療法：腹腔鏡下卵巣開孔術(多孔術)〔LOD〕
3. 挙児希望がない場合
   月経異常に対して**Holmstrom療法**（ホルムストロム），
   多毛・にきびに対して低用量エストロゲン・プロゲスチン配合薬(LEP)

月経異常，LH↑，FSH→

症状・所見

- 患者の多くは初経時より希発月経などの月経周期異常がみられる〔p.26〕．
- 生殖年齢女性の5～8%と高率に存在する．日本では月経異常や不妊を訴える患者の中から発見され，排卵障害患者の多数を占める．

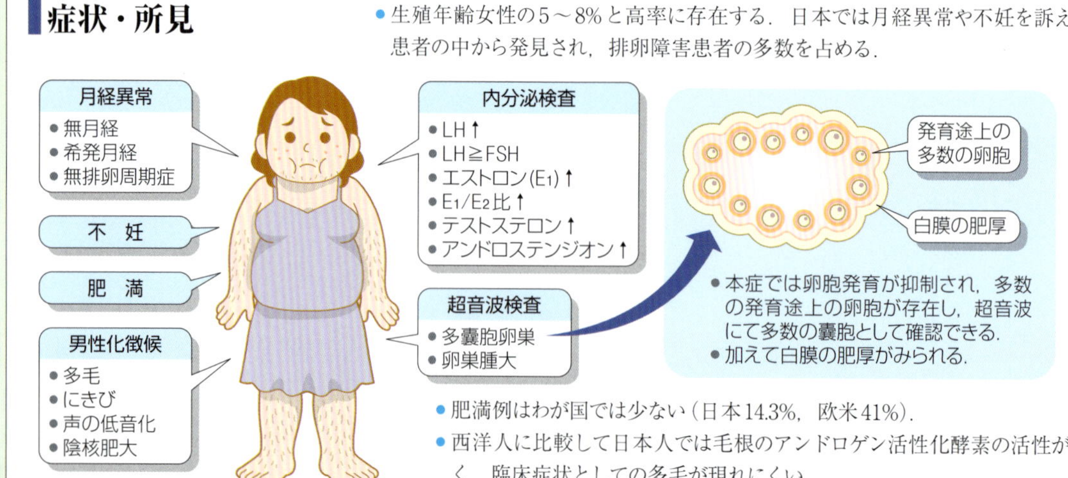

- 肥満例はわが国では少ない(日本14.3%，欧米41%)．
- 西洋人に比較して日本人では毛根のアンドロゲン活性化酵素の活性が低く，臨床症状としての多毛が現れにくい．

●多嚢胞性卵巣症候群(PCOS)：polycystic ovary syndrome　●腹腔鏡下卵巣開孔術／腹腔鏡下卵巣多孔術(LOD)：laparoscopic ovarian drilling　●多毛：hypertrichosis　●にきび：acne　●陰核肥大：clitoral hypertrophy　●肥満：obesity　●黄体化ホルモン(LH)：luteinizing hormone　●卵胞刺激ホルモン(FSH)：follicle stimulating hormone　●エストロン(E_1)：estrone　●エストラジオール(E_2)：estradiol　●テストステロン：testosterone　●アンドロステンジオン：androstenedione　●肥満指数(BMI)：body mass index

複数の病因が影響

PCOSの病態（仮説）

- 胎生期に卵巣の莢膜細胞からアンドロゲンが過剰に産生されることがPCOSの中心病態であるという仮説（アンドロゲン曝露説）が提唱されている．
- アンドロゲン産生過剰には，莢膜細胞自体の異常の他にも，肥満，インスリン抵抗性なども関わり，これらが悪循環を形成してアンドロゲン過剰を助長する．
- それぞれの病因は，患者一人一人様々な程度で関与しており，それぞれの患者での病態を把握することが適切な治療につながる．

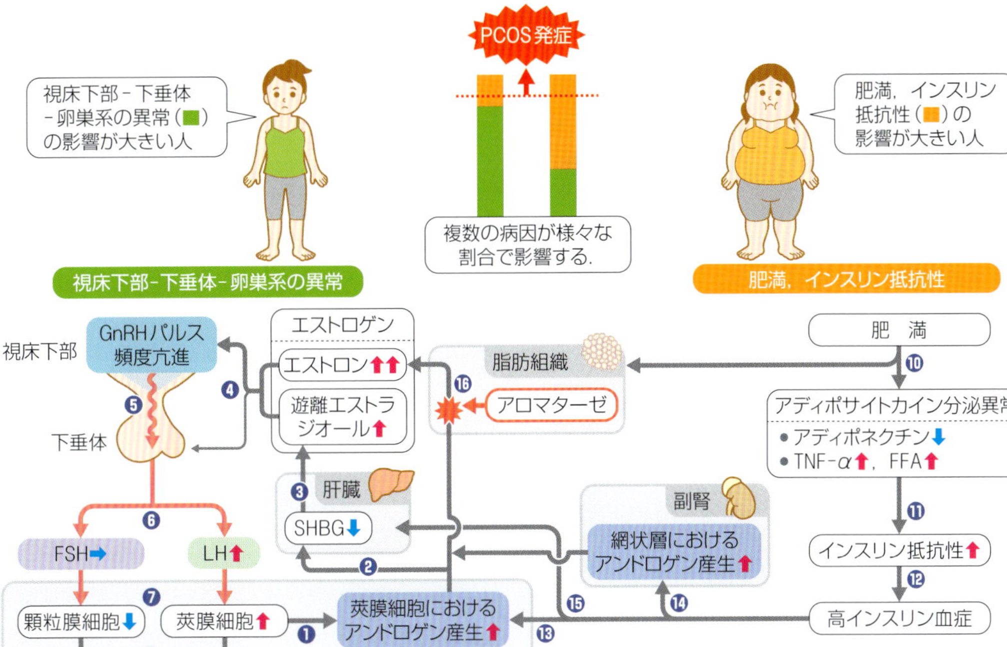

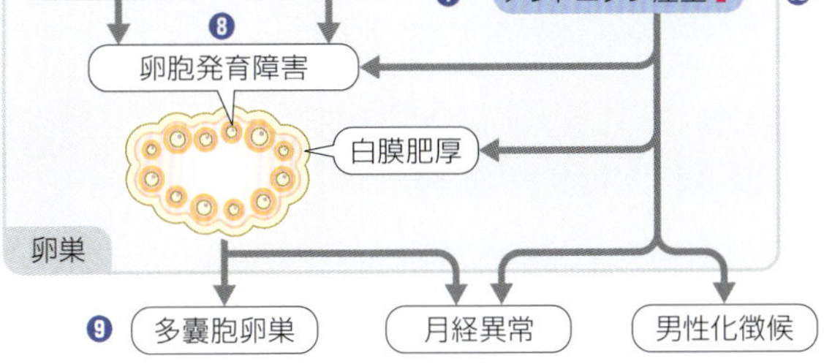

PCOS発症
視床下部－下垂体－卵巣系の異常（■）の影響が大きい人
複数の病因が様々な割合で影響する．
肥満，インスリン抵抗性（■）の影響が大きい人
視床下部－下垂体－卵巣系の異常
肥満，インスリン抵抗性

視床下部
GnRHパルス頻度亢進
下垂体
エストロゲン
エストロン↑↑
遊離エストラジオール↑
脂肪組織
アロマターゼ
肝臓
SHBG↓
副腎
網状層におけるアンドロゲン産生↑
肥満
アディポサイトカイン分泌異常
• アディポネクチン↓
• TNF-α↑，FFA↑
インスリン抵抗性↑
高インスリン血症
FSH→
LH↑
顆粒膜細胞↓
莢膜細胞↑
莢膜細胞におけるアンドロゲン産生↑
卵胞発育障害
白膜肥厚
卵巣
多嚢胞卵巣
月経異常
男性化徴候

- PCOSでは，図のような病態により引き起こされる特徴的な臨床徴候に加えて，プロゲステロン分泌を伴わないエストロゲン過剰（unopposed estrogen）による子宮体癌リスクの上昇や，メタボリックシンドローム，心血管疾患，脂肪肝のリスク上昇のように，長期的に疾患リスクを上昇させる側面もある．

❶莢膜細胞でアンドロゲンが過剰に産生される．
❷アンドロゲンは，肝臓での性ホルモン結合グロブリン（SHBG）産生を低下させる．
❸SHBGが低下すると生理活性を示す遊離エストラジオール（E_2）が上昇する．
❹総和として上昇したエストロゲン（脂肪組織での芳香化も関与する）は，個々の卵胞発育にマッチしない排卵前期（LHサージの前）類似の異常なフィードバックを非周期的に中枢（視床下部弓状核キスペプチンニューロン）へ送り続ける．
❺異常なフィードバックにより，視床下部でのGnRHパルス頻度が亢進する．
❻GnRHパルス頻度が亢進すると，下垂体からのゴナドトロピン分泌はLH優位となる．
❼FSH作用の不足により顆粒膜細胞は増殖が妨げられ，LHの過剰作用により莢膜細胞は増生し，さらにアンドロゲン産生を増加させるという悪循環が形成される．
❽莢膜細胞増加，顆粒膜細胞増殖障害，アンドロゲン過剰作用により，卵胞発育が障害される．
❾アンドロゲン過剰，卵胞発育障害により，多嚢胞卵巣，月経異常，男性化徴候といった臨床像が形成される．

❿肥満は脂肪組織のアディポサイトカイン分泌異常を起こす．
⓫アディポサイトカイン分泌異常はインスリン抵抗性を発現する．
⓬インスリン抵抗性が発現すると，代償性に血中インスリン値が上昇する．
⓭インスリンは莢膜細胞でのアンドロゲン産生を促進する．
⓮副腎ではインスリンによりP450c17が発現し，アンドロゲン産生が亢進する．
⓯インスリンは，肝臓でのSHBG産生を低下させる．
⓰肥満により脂肪組織が増加し，アンドロゲン（アンドロステンジオン）からエストロン（E_1）への芳香化が亢進する．

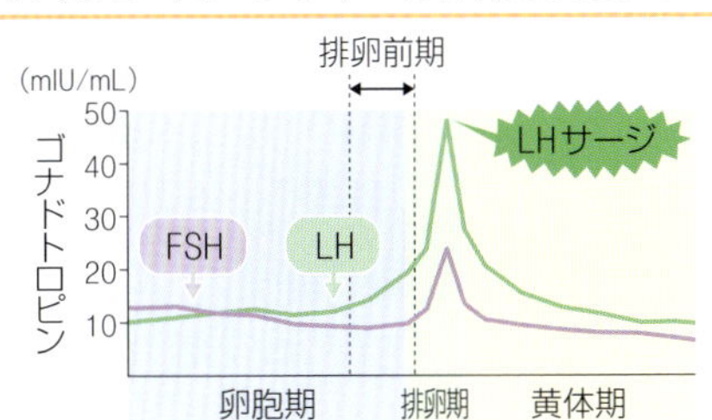

• 排卵誘発：ovulation induction • 莢膜細胞：theca cell • インスリン抵抗性：insulin resistance • 視床下部：hypothalamus • 下垂体：pituitary gland • 卵巣：ovary • 性腺刺激ホルモン放出ホルモン／ゴナドトロピン放出ホルモン（GnRH）：gonadotropin releasing hormone • 性ホルモン結合グロブリン（SHBG）：sex hormone binding globulin • 顆粒膜細胞：granulosa cell • アディポサイトカイン：adipocytokine • 腫瘍壊死因子α（TNF-α）：tumor necrosis factor-α • 遊離脂肪酸（FFA）：free fatty acid

3つのポイント

診断

- 日本産科婦人科学会による診断基準（2007年）に基づいて診断する．
- PCOSと類似の病態を示すものを除外する．

診断基準

❶月経異常
（無月経，希発月経，無排卵周期症）
❷多嚢胞卵巣
❸血中男性ホルモン高値または
LH基礎値高値かつFSH基礎値正常

❶～❸全てを満たすものを
PCOSと診断する．

鑑別すべき疾患

- 単純性肥満症
- Cushing（クッシング）症候群
- 副腎酵素異常
- 体重減少性無月経の回復期
- 副腎，卵巣のアンドロゲン産生腫瘍
- 莢膜細胞増殖症
- 高プロラクチン血症

診断と病態の把握

検査

- PCOSを疑ったら，診断基準に挙げられた項目の検査を行う．
- さらに，病態把握のための検査を行い，治療方針を決定する．

	検査項目	所　見
診断のため必須の検査	超音波検査	多嚢胞性変化
	男性ホルモン（テストステロン，遊離テストステロン，アンドロステンジオンのいずれか）	↑
	LH	↑
	FSH	基礎値正常，LH/FSH比↑
その他の内分泌検査	• エストラジオール（E_2） • エストロン（E_1）	• E_1↑ • E_1/E_2比↑
	プロラクチン*（高PRL血症の除外）	様々
	GnRH試験（LHRH試験）	• LH過剰反応 • FSH正常反応

*PCOSでは，PIFであるドパミン活性が低下し，PRLが上昇することがある〔p.48〕．

	検査項目	意　義
治療方針決定のための検査	BMI	BMI≧25はまず減量
	インスリン抵抗性	上昇例ではメトホルミンが有効
	ゲスターゲン試験	無月経の重症度

- PCOSでは，無排卵によるプロゲステロン分泌を伴わない恒常的なエストロゲン刺激（unopposed estrogen）〔p.162〕が子宮体癌（子宮内膜癌）のリスクを高めるため，これに対する検査も行う．

ネックレスサインが特徴的

経腟超音波像

- 卵巣実質内に多発する小嚢胞を認める．
- 少なくとも一方の卵巣で，2～9 mmの嚢胞状の卵胞が10個以上認めることが判定基準である．
- 半数弱の症例で，卵巣の腫大を認める．

ネックレスサイン

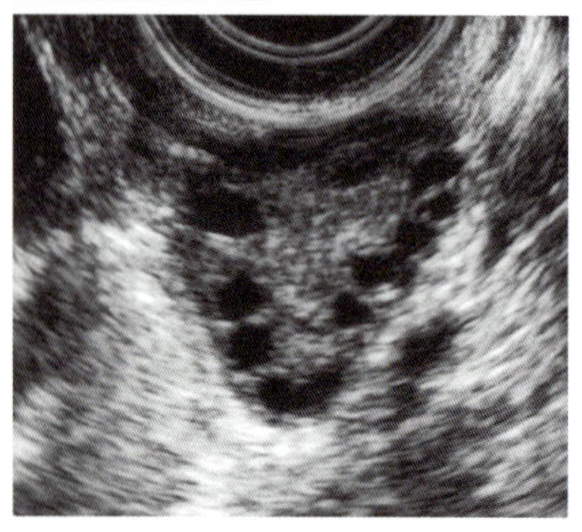

- 卵巣白膜の下に多数の嚢胞状になった卵胞が並ぶ．

LHの過剰反応

GnRH試験（LHRH試験）

- 多嚢胞性卵巣症候群ではGnRHの負荷〔p.12，42〕により，LHのみが過剰反応，FSH分泌は正常反応である．この現象は本症に特徴的なものである．基準値で判断できるため，実施されることが少なくなっている．

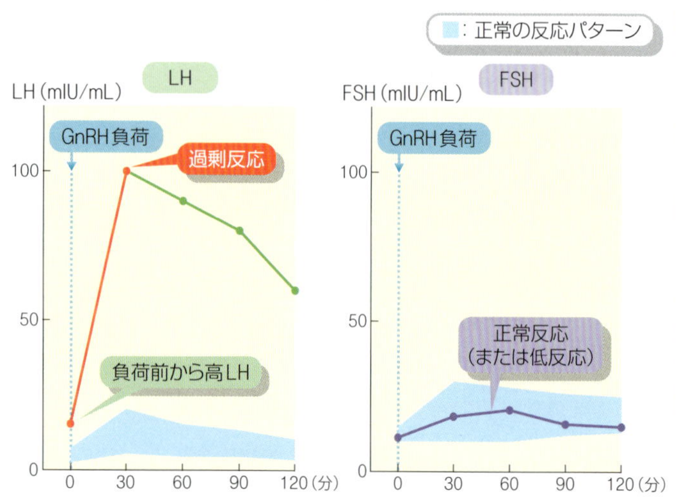

• 多嚢胞性卵巣症候群（PCOS）：polycystic ovary syndrome　• 黄体化ホルモン（LH）：luteinizing hormone　• 卵胞刺激ホルモン（FSH）：follicle stimulating hormone　• 性腺刺激ホルモン放出ホルモン／ゴナドトロピン放出ホルモン（GnRH）：gonadotropin releasing hormone　• 黄体化ホルモン放出ホルモン（LHRH）：luteinizing hormone releasing hormone　• プロラクチン抑制因子（PIF）：prolactin inhibiting factor　• プロラクチン（PRL）：prolactin　• 肥満指数（BMI）：body mass index

挙児希望の有無により方針が異なる
治療のながれ

- 挙児希望の有無，肥満の有無により分類された治療指針が示されている．
- 本症はメタボリックシンドローム，心血管疾患，脂肪肝などの危険因子であり，予防医学的な指導と管理も必要である．

❶挙児希望患者では，排卵の正常化，妊娠を目標とする．挙児希望のない場合でも，子宮内膜増殖症，子宮体癌リスク上昇を回避するため，ホルモン療法を行う．

❷肥満（BMI≧25）の患者はまず減量を行う．減量により，臨床症状の改善，排卵率改善が得られる．

❸PCOSではエストロゲンは過剰状態にあることが多いので，ホルモン療法としてはゲスターゲンだけ投与するHolmstrom療法を行う．低用量エストロゲン・プロゲスチン配合薬（LEP）は，ゴナドトロピン分泌を抑制し，卵巣でのアンドロゲン産生を低下させるので，多毛，にきびなどの症状軽減効果を目的として用いる場合がある．

❹無月経のPCOS患者の8～9割は第1度無月経で，第一選択はクロミフェン療法である*.

❺肥満，耐糖能異常，インスリン抵抗性のいずれかを有する症例では，ビグアナイド系インスリン抵抗性改善薬であるメトホルミンを併用すると，排卵妊娠率が改善する．ただし催奇形性が完全には否定できないため，妊娠が判明した段階で中止することが原則である．

❻PCOS患者は，ゴナドトロピン療法を行うと多数の卵胞が同時に発育し，卵巣過剰刺激症候群（OHSS）や多胎妊娠を発生しやすいので注意する．これらのリスクを下げるため，hMG製剤ではなく，LH作用のないFSH製剤を選択し，できるだけ少量で治療する（FSH低用量漸増療法）．

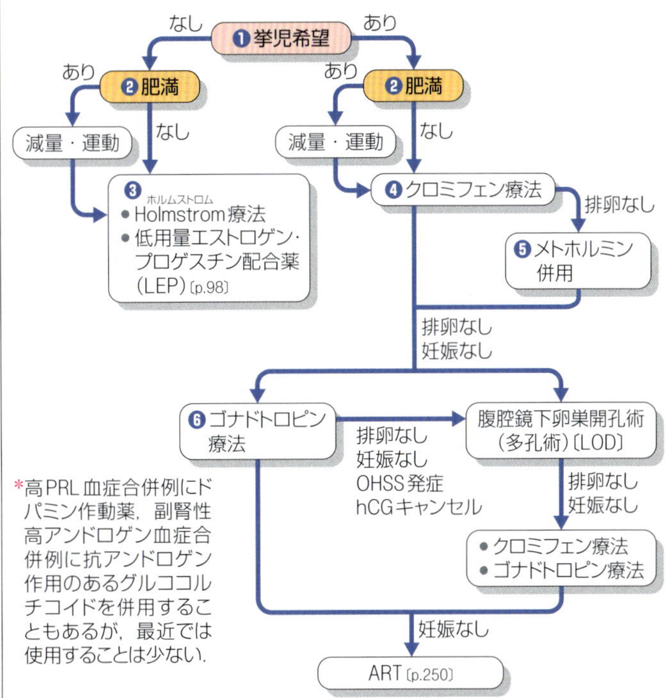

*高PRL血症合併例にドパミン作動薬，副腎性高アンドロゲン血症合併例に抗アンドロゲン作用のあるグルココルチコイドを併用することもあるが，最近では使用することは少ない．

日本産科婦人科学会 生殖・内分泌委員会報告「本邦における多嚢胞性卵巣症候群の治療法に関する治療指針作成のための小委員会」報告．日本産科婦人科学会雑誌 2009；61（3）：902 より改変

ゴナドトロピン療法と同等の効果が得られる
腹腔鏡下卵巣開孔術（多孔術）〔LOD〕

- 電気メス，レーザーメスなどで，卵巣皮質に穴を開け（3～5 mmの深さで10～30ヵ所），術後の自然排卵の回復を期待する．
- 排卵回復率，妊娠率ともにゴナドトロピン療法と同等である（排卵率70～100%，妊娠率40～80%）．
- LODを施行した後，排卵に至らずゴナドトロピン療法を行う場合でも，OHSSや多胎のリスクが軽減する．
- 手術に伴う一般リスクがある，効果が永久的でないケースが一部ある（術後1～2年で再発）といったデメリットがあり，まれではあるが早発卵巣不全（POF）〔p.103〕の原因にもなる．
- ゴナドトロピン療法無効例，OHSS発症例（ハイリスク含む）などが適応となる．

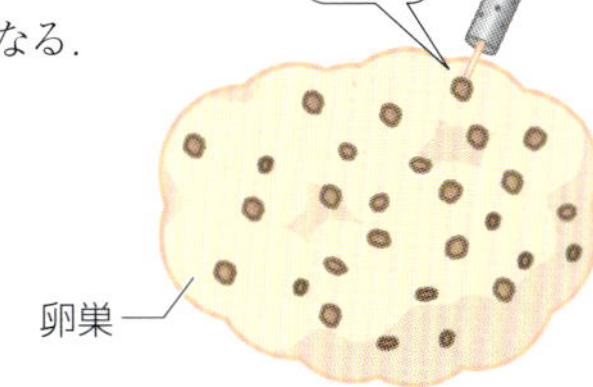

oyster ovary

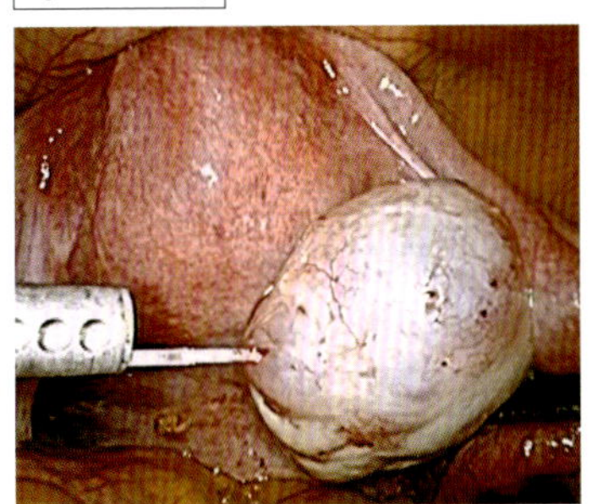

- 卵巣白膜が肥厚しており，外観は牡蠣の殻のようにみえる（oyster ovary）．

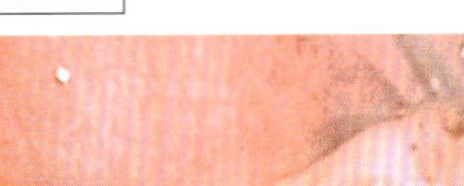

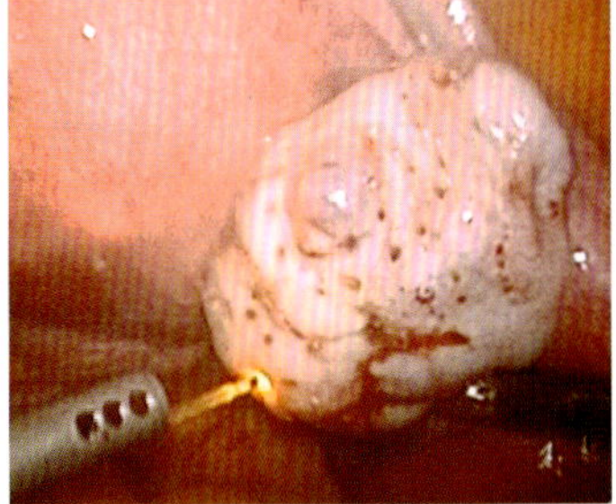

- 卵巣表層をところどころ焼灼している．

LODの治療効果の機序は，単純に孔を開けるとそこから排卵されやすくなるというものではありません．卵巣にダメージを与えると，アンドロゲン産生が低下し，性ステロイドホルモンによる中枢への異常なフィードバックが解除されることが一因と考えられています．

婦人科医

- 耐糖能異常（IGT）：impaired glucose tolerance
- 卵巣過剰刺激症候群（OHSS）：ovarian hyperstimulation syndrome
- ヒト閉経後尿性ゴナドトロピン（hMG）：human menopausal gonadotropin
- 低用量エストロゲン・プロゲスチン配合薬（LEP）：low dose estrogen progestin
- 腹腔鏡下卵巣開孔術／腹腔鏡下卵巣多孔術（LOD）：laparoscopic ovarian drilling
- 生殖補助技術／生殖補助医療（ART）：assisted reproductive technology
- 早発卵巣不全（POF／POI）：primary ovarian failure／primary ovarian insufficiency

性腺・性器の発生と分化

監修
緒方 勤

性腺・性器の発生と分化

*SRY*がなければ未分化性腺は卵巣へと分化する
性腺・内性器の発生過程

- 生物学的な性の分化には染色体，性腺，性器の各過程がある.
- 遺伝的性は受精時の性染色体の構成で決定される.
- 性腺は胎生（発生）6週頃までは卵巣・精巣どちらにも分化できる未分化性腺として存在する〔病⑩p.13〕.

性染色体の構成

遺伝的女性	遺伝的男性
XX	XY（*SRY*）
女性	男性

性腺・内性器の分化

❶遺伝的男性（XY）ではY染色体上の*SRY*の存在により，未分化性腺は胎生7週頃に精巣へと分化する．遺伝的女性（XX）では*SRY*が存在しないため，未分化性腺は卵巣へと分化する.

❷❸未分化性腺の傍にはWolff管とMüller管があり，Wolff管は男性の内性器に分化し，Müller管は女性の内性器に分化する．精巣のSertoli細胞から分泌されるMISはMüller管の退縮を，Leydig細胞から分泌されるテストステロンはWolff管の分化を促す.

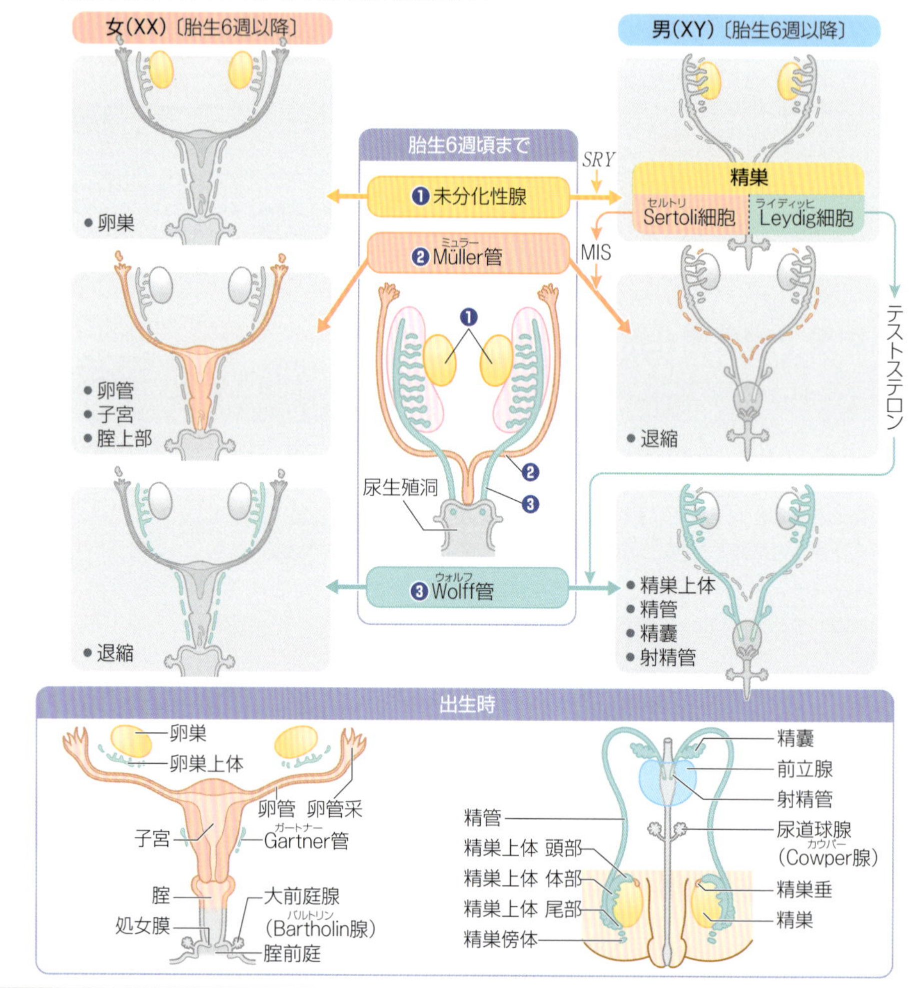

Words & terms

性染色体 〔p.62〕
ヒトの性染色体にはXとYがあり，この組み合わせによって遺伝的性が決定される．遺伝的な性では，X染色体を2本もつものを女性といい，X染色体とY染色体を1本ずつもつものを男性という.

***SRY*（性決定遺伝子Y）** 〔p.62〕
Y染色体上に存在する精巣決定因子で，胎児期の未分化性腺が精巣に分化するように決定づける．男性化への分化を促すスイッチの役目をもつ.

Müller管（中腎傍管） 〔p.62〕
胎生期早期に男女ともにみられる構造で，尿生殖堤の外側部あたりの体腔上皮が陥入して生じる．女性では，卵管，子宮，腟上部に分化するが，男性では精巣から分泌されるMISの作用で退縮する.

Wolff管（中腎管） 〔p.62〕
胎生期早期に男女ともにみられる構造で，前腎から生じ，中間中胚葉の外側を下行し，総排泄腔にまで達する．男性ではテストステロンの影響により，精巣上体，精管，精嚢，射精管に分化するが，女性では退縮する.

MIS（Müller管退縮物質） 〔p.62〕
胎児精巣のSertoli細胞から分泌され，Müller管の退縮を起こす因子．MIF（Müller管抑制因子）ともいう.

アンドロゲン 〔p.63〕
デヒドロエピアンドロステロン（DHEA），アンドロステンジオン，テストステロン，ジヒドロテストステロン（DHT）など男性ホルモン活性を有するホルモンの総称．DHTは，アンドロゲンの中で最も強力な男性ホルモン作用をもつ.

- 性腺：sexual gland
- 性器：sex organ
- 性染色体：sex chromosome
- 性決定遺伝子Y（*SRY*）：sex determining region Y
- Müller管：Müllerian duct
- Wolff管：Wolffian duct
- Müller管退縮物質（MIS）：Müllerian inhibiting substance
- Müller管抑制因子（MIF）：Müllerian inhibiting factor
- デヒドロエピアンドロステロン（DHEA）：dehydroepiandrosterone
- ジヒドロテストステロン（DHT）：dihydrotestosterone
- 未分化性腺：indifferent gonad

DHTの有無で男性型か女性型かが決まる

外性器の発生過程

- 性腺の性の決定とともに，胎生8週頃から性差が生じてくる（外性器の性が決定される）〔病⑩p.25〕.

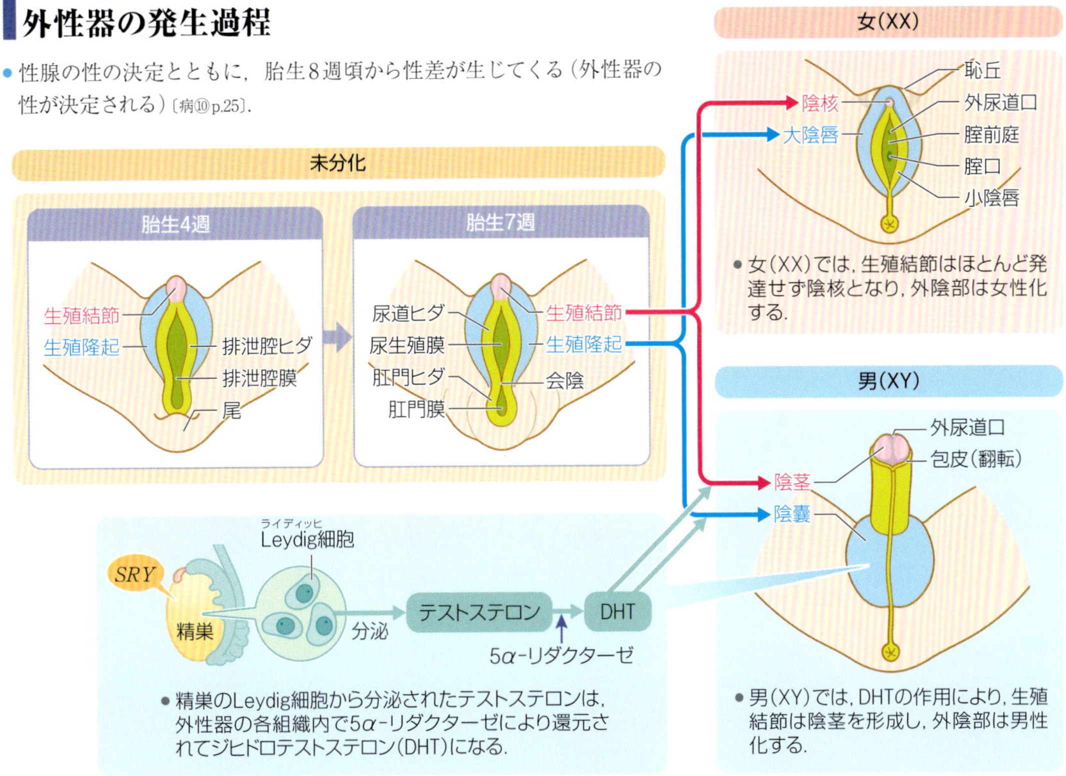

未分化
胎生4週
生殖結節
生殖隆起
排泄腔ヒダ
排泄腔膜
尾
胎生7週
尿道ヒダ
尿生殖膜
肛門ヒダ
肛門膜
生殖結節
生殖隆起
会陰
女(XX)
恥丘
陰核
外尿道口
大陰唇
腟前庭
腟口
小陰唇
●女(XX)では，生殖結節はほとんど発達せず陰核となり，外陰部は女性化する.
男(XY)
外尿道口
包皮(翻転)
陰茎
陰嚢
SRY
ライディッヒ
Leydig細胞
精巣
分泌
テストステロン
DHT
5α-リダクターゼ
●精巣のLeydig細胞から分泌されたテストステロンは，外性器の各組織内で5α-リダクターゼにより還元されてジヒドロテストステロン(DHT)になる.
●男(XY)では，DHTの作用により，生殖結節は陰茎を形成し，外陰部は男性化する.

Supplement

性同一性障害

- 性別を考えるうえでは，生物学的性別（遺伝的性，性腺の性，性器の性）のみならず，性自認（ジェンダー・アイデンティティ，すなわち女，男としての意識）も考慮する必要がある.
- 性自認の決定には，アンドロゲンの脳への作用の有無，後天的な生育環境など様々な要因が考えられている.
- 生物学的性別と性自認とが一致しない状態を性同一性障害という.

性同一性障害とは

生物学的性別
性自認
性同一性障害
生物学的性別と性自認の不一致
FTM
(Female to Male)
MTF
(Male to Female)

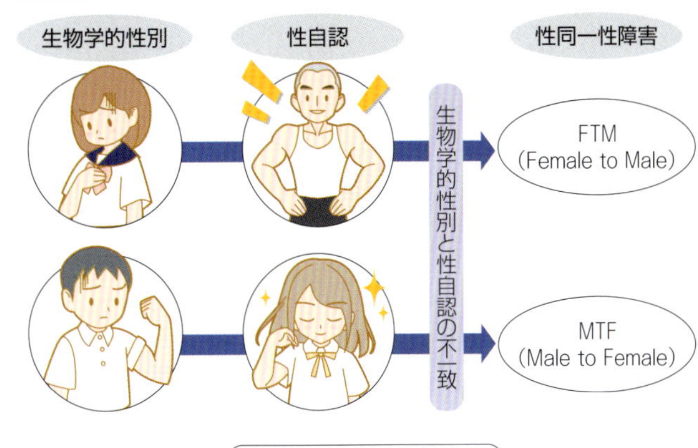

診断の流れ

性自認の判定 → 身体的性別の判定* → 除外診断 → 二人の精神科医が一致して性同一性障害と診断 → 診断確定

*性分化疾患が認められる場合も、身体的性別と性自認が一致しないならば性同一性障害の一部として認める.

- 治療としては，精神療法，ホルモン療法，乳房切除術，性別適合手術などがある.
- 性同一性障害は自らの性別に関するジェンダー・アイデンティティの問題であり，性対象として同性を選ぶ同性愛や，反対の性別の服装をする服装倒錯症と混同してはならない.

●生殖結節：genital tubercle ●生殖隆起：genital swelling ●陰核：clitoris ●大陰唇：major lip of pudendum ●陰茎：penis ●陰嚢：scrotum ●性同一性障害：gender identity disorder ●FTM：female to male ●MTF：Male to Female ●性分化疾患(DSD)：disorders of sex development

性分化疾患

性分化におけるプロセスの異常により生ずるものを性分化疾患という.

性染色体異常があるものとないものがある

性分化疾患（DSD）

- DSD（Disorders of Sex Development）とは，性分化のいずれかの過程で障害を生じ，性分化に異常をきたした疾患である.
- DSDはかつて半陰陽とよばれていた状態を含む概念であり，半陰陽という用語は近年使用されなくなってきている.
- DSDは性染色体異常によるものと，それ以外の原因によるもの（46,XX DSD，46,XY DSD）に分けられる.

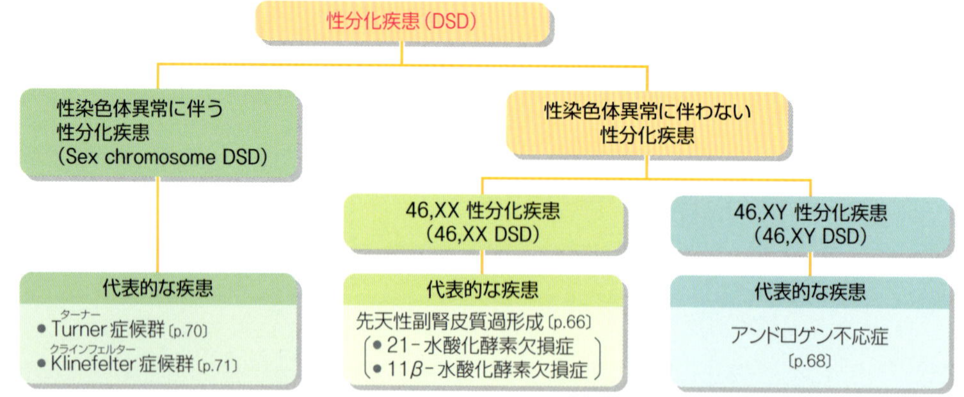

正常男性・女性とDSD

	正常女性	46,XX DSD	Sex chromosome DSD		46,XY DSD	正常男性
定義	性染色体・性腺・外性器とも女性型	性染色体は女性型だが性腺や外性器が分化異常	性染色体異常に伴う性腺の発育不全（Turner症候群，Klinefelter症候群など）		性染色体は男性型だが性線や外性器が分化異常	性染色体・性腺・外性器とも男性型
性染色体	XX	XX	Turner症候群など X	Klinefelter症候群など XXY	XY	XY
性腺	卵巣	卵巣*	卵巣（発育不全）	精巣（発育不全）	精巣*	精巣
外性器	女性型	男性型（様々な程度）	女性型（小児様）	男性型	女性型（様々な程度）	男性型

*様々な程度の分化異常を伴う場合がある.

• 性分化疾患（DSD）：disorders of sex development • 先天性副腎皮質過形成：congenital adrenal hyperplasia • 21-水酸化酵素欠損症：21-hydroxylase deficiency • 11β-水酸化酵素欠損症：11β-hydroxylase deficiency

性染色体の構成異常により起こる
性染色体異常

- 性染色体異常とは，性染色体の構造や数の異常を指す．
- 性染色体異常の代表としてTurner（ターナー）症候群，Klinefelter（クラインフェルター）症候群がある 〔p.70，71〕．

正常と性染色体異常の比較

	正常		性染色体異常	
	女性	男性	Turner症候群	Klinefelter症候群
性染色体	XX	XY	X　など	XXY　など
核型	46,XX	46,XY	45,XO　など	47,XXY　など

- 染色体異常の発生要因として，配偶子形成過程の減数分裂時，あるいは受精後の有糸分裂時におけるX染色体の不分離が考えられている．

column

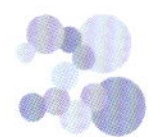

大切な両親の役割

性分化疾患の患者さんに対する遺伝カウンセリングは，治療を行ううえでも，本人の一生にとっても大きな位置を占めます．ここで重要なのは，患者さん（子供）へ説明する役割は主に両親が担うということです．医療従事者はそのサポートを行う役割をします．

それはなぜでしょうか？　患者さんは通常，自分が何らかの深刻な病気をもっていることを認識しています．にもかかわらず，自分の深刻な状態について親から説明されないと，自分が拒否されていると感じ，自立が困難となります．しかも親に対する信頼感ももてず，極めて不安定な状態となってしまいます．一方，自分にとって最も重要な存在である両親から，きちんと病気について話してもらえることは，自分が受容されているという意識をもたらし，さらには自立につながります．

しかし，両親が子供に説明をするとき，実際には大きな問題があります．両親は，この病気を受け入れることがなかなかできず，自分たちが子供に病気のことを話すことを避けるどころか，医療従事者が子供に話すことすら拒む傾向にあるのです．“性”というものが個人の尊厳に深く関わるからこそ，性分化疾患は通常の病気よりも受け入れがたいのです．したがって，われわれ医療従事者は，両親に病気について子供と話すことの重要さ，隠すことのデメリットを繰り返し伝えていかなければなりません．

では，何をどこまで話せばいいのでしょう？　“性”というものはアイデンティティに深く関わります．これは本当にデリケートな問題です．本人が求めるならば何でも話しても問題ないと思いますが，慎重に対応すべきですし，そうでなければ話すことが必ずしも本人にとってよい結果になるとは思えません．一般に医療上必要なことは話す必要があります．例えば，性腺機能不全であることを話すことは性ホルモン補充を円滑に行ううえで必要です．一方，女性であるのに染色体が46,XYであること（正常女性は46,XX）は生活をしていくうえで必ずしも必要な情報ではありません．つまり話す内容は一人一人異なり，個別対応が基本になるのです．しかし，近年ではきちんとしたカウンセリングを行うことで，染色体についても話すことが勧められるようになっています．

最後に，養育上の性（社会的性）の決定は，例外的な疾患を除いてどちらの性が本人にとってよりフィットするかという機能的な観点からなされるということを付け加えます．子供のアイデンティティこそ最も重要であり，養育上の性の決定に染色体や遺伝子を考慮する必要は基本的にはないのです．

緒方 勤

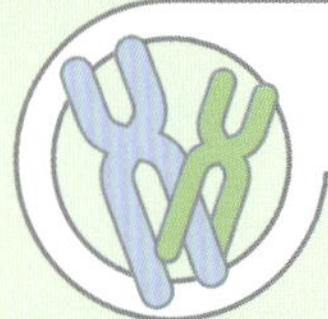

E 25.0

先天性副腎皮質過形成

監修
緒方 勤

intro. 副腎皮質および性腺におけるホルモンの生合成〔p.17, 18〕に関与する酵素の欠損により，ホルモン分泌異常に伴う諸症状を呈する疾患．コルチゾール産生低下に伴うACTH過剰により，副腎は過形成をきたす．常染色体劣性遺伝を示し，およそ20,000人に1人の頻度で発症する．

21-水酸化酵素（$P450_{C21}$）欠損症

intro. 先天性副腎皮質過形成のうち最も多く，新生児マススクリーニング対象疾患になっている．小児（内分泌）科では女児・男児ともに本症が先天性副腎皮質過形成の中で最重要となる．また本症は46,XX DSD（Disorders of Sex Development）をきたす疾患の原因としても最多である．

MINIMUM ESSENCE　congenital adrenocortical hyperplasia

❶生後1～3週で，哺乳力低下，嘔吐．〈コルチゾール欠乏症状〉

❷女児では，生下時より**男性化症状**（**陰核肥大など**）
男児では，幼児期より**思春期早発症状**
（**陰茎肥大**，**恥毛発現など**）．〈アンドロゲン過剰症状〉

❸低血圧，脱水，**ショック**．〈アルドステロン欠乏症状〉

❹**皮膚色素沈着**．〈ACTH過剰症状〉

❺新生児マススクリーニングにて**17-OHP高値**．

❻血液検査にて，**Na↓**，**K↑**，**アシドーシス**，
ACTH↑，（コルチゾール↓）がみられる．

➡ **21-水酸化酵素（$P450_{C21}$）欠損症** を考える．

治療 乳児期からグルココルチコイドおよびミネラルコルチコイドの補充療法が必要である．

※女児の性器の男性化に関しては外科的な外性器形成術を行う．

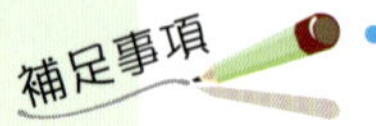

- 病態から考えれば，尿中17-OHCS↓，尿中17-KS・尿中プレグナントリオール↑となるが，胎児副腎が様々なステロイドを分泌するため，これらの尿中検査値は新生児期では正確には確認できない．
- 本症では，酵素活性の残存の程度によって様々な病態を示す．完全欠損ではアルドステロン，コルチゾールが産生されず副腎不全症状を呈するが，不完全欠損では増加したACTHにより，アルドステロン，コルチゾールがある程度分泌されるため，副腎不全症状を呈さない（単純男性化型）．アンドロゲン増加による男性化症状は共通してみられる．
- 完全欠損の場合，無治療では生後2週間以内に低Na血症，高K血症，脱水，低血圧などの塩喪失症状を呈し，ショックを起こして死亡することが少なくない．女児では生下時に外陰部異常がみられるため発見が早いが，男児ではNa喪失による症状で初めて気づかれるため，より重篤になることが多い．新生児マススクリーニングの対象疾患となっているのはこのためである．
- 過形成となった副腎を抑制しアンドロゲン過剰を是正するためには，適切な量のグルココルチコイドが必要である（短期間に高用量を用いる場合もあるが，コントロールが良好な場合は必要ない）．

Words & terms

性分化疾患（DSD） 〔p.64〕
性の分化・発達における異常を指す．性腺・性器の性が不明瞭な状態や性腺の性と性器の性が異なる状態，および性染色体の異常などが含まれる．46,XY DSD，46,XX DSDは，染色体の性と内・外性器の性が不一致である状態を指す〔p.64〕．

胎児副腎 〔p.66〕
副腎は，生後まもなくは胎児副腎が大部分を占めており，次第に成人副腎に置き換わる．胎児副腎は妊娠の維持に必要な様々なステロイドを分泌している．

POR欠損症 〔p.67〕
PORはマイクロゾームに存在する全ての酵素を触媒する酵素である．このため21-水酸化酵素活性と17α-水酸化酵素活性の複合欠損や胎盤の$P450_{arom}$（アロマターゼ）活性低下を伴う．先天性副腎皮質過形成のうち，これまで原因不明とされていたものの多くが本症であることがわかってきている．

副腎性器症候群
副腎由来の男性ホルモン（アンドロゲン）が過剰になり，性徴異常をきたす疾患．先天性副腎皮質過形成（21-水酸化酵素欠損症，11β-水酸化酵素欠損症など）によるものと，副腎腫瘍（アンドロゲン産生腫瘍）によるものがあり，先天性副腎皮質過形成，とりわけ21-水酸化酵素欠損症によって46,XX DSDをきたすものが多い．

●先天性副腎皮質過形成：congenital adrenal hyperplasia　●性分化疾患（DSD）：disorders of sex development　●副腎性器症候群：adrenogenital syndrome　●胎児副腎：fetal adrenal gland　●POR：P450 oxidoreductase　●副腎皮質刺激ホルモン（ACTH）：adrenocorticotropic hormone　●思春期早発症：precocious puberty　●色素沈着：chromatosis　●17-OHプロゲステロン（17-OHP）：17-hydroxyprogesterone　●17-ヒドロキシコルチコステロイド（17-OHCS）：17-hydroxycorticosteroid

アンドロゲン過剰とコルチゾール・アルドステロン欠乏のメカニズム

病態と症状

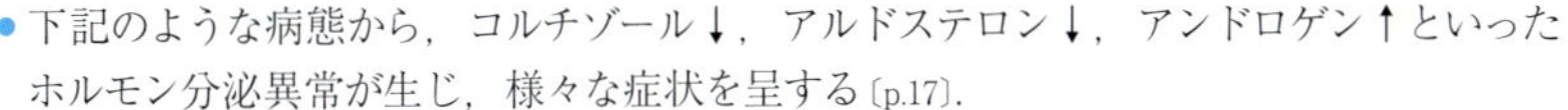

- 下記のような病態から，コルチゾール↓，アルドステロン↓，アンドロゲン↑といったホルモン分泌異常が生じ，様々な症状を呈する〔p.17〕.

❶P450c21の欠損のため，コルチゾール，アルドステロンは合成されない．このためコレステロールから合成されるステロイドホルモンはアンドロゲンとなり，副腎皮質からのアンドロゲンの分泌が増加する．

❷コルチゾール低下によって下垂体前葉に対してのネガティブ・フィードバックによる抑制が弱まり，ACTH分泌が著増する．

❸副腎皮質はACTHの刺激により過形成となる．

❹ACTH分泌増加によってアンドロゲン分泌はさらに増加する．

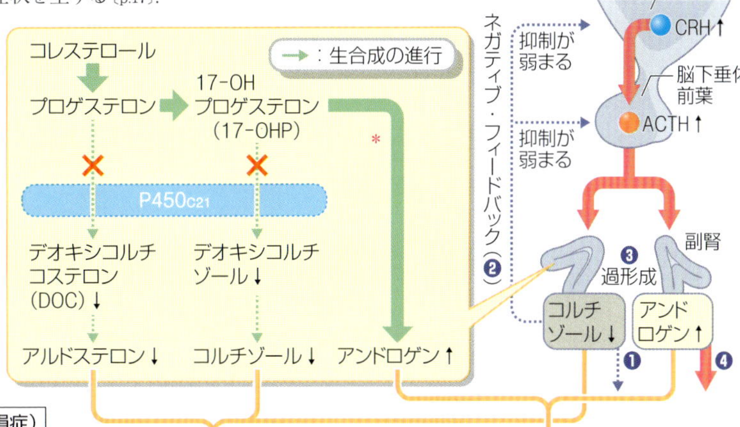

*近年，胎児・乳児期に特異的な，17-OHPからテストステロンを介さずにDHTが生成される経路（backdoor pathway）が発見された．この経路が本症の病態形成にも関与していると推測されている．

46,XX DSDの児（21-水酸化酵素欠損症）

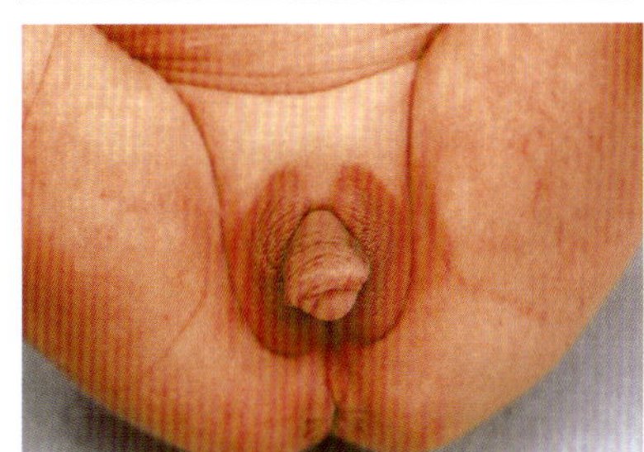

写真提供：立花 克彦

Advanced Study

先天性副腎皮質過形成の分類と症状

- 先天性副腎皮質過形成では，酵素欠損があるとそれ以降の反応が進行せず，最終代謝産物が欠乏する．一方，酵素欠損部位の前段階の中間代謝物質が蓄積し，その活性が発揮される．また，酵素欠損の前段階の物質を代謝する経路が他にも存在する場合，その経路での最終代謝産物が著増して活性が発揮される〔p.17〕.

病型		臨床症状	46,XX DSD	46,XY DSD	コルチゾール	アルドステロン	副腎アンドロゲン	頻度（割合）
21-水酸化酵素（P450c21）欠損症	塩喪失型（完全欠損）	塩喪失，男性化	●	—	↓	↓	↑	90.4%
	単純男性化型（不完全欠損）	男性化	●	—	↓～→	↓～→	↑	
副腎皮質リポイド過形成症*（Prader（プラダー）病）		副腎皮質機能不全，性腺機能不全	—	●	↓	↓	↓	4.1%
17α-水酸化酵素（P450c17）欠損症		性腺機能不全，高血圧	—	●	↓	↓～→	↓	3.3%
17，20-リアーゼ欠損症**		性腺機能不全	—	●	→	→	↓	
11β-水酸化酵素（P450c11）欠損症		男性化，高血圧***	●	—	↓	↓	↑	0.1%
3β-水酸化ステロイド脱水素酵素（3β-HSD）欠損症		弱い男性化（女児），不十分な男性化（男児）	●	●	↓	↓	↑	1.3%

*StAR蛋白（コレステロールからプレグネノロンへの変換に関与するコレステロール輸送蛋白）の異常・欠損による．

**17α-水酸化酵素（P450c17）と17，20-リアーゼは同一酵素である．

***11β-水酸化酵素（P450c11）欠損によってミネラルコルチコイド活性が強いDOCの産生が上昇するため高血圧をきたす〔病③p.250，251〕.

- 上記の他に，近年発見されたPOR欠損症がある．

●17-ケトステロイド（17-KS）：17-ketosteroids ●デオキシコルチコステロン（DOC）：deoxycorticosterone ●副腎皮質刺激ホルモン放出ホルモン（CRH）：corticotropin-releasing hormone ●ジヒドロテストステロン（DHT）：dihydrotestosterone ●3β-水酸化ステロイド脱水素酵素（3β-HSD）：3β-hydroxysteroid dehydrogenase ●StAR蛋白：steroidogenic acute regulatory protein

E34.5
アンドロゲン不応症

監修
緒方 勤

intro.

染色体は46,XYであり，精巣が存在し，テストステロン分泌が正常男性と同程度であるにもかかわらず，男性化が起こらず表現型が女性型である病態をいう．以前は精巣性女性化症候群とよばれていた．アンドロゲン受容体異常による完全な性分化異常を示す完全型以外に不完全型，部分型などがある．

Words & terms

潜在（停留）精巣 〔p.68〕
発生とともに陰嚢底部へと下降するべき精巣が，下降経路途中の腹腔内や鼠径部などに留まってしまった状態．

MINIMUM ESSENCE　androgen insensitivity syndrome

❶**原発性無月経**を主訴として来院．

❷外性器（外陰部），乳房は**女性型**を示すが，〈表現型は女性〉
陰毛，腋毛はほとんどみられず，**腟は短く盲端**に終わる．

❸超音波検査にて，**卵巣**，**子宮を認めない**．

❹両側鼠径部に腫瘤（精巣）を触れる．〈潜在（停留）精巣〉

❺正常男性レベルのテストステロン値，正常男性に比しエストラジオール↑，LH↑，FSH↑である．

❻染色体検査にて，**46,XY**を示す．

➡ **アンドロゲン不応症（完全型）** を考える．

治療

1. 精巣摘出：潜在精巣は悪性化することがあるため．
（自然な乳房発育の心理的効果などから成人期まで摘出しない場合もある）
2. エストロゲン補充療法：
精巣摘出後，第二次性徴を誘発するためにエストロゲン補充療法を行う．

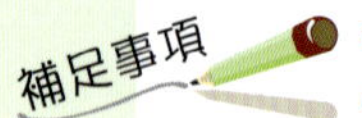

- 原発性無月経，鼠径部（または腹腔内）腫瘤で発見されることが多い．
- 染色体は男性であり子宮を欠損するため，自然月経の発来，妊娠の可能性はない．
- 乳房が自然に発育するのは，第二次性徴発現時に精巣が存在した場合である（精巣由来のテストステロンがエストロゲンに代謝されるため）．

表現型は女性型
アンドロゲン不応症の身体所見

- アンドロゲン不応症ではアンドロゲンが分泌されていても，アンドロゲン受容体異常によりアンドロゲン作用は発現しないため，表現型は女性型を示す．

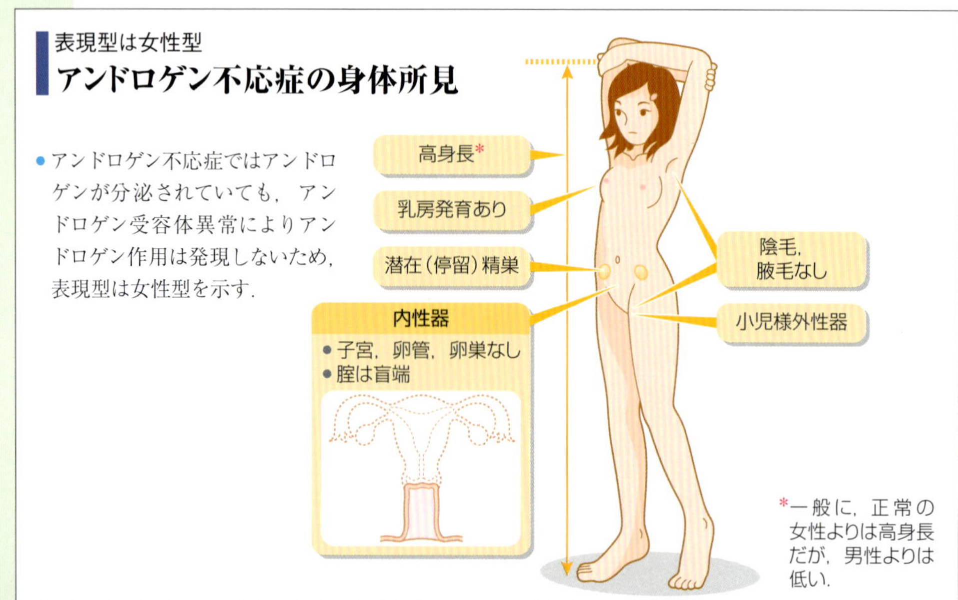

• アンドロゲン不応症：androgen insensitivity syndrome　• 潜在（停留）精巣：cryptorchi〔di〕sm　• 原発性無月経：primary amenorrhea　• 鼠径部：inguinal region　• 黄体化ホルモン（LH）：luteinizing hormone　• 卵胞刺激ホルモン（FSH）：follicle stimulating hormone　• エストロゲン補充療法（ERT）：estrogen replacement therapy　• 第二次性徴：secondary sex characteristics

アンドロゲンに反応できない

アンドロゲン不応症の病態

- アンドロゲンの作用が発現しないため表現型は女性型を示す．

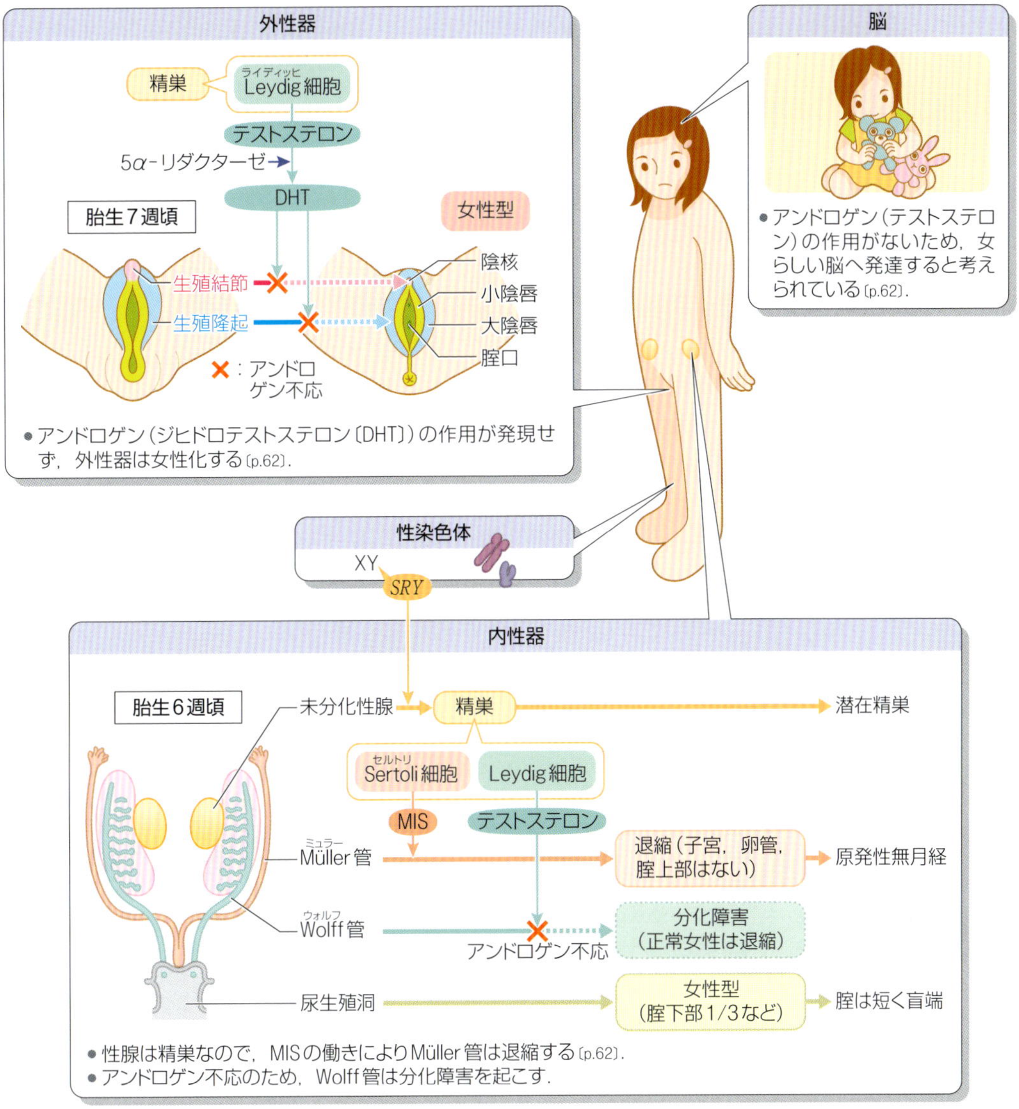

外性器
精巣
ライディッヒ
Leydig細胞
テストステロン
5α-リダクターゼ
DHT
胎生7週頃
女性型
生殖結節
生殖隆起
陰核
小陰唇
大陰唇
腟口
×：アンドロゲン不応
●アンドロゲン（ジヒドロテストステロン〔DHT〕）の作用が発現せず，外性器は女性化する〔p.62〕．
脳
●アンドロゲン（テストステロン）の作用がないため，女らしい脳へ発達すると考えられている〔p.62〕．
性染色体
XY
SRY
内性器
胎生6週頃
未分化性腺
精巣
潜在精巣
セルトリ
Sertoli細胞
Leydig細胞
MIS
テストステロン
ミュラー
Müller管
退縮（子宮，卵管，腟上部はない）
原発性無月経
ウォルフ
Wolff管
アンドロゲン不応
分化障害
（正常女性は退縮）
尿生殖洞
女性型
（腟下部1/3など）
腟は短く盲端
●性腺は精巣なので，MISの働きによりMüller管は退縮する〔p.62〕．
●アンドロゲン不応のため，Wolff管は分化障害を起こす．

Advanced Study

46,XY DSDをきたす主な疾患

- 46,XY DSDは，性染色体は男性型であるが性分化のプロセスに様々な異常がある場合に引き起こされる．

性腺・性器発生のながれ	精巣形成	アンドロゲン（テストステロン）合成	DHT変換	アンドロゲン受容体にアンドロゲンが結合
上記が障害される疾患		●副腎皮質リポイド過形成症（Prader（プラダー）病） ●17α-水酸化酵素欠損症〔p.67〕 ●17,20-リアーゼ欠損症 ●3β-水酸化ステロイド脱水素酵素欠損症*	●5α-リダクターゼ欠損症	●アンドロゲン不応症

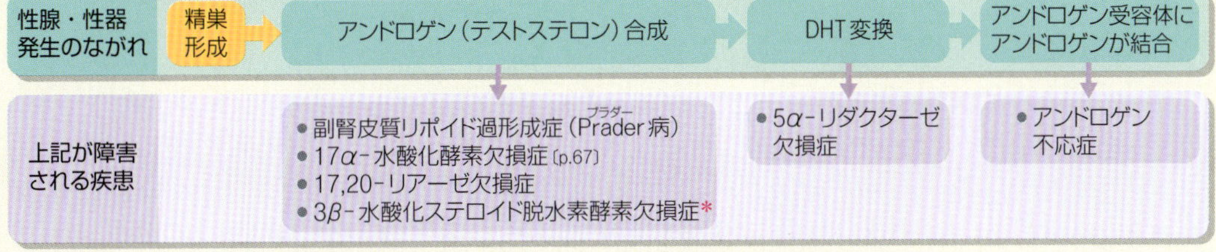

*3β-水酸化ステロイド脱水素酵素欠損症は46,XX DSDと46,XY DSDの両方の原因になる〔p.64〕．

●陰核：clitoris　●小陰唇：minor lip of pudendum　●大陰唇：major lip of pudendum　●ジヒドロテストステロン（DHT）：dihydrotestosterone　●性決定遺伝子Y（SRY）：sex determining region Y　●Müller管退縮物質（MIS）：Müllerian inhibiting substance　●Müller管：Müllerian duct　●Wolff管：Wolffian duct　●性分化疾患（DSD）：disorders of sex development

Q96

Turner 症候群

監 修
緒方 勤

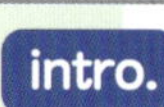

intro.

女性の染色体異常で，性腺機能不全，翼状頸，外反肘，低身長，小児様外性器を主徴とする症候群をTurner（ターナー）症候群という．性腺は索状性腺であり，第二次性徴は不完全である．低身長あるいは原発性無月経を主訴として来院することが多い．本症の出生女児発生頻度は約1/1,000である．

Words & terms

索状性腺 〔p.70〕
生殖細胞の存在しない，痕跡状の結合組織からなる性腺のことを指す．

Kaufmann療法（エストロゲン・プロゲストーゲン療法） 〔p.70〕
ホルモン製剤のエストロゲンとプロゲストーゲン（ゲスターゲン）を順次投与することにより，月経周期を再現する方法〔p.41〕．

モザイク 〔p.70〕
受精卵では1つの遺伝子型しかもたないにもかかわらず，有糸分裂の過程で，染色体構成が2種類以上となったもの．

MINIMUM ESSENCE — Turner syndrome

❶**女性**で，**原発性無月経**を主訴として来院．
❷**低身長**，**翼状頸**，**外反肘**，**小児様外性器**などがみられる．
❸血液検査にて，エストロゲン↓，LH↑，FSH↑を認める．
❹GnRH試験にて，LH，FSHが過剰反応を呈する． 〈卵巣性無月経〉

➡ **Turner症候群** を考える．

- 確定診断は**染色体検査**にて行う．代表的な核型は**45,XO**である．

治療

1. 思春期以前では，成長ホルモン投与　：十分な身長を得るために行う．
2. 思春期以後では，性ホルモン補充療法：第二次性徴・月経の誘発，骨量維持のために行う．
   a. 少量エストロゲンの漸増投与：第二次性徴誘発のために行う．
   b. Kaufmann（カウフマン）療法：子宮発育後に月経誘発のために行う．

- 卵巣機能がないため妊娠は望めないが，月経誘発は可能である．

補足事項

- 代表的な核型は45,XOであるが，他にも45,XO/46,XXなどのモザイクがある．
- 核型が正常（46,XYや，46,XX）にもかかわらず，Turner症候群と同様な身体特徴を示すものをNoonan（ヌーナン）症候群という．Noonan症候群では心奇形（肺動脈狭窄症，心房中隔欠損症）を示すことが多い．また知能障害がみられることがある（30%）．

低身長，性腺機能不全が特徴的

Turner症候群の身体所見

低身長
心奇形（大動脈縮窄症など）
小児様外性器
身長
知能は正常
翼状頸
幅広い胸（盾状胸）
外反肘
索状性腺
• エストロゲン↓
不完全な第二次性徴
• 原発性無月経
• 乳房の発育不全

- Turner症候群では，低身長，性腺機能不全，特徴的身体症状（翼状頸，外反肘など）を示す．
- また卵巣は索状性腺であるため，第二次性徴が不完全となり，小児様の体型または外性器を呈する．
- ときに耐糖能異常がみられることがある．

• Turner症候群：Turner syndrome　• 索状性腺：streak gonad　• 翼状頸：webbed neck　• 外反肘：cubitus valgus　• 黄体化ホルモン（LH）：luteinizing hormone　• 卵胞刺激ホルモン（FSH）：follicle stimulating hormone　• 性腺刺激ホルモン放出ホルモン／ゴナドトロピン放出ホルモン（GnRH）：gonadotropin releasing hormone　• 染色体検査：chromosome analysis

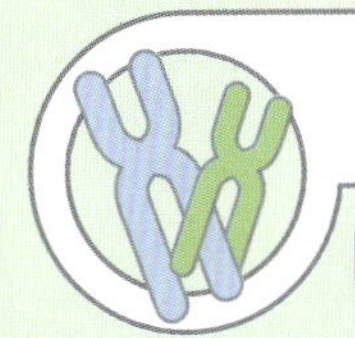

Q98.0
～
Q98.2
Q98.4

Klinefelter症候群

監修
緒方 勤

intro.

男性の性染色体異常で，男性不妊（精子形成不全，無精子症など），特徴的身体所見などの症状を呈する症候群．本症の出生男児発生頻度は1/500～1/1,000であり，男性性腺機能不全のうちで最も多い．

Words & terms

指極 〔p.71〕
両側の肩関節を90°外転位で肘・手・指を伸展したまま両上肢を広げた肢位での左右の指先間の距離をいう．指極の身長に対する比は，10歳以下の小児で0.96，成人ではほぼ1である．

MINIMUM ESSENCE　Klinefelter syndrome

❶**男性**で，**不妊**を主訴として来院．〈男性不妊〉
❷**小精巣**，**手足が長い高身長**，**女性化乳房**などがみられる．〈特徴的身体異常〉
❸血液検査にて，
テストステロン↓，LH↑，FSH↑を認める．〈精巣形成不全〉
➡ **Klinefelter症候群** を考える．
- 確定診断は**染色体検査**による．代表的な核型は**47,XXY**である．

治療

男性ホルモン補充療法：男性化を促すために行う．
- 造精能に対する治療法はない．

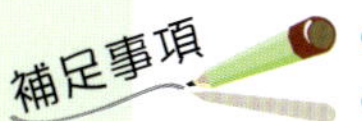

補足事項

- 不妊のカップルのパートナーとして産婦人科を訪れ，発見されることもある．
- 核型は47,XXYが最も多いが，48,XXXYや，46,XY/47,XXYなどのモザイクを示すものもある．
- 知能は一般に正常であるが，軽度の精神発達遅滞や学習障害を伴うこともある．X染色体の数が増えるほど精神発達遅滞の程度が高くなるといわれている．

長い手足と高身長が特徴的
Klinefelter症候群の身体所見

- Klinefelter症候群では，手足の長い高身長（指極が身長よりも大きくなる），女性化乳房，小精巣などの特徴的な身体所見を示す．
- 通常，第二次性徴は正常に起こるが，第二次性徴が起こらない症例もある．
- 本症では全例で右記のような身体所見を呈するわけではなく，正常男性と同様の身体所見を呈する症例もある．
- ときに耐糖能異常がみられることがある．

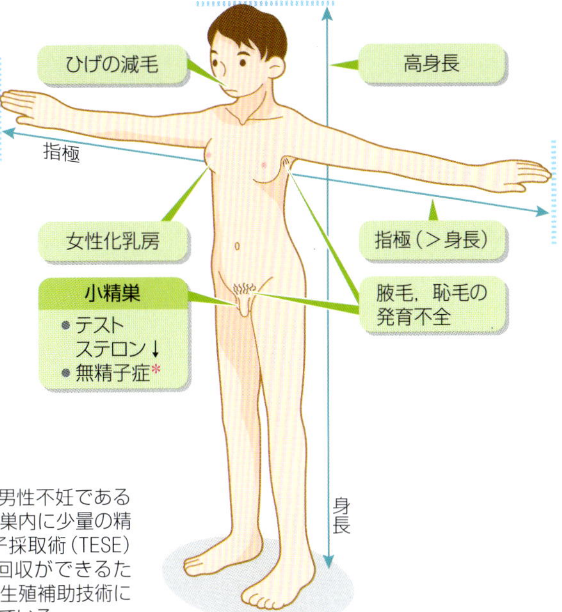

*かつてKlinefelter症候群は，絶対的な男性不妊であると考えられていた．しかし，患者の精巣内に少量の精子が存在することがあり，精巣内精子採取術（TESE）〔p.257〕により50～70%の症例で精子回収ができるため，十分な遺伝カウンセリングの後，生殖補助技術により妊娠を得ることが可能となってきている．

- Klinefelter症候群：Klinefelter syndrome　• 不妊〔症〕：infertility／sterility　• 女性化乳房：gynecomastia　• 無精子症：azoospermia
- 精巣内精子採取術（TESE）：testicular sperm extraction

内性器形態の異常

監修
竹下 俊行

Müller管の発生異常

子宮の発生と子宮奇形

- Müller（ミュラー）管の下端側から子宮と腟の上部1/3が発生する．
- 子宮奇形はMüller管からの子宮の発生が異常をきたしたものである．
- 発生経過には左右Müller管の発育，融合，中隔の吸収といった過程が含まれるが，これらの障害の程度により様々な子宮奇形が生じる．

Müller管の発生

発育　胎生6週

未分化性腺
Müller管
尿生殖洞
子宮になる部位

- Müller管の下端側から，子宮と腟の上1/3が発生する．

融合　胎生7週

- 左右のMüller管が発育し，融合する．

中隔の吸収　胎生8〜9週

中隔の吸収

- 中隔は吸収され，子宮は1つの内腔となる．

正常子宮　胎生3ヵ月

- 正常に発生した子宮は，1つの頸管，1つの内腔に左右2つの卵管が開口する．

Müller管の発生に異常をきたすと子宮奇形となる

発育不全

低形成／欠損

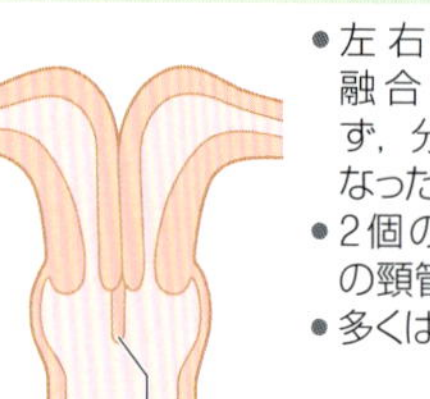

- 両側のMüller管の発育不全によって起こる．
- 欠損する部位は様々な形態をとる（Mayer（マイヤー）-Rokitansky（ロキタンスキー）-Küster（キュスター）-Hauser（ハウザー）症候群p.77，子宮欠損，頸管欠損など）．

単角子宮

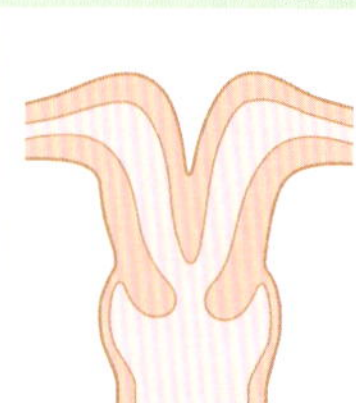

- 非対称性の発育不全で起こる．
- 低形成となった側のMüller管を副角として認めることもある．副角の発育程度により，内腔の有無や，子宮腔との交通性の有無が異なる型がある．

融合不全

重複子宮（双頸双角子宮）

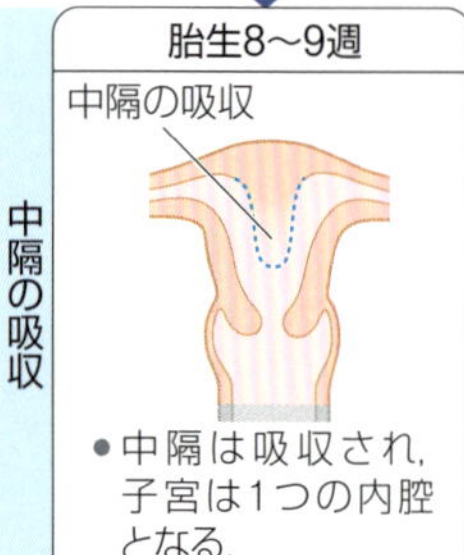

- 左右のMüller管の融合が全く起こらず，分離した子宮となったものである．
- 2個の内腔と，2個の頸管をもつ．
- 多くは腟中隔を伴う．

双角子宮

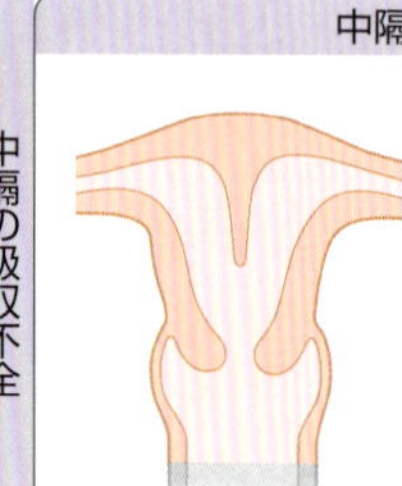

- 左右のMüller管の融合が不完全に終わったものである．
- 内腔の形は中隔子宮に似るが，子宮底部の融合が起こっていない点が異なる．

中隔の吸収不全

中隔子宮

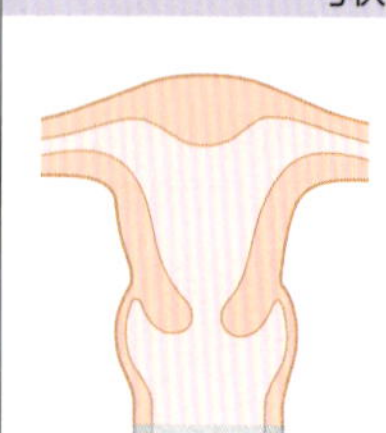

- 融合後の中隔が吸収されずに残存した場合に起こるものである．
- 中隔の吸収は腟側から起こり，程度により腟中隔を伴う場合や，頸部までの中隔，子宮腔内のみのものなどがある．

弓状子宮

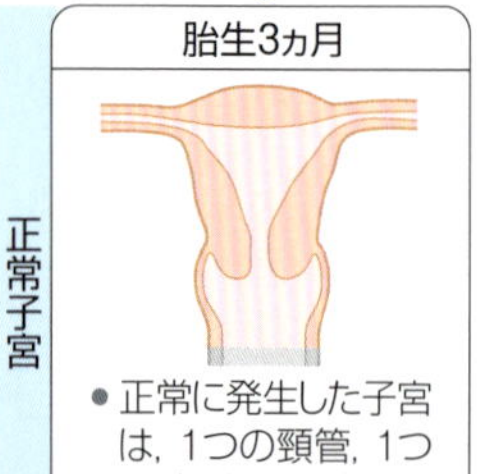

- 中隔はほぼ吸収されているが，完全ではなく子宮底部が内部に突出しているものである．

- 左右のMüller管の融合，中隔の吸収は尿生殖洞側（腟側）から起こるため，腟の奇形のほとんどは子宮奇形を伴うことになる．
- 子宮の発生のメカニズムは完全には明らかではなく，実際には，上記解説よりも複雑な発生異常機序が関係し様々な子宮奇形をきたす．
- 子宮奇形の分類の詳細はp.77参照のこと．

- 内性器：internal genitalia　● Müller管：Müllerian duct　● 子宮奇形：uterine anomaly　● 中隔：septum　● 単角子宮：unicornuate uterus　● 副角：rudimentary horn　● 重複子宮：double uterus　● 双頸双角子宮：uterus bicornis bicollis　● 腟中隔：vaginal septum　● 双角子宮：bicornuate uterus　● 中隔子宮：septate uterus　● 弓状子宮：arcuate uterus

形態により様々
病態

- 子宮奇形は一般女性の3.8～6.7%に認めるとされるが，奇形の程度，形態は様々であり，無症状に経過することも多い.
- 弓状子宮が最も多く，中隔子宮，双角子宮，単角子宮の順に続く.
- 不育症患者の12～16%に子宮奇形を認める.
- 子宮は，思春期以降月経を繰り返し，妊娠時には胎児発育の場となる．形態の異常によりこれらの障害をきたすと，以下のような臨床像を呈する．また，腟の形態異常，尿路系の発生異常が併存する場合には，それらの症状も認めうる.

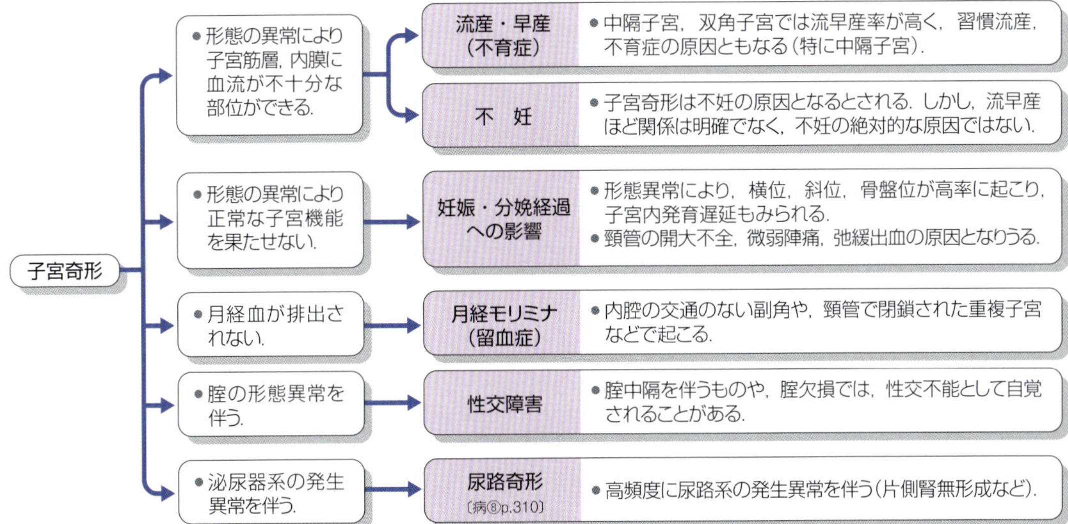

- この他，発育が不十分である副角部での妊娠は，異所性妊娠と同様の病態となり，副角部破裂をきたす.

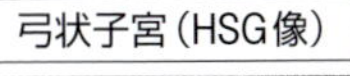
弓状子宮（HSG像）

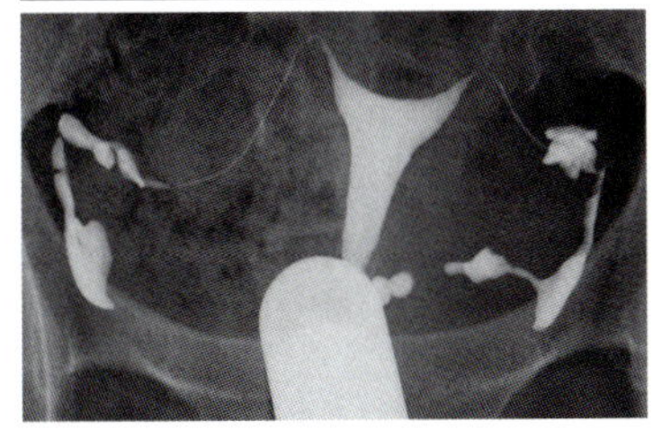

単角子宮（HSG像）

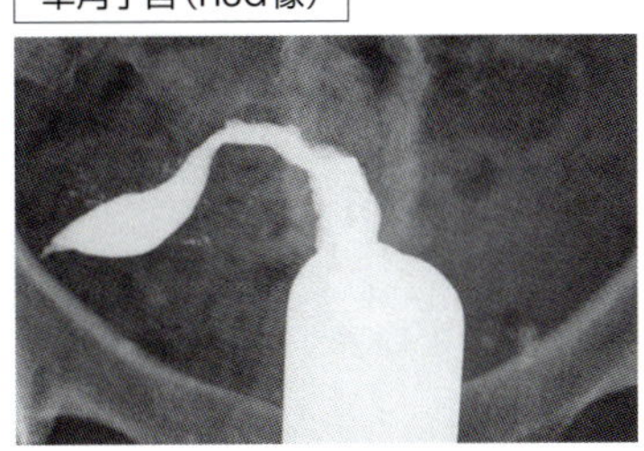

中隔が正常な妊娠を妨げる
中隔子宮による不妊・不育

- 中隔子宮の場合，高い確率で中隔部に着床する．中隔部に受精卵が着床すると，不育症・不妊症になりやすい〔p.230，260〕.

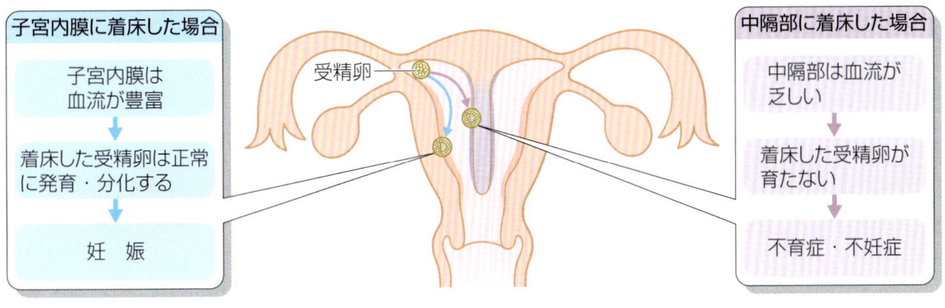

●〔自然〕流産：miscarriage　●早産：premature delivery　●不育症：recurrent pregnancy loss　●不妊〔症〕：infertility／sterility　●月経モリミナ：menstrual molimen　●性交不能：apareunia　●尿路奇形：urinary tract malformation　●子宮卵管造影（HSG）：hysterosalpingography　●着床：implantation　●受精卵：fertilized egg／fertilized ovum

内腔の形は似ている
中隔子宮と双角子宮の鑑別

- 中隔子宮と双角子宮は，子宮奇形の中では頻度の高いものである．
- これら2つは，子宮内腔の形態が類似しており，内腔形態の評価だけでは鑑別が困難なことが多い．
- 双角子宮よりも，中隔子宮の方が不育症との関連が明確であり，治療適応を検討するうえで両者の鑑別は重要である．また，治療適応と判断した場合の術式の選択も両者で異なる．

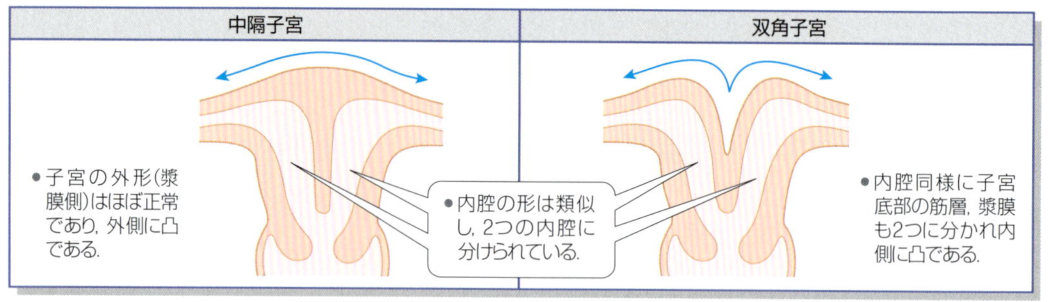

子宮内腔の形をみる
子宮卵管造影（HSG）

- 不妊症のスクリーニング検査として行われることが多く〔p.239〕，子宮内腔の形態や疎通性（副角内腔が交通性をもっているかなど）が評価できる．子宮の外形（漿膜面）の情報は得られないため，中隔子宮と双角子宮の鑑別は困難である．

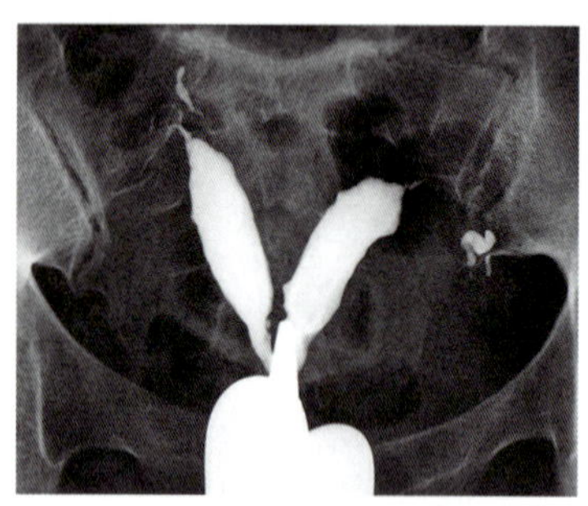

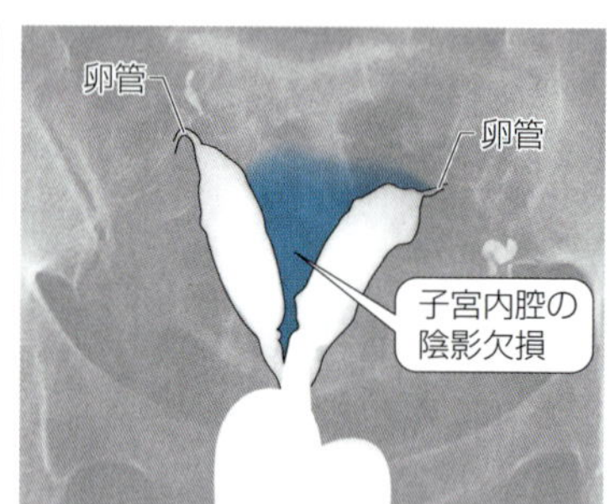

- 子宮内腔に陰影欠損を認める．
- この欠損像が，中隔子宮の中隔によるものであるのか，双角子宮の子宮底部の陥凹によるものであるのかは，HSGだけでの判断は困難である（提示した画像は中隔子宮の例である）．

- 左右の子宮角（卵管付着部）の角度（開き加減）で中隔子宮と双角子宮を鑑別する方法も報告されているが，内腔の情報だけからでの鑑別は基本的に困難である．

子宮全体を評価できる
MRI

- 子宮内膜，外形の評価が可能であり，子宮の形態評価において非常に有用な検査である．
- ただし，子宮の傾きによって，診断可能な断面の情報が得られない場合もある．

中隔子宮	双角子宮
●子宮の外形は正常型で，底部は漿膜側に凸である． ●内腔は中隔で2つに分けられている．中隔は，線維組織，筋組織，あるいはそれらが混合したものである．	写真提供：今岡 いずみ ●子宮底部漿膜面に陥凹を認め，筋層は内腔側に凸である． ●子宮体部に2つの内腔が存在し，その間には子宮筋層が存在する．

●中隔子宮：septate uterus　●双角子宮：bicornuate uterus　●子宮卵管造影（HSG）：hysterosalpingography

3D画像もある
超音波

- 簡便で放射線被曝がなく，スクリーニングとして有用な検査である．
- 内腔の情報だけでなく，子宮の外形の評価も可能である．特に3D超音波を用いると高い正診率が得られる．
- 子宮内膜が厚く，筋層と区別しやすくなる分泌期が検査に適した時期である．

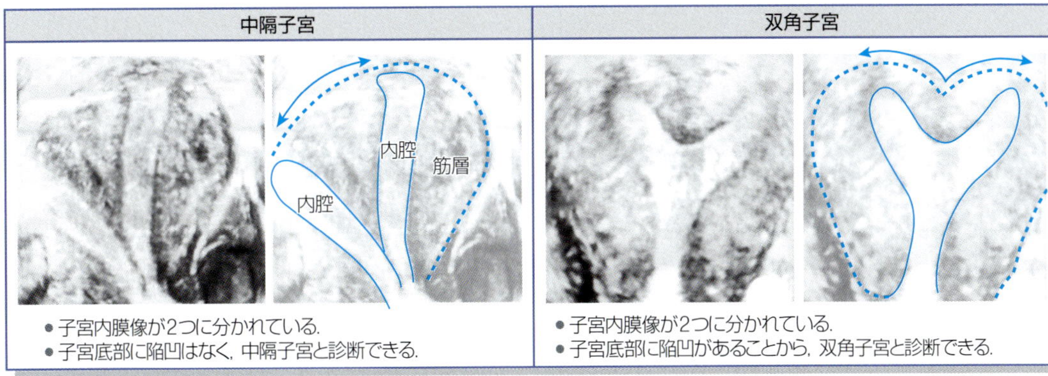

中隔子宮
- 子宮内膜像が2つに分かれている．
- 子宮底部に陥凹はなく，中隔子宮と診断できる．

双角子宮
- 子宮内膜像が2つに分かれている．
- 子宮底部に陥凹があることから，双角子宮と診断できる．

治療は手術，適応は症状による
子宮奇形の治療

- 子宮奇形は無症状に経過する場合も多く，その場合の治療は不要である（例えば重複子宮が存在しても，通常通り妊娠出産できていることも多い）．
- また，不妊症，不育症の患者に子宮奇形を認めたとしても，必ずしも子宮奇形が原因となっているわけではないので，治療の適応は慎重に検討する必要がある．
- 不妊・不育症の要因として強く疑われる場合や，月経モリミナを認める場合には子宮形成術を施行する．中隔子宮に対しては，近年では子宮鏡下中隔切除術が普及している．

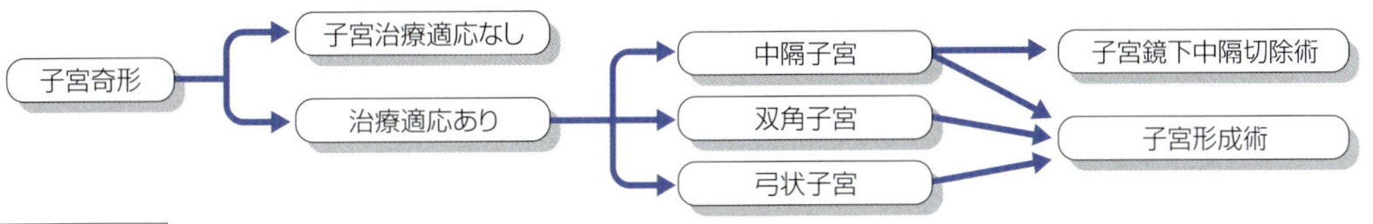

子宮形成術

	術式	適応
シュトラスマン Strassmann手術	• 双角子宮の底部を内腔まで横に切開し，縦方向に縫合することで正常に近い子宮の形になる．	• 双角子宮
ジョーンズ ジョーンズ Jones & Jones手術	• 子宮底部の筋層を含めて中隔を切除し，筋層を縫合する． • 底部の筋層を切除する分，子宮体積が減少する．	• 中隔子宮
トンプキンス Tompkins手術	• 子宮底部を縦方向に切開し，内腔もしくは中隔部に達したところで横方向に進み中隔を切除する． • 子宮体積を保ちやすい．	• 中隔子宮

- これらの手術は，主に開腹下に行われ，術後の癒着や，分娩時に帝王切開が必要になるなどのリスクがある．リスクを説明し，適応を慎重に検討する必要がある．

- 子宮形成術：hysteroplasty
- 子宮鏡下中隔切除術：trans cervical resection
- 弓状子宮：arcuate uterus

子宮の中から中隔を切除
子宮鏡下中隔切除術

- 中隔子宮に対する治療として，子宮鏡下中隔切除術が行われている．
- 腹腔側からの手術に比べて，侵襲が小さく入院期間が短い，術後の腹膜癒着がない，経腟分娩が可能，避妊期間が短いなどの利点がある．

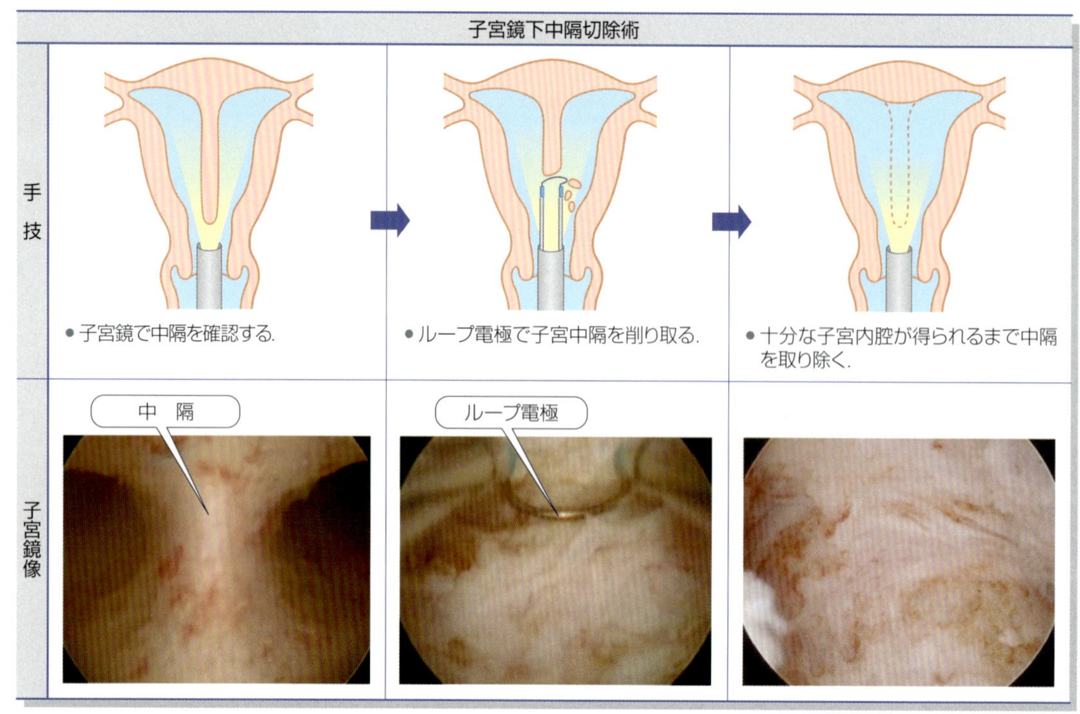

- 子宮鏡は診断目的でも使用され，中隔の有無や程度，卵管の位置や開口の有無から子宮奇形の診断を行う．他の画像検査で鑑別がつかない粘膜下筋腫や内膜ポリープも，子宮鏡で除外することができる．
- 内腔からの観察なので，子宮の外形はわからない．このため，MRIや腹腔鏡の所見と総合して確定診断となる．

溜まった月経血が下腹部痛を引き起こす
月経モリミナ（留血症）

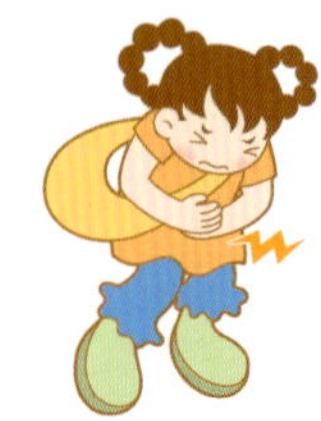

- 子宮～腟入口部の交通が何らかの理由で遮断されると，初経時より月経血が排出されず，月経の度に月経血が子宮腔内に貯留し続け周期性の下腹部痛をきたす．

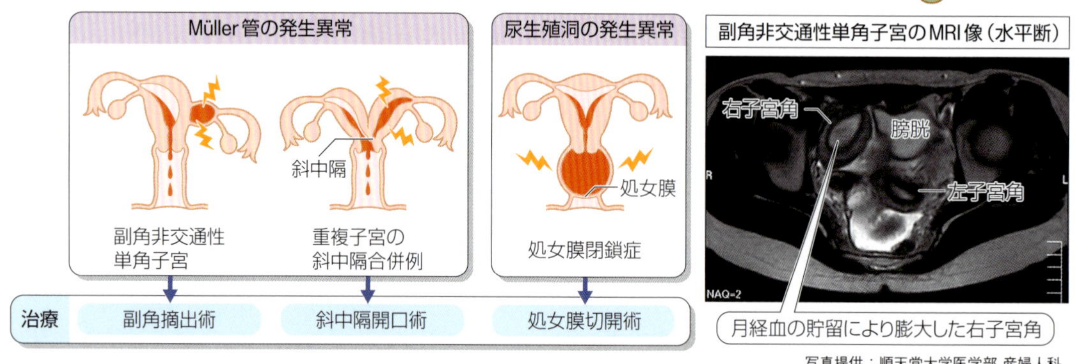

写真提供：順天堂大学医学部 産婦人科

- 留血症の状態が続くと，腹腔内への月経血逆流が著明となり，子宮内膜症を併発しやすいと考えられている．

●子宮鏡下中隔切除術：trans cervical resection　●子宮鏡：hysteroscope　●月経モリミナ：menstrual molimen　●処女膜切開術：hymenotomy　●腟欠損症：vaginal agenesis　●アメリカ生殖医学会（ASRM）：American Society for Reproductive Medicine

腟欠損症の代表

Mayer-Rokitansky-Küster-Hauser症候群（MRKH症候群）

- 腟欠損症の頻度は0.02%程度とまれな疾患であり，その大半がMayer（マイヤー）-Rokitansky（ロキタンスキー）-Küster（キュスター）-Hauser（ハウザー）症候群である．
- 子宮は瘢痕的で機能はなく，原発性無月経となり，腟欠損により性交不能である．
- 卵巣の機能は正常であり，正常な乳房発達，女性型体型および発毛を認める．

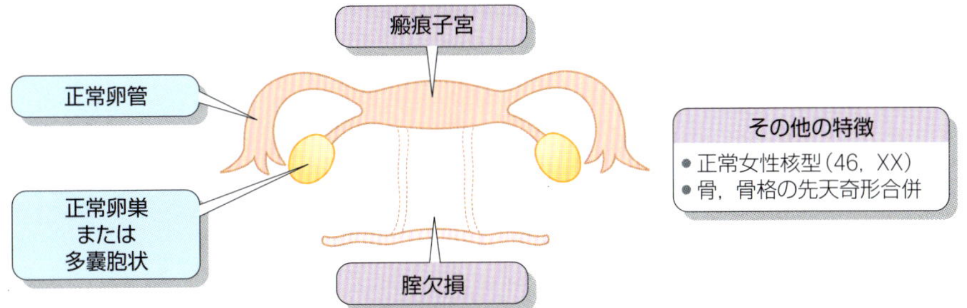

- Mayer-Rokitansky-Küster-Hauser症候群は次項ASRMによる分類では，「Ⅰ．低形成／欠損」の「e. 複合型」を呈することが多い．
- 腟欠損に対して造腟術が行われることがある．

国際的な子宮奇形の分類

Müller管奇形の分類

- いくつかの分類法があるが，現在最も広く用いられているものは，ASRM（アメリカ生殖医学会）による分類である．

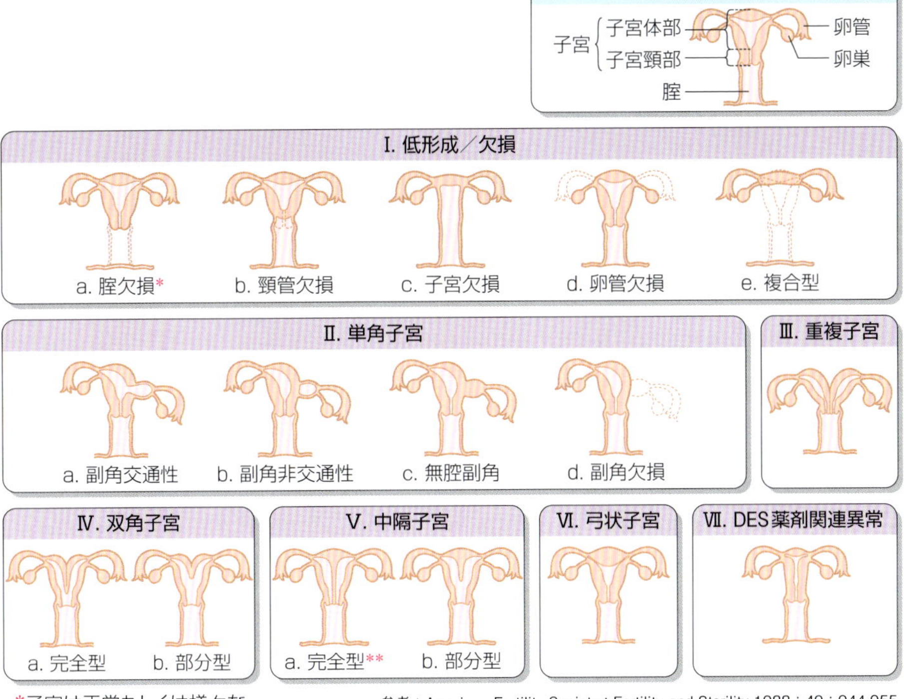

*子宮は正常もしくは様々な異常型．
**2個の明瞭な頸管あり．

参考：American Fertility Society：Fertility and Sterility 1988；49：944-955

- 最近，欧州生殖医学会／欧州婦人科内視鏡学会も新分類を提唱している．

● 低形成：hypoplasia ● 頸管欠損：cervical agenesis ● 子宮欠損：uterine agenesis ● 卵管欠損：tubal agenesis ● 副角交通性：with communicating rudimentary horn ● 副角非交通性：with noncommunicating rudimentary horn ● 無腔副角：rudimentary horn without cavity ● 副角欠損：without rudimentary horn ● 重複子宮：double uterus ● 双角子宮：bicornuate uterus ● 中隔子宮：septate uterus ● 弓状子宮：arcuate uterus ● ジエチルスチルベストロール（DES）：diethylstilbestrol

性器の炎症

監修
三鴨 廣繁

性器の炎症

性器の炎症とは，内外性器に炎症が起こったものをいう．主に常在菌による非特異性のものと性感染症による特異性のものがある．

上行性感染が主な感染経路
主な性器の炎症

- 性器の炎症は，大きく外陰・腟の炎症と，骨盤内（子宮，付属器，骨盤腹膜）の炎症に分けられる．
- 病原体は上行性感染をきたすことが多い．ただし例外的に下行性感染をきたす場合もある．
- 治療の基本は，それぞれの原因菌に応じた化学療法が中心である．

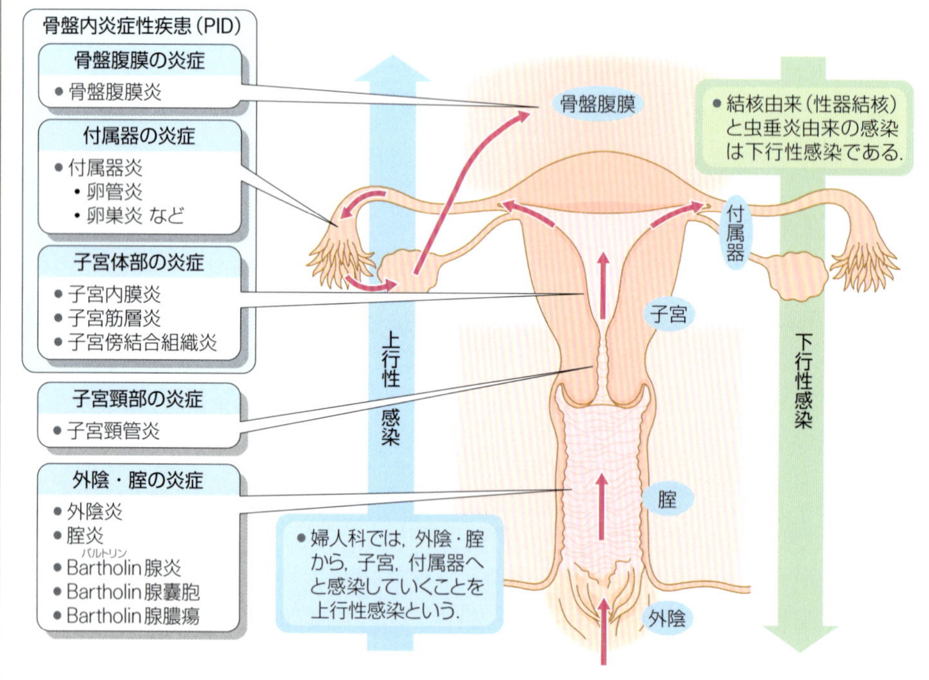

様々な段階で感染をブロックする
性器の感染防御機構

- 上行性感染を防ぐため，子宮と腟には3つの感染防御機構がある．
- この機構が破綻すると感染しやすくなり，炎症が広がる．

腟

- 腟内は酸性に保たれており，病原体の増殖を防ぐ〔p.8〕．

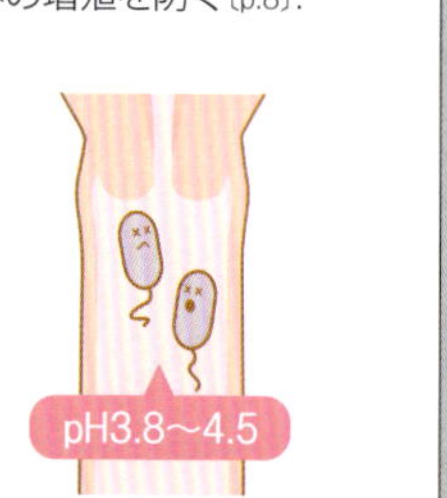

子宮頸管

- 子宮頸管から分泌される頸管粘液は，IgAに富み，黄体期は粘度が高くなり，病原体の侵入を防ぐ働きをする〔p.22〕．

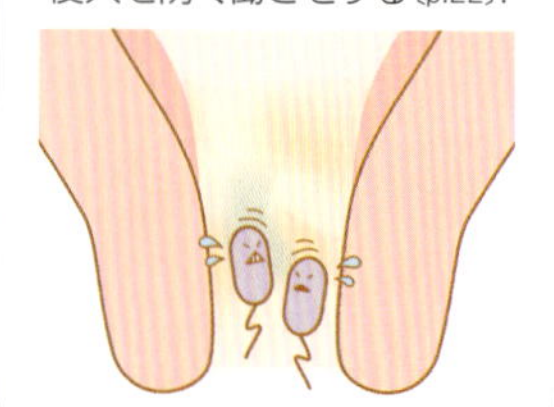

子宮内膜

- 子宮内膜は周期的な再生と剥離を繰り返すため，内膜に感染した病原体ごと排出される．

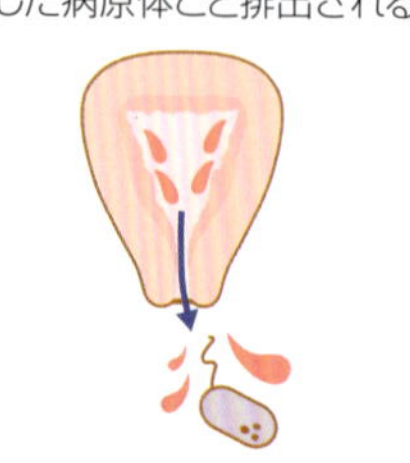

Words & terms

Bartholin腺炎 〔p.78〕
左右の前庭球の後端（外陰部の下1/3の側方）に位置するBartholin腺が，大腸菌やブドウ球菌などの原因菌により感染を起こしたもの．片側性に起こることが多い．

Bartholin腺嚢胞 〔p.78〕
Bartholin腺の排泄管の開口部が炎症や損傷により閉塞をきたし，非感染性の液体が貯留して無痛性の嚢胞となったもの．切開術，造袋術，摘出術を行うこともある．感染を伴うと膿瘍となり，腫脹・疼痛を訴える．治療は抗菌薬や手術による．

性器結核 〔p.78〕
乳房以外の女性性器に発症する結核の総称．卵管炎が多い．不妊症の原因として重視されたが，現在では非常にまれな疾患となっている．

梅毒 〔p.83〕
性感染症の代表的疾患であり，トレポネーマ・パリダム（*Treponema pallidum* subspecies *pallidum*）による全身性の感染症．後天梅毒と胎児が胎盤を通して感染する先天梅毒がある．後天梅毒では陰部の硬性下疳から始まり，10年以上かけて神経系・心血管系が侵される．HIVにも感染している患者も多い〔病⑥p.259〕．

軟性下疳 〔p.84〕
軟性下疳菌（*Haemophilus ducreyi*）による性感染症であり，激痛を伴う潰瘍を性器に生じる．アフリカや東南アジアに多いが，日本では極めて少ない．

• 炎症：inflammation • 性感染症（STI）：sexually transmitted infection • 性器結核：genital tuberculosis • 梅毒：syphilis • 軟性下疳：chancroid • 骨盤内炎症性疾患（PID）：pelvic inflammatory disease • 骨盤腹膜炎：pelvic peritonitis • 付属器炎：adnexitis • 卵管炎：salpingitis • 卵巣炎：oophoritis • 子宮内膜炎：endometritis • 子宮筋層炎：myometritis • 子宮傍〔結合〕組織炎：parametritis • 子宮頸管炎：cervicitis • 外陰炎：vulvitis • 腟炎：vaginitis • 帯下：discharge

外陰・腟の炎症

非特異性と特異性がある
外陰腟炎

- 外陰部とその周辺の炎症を外陰炎といい，腟の炎症を腟炎という．外陰炎と腟炎は合併することが多いため，両者をあわせて外陰腟炎とよぶ．
- 外陰腟炎は原因により非特異性と特異性に分けられる．

	非特異性	特異性
定　義	●何らかの原因により常在菌の繁殖が起こり，原因微生物が特異的でないもの．	●原因微生物が特異的なもの．
主な原因	●帯下・屎尿による汚染 ●異物や生理用品による刺激 ●エストロゲンの低下	●性感染症（STI） ・淋菌　・クラミジア・トラコマティス ・カンジダ属　・トリコモナス原虫 ・単純ヘルペスウイルス　など
症　状	●外陰・腟の不快感と瘙痒 ●帯下の増加，悪臭 ●粘膜の発赤，ときに腫脹	●それぞれの疾患に応じた症状が出現
治　療	●原因の除去と，必要に応じて抗菌薬の投与	●それぞれの疾患に応じた治療

腟内は酸性に保たれる
腟の自浄作用

- 性成熟期の腟内は，通常pH 3.8～4.5の酸性に保たれており，酸性環境に弱い病原体の侵入や増殖を防いでいる．これを腟の自浄作用という．

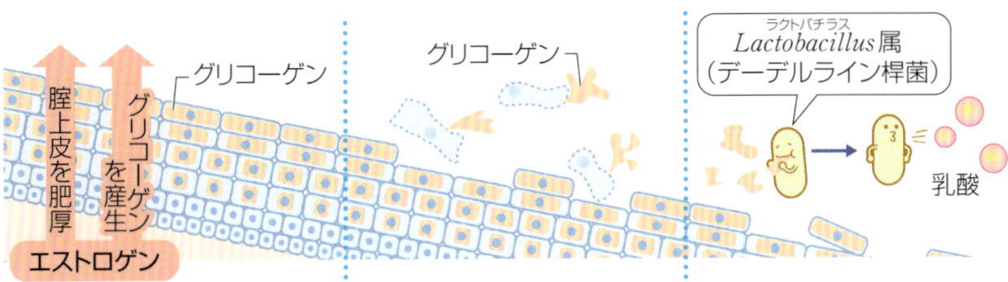

❶エストロゲンの作用により，腟粘膜は増殖・肥厚し，上皮細胞内に大量のグリコーゲンを産生する〔p.8，21〕．

❷腟粘膜は剝離するときに，自己融解して細胞内に蓄えられた大量のグリコーゲンを放出する．

❸グリコーゲンは腟の常在菌である*Lactobacillus*属（乳酸菌）によって分解され，乳酸に換えられる．

❹乳酸により腟内は酸性に保たれる．

年齢による腟内環境の違い
腟炎の病態生理

- 年齢によって感染への抵抗力や腟の状態が変化するため，腟炎を起こす病態も異なる．
- 性成熟期は十分なエストロゲン分泌と*Lactobacillus*属の常在によって腟の自浄作用が機能するが，性感染症の感染の機会は最も多い．

エストロゲン分泌量

	小児期	性成熟期	老年期
自浄作用	エストロゲン分泌が不十分なため，腟内の自浄作用が弱くなる．	エストロゲン分泌が十分なため，腟内の自浄作用が機能する．	エストロゲンの分泌が不十分なため，腟内の自浄作用が極めて弱くなる．
腟内の状態	極めて感染に弱い	感染に強い	極めて感染に弱い
腟内pH	ほぼ中性	酸性	ほぼ中性
感染の経緯	局所の不潔（腟内への便・異物などの混入，蟯虫の迷入）により，蟯虫・大腸菌などに感染する．	性交により様々な病原体に曝露する．	退行性変化により腟が萎縮し，常在菌が繁殖しやすい．
腟炎のタイプ	小児腟炎	それぞれの性感染症	萎縮性腟炎（老人性腟炎）〔p.111〕

●自浄作用：autopurification　●腟粘膜：vaginal mucosa　●乳酸菌：*Lactobacillus*　●小児性腟炎：infantile vaginitis　●萎縮性腟炎：atrophic vaginitis

比較して特徴をつかむ

腟炎の鑑別

● 腟炎には原因によって様々な種類があり，それぞれ特徴がある．

疾患名	萎縮性腟炎〔p.111〕	細菌性腟症*〔病⑩p.173〕	カンジダ外陰腟炎〔p.94〕	腟トリコモナス症〔p.93〕
主な原因／病態	エストロゲン低下による腟壁の菲薄化や腟の自浄作用低下による常在菌の繁殖	*Lactobacillus*（ラクトバチラス）属が減少したことによる，好気性菌や嫌気性菌などの複数菌感染，過剰増殖	*Candida albicans*（カンジダ アルビカンス），*Candida glabrata*（カンジダ グラブラータ）などの*Candida*属	腟トリコモナス原虫（*Trichomonas vaginalis*（トリコモナス バジナリス））
帯下感	(−)	(±)	(＋)	(⧺)
瘙痒	(±)	(−)	(⧺)	(＋)
帯下の性状	白〜黄色 漿液性，膿性	灰色 漿液性，均質性，ときに悪臭を伴う.	白色， 酒かす状，粥状， ヨーグルト状	黄緑色 泡状，膿性，多量，悪臭を伴う.
帯下のpH	6.0〜7.0	5.0 (4.5) 以上	4.5未満（正常）	5.0 (4.5) 以上
その他の特徴	● 少量の不正性器出血，性交痛 ● 腟壁の萎縮，出血斑	● 半数以上が無症状 ● 10% KOHを1滴加えるとアミン臭を発する	● 外陰部の軽度発赤・腫脹 ● 腟壁に白色帯下が付着	● 腟の斑状発赤 ● 子宮腟部の溢血性点状出血
主な治療	● エストリオール腟錠 ● エストロゲン経口薬	● 腟洗浄 ● メトロニダゾール腟錠・経口薬	● 抗真菌薬腟錠±外用薬（局所）or 抗真菌薬（フルコナゾール）内服±外用薬（局所） ● 腟洗浄	● メトロニダゾール経口薬 ● チニダゾール経口薬（妊娠中は不可）

*非特異性腟炎とよばれることもある．

骨盤内の炎症

上行性感染がほとんど

骨盤内炎症性疾患（PID）

● 骨盤内臓器（子宮，卵巣，卵管，骨盤腹膜など）の感染症は併発が多いため感染の局在を診断することが難しい．そこで，骨盤内の感染症をまとめて骨盤内炎症性疾患（PID）とよぶ．

● PIDには主に子宮内膜炎，付属器炎，子宮傍結合組織炎，骨盤腹膜炎が含まれ，多くは上行性に感染が広がる．

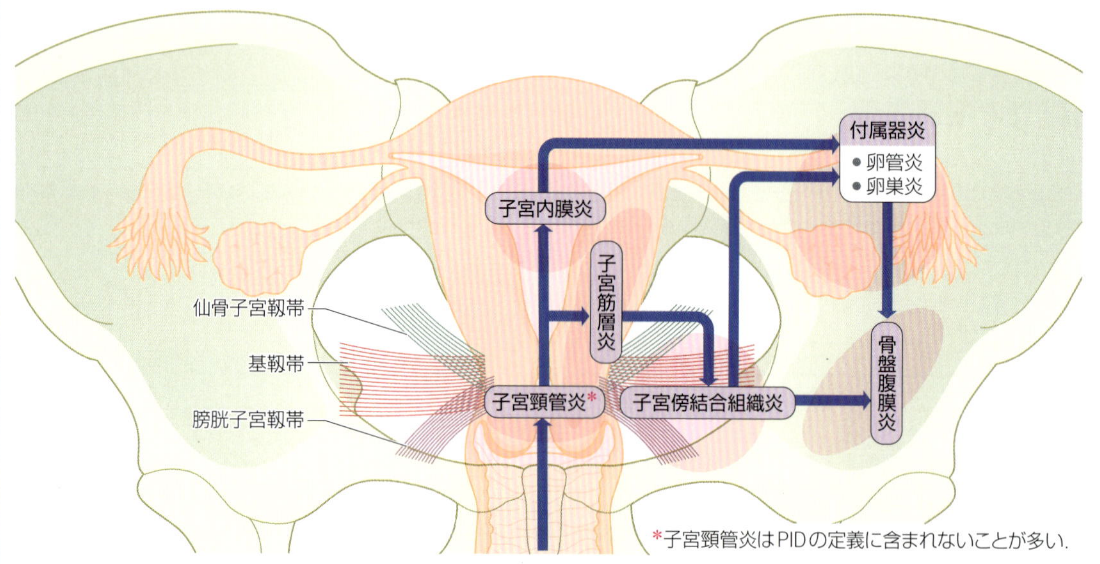

*子宮頸管炎はPIDの定義に含まれないことが多い．

● PIDの原因微生物は，性感染症でみられるクラミジア，淋菌だけではなく，大腸菌，バクテロイデス属，プレボテラ属などの好気性菌や嫌気性菌も含まれる．

● 萎縮性腟炎：atrophic vaginitis　● 細菌性腟症（BV）：bacterial vaginosis　● カンジダ外陰腟炎：vulvovaginal candidiasis　● 腟トリコモナス症：trichomonas vaginalis infection　● 骨盤内炎症性疾患（PID）：pelvic inflammatory disease　● 子宮内膜炎：endometritis　● 付属器炎：adnexitis　● 子宮傍〔結合〕組織炎：parametritis　● 骨盤腹膜炎：pelvic peritonitis　● 子宮筋層炎：myometritis　● 子宮頸管炎：cervicitis　● 卵管炎：salpingitis

疑わしきは治療する
PIDの診断

- 下腹部痛や内診による圧痛に加えて，発熱，白血球増加などの炎症反応を示す場合はPIDを疑う．ただし，PIDと確定できるような症状が出ないことも多いので注意が必要である．
- 性成熟期にある女性だけではなく，婦人科系手術歴のある女性もハイリスク群とされており，患者層は若年女性に限らず幅広い年代にわたる．
- PIDの診断基準の例としては，以下の2つが有名である．

PIDの診断基準

必須診断基準
❶下腹痛，下腹部圧痛
❷子宮，付属器の圧痛

付加診断基準
❶体温≧38.0℃
❷白血球増加
❸CRPの上昇

特異的診断基準
❶経腟超音波やMRIによる膿瘍像確認
❷腹腔鏡による炎症の確認

日本産科婦人科学会／日本産婦人科医会 編：産婦人科診療ガイドライン婦人科外来編2017. 日本産科婦人科学会，2017，p.29

CDC（米国）

必須診断基準
❶子宮頸部可動痛
❷子宮圧痛
❸付属器圧痛

付加診断基準
❶口腔体温＞38.3℃
❷頸管や腟内の異常な粘稠膿性帯下
❸腟分泌物中の過剰な白血球数の存在
❹赤血球沈降速度（ESR）の上昇
❺CRPの上昇
❻淋菌またはクラミジアの子宮頸部感染の存在

特異的診断基準
❶子宮内膜組織診による子宮内膜炎の組織学的根拠
❷経腟超音波やMRIにより卵管肥厚や卵管留水症の所見が認められた場合（腹水やドプラによる卵管の血流増加の所見を伴ってもよい）
❸腹腔鏡でのPIDと一致した異常所見（卵巣・卵管膿瘍の存在など）

Kimberly A.Workowski, et al.：MMWR Recommendations and Reports 2015；64：78-82

- 治療は原因微生物に対応した薬剤が選択される．また場合によっては手術療法が選択されることもある．
- 治療が遅れると不妊症，異所性妊娠などの後遺症を残す可能性があるため，早期治療が大切である．

比較して特徴をつかむ
子宮の炎症の比較

- 病原体は，細菌，真菌，ウイルス，原虫など様々であるため，治療は病原体に応じた化学療法を行う．

	子宮頸管炎	子宮内膜炎	子宮筋層炎	子宮傍結合組織炎
部位	●子宮頸管	●子宮内膜	●子宮筋層	●子宮頸部を支えている靱帯
原因	●機械的刺激（性交など） ●分娩時の頸管損傷 ●頸管内腫瘍 など	●分娩時や流産時の処置による損傷 ●子宮頸癌や子宮体癌などの悪性腫瘍に伴う感染 など		●分娩時の軟産道の損傷 ●広汎・準広汎子宮全摘出術 ●人工妊娠中絶時の頸管損傷 など
症状	●軽度な場合が多い． ●帯下の増量（粘液性，膿性となることもある）	●発熱 ●下腹部痛 ●外子宮口から膿性分泌物	●子宮内膜炎よりも強い． ●子宮が腫大し，圧痛がある．	●発熱 ●下腹部痛，排便痛 ●膀胱・腹膜刺激症状 ●内診による圧痛・抵抗
その他	●クラミジア，淋菌によるものも多い．	●頸管が閉塞すると子宮内腔に膿性分泌物が滞留して子宮留膿症をきたす． ●子宮留膿症をきたした場合，原則的には，頸管拡張を行って排膿する．		●骨盤膿瘍が形成されていればドレナージを行う．

- 子宮頸癌：uterine cervical cancer ●子宮全摘出術：total hysterectomy ●人工妊娠中絶：artificial termination of the pregnancy
- 子宮留膿症：pyometra ●骨盤膿瘍：pelvic abscess

主に卵管に炎症が起こる

付属器炎

- 卵管の炎症は隣接する卵巣にも波及しやすく，卵管炎と卵巣炎はしばしば合併する．そのため両者をまとめて付属器炎とよぶことが多い．
- 卵管は炎症により閉塞しやすく，不妊症〔p.230〕や異所性妊娠〔病⑩p.94〕の原因となる．

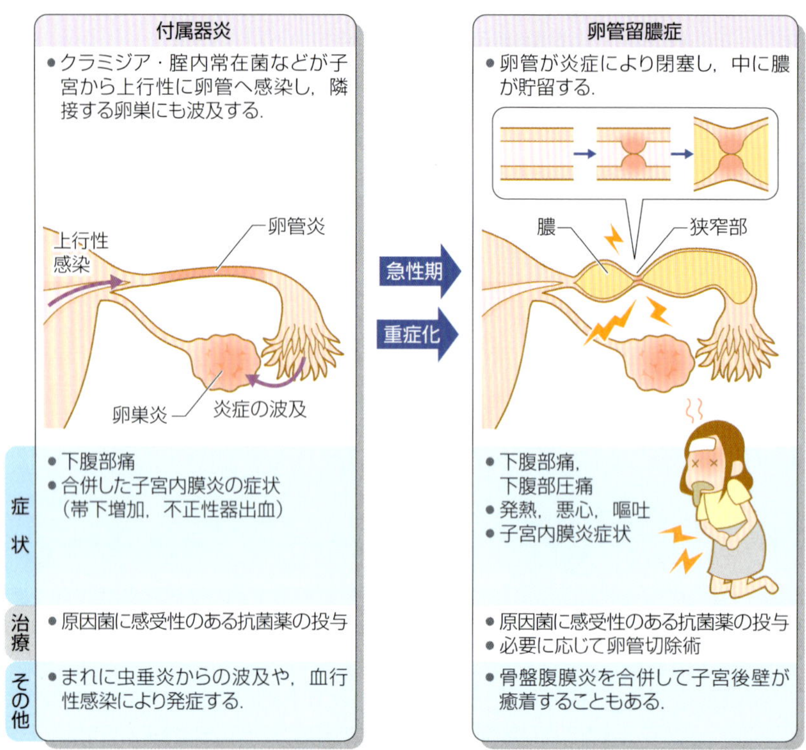

- 卵管留膿症と同様，卵管に液体が貯留する疾患として，卵管留水症がある．卵管留水症では閉塞した卵管に非感染性の滲出液が貯留する．自覚症状は乏しいが，不妊の原因となる〔p.231〕．

複数菌感染が多い

骨盤腹膜炎

- 卵巣は腹腔内に露出しているため，卵巣まで進行した炎症は骨盤腹膜（子宮漿膜・子宮広間膜〔p.4〕）に波及する．
- 多くは子宮内膜炎や付属器炎による上行性感染であるが，大腸の穿孔や急性虫垂炎による下行性感染のこともある．
- さらに上腹部まで感染が波及すると，肝周囲炎（かつてのFitz-Hugh-Curtis（フィッツ-ヒュー-カーティス）症候群〔p.86〕）を引き起こすことがある．

急性期

- 下腹部痛
- 発熱，悪寒戦慄
- 腹膜刺激症状〔病①p.183〕
  - 筋性防御
  - Blumberg sign（ブルンベルグ サイン）（反跳痛）
- 麻痺性イレウスによる腹部膨隆
- 悪心
- 嘔吐

慢性期

- Douglas（ダグラス）窩貯留液によって腹膜刺激症状が出現
- 癒着
- 不妊
- 性交痛，下腹部痛

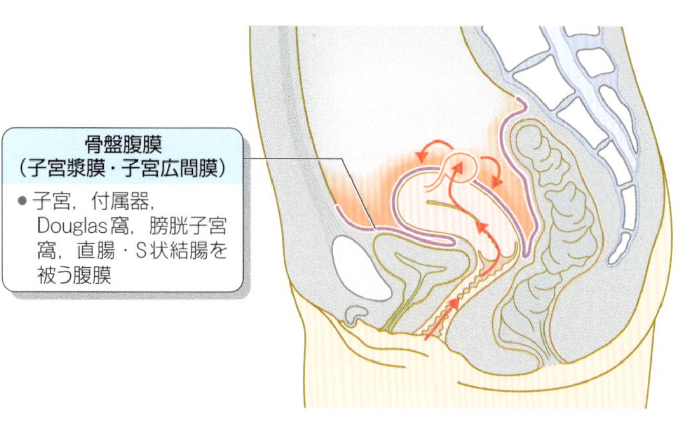

- 付属器炎：adnexitis ● 卵管炎：salpingitis ● 卵巣炎：oophoritis ● 不妊〔症〕：infertility／sterility ● 異所性妊娠：ectopic pregnancy ● 卵管留膿症：pyosalpinx ● 卵管留水症：hydrosalpinx ● 骨盤腹膜炎：pelvic peritonitis ● 子宮広間膜：broad ligament of the uterus ● 急性虫垂炎：acute appendicitis

性感染症(STI)

性感染症(STI)とは腟性交，または，これに類似した性交渉(性器－口腔，性器－直腸)の皮膚または粘膜の接触により感染する疾患の総称である．

性交渉によって広がる

STIの感染経路

- セックスパートナーの感染歴，不適切な治療など様々な感染の可能性がある．
- STIは性交渉を通じて知らぬ間に感染し，知らぬ間に拡大させてしまう．
- 性交渉による感染は異性間だけでなく同性間の場合もある．
- 性交渉による感染は性器性交だけではなく口腔性交などの場合もある．

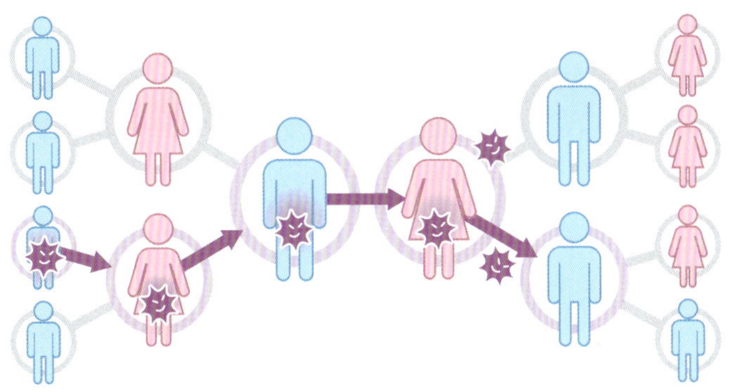

性感染症は以前，STD(Sexually Transmitted Disease)と表記していました．
Diseaseは「病気」という意味ですが，性感染症は症状がないものも含まれるため，Infection(感染)という言葉を用いて，STI(Sexually Transmitted Infection)と表記するようになりました．

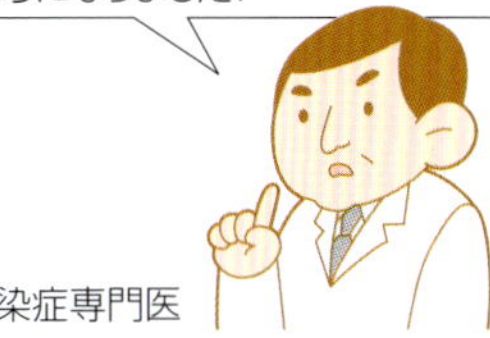

受診のきっかけとなる症状

男女における自覚症状の強さの違い

- 女性のSTIでは，無症候感染のことも多い．
- 症状がある場合，男性の方が女性よりも自覚症状が強いものが多い．
- そのため男性では病院を受診する機会があるが，女性では受診の機会が少ない．このため女性は炎症が進行しやすく，感染を拡大させやすい．

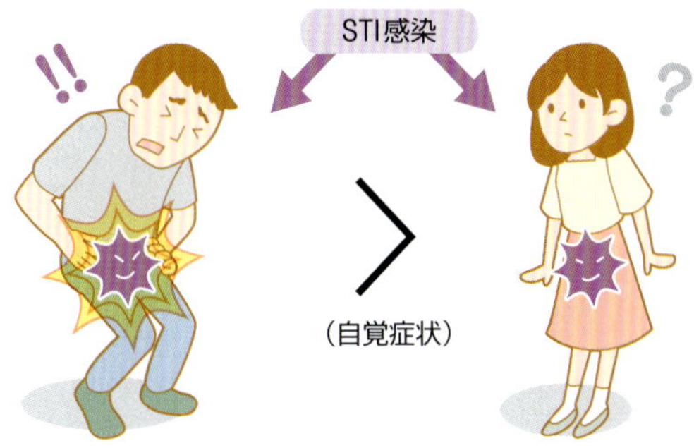

多彩な病原体との関連を理解する

STIの種類

- 性感染症(STI)には様々な種類があり，病原体も多彩であるが，主なものは以下の通りである．

	疾　患		病原体
細　菌	淋菌感染症	〔p.88〕	*Neisseria gonorrhoeae*
	梅毒	〔病⑥p.259〕	*Treponema pallidum* subspecies *pallidum*
	性器クラミジア感染症	〔p.86〕	*Chlamydia trachomatis*
	性器マイコプラズマ感染症		*Mycoplasma genitalium*など，*Ureaplasma*属
ウイルス	性器ヘルペス	〔p.90〕	Herpes simplex virus(HSV)
	尖圭コンジローマ	〔p.92〕	Human papillomavirus(HPV)
	B型ウイルス性肝炎	〔病①p.268〕	Hepatitis B virus(HBV)
	HIV感染症	〔病⑥p.322〕	Human immunodeficiency virus(HIV)
真　菌	カンジダ外陰腟炎	〔p.94〕	*Candida albicans*，*Candida glabrata* など
原　虫	腟トリコモナス症	〔p.93〕	*Trichomonas vaginalis*

- 性感染症(STI)：sexually transmitted infection　● 単純ヘルペスウイルス(HSV)：herpes simplex virus　● ヒトパピローマウイルス(HPV)：human papillomavirus　● B型肝炎ウイルス(HBV)：hepatitis B virus　● ヒト免疫不全ウイルス(HIV)：human immunodeficiency virus

近年わが国で増加している
HIV感染症

感染経路
●性感染
●血液・体液感染
●母子感染
1〜2週間後

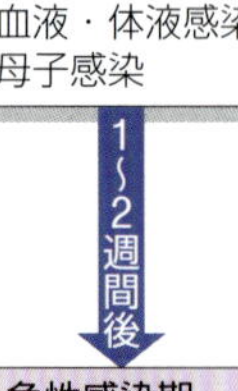

- 感染予防のため教育・啓発が行われているが，わが国では未だに新規HIV患者もAIDS発症者も増え続けており，先進国の中でも増加率が非常に高いことが問題視されている．
- 他のSTIに罹患していると局所の障害などのためHIVに感染しやすくなる．
- HIVに感染してからAIDSを発症するまでには長期間を要するが，いったんAIDSを発症すると細胞性免疫不全による重篤な症状を呈するようになる．

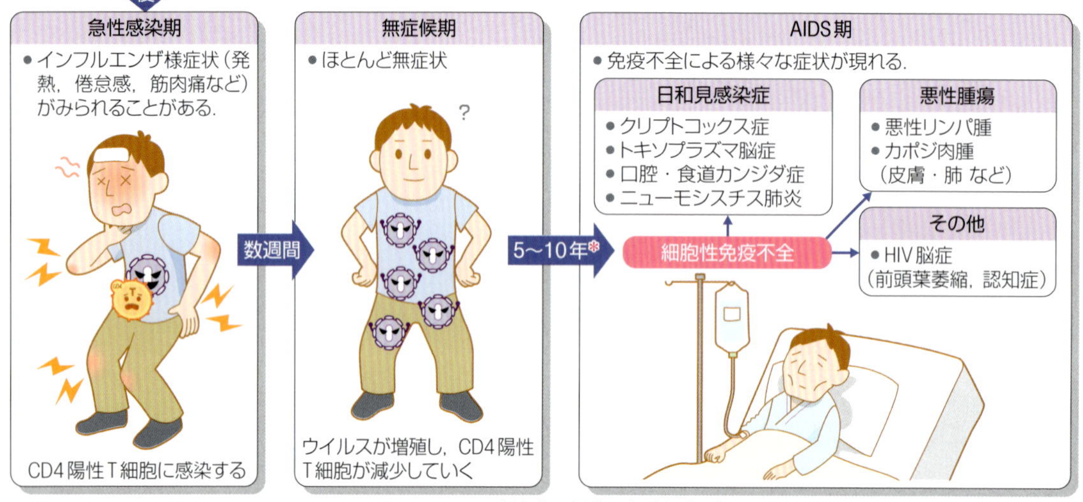

*未治療の場合は無症候期が5〜10年続くとされるが，個人差が大きい．

クラミジアが最も多い
STIの疫学

- 以前は梅毒，軟性下疳（げかん）などの局所症状が強いものがSTIの中心であったのに対し，現在はクラミジア，淋菌，性器ヘルペス，尖圭コンジローマなど自覚症状に乏しく感染に気づきにくいものが中心となってきている．
- 特にクラミジアは患者が感染に気づかず無治療のまま性交渉を行うことが多いために，感染患者数は多い．
- 以下のグラフに示す4疾患は，全国約1,000ヵ所の医療機関が感染症法に基づいて患者数を保健所に届け出ている．

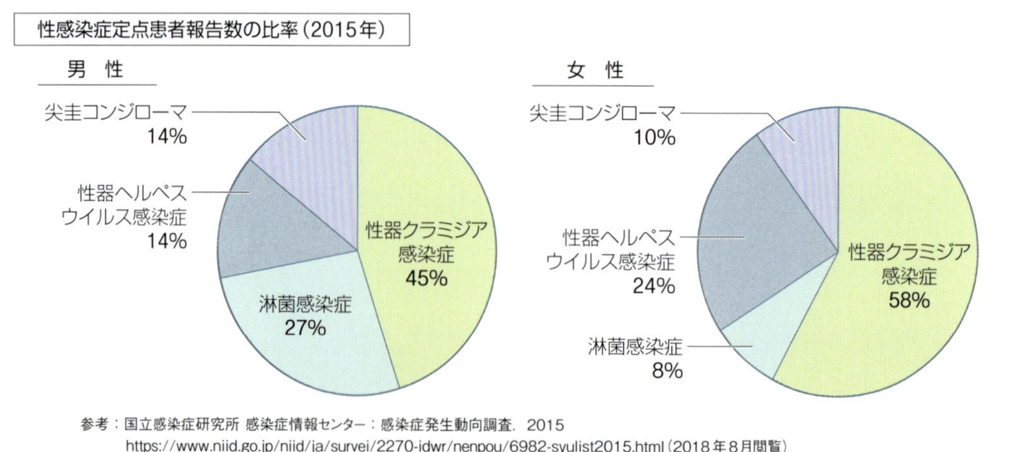

参考：国立感染症研究所 感染症情報センター：感染症発生動向調査．2015
https://www.niid.go.jp/niid/ja/survei/2270-idwr/nenpou/6982-syulist2015.html（2018年8月閲覧）

●ヒト免疫不全ウイルス(HIV):human immunodeficiency virus　●性感染症(STI):sexually transmitted infection　●後天性免疫不全症候群(AIDS):acquired immunodeficiency syndrome　●CD4陽性T細胞:CD4-positive T lymphocyte　●クリプトコックス症:criptococcosis　●トキソプラズマ脳症:cerebral toxoplasmosis　●食道カンジダ症:esophageal candidiasis　●ニューモシスチス肺炎:pneumocystis pneumonia　●悪性リンパ腫:malignant lymphoma　●カポジ肉腫:Kaposi's sarcoma　●HIV脳症:HIV encephalopathy

若年女性の感染が問題

STI感染者の年齢層

- 社会風俗の変化に伴い，性風俗の多様化，性行為の低年齢化が顕著になり，STIは若年層にも広がっている．また，性交渉の多様化により性器だけでなく口腔・咽頭への感染が広がっている．
- 性器クラミジア感染症（図）だけではなく，性器ヘルペスや淋菌なども報告者数のピークは男性で20代後半～30代前半，女性では20代前半と，女性の方が若くなっている．
- 若年女性のSTIは不妊や異所性妊娠（クラミジアによる），子宮頸癌（HPVによる）〔p.144〕，母子感染などの重大な障害につながる可能性があり，特に問題視されている．

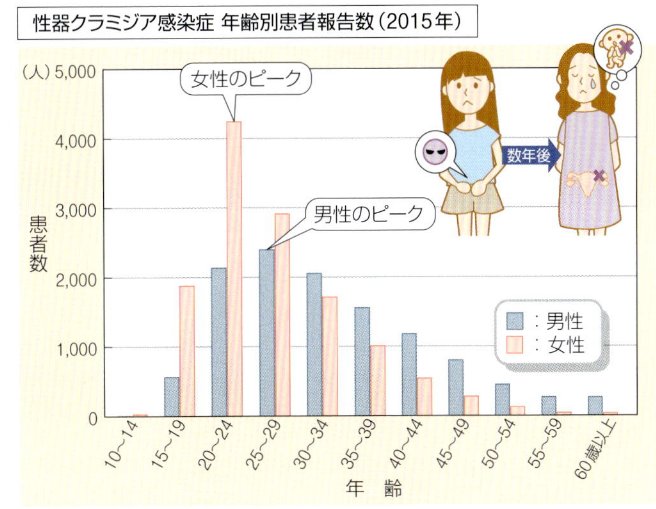

国立感染症研究所 感染症情報センター 感染症発生動向調査：2015年報告より改変

治療の障害となるピンポン感染

STIの治療

- STIの治療は，患者とパートナー両方の検査・治療が不可欠である．
- 患者の治療が完了しても，パートナーが未治療であれば，患者は再度感染する（ピンポン感染）．

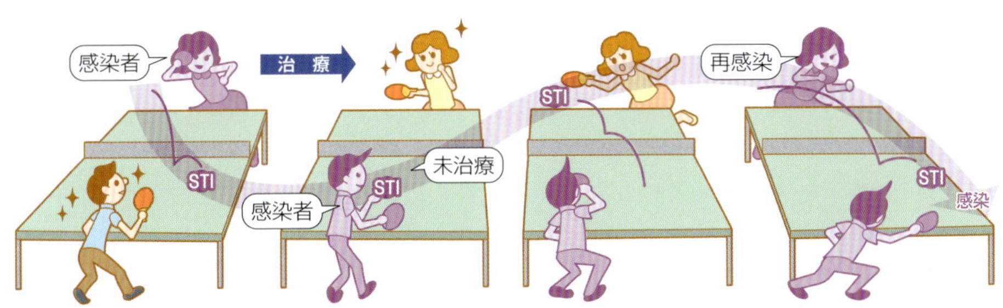

感染予防としてのコンドーム使用の重要性

STIの予防

- STIの予防のためには，以下の3つが重要である．

NO SEX
●（信頼できる人以外と）性交渉をもたない．
NO!

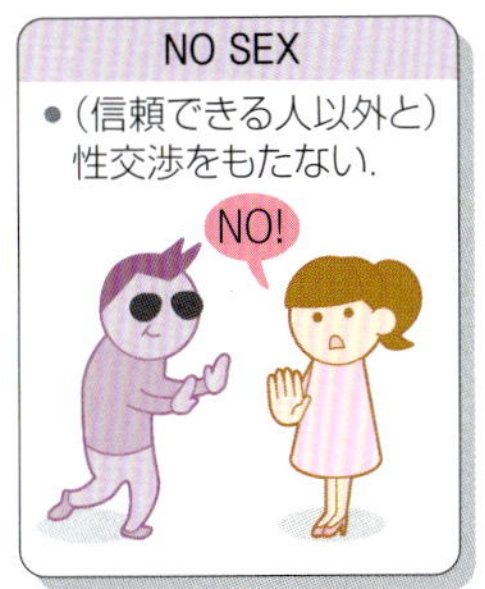

STEADY SEX

- 特定の相手とだけ性交渉をもつ．

NO!

SAFE SEX
●コンドームを使用する．
Yes!

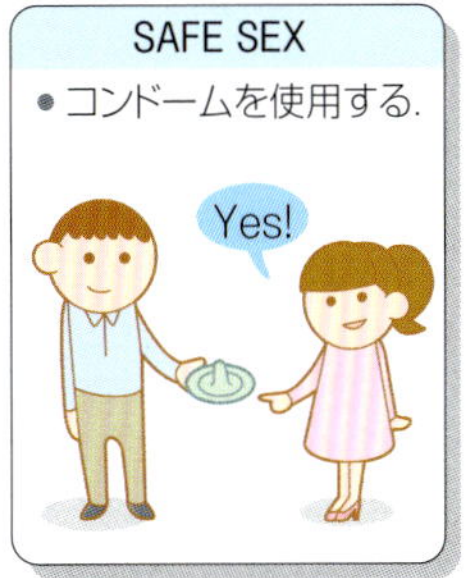

- コンドームは避妊具としても重要であるが，何よりSTIの感染予防に対して非常に重要である．
- 感染予防のためには，コンドームを粘膜接触の始めから（oral sexも含め），最後までしっかりと着用しなければならない．
- 例えば淋菌では，1回のコンドームなしの性交渉で30%，HIVでは0.1～1%が感染するとされている．

●尖圭コンジローマ：condyloma acuminatum　●性器ヘルペスウイルス感染症：genital herpes simplex virus infection　●性器クラミジア感染症：genital chlamydial infection　●淋菌感染症：gonococcal infection　●不妊〔症〕：infertility／sterility　●異所性妊娠：ectopic pregnancy　●子宮頸癌：uterine cervical cancer　●母子感染：mother to child infection　●避妊具：contraceptive device

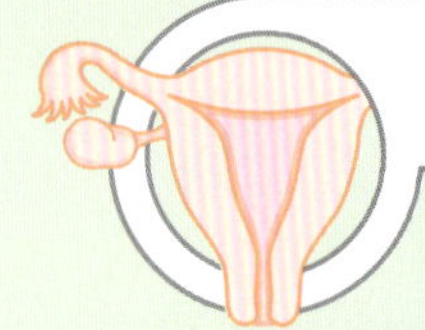

A56.0
A56.1

性器クラミジア感染症

監修
三鴨 廣繁

intro.

クラミジア属のうち *Chlamydia trachomatis*（クラミジア トラコマティス）を病原体とする性感染症（STI）である．症状が非常に軽いため，自覚症状を認めないことが多く放置されやすい．そのため感染が長期化して，不妊や異所性妊娠の原因となる．近年若年者を中心に感染者が多く，STIの中で最多である．

Words & terms

クラミジア属 〔p.86〕
リケッチア属同様，生きた動物細胞の中でのみ増殖する小型の寄生性細菌．原核細胞としては最も小さい環状DNAとRNAをもっている．クラミジア属は細胞膜と細胞壁をもつが，細胞壁にはグラム陽性菌や陰性菌にあるペプチドグリカンがないため，治療に際してβ-ラクタム系の抗菌薬は無効である．

Fitz-Hugh-Curtis（フィッツ-ヒュー-カーティス）症候群 〔p.86〕
Fitz-HughとCurtisが報告した淋菌性の卵管炎と肝周囲炎を合併した病態を指したが，その後クラミジアによっても同様の病態が起こることが報告され，現在では肝周囲炎という用語を用いることが多い．

MINIMUM ESSENCE　genital chlamydial infection

❶発症：（女性の場合）性交後1～3週間より

❷漿液性の帯下増量，不正性器出血，下腹部痛がみられる．〈多くは無症状〉

❸または，**不妊**，**異所性妊娠**，〈卵管の癒着や輸送能低下〉
激しい上腹部痛がみられる．〈肝周囲炎の症状〉

➡ **性器クラミジア感染症** を考える．

- 確定診断は，抗原検査法としての遺伝子診断法によって行われる．

治療

- 抗菌薬：**マクロライド系**，キノロン系，テトラサイクリン系
  ※β-ラクタム系は無効．妊婦ではマクロライド系を用いる．

補足事項

- 自覚症状に乏しいため感染が拡大しており，16～25歳の男女の5～6%が感染しているといわれている．特に女性に多い〔p.85〕．
- oral sexによる咽頭感染も多く，咽頭感染例は性器感染よりも難治性であることが多い．
- 遺伝子診断法にはPCR法・TMA法・SDA法などがある．
- 抗原検査法として遺伝子診断法の他に，EIA法（酵素免疫検出法）などがある．
- 治癒判定は，病原体の陰転化をもって行う（血清抗体価では判定できない）．
- 淋菌など他のSTIと合併していることが多いため同時に検査する．

感染に気づきにくい
感染と進行

- 性交による感染後，子宮頸管炎に始まり上行性に感染が進行していく．宿主が感染に気づかない間に炎症が進み，不妊をはじめとする様々な合併症をきたす．
- 感染が上行し，骨盤内炎症性疾患（PID）〔p.80〕を起こしても炎症は軽いことが多い．

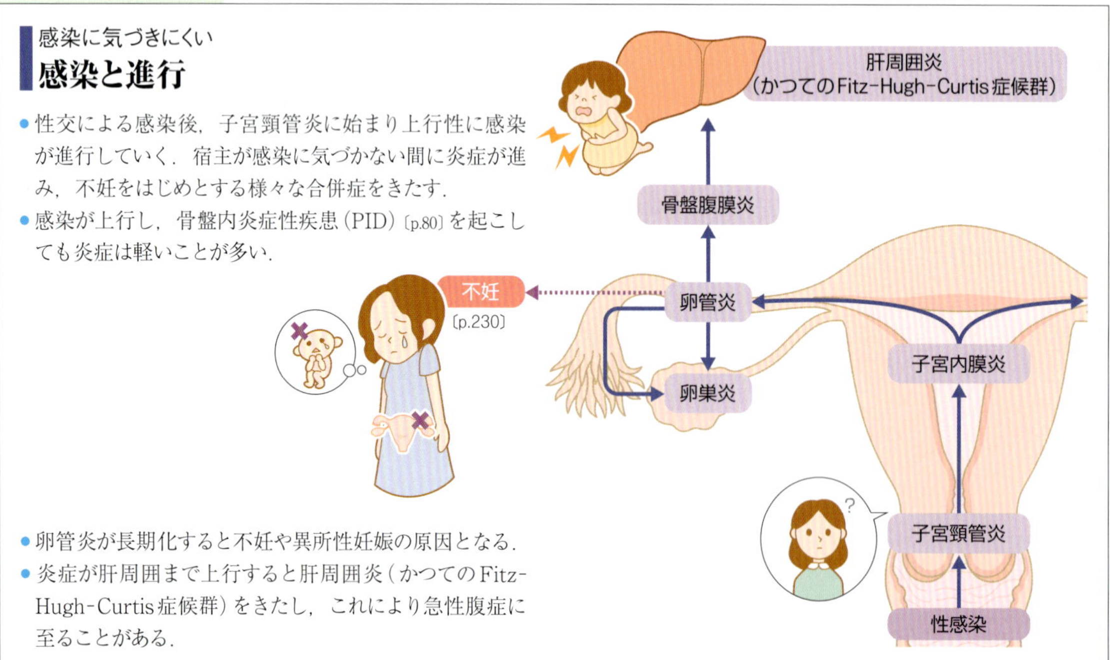

- 卵管炎が長期化すると不妊や異所性妊娠の原因となる．
- 炎症が肝周囲まで上行すると肝周囲炎（かつてのFitz-Hugh-Curtis症候群）をきたし，これにより急性腹症に至ることがある．

• 性器クラミジア感染症：genital chlamydial infection • 性感染症（STI）：sexually transmitted infection • 漿液性帯下：serous vaginal discharge • 酵素免疫検出〔法〕（EIA〔法〕）：enzyme immunoassay • 骨盤内炎症性疾患（PID）：pelvic inflammatory disease • 不妊〔症〕：infertility／sterility • 異所性妊娠：ectopic pregnancy • 骨盤腹膜炎：pelvic peritonitis • 卵管炎：salpingitis • 卵巣炎：oophoritis • 子宮内膜炎：endometritis • 子宮頸管炎：cervicitis

卵管の輸送能低下や癒着による
異所性妊娠（卵管妊娠）と卵管不妊

- 女性のクラミジア感染は自覚症状を認めないことが多いため，感染が長期化して不妊・異所性妊娠を招きやすい．
- 不妊を訴え来院することでクラミジア感染が判明することもある〔p.237〕．

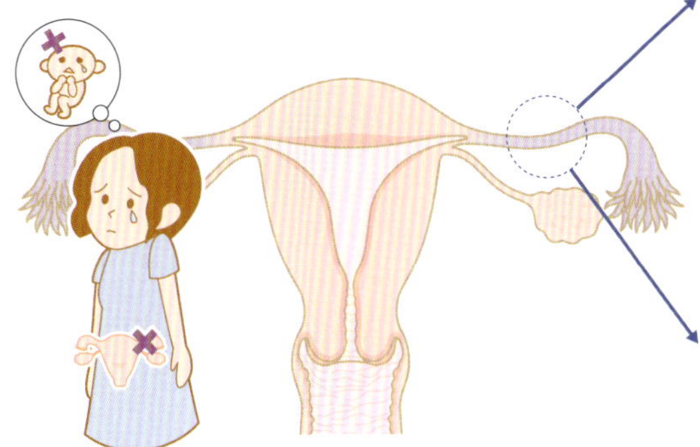

異所性妊娠（卵管妊娠）〔病⑩p.94〕

- 卵管内腔の上皮細胞がクラミジアによる炎症によって障害を受け，輸送機能が低下している．
- そのため，受精卵が子宮に運ばれず，卵管内で着床する．

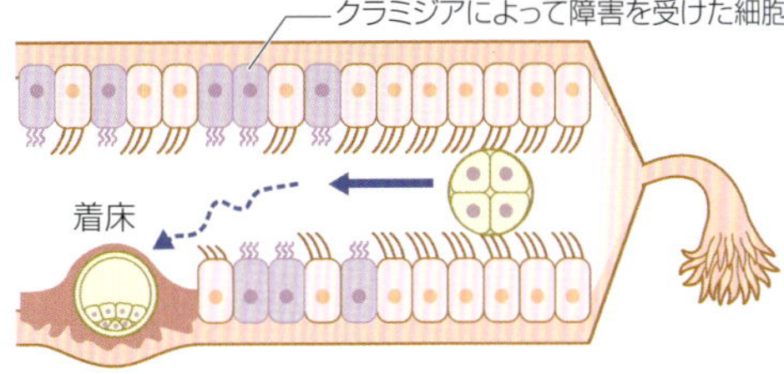

卵管不妊〔p.237〕

- 繰り返す炎症により卵管内腔や卵管周囲に癒着が生じる．
- 卵管狭窄や卵管閉塞などの通過障害が生じ受精できない．

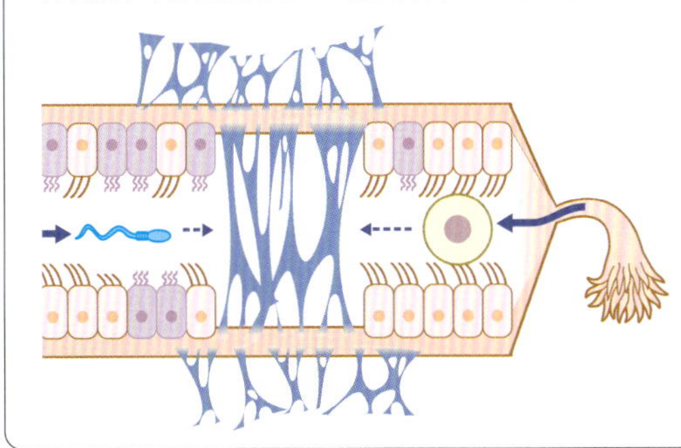

- 血清抗体価は癒着の頻度と相関するため，不妊症のスクリーニングとしては有用であるとする報告もある．

右上腹部に激烈な痛みを伴う
肝周囲炎

- 炎症が骨盤腹膜炎よりさらに上行し肝周囲に至ると，肝周囲炎（かつてのFitz-Hugh-Curtis症候群）をきたす．
- 激しい上腹部痛を訴え，産婦人科ではなく救急外来や一般内科を受診することも多い．
- 疼痛の部位や炎症所見から胆嚢炎と誤診されることもある．

肝周囲炎による癒着

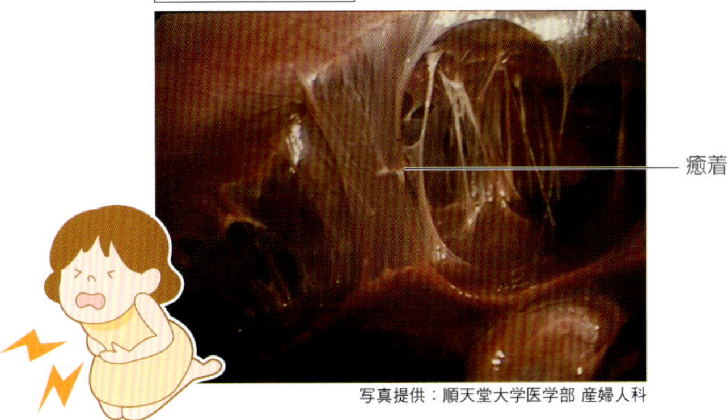

写真提供：順天堂大学医学部 産婦人科

早産や産道感染を起こす
妊婦のクラミジア感染

- 産道感染により新生児に感染し，新生児肺炎や新生児結膜炎をきたす．
- 妊娠中には，まれに絨毛膜羊膜炎を誘発し，流産・早産の原因となることがある〔病⑩p.172〕．

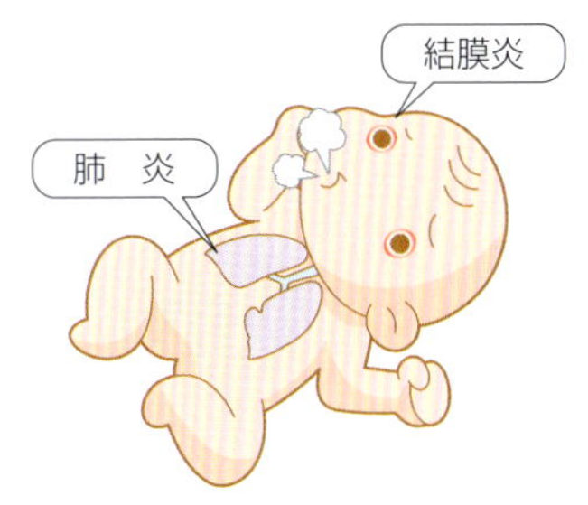

●卵管妊娠：tubal pregnancy　●血清抗体価：serum antibody titer　●卵管不妊：tubal sterility　●肝周囲炎：perihepatitis　●新生児肺炎：neonatal pneumonitis　●新生児結膜炎：neonatal conjunctivitis　●絨毛膜羊膜炎（CAM）：chorioamnionitis

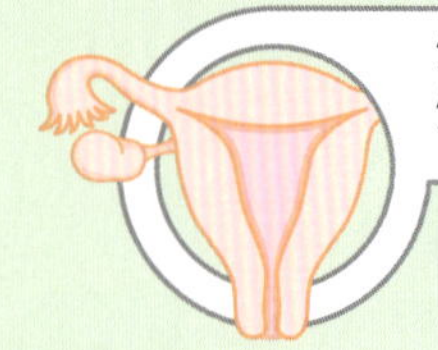

A54.0
～54.2
A54.5
～54.6

淋菌感染症

監修
三鴨 廣繁

intro.

淋菌（*Neisseria gonorrhoeae*（ナイセリア ゴノレア））による細菌感染症で，一般に性感染症（STI）として起こる．男性では，感染後数日間の潜伏期間を経て，尿道炎を起こし排尿痛と外尿道口からの排膿をきたす．一方女性では，子宮頸管炎，尿道炎を起こすが，症状が軽いため放置されやすく，骨盤内炎症性疾患（PID）に至ると不妊や異所性妊娠の原因となる．

Words & terms

ナイセリア属 〔p.88〕
グラム陰性球菌に属し，淋菌や髄膜炎菌が含まれる．双球菌であり，そら豆状の菌体が対をなすことが特徴的である．

新生児膿漏眼 〔p.88〕
母親がクラミジアや淋菌に感染している場合に，産道で病原体が新生児の結膜に感染する感染症．淋菌が原因の場合淋菌性結膜炎とよび，クラミジアが原因の場合新生児封入体結膜炎とよぶ．

MINIMUM ESSENCE　gonococcal infection

❶発症：性交後2～7日

❷膿性帯下の増量（悪臭を伴う），外陰部瘙痒，不正出血，〈子宮頸管炎の症状〉
排尿痛，外尿道口からの排膿がみられる．〈尿道炎の症状〉

❸または，発熱，下腹部痛，腹膜刺激症状がみられる．〈PIDの症状〉

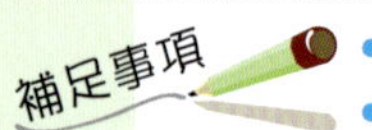
➡ **淋菌感染症** を考える．

- 確定診断は，遺伝子診断法または培養法によって行う．

治療 薬剤耐性菌の増加に伴い，以下に示す注射用抗菌薬による治療が基本．

1. 注射薬：セフトリアキソンの静注，
　スペクチノマイシンの筋注（咽頭感染には無効）．
2. 経口薬：アジスロマイシン徐放薬（注射薬が使用できない症例で感受性がある場合の代替療法であり，原則として推奨されない）

補足事項

- 経口薬の場合，無効例があるので，治療後には淋菌の消失の確認が必須である．
- アジスロマイシン徐放薬は，アレルギーなどにより注射薬による治療が困難な場合に使用される（ただし臨床効果を証明するエビデンスは多くない）．
- かつては産道感染で新生児に結膜炎（新生児膿漏眼）をきたしていたが，抗菌薬の予防点眼でほとんどみられなくなった〔病⑩p.221〕．
- 注射薬としてスペクチノマイシンを用いることがあるが，咽頭感染には無効である．

遺伝子診断法と培養法が中心

検査と診断

- 淋菌の検出には，遺伝子診断法，培養法，グラム染色による鏡検法の3つの方法がある．
- グラム染色は，尿道炎による尿道分泌物では淋菌を視認できるが，子宮頸管や咽頭からの検体では検体中の常在菌のため困難なことが多い．
- 特に女性では尿道炎よりも子宮頸管炎が主な病態となるので，確定診断はグラム染色よりも遺伝子診断法や培養法によって行う．
- 咽頭感染の遺伝子診断法において，まれに口腔ナイセリア属などによって偽陽性を呈することもある．

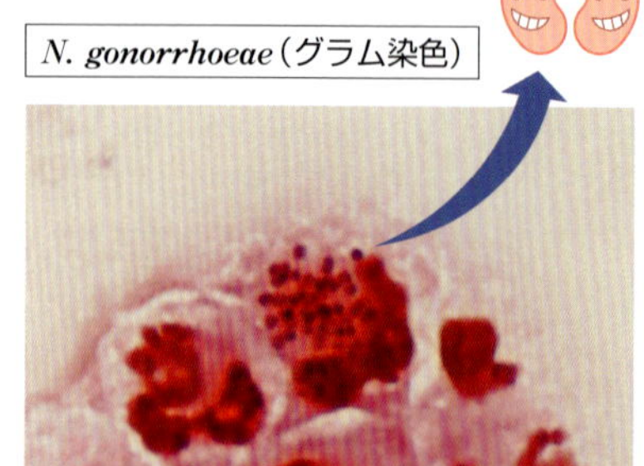

- そら豆形のグラム陰性双球菌であり，凹面側を向けて対をなす．

- クラミジア感染の合併も多い（20～30%）ので，淋菌感染を疑った場合は，遺伝子診断法によって両者の同時検査を行うことが望ましい．

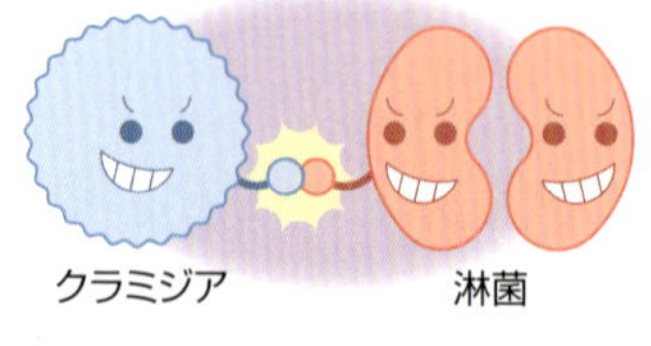

- 淋菌感染症：gonococcal infection　● 新生児膿漏眼：newborn blennorrhea　● 性感染症（STI）：sexually transmitted infection　● 膿性帯下：purulent discharge　● 腹膜刺激症状：peritoneal irritation sign

女性では放置されやすい

症状と経過

- 男性の尿道炎は症状が強く比較的早い段階で受診することが多い．
- それに対し女性は症状が軽く，未治療のまま放置されやすい．そのためパートナーへの感染源となり続けることがある．
- 上行感染をきたせばPID〔p.80〕や，さらには不妊の原因となりうるが，淋菌単独で上行感染を起こすことは比較的少ない．

男 性　　女 性

性交による感染

症状が強い

尿道炎
- 排尿痛
- 外尿道口からの排膿

病院

- 早めに受診する．

症状が軽い，あるいは無症状

尿道炎
- 排尿痛
- 外尿道口からの排膿

子宮頸管炎
- 膿性帯下

- 子宮頸管炎が基本の病態となるが症状が乏しいことが多い．

放置されると感染源となり続ける

上行感染をきたした場合

PID
- 下腹部痛
- 発熱
- 腹膜刺激症状

不 妊

近年増えている

性器以外への感染

- oral sexによる咽頭感染やanal sexによる直腸感染が近年増えている．
- 多くは無症状であるため未治療のまま放置されやすく，女性の咽頭がパートナーへの感染源となり続けることがある．

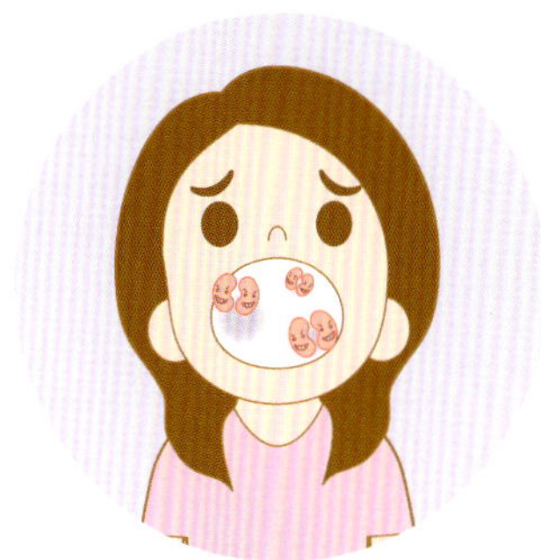

- 咽頭の淋菌感染は，性器感染の治療後にも残存することがある．

経口薬はほぼ無効

薬剤耐性菌の増加

- 近年，淋菌の抗菌薬耐性化が問題となっている．
- 経口薬は無効例が多く，選択できる薬剤が現状ほとんどなく，アジスロマイシン徐放薬もエビデンスは多くない．
- セフトリアキソン耐性淋菌の報告もある．
- ペニシリン，テトラサイクリンだけでなく，特効薬とされていたニューキノロンに対しても80%程度が耐性を獲得している．
- 確実に有効な薬剤は，注射薬の2剤（セフトリアキソン，スペクチノマイシン）のみとなっている．
- 咽頭感染に関して，スペクチノマイシンは組織移行性が悪く効果が劣るため用いない．

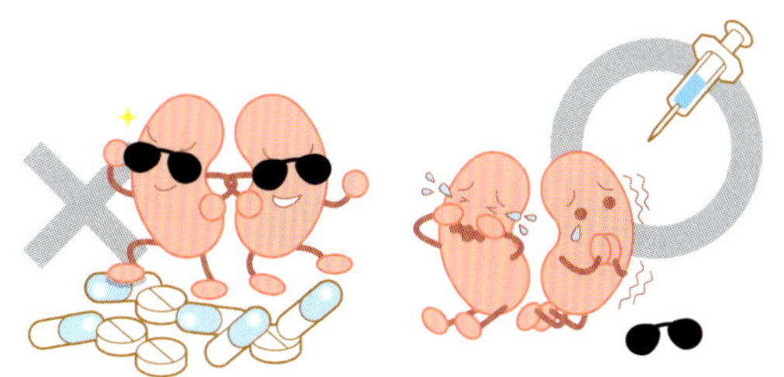

- 尿道炎：urethritis　● 子宮頸管炎：cervicitis　● 骨盤内炎症性疾患（PID）：pelvic inflammatory disease　● 不妊〔症〕：infertility／sterility　● 薬剤耐性菌：drug resistant bacterium

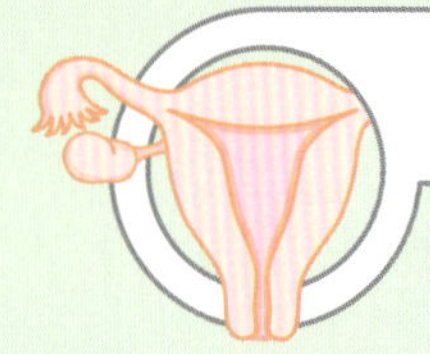

A60.0

性器ヘルペス

監 修
三鴨 廣繁

intro.

単純ヘルペスウイルス（HSV）1型，2型を病原体とする性感染症（STI）である．初感染後に感覚神経節に潜伏感染し，免疫低下により再び活性化し再発を繰り返す．初感染の方が症状は激しく，また，再発する例も多い．

MINIMUM ESSENCE　genital herpes

❶発症：（女性の場合）**性交後2～10日間**より
❷外陰部に疼痛（排尿困難や歩行困難に至ることもある）を伴う，**水疱性**または**浅い潰瘍性病変**（kissing ulcer（キッシング アルサー））を多発する．
❸排尿・排便困難や髄膜刺激症状がみられる．〈神経症状〉
❹ときに38℃以上の発熱がみられる．
（❷～❹〈初感染初発〉）
❺細胞診にて，**多核巨細胞**，**核内封入体**が多く認められる．
❻または，免疫低下時に上記の所見（軽度）がみられる．〈再発〉

➡ **性器ヘルペス** を考える．

- 視診で診断されることが多いが，確定診断は，抗原診断法（蛍光抗体法，免疫クロマト法）によるHSV抗原の証明を行う．

治療 **バラシクロビル**の内服．**アシクロビル**の内服，点滴，外用．ファムシクロビルの内服．

※再発を繰り返す場合はバラシクロビル，アシクロビルによる再発抑制療法を考慮．

補足事項

- ステロイドは症状を悪化させるため禁忌である．
- 診断では，HSVの抗体価（IgG，IgM）測定も補助診断として使用されている．
- 妊娠によって再発が誘発されやすい．

神経節に潜伏し再発
感染・発症と症状

- 単純ヘルペスウイルス（HSV）は，一度局所に感染すると感覚神経を上行し，生涯にわたり神経節に潜伏感染する．そして，免疫低下を契機に再び神経を下降し再発を繰り返す．
- 初感染は不顕性感染（臨床症状を示さない）も多い．

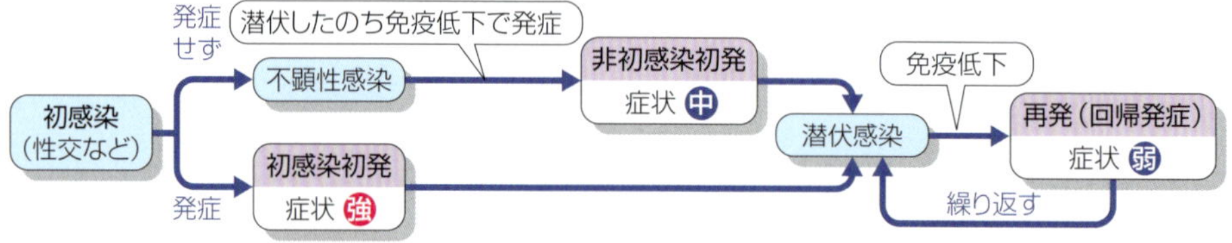

	初感染初発	再発（回帰発症）
主な症状	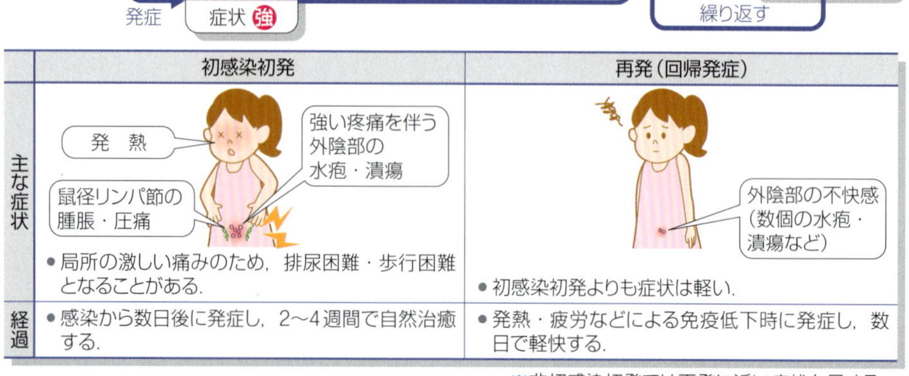 発熱／強い疼痛を伴う外陰部の水疱・潰瘍／鼠径リンパ節の腫脹・圧痛 • 局所の激しい痛みのため，排尿困難・歩行困難となることがある．	外陰部の不快感（数個の水疱・潰瘍など） • 初感染初発よりも症状は軽い．
経過	• 感染から数日後に発症し，2～4週間で自然治癒する．	• 発熱・疲労などによる免疫低下時に発症し，数日で軽快する．

※非初感染初発では再発に近い症状を呈する．

Words & terms

ヘルペスウイルス 〔p.90〕
感覚神経節に潜伏する単純ヘルペスウイルス（HSV）1型，2型や，分泌腺・腎臓などに潜伏感染するサイトメガロウイルス（CMV），リンパ組織に潜伏感染するEBウイルス（EBV）など8種類が知られている．

多核巨細胞 〔p.90〕
複数個の核を所有する著しく巨大な細胞．異物反応，肉芽腫性炎症組織やウイルス感染症の一部，特殊な腫瘍にみられる．

核内封入体 〔p.90〕
ウイルスやクラミジアの感染細胞内にみられる構造体の総称．

バラシクロビル 〔p.90〕
アシクロビルのプロドラッグ．体内でアシクロビルに変換されて抗ウイルス作用を発現する〔薬③p.299〕．

アシクロビル 〔p.90〕
プリンヌクレオチド誘導体の抗ウイルス薬．角膜ヘルペス，ヘルペス脳炎，新生児ヘルペス感染症などに用いられている〔薬③p.299〕．

ファムシクロビル 〔p.90〕
アシクロビルに類似のペンミクロビルのプロドラッグ〔薬③p.299〕．

再発抑制療法 〔p.90〕
バラシクロビル，アシクロビルなどの抗HSV薬を毎日継続的に服用することで再発リスクを減少させる治療法．もし再発したとしても症状は軽く，パートナーへの感染率も有意に減少させる効果がある．

• 性器ヘルペス：genital herpes • 単純ヘルペスウイルス（HSV）：herpes simplex virus • サイトメガロウイルス（CMV）：cytomegalovirus • EBウイルス（EBV）：Epstein-Barr virus • 多核巨細胞：multinucleated giant cell • 核内封入体：intranuclear inclusion body • 性感染症（STI）：sexually transmitted infection • 初感染：primary infection • 潜伏感染：latent infection • 不顕性感染：subclinical infection

潜伏部位の違いを理解する

単純ヘルペスウイルス（HSV）1型と2型

- 単純ヘルペスウイルスには，1型（HSV-1）と2型（HSV-2）がある．
- 主にHSV-1は口唇に感染し，HSV-2は性器に感染するが，oral sexによってHSV-1が成人の性器に感染し，性器ヘルペスを発症することもある．
- HSV-1による性器ヘルペスが増加している．

	HSV-1	HSV-2
潜伏部位	三叉神経節	腰仙髄神経節
発症部位	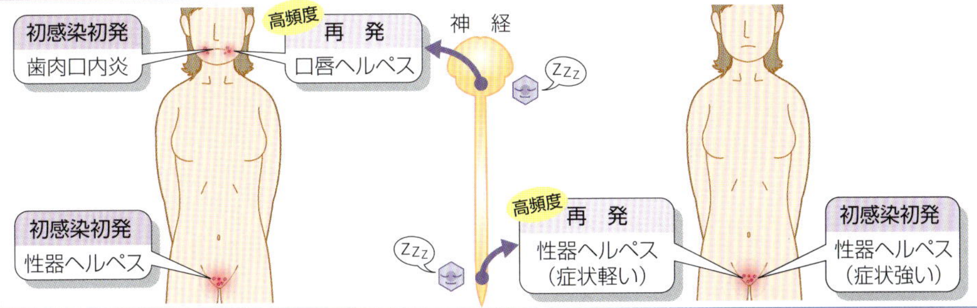 初感染初発：歯肉口内炎 高頻度 再発：口唇ヘルペス 初感染初発：性器ヘルペス 神経	高頻度 再発：性器ヘルペス（症状軽い） 初感染初発：性器ヘルペス（症状強い）
肉眼所見	口唇ヘルペス 写真提供：本田 まりこ 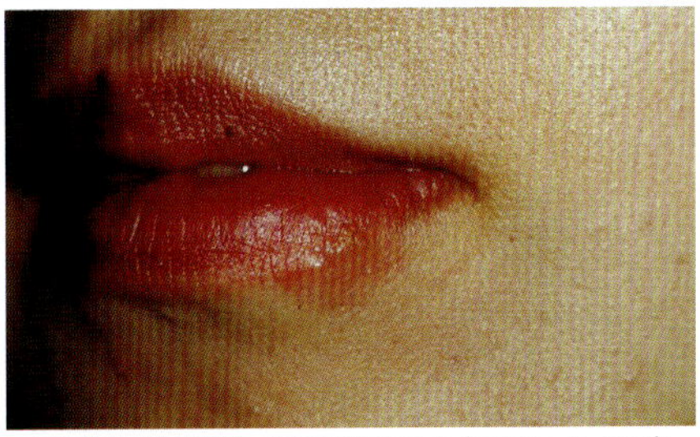 ● 口唇などに水疱，潰瘍ができる（口唇ヘルペス）． ● 口腔内などに水疱，潰瘍ができる（歯肉口内炎）．	性器ヘルペス ● 水疱と潰瘍が多数みられる． ● この潰瘍は左右対称（左右の陰部が互いに接する位置）にできることが多くkissing（キッシング） ulcer（アルサー）とよばれる． 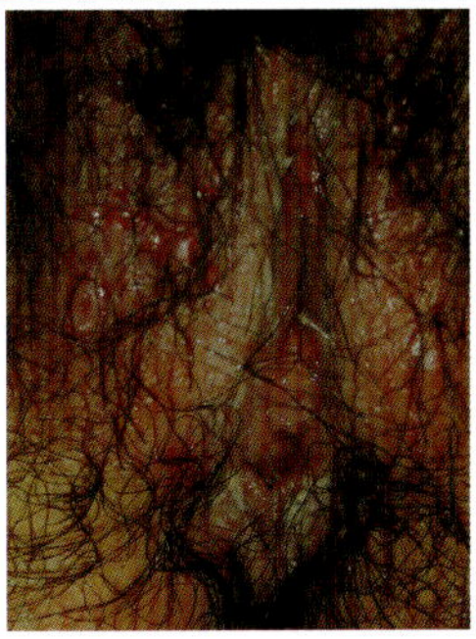 写真提供：本田 まりこ
特徴	● 接触感染により20歳代までに約半数が感染している． ● 近年oral sexの普及により性器に初感染をきたすことも多い． ● 三叉神経節が潜伏部位であるため，再発で性器に症状が出ることは少ない．	● 初感染ではほとんどが性行為によって感染し，再発では仙骨神経節に潜伏したHSVが活性化して症状を呈する． ● 再発する性器ヘルペスは，HSV-2の頻度が高い．

- 性器ヘルペスは産道感染により新生児ヘルペスを引き起こし，局在型から全身型まで様々な症状を呈する〔病⑩p.214〕．

多核巨細胞・核内封入体がみられる

細胞診所見

- 水疱・潰瘍面の擦過細胞診では多核巨細胞，核内封入体が観察される．
- 本症では多核巨細胞，核内封入体が多くみられるが，必ずしも本症に特徴的というわけではない．

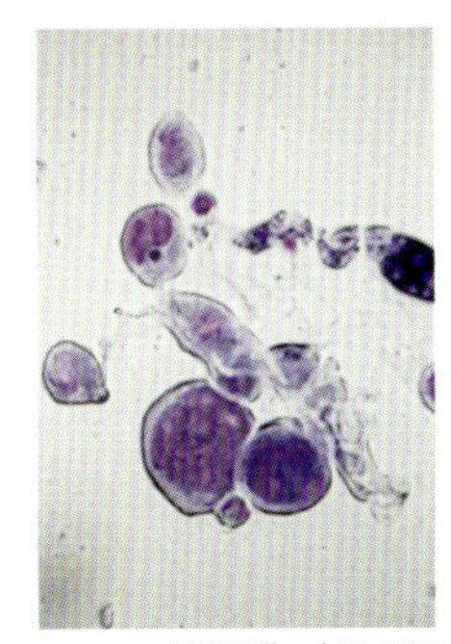

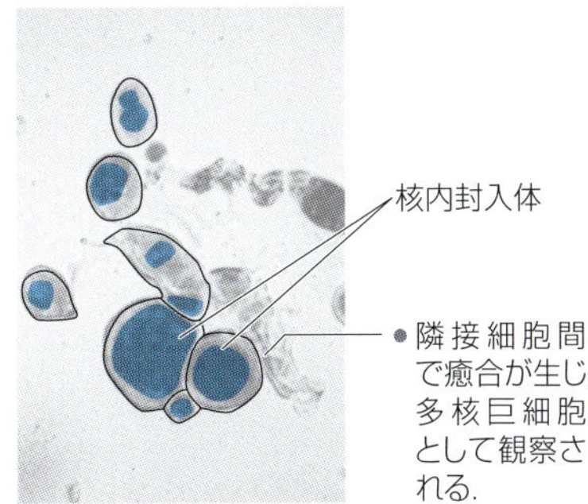

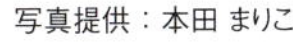
写真提供：本田 まりこ

● 三叉神経節：trigeminal ganglion ● 腰仙髄神経節：lumbosacral ganglia ● 歯肉口内炎：gingivostomatitis ● 口唇ヘルペス：oral herpes ● 新生児ヘルペス：neonatal herpes

A63.0

尖圭コンジローマ

監 修
三鴨 廣繁

intro.

主にヒトパピローマウイルス（HPV〔ヒト乳頭腫ウイルス〕）6型または11型を病原体とする性感染症（STI）である．外陰部，会陰，肛門周囲などに先の尖った乳頭状，鶏冠状の疣贅（ゆうぜい）を生じる．

Words & terms

ヒトパピローマウイルス（HPV） 〔p.92〕
HPVはパピローマウイルス科に属するDNAウイルスであり，ヒトの疣贅を発症することで有名．塩基配列の違いにより100種類以上のタイプが発見されており，そのうち約40種類が性器に感染する．6型，11型は尖圭コンジローマの原因となる〔p.144〕．

コイロサイトーシス 〔p.92〕
細胞質が空胞化すると，核の周囲に明調部（核周明庭）を認めることがある．このような細胞の組織所見をコイロサイトーシスという．

MINIMUM ESSENCE　condyloma acuminatum

❶好発：（女性の場合）主に性交後**3週〜8ヵ月間**（平均約3ヵ月）より
❷外陰部に瘙痒をきたすことがある．
❸**外陰部**，**会陰**，**肛門周囲**などに**先の尖った無痛性の疣贅（イボ）**がみられる．
❹組織診にて，異常な角化やコイロサイトーシスを認める．

➡ 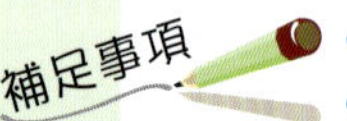 **尖圭コンジローマ** を考える．

- 確定診断は組織診，HPVの核酸検出，血清抗体価の検出による．

※子宮頸部病変は原則としてコルポスコピーを行う．

治療

1. **イミキモド5%クリーム外用**（腟内，子宮腟部には禁忌）
2. 切除，冷凍療法，電気焼灼，レーザー蒸散など

補足事項

- 分娩時に産道感染することがあるが，確率は性器ヘルペスに比べ低いといわれている．
- 新生児に産道感染すると幼児期に喉頭乳頭腫や再発性呼吸器乳頭腫症をきたすことがある．
- 基本的には肉眼で診断可能であり，組織診は非典型的な場合に行う．
- 視診上治癒しても，3ヵ月以内に約25%が再発する．

カリフラワー状の疣贅
外観所見

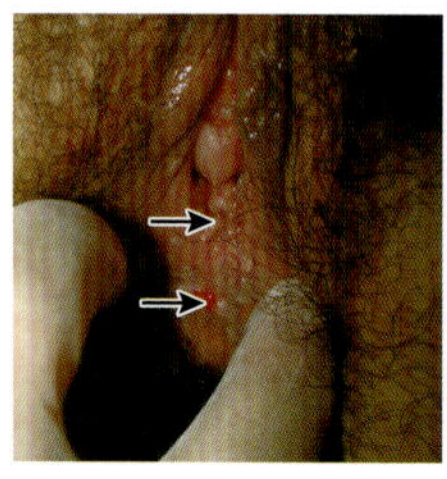

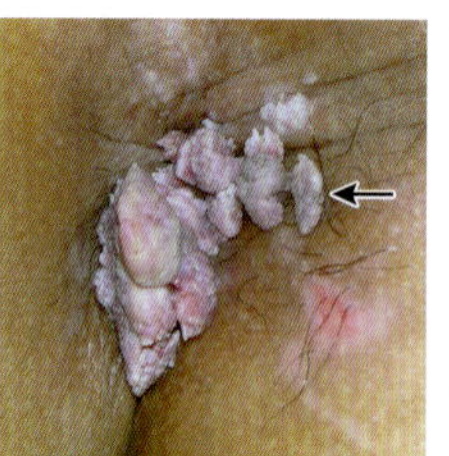

写真提供：本田 まりこ

- 外陰部，肛門周囲に鶏冠・カリフラワー状の疣贅を認める．

腟鏡診

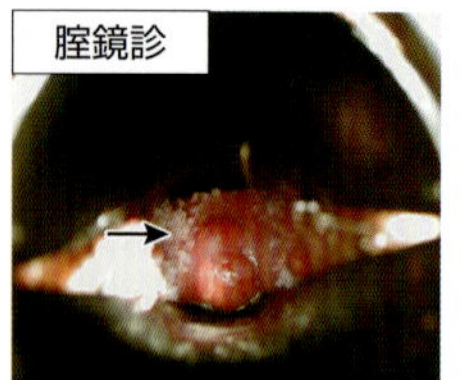

- 腟内，子宮頸部，粘膜と皮膚の境界などにも生じる．
- 子宮頸部病変に関しては子宮頸部異形成を合併することがあるため，原則としてコルポスコピー〔p.148〕を行う．

Advanced Study
ヒトパピローマウイルス（HPV）

- HPVは皮膚や粘膜の上皮に感染するウイルスであり，その型により様々な病型を呈する．
- 発癌のリスクによりローリスク型とハイリスク型に分かれる．
- 尖圭コンジローマはローリスク型（6型，11型）が原因となる．
- HPVのハイリスク型である16型や18型などは，子宮頸癌の前駆病変の原因となる．
- 4価HPVワクチンによりHPV6，11，16，18型の感染を予防することができる．

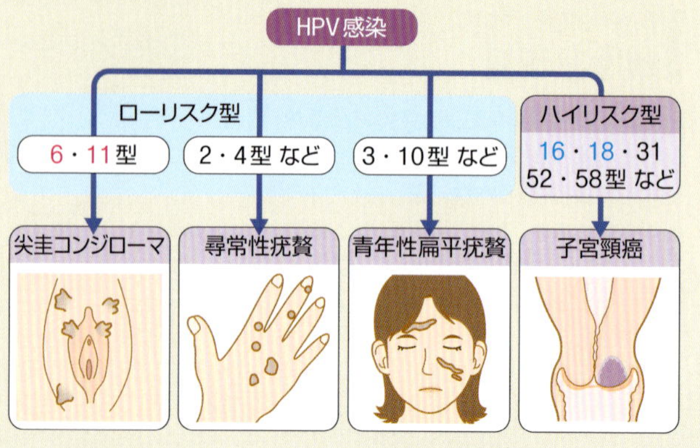

- 尖圭コンジローマ：condyloma acuminatum　● ヒトパピローマウイルス（HPV）：human papillomavirus　● コイロサイトーシス：koilocytosis　● 性感染症（STI）：sexually transmitted infection　● 疣贅：verruca　● 喉頭乳頭腫：laryngeal papilloma　● 再発性呼吸器乳頭腫症：recurrent respiratory papillomatosis　● 尋常性疣贅：verruca vulgaris　● 青年性扁平疣贅：verruca plana juvenilis　● 子宮頸癌：uterine cervical cancer

A59.0

腟トリコモナス症

監修
三鴨 廣繁

intro.

鞭毛虫類に属するトリコモナス原虫（*Trichomonas vaginalis*（トリコモナス　バジナリス））によって引き起こされる炎症性疾患であり，腟，外陰を中心に発症する性感染症（STI）である．

MINIMUM ESSENCE　vaginal trichomoniasis

❶発症：（女性の場合）性交後５日～１ヵ月間より

❷**外陰部の瘙痒**，
悪臭のある**黄色～淡い灰色**，**泡沫状**の帯下の増量，
腟壁の発赤がみられる．　〈腟壁の炎症症状〉

➡ **腟トリコモナス症** を考える．

- 確定診断は腟分泌物の鏡検でトリコモナス原虫を検出する．

治療

- **メトロニダゾール**または**チニダゾール**を経口投与する．

※妊婦の場合，チニダゾールは使用しない．

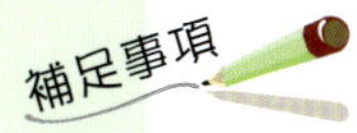

- 性交渉以外にも，衣類，便器，浴場，内診，検診台などからでも感染しうる．ただし，42℃以上でトリコモナス原虫の栄養体は死滅する．
- トリコモナス原虫は患者自身の腟内だけでなく，パートナーを含め，尿路系，直腸内などにも生息している可能性が高いため，原則として両者に対して経口薬による治療が必要である．

鞭毛を使って活発に運動
トリコモナス原虫

- 腟トリコモナス症の診断は虫体の証明による．
- トリコモナス原虫は4本の鞭毛と波動膜を使って活発に運動する．
- 大きさは10～40 μmで白血球よりやや大きい．
- 女性の腟粘膜上に寄生する．栄養であるグリコーゲンを体表から吸収するため，腟内の*Lactobacillus*属〔p.79〕が枯渇し，腟炎を起こす．

腟トリコモナスの栄養型虫体

鞭毛
核
波動膜
軸索

写真提供：藤田 紘一郎

- 洋なし型の栄養型虫体が確認できる．

Advanced Study
5-ニトロイミダゾール系

- イミダゾール系が抗真菌薬であるのに対し，5-ニトロイミダゾール系（メトロニダゾールやチニダゾール）は，抗原虫薬として働く．
- 特にメトロニダゾールは，腟トリコモナス症以外に，赤痢アメーバ症，ランブル鞭毛虫，*Clostridioides*（クロストリジオイデス）（*Clostridium*（クロストリジウム））*difficile*（ディフィシル）による偽膜性腸炎に対して有効である他，嫌気性菌感染症，ピロリ菌感染症の治療（併用療法）にも使われる．
- 胎盤を通過し胎児へ移行するので，原則として12週未満の妊婦への経口投与は避ける．
- 飲酒により腹部の仙痛，嘔吐，潮紅などが起こるので，投与中および投与後3日間の飲酒は避ける．

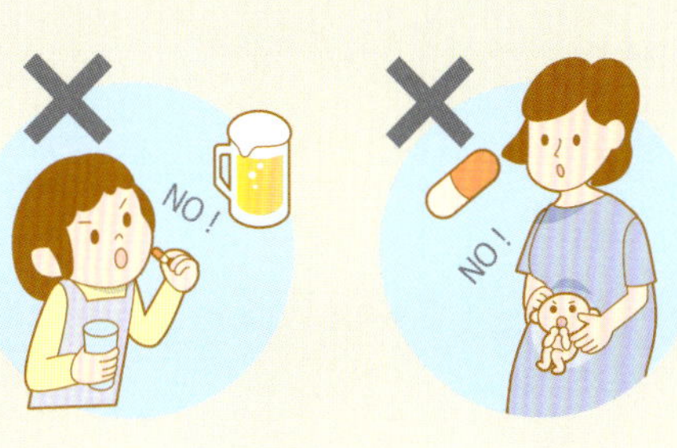

- 腟トリコモナス症：*trichomonas vaginalis* infection
- 乳酸菌：*Lactobacillus*
- 腟炎：vaginitis
- 抗真菌薬：antifungal drug
- 抗原虫薬：antiprotozoal drug
- 赤痢アメーバ：*Entamoeba histolytica*
- ランブル鞭毛虫：*Giardia lamblia*
- 偽膜性腸炎：pseudomembranous colitis
- ピロリ菌：*Helicobacter pylori*

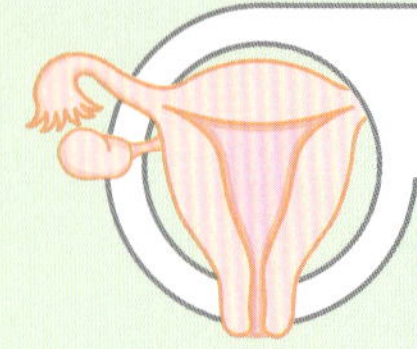

B37.3

カンジダ外陰腟炎

監修
三鴨 廣繁

intro.

常在菌であるカンジダ属（*Candida albicans*，*Candida glabrata*など）の繁殖によって起こる性器の炎症である．性行為などで移行したカンジダが繁殖したり（外因性感染），もともと腟内に常在していたカンジダが何らかの誘因により繁殖したり（内因性感染）して発症する．

MINIMUM ESSENCE　genital candidiasis

❶好発：性交後の女性，〈外因性〉
妊婦，〈内因性：腟上皮内グリコーゲンの増加によるカンジダの繁殖〉
糖尿病，ステロイド服用，免疫抑制薬服用，〈内因性：免疫低下〉
抗菌薬の服用歴がある人〈内因性：*Lactobacillus*属の減少によるカンジダの繁殖〉

❷外陰部の**瘙痒**，発赤，腫脹，
白色帯下増加（**酒かす状**，**粥状**，**ヨーグルト状**）がみられる．〈カンジダ外陰炎，腟炎の症状〉

➡ **カンジダ外陰腟炎** を考える．

- 臨床所見による判断で十分診断可能であるが，確定診断は培養法や鏡検法によって行うことが望ましい．

治療 カンジダは常在菌であるため，無症状のパートナーの治療は必要ない．

- 誘因の除去，腟洗浄，抗真菌薬（フルコナゾール150 mg，単回）の内服，抗真菌薬（**クロトリマゾール**など）の腟錠，外用薬

※**無症状の場合**，保菌者でもカンジダ外陰腟炎とは診断されず，治療の必要はない．

- *Candida albicans*が最も多く，次いで*Candida glabrata*が多い．
- 大部分は数日で軽快するが，一部治療に反応しないものや再発を繰り返すものがある．このような難治例は誘因の除去や薬剤の変更を行う．
- 抗菌薬が原因である場合を除き，*Lactobacillus*属は減少しないため，細菌性腟症とは異なり帯下の酸性（pH < 4.5）は保たれる．
- 難治例や再発例にはフルコナゾールの経口投与を行う．

Supplement

STIのまとめ

疾患名		性器クラミジア感染症	淋菌感染症	性器ヘルペス
原因	属性	細菌	細菌	ウイルス
	名称	クラミジア・トラコマティス *Chlamydia trachomatis*	淋菌 *Neisseria gonorrhoeae*	単純ヘルペスウイルス Herpes simplex virus（HSV）
潜伏期間		1～3週間	2～7日	2～10日間
外陰部の所見 主な自覚症状		●多くは無症状	●多くは軽症 ●外陰部瘙痒	●強い疼痛を伴う水疱 ●浅い潰瘍性病変（再発時は軽症）
帯下	量	軽度増量	増量	ー
	性状	水様透明の漿液性	膿性	ー
	悪臭	なし	あり	なし
その他の特徴		●放置すれば上行性感染が進行，卵管性不妊などをきたす．●場合により肝周囲炎をきたす．	●クラミジアに比べ症状は強い．	●細胞診で多核巨細胞，核内封入体
治療		●マクロライド系 ●キノロン系 ●テトラサイクリン系	●セフトリアキソン ●スペクチノマイシン	●バラシクロビル ●アシクロビル ●ファムシクロビル

- カンジダ外陰腟炎：vulvovaginal candidiasis　●常在菌：indigenous microbiota／normal flora

常在菌が原因菌となりえる
発症過程

- カンジダ外陰腟炎はSTIに含まれるが，日和見感染症であるという側面ももつ．
- カンジダ属の保菌率は，非妊婦で約15%，妊婦で約30%である．

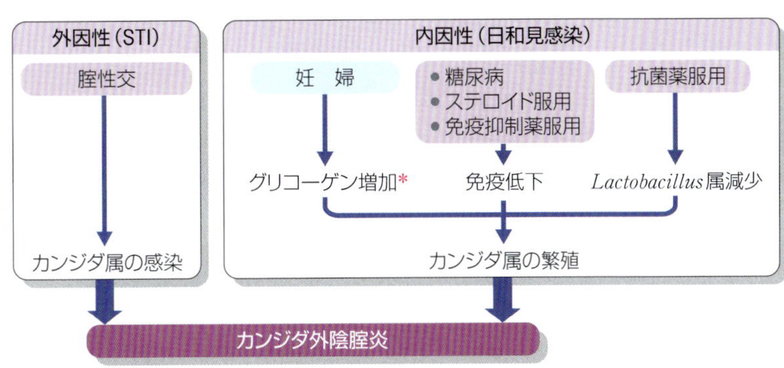

*妊婦は高エストロゲン状態であるため，腟上皮内のグリコーゲンは増加する〔病⑩p.222〕．

白色ヨーグルト様帯下
外観所見

- 外陰部の軽度の発赤，腫脹がみられ，腟内に白色帯下を認める．

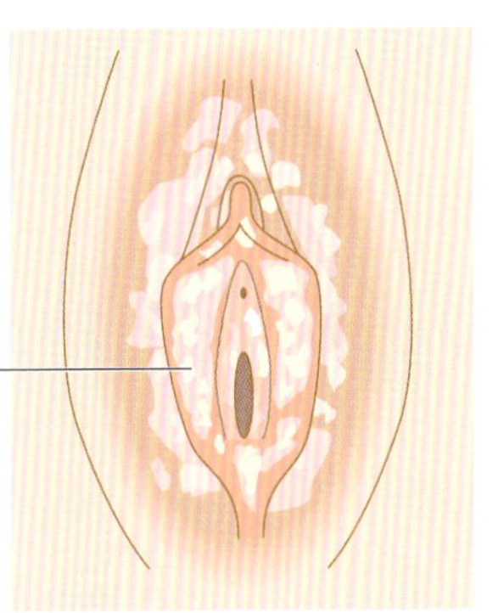

*Candida albicans*が最も多い
病理所見

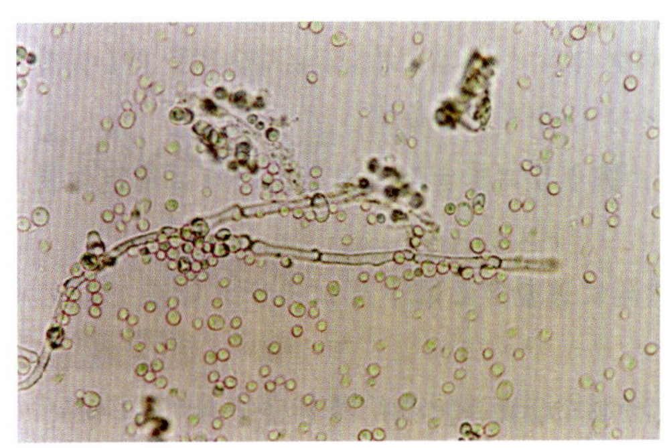

- *Candida albicans*の仮性菌糸がみられる．

尖圭コンジローマ	腟トリコモナス症	カンジダ外陰腟炎
ウイルス	原　虫	真　菌
ヒトパピローマウイルス Human papillomavirus（HPV）	トリコモナス・バジナリス *Trichomonas vaginalis*	カンジダ・アルビカンス　カンジダ・グラブラータ *Candida albicans*, *Candida glabrata*　など
3週～8ヵ月間（平均約3ヵ月）	5日～1ヵ月間	常在菌
• カリフラワー状に隆起した疣贅性病変（外陰部以外にも） • 軽度外陰部瘙痒	• 外陰部瘙痒	• 外陰部瘙痒，発赤，腫脹
―	増　量	増　量
―	黄色～淡い灰色，泡沫状	酒かす状，粥状，ヨーグルト状
―	あ　り	な　し
• 組織診で異常な角化，コイロサイトーシス • 3ヵ月以内に再発することが多い．	• 衣類，便器，内診，検診台などからでも感染．	• 性交以外に糖尿病，抗菌薬服用，妊娠などでも発症することがある．
• イミキモド5%クリーム外用 • 冷凍療法　• 電気焼灼　など	• メトロニダゾール • チニダゾール	• 誘因の除去（抗菌薬，ステロイドなど）　• 腟洗浄 • 抗真菌薬（内服，腟錠，外用薬）　など

• 外因性感染：exogenous infection　• 内因性感染：endogenous infection　• 糖尿病（DM）：diabetes mellitus　• 免疫抑制薬：immunosuppressant medication　• 日和見感染：opportunistic infection　• 性感染症（STI）：sexually transmitted infection

避妊

監修
北村 邦夫

Words & terms

経口避妊薬（OC）
〔p.96〕
女性が避妊の目的で使用する薬剤で，一般にピル（低用量ピル）とよばれる．米国に遅れること40年，1999年にわが国でもようやく承認された．従来はホルモン含有量が多く血栓症などの副作用（リスク）〔p.98〕が認められたが，近年は避妊効果を保ちながら副作用を最小限にする低用量のもの（エストロゲン含有量が50μg未満）が用いられている．

プロゲストーゲン
〔p.96〕
卵巣の黄体から分泌される黄体ホルモンの作用をもつ物質の総称．天然のプロゲストーゲンとしてプロゲステロンがある．同義語として，プロゲスチン，ゲスターゲンがある．

子宮内避妊システム（IUS）
〔p.31，96，129〕
子宮内に挿入すると，黄体ホルモンを持続的に放出することにより子宮内膜は萎縮，菲薄化し，高い避妊効果が得られる．月経量が著明に減少するため過多月経や，それに伴う月経困難症にも効果的である．わが国では黄体ホルモンとしてレボノルゲストレルを付加したレボノルゲストレル放出子宮内システム（ミレーナ®）が使用されている．

IUD（子宮内避妊具）
〔p.96〕
異物を子宮内に挿入することで子宮内膜に炎症性変化を起こし着床を防ぐ方法．銅イオンによって精子の移送を阻害する銅付加IUDなどがある．現在わが国で使用可能なのは，FD-1®，ノバT®，の2種類．

手軽な割に避妊効果が高いのは経口避妊薬

避妊法の種類

- 男女のカップルが望んだ時期に望んだ人数の子を出産し，育てるという家族計画の実践手段として，避妊は重要である．

	不妊手術（男性・女性）	経口避妊薬（OC）	子宮内避妊具（IUD） 子宮内避妊システム（IUS）
方法	精管の結紮・切断 卵管の結紮・切断 ●手術で精管（男性），卵管（女性）を結紮・切断する．	●エストロゲンとプロゲステロン（プロゲストーゲン）の2種類のホルモンからなる経口避妊薬（OC〔低用量ピル〕）を毎日1錠ずつ服用する．	IUD　IUS 銅　黄体ホルモン ●特殊な器具を子宮内に挿入し，受精卵が子宮内膜に着床するのを防ぐ． ●器具挿入は医師による．
避妊効果*	高い　0.1 ※女性は0.5	0.3	0.6 ※IUSは0.2
長所	●一度行えば効果は永続する． ●卵管の結紮・切断は次回妊娠を希望しない症例に，帝王切開術と同時に行うことがある．	●女性主体で避妊ができる． ●正確に服用すれば，避妊効果は確実である． ●避妊以外の利点（副効用）がある〔p.98〕．	●除去すれば再び妊孕性を回復することができる． ●乳汁分泌に影響がないため，出産後6週経過し子宮が元の大きさに戻れば使用できる． ●2〜5年間の避妊効果を維持することから，比較的安価．
短所	●手術に伴う侵襲がある． ●精路再建術や卵管再建術を行っても，妊孕性（にんようせい）の回復ができない場合がある．	●服用開始1〜2週間くらいまで悪心，少量の不正性器出血をきたすことがある． ●血栓症，心筋梗塞などのリスクを伴う場合がある．	●不正性器出血，疼痛をきたすことがある． ●完全な避妊はできない． ●自然脱落が起こりうる．

*使用開始1年間において理想的な使用による妊娠率（選んだ避妊法を正確に使用したにもかかわらず，使用開始後1年以内に妊娠してしまう確率〔%〕）Trussell J. Contraceptive efficacy. In Hatcher RA, Trussell J, Stewart F, Nelson A, Cates W, et al. Contraceptive Technology: twentieth Revised-Edition. New York NY: Ardent Media, 2011.（引用改変）

- 経口避妊薬（OC）は避妊効果は高いが，性感染症を予防することはできない．一方，コンドームは性感染症の予防効果は高いが避妊効果はOCに劣る．このため妊娠と性感染症のどちらも予防するにはOCとコンドームの併用が理想的である．

●避妊：contraception　●経口避妊薬（OC）：oral contraceptive　●子宮内避妊〔器〕具（IUD）：intrauterine device　●着床：implantation　●子宮内避妊システム（IUS）：intrauterine system　●妊孕性：fertility

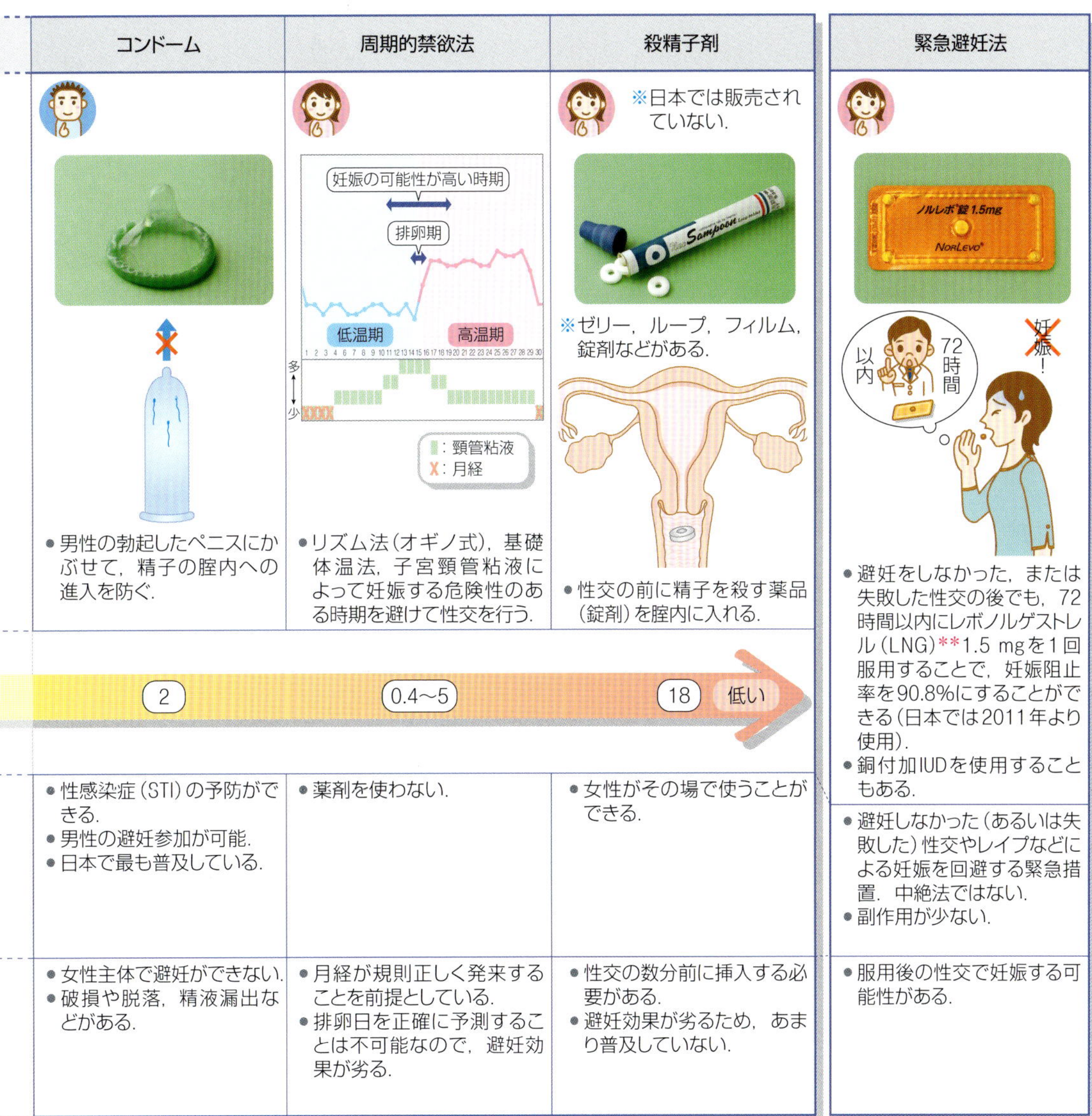

コンドーム	周期的禁欲法	殺精子剤	緊急避妊法
●男性の勃起したペニスにかぶせて，精子の腟内への進入を防ぐ.	●リズム法（オギノ式），基礎体温法，子宮頸管粘液によって妊娠する危険性のある時期を避けて性交を行う.	※日本では販売されていない. ※ゼリー，ループ，フィルム，錠剤などがある. ●性交の前に精子を殺す薬品（錠剤）を腟内に入れる.	●避妊をしなかった，または失敗した性交の後でも，72時間以内にレボノルゲストレル（LNG）**1.5 mgを1回服用することで，妊娠阻止率を90.8%にすることができる（日本では2011年より使用）. ●銅付加IUDを使用することもある.
2	0.4〜5	18　低い	
●性感染症（STI）の予防ができる. ●男性の避妊参加が可能. ●日本で最も普及している.	●薬剤を使わない.	●女性がその場で使うことができる.	●避妊しなかった（あるいは失敗した）性交やレイプなどによる妊娠を回避する緊急措置．中絶法ではない. ●副作用が少ない.
●女性主体で避妊ができない. ●破損や脱落，精液漏出などがある.	●月経が規則正しく発来することを前提としている. ●排卵日を正確に予測することは不可能なので，避妊効果が劣る.	●性交の数分前に挿入する必要がある. ●避妊効果が劣るため，あまり普及していない.	●服用後の性交で妊娠する可能性がある.

**作用機序として，排卵抑制あるいは，排卵遅延による受精阻害作用が考えられている.

- 日本で普及している避妊法（女性に対する調査）は多い順に，①コンドーム（82.0%），②腟外射精（19.5%），③周期的禁欲法（7.3%），④ピル・LEP（4.2%），⑤不妊手術（0.8%）である.
- その他の避妊法として，女性が子宮の入り口に蓋をするペッサリーがあるが，日本ではほとんど使用されていない.

●性感染症（STI）：sexually transmitted infection　●レボノルゲストレル（LNG）：levonorgestrel

多様なメカニズムで妊娠を防ぐ
OCによる避妊のメカニズム

- 経口避妊薬（OC）は，エストロゲンとプロゲステロン（プロゲストーゲン）による合剤である．
- OCの服用により，FSH，LHの分泌〔p.12〕が抑えられ，妊娠を予防する様々な効果がみられる．

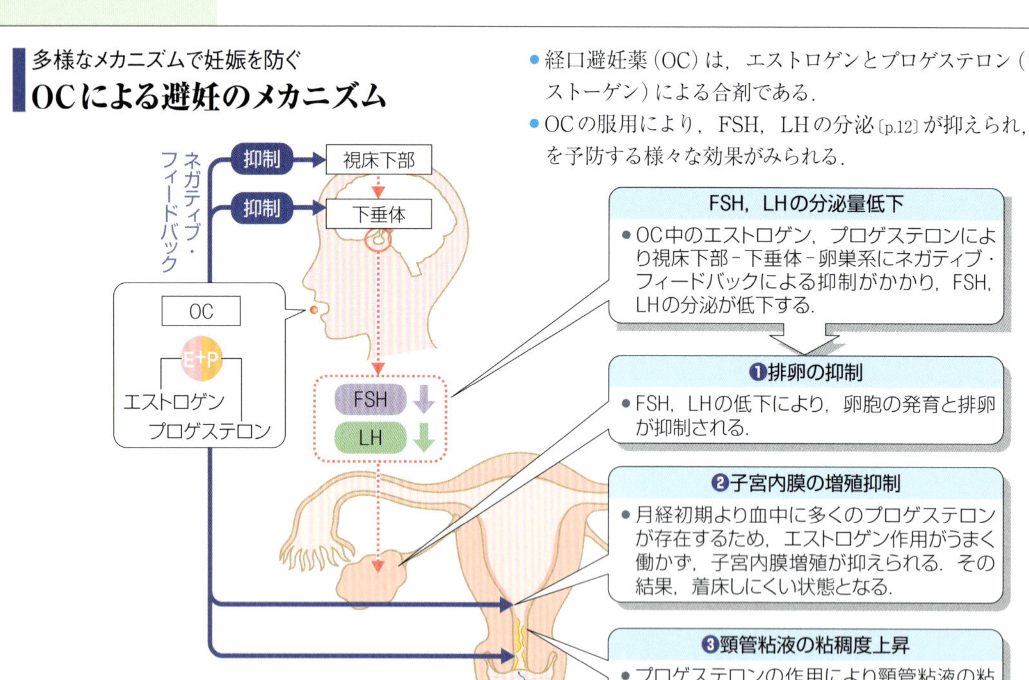

女性ホルモン動態の変化が多彩な影響を及ぼす
OCによるリスクと避妊以外の利点

- OCには，含有されるエストロゲンとプロゲステロンの作用により，下記のような疾患のリスクや避妊以外の利点がある．
- このため卵巣癌・子宮体癌の予防や，子宮内膜症・月経困難症の症状緩和など避妊以外の様々な目的で処方されることも多い．
- 治療を目的として用いる場合はエストロゲン・プロゲスチン配合薬（LEP）とよぶ．

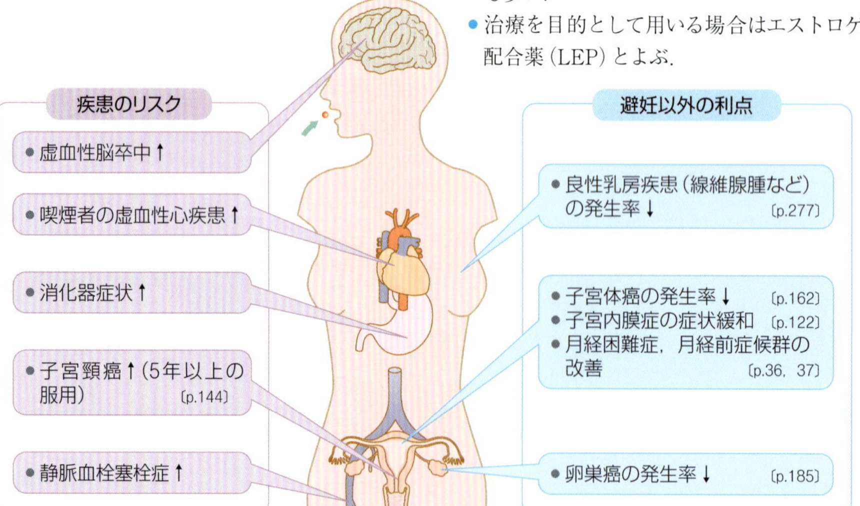

- OCの服用が禁忌となるものには，大手術の前後および長期安静臥床を要する患者，35歳以上で1日15本以上の喫煙者，血栓症，高血圧，糖尿病のある者や，産後4週以内の者，授乳中の者などがある．
- 上記のようなリスクは低用量のOCの開発により飛躍的に改善されている．
- 避妊以外の利点には上記の他，大腸癌のリスクが抑制されることが確認されているが，OC服用が大腸癌の予防効果をもつかどうかは未だ明確ではない．

● 経口避妊薬（OC）：oral contraceptive　● 卵胞刺激ホルモン（FSH）：follicle stimulating hormone　● 黄体化ホルモン（LH）：luteinizing hormone　● 子宮頸癌：uterine cervical cancer　● 卵巣癌：ovarian cancer　● 子宮体癌／子宮内膜癌：uterine corpus cancer／endometrial carcinoma　● 子宮内膜症：endometriosis

好みに応じて使い分ける
OCの種類

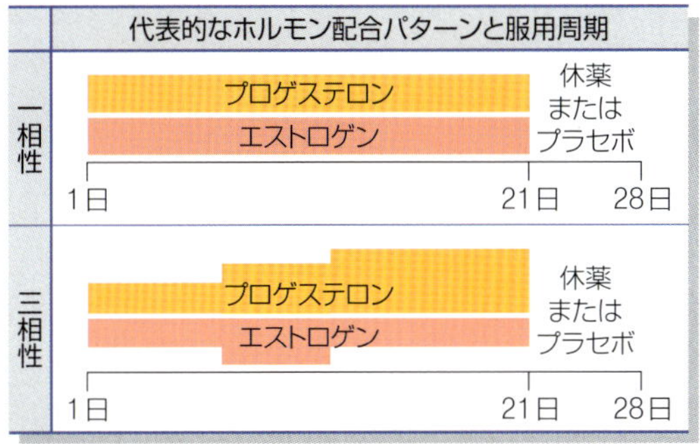

- 2018年8月現在，日本では一相性OCと三相性OCが販売されている．
- 左表のように，一相性OCはホルモン含有量が一定になっており，三相性OCはホルモン含有量が自然のホルモン分泌に合わせ調節してある．そのため，あらかじめ定められた順序で内服しないと避妊効果は得られない．
- OCは，それぞれ21日間活性成分を含んだ錠剤を服用するが，それぞれの種類のOCに対して，その後7日間休薬する21錠タイプと，7日間の休薬期間にも服薬習慣を持続させるために，偽薬（プラセボ）を服用する28錠タイプとがある．
- 4週目の休薬（またはプラセボ）期間に，ホルモンの減少による消退出血が起こる〔p.28〕．

Advanced Study
OCの飲み忘れに関する指導

- OCの飲み忘れによる休薬期間の延長は，避妊効果の低下につながる．WHOでは，OCの飲み忘れに関する指導を以下のように紹介している．

28錠タイプ

状　況	避妊のために	妊娠確率を最小化するために
1錠の服用を忘れた場合（直前の実薬服用から24時間以上48時間未満経過した場合）	●飲み忘れた錠剤をなるべく早く服用する． ●残りの錠剤は予定通りに服用する．	緊急避妊は通常必要ないが，同じ周期もしくは前の周期の最終実薬週に飲み忘れがある場合，検討してもよい．
2錠以上の服用を忘れた場合（直前の実薬服用から48時間以上経過した場合）	●飲み忘れた錠剤のうち直近のものをなるべく早く服用する． ●残りの錠剤は予定通りに服用する． ●7錠以上連続して服用するまでコンドームを使用するか，性交を避ける．	**第1週に飲み忘れた場合** 休薬期間または第1週に性交を行った場合には緊急避妊を検討する． **第2週に飲み忘れた場合** 直前7日間に連続して正しく服用した場合には緊急避妊は必要ない． **第3週に飲み忘れた場合** 休薬期間を設けず，現在のシートの実薬を終了したらすぐに次のシートを始める．

日本産科婦人科学会編：OC・LEPガイドライン，日本産科婦人科学会，2015，p.7 より改変

Advanced Study
緊急避妊法選択のアルゴリズム

- 緊急避妊法には，レボノルゲストレルや銅付加IUDが使用されている．
- レボノルゲストレルは72時間以内，銅付加IUDは120時間以内まで使用できる．

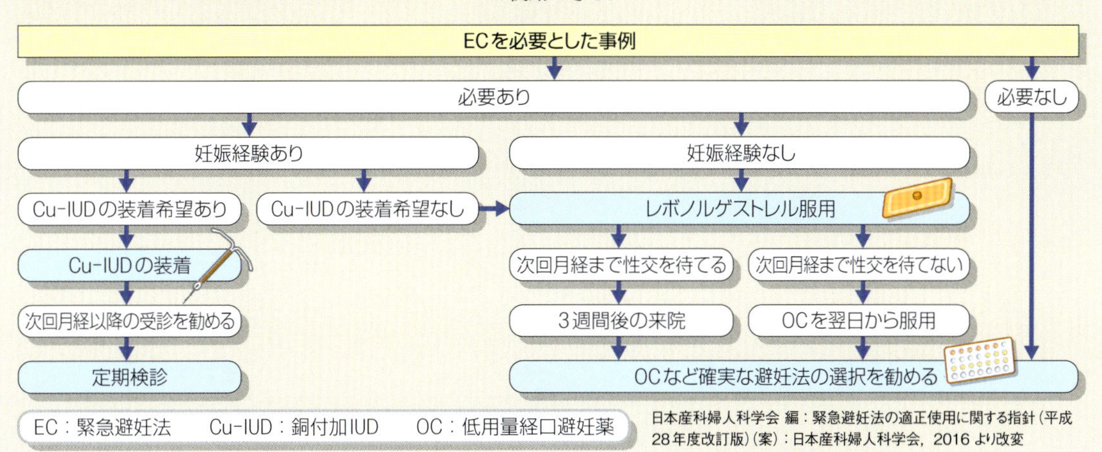

日本産科婦人科学会 編：緊急避妊法の適正使用に関する指針（平成28年度改訂版）（案）：日本産科婦人科学会，2016 より改変

●偽薬：placebo　●世界保健機関（WHO）：World Health Organization　●緊急避妊（EC）：emergency contraception

女性のライフサイクルの変化

加齢による性機能の変化

監修
若槻 明彦

ホルモンの流れをおさえる

加齢によるホルモン動態の変化

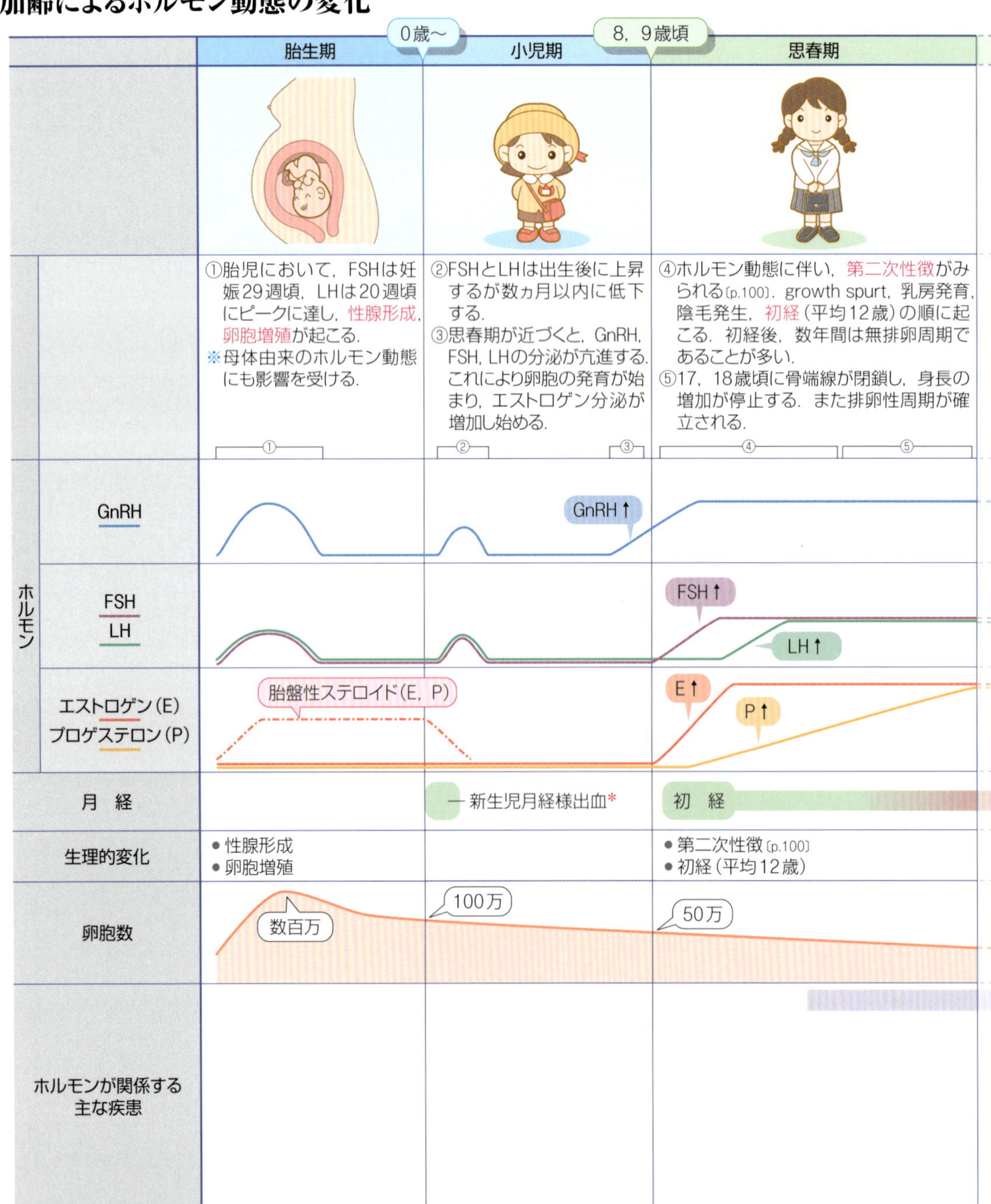

*新生児月経様出血：生後4〜8日頃にみられる，胎生中に移行した胎盤性ステロイド（母体からのエストロゲン，プロゲステロン）の消退による月経様出血．女性新生児の約1%にみられる〔p.26〕.

• 加齢：aging • 思春期：puberty • 第二次性徴：secondary sex characteristics • 初経：menarche • 排卵：ovulation • 更年期：climacterium • 閉経：menopause • 性腺刺激ホルモン放出ホルモン／ゴナドトロピン放出ホルモン（GnRH）：gonadotropin releasing hormone • 卵胞刺激ホルモン（FSH）：follicle stimulating hormone • 黄体化ホルモン（LH）：luteinizing hormone • エストロゲン：estrogen • プロゲステロン：progesterone • 月経異常：menstrual disorder

- 女性の一生は，性機能の面から胎生期，小児期，思春期，性成熟期，更年期，老年期に分けられる．
- 女性は，GnRH，FSH，LH，エストロゲン(E)，プロゲステロン(P)の作用によって，特有のライフサイクルを確立する．

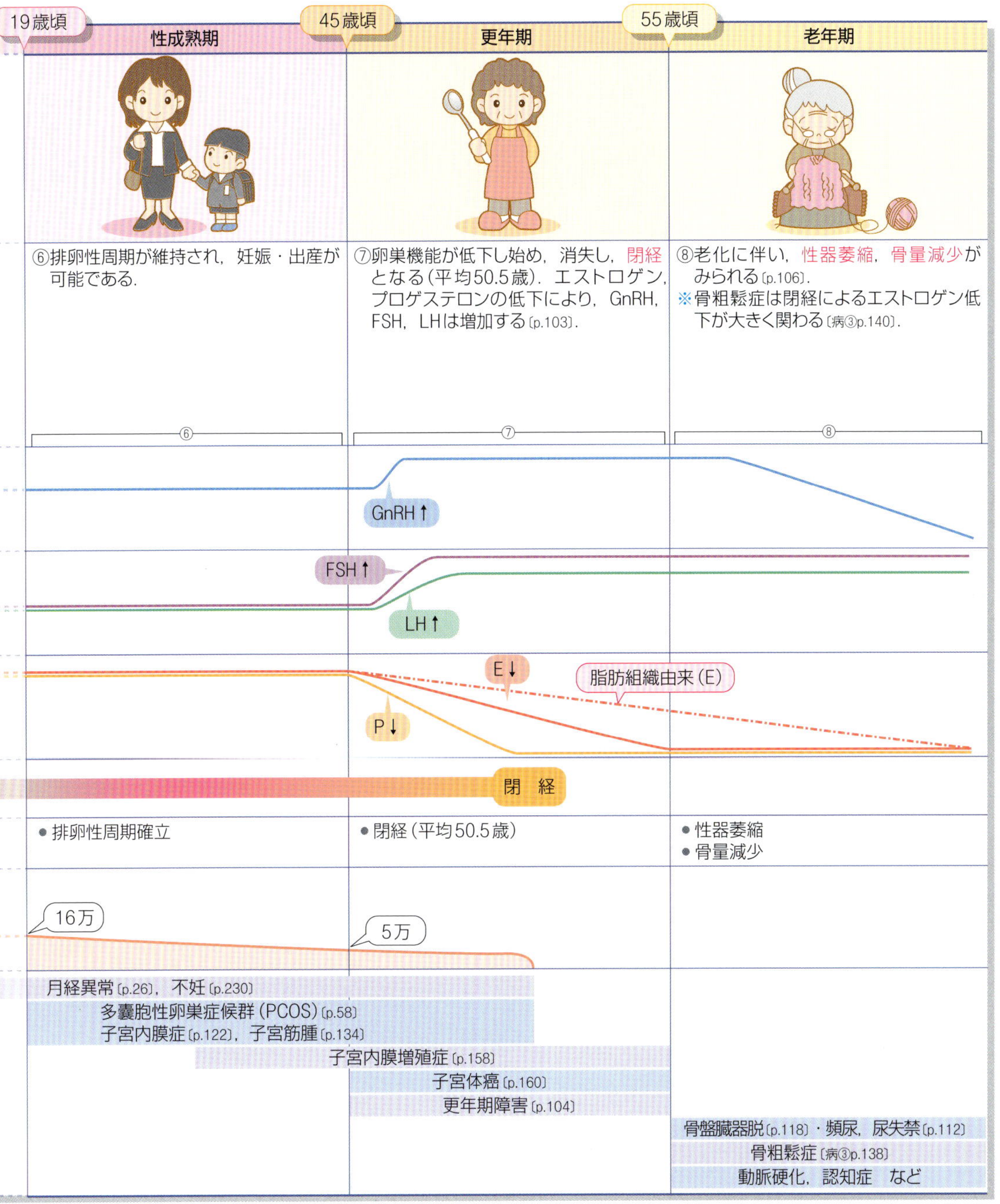

女性のライフサイクルの変化

加齢による性機能の変化

• 不妊〔症〕：infertility／sterility　• 多嚢胞性卵巣症候群(PCOS)：polycystic ovary syndrome　• 子宮内膜症：endometriosis　• 子宮筋腫：uterine myoma　• 子宮内膜増殖症：endometrial hyperplasia　• 子宮体癌／子宮内膜癌：uterine corpus cancer／endometrial carcinoma　• 更年期障害：climacteric disturbance　• 骨盤臓器脱(POP)：pelvic organ prolapse　• 尿失禁：urinary incontinence　• 骨粗鬆症：osteoporosis　• 動脈硬化：arteriosclerosis　• 認知症：dementia

思春期における身体発育

第二次性徴

- 第二次性徴とは，思春期に起こるホルモン動態の変化に対応した身体発育のことである．
- 思春期のgrowth spurtには成長ホルモンとアンドロゲンが必要である．
- アンドロゲンが陰毛・腋毛の発生を促進し，エストロゲンが乳房の発育，脂肪の沈着，子宮や腟の発育を促進する．
- 第二次性徴は，乳房の発育➡陰毛の発生➡初経の順に出現することが多い．
- 初経後数年間は，無排卵周期であることが多く，高率に月経周期の異常を伴う〔p.31，33〕．

ホルモンと身体発育

：エストロゲンによるもの　：アンドロゲンによるもの
：成長ホルモンとアンドロゲンによるもの

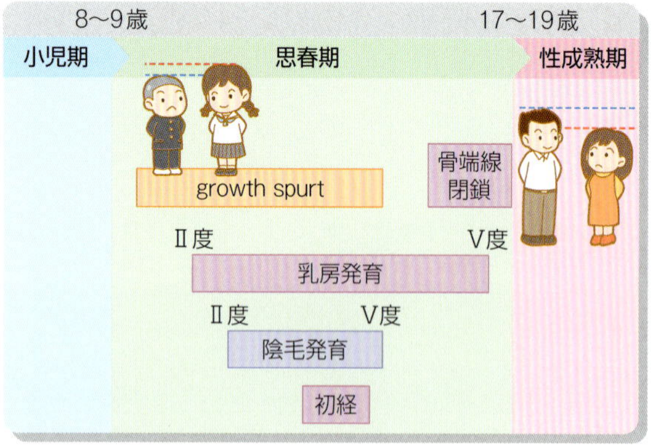

- 成長に伴い，視床下部－下垂体－卵巣系の内分泌機能が成熟して，排卵を伴う正常月経周期〔p.20〕が確立される．
- また，初経発来年齢は，骨形成や脂肪沈着などの身体発育と相関する他，遺伝的要因，栄養状態，心理的・社会的因子も関与するとされており，個人差が大きい．

第二次性徴発来時期の異常〔p.218〕

思春期早発症	8歳未満で第二次性徴を認める
早発月経	10歳未満で初経発来
思春期遅発症	14歳を過ぎても第二次性徴を認めない
遅発初経	15歳以降に初経が発来

乳房および恥毛発育の5段階区分（Tanner（タナー）による分類）

	乳房		陰毛（恥毛）	
Ⅰ	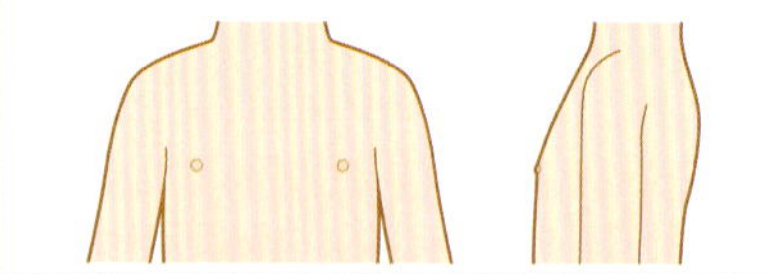	思春期前	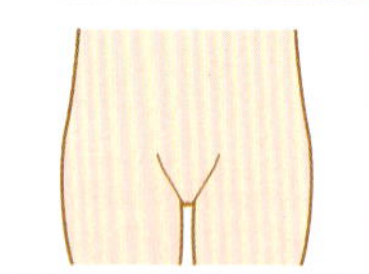	思春期前
Ⅱ	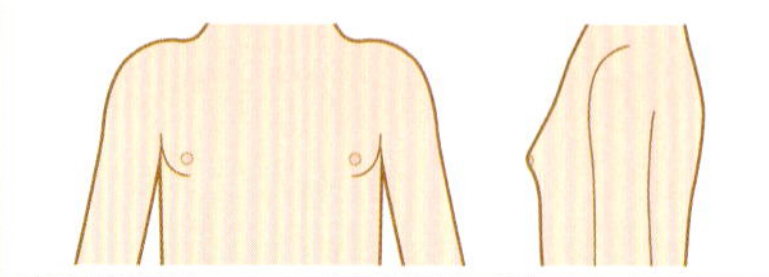	乳輪下の脂肪組織の蓄積．“つぼみの時期”	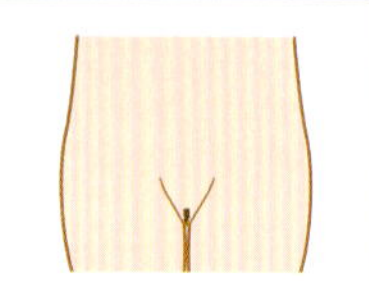	大陰唇にわずかに発毛
Ⅲ	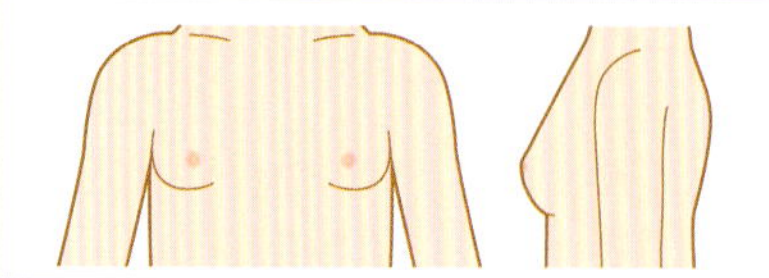	乳房の隆起	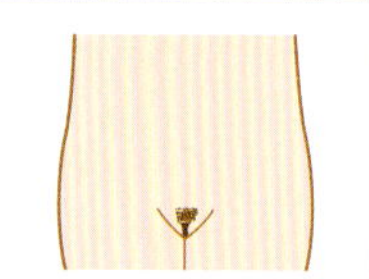	恥丘にも発毛が広がる
Ⅳ	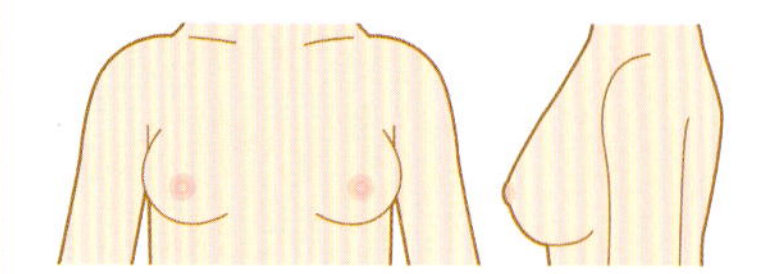	乳輪の隆起	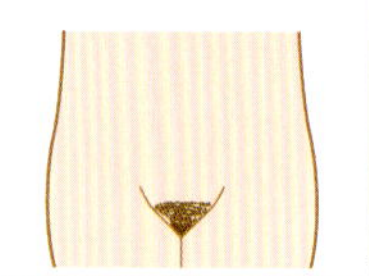	ほぼ成人型だが範囲が狭い
Ⅴ	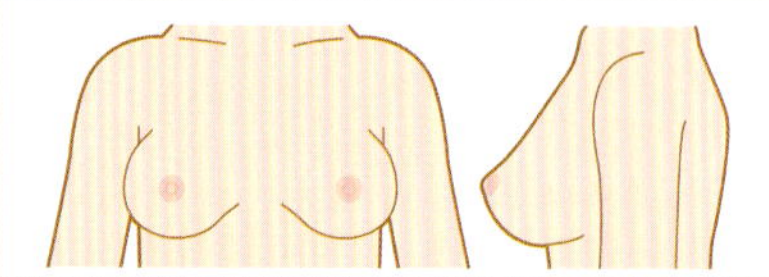	成人輪郭	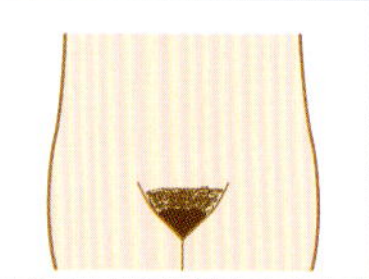	大腿内側の発毛もあり，成人型

●第二次性徴：secondary sex characteristics ●陰毛：pubic hair ●腋毛：underarm hair ●子宮：uterus ●腟：vagina ●月経周期：menstrual cycle ●思春期早発症：precocious puberty ●早発月経：premature menstruation ●思春期遅発症：delayed puberty ●遅発初経：delayed menstruation ●乳房：breast

E28.3

早発卵巣不全(POF／POI)

監　修
若槻 明彦

intro.

早発卵巣不全(POF／POI)とは，40歳までに内分泌学的に閉経期と同じ状態(高ゴナドトロピン性低エストロゲン血症)となり，4～6ヵ月間続発性無月経を呈する病態をいい，排卵誘発は著しく困難である．POF／POIは30歳未満の0.1%，40歳未満の1%にみられ，無月経患者の5～10%を占めるといわれている．

MINIMUM ESSENCE

POF : premature ovarian failure

❶ **40歳未満の女性**で

❷ 4～6ヵ月間の続発性無月経がみられ，

❸ ゴナドトロピン↑，エストロゲン↓を認める．

➡ **早発卵巣不全(POF／POI)** と診断する．

治療 Kaufmann(カウフマン)療法が基本．

1. 挙児希望がない場合，ホルモン補充療法(HRT)
2. 挙児希望がある場合，Kaufmann療法(or GnRHアゴニスト療法)＋排卵誘発(hMG-hCG療法)

無月経が主な症状

POF／POIの症状と病態

- POF／POIの病因は，早期卵胞喪失(PFD)とゴナドトロピン抵抗性卵巣症候群(Gn-ROS)の2つに分けられる．

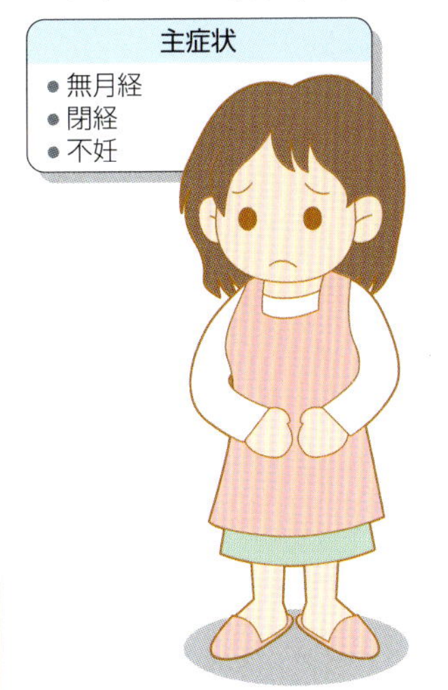

合併症
- 卵胞喪失による症状
  - 更年期症状 〔p.104〕
- エストロゲン低下による症状
  - 骨粗鬆症 〔病③p.138〕
  - 脂質異常症 〔p.109〕

	正　常	POF: PFD	POF: Gn-ROS
病態	GnRH → 下垂体 → LH, FSH → 卵巣 排卵あり エストロゲン↑	GnRH → LH, FSH → 卵巣 排卵なし エストロゲン↓	GnRH → LH, FSH ❶ ❷ → 卵巣 排卵なし エストロゲン↓
概念	ゴナドトロピンの作用により，卵巣から排卵が起こる．	卵巣内に卵胞(卵子)がないため，排卵が起こらない．	❶ゴナドトロピン分泌の異常または❷ゴナドトロピン受容体の異常のため，排卵が起こらない．
治療効果	―	治療によって排卵することはない．	❶ゴナドトロピン分泌を正常化すると排卵がみられることもある．

- 40歳未満での閉経は早発閉経とよばれる．早発閉経は卵巣機能が不可逆的に廃絶した状態である．
- POF／POIは排卵誘発が困難であり，不妊の原因となる．
- 発症の原因の1つとして自己免疫疾患の関与が考えられており，治療として副腎皮質ステロイドを用いることがある．

・早発卵巣不全(POF／POI)：primary ovarian failure／primary ovarian insufficiency　・早期卵胞喪失(PFD)：premature follicle depletion　・ゴナドトロピン抵抗性卵巣症候群(Gn-ROS)：gonadotropin resistant ovary syndrome　・無月経：amenorrhea　・閉経：menopause　・不妊〔症〕：infertility／sterility　・卵胞刺激ホルモン(FSH)：follicle stimulating hormone　・黄体化ホルモン(LH)：luteinizing hormone

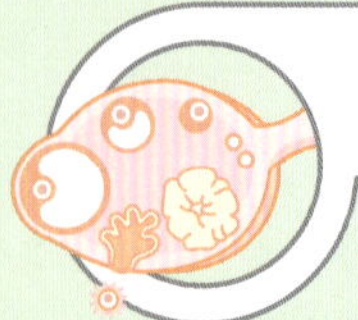

N95.1

更年期障害

監修
若槻 明彦

intro.

卵巣機能低下に伴うエストロゲン減少と，社会的，環境的，個人的要因などが複雑に絡み合い，器質的疾患がないにもかかわらず，自律神経失調を中心とした多彩な不定愁訴を主とする症候群である．

Words & terms

更年期 〔p.104〕
日本産科婦人科学会の定義では，更年期は「生殖期（性成熟期）と非生殖期（老年期）の間の移行期をいい，卵巣機能が減退し始め，消失するまでの時期」にあたるとされ，一般的には閉経の前後5年間の計10年間をいう．現在，日本人の平均閉経年齢は50.5歳で更年期は45～55歳頃に相当する．

MINIMUM ESSENCE　climacteric disturbance

❶発症：**閉経期前後**
❷**エストロゲン↓**，**LH↑**，**FSH↑**がみられる．〈卵巣機能低下〉
❸**月経異常**，**のぼせ**，**ほてり**，**発汗**，心悸亢進，〈自律神経失調症状〉
❹倦怠感，抑うつ感，いらいら，不眠，〈精神神経症状〉
❺腰痛，肩こり，消化器症状などの様々な症状を訴える．〈不定愁訴〉
❻一般診察や各種検査にて卵巣機能以外に異常を認めない．〈器質的疾患（－）〉
➡ **更年期障害** を考える．

治療 各個人に合った治療法を行う．

1. 薬物療法
   a. **ホルモン補充療法**（HRT）…エストロゲン，黄体ホルモンを補充投与する．
   b. 向精神薬 ……………………抗うつ薬，抗不安薬など
   c. 漢方療法
2. 心理・精神療法：カウンセリングや認知行動療法などを行う．

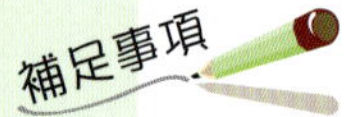

- 更年期障害は1～数年続くが，多くは老年期に近づくとともに軽快する．
- 除外診断では，症状や好発年齢の類似性から，うつ病，悪性疾患，甲状腺疾患には特に注意する．
- エストラジオール（E_2）やFSHの濃度は閉経後大きく変動するため，ホルモン測定はあくまで参考程度にとどめる．

全体像

個人差の大きい不定愁訴
更年期障害の症状

- 更年期障害の症状は，自律神経失調から生じた多彩な症状を呈する不定愁訴である．
- 社会的，環境的な要因の他，個人の生育歴や心理的要因などが絡み合うため，個人差が大きい．
- 大きく以下の3種類に分けられる．

	自律神経失調症状	精神神経症状	その他
内容	●hot flush（のぼせ，ほてり，発汗など） ●手足の冷え ●動悸　など	●易怒性　●焦燥感 ●憂うつ感　●不眠 ●頭痛　●めまい　など	●腰痛，関節痛，肩こりなどの運動器症状 ●易疲労感 ●悪心，食欲不振などの消化器症状 ●乾燥感，痒みなどの皮膚症状 ●排尿障害 ●頻尿，性交障害，外陰部違和感などの泌尿生殖器症状

- 更年期障害の症状は多彩であり，変化しやすく，程度も一定しないことが多く，不定愁訴になりやすい．
- 日本人女性では肩こり，易疲労感，頭痛，hot flush，腰痛の発症頻度が高い．

●更年期障害：climacteric disturbance　●不定愁訴：unidentified complaints

ホルモンバランスの変化が最大のポイント

更年期とホルモン

- 生涯にわたり排卵される卵子の数は決まっている.
- そのため更年期になると，正常な機能をもつ卵胞は徐々に減少し，月経周期も不規則になってくる．やがて無排卵周期〔p.33〕を繰り返し，閉経に至る．閉経すると卵胞は消失する.
- 卵巣機能が低下し閉経に移行する期間（更年期前半期）は約5年続く.
- その間，卵胞からのエストラジオール（E_2）分泌は低下し，反対に下垂体前葉から分泌されるLH，FSHが増加する（高ゴナドトロピン状態）.

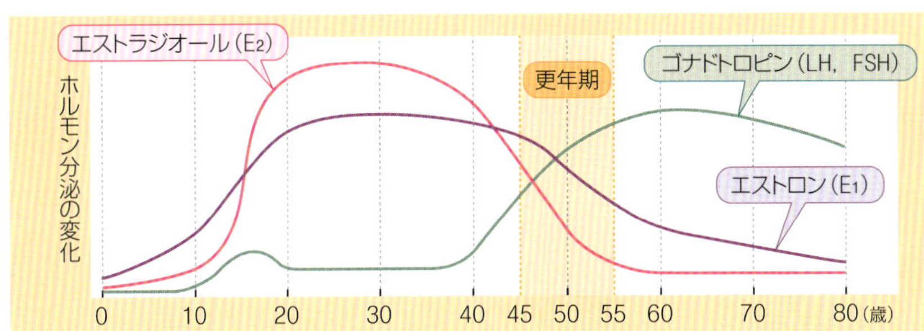

- 閉経を迎えてなおエストロゲンが存在するのは，副腎皮質から分泌されるアンドロゲンが脂肪組織でエストロン（E_1）に変換されるためである〔p.11〕．したがって，閉経前のエストロゲンはE_2が主であるが，閉経後はE_1が主である.

高ゴナドトロピン状態

❶
視床下部
GnRH
下垂体前葉
LH
FSH
卵胞なし
➡エストラジオール（E_2）産生なし

エストロゲンによるネガティブ・フィードバックが弱まる

❷
GnRH
GnRH分泌↑↑
LH
FSH
LH・FSH分泌↑↑（高ゴナドトロピン状態）〔p.14〕

- 更年期障害は，過剰分泌されたLH，FSHが自律神経中枢に影響を及ぼすために発生すると考えられている.

症状，合併症の有無に応じて治療を行う

更年期障害の治療

- うつ病，悪性疾患，甲状腺疾患の除外には注意を払う.
- 更年期障害の治療にはHRTが第一選択であり，漢方療法，向精神薬はHRTに併用されることが多い.
- 非薬物療法として，患者の悩みをカウンセリングし，更年期障害に結びつくような生活習慣を改善することも重要である.

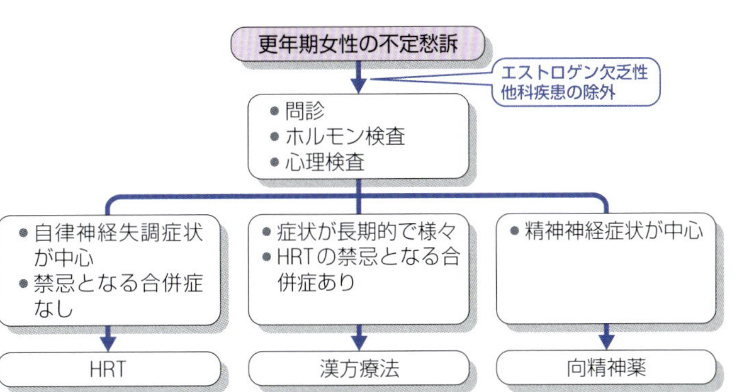

• 黄体化ホルモン（LH）：luteinizing hormone • 卵胞刺激ホルモン（FSH）：follicle stimulating hormone • ホルモン補充療法（HRT）：hormone replacement therapy • エストラジオール（E_2）：estradiol • 性腺刺激ホルモン放出ホルモン／ゴナドトロピン放出ホルモン（GnRH）：gonadotropin releasing hormone

ホルモン補充療法（HRT）

エストロゲン欠乏を補う

ホルモン補充療法（HRT）の意義

- 更年期障害，閉経や卵巣摘出後にエストロゲン欠乏を補う目的で行う．

加齢による血中エストロゲン濃度の変化

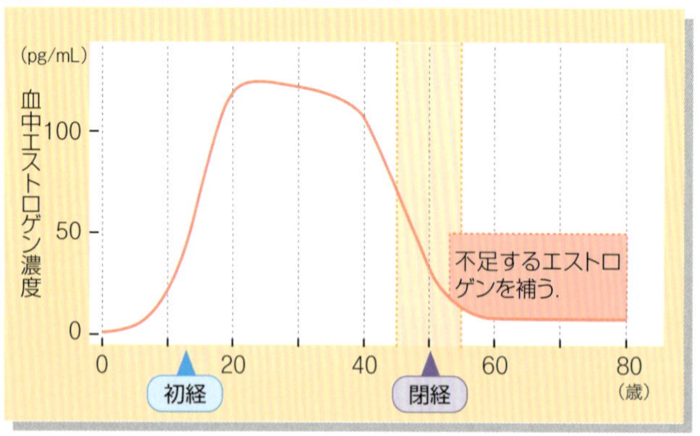

HRT が効果的な疾患

- 更年期障害
- 閉経前両側卵巣摘出
- 早発閉経
- 骨粗鬆症
- 骨量減少症
- 脂質異常症

- エストロゲンは脂質代謝改善作用や骨吸収抑制作用をもつため，上記のような疾患にHRT が効果的である．

黄体ホルモン併用により子宮体癌を予防する

HRT の原理

- HRT には，ET（エストロゲン単独投与）とEPT（エストロゲン・黄体ホルモン併用投与）がある．
- 子宮がある場合，エストロゲンが黄体ホルモンによって拮抗されないと，エストロゲンの子宮内膜増殖作用により子宮体癌発生のリスクが高まってしまう（unopposed（アンオポーズド） estrogen（エストロゲン）〔p.162〕）．したがって黄体ホルモンを併用するホルモン補充療法（EPT）を行う．

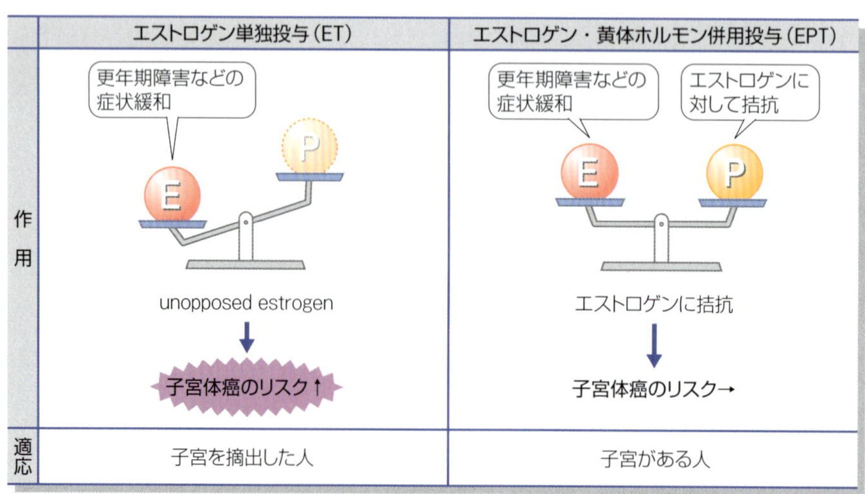

- 2002年のアメリカの臨床試験では，EPT は乳癌のリスクを高めるという結果が示されている〔p.280〕．
- 一方，2008年の日本人女性を対象とした大規模調査では，EPT は乳癌のリスクを高めず，更年期障害に対しての使用はデメリットよりもメリットの方が大きいという結果が示された．
- わが国では，通常はEPT を使用し，子宮を摘出した女性には，より乳腺への影響が少ないと考えられるET を用いる．

- ホルモン補充療法（HRT）：hormone replacement therapy ● 早発閉経：premature menopause ● 骨粗鬆症：osteoporosis ● 骨量：bone mass ● 脂質異常症：dyslipidemia ● ET：estrogen therapy ● EPT：estrogen／progestogen therapy

子宮内膜を増殖させる

HRTの有害事象と禁忌

- エストロゲンは子宮内膜増殖などの作用をもつため，HRTには禁忌と慎重投与がある．

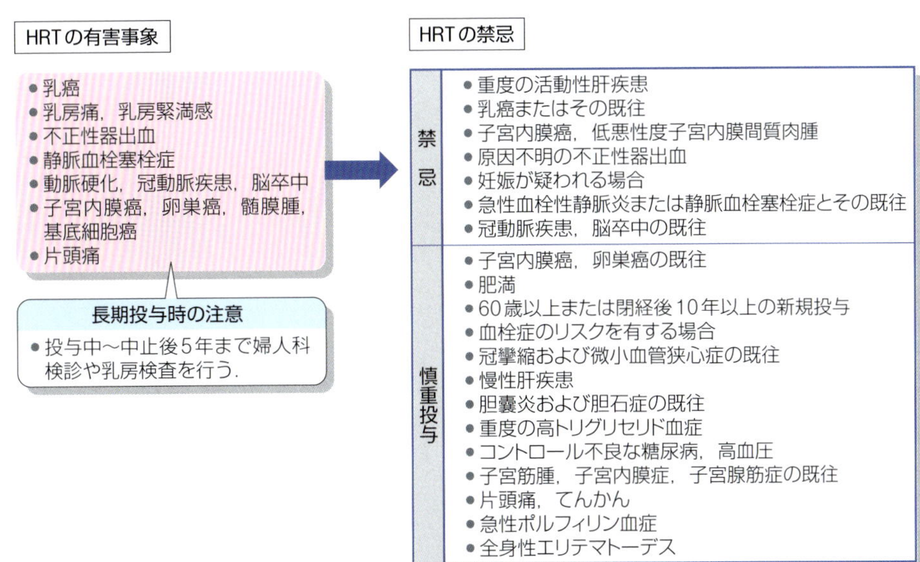

周期的投与と持続的併用投与がある

HRTの投与方法

EPTの投与方法

- エストロゲンと黄体ホルモンの併用の仕方によりEPTは周期的併用投与と持続的併用投与に分けられる．
- 周期的併用投与では，黄体ホルモン服用終了後に消退出血をみる．
- 持続的併用投与では，初期に破綻出血〔p.29〕を起こすが，半年ほど経つと子宮内膜の萎縮に伴い，破綻出血はみられなくなる．

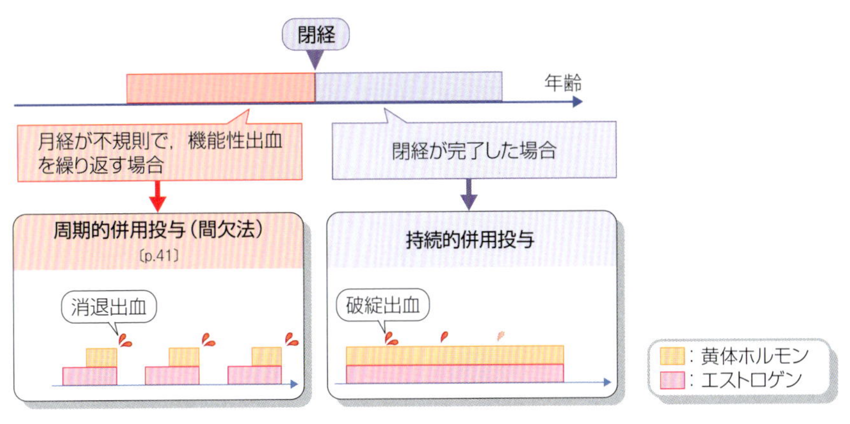

- ETの投与方法にも周期的投与と持続的投与がある．ただし，適応は子宮を摘出した女性に限る．

●子宮体癌／子宮内膜癌：uterine corpus cancer／endometrial carcinoma　●乳癌：breast cancer　●不正性器出血：atypical genital bleeding　●破綻出血：breakthrough bleeding

女性のライフサイクルの変化

老年期

監修
若槻 明彦

様々な症状に関与するエストロゲン
年齢別にみたエストロゲン欠乏症状

- 老年期は閉経によるエストロゲンの低下のため，慢性的にエストロゲンの欠乏した状態である．
- そのため，エストロゲンによる種々の作用〔p.10，11〕が低下し，以下の症状が生じやすくなる．

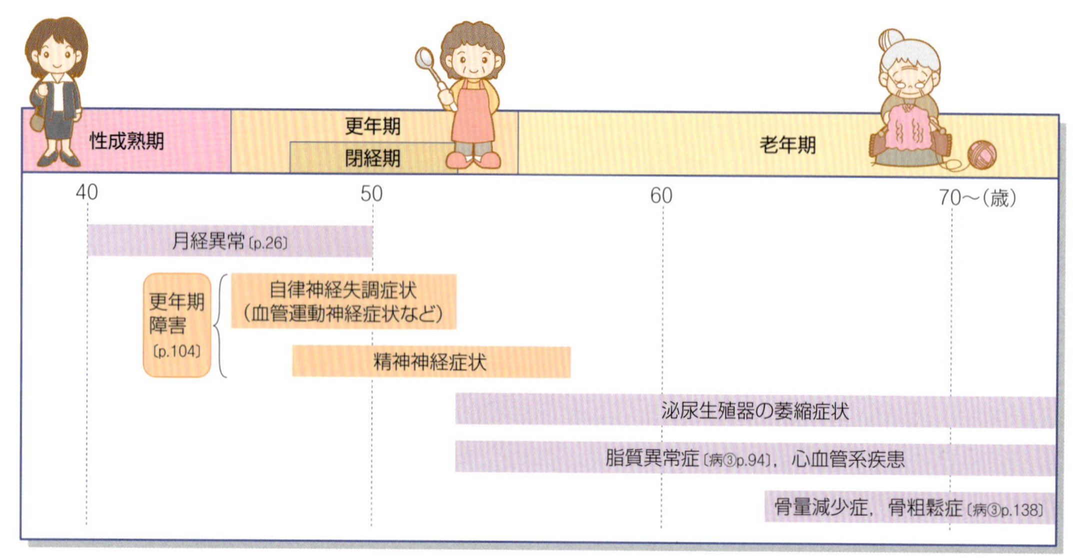

エストロゲン低下が発端
老年期の疾患と病態

- 老年期にエストロゲンの低下によって発症する疾患には，以下のようなものがある．

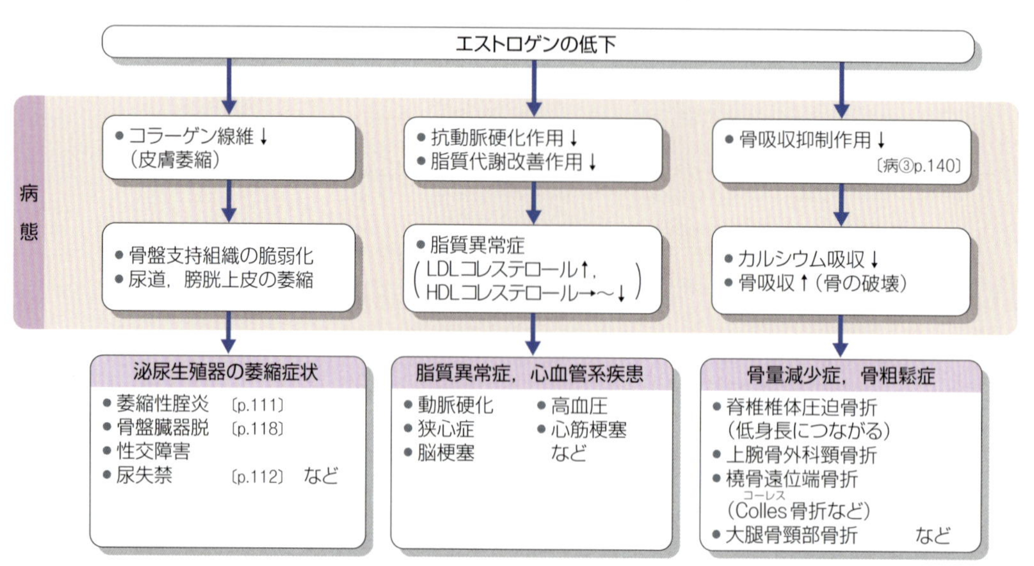

• 老年期：senium • 月経異常：menstrual disorder • 更年期障害：climacteric disturbance • 萎縮：atrophy • 骨量：bone mass • 骨粗鬆症：osteoporosis • 萎縮性腟炎：atrophic vaginitis • 骨盤臓器脱(POP)：pelvic organ prolapse • 尿失禁：urinary incontinence

エストロゲン低下による老年期疾患
閉経後脂質異常症

- エストロゲンの作用には肝臓のLDL受容体を増加させる働きと血管内皮のNO産生を促し，血管を拡張させる働きがある．
- 閉経後，エストロゲンが低下すると，下記のような機序で動脈硬化〔病② p.57〕になりやすくなる．

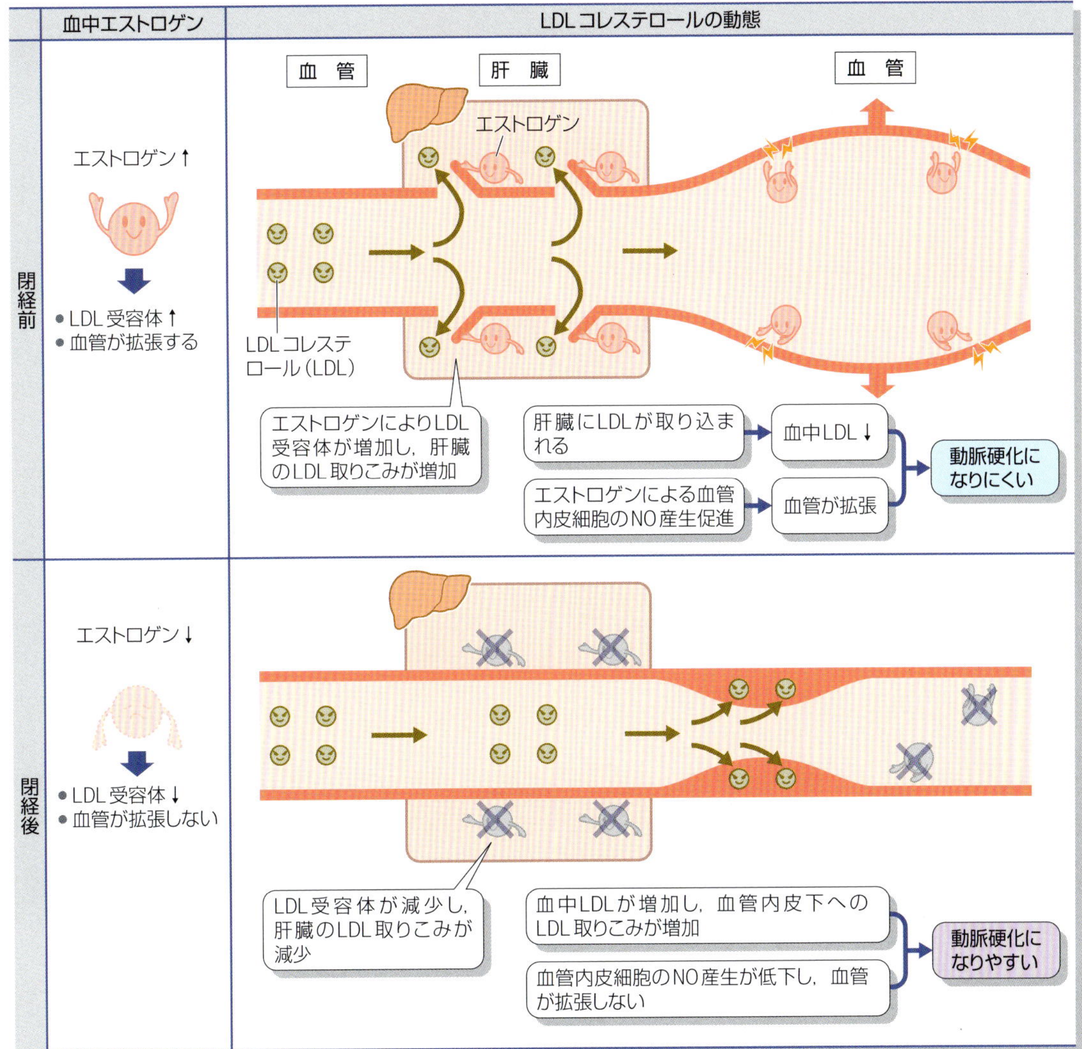

閉経後発症しやすい疾患

- 動脈硬化になりやすいため，狭心症，心筋梗塞，高血圧，脳梗塞を発症しやすい．

脂質異常症の診断基準（空腹時採血*）

LDLコレステロール	≧140 mg/dL	高LDLコレステロール血症
	120～139 mg/dL	境界域高LDLコレステロール血症**
HDLコレステロール	＜40 mg/dL	低HDLコレステロール血症
トリグリセライド	≧150 mg/dL	高トリグリセライド血症
non-HDLコレステロール	≧170 mg/dL	高non-HDLコレステロール血症
	150～169 mg/dL	境界域高non-HDLコレステロール血症**

*10時間以上の絶食を「空腹時」とする．ただし水やお茶などカロリーのない水分の摂取は可とする．
**スクリーニングで境界域高LDL-C血症，境界域高non-HDL-C血症を示した場合は，高リスク病態がないか検討し，治療の必要性を考慮する．
- LDL-CはFriedewald式（TC−HDL-C−TG/5）または直接法で求める．
- TGが400 mg/dL以上や食後採血の場合はnon-HDL-C（TG−HDL-C）かLDL-C直接法を使用する．ただしスクリーニング時に高TG血症を伴わない場合はLDL-Cとの差が+30 mg/dLより小さくなる可能性を念頭においてリスクを評価する．

日本動脈硬化学会 編：動脈硬化性疾患予防ガイドライン2017年版．日本動脈硬化学会，2017，p.26

- 低比重リポ蛋白（LDL）：low density lipoprotein
- 一酸化窒素（NO）：nitric oxide
- 動脈硬化：arteriosclerosis
- 脂質異常症：dyslipidemia
- 高比重リポ蛋白（HDL）：high density lipoprotein

閉経を境に変化

脂質代謝の経年的変化

- 閉経を境に脂質異常症の頻度は急激に増加する.

脂質異常症*(が疑われる者)の頻度

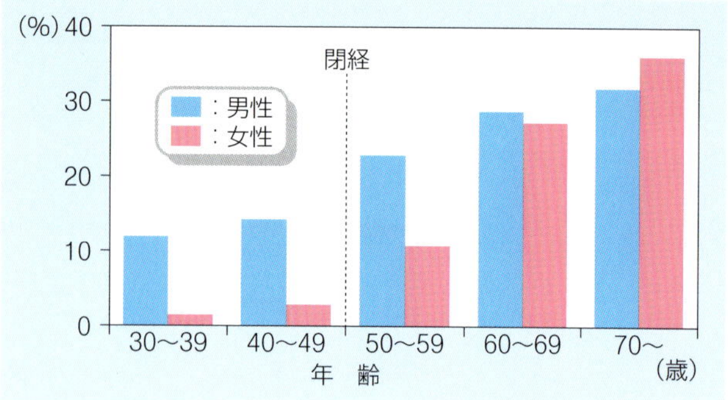

(%) 40
30
20
10
0
閉経
：男性
：女性
30～39
40～49
50～59
60～69
70～
年齢
(歳)

脂質異常症の頻度：厚生労働省，2015

*2007年,「高脂血症」という名称が「脂質異常症」に変更され,診断基準から総コレステロールが除外された〔病③p.94〕.

- 閉経後, LDL-C, トリグリセライドは高値を示す.
- ただトリグリセライドが高値を示す機序は明らかになっていない.
- 卵巣摘除(有経と年齢差なし)は,閉経と同じ動態を示す.

有経女性,閉経女性,卵巣摘除女性の脂質代謝

LDLコレステロール
(mg/dL)
200
100
0
P<0.01
P<0.05
有経
閉経
卵巣摘除
トリグリセライド
(mg/dL)
200
100
0
P<0.05
P<0.05
有経
閉経
卵巣摘除
HDLコレステロール
(mg/dL)
100
50
0
NS
NS
有経
閉経
卵巣摘除

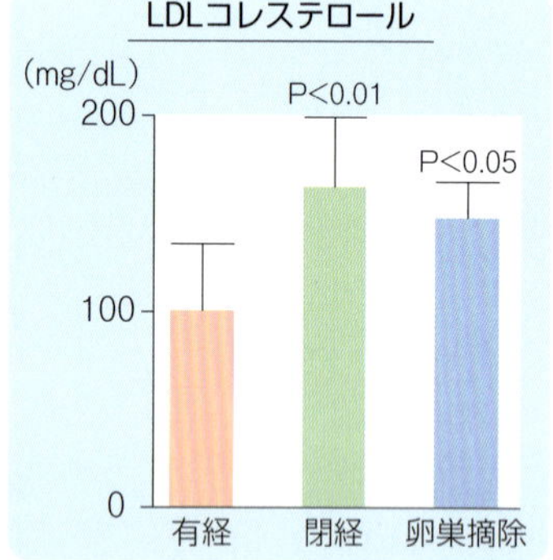

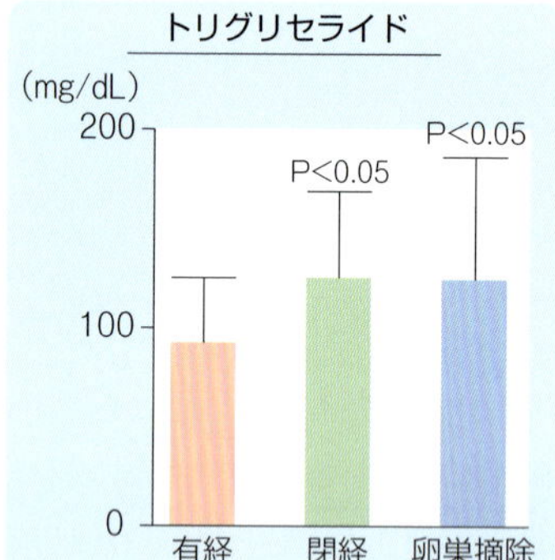

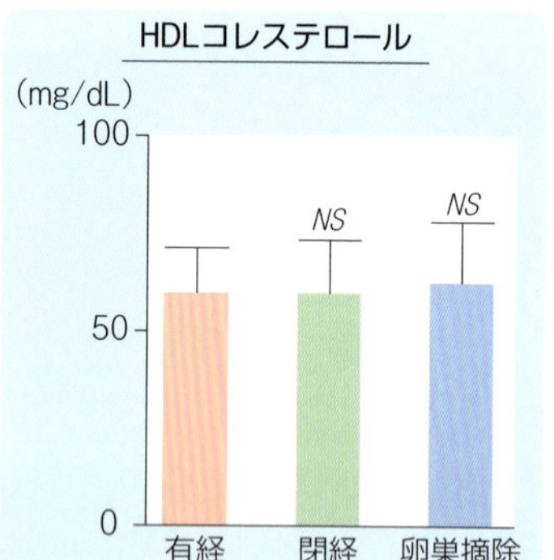

参考：若槻明彦：M.P.:Medical Practice 2003；20(1)：114

ライフスタイルの是正が基本

閉経後脂質異常症の管理

- まず食事療法および運動療法を実施する.
- 次に薬物療法を考慮する.

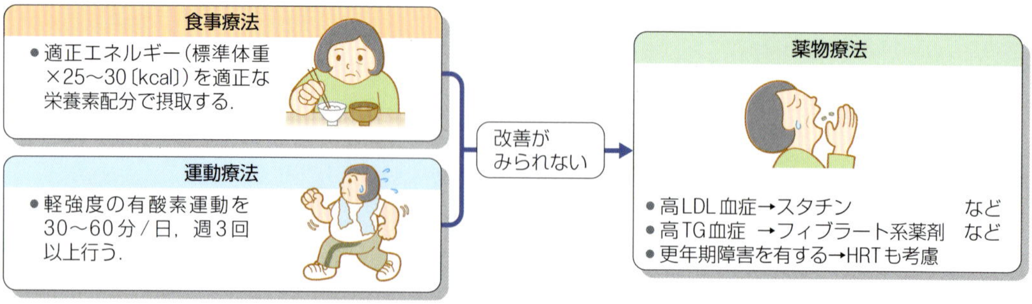

食事療法
●適正エネルギー(標準体重×25～30〔kcal〕)を適正な栄養素配分で摂取する.
運動療法
●軽強度の有酸素運動を30～60分/日,週3回以上行う.
改善がみられない
薬物療法
●高LDL血症→スタチン　など
●高TG血症　→フィブラート系薬剤　など
●更年期障害を有する→HRTも考慮

●脂質異常症：dyslipidemia　●低比重リポ蛋白(LDL)：low density lipoprotein　●高比重リポ蛋白(HDL)：high density lipoprotein
●トリグリセライド(TG)：triglyceride

N95.2

萎縮性腟炎

監修
若槻 明彦

intro. 老年期婦人，または卵巣摘出後に起こる非特異性腟炎である．

MINIMUM ESSENCE　atrophic vaginitis

❶好発：閉経後の女性，卵巣摘出後の患者　〈エストロゲン低下状態〉
❷腟・外陰の瘙痒や帯下感，性交痛，接触出血を認める．
❸黄色で悪臭を伴う膿性帯下，腟粘膜の点状発赤がみられる．　〈腟萎縮症状〉
➡ **萎縮性腟炎** を考える．

治療
- エストロゲン製剤（エストリオール〔E3〕）の腟内投与を行う．

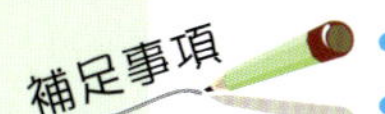

- エストラジオール（E2）は，不正性器出血をきたすことがあるため用いない．
- 腟内投与が困難な場合，ホルモン補充療法（HRT）を行う．
- 不正性器出血をきたした場合は，子宮体癌と鑑別するために，経腟超音波検査，子宮内膜細胞診にて子宮体癌を否定することが重要である〔p.158〕．

エストロゲン低下が要因 病態生理と症状

- 長期のエストロゲン低下状態のため，以下のような機序で症状が現われる．

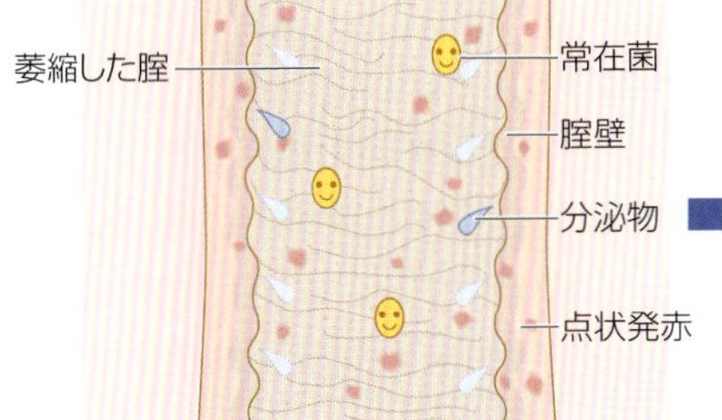

- 腟は萎縮し，腟からの分泌物が減少し，常在菌は減少して腟の自浄作用が低下する．
- 腟壁は点状発赤を呈し，出血しやすい状態となっている．

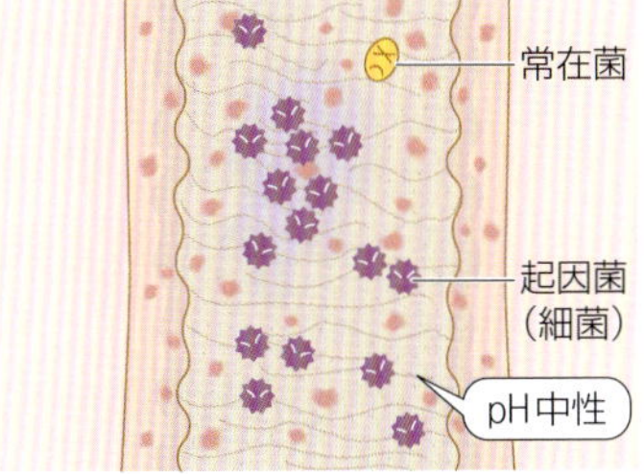

- 腟内pHは中性に近づき，起因菌が繁殖する．
- そのため，血性・黄色帯下を呈する．

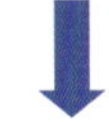

萎縮性腟炎の症状
- 不正性器出血
- 性交痛
- 接触出血
- 腟・外陰の瘙痒

Words & terms

エストリオール（E3） 〔p.11〕
OH基を3つもつ天然型エストロゲンで，妊娠中は胎児副腎から分泌されたアンドロゲンを材料として，胎盤で転換されて妊婦尿中に排泄される．そのため胎児・胎盤機能検査の指標として用いられる．医薬品としては，腟粘膜や子宮頸管に対する作用が比較的強い．

エストラジオール（E2） 〔p.11〕
OH基を2つもつ天然型エストロゲンで，主として卵巣・胎盤で生成される．エストロゲンとしての生物学的活性は天然型中で最も強く，エストロン（E1）の約8倍，エストリオール（E3）の約100倍である．医薬品としては，エストロゲン分泌不全（卵巣機能不全など）に対する補充療法に使用されている．

- 萎縮性腟炎：atrophic vaginitis　● 性交痛：dyspareunia　● 接触出血：contact bleeding　● エストリオール（E3）：estriol　● エストラジオール（E2）：estradiol　● 不正性器出血：atypical genital bleeding

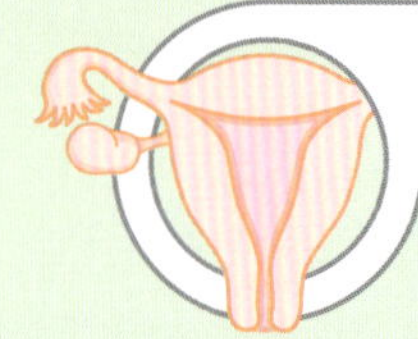

N39.3
N39.4

尿失禁

監修
井上 裕美

intro. 客観的に証明できる不随意な尿漏出で，このために社会的または衛生的に支障をきたすもの．成人女性の40％以上が尿失禁を経験するといわれる．初期診療において，女性下部尿路症状（FLUTS）の基本評価として病状・病歴の聴取，身体所見，尿検査を行う．

腹圧性尿失禁

intro. 出産や加齢に伴う骨盤底筋群の脆弱化により，膀胱や尿道が下垂し，膀胱底と尿道の間の角度が大きくなると，腹圧上昇時に膀胱内圧が尿道閉鎖圧を上回り，尿の漏出が起こる．

MINIMUM ESSENCE　stress urinary incontinence

❶好発：**多産婦**，**中高年女性**　〈骨盤底筋群の脆弱化〉
❷**咳**，**くしゃみ**，**重い物の挙上時**などに尿が漏れる．　〈腹圧上昇時〉
❸ストレステスト陽性，
❹Qチップテストで可動性あり，
❺パッドテストでパッドの重量増加がみられる．
❻膀胱尿道造影，超音波検査にて，
膀胱尿道角の開大，膀胱頸部の位置，形態の異常がみられる．　〈膀胱底と尿道の下垂〉
➡ **腹圧性尿失禁** と診断する．

治療 保存的療法が基本であるが，切迫性尿失禁ほどは効果的でない．
奏効しない場合は，外科的治療を考慮する．

1. 保存的療法：骨盤底筋訓練（ケーゲル体操），経腟的膀胱頸部挙上器具，薬物療法（エストロゲン，β_2刺激薬など）
2. 外科的療法：尿道スリング手術（TVT改良手術，TOT手術）

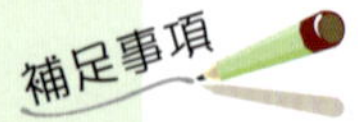

● 現在では，膀胱頸部挙上法（Burch（バーチ）手術，Stamey（ステイミー）手術など）に代わり，治療成績の良いTVT改良手術，TOT手術が主流になっている〔p.116〕．

Words & terms

Burch（バーチ）手術 〔p.112〕
恥骨後式膀胱頸部挙上法の1つ．下腹部切開により直視下に膀胱頸部を挙上する手術である．

Stamey（ステイミー）手術 〔p.112〕
針式膀胱頸部挙上術の1法．日本では，1980年代中頃よりStamey手術が広く行われており，尿道過可動症例を適応とする．術後短期成績は優れるが，長期成績が50～70％台に下降することが近年指摘され，最近では尿道過可動症例に対してもスリング手術が選択されるようになってきている．

インテグラル理論 〔p.116〕
「機能障害は構造の異常によって引き起こされる」という考え方．この理論に基づき，TVT手術やTOT手術が発展した（骨盤内臓器の構造の異常を正すことで，尿失禁などの機能異常を改善することができる）．

膀胱内圧の上昇，尿道閉鎖圧の低下を引き起こす原因により分類

尿失禁の種類と原因

● 中年女性では腹圧性尿失禁が最も頻度が高く，高齢者では切迫性尿失禁が最も頻度が高い．

	種類	機構	原因
尿道からの尿失禁〔病⑧p.304〕	腹圧性尿失禁	● 括約筋軽度不全のため，腹圧上昇時（咳，くしゃみなど）に少量の尿が漏れる．	● 妊娠や分娩（多い） ● 加齢
	切迫性尿失禁	● 膀胱が過敏状態にあり，強い尿意により耐えきれず尿が流出する．	● 膀胱炎 ● 加齢 ● 脳血管障害 ● 過活動膀胱〔病⑧ p.302〕
	混合性尿失禁	● 腹圧性尿失禁と切迫性尿失禁を同時に有する．	

※この他に溢流性尿失禁，機能的尿失禁などの概念がある．

女性の尿失禁の種類別割合

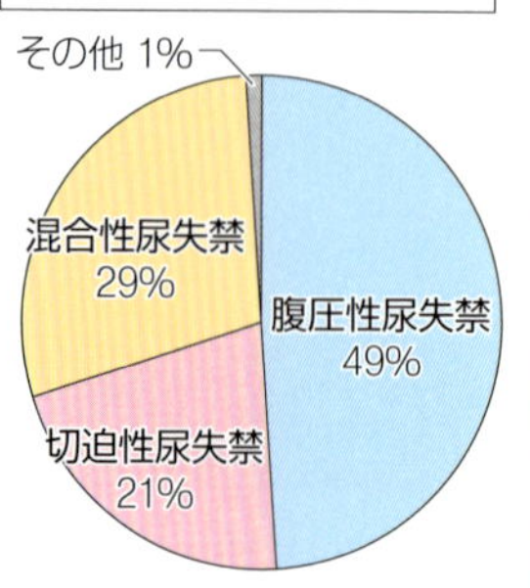

● 腹圧性尿失禁：stress urinary incontinence　● 多産婦：grand multipara　● 膀胱尿道造影：cystourethrography　● 切迫性尿失禁：urge incontinence　● TVT：tension-free vaginal tape　● TOT：transobturator tape　● 膀胱炎：cystitis　● 過活動膀胱（OAB）：overactive bladder

腹圧が上昇しても尿道が閉鎖しない
腹圧性尿失禁の病態

- 正常では，腹圧の上昇が膀胱だけでなく尿道にも伝わり，尿道が閉鎖するため尿失禁は起こらない．
- 腹圧性尿失禁には，膀胱底が下垂する尿道過可動と，安静時でも尿道が開大している内因性括約筋不全（ISD）の2つの病態があるが，いずれも腹圧が上昇しても尿道が閉鎖しないため，尿失禁が起こる．

	正　常	腹圧性尿失禁 尿道過可動	腹圧性尿失禁 内因性括約筋不全（ISD）
病　態	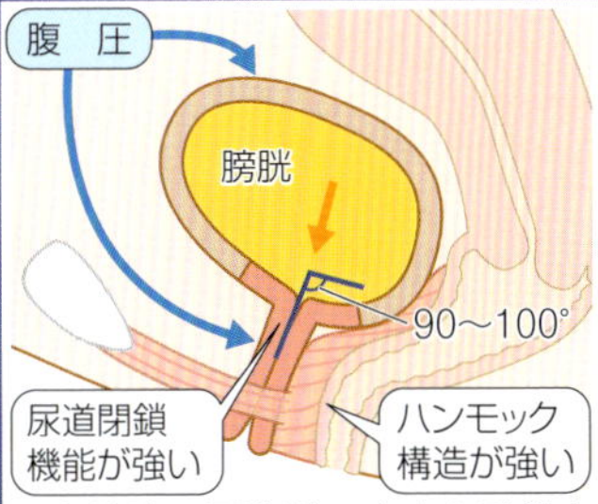 腹　圧 膀胱 90〜100° 尿道閉鎖機能が強い ハンモック構造が強い • 安静時の尿道はしっかりと閉鎖されており，腹圧が上昇したときは下後方にあるハンモック構造〔p.5〕に押し付けられて尿道が閉鎖するため尿失禁は起こらない．	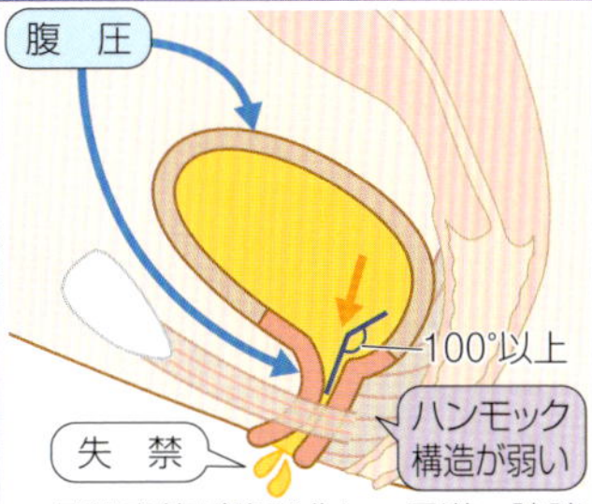 腹　圧 100°以上 失　禁 ハンモック構造が弱い • 骨盤底筋が脆弱化し，尿道，膀胱が下垂している． • 下後方のハンモック構造が弱いため，腹圧上昇時に尿道が押し付けられず，尿道が閉鎖されないため，尿失禁が起こる．	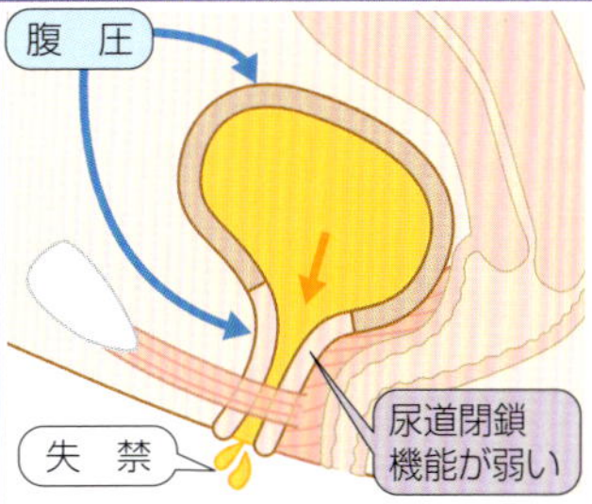 腹　圧 失　禁 尿道閉鎖機能が弱い • 尿道括約筋など，尿道自体の閉鎖機能が低下し，安静時でも膀胱頸部，近位尿道が開大している． • 尿道がしっかりと閉鎖されていないため，軽度の腹圧上昇で尿失禁が起こる．
圧の変化	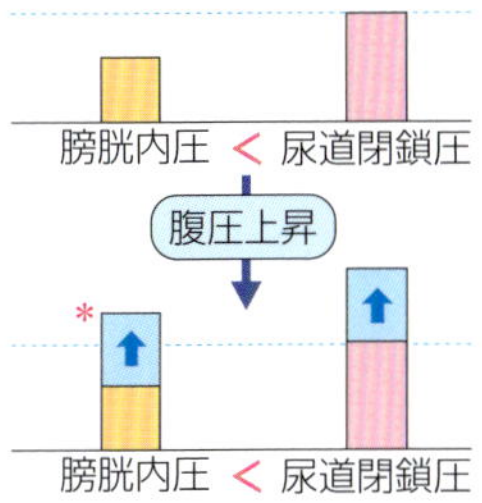 膀胱内圧 < 尿道閉鎖圧 腹圧上昇 * 膀胱内圧 < 尿道閉鎖圧 • 膀胱内圧が上昇するとともに尿道閉鎖圧も上昇する．	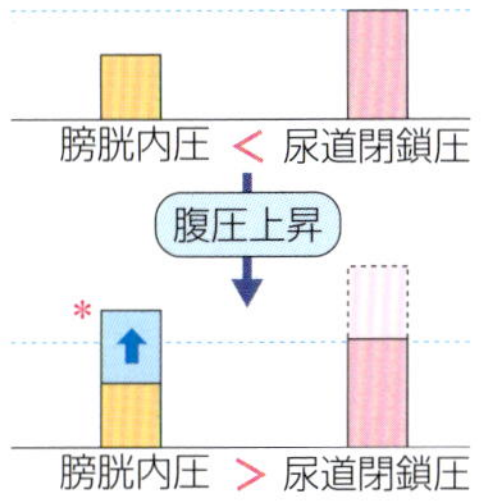 膀胱内圧 < 尿道閉鎖圧 腹圧上昇 * 膀胱内圧 > 尿道閉鎖圧 • 膀胱内圧上昇時に尿道閉鎖圧が上昇せず，尿失禁が起こる．	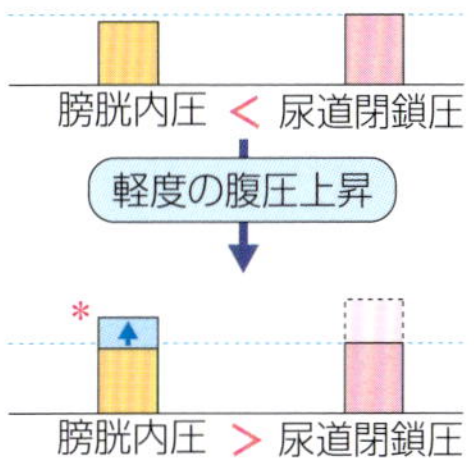 膀胱内圧 < 尿道閉鎖圧 軽度の腹圧上昇 * 膀胱内圧 > 尿道閉鎖圧 • 安静時の尿道閉鎖圧が低いため，軽度の腹圧上昇で尿失禁が起こる．
原　因	—	• 加齢　• 出産　• 肥満 • 骨盤内手術 • 先天性骨盤底形成異常	• 加齢，エストロゲン低下による尿道粘膜萎縮 • 婦人科手術による尿道変化 • 神経障害による尿道括約筋機能低下

*尿流動態検査〔p.115〕で調べられる「排尿筋の収縮なしに，腹圧上昇によって尿漏出が始まるときの膀胱内圧」を腹圧下尿漏出圧（ALPP）という．60 cmH_2O以上が正常であると考えられているが，ISDでは低値（60 cmH_2O以下）が認められる．ALPPは尿道過可動とISDの鑑別に用いられる．

Supplement

過活動膀胱（OAB）

- 過活動膀胱とは，尿意切迫感を必須症状とし，通常は頻尿や夜間頻尿を伴う蓄尿障害であり，切迫性尿失禁を伴うこともある〔病⑧p.302〕．
- 日本では40歳以上の男女の約12%（約810万人）に過活動膀胱の症状があり，高齢になるほど，有病率が高くなる．
- 原因には神経因性（中枢障害，脊髄障害）と非神経因性（骨盤臓器脱〔p.118〕）がある．
- 治療としては抗コリン薬，β_3アドレナリン受容体作動薬，エストロゲン局所投与の他，膀胱訓練・骨盤底筋訓練がある．

過活動膀胱と尿失禁の関係

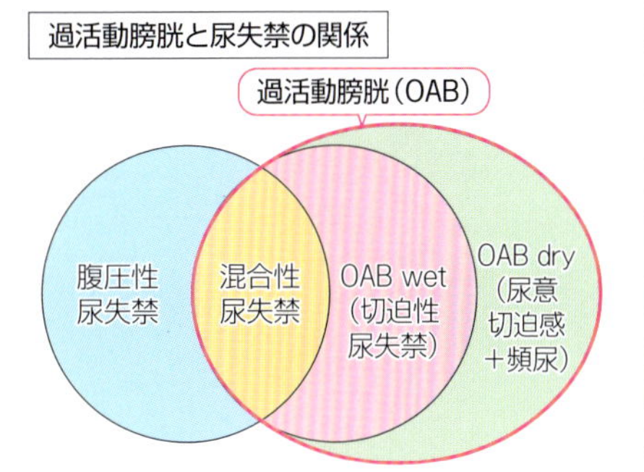

• 内因性括約筋不全（ISD）：intrinsic sphincter deficiency　• 尿道過可動：urethral hypermobility　• 腹圧下尿漏出圧（ALPP）：abdominal leak point pressure　• 過活動膀胱（OAB）：overactive bladder　• 骨盤臓器脱（POP）：pelvic organ prolapse

尿失禁の病態分類や重症度判定，治療効果判定に役立つ

尿失禁に関する問診

- 尿失禁による症状やQOL障害を点数化して評価し，治療方針の決定や治療効果の判定に用いる．国際共通のものとして，ICIQ-SFやKHQなどがある．
- その他，日本では腹圧性尿失禁スコアと切迫性尿失禁スコアの差から，病態の分類や重症度判定をする，問診票もしばしば用いられる．

スコア化ICIQ-SF日本語版

1. どれくらいの頻度で尿が漏れますか？
   なし[0]　週1回[1]　週2～3回[2]　1日1回[3]　1日数回[4]　常に[5]
2. あなたはどれくらいの量の尿漏れがあると思いますか？
   なし[0]　少　量[2]　中等量[4]　多　量[6]
3. 全体として，あなたの毎日の生活は尿漏れのためにどれくらいそこなわれていますか？
   [　0　1　2　3　4　5　6　7　8　9　10　]
   まったくない　　非常に
4. どんな時に尿が漏れますか？
   なし：尿漏れはない
   トイレにたどりつく前に漏れる
   咳やくしゃみをした時に漏れる
   眠っている間に漏れる
   体を動かしている時や運動している時に漏れる
   排尿を終えて服を着た時に漏れる
   理由がわからずに漏れる
   常に漏れている

- 1～3の質問の[　]内の点数を加えて0～21点で評価し，点数が高いほど重症とする．

腹圧性尿失禁の診断に有用

ストレステストとQチップテスト

- 腹圧性尿失禁を疑った場合の検査にストレステストとQチップテストがある．

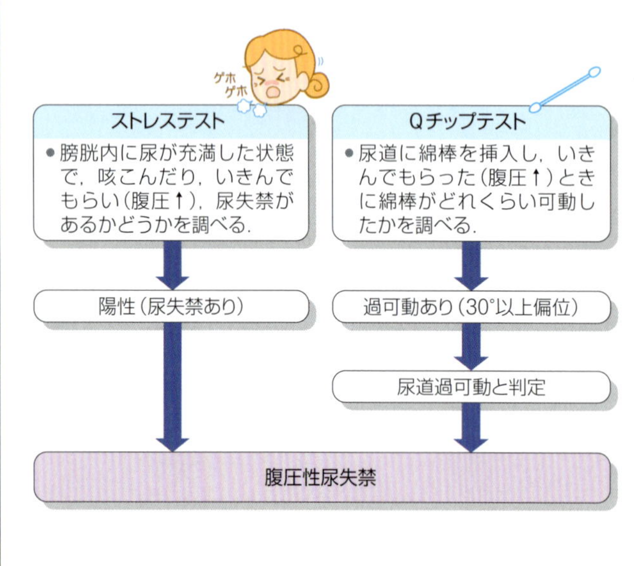

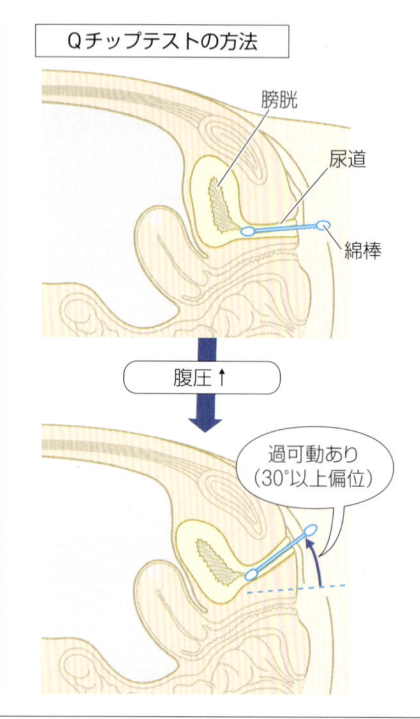

●クオリティ・オブ・ライフ（QOL）：quality of life　●ICIQ-SF：International Consultation on Incontinence Questionnaire-Short Form　●キング健康調査票（KHQ）：King's Health Questionnaire　●腹圧性尿失禁：stress urinary incontinence　●尿道過可動：urethral hypermobility

腹圧性尿失禁の重症度を判定
60分パッドテスト

- 腹圧性尿失禁の重症度の目安になる．

❶ 尿漏れ用のパッドを当て，500 mLの水を飲む．

❷ 60分間，歩く，走る，階段の昇降，強く咳をする など

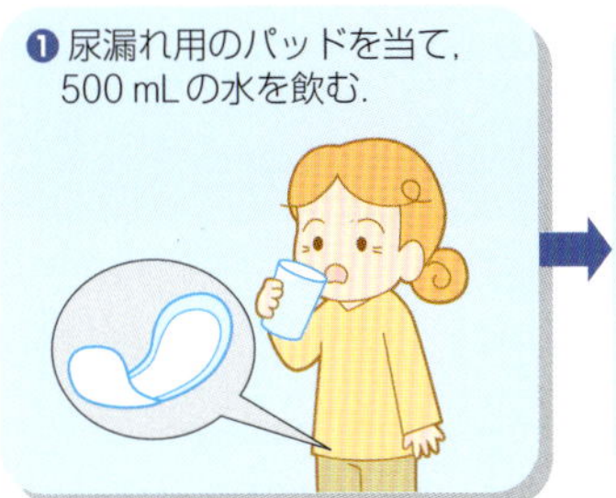

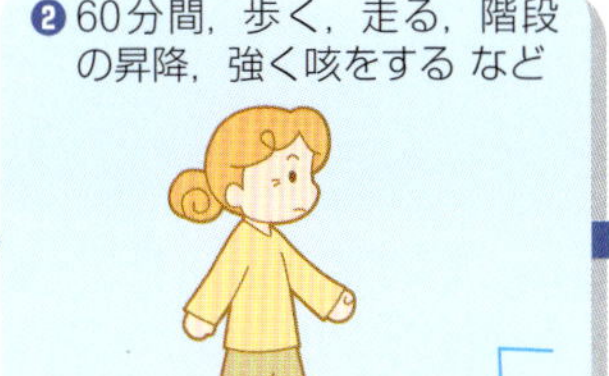

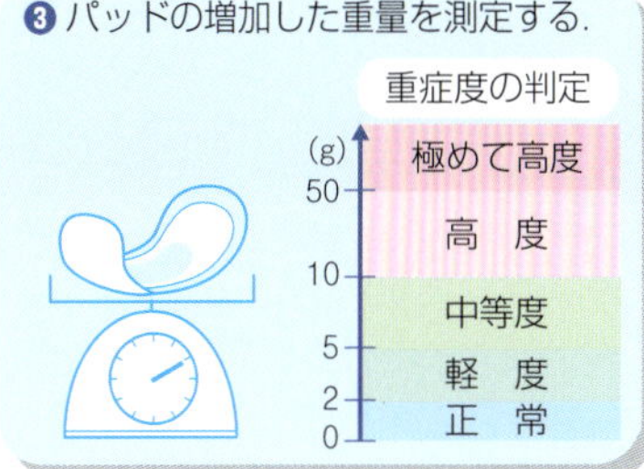

※60分間ではなく24時間の場合もある．

より正確に病態や重症度を把握できる
尿流動態検査

- 尿失禁の診断や手術適応の判断が困難な場合，排尿現象を動的にとらえるために，膀胱内圧，腹腔内圧，排尿筋圧，尿道内圧，尿流波形などを測定する検査を尿流動態検査という．
- 腹圧性尿失禁が疑われる場合，膀胱内圧測定の蓄尿相で咳，いきみにより尿失禁が誘発されるかを確認する．
- 排尿筋の収縮なしに，腹圧上昇によって尿漏れが始まる腹圧下尿漏出圧（ALPP）が一般的に60 cmH_2O以下であれば，ISDであるとされる．ALPPは尿道過可動とISDの鑑別に用いられる．

尿流動態検査

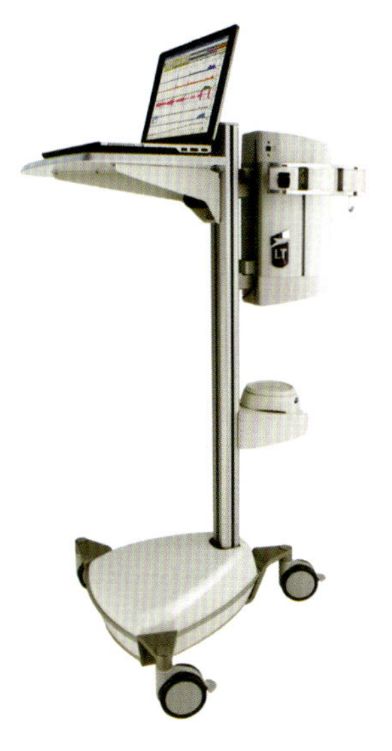

ウロダイナミクス検査装置 アクエリアス LT®
写真提供：エダップテクノメド株式会社

重症度に応じた治療を行う
腹圧性尿失禁の治療

- 軽症の場合，保存的治療として骨盤底筋訓練を行うが，効果が現れるまで3ヵ月以上かかるため，薬物療法を併用する．
- 重症の場合や，骨盤底筋訓練を6ヵ月以上行っても改善しない場合，病態に応じて尿道スリング手術（TVT，TOT）や尿道周囲コラーゲン注入法などの外科的治療を行う．

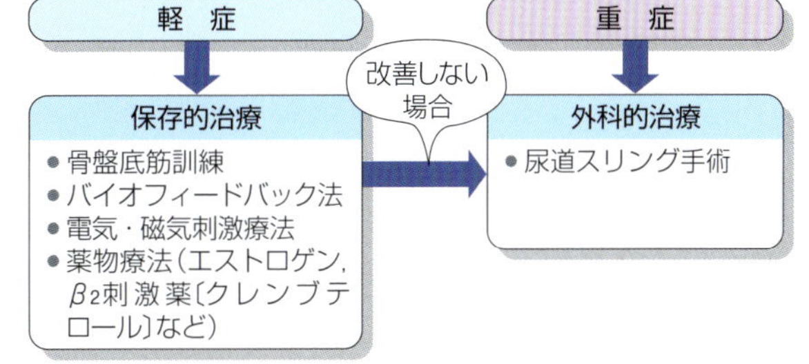

骨盤底筋の収縮と弛緩を繰り返す
骨盤底筋訓練（ケーゲル体操）

- 骨盤底筋訓練は，骨盤底筋群（尿道，腟，肛門の括約筋）の収縮と弛緩を繰り返すことにより，脆弱化した骨盤底筋を強くすることが基本である．
- 骨盤底筋訓練を1日30～100回行えば，早ければ2週間，通常は3ヵ月～半年ほどで効果が現れることが多く*，軽症の腹圧性尿失禁の治療に有効である．

*成績は20～80%と報告により差がある．

慣れるまでは仰向けで
慣れてきたら椅子に座って

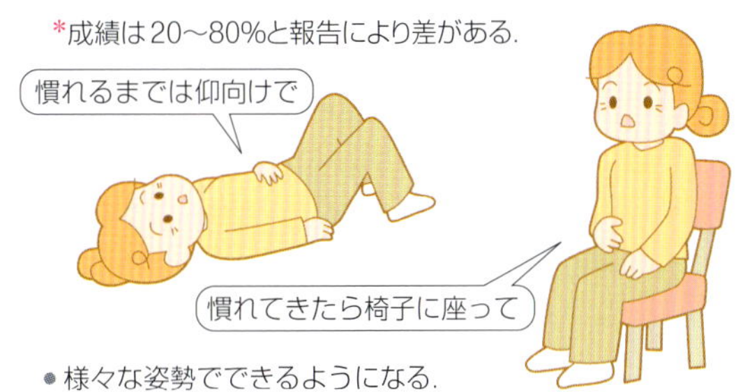

- 様々な姿勢でできるようになる．

• 腹圧下尿漏出圧（ALPP）：abdominal leak point pressure　• 内因性括約筋不全（ISD）：intrinsic sphincter deficiency　• TVT：tension-free vaginal tape　• TOT：transobturator tape

テープで尿道を支え，腹圧性尿失禁を防ぐ

TVT手術（改良型を含む）とTOT手術

- 尿道スリング手術は，中部尿道の下にメッシュ状のテープを通して尿道を支え，恥骨膀胱靱帯〔p.5〕を補強する．腹圧性尿失禁の主な外科的治療である．
- 尿道スリング手術には，現在第一選択となっているTVT手術と，その後登場したTOT手術，さらにTVT手術を改良したTFS手術がある．

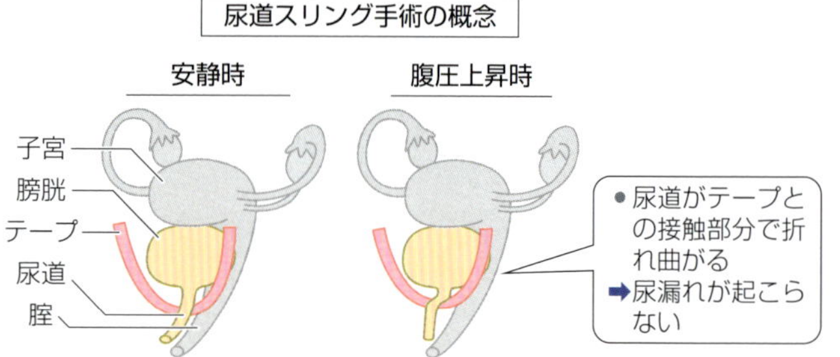

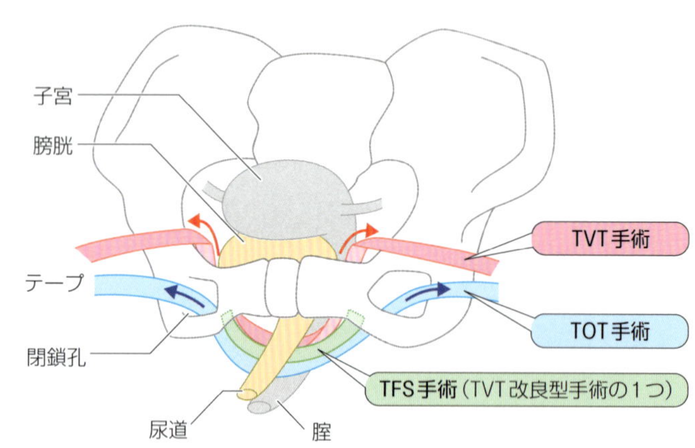

相違点と長所・短所	TVT手術	TOT手術	TFS手術（TVT改良型手術の1つ）
	●恥骨尿道靱帯を補強 ➡重症例にも効果が高い．	●腟ハンモックを補強 ➡重症例には効果が低い．	●恥骨尿道靱帯を補強 ➡重症例にも効果が高い．
	●膀胱後面から恥骨後面を穿刺してテープを通し，下腹部の筋膜に固着 ➡骨盤内臓器の誤穿刺や骨盤内出血のリスクが高い．	●閉鎖孔を穿刺してテープを通し，閉鎖膜に固着 ➡骨盤内臓器の誤穿刺や骨盤内出血のリスクが低い．	●経腟的にテープを通し，恥骨背面の会陰膜に固着 ➡骨盤内臓器の誤穿刺や骨盤内出血のリスクが低い．
	●テープのカーブが急 ➡術後の排尿困難が多い．	●テープのカーブが緩やか ➡術後の排尿困難が少ない．	●テープのカーブが緩やか ➡術後の排尿困難が少ない．
	●針が強靱な靱帯を貫通しない ➡術中・術後の疼痛は少ない．	●針が強靱な閉鎖膜を貫通 ➡術中・術後の疼痛が大きいこともある．	●針が強靱な靱帯を貫通しない ➡術中・術後の疼痛は少ない．
	保険適用	保険適用	保険適用外

- 現在，TFS手術（TVT原法を改良した手術の1つ）が，TVT原法の成績とほぼ同様で，合併症が減少している．
- TVT手術が恥骨尿道靱帯の補強を行うのに対し，TOT手術は尿道腟側のハンモックとよばれる部分の補強を行う．
- TVT手術，TOT手術，そしてTFS手術は「インテグラル理論」〔p.112〕という考え方に基づいて開発された．

●腹圧性尿失禁：stress urinary incontinence　●TVT：tension-free vaginal tape　●TOT：transobturator tape　●恥骨膀胱靱帯：pubovesical ligament　●TFS：tissue fixation system

切迫性尿失禁

intro. 切迫性尿失禁は，蓄尿時に急に強い尿意（尿意切迫感）を伴う不随意の膀胱排尿筋収縮が起こり，尿失禁となる．高齢者の尿失禁としては，男女ともに切迫性尿失禁が最も多い．

MINIMUM ESSENCE　urge incontinence

❶好発：高齢者や中枢神経疾患，下部尿路疾患をもつ患者
❷突然強い尿意を感じ，我慢できずに尿失禁が起こる．
❸蓄尿時の膀胱内圧測定にて膀胱の不随意収縮（無抑制収縮）がみられる．
➡ **切迫性尿失禁** を考える．

治療 原疾患の治療と保存的療法（行動療法，薬物療法）が基本である．外科的療法はほとんど行われていない．

1. 行動療法：膀胱訓練，排尿習慣訓練
2. 薬物療法：抗コリン薬またはβ_3アドレナリン受容体作動薬により膀胱収縮を抑制

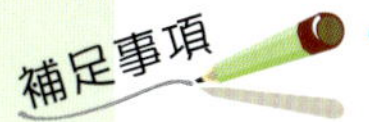

- 薬物療法として，エストロゲンの局所投与も有効である．

排尿筋の収縮抑制or弛緩
病態と治療

- 高齢者でみられる切迫性尿失禁は，大脳皮質排尿中枢の障害による排尿抑制系の低下が原因となり，外界からの刺激（寒さ，水の音，ドアへの接触など）をきっかけに尿失禁が起こることが多い．
- 抗コリン薬は副交感神経の神経伝達物質であるアセチルコリン（ACh）が排尿筋の受容体に結合するのを阻害することで，排尿筋の収縮を抑制する．
- β_3アドレナリン受容体作動薬は，排尿筋のβ_3受容体に働きかけ，排尿筋を弛緩させる．

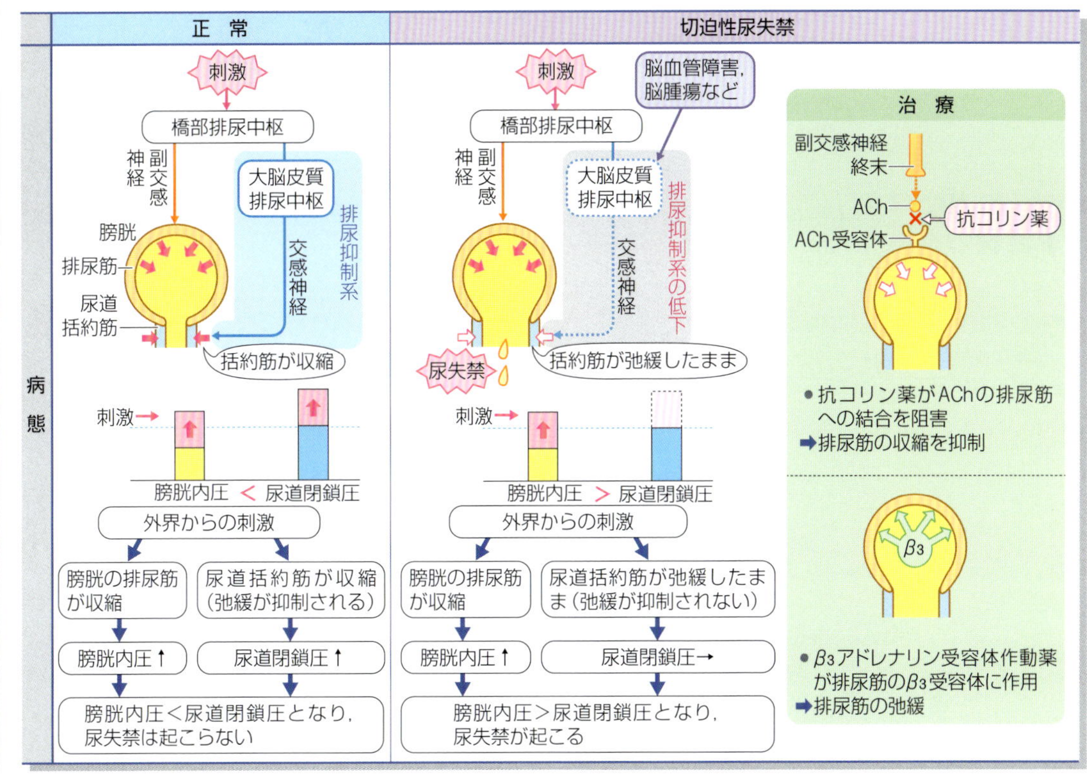

• 切迫性尿失禁：urge incontinence　• 不随意収縮：involuntary contraction　• アセチルコリン（ACh）：acetylcholine

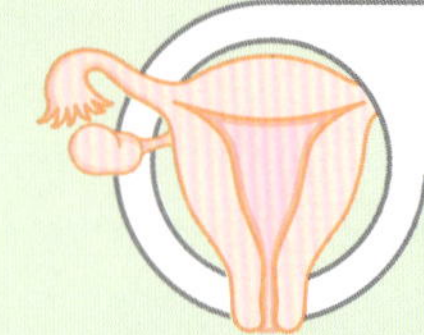

N81.1
～81.5
N81.9

骨盤臓器脱（子宮脱，膀胱瘤，直腸瘤，小腸瘤，腟断端脱）

監修
井上 裕美

intro.

骨盤臓器脱は，子宮脱，膀胱瘤，小腸瘤，直腸瘤，尿道過可動，会陰体損傷を呈する複雑な複合疾患である．閉経によるエストロゲン低下や妊娠，分娩による骨盤支持組織，子宮支持組織の脆弱化が主な原因となる．骨盤内の支持組織の破綻部位によって，脱出する臓器はそれぞれ異なる．本症は排尿，排便機能や性機能を障害することが多く，特に尿失禁を併発する．

Words & terms

膀胱瘤 〔p.118〕
膀胱が腟壁を介して，腟口またはそれより外部へ滑脱性に突出すること．尿失禁や排尿障害の原因となる．

直腸瘤 〔p.118〕
女性において，直腸腟中隔の脆弱化により直腸前壁が腟腔内に突出すること．排便障害，特に便秘，残便感が出現する．

腟断端脱 〔p.118〕
子宮全摘出術を受けた女性の残存した腟が下垂すること．

肛門挙筋 〔p.119〕
骨盤腔の内面から起こり，骨盤の底を形成する広く薄い筋である．前方は恥骨体の内面から起こり，後方は坐骨棘の内に付く．3つの筋から構成されており，それぞれ恥骨尾骨筋，腸骨尾骨筋，恥骨直腸筋という．

MINIMUM ESSENCE　pelvic organ prolapse

❶好発：**高齢の多産婦**　〈骨盤支持組織・子宮支持組織の脆弱化〉

❷**排尿困難**，**尿失禁**，便失禁，**尿意切迫感**，
頻尿（昼間），夜間頻尿，骨盤痛，**性器の下垂感**などがみられる．

❸内診・視診にて**子宮の下垂**または**脱出**を認める．

➡ **骨盤臓器脱（子宮脱，膀胱瘤，直腸瘤，小腸瘤，腟断端脱）** と診断する．

治療 POP-Q法により重症度分類を行い，POP-Qのstage分類と自覚症状の程度を考慮し，保存療法もしくは手術療法を選択する．

1. 保存的療法
   a. **骨盤底筋訓練**（ケーゲル体操）：POP-Q Stage Ⅰ以下
   b. **ペッサリー挿入**：POP-Q Stage Ⅱ以上
   ※ペッサリー挿入後の腟壁びらんに対してエストロゲンを投与することもある．
2. 手術療法（有症状のPOP-Q stage Ⅱ以上）
   DeLancey（ドランシー）の分類で損傷支持組織を解剖学的に分類し，具体的な術式を決定する．

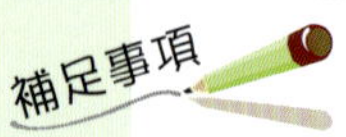

- 子宮の脱出は，腹圧を加えるとより著明となる．
- 子宮の脱出が強い場合は，膀胱瘤や直腸瘤を伴うこともある．
- 子宮頸部腫瘍や骨盤腫瘍（子宮筋腫など）など他の婦人科疾患との鑑別も重要である．

靱帯などの弛緩が要因

子宮脱の病態生理

- 子宮脱・子宮下垂は，正常の子宮位置よりも下方に落ちこんだ状態で，下降に伴い腟の下垂・脱出が合併する．
- 本症の発症要因として，出産による骨盤を支える靱帯〔p.5〕へのダメージや，閉経後のエストロゲン低下による靱帯や筋の弛緩などが挙げられる．そのため，本症は高齢多産婦に好発する．
- 子宮脱の40～50%に合併する尿失禁（主として腹圧性尿失禁）も骨盤支持組織の脆弱化によって生じる．

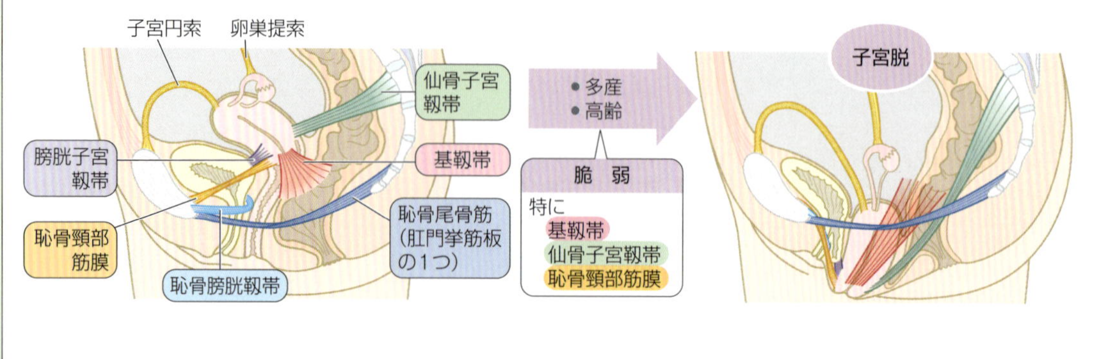

- 骨盤臓器脱（POP）：pelvic organ prolapse
- 子宮脱：uterine prolapse
- 膀胱瘤：cystocele
- 直腸瘤：rectocele
- 多産婦：grand multipara
- 排尿困難：difficulty in urination
- 尿意切迫感：urinary urgency
- 頻尿：pollakiuria
- POP-Q：pelvic organ prolapse-quantification system

主症状は下垂・脱出感

子宮脱の外観所見

- 子宮腟部，頸部および体部が腟外に脱出している．子宮腟部は外的刺激により潰瘍状を呈し，易出血性となる．

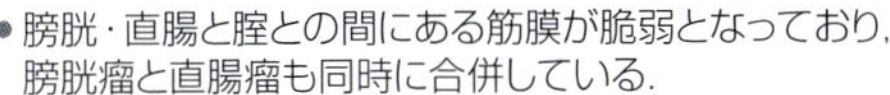
- 膀胱・直腸と腟との間にある筋膜が脆弱となっており，膀胱瘤と直腸瘤も同時に合併している．

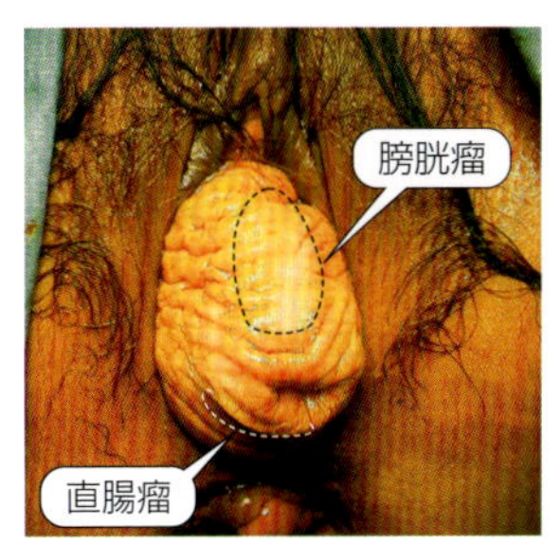

処女膜位置が基準

骨盤臓器脱の分類

- 骨盤臓器脱の客観的評価法としてPOP-Q法によるStage分類と，POP-Qシステムがある．

POP-Q法によるStage分類

- 内診時に患者が努責したときの骨盤臓器の最下垂点の位置を，処女膜の位置を基準として簡易的に評価する．
- 腹圧をかけやすい立位での評価が有用である．

Stage	定　義
Ⅰ	最下垂部位が処女膜より1 cm奥まで達しない
Ⅱ	最下垂部位が処女膜より±1 cm
Ⅲ	ⅡとⅣの間の状態
Ⅳ	子宮の全体が腟外に脱出（完全脱）

POP-Qシステム

- 下垂部位をより詳細に評価することを目的として用いられる．

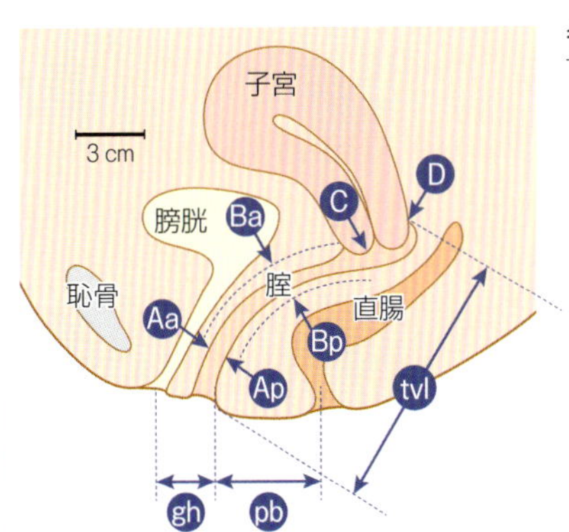

各計測部位の記述法（3×3表）〔cm〕

Anterior wall Aa	Anterior wall Ba	Cervix or cuff C
Genital hiatus gh	Perineal body pb	Total vaginal length tvl
Posterior wall Ap	Posterior wall Bp	Posterior fornix D

Aa：前腟壁正中で外尿道口から3 cmの部分
Ba：AaからCの間で最も突出した部分
C：子宮口
D：後腟円蓋（子宮摘出後の場合，記載しない）
Ap：処女膜痕から3 cmの後腟壁正中部分
Bp：ApからCの間で最も突出した部分
gh：外尿道口の中心から後腟壁の処女膜痕正中までの距離
pb：ghの下端から肛門中央部までの距離
tvl：正常の位置における腟の奥行き

- 処女膜を基準に上方（近位）であればマイナス（−），下方（遠位）であればプラス（+）で記載する．

- 午後は午前に比べて下垂が増悪する場合があることに留意して評価する．

Advanced Study

DeLanceyの分類

- 具体的な術式は，骨盤内臓器の支持組織を解剖学的に分類したDeLanceyの分類を参考に，修復すべき支持組織を考慮して決定される．

Level	支持組織	生じる臓器障害
Level Ⅰ 子宮後部および後腟円蓋部	基靱帯，仙骨子宮靱帯複合体	● 子宮脱 ● 腟断端脱 ● 一部の小腸瘤
Level Ⅱ 腟壁上部2/3	傍腟結合組織（主に恥骨頸部筋膜と直腸腟筋膜）	● 膀胱瘤 ● 直腸瘤
Level Ⅲ 腟壁下部1/3	肛門挙筋などの骨盤底筋，会陰体	● 下部直腸瘤 ● 尿道過可動

- メッシュを使った術式である仙骨腟固定術（TVM手術，TFS手術〔p.116〕等）とメッシュを使わない術式（非メッシュ手術：NTR）があるが，メッシュ手術の合併症などから近年NTRが見直されつつある．

● 仙骨子宮靱帯：uterosacral ligament ● 膀胱子宮靱帯：vesicouterine ligament ● 基靱帯：cardinal ligament ● 恥骨膀胱靱帯：pubovesical ligament ● 恥骨尾骨筋：pubococcygeus muscle ● 恥骨頸部筋膜：pubocervical fascia ● TVM：tension free vaginal mesh ● TFS：tissue fixation system ● 非メッシュ手術（NTR）：native tissue repair

婦人科腫瘍総論

監修
吉川 裕之

発生部位をおさえる

類腫瘍病変・前癌病変・腫瘍

- 女性器に発生する類腫瘍病変・前癌病変・腫瘍は，以下のようである．

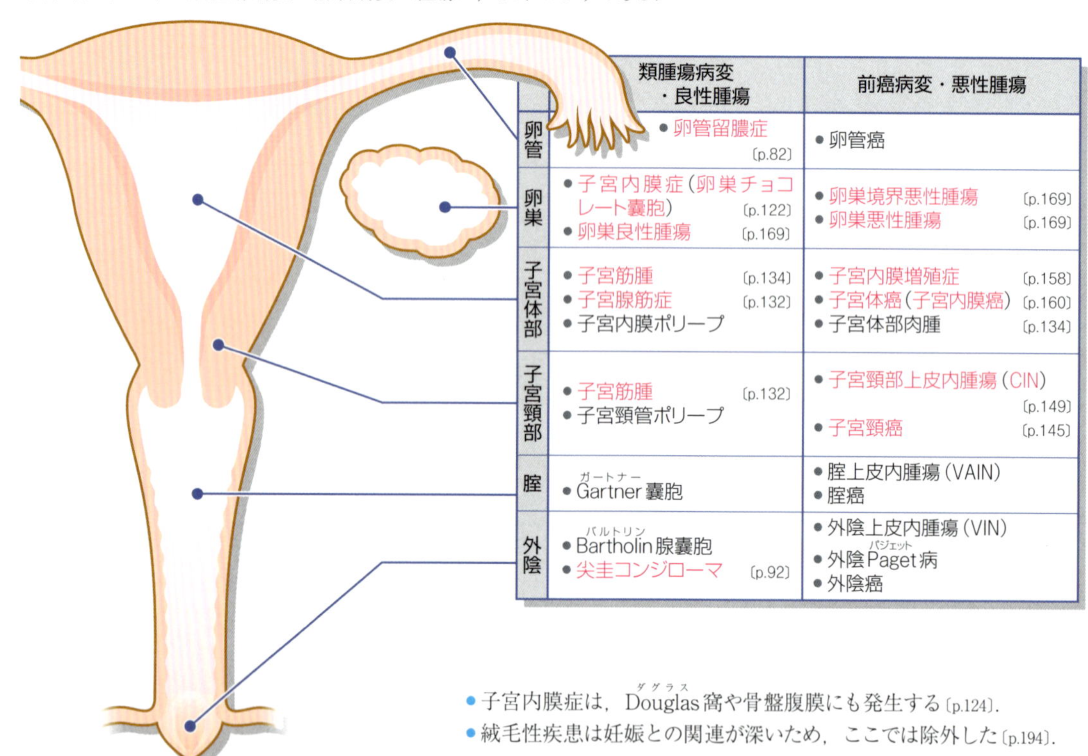

	類腫瘍病変・良性腫瘍	前癌病変・悪性腫瘍
卵管	● 卵管留膿症〔p.82〕	● 卵管癌
卵巣	● 子宮内膜症（卵巣チョコレート嚢胞）〔p.122〕 ● 卵巣良性腫瘍〔p.169〕	● 卵巣境界悪性腫瘍〔p.169〕 ● 卵巣悪性腫瘍〔p.169〕
子宮体部	● 子宮筋腫〔p.134〕 ● 子宮腺筋症〔p.132〕 ● 子宮内膜ポリープ	● 子宮内膜増殖症〔p.158〕 ● 子宮体癌（子宮内膜癌）〔p.160〕 ● 子宮体部肉腫〔p.134〕
子宮頸部	● 子宮筋腫〔p.132〕 ● 子宮頸管ポリープ	● 子宮頸部上皮内腫瘍（CIN）〔p.149〕 ● 子宮頸癌〔p.145〕
腟	● Gartner（ガートナー）嚢胞	● 腟上皮内腫瘍（VAIN） ● 腟癌
外陰	● Bartholin（バルトリン）腺嚢胞 ● 尖圭コンジローマ〔p.92〕	● 外陰上皮内腫瘍（VIN） ● 外陰Paget（パジェット）病 ● 外陰癌

- 子宮内膜症は，Douglas（ダグラス）窩や骨盤腹膜にも発生する〔p.124〕．
- 絨毛性疾患は妊娠との関連が深いため，ここでは除外した〔p.194〕．

発生や増悪に関与する

エストロゲンが関わる疾患

- エストロゲン刺激状態の持続やunopposed estrogen（アンオポーズド エストロゲン）（プロゲステロンに拮抗されずにエストロゲンのみが作用している状態）〔p.162〕が発生や増悪に関わる疾患は，図の通りである．
- 一方，エストロゲンが減少することで，更年期障害にみられる症状が出現しやすくなる〔p.104〕．

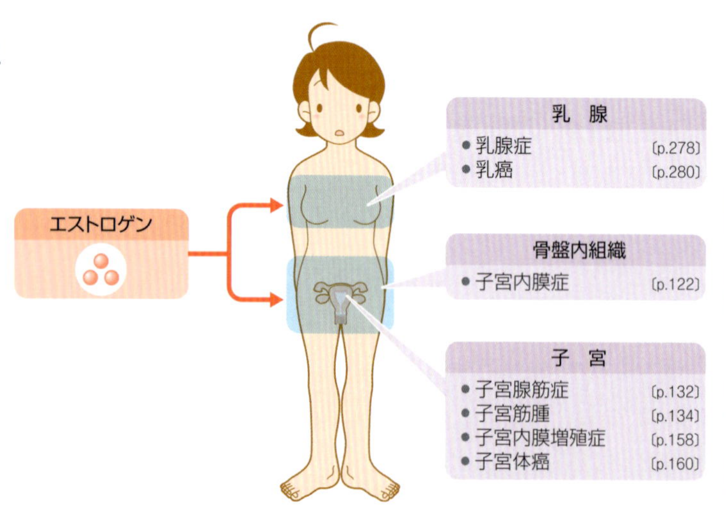

● 類腫瘍病変：tumor-like-lesion　● 前癌病変：precancerous lesion　● 婦人科腫瘍：gynecologic tumor　● 良性腫瘍：benign tumor　● 悪性腫瘍：malignant tumor　● 子宮頸部上皮内腫瘍（CIN）：cervical intraepithelial neoplasia　● 腟上皮内腫瘍（VAIN）：vaginal intraepithelial neoplasia

子宮頸癌・体癌のスクリーニング
子宮癌検診のながれ

- 子宮癌検診は，子宮頸癌・体癌のスクリーニングを目的として行われる．
- 子宮癌検診の受診者で子宮体癌のハイリスク群患者がいた場合，子宮体癌検診が行われる．

子宮癌検診

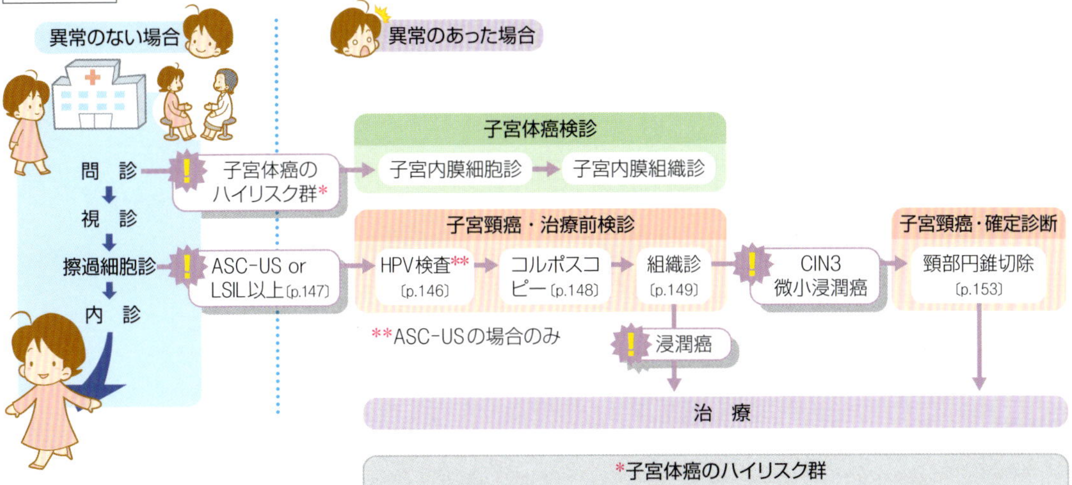

異常のない場合

異常のあった場合

問診 → 視診 → 擦過細胞診 → 内診

問診 → ! 子宮体癌のハイリスク群* → 子宮体癌検診：子宮内膜細胞診 → 子宮内膜組織診

擦過細胞診 → ! ASC-US or LSIL以上〔p.147〕 → 子宮頸癌・治療前検診：HPV検査**〔p.146〕 → コルポスコピー〔p.148〕 → 組織診〔p.149〕 → ! CIN3 微小浸潤癌 → 子宮頸癌・確定診断：頸部円錐切除〔p.153〕 → 治療

組織診 → ! 浸潤癌 → 治療

**ASC-USの場合のみ

*子宮体癌のハイリスク群

❶最近6ヵ月以内に不正性器出血のあったもので以下の条件のいずれかに該当するもの
- 満50歳以上
- 閉経以後の者
- 未妊婦で月経周期が不規則

❷上記に該当しないが，医師が必要と認めたもの
- 漿液性または膿性帯下がある
- 下腹部緊満・不快感がある
- 子宮の増大がある
- 乳癌でのタモキシフェン治療歴がある　など

子宮癌は30代で1位，40代で2位
年齢階級別罹患率

- 女性の癌（上皮内癌を含む）の罹患率では，30代で子宮癌が1位，40代で乳癌が1位，子宮癌が2位である．
- 子宮癌検診（頸癌のスクリーニングに重点）が満20～30歳，乳癌検診が満40歳より行われるのはこのためである．

女性における部位別年齢階級別癌罹患率（2013年）

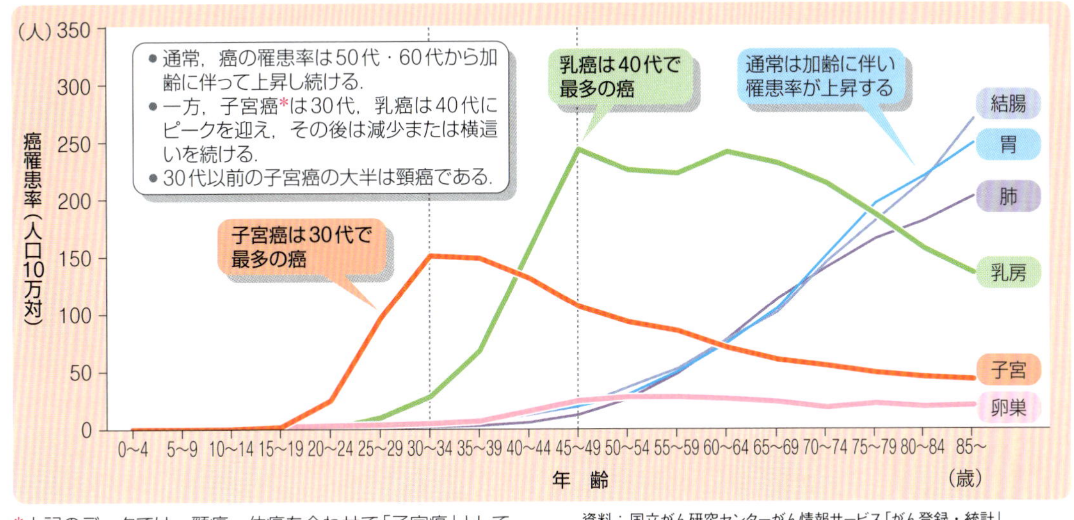

*上記のデータでは，頸癌・体癌を合わせて「子宮癌」として集計されている．

資料：国立がん研究センターがん情報サービス「がん登録・統計」，地域がん登録全国推計によるがん罹患データ（1975年～2013年）．https://ganjoho.jp/reg_stat/statistics/dl/index.html（2018年7月閲覧）

- 外陰上皮内腫瘍（VIN）：vulvar intraepithelial neoplasia
- 意義不明な異型扁平上皮細胞（ASC-US）：atypical squamous cells of undetermined significance
- 軽度扁平上皮内病変（LSIL）：low-grade squamous intraepithelial lesion
- ヒトパピローマウイルス（HPV）：human papillomavirus
- 罹患率：morbidity rate

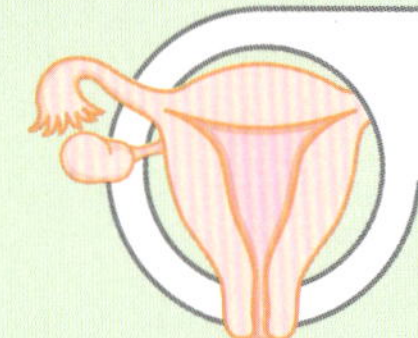

N80
子宮内膜症

監修
深谷 孝夫

intro.

何らかの原因により，子宮内膜様組織が子宮腔内面以外（異所性）に生じた疾患．子宮周囲（Douglas窩（ダグラス），卵巣，腹膜など）に発生することが多い．疼痛，不妊を主とした症状を呈する．

MINIMUM ESSENCE　endometriosis

❶好発：性成熟期（**20～40歳代**）の女性　〈エストロゲン依存性疾患〉

❷**不妊**，月経を重ねるごとに増強する**月経痛**（**月経困難症**），**慢性骨盤痛**，**性交痛**，**排便痛**がみられる．

❸内診・直腸診にて**子宮後屈**，**子宮可動性の制限**，Douglas窩に圧痛を伴う**硬結**を触れる．　〈Douglas窩病変〉

❹エコー，MRIで卵巣腫大（**卵巣チョコレート嚢胞**）を認める．　〈卵巣病変〉

❺またはこれらの症状がなくとも原因不明の不妊があり，腹腔鏡にて，赤色病変，黒色病変，白色病変などを認める．　〈腹膜病変〉

❻血中CA125↑を認めることがある．

➡ **子宮内膜症** を考える．

- 確定診断は腹腔鏡検査にて行う．

治療　年齢，症状の度合い，病変部位，重症度，挙児希望の有無などを総合的に考慮し治療方針を決定する．

1. 薬物療法
   - a. **低用量エストロゲン・プロゲスチン配合薬**（**LEP**）
   - b. **黄体ホルモン**（プロゲスチン製剤：**ジエノゲスト**，ジドロゲステロン）
   - c. **GnRHアゴニスト**
   - d. ダナゾール
   - e. 黄体ホルモン（レボノルゲストレル放出子宮内システム）
   - ※対症療法として，NSAIDs（エヌセイズ）（月経痛の改善），漢方薬など
2. 手術療法
   - a. 保存手術：病巣除去，癒着剥離術（主に**腹腔鏡下手術**）
   - b. 根治手術：単純子宮全摘出術＋両側付属器切除術（腹腔鏡下または開腹手術）

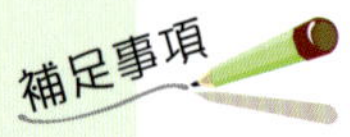

- 子宮内膜様組織の発生機序については，子宮内膜移植説や体腔上皮化生説などの説があるが，未だ解明されていない．
- 子宮内膜症では，CA125値が上昇することがあるが，感度が低く，特異度も高くない．しかし，補助診断の1つとして治療効果の判定や再発の早期発見に有用である．
- 従来，子宮内膜症は子宮体部筋層に発生する内性子宮内膜症と，子宮外に発生する外性子宮内膜症に大別されていたが，現在では外性子宮内膜症のみを子宮内膜症とし，内性子宮内膜症は子宮腺筋症という別の疾患として取り扱われるようになった〔p.132〕．

Words & terms

卵巣チョコレート嚢胞〔p.122，127〕
卵巣の子宮内膜症に起因する嚢胞．類腫瘍病変であるが，真性腫瘍の可能性も否定されていない．内容はチョコレート様であるが，褐色水様の場合もある．類内膜癌や明細胞癌などの悪性腫瘍を伴うことがある〔p.185〕．

CA125（糖鎖抗原125）〔p.122，129〕
ヒト培養卵巣癌細胞に対して作成された単クローン抗体OC-125によって検出される抗原で，腫瘍マーカー検査に用いられる．卵巣癌，肺癌で高値を示し，子宮内膜症でも高値となることがある．

子宮内膜移植説〔p.122〕
子宮内膜剥離組織が月経血とともに卵管を逆行して腹腔内へ流出し，腹膜に生着，増殖するという説．1927年にSampsonにより提唱され，最も支持されている説である．

体腔上皮化生説〔p.122〕
腹膜や卵巣の表層にある中皮細胞が何らかの刺激により子宮内膜に類似した組織に化生し，子宮内膜症に至るという説．

●子宮内膜症：endometriosis　●子宮内膜：endometrium　●ダグラス窩：Douglas pouch　●卵巣：ovary　●腹膜：peritoneum　●不妊〔症〕：infertility／sterility　●性成熟期：reproductive age　●月経：menstruation／menses　●月経痛：menstrual pain　●骨盤痛：pelvic pain　●性交痛：dyspareunia　●排便困難〔症〕：dyschezia　●チョコレート嚢胞：chocolate cyst　●糖鎖抗原125（CA125）：carbohydrate antigen 125　●低用量エストロゲン・プロゲスチン配合薬（LEP）：low dose estrogen progestin

異所性子宮内膜様組織が疼痛や不妊を引き起こす
子宮内膜症とは

- 子宮内膜症は，子宮腔以外の場所で子宮内膜組織に似た組織（子宮内膜様組織）が発生し，疼痛・不妊などを引き起こす疾患である．
- 生殖年齢女性の約10%にみられる．

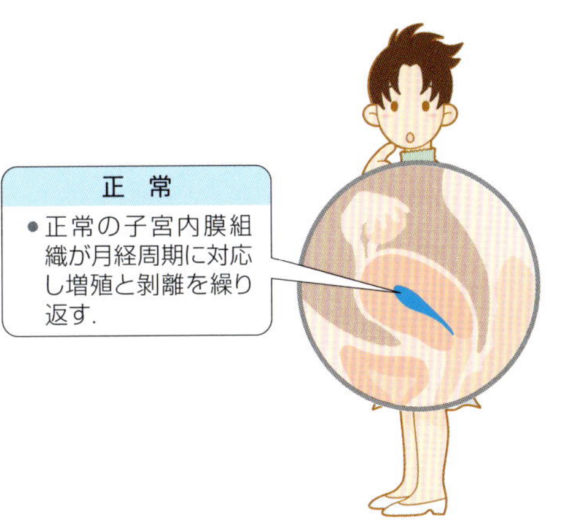

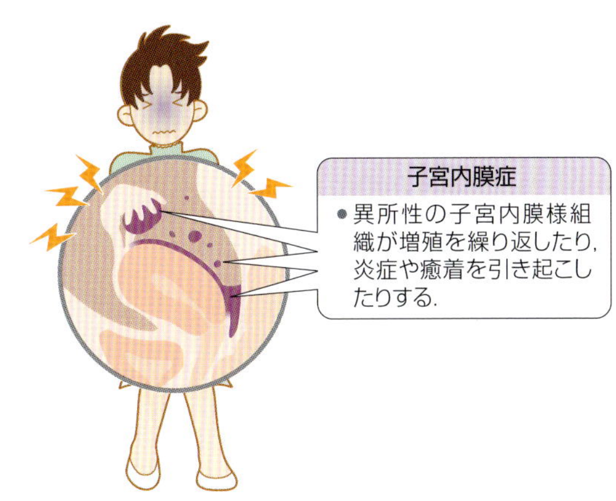

エストロゲンが関与する
好発年齢

- 子宮内膜症は，子宮内膜様組織がエストロゲンにより増殖することで発症する，エストロゲン依存性疾患である〔p.120〕．
- このため，エストロゲン分泌量が多い性成熟期（20～40歳代）に好発する．

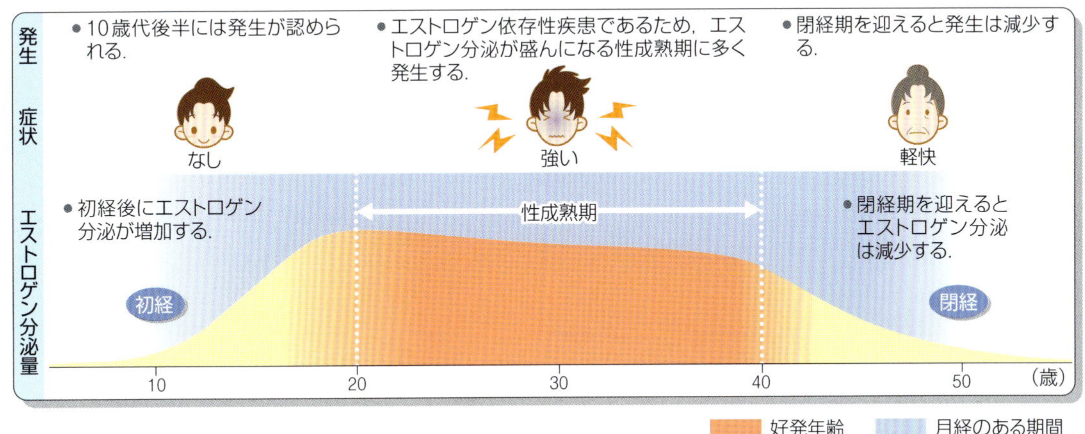

月経回数の増加が主な原因
発生リスクの増加

- エストロゲン分泌量の増加や，腹腔内に逆流する月経血量の増加により，子宮内膜症の発生リスクは上昇する．
- そのため，早い初経，月経周期の短縮，過長・過多月経がリスク因子となる．
- 妊娠期間中はエストロゲン分泌量が増加するが，黄体ホルモン分泌量も増加し，子宮内膜様組織の増殖を抑制する．このため妊娠・分娩回数が多いほど子宮内膜症の発生リスクは低下する．
- 社会的にも初経の低年齢化，晩婚化・少子化が進んだことや，MRIや腹腔鏡での診断能力が向上したことにより，子宮内膜症は増加している．

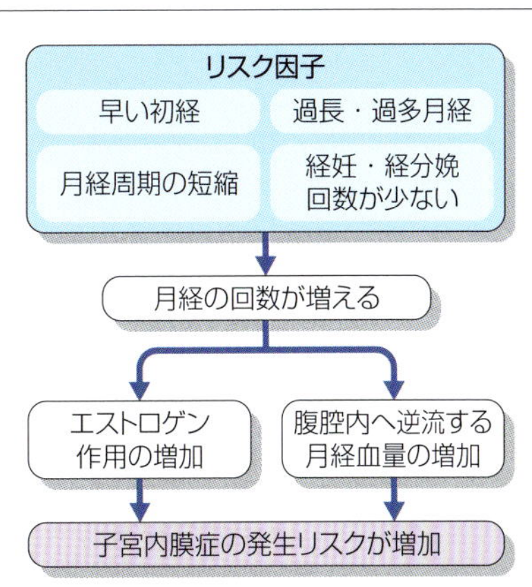

●エストロゲン：estrogen ●レボノルゲストレル（LNG）：levonorgestrel ●腹腔鏡：laparoscope ●初経：menarche ●性成熟期：reproductive age ●閉経：menopause ●過長月経：prolonged menorrhea ●過多月経：hypermenorrhea ●月経周期：menstrual cycle

疼痛と不妊が二大症状
子宮内膜症の症状

- 子宮内膜症は，疼痛と不妊が二大症状である．
- その他，過多月経・不正性器出血などもみられる．

疼　痛
●月経痛
（月経困難症）
●慢性骨盤痛
●性交痛
W.C.
●排便痛
不　妊
「月経を重ねるごとに次第に強くなる月経痛」は本症に特徴的です．
産婦人科医

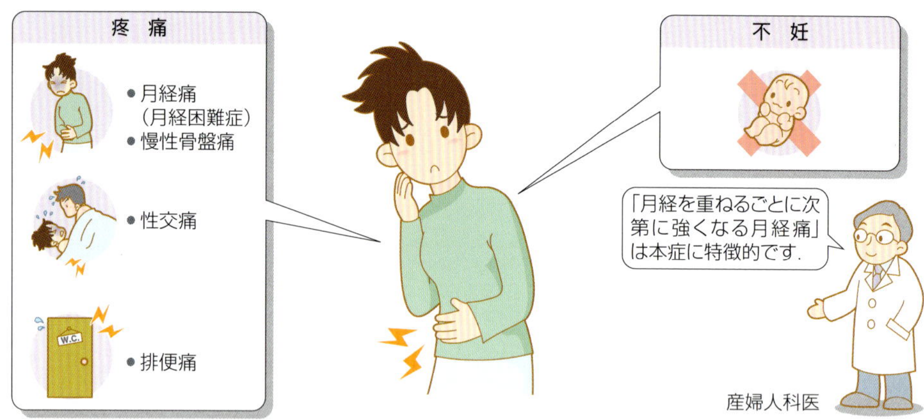

Douglas窩が最多
子宮内膜症の好発部位

- 子宮内膜症は，主に骨盤内の臓器表面に発生する．
- 発生部位はDouglas（ダグラス）窩が最多で，次いで卵巣や子宮漿膜などの腹膜に好発する．

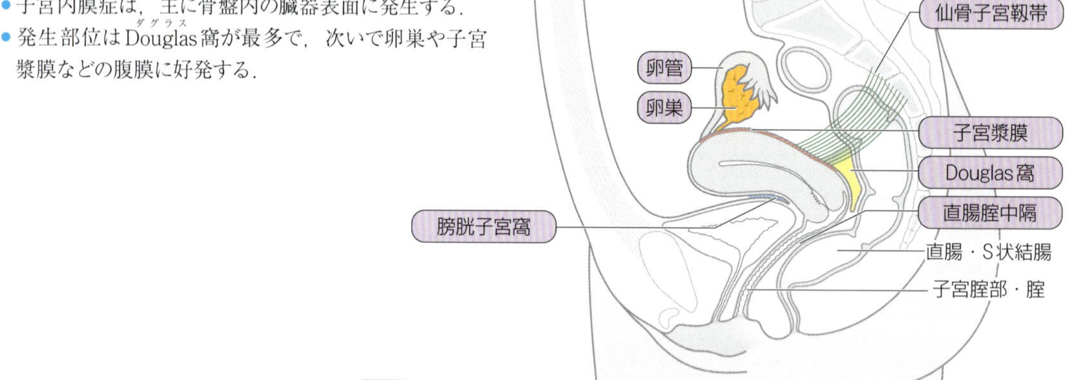

まれに骨盤外にも発生
稀少部位子宮内膜症

- 子宮内膜症は，骨盤内の他，小腸，膀胱，尿管，虫垂，臍部，肺などに発生することがあり，これらを稀少部位子宮内膜症という．
- 発生部位に応じた症状がみられる．

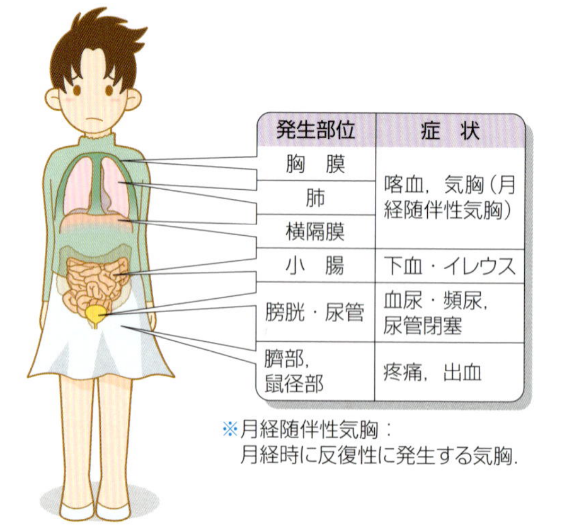

発生部位	症　状
胸　膜	喀血，気胸（月経随伴性気胸）
肺	
横隔膜	
小　腸	下血・イレウス
膀胱・尿管	血尿・頻尿，尿管閉塞
臍部，鼠径部	疼痛，出血

※月経随伴性気胸：
月経時に反復性に発生する気胸．

●不妊〔症〕：infertility／sterility　●月経痛：menstrual pain　●月経困難症：dysmenorrhea　●骨盤痛：pelvic pain　●性交痛：dyspareunia　●排便困難〔症〕：dyschezia　●ダグラス窩：Douglas pouch　●卵巣：ovary　●子宮漿膜／子宮外膜：perimetrium　●腹膜：peritoneum　●仙骨子宮靱帯：uterosacral ligament　●卵管：Fallopian tube　●膀胱子宮窩：vesicouterine pouch　●直腸腟中隔：rectovaginal septum　●月経随伴性気胸：catamenial pneumothorax

発生部位により病変の深さや性質が異なる

子宮内膜症の主要な病態

- 子宮内膜症の主要な病態として，下記の3つがある．

	腹膜病変（表在性病変）	卵巣チョコレート囊胞（卵巣病変）	Douglas窩閉塞（直腸腟中隔病変）
病変の深さ	表在性	深在性	
進行	後面図 子宮内膜様組織 ダグラス Douglas窩 直腸 仙骨子宮靱帯 ● 病変が大きくなり，数が増える. ● 徐々に深部病変や癒着を形成し，進行すると考えられる.	後面図 卵巣 チョコレート囊胞 癒着 ● 卵巣が腫大し，周囲と癒着する. ● 卵管の閉塞をきたすこともある.	側面図 Douglas窩 癒着 ● 癒着により子宮が後屈し，Douglas窩が閉塞する.
病変の性質	炎症性変化	内膜様組織からの赤血球滲出，血液，剝離組織などの貯留	炎症による線維化，平滑筋化生
自覚症状（疼痛）	無症状～強い	強　い	
画像診断での確認のしやすさ	確認しにくい	確認しやすい	
主な確認方法	腹腔鏡	経腟超音波検査・MRI	内診・直腸診・MRI

炎症・癒着が疼痛の主な原因

病態と症状の関係

- 子宮内膜症の主症状である疼痛は，主に卵巣チョコレート囊胞や活動性病変の存在，癒着，Douglas窩閉塞により生じる．
- 卵巣チョコレート囊胞や，免疫学的機序などによる腹腔内環境の変化は，不妊の原因になると考えられている〔p.246〕．

症　状	病態との関係・特徴など
● 月経痛（月経困難症）	● 腹腔内炎症によりプロスタグランジンが過剰に分泌され，必要以上に子宮が収縮して痛みが生じる. ● 月経を重ねるたびに痛みが増強する.
● 慢性骨盤痛	● 繰り返す炎症によって生じる癒着が化学的・機械的刺激となり，骨盤痛（下腹部痛，腰痛）が持続する.
● 性交痛 ● 排便痛	● Douglas窩での癒着により，子宮と直腸が固定され，性交時や排便時にも痛みが生じる.
● 不　妊	● 癒着が不妊の原因になることがある.
● 原因不明だった不妊	● 一般的な不妊検査で原因不明であった女性に腹腔鏡検査を行うと，その2割に腹膜病変が発見されるため，腹膜病変が不妊に影響していると考えられる.

● 腹膜病変：peritoneal lesion　● チョコレート囊胞：chocolate cyst　● 腹腔鏡：laparoscope　● 経腟超音波検査：transvaginal ultrasonography　● 直腸診：rectal examination

進行するにつれて病巣の色調が変化する
腹膜病変

- 子宮内膜症の自然史は明らかでないが，腹膜病変として透明水疱が出現し，Red lesion（赤色病変）➡ Black lesion（黒色病変）➡ White lesion（白色病変）と変化すると考えられている．
- 透明水疱は20歳未満で出現し，赤色病変は20歳代前半，黒色病変は20歳代後半以降で増加する．
- 年齢経過とともに新規発生は少なくなる．

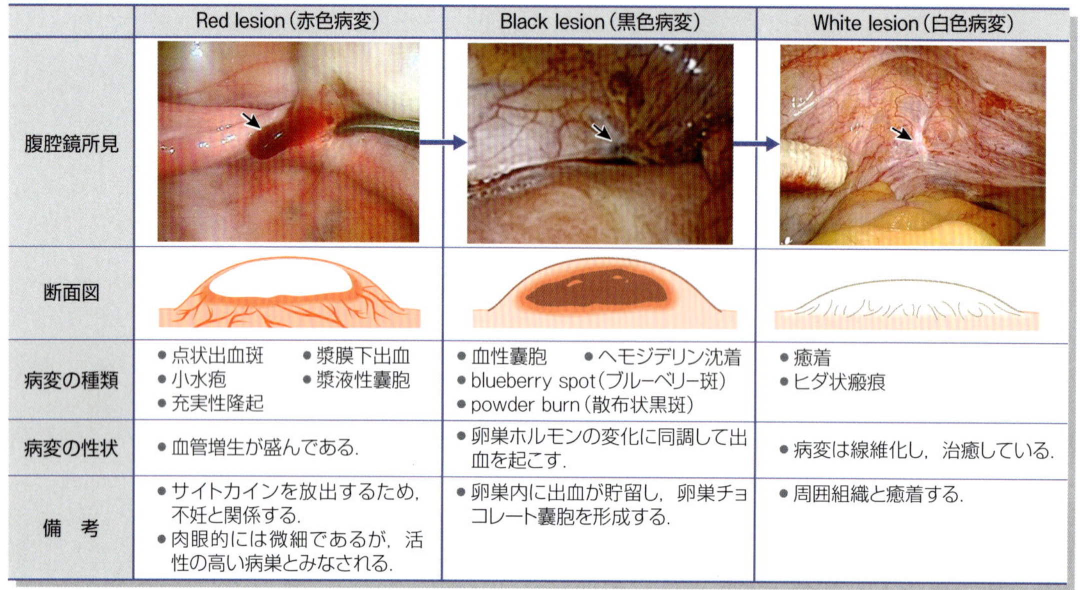

	Red lesion（赤色病変）	Black lesion（黒色病変）	White lesion（白色病変）
腹腔鏡所見			
断面図			
病変の種類	●点状出血斑 ●漿膜下出血 ●小水疱 ●漿液性嚢胞 ●充実性隆起	●血性嚢胞 ●ヘモジデリン沈着 ●blueberry spot（ブルーベリー斑） ●powder burn（散布状黒斑）	●癒着 ●ヒダ状瘢痕
病変の性状	●血管増生が盛んである．	●卵巣ホルモンの変化に同調して出血を起こす．	●病変は線維化し，治癒している．
備　考	●サイトカインを放出するため，不妊と関係する． ●肉眼的には微細であるが，活性の高い病巣とみなされる．	●卵巣内に出血が貯留し，卵巣チョコレート嚢胞を形成する．	●周囲組織と癒着する．

※これまで典型的な病巣とみなされていたblueberry spot，powder burnなどは，近年では古い病巣とみなされている．

Advanced Study
R-ASRM分類

- 子宮内膜症のステージ分類として，R-ASRM分類が使用されている．
- 腹腔鏡下視診で病巣の状態をとらえ，子宮内膜症の大きさと癒着の範囲によって重症度を点数化し，進行度を4段階（Ⅰ～Ⅳ期）に分類する．
- Ⅰ・Ⅱ期は軽症子宮内膜症，Ⅲ・Ⅳ期は重症子宮内膜症に分類される．
- 分類結果は治療方針の決定などに用いられる．

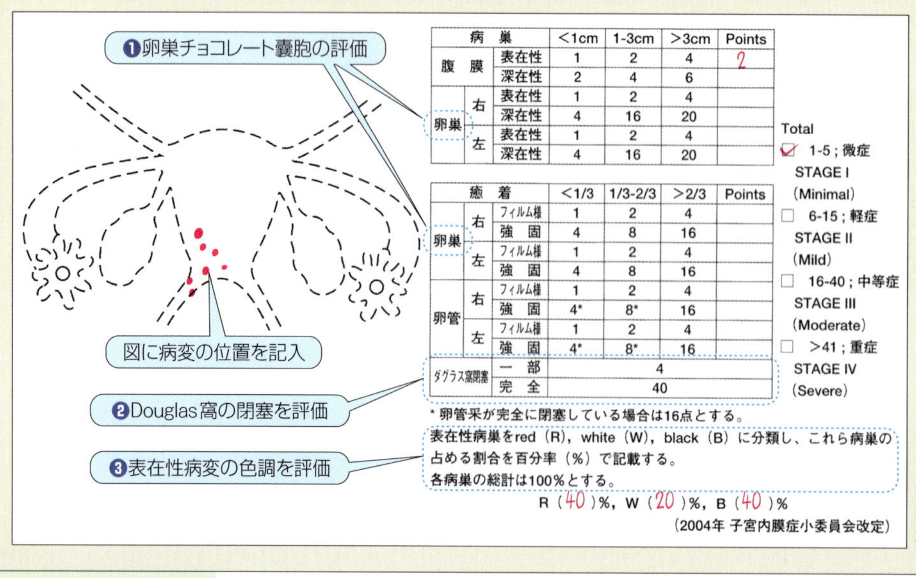

病巣			<1cm	1-3cm	>3cm	Points
腹膜		表在性	1	2	4	2
		深在性	2	4	6	
卵巣	右	表在性	1	2	4	
		深在性	4	16	20	
	左	表在性	1	2	4	
		深在性	4	16	20	

癒着			<1/3	1/3-2/3	>2/3	Points
卵巣	右	フィルム様	1	2	4	
		強固	4	8	16	
	左	フィルム様	1	2	4	
		強固	4	8	16	
卵管	右	フィルム様	1	2	4	
		強固	4*	8*	16	
	左	フィルム様	1	2	4	
		強固	4*	8*	16	
ダグラス窩閉塞		一部	4			
		完全	40			

Total
☑ 1-5；微症 STAGE I (Minimal)
☐ 6-15；軽症 STAGE II (Mild)
☐ 16-40；中等症 STAGE III (Moderate)
☐ >41；重症 STAGE IV (Severe)

* 卵管采が完全に閉塞している場合は16点とする。

表在性病巣をred（R），white（W），black（B）に分類し，これら病巣の占める割合を百分率（%）で記載する。
各病巣の総計は100%とする。

R（40）%，W（20）%，B（40）%

（2004年 子宮内膜症小委員会改定）

日本産科婦人科学会 編：子宮内膜症取扱い規約 第2部 治療編・診療編．第2版，金原出版，2010，p.12より改変

●腹膜病変：peritoneal lesion ●腹腔鏡：laparoscope ●チョコレート嚢胞：chocolate cyst ●アメリカ生殖医学会（ASRM）：American Society for Reproductive Medicine ●腹膜：peritoneum ●卵巣：ovary ●ダグラス窩：Douglas pouch

癒着を形成し不妊や疼痛の原因になる

卵巣チョコレート嚢胞

- 卵巣に発生した子宮内膜様組織により，月経のたびに赤血球の滲出や貯留が起こる．剝離組織は排出されないため，卵巣が腫大する．
- 年齢が40歳以上もしくは嚢胞直径が10 cm以上のものでは，卵巣癌の合併率が急増する．また，卵巣チョコレート嚢胞の0.7～1%が明細胞癌や類内膜癌などに癌化する〔p.170，185〕．
- 鑑別疾患として，卵巣癌，出血性黄体嚢胞が重要である．

超音波像（経腟法）

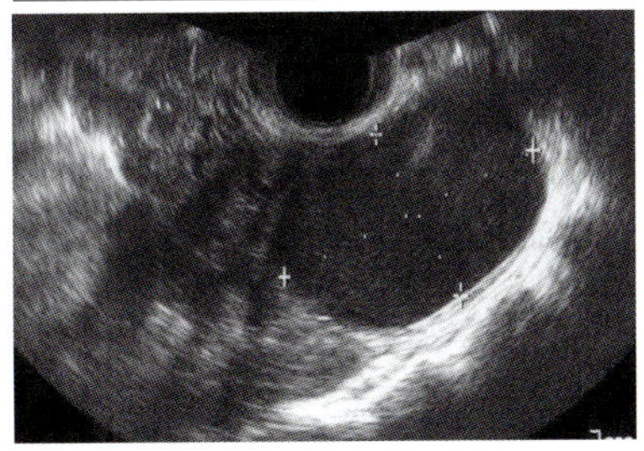

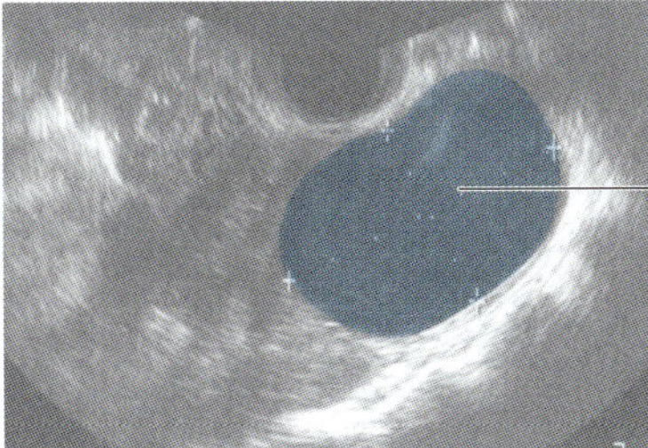

- 腫大した卵巣嚢腫を認める．
- 内部は高輝度のびまん性点状エコーで満たされている．

腹腔鏡検査

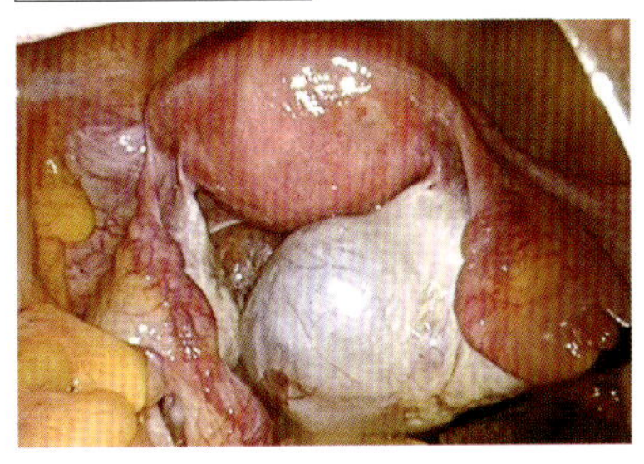

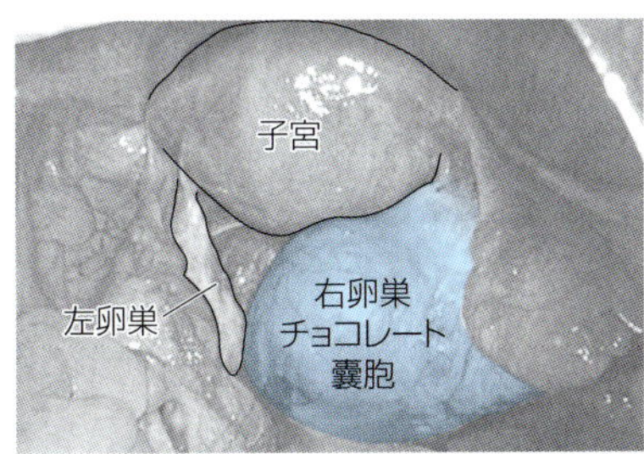

- 卵巣の腫大を認める．

MRI像

- MRIは血液成分の描出に優れているため，チョコレート嚢胞と他の卵巣腫瘍（成熟奇形腫など）との鑑別に有用である〔p.189〕．

T1強調横断像

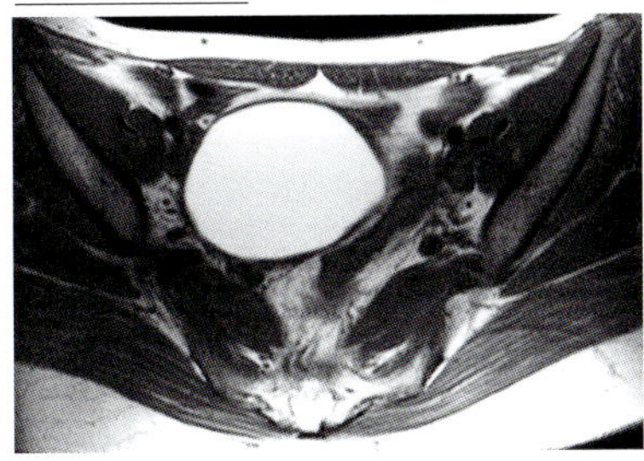

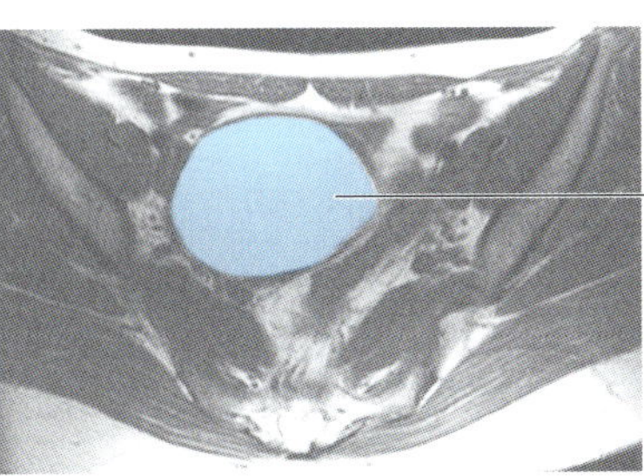

- 嚢胞は均一な高信号（白）を呈する．
- 嚢胞壁はやや厚い．

T2強調横断像

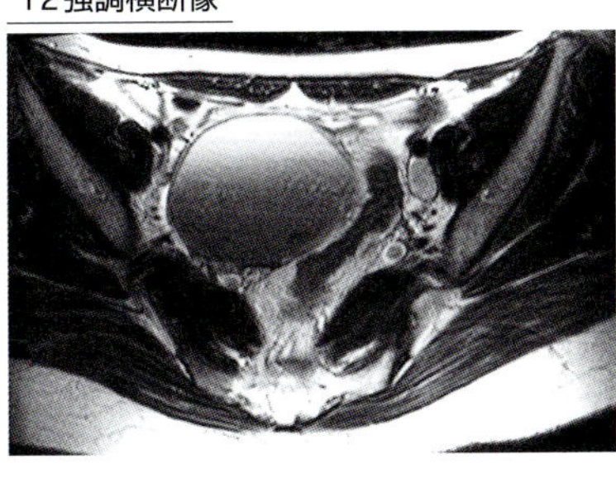

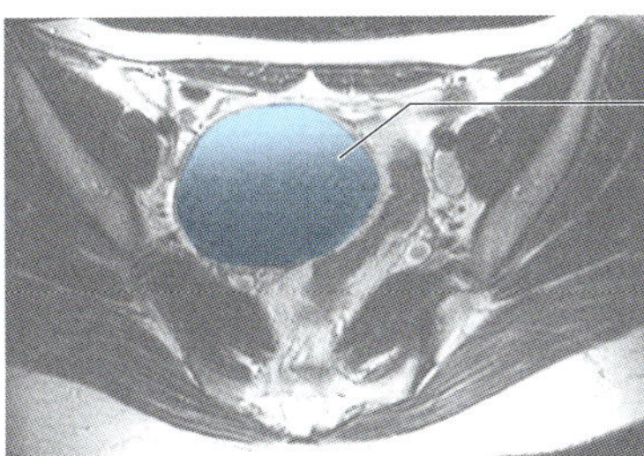

- 嚢胞は，高信号（白）を呈す場合（古い血液）と低信号（黒）を呈す場合（壊死物質），それらが混在している場合（様々な時期の出血を反映）がある．
- 脂肪抑制により変化しない（成熟奇形腫との鑑別）〔p.189〕．

- 卵巣癌：ovarian cancer
- 黄体嚢胞／ルテイン嚢胞：corpus luteum cyst／theca lutein cyst
- 成熟奇形腫：mature teratoma

癒着により様々な疼痛の原因になる
Douglas窩閉塞

- Douglas（ダグラス）窩に存在する子宮内膜様組織により，子宮後壁と直腸壁の癒着が起こるため，Douglas窩が閉塞する．

MRI T2強調像（矢状断）

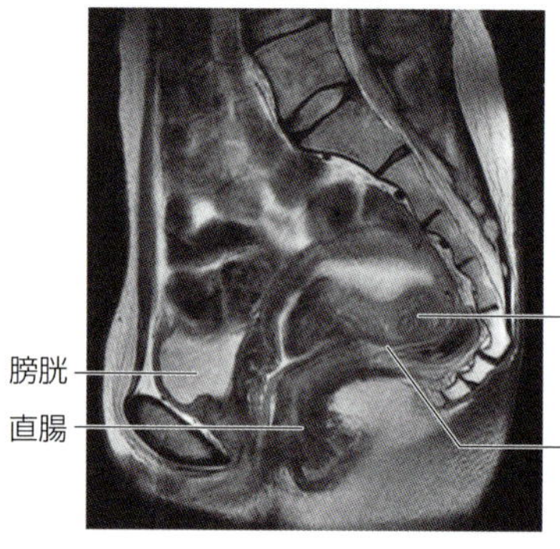

正 常

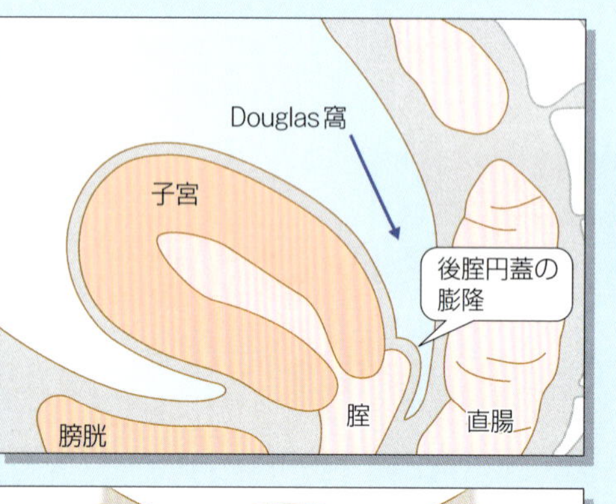

側面図

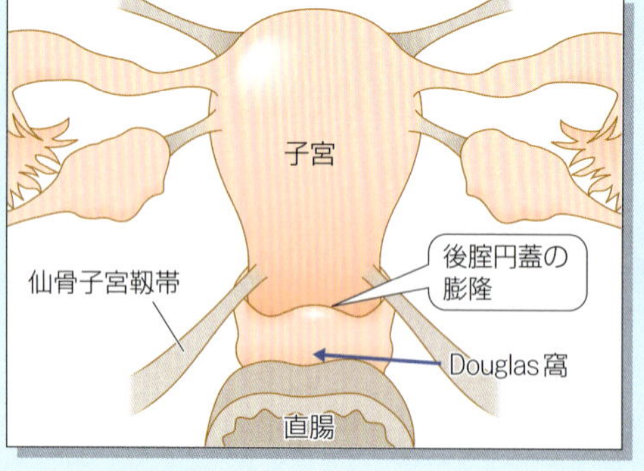

後面図

子宮内膜症

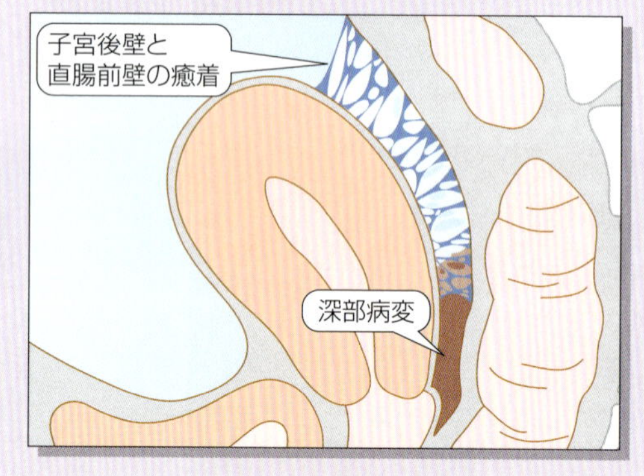

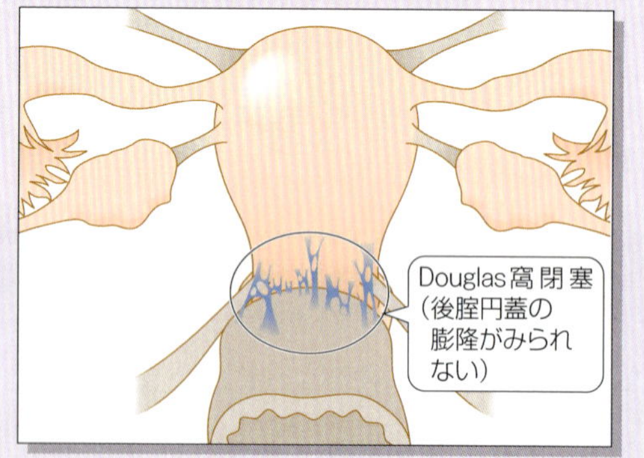

●ダグラス窩：Douglas pouch ●子宮：uterus ●膀胱：urinary bladder ●直腸：rectum ●腟円蓋：vaginal fornix ●腟：vagina ●仙骨子宮靱帯：uterosacral ligament ●月経痛：menstrual pain ●疼痛：pain ●腹腔鏡：laparoscope ●自覚症状：subjective symptom ●直腸診：rectal examination ●経腟超音波検査：transvaginal ultrasonography

腹膜病変は発見しにくい
子宮内膜症の診断・治療のながれ

- 子宮内膜症は，月経痛などの疼痛を認めることが多い．
- 問診や各種検査で子宮内膜症と診断されれば，一般的には薬物療法を先行する．不妊や卵巣腫瘍を認める場合には，腹腔鏡による診断・治療を行う．
- 疼痛症状があっても診察・検査で子宮内膜症と確定されない場合，臨床子宮内膜症と診断する．
- 臨床子宮内膜症も子宮内膜症に準じて薬物療法を行い，効果が認められない場合には腹腔鏡で診断し，所見があれば治療する．

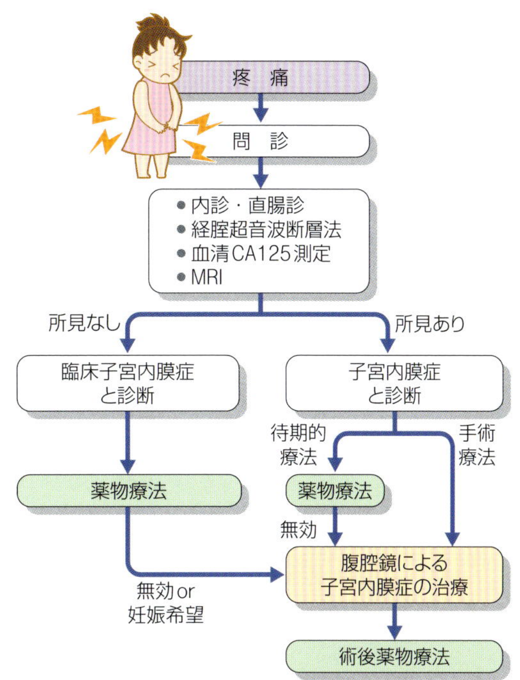

- Douglas（ダグラス）窩に硬結や圧痛を有する子宮内膜症は自覚症状（疼痛）を有することが多く，内診・直腸診，経腟超音波断層法などで発見しやすい．
- 卵巣チョコレート嚢胞は，経腟超音波断層法やMRIで容易に診断できる．
- 腹膜病変を中心とする子宮内膜症では自覚症状に乏しい場合もあり，不妊症原因検索のための腹腔鏡検査により診断されることがある．

総合的な判断で決定する
主訴に応じた治療方針

- 子宮内膜症の治療では，疼痛の軽減，不妊の改善が重要な方針となる．
- 挙児希望の有無や症状の強さなどを総合的に考慮して治療法を決定する．また，再発を繰り返すことが多いため，繰り返し治療を行う必要がある．

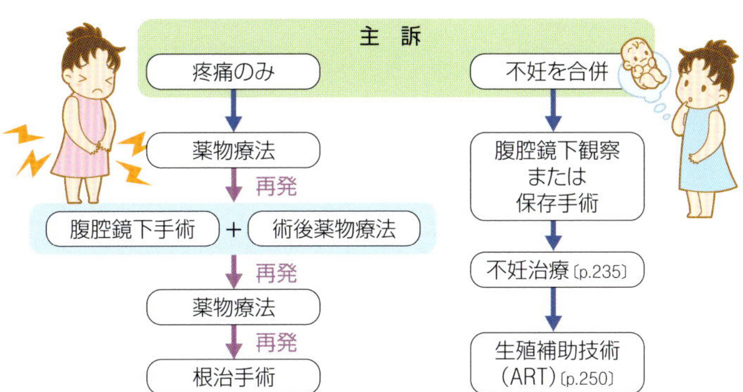

- 不妊を合併している場合，子宮内膜症病変が軽度であれば，不妊治療を先行するが，疼痛が極めて強い場合は腹腔鏡下手術を先行する〔p.130〕．
- 薬物療法は，不妊治療としては無効であるため，行わない〔p.131〕．

●チョコレート嚢胞：chocolate cyst　●腹膜病変：peritoneal lesion　●不妊治療：infertility treatment　●糖鎖抗原125（CA125）：carbohydrate antigen 125　●不妊〔症〕：infertility／sterility　●腹腔鏡：laparoscope　●生殖補助技術／生殖補助医療（ART）：assisted reproductive technology

薬物療法と手術療法に大別される
子宮内膜症の治療

- 主に薬物療法と手術療法に大別される．
- 治療方針は，年齢や症状の度合い，病変部位，重症度，挙児希望の有無などを総合的に考慮して決定する〔p.129〕．

薬物療法	疼痛に対する対症療法		● NSAIDs ● 漢方薬
	ホルモン療法	第一選択	● 低用量エストロゲン・プロゲスチン配合薬（LEP） ● プロゲスチン（ジエノゲスト）
		第二選択	● GnRHアゴニスト ● ダナゾール
	その他		● レボノルゲストレル放出子宮内システム

手術療法	挙児希望ある場合 …保存手術	腹膜病変	● 病巣焼灼 ● 腹腔洗浄
		卵巣チョコレート囊胞*	● 囊胞摘出術 ● 片側付属器切除術　など
		Douglas（ダグラス）窩閉塞	● 病巣除去 ● 癒着剝離術
	挙児希望ない場合** …根治手術		● 単純子宮全摘出術 ● 両側付属器切除術

*卵巣チョコレート囊胞に対して保存手術を行った後は，挙児希望がなければ，再発防止のためLEPやジエノゲストを投与する．
**根治手術は，挙児希望がなく，生殖期年齢後期かつ臨床進行期重症例に対して行われる．

確定診断も兼ねた治療
腹腔鏡下手術

- 腹腔鏡により，卵巣チョコレート囊胞の摘出や癒着の剝離，病巣の焼灼を行う．
- 腹膜病変などに対する病巣除去や焼灼術を行うこともある．

卵巣チョコレート囊胞（囊胞摘出術）

- チョコレート囊胞は卵巣癌を合併する可能性があるため，囊胞が大きい場合や囊胞内に充実部を認める場合，高齢の場合は，摘出の適応となる．
- 囊胞を切開開放し，囊胞壁を焼灼するだけで治療効果があるため，囊胞摘出術を行わないこともある．

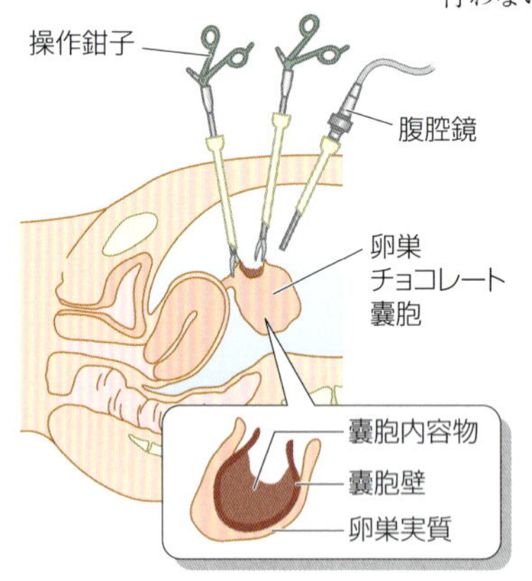

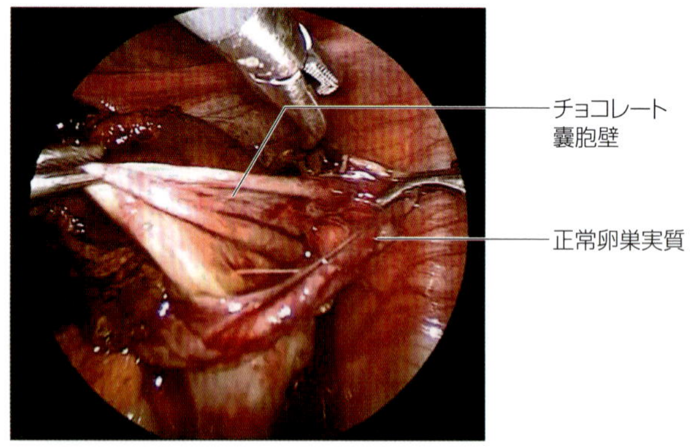

Douglas窩閉塞（病巣除去）

- 腟と直腸に下図のように器具を挿入し，子宮を前屈させた状態で，Douglas窩の病巣を除去する．

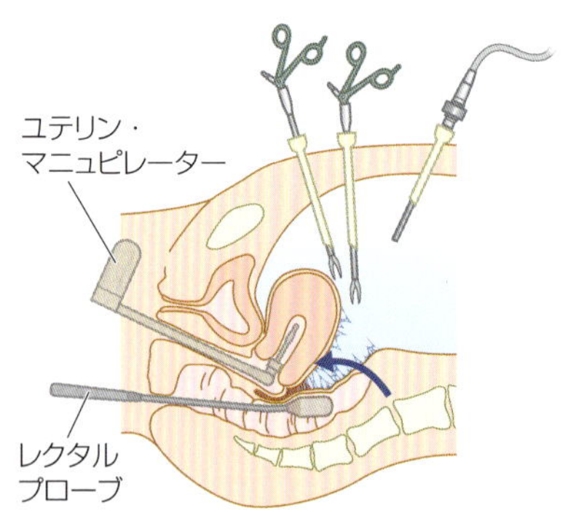

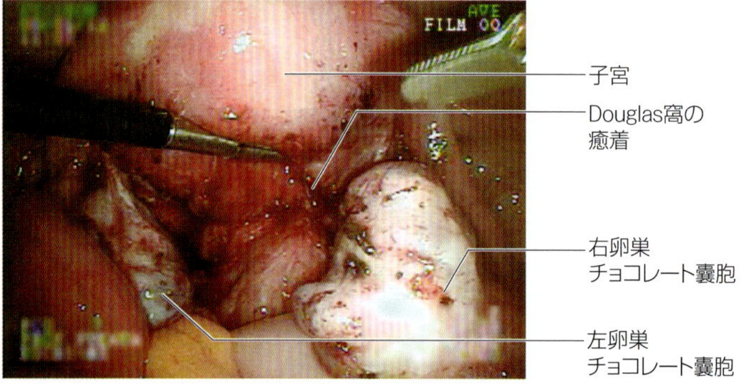

- 他に，Douglas窩開放術，癒着剝離術なども行われる．

● 非ステロイド性抗炎症薬（NSAIDs）：non-steroidal anti-inflammatory drugs　● 低用量エストロゲン・プロゲスチン配合薬（LEP）：low dose estrogen progestin　● 性腺刺激ホルモン放出ホルモン／ゴナドトロピン放出ホルモン（GnRH）：gonadotropin releasing hormone　● レボノルゲストレル放出子宮内システム：levonorgestrel-releasing intrauterine system　● 卵巣：ovary　● チョコレート囊胞：chocolate cyst　● ダグラス窩：Douglas pouch　● 腟：vagina　● 直腸：rectum　● 子宮：uterus

エストロゲン作用を抑制

ホルモン療法

- 子宮内膜症に対するホルモン療法は，エストロゲン作用を抑制し病変の増殖を抑えるものである．
- 主なものに，LEP，プロゲスチン，GnRHアゴニスト，ダナゾールがある．
- ダナゾールは，GnRHアゴニストの登場以前は頻用されていたが，以後の使用は減少している．GnRHアゴニストは長期使用時の副作用（骨量低下など）などの問題があるため，現在の第一選択は，LEPまたはプロゲスチン（ジエノゲスト）である．

：通常の分泌量
：やや分泌減少
：分泌減少

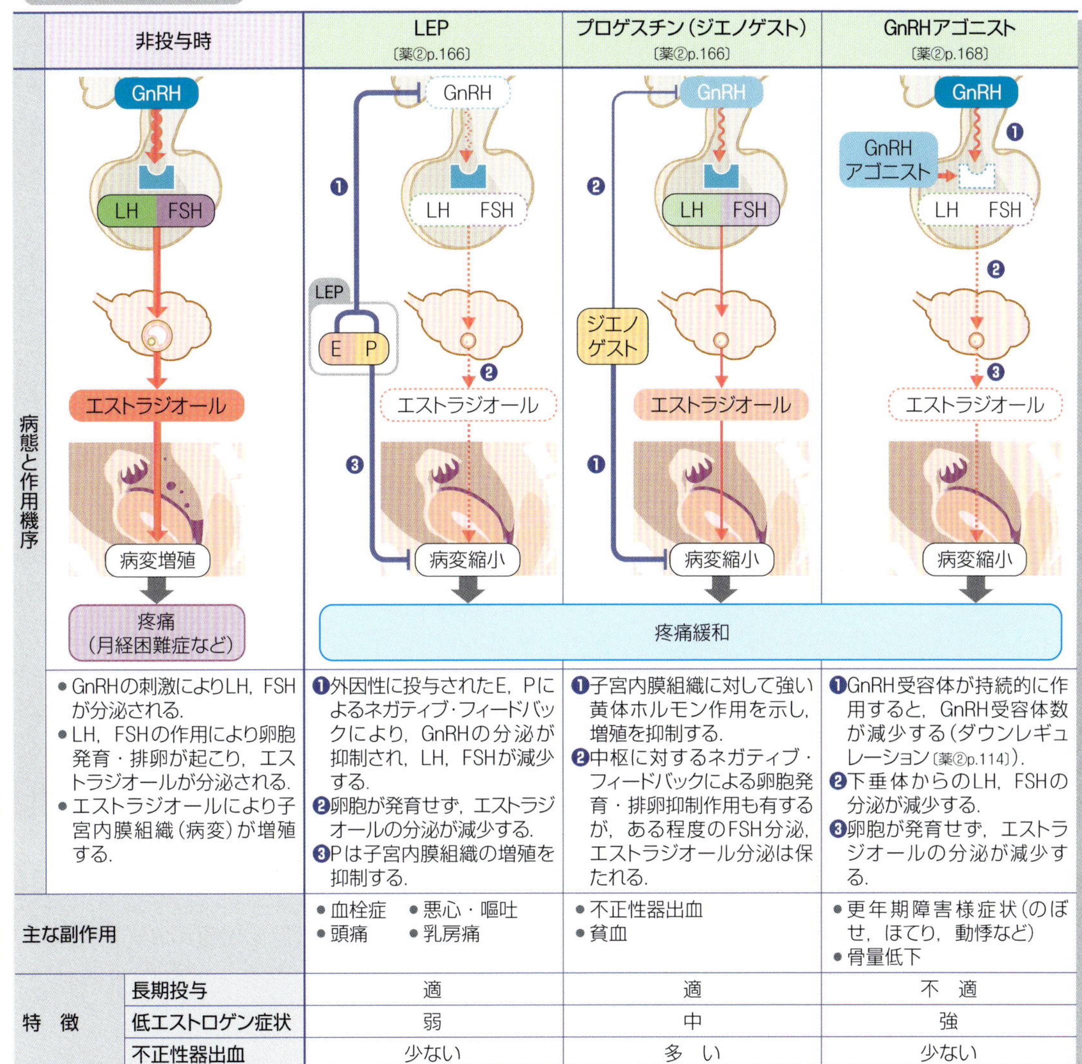

	非投与時	LEP〔薬②p.166〕	プロゲスチン（ジエノゲスト）〔薬②p.166〕	GnRHアゴニスト〔薬②p.168〕
病態と作用機序	●GnRHの刺激によりLH，FSHが分泌される． ●LH，FSHの作用により卵胞発育・排卵が起こり，エストラジオールが分泌される． ●エストラジオールにより子宮内膜組織（病変）が増殖する．	❶外因性に投与されたE，Pによるネガティブ・フィードバックにより，GnRHの分泌が抑制され，LH，FSHが減少する． ❷卵胞が発育せず，エストラジオールの分泌が減少する． ❸Pは子宮内膜組織の増殖を抑制する．	❶子宮内膜組織に対して強い黄体ホルモン作用を示し，増殖を抑制する． ❷中枢に対するネガティブ・フィードバックによる卵胞発育・排卵抑制作用も有するが，ある程度のFSH分泌，エストラジオール分泌は保たれる．	❶GnRH受容体が持続的に作用すると，GnRH受容体数が減少する（ダウンレギュレーション〔薬②p.114〕）． ❷下垂体からのLH，FSHの分泌が減少する． ❸卵胞が発育せず，エストラジオールの分泌が減少する．
主な副作用		●血栓症 ●悪心・嘔吐 ●頭痛 ●乳房痛	●不正性器出血 ●貧血	●更年期障害様症状（のぼせ，ほてり，動悸など） ●骨量低下
特徴：長期投与		適	適	不　適
特徴：低エストロゲン症状		弱	中	強
特徴：不正性器出血		少ない	多　い	少ない

- 上記のホルモン療法では，治療中は排卵が抑制され妊孕性が失われる．したがって，不妊が主訴の場合，妊娠を目指した治療としては施行されない〔薬②p.177〕．

ダナゾール

- 黄体ホルモン作用を有するテストステロン誘導体である．子宮内膜組織への直接作用による増殖抑制，中枢へのネガティブ・フィードバックによるエストロゲン分泌抑制作用により子宮内膜症に対して治療効果を発揮する．
- アンドロゲン作用も有することから痤瘡（にきび），声のかすれ，多毛などの男性化作用が副作用として問題となる．また，肝機能障害も問題となる．

●エストロゲン：estrogen　●ホルモン療法：hormone therapy　●低用量エストロゲン・プロゲスチン配合薬（LEP）：low dose estrogen progestin　●プロゲスチン：progestin　●性腺刺激ホルモン放出ホルモン／ゴナドトロピン放出ホルモン（GnRH）：gonadotropin releasing hormone　●黄体化ホルモン（LH）：luteinizing hormone　●卵胞刺激ホルモン（FSH）：follicle stimulating hormone　●下垂体：pituitary gland　●更年期障害：climacteric disturbance　●骨量：bone mass

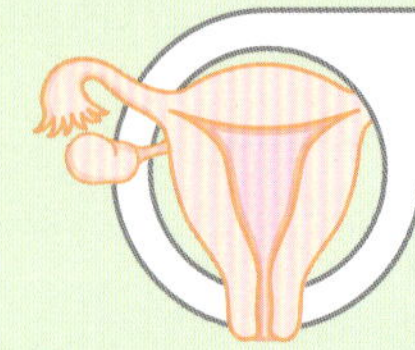

N80.0

子宮腺筋症

監 修
深谷 孝夫

intro.

何らかの原因により子宮内膜様組織が子宮筋層内に直接浸潤し，エストロゲン依存性に増殖するものと考えられている．子宮内膜症と同様に，子宮内膜様組織が月経のたびに増殖を繰り返し，様々な症状を呈する．

Words & terms

びまん型子宮腺筋症 [p.133]
子宮腺筋症の中で病変が子宮筋全体に存在するもの．

腫瘤形成型子宮腺筋症 [p.133]
子宮腺筋症の中で子宮前壁や後壁などに腫瘤が限局的に存在するもの．

junctional zone [p.133]
MRIのT2強調像で，高信号を示す内膜と中等度低信号を示す外層筋層に挟まれる低信号領域のこと[p.166]．

MINIMUM ESSENCE uterine adenomyosis

❶好発：**30歳代後半～40歳代**の**経産婦** 〈エストロゲン依存性疾患〉
子宮内膜症に対する子宮摘出術，帝王切開術などの既往 〈子宮内操作〉
❷月経を重ねるごとに， 〈続発性月経困難症〉
増強する月経痛，**過多月経**，**月経期間の延長**などをきたす．
❸内診にて，**びまん性に腫大した弾性のある子宮**を触知する．
❹エコーにて，**子宮筋層の肥厚**を認める．
❺MRIのT2強調像にて，
junctional zone(ジャンクショナル ゾーン)から連続する境界不明瞭な低信号域，
子宮筋層内に散在する高信号域を認める．
❻血中CA125↑を認めることがある．

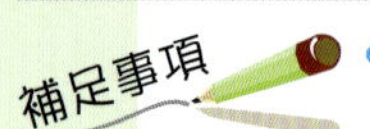
➡ **子宮腺筋症** と診断する．

治療 症状の程度，年齢，挙児希望の有無に応じて治療法を選択するが，根治療法は手術療法以外にはない．

1. 薬物療法
   - a. 低用量エストロゲン・プロゲスチン配合薬（LEP）
   - b. **黄体ホルモン**（プロゲスチン製剤：**ジエノゲスト**）
   - c. GnRHアゴニスト
   - d. ダナゾール
   - e. 黄体ホルモン（レボノルゲストレル放出子宮内システム）
   - ※対症療法として，NSAIDs(エヌセイズ)（月経痛の改善），鉄剤（過多月経に伴う鉄欠乏性貧血の改善）
2. 手術療法：単純子宮全摘出術，子宮腺筋症切除術（保険適用外）

補足事項

- 本症発症の原因の1つとして，分娩や子宮内操作を行った際，子宮筋層内に子宮内膜様組織が侵入することが考えられている．
- 現在は上記のようなケースだけでなく，少子化・晩婚化の影響もあってか20～30歳代前半の未産婦にも増えている．本症の根治療法は単純子宮全摘術であるが，未産婦の場合，挙児希望があるため手術は行いにくく取り扱いが難しい．
- 子宮内膜症や子宮筋腫の合併の有無により，臨床症状が異なる．
- ジエノゲストの後発品は保険適用外である（2018年現在）．
- 妊孕性(にんようせい)を残す手術として，子宮腺筋症切除術がある．対象となるのは，挙児希望があり，腺筋症が腫瘤形成型である場合である．腹腔鏡または開腹手術により腫瘤のみを切除する．子宮筋腫と異なり，正常筋層との境界が不明瞭であるため再発率が高いが，約40％に術後妊娠が認められる．

●子宮腺筋症：uterine adenomyosis ●子宮内膜：endometrium ●子宮筋層：myometrium ●エストロゲン：estrogen ●子宮内膜症：endometriosis ●月経：menstruation／menses ●子宮摘出［術］：hysterectomy ●帝王切開（CS）：cesarean section ●月経困難症：dysmenorrhea ●月経痛：menstrual pain ●過多月経：hypermenorrhea ●糖鎖抗原125（CA125）：carbohydrate antigen 125 ●低用量エストロゲン・プロゲスチン配合薬（LEP）：low dose estrogen progestin

子宮筋層の中にできるか，外にできるか

子宮腺筋症と子宮内膜症の比較

- 両疾患ともにエストロゲン依存性であるため，妊娠により軽快し，閉経後には縮小・改善するという特徴をもっている〔p.120〕.

子宮腺筋症と子宮内膜症との比較

	子宮腺筋症	子宮内膜症
病　態	子宮内膜様組織（周囲に炎症） 子宮筋層 ● 子宮内膜様組織が子宮筋層内に直接浸潤し，周囲筋層の炎症性腫大をきたす．	卵巣チョコレート嚢胞 子宮内膜様組織 ● 子宮の内腔面以外の場所で子宮内膜様組織が生じ，炎症をきたしたり，月経のたびに増殖を繰り返したりする．
好発年齢	● 30歳代後半～40歳代	● 20～40歳代
月経痛	● 月経を重ねるたびに増強する（子宮内膜症よりも強い）	● 月経を重ねるたびに増強する
過多月経	● 伴う（子宮自体が肥大化するため）	● 伴いにくい（子宮自体が肥大化しないため）
不　妊	● 少ない（経産婦に好発）	● 多い

境界不明瞭な低信号域

MRI T2強調像

- 子宮腺筋症にはびまん型と腫瘤形成型がある．
- 子宮筋腫と合併することが多く，症状も類似しているため，子宮筋腫〔p.134〕との鑑別が重要となる．

びまん型

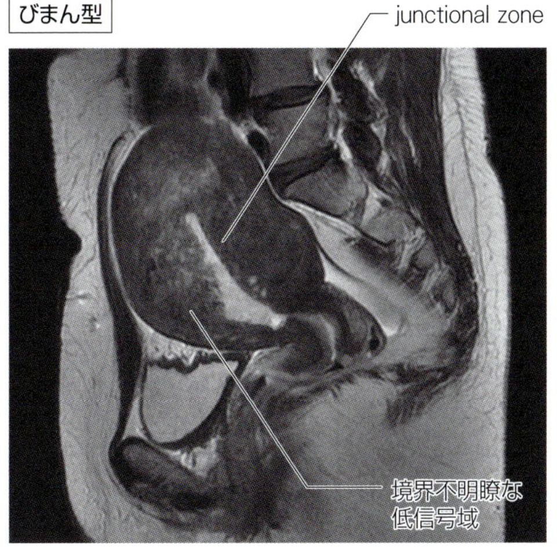

- 子宮全体がびまん性に腫大し，junctional zoneから連続する境界不明瞭な低信号域が認められる．

腫瘤形成型

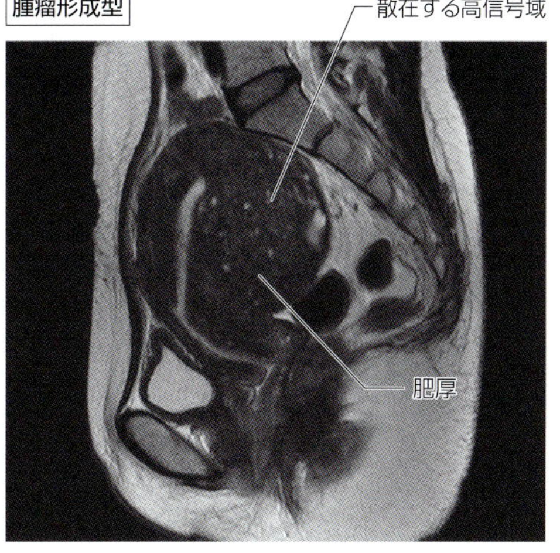

- 出血を反映し，子宮筋層内に高信号域が散在している．
- 子宮後壁のみ肥厚している．

●性腺刺激ホルモン放出ホルモン／ゴナドトロピン放出ホルモン（GnRH）：gonadotropin releasing hormone　●レボノルゲストレル放出子宮内システム：levonorgestrel-releasing intrauterine system　●非ステロイド性抗炎症薬（NSAIDs）：non-steroidal anti-inflammatory drugs　●鉄欠乏性貧血：iron deficiency anemia　●子宮筋腫：uterine myoma　●チョコレート嚢胞：chocolate cyst　●びまん型子宮腺筋症：diffuse adenomyosis uteri　●腫瘤形成型子宮腺筋症：focal adenomyosis uteri

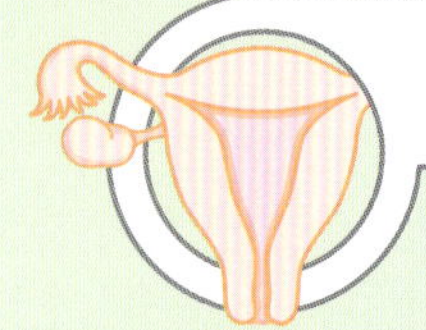

D25

子宮筋腫

監修
林 保良

intro.

子宮筋層を構成する平滑筋に発生する良性腫瘍（平滑筋腫）で，発生・増大にエストロゲンが関与するエストロゲン依存性疾患である．婦人科疾患の中で最も多く，生殖年齢の女性の20～30%にみられるとされる．ほとんどは子宮体部（約95%）に発生し，多発することが多い（60～70%）．悪性化することはまれである（0.5%以下）．

MINIMUM ESSENCE　uterine myoma

❶好発：**30～40歳代**の女性　〈性成熟期〉

❷**鉄欠乏性貧血**，**過多月経**，**不正性器出血**，**月経痛（月経困難症）**，**不妊**，下腹部腫瘤，下腹部痛，頻尿，腰痛などがみられる．

❸内診で形状が不整で硬く腫大した子宮を触れる．　〈筋腫の腫大〉

❹超音波検査（経腹，経腟），MRI，子宮鏡（ヒステロスコピー）などで骨盤内に**充実性の腫瘤**が認められる．

➡ **子宮筋腫** と診断する．

治療 治療と経過観察の判断は，過多月経による貧血の程度，圧迫症状，疼痛，筋腫の大きさと存在部位，挙児希望などを総合して行われる．

1. 経過観察…明らかに良性で，無症状，挙児希望がない場合，3～6ヵ月ごとの検診
2. 薬物療法：**GnRHアゴニスト**
3. 手術療法：a. **筋腫核出術**
　b. **単純子宮全摘出術**…根治療法

※過多月経の改善に，子宮内膜焼灼術，レボノルゲストレル放出子宮内システム，低用量エストロゲン・プロゲスチン配合薬（LEP），トラネキサム酸を用いることもある．

※対症療法（貧血改善，鎮痛薬）のみ行うこともある．

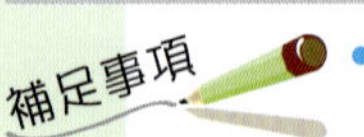

- 子宮内膜症と同様，エストロゲン依存性のため，閉経後，筋腫は縮小傾向をたどり，その発症も激減する．閉経後もなお増大するようであれば悪性（子宮体部肉腫）の可能性も考えられる．
- 子宮内腔病変（粘膜下筋腫など）の検査としては，上記に加えて，ソノヒステログラフィが非常に有用である〔p.139〕．
- 手術を希望しない場合の治療として，子宮動脈塞栓術（UAE）〔p.143〕，MRガイド下集束超音波療法（FUS）〔p.142〕がある．

周囲の正常平滑筋と明確に区別できる

肉眼所見

- 子宮筋腫は円形で白く硬く，筋層より単発あるいは複数個発生する．
- 筋腫結節は被膜を形成しないが，筋層を圧排しながら発育・増大するため，筋腫結節と子宮筋との境界は明瞭である（→）．
- このため容易に筋腫結節のみを摘出できる（筋腫核出術）〔p.141〕．

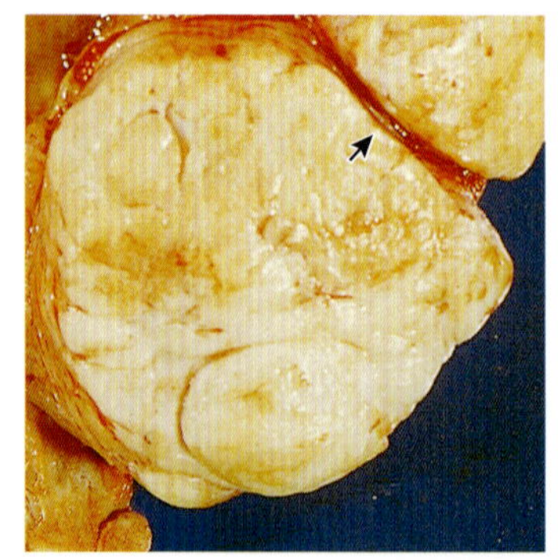

Words & terms

子宮体部肉腫 〔p.134〕
子宮悪性腫瘍の3～7%を占める予後不良の腫瘍．平滑筋肉腫，子宮内膜間質肉腫が大部分を占める．手術療法が第一選択である．

GnRHアナログ
GnRHアナログはGnRHアゴニスト（作動薬）とGnRHアンタゴニスト（拮抗薬）に大別される．

GnRHアゴニスト 〔p.134〕
反復投与によりdown regulation（作用物質の受容体数の減少）を起こし下垂体機能を抑制する．これにより筋腫は縮小するが，投与終了後，卵巣機能が回復すると筋腫の大きさは4～6ヵ月で元に戻ってしまうため，手術前や閉経が近い場合などに用いられる〔p.131〕．

GnRHアンタゴニスト
下垂体GnRH受容体に直接拮抗し，視床下部からGnRHによる下垂体機能促進を抑制する．GnRHアゴニストでみられる投与初期の一過性ゴナドトロピン分泌刺激（flare up（フレア アップ））がなく，強力かつ迅速にゴナドトロピン分泌と性ステロイドホルモン産生を抑制する．また，投与を中止した場合，下垂体機能の回復も早い．しかし，わが国での適応は，まだ生殖補助技術（ART）での排卵コントロールの際に限られている．

レゼクトスコープ 〔p.141〕
ループ状電気メスを搭載した子宮鏡．

●子宮体部肉腫：sarcoma of the uterine body　●子宮筋腫：uterine myoma　●鉄欠乏性貧血：iron deficiency anemia　●過多月経：hypermenorrhea　●不正性器出血：atypical genital bleeding　●月経痛：menstrual pain　●月経困難症：dysmenorrhea　●不妊〔症〕：infertility／sterility　●性腺刺激ホルモン放出ホルモン／ゴナドトロピン放出ホルモン（GnRH）：gonadotropin releasing hormone　●子宮筋腫核出術：myomectomy　●レボノルゲストレル放出子宮内システム：levonorgestrel-releasing intrauterine system

筋層内筋腫が最も多い

分類と合併例

- 子宮筋腫の約95%が子宮体部から，約5%が子宮頸部から発生し，まれに子宮腟部から発生する．
- 子宮筋腫は，筋腫の発育方向によって次の3つに分類される．

	粘膜下筋腫	筋層内筋腫	漿膜下筋腫
定義	● 筋腫が子宮内膜直下に発生し，子宮腔内に向けて発育するもの．	● 筋腫が子宮筋層内に発生・発育するもの．	● 筋腫が子宮漿膜の直下に発生・発育するもの．
特徴	● 最も症状が強い．	● 3つの中で最も多く，多発しやすい．	● 無症状のことが多いが，茎捻転を起こすと急性腹症をきたす．
頻度	5～10%	約70%	10～20%
イメージ	有茎性粘膜下筋腫 子宮内膜 筋腫分娩 ※ポリープや子宮体部肉腫との鑑別が重要．	子宮筋層 筋層内筋腫	有茎性漿膜下筋腫 子宮漿膜 ※卵巣腫瘍との鑑別が重要．
肉眼所見			

- 筋腫の成長は一様に肥大するのではなく，成長しないものやある程度の大きさまで発育するものなど様々である．
- 子宮筋腫は，上記の他に子宮頸部筋腫と広靱帯内筋腫（広間膜内筋腫）がある．

多発性子宮筋腫

- 子宮筋腫の60～70%は多発性である．
- 上記の3種類のうち，同一種が多発したもの，もしくは複数種が合併し多発したものがある．

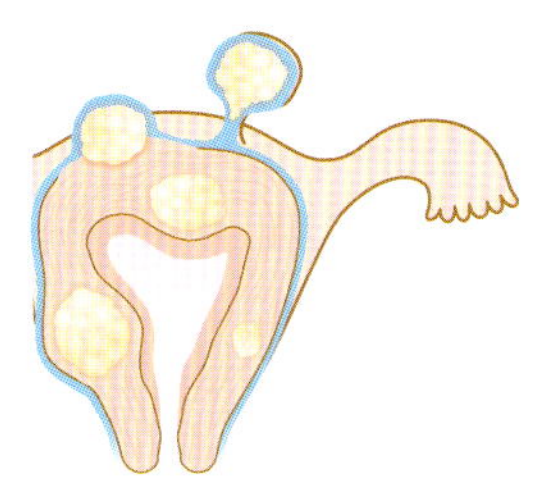

子宮筋腫と合併する疾患

- 合併例では月経痛（月経困難症）〔p.37〕がみられる．

子宮内膜症と合併

- 約20%の子宮筋腫に子宮内膜症〔p.122〕が合併している．

子宮腺筋症と合併

- 子宮筋腫と子宮腺筋症〔p.132〕は高頻度に合併する．

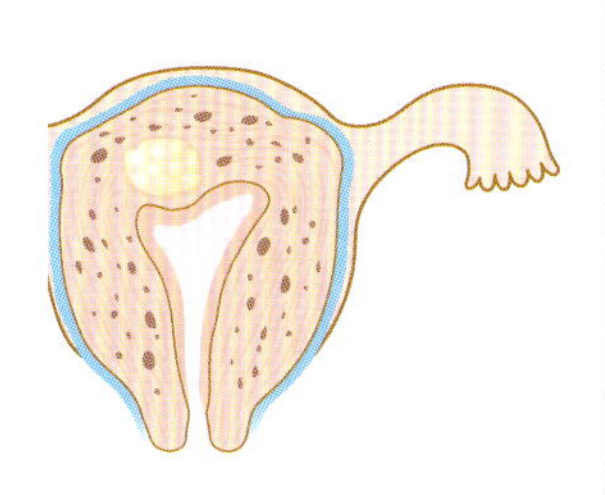

● 低用量エストロゲン・プロゲスチン配合薬（LEP）：low dose estrogen progestin　● 子宮動脈塞栓術（UAE）：uterine artery embolization　● MRガイド下集束超音波療法（FUS）：MR guided focused ultrasound surgery　● 粘膜下筋腫：submucous myoma　● 子宮内膜：endometrium　● 筋腫分娩：delivered myoma　● 筋層内筋腫：intramural myoma　● 子宮筋層：myometrium　● 漿膜下筋腫：subserous myoma　● 子宮漿膜／子宮外膜：perimetrium　● 卵巣腫瘍：ovarian tumor　● 多発性子宮筋腫：multiple uterine myoma

粘膜下筋腫が最も症状が強い

筋腫の経時的変化

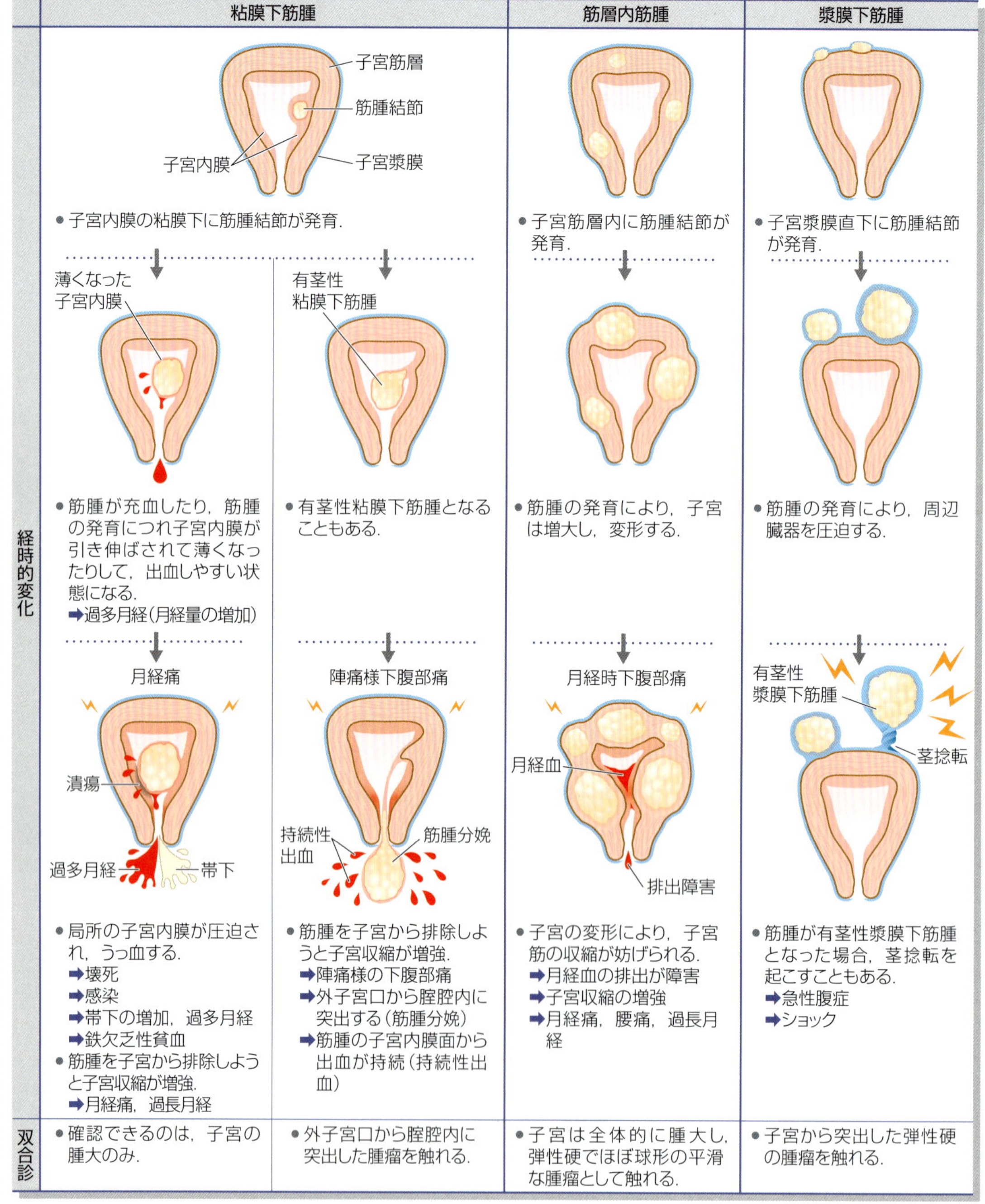

	粘膜下筋腫		筋層内筋腫	漿膜下筋腫
経時的変化	●子宮内膜の粘膜下に筋腫結節が発育.		●子宮筋層内に筋腫結節が発育.	●子宮漿膜直下に筋腫結節が発育.
	●筋腫が充血したり，筋腫の発育につれ子宮内膜が引き伸ばされて薄くなったりして，出血しやすい状態になる. ➡過多月経(月経量の増加)	●有茎性粘膜下筋腫となることもある.	●筋腫の発育により，子宮は増大し，変形する.	●筋腫の発育により，周辺臓器を圧迫する.
	●局所の子宮内膜が圧迫され，うっ血する. ➡壊死 ➡感染 ➡帯下の増加，過多月経 ➡鉄欠乏性貧血 ●筋腫を子宮から排除しようと子宮収縮が増強. ➡月経痛，過長月経	●筋腫を子宮から排除しようと子宮収縮が増強. ➡陣痛様の下腹部痛 ➡外子宮口から腟腔内に突出する(筋腫分娩) ➡筋腫の子宮内膜面から出血が持続(持続性出血)	●子宮の変形により，子宮筋の収縮が妨げられる. ➡月経血の排出が障害 ➡子宮収縮の増強 ➡月経痛，腰痛，過長月経	●筋腫が有茎性漿膜下筋腫となった場合，茎捻転を起こすこともある. ➡急性腹症 ➡ショック
双合診	●確認できるのは，子宮の腫大のみ.	●外子宮口から腟腔内に突出した腫瘤を触れる.	●子宮は全体的に腫大し，弾性硬でほぼ球形の平滑な腫瘤として触れる.	●子宮から突出した弾性硬の腫瘤を触れる.

- 筋層内筋腫の中には，子宮腔内へ発育して粘膜下筋腫になるものや，子宮漿膜(腹腔)側へ発育して漿膜下筋腫になるものもある.
- 筋腫内は血行障害があるため充血しており，硝子化，嚢胞化，壊死，赤色変性，脂肪変性，石灰化など様々な続発性変化(変性)をきたす.

●粘膜下筋腫：submucous myoma　●筋層内筋腫：intramural myoma　●漿膜下筋腫：subserous myoma

大半は無症状
子宮筋腫の症状

- 子宮筋腫の三主徴は，過多月経，月経痛（月経困難症），不妊である．

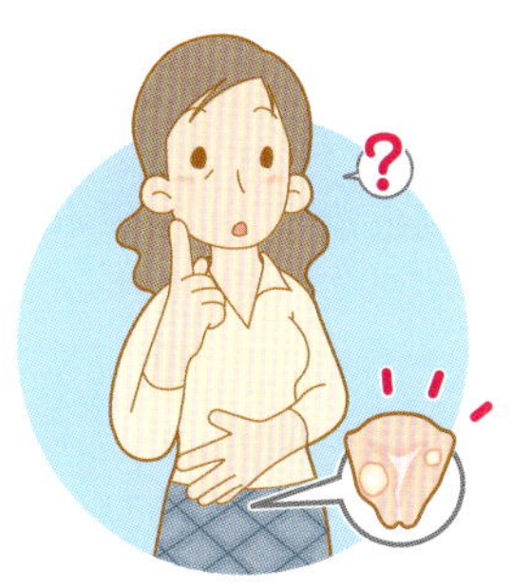

- 本症の約半数は無症状で経過する．

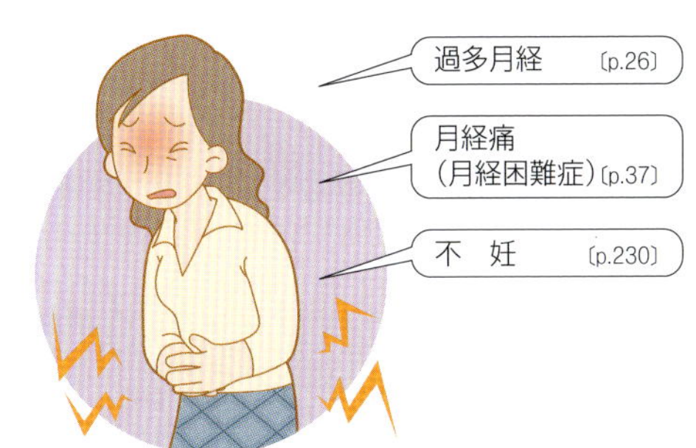

- 症状がある場合，症状から筋腫の発生部位が推定できる（筋腫の大きさと症状には相関関係はなく，大きさよりも発生部位の方が関連が深い）．
- 上記の他，筋腫の増大による圧迫症状がみられることがある〔次項〕．

筋腫が周辺臓器を圧迫する
圧迫症状

- 巨大な筋層内筋腫や漿膜下筋腫は発育・増大に伴い周辺臓器を圧迫することがある．これにより様々な症状が出現することがある．

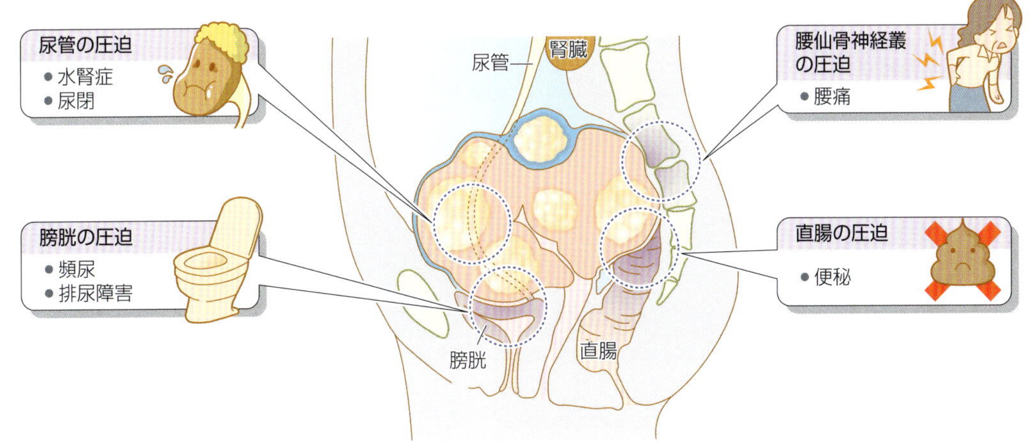

症状から発生部位を推定できる
子宮筋腫の部位と症状の関係

- 症状によって筋腫の発生部位が漿膜下，筋層内，粘膜下のいずれかを推定できる．

◎：強くみられる
●：みられる
▲：みられることがある

子宮筋腫の発生部位と症状の関係

	過多月経〔p.26〕	月経痛（月経困難症）〔p.37〕	圧迫症状	疼痛（月経痛以外）	不妊症〔p.230〕
漿膜下	▲	▲	●	• 有茎性の筋腫が茎捻転をきたした場合にみられる	▲
筋層内	●	▲	●	—	▲
粘膜下	◎	●	▲	• 筋腫分娩時にみられる（陣痛様の痛み）	◎

日本産科婦人科学会 編：産婦人科研修の必修知識 2016-2018，日本産科婦人科学会，2016，p.536より改変

• 過多月経：hypermenorrhea • 月経困難症：dysmenorrhea • 不妊〔症〕：infertility／sterility • 水腎症：hydronephrosis • 尿閉：ischuria／retention of the urine • 頻尿：pollakiuria • 排尿障害：dysuria • 腰痛：lumbago • 便秘：constipation

簡便に実施できる
超音波像

- 子宮筋腫では，筋腫の位置により経腟法と経腹法を使い分けることはあるが，可能であれば両方とも実施することが望ましい．
- 子宮全体の大きさがあまり大きくない場合，または腟円蓋部近くに存在する粘膜下筋腫や筋層内筋腫などには経腟法を用い，腹壁に近く大きい筋層内筋腫や漿膜下筋腫などでは経腹法を用いる．
- 一般的な所見としては，比較的境界明瞭な類円形の充実性腫瘤で，変性によって低～高エコーまで様々な所見を呈する．

粘膜下筋腫（経腟）

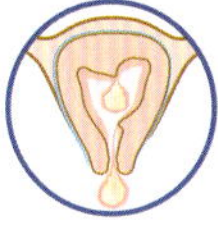
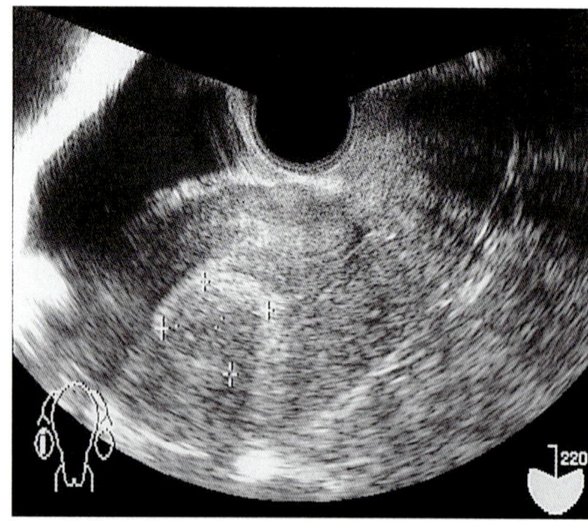

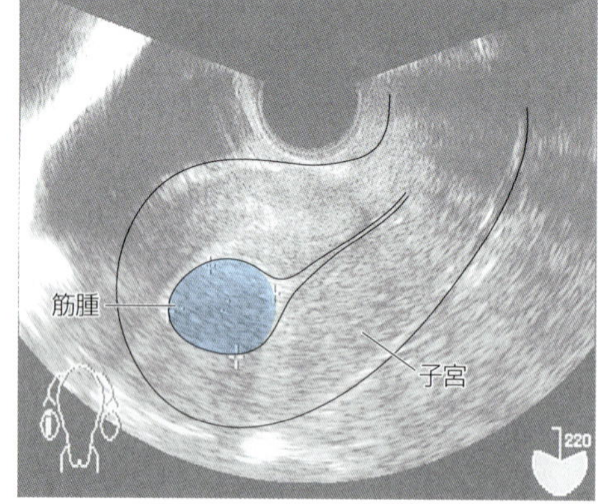

筋層内筋腫（経腹）

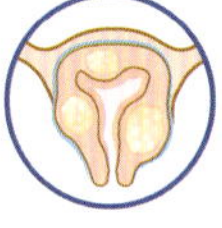
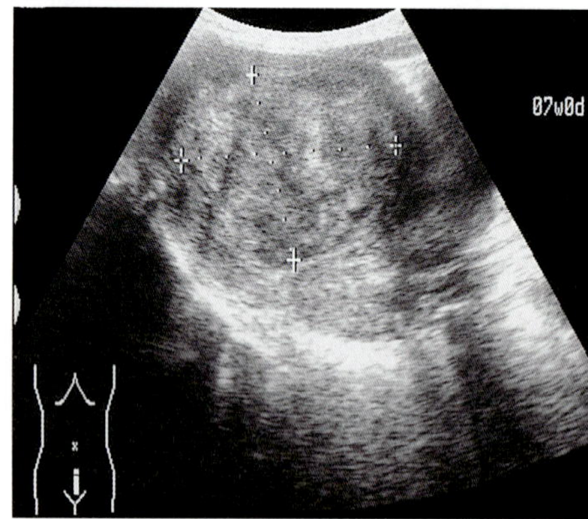

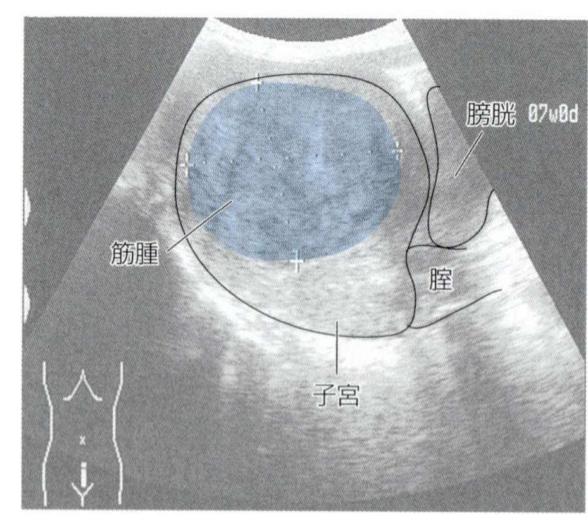

漿膜下筋腫（経腟）

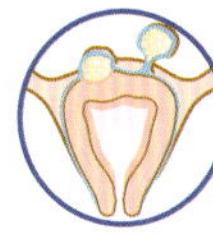
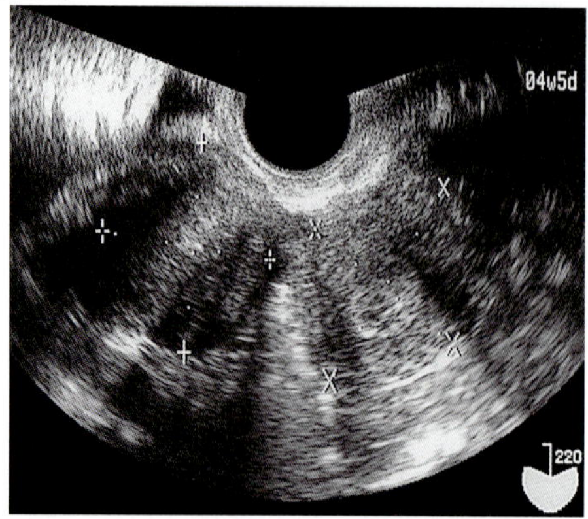

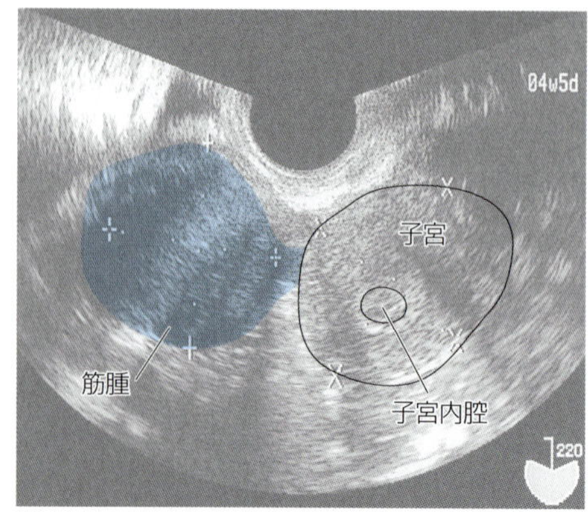

●超音波像：ultrasonogram　●粘膜下筋腫：submucous myoma　●筋層内筋腫：intramural myoma　●漿膜下筋腫：subserous myoma

T2 強調像で低信号

MRI 像

- 筋腫内の血流は乏しいため，一般的には T1 強調像ではやや低信号，T2 強調像では境界明瞭で均一な低信号を示すが，変性〔p.136〕によって低～高信号まで，様々な所見を呈する場合も多い．
- 臨床的には子宮体部肉腫，子宮腺筋症，卵巣腫瘍との鑑別が重要である．

MRI T2強調像（矢状断）

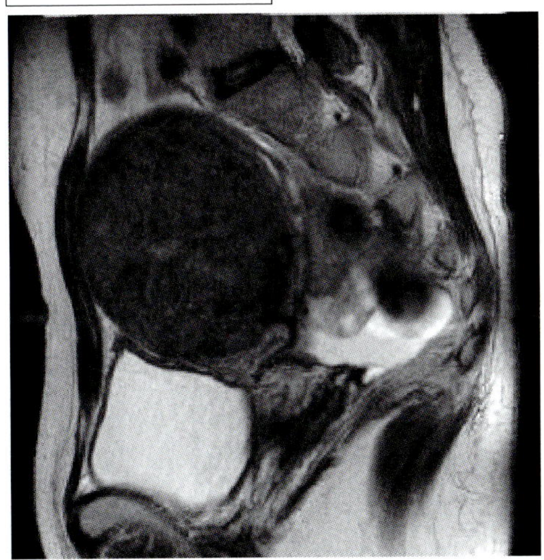

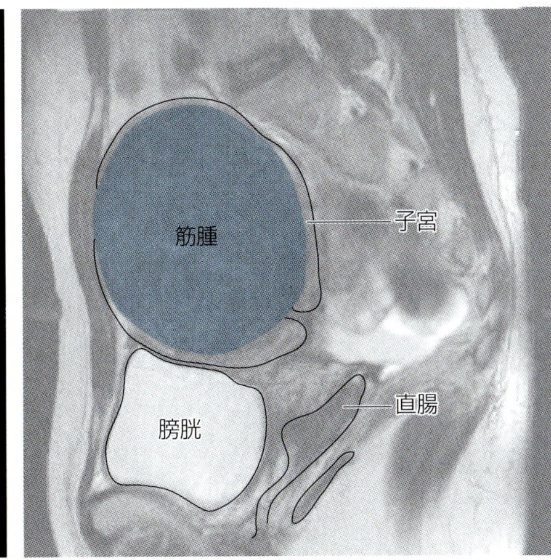

- 境界明瞭な低信号を示す巨大な筋層内筋腫が見える．

Advanced Study

ソノヒステログラフィ

- 子宮腔内に生理食塩水を注入し，経腟超音波で観察する方法．
- 通常の経腟超音波検査では子宮内腔が閉じているため，粘膜下筋腫など子宮内の筋腫は確認しにくいが，本法では生理食塩水によって子宮がふくらむため，内腔にある粘膜下筋腫，子宮内膜ポリープ，子宮腺筋腫（限局性に増殖した子宮腺筋症）などの存在部位が明瞭に確認できる．

粘膜下筋腫（経腟）

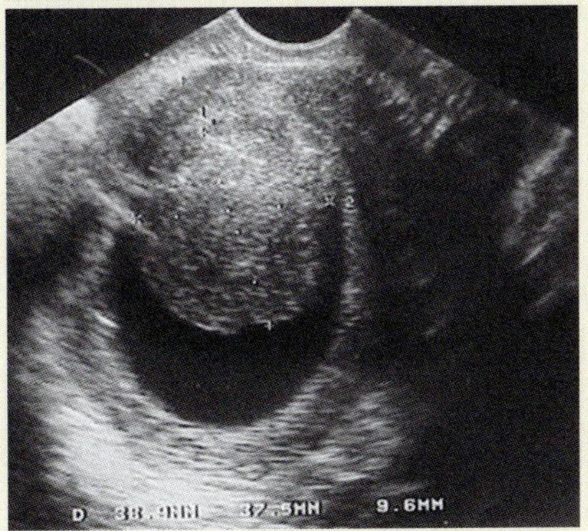

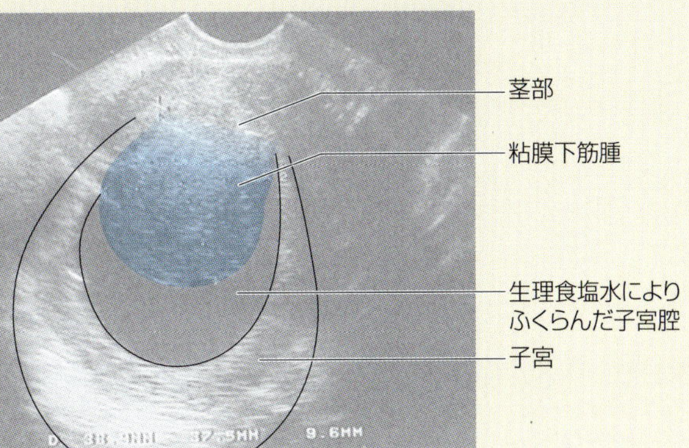

- 子 宮：uterus
- 膀 胱：urinary bladder
- 直 腸：rectum
- ソノヒステログラフィ：sonohysterography
- 子 宮 腔：uterine cavity
- 子宮内膜ポリープ：endometrial polyp

紡錘形細胞が束状に配列
病理組織像

共同監修
杉浦 仁

- 紡錘形細胞が束状に配列し錯綜性(さくそうせい)に増殖している.
- 核異型や核分裂像は認めず(悪性は否定的),平滑筋腫の所見である.

病理医
錯綜性とは,細胞が束状になって作っているながれが複雑に走行している様子をいいます.

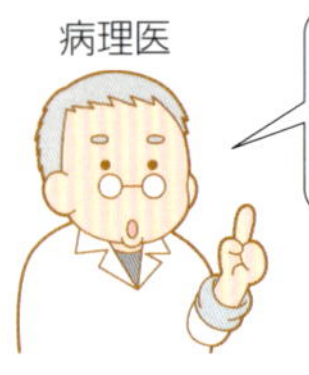

HE染色,×100

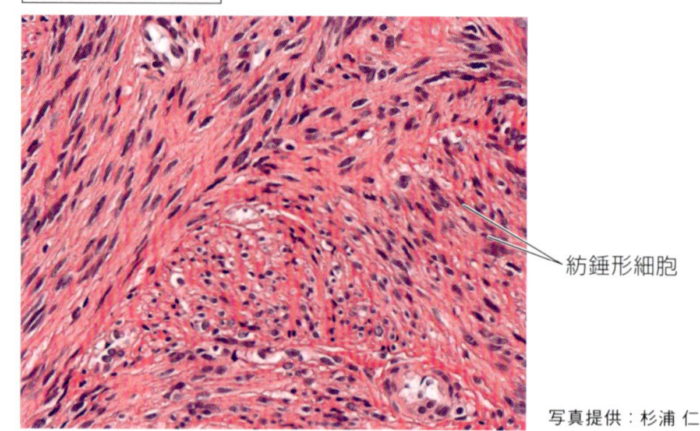

写真提供:杉浦 仁

多様な選択肢がある
治療の全体像

- 子宮筋腫の約半数は無症状で経過し,またエストロゲン依存性疾患であるため,閉経後は縮小する.
- そのため,症状が強い場合や腫瘍が大きい場合などは治療を行い,症状が軽度であるものは経過観察とする.

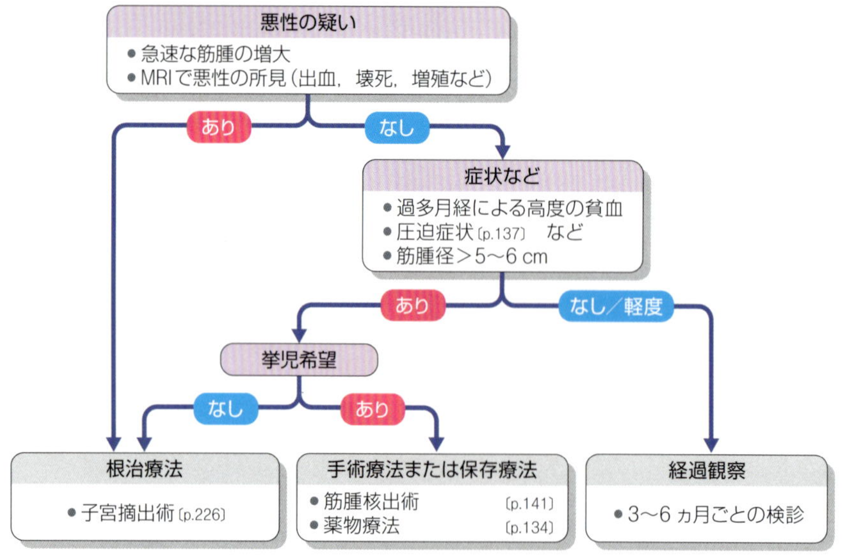

- 本症はエストロゲン依存性疾患であるため,薬物療法としてGnRHアゴニスト療法(偽閉経療法)〔p.131〕を行う場合がある.これは,挙児希望があってもすぐには妊娠を希望しない例に行うことが多い(GnRHアゴニストにより排卵が止まるため).
- 術前にGnRHアゴニスト療法を行って,筋腫を縮小させてから手術療法を行うこともある.
- 閉経後は筋腫は縮小傾向にあるため,閉経直前の患者ではGnRHアゴニスト療法を行い,閉経期を待つこと(待機法)もある.
- 血液検査でLDH上昇がみられた場合は,子宮体部肉腫を疑う必要がある.ただし同様の所見は,筋腫の変性や出血でもみられるため,精査が必要である.
- 手術療法を希望しない患者には,子宮動脈塞栓術(UAE)〔p.143〕や,MRガイド下集束超音波療法(FUS)〔p.142〕にて筋腫の縮小を試みる場合もある.

●紡錘形細胞:spindle-shaped cell ●錯綜性:disarray ●平滑筋腫:leiomyoma ●子宮摘出〔術〕:hysterectomy ●子宮筋腫核出術:myomectomy ●性腺刺激ホルモン放出ホルモン/ゴナドトロピン放出ホルモン(GnRH):gonadotropin releasing hormone ●乳酸脱水素酵素(LDH):lactate dehydrogenase ●子宮動脈塞栓術(UAE):uterine artery embolization ●MRガイド下集束超音波療法(FUS):MR guided focused ultrasound surgery ●妊孕性:fertility ●腹腔鏡:laparoscope

妊孕性が保たれる

筋腫核出術

- 不妊や挙児希望の患者に行う手術法である.
- 妊孕性（にんようせい）を温存するため子宮を保存し，筋腫のみを核出する.
- 出血量軽減のため，術前GnRHアゴニスト投与，機械的子宮血流遮断法，バソプレシン子宮筋層注入法を行うことがある.

筋腫核出術の種類

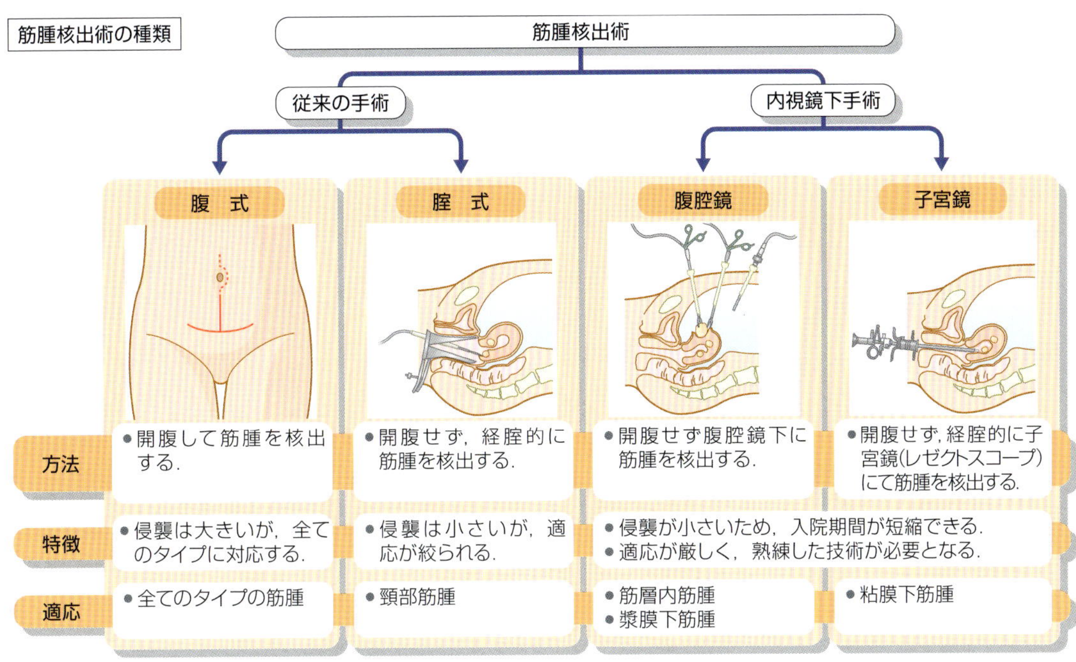

腹腔鏡および子宮鏡による筋腫核出術

- 現在では内視鏡下手術が主流となりつつある.
- 上記のように腹腔鏡手術と子宮鏡手術は適応が異なるが，両者にはそれ以外にも下記のような相違点がある.

	腹腔鏡	子宮鏡*
術後合併症(周辺臓器との癒着)	経腹壁の操作 ↓ 腹壁に傷をつけるため，周辺臓器との癒着が生じうる	経腟の操作 ↓ 周辺臓器に影響はなく，癒着は生じない
術後の妊娠・分娩	子宮筋を傷つける ↓ 子宮破裂の危険性あり ↓ 帝王切開を考慮	子宮筋を傷つけない ↓ 子宮破裂の危険性なし ↓ 正常分娩が可能

*術後はAsherman（アッシャーマン）症候群 [p.241] の予防のため，エストロゲン(+プロゲステロン)製剤を投与し，子宮内膜の早期修復を促す．子宮内避妊器具(IUD)を子宮腔内に1〜2ヵ月留置する方法もある.

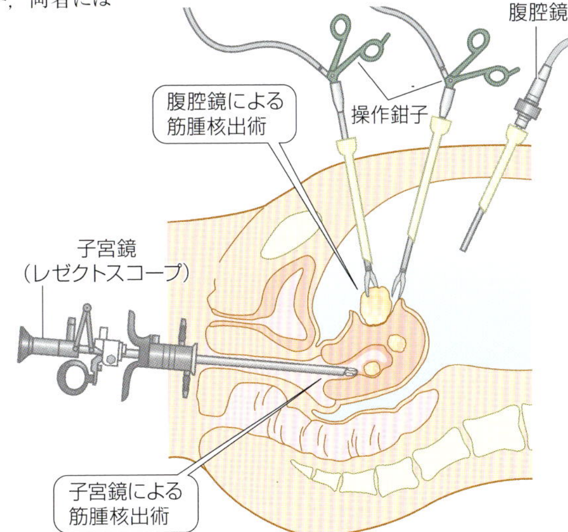

- 他の手術法として，腹腔鏡補助下子宮筋腫核出術があり，小開腹(恥骨上3〜4 cm)に腹腔鏡を併用して行う．しかし術者の技術の上達により，全ての操作を腹腔鏡下に行う手術法が主流となりつつある.

● 切除用内視鏡／レゼクトスコープ：resectoscope

手術療法の主流

腹腔鏡下子宮筋腫核出術

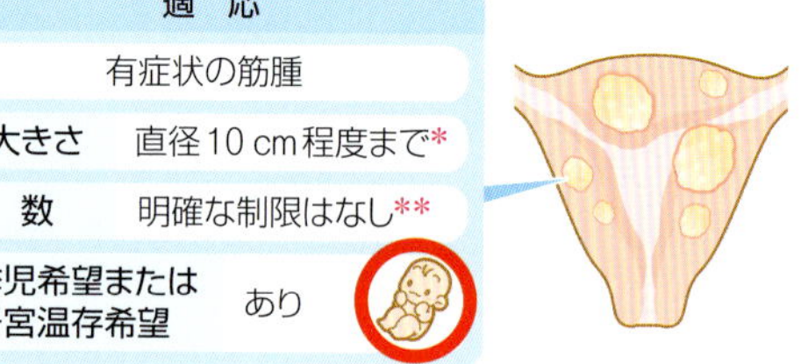

適　応	
有症状の筋腫	
大きさ	直径10 cm程度まで*
数	明確な制限はなし**
挙児希望または子宮温存希望	あり

*筋層内筋腫の場合
**個数が多い場合，手術時間の延長や出血量増加をきたす．

- 腹壁に開けた小孔から腹腔鏡や鉗子などの器具を挿入し，子宮筋腫を核出する．
- 術前検査において，MRI画像上仙骨岬角内に子宮が入る状態であれば，術中に良い視野が確保できる．
- 子宮筋層からの出血を抑えるため，GnRHアゴニストの事前投与や，術中のバソプレシン子宮筋層注入などが行われる．

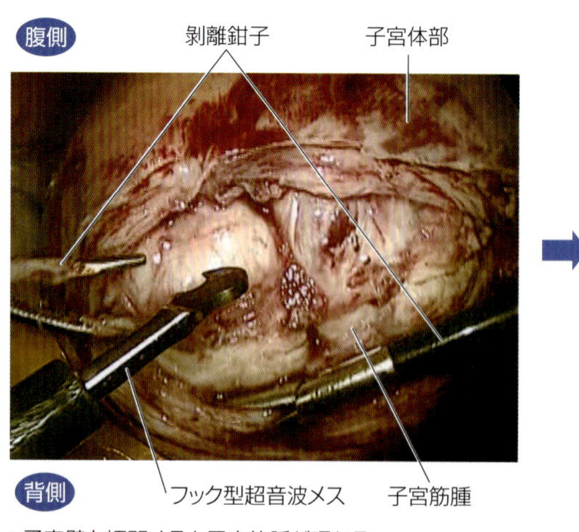

- 子宮壁を切開すると子宮筋腫が現れる．
- 子宮筋層を走る血管と並行に横切開すると出血量が抑えられる．

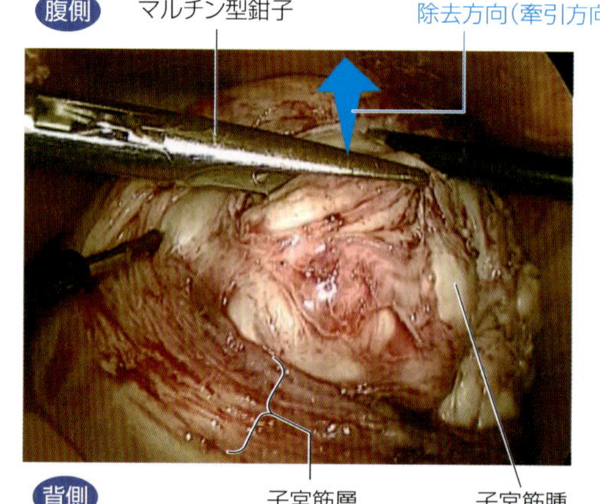

- 子宮筋腫を牽引しつつ正常筋層を全周性に剝離する．
- 筋腫核出後に切開創の縫合を行う．

- 術後の癒着による妊孕性の低下を防ぐため，癒着防止剤を使用する．
- 核出した子宮筋腫は，特殊な器械により細切して腹壁の小孔から取り出す．これにより，ほとんどの手術で腹壁の切開創を拡大することなく子宮筋腫を腹腔外に出すことが可能である．

日帰り治療が可能

FUS（MRガイド下集束超音波療法）

適　応	
大きさ	直径12 cm以下
数	3つ以内
挙児希望	なし

- 集束した超音波を子宮に照射し，筋腫を熱凝固する治療法．
- MRIで病巣の位置を確認しながら行う．
- 筋腫は壊死し，数ヵ月かけて組織内に吸収される．

子宮
筋腫を熱凝固する
筋腫核
トランスデューサー
虫眼鏡で太陽光を集めると紙が燃やせるのと同じ原理ですね
放射線科医

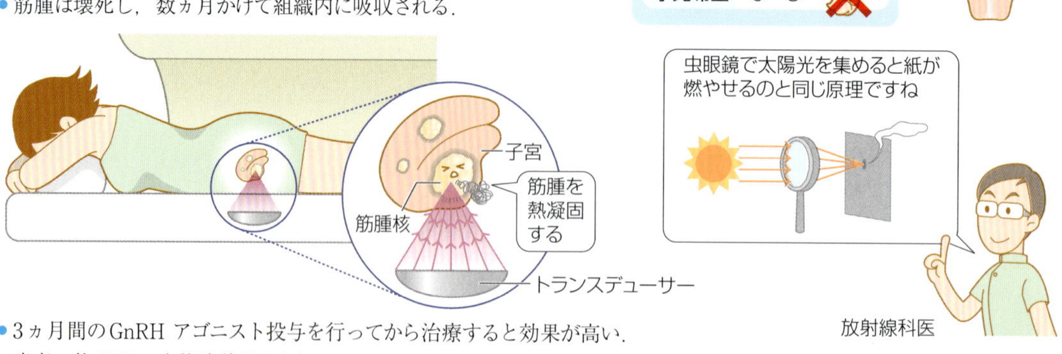

- 3ヵ月間のGnRHアゴニスト投与を行ってから治療すると効果が高い．
- 患者の約80％で症状改善がみられる．
- 超音波による軽い皮膚の熱傷を引き起こすこともあるが，ほかの合併症は少ないので安全性が高い．しかし，1回の治療に3～6時間かかり，また残った筋腫が再び増大することもある．

- 腹腔鏡下筋腫核出術：laparoscopic myomectomy
- 性腺刺激ホルモン放出ホルモン／ゴナドトロピン放出ホルモン（GnRH）：gonadotropin releasing hormone
- MRガイド下集束超音波療法（FUS）：MR guided focused ultrasound surgery

筋腫栄養血管の遮断

UAE（子宮動脈塞栓術）

共同監修 佐藤 哲也

- 子宮筋腫の栄養血管を遮断し，筋腫を壊死・縮小させ，症状の緩和を図る．

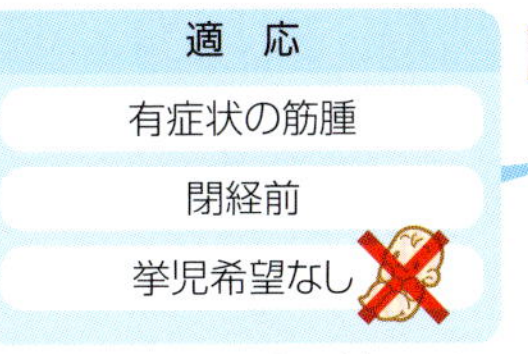

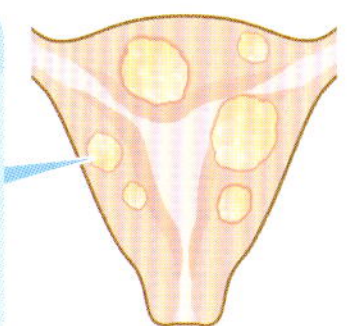

※筋腫の大きさ・数に制限はない．

UAE

- 血管造影下に大腿動脈から挿入したカテーテルを子宮動脈まで進め，筋腫栄養血管に塞栓物質を詰める．

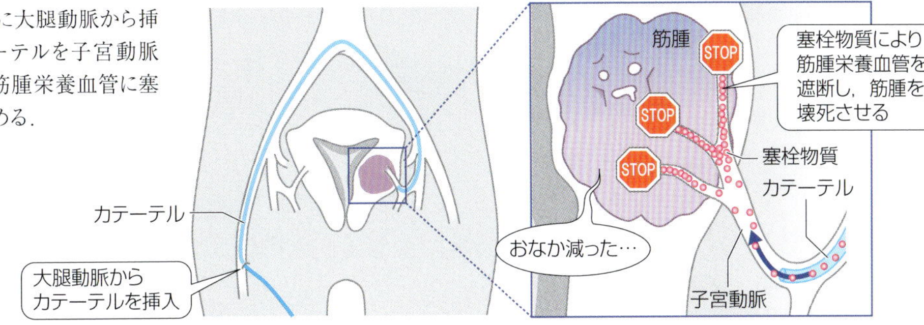

UAEの長所と短所

UAEの長所	UAEの短所
• 手術と比較して低侵襲． • 入院期間が短く，社会復帰が早い． • 核出術と比較して再発が少ない． • 子宮全摘を避けられる．	• 挙児希望のある患者に対して行うことができない．（妊孕性（にんようせい）に影響が出る可能性がある） • 術後に強い疼痛が生じる． • 病理検査ができない． • 合併症（感染症）を起こすことがある（1～5%）*．

*感染を起こしたとしても，必ずしも子宮全摘になるわけではない．筋腫分娩になった場合は，子宮鏡で筋腫を摘出することができる．

造影MRIの変化（T1強調矢状断像）

UAE前

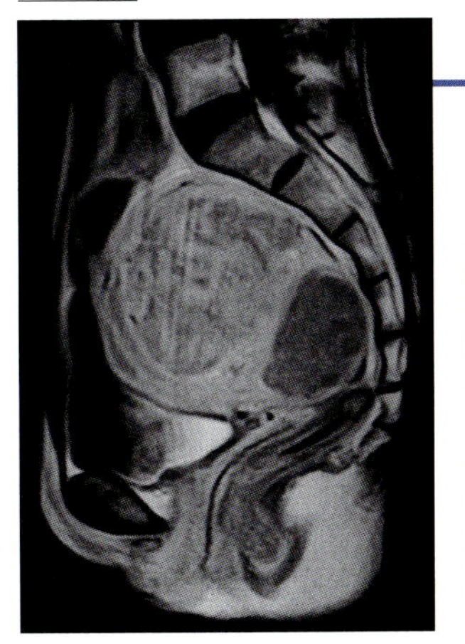

UAE

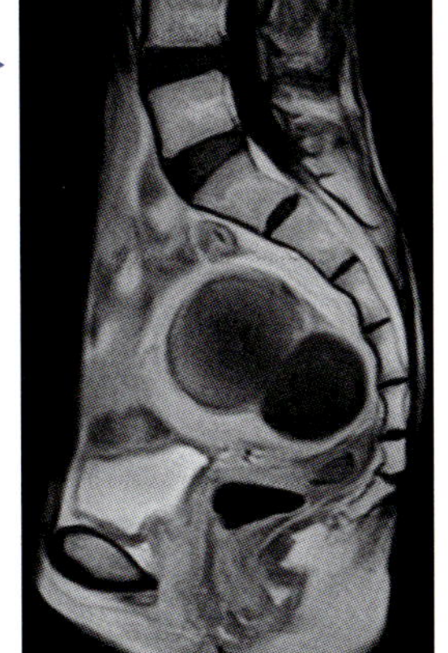

UAE後1ヵ月

- 筋腫核への血流が途絶し，筋腫は縮小している．
- 1ヵ月で子宮体積は40%まで縮小している．

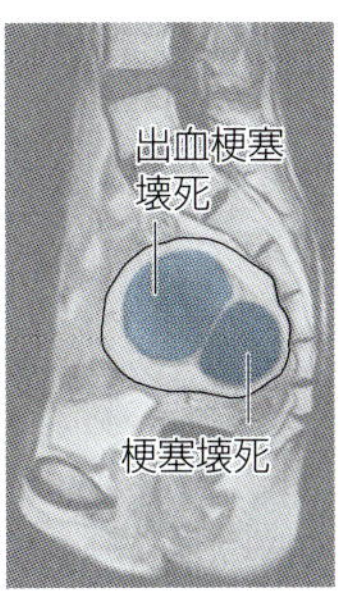

- 子宮動脈塞栓術（UAE）：uterine artery embolization
- 妊孕性：fertility

C53

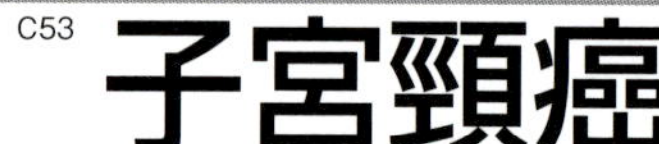

子宮頸癌

監修
吉川 裕之

intro.

子宮頸部（主に扁平円柱上皮境界〔SCJ〕）へのヒトパピローマウイルス（HPV）感染により発生する悪性腫瘍で，女性生殖器癌の中では子宮体癌に次いで2番目に頻度が高い．組織学的には扁平上皮癌が約75％，腺癌が約23％を占めており，年々腺癌の割合が上昇している．多産婦に多く，若年者に多いのが特徴で，25～34歳の女性の浸潤癌では乳癌に次いで2番目に多い．好発年齢は30～40歳代であるが，進行癌は60歳代以降に多い．

MINIMUM ESSENCE　uterine cervical cancer

❶好発：**30～60歳代**　〈30～40歳代にピーク〉

❷**接触出血**などの不正性器出血がある．　〈多産婦に多い〉

❸頸部細胞診にて，異常（**ASC-US**以上）を認める．

❹コルポスコピーにて，
異常な移行帯所見（**赤点斑**，**モザイク**など），浸潤癌所見を認める．

❺狙い組織診にて，扁平上皮癌，腺癌などを認める．

➡ **子宮頸癌** と診断する．

治療 臨床進行期に準じて治療を行う（詳細はp.150参照）．

1. CIN3，AIS，ⅠA1期：円錐切除術，子宮全摘出術
2. ⅠA2期：準広汎子宮全摘出術＋骨盤リンパ節郭清，あるいは広汎子宮全摘出術
3. ⅠB期，Ⅱ期：広汎子宮全摘出術，あるいは同時化学放射線療法（CCRT）
4. Ⅲ期，ⅣA期：CCRT（**シスプラチン**を含むレジメン）
5. ⅣB期：全身化学療法，放射線療法，BSC

※扁平上皮癌と腺癌，脈管侵襲の有無，挙児希望の有無などにより，同じ進行期でも治療方針が変わることがある．

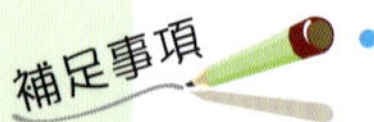

補足事項

- 前癌病変である異形成や上皮内癌では症状を呈することはなく，子宮癌検診にて発見されることが多い〔p.121〕．
- 30歳代でみられる腫瘤の大きな頸癌は予後が不良である．
- 原則としては，進行期，挙児希望，年齢，合併症により治療法が決定されるが，実際には患者の希望に沿って治療法の選択幅が広がる．例えばCIN3では，挙児希望がない場合は原則として単純子宮全摘出術〔p.226〕であるが，患者の希望により円錐切除〔p.153〕のみとすることもある．
- 臨床進行期分類の決定は，内診・直腸診，コルポスコピー，ヒステロスコピー，膀胱鏡，直腸鏡，排泄性尿路造影，胸部X線検査などによって行われる〔p.150〕．
- 扁平上皮癌の進行例ではSCC抗原やCEAが，腺癌の進行例ではCA125やCEAなどの腫瘍マーカーの上昇がみられる．
- ⅢB期では，癌の浸潤した患側の腰痛を訴えることが多い．
- ⅣB期の放射線療法の多くは緩和的放射線療法である．骨盤内に腫瘍が広く浸潤した結果生じる疼痛，出血，排便障害の緩和や，骨盤外病変である骨転移の疼痛の軽減，骨折の予防，さらに脳転移に対してQOL向上のため照射を行う．
- 子宮摘出に関しては，近年腹式だけではなく腹腔鏡下手術やロボット支援下手術が行われるようになってきている．

Words & terms

移行帯 〔p.148〕
コルポスコピー所見では，SCJを移行帯とよぶ．

子宮頸部腺癌 〔p.144〕
子宮頸部に原発した腺癌．組織学的には粘液性癌，類内膜癌，明細胞癌，漿液性癌などがある．

ベスト・サポーティブ・ケア（BSC） 〔p.144〕
がんに対する積極的な治療は行わず，症状などをやわらげるケア．効果的な治療が残されていない場合などに，患者の希望に応じて，痛みの軽減やQOLの向上を目的とする．

SCC 〔p.145〕
扁平上皮癌組織から抽出・精製された腫瘍マーカーで，子宮頸癌をはじめ，食道癌，肺癌，頭頸部癌などで陽性となる．

接触出血 〔p.145〕
腟壁や子宮腟部からの出血で，主として性交によって生じる．子宮頸癌や腟癌などの主症状として挙げられるが，頻度としては腟壁・子宮腟部の炎症による粘膜の充血，子宮腟部びらんによるものが多い．

広汎子宮頸部摘出術 〔p.227〕
挙児希望の患者に行われる術式で，子宮頸部のみを摘出し，体部は保存するため，妊娠が可能．ⅠB1期のうち，病巣の直径が2cm以下の症例が対象となる．

Schiller（シラー）テスト 〔p.153〕
子宮腟部にルゴール液（ヨード）を塗布して異常病変と正常扁平上皮との境界を観察する検査．エストロゲンが作用した子宮腟部の扁平上皮にはグリコーゲンが含まれており，黒褐色に変化するが，円柱上皮や白色上皮，悪性病変では染まらない〔病①p.32〕．

●子宮頸癌：uterine cervical cancer　●扁平円柱上皮境界（SCJ）：squamocolumnar junction　●ヒトパピローマウイルス（HPV）：human papillomavirus　●扁平上皮癌（SCC）：squamous cell carcinoma　●腺癌：adenocarcinoma　●意義不明な異型扁平上皮細胞（ASC-US）：atypical squamous cells of undetermined significance　●子宮頸部上皮内腫瘍（CIN）：cervical intraepithelial neoplasia　●上皮内腺癌（AIS）：adenocarcinoma in situ

全体像

発生因子が異なる 頸癌と体癌

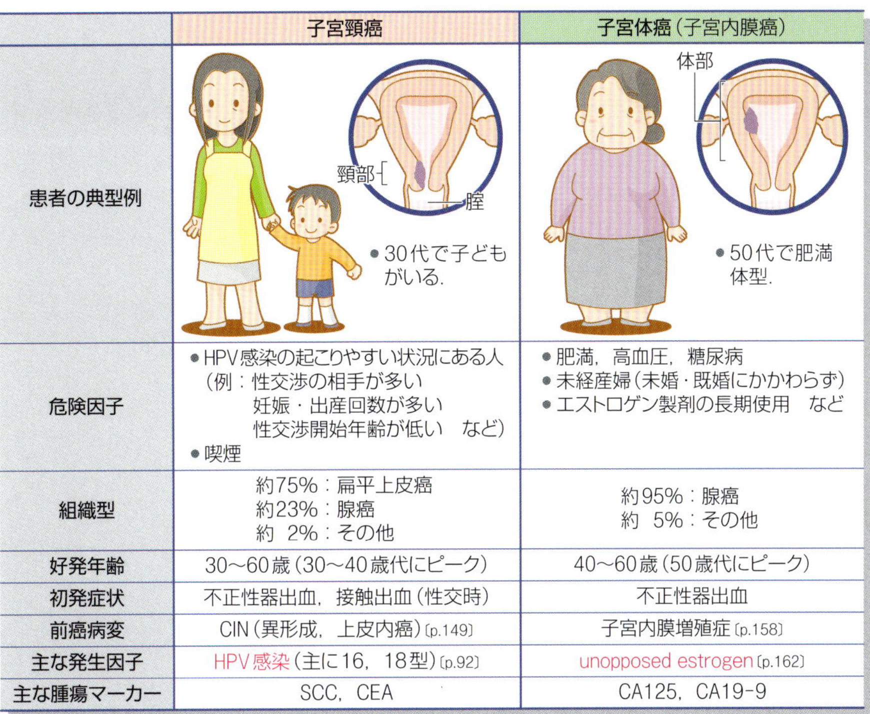

	子宮頸癌	子宮体癌（子宮内膜癌）
患者の典型例	●30代で子どもがいる.	●50代で肥満体型.
危険因子	●HPV感染の起こりやすい状況にある人（例：性交渉の相手が多い 妊娠・出産回数が多い 性交渉開始年齢が低い　など） ●喫煙	●肥満，高血圧，糖尿病 ●未経産婦（未婚・既婚にかかわらず） ●エストロゲン製剤の長期使用　など
組織型	約75%：扁平上皮癌 約23%：腺癌 約　2%：その他	約95%：腺癌 約　5%：その他
好発年齢	30～60歳（30～40歳代にピーク）	40～60歳（50歳代にピーク）
初発症状	不正性器出血，接触出血（性交時）	不正性器出血
前癌病変	CIN（異形成，上皮内癌）〔p.149〕	子宮内膜増殖症〔p.158〕
主な発生因子	HPV感染（主に16，18型）〔p.92〕	unopposed estrogen〔p.162〕
主な腫瘍マーカー	SCC，CEA	CA125，CA19-9

column

あってはならない“決めつけ”

子宮頸癌の患者さんには，「性交の経験が早かった」，「男性経験が豊富」といった決めつけを周囲からされてしまうことで体の苦しみだけでなく，精神的にも大きな苦痛を感じてしまわれる方が少なくありません.

こうした“決めつけ”がなぜ起こるかというと，ある疫学研究で，子宮頸癌の危険因子として「性交渉の相手が多い」，「性交渉開始年齢が低い」といったことが挙げられているからです．子宮頸癌の原因は性交渉によってうつるHPV感染ですから，たしかに上記のような特徴は，「HPVに感染しやすい状況」といえます．しかし，だからといって「子宮頸癌の患者さん＝性交渉が活発」と決めつけてしまっていいのでしょうか？

HPV感染そのものの原因に性交があったとしても，感染が持続し，前駆病変を経て子宮頸癌になるのは性交の開始時期や相手の数とは別次元の話です．また，生涯に女性がHPVに感染する割合も，全女性のうち少なくとも80%以上と推定されています．HPVに感染すること自体はむしろ普通のことなのです．通常は免疫によって抑制されます．さらに生涯のうちただ一人の男性としか性交渉をもたなくても，子宮頸癌になる方は少なくありません.

つまり，性交渉が活発な女性はそうでない人に比べ子宮頸癌になる確率がわずかに高いとしても，子宮頸癌になった患者さんの中には，性交開始年齢も低くなく，性交の相手の数も多くない人がたくさんいるのです.

それにもかかわらず，多くの医療従事者や，報道を真に受けた周囲の人々からの“決めつけ”によって未だに多くの患者さんが傷つけられているのは，ほんとうに残念でなりません.

子宮頸癌になった女性，不幸にも子宮頸癌で亡くなられた女性，そしてその家族に対して，人権侵害ともいえるような誤解は決してあってはならないのです.

吉川 裕之

●同時化学放射線療法（CCRT）：concurrent chemoradiotherapy　●上皮内癌（CIS）：carcinoma in situ　●扁平上皮癌関連抗原（SCC抗原）：SCC antigen　●癌胎児性抗原（CEA）：carcinoembryonic antigen　●糖鎖抗原125（CA125）：carbohydrate antigen 125　●緩和的放射線療法：palliative radiotherapy　●ベスト・サポーティブ・ケア（BSC）：best supportive care

検査・分類

移行帯を中心に行う
検査のながれ

- 細胞診の検体採取方法には，擦過法，吸引法，穿刺法があり，子宮頸部では主に擦過法が行われる．
- 検体の染色法には，一般にPapanicolaou（パパニコロウ）染色が用いられる．
- 頸部組織診では，頸部病変をコルポスコープ下で生検する方法（狙い組織診）と，子宮頸管内病変を生検する方法（頸管内掻爬（そうは））がある．

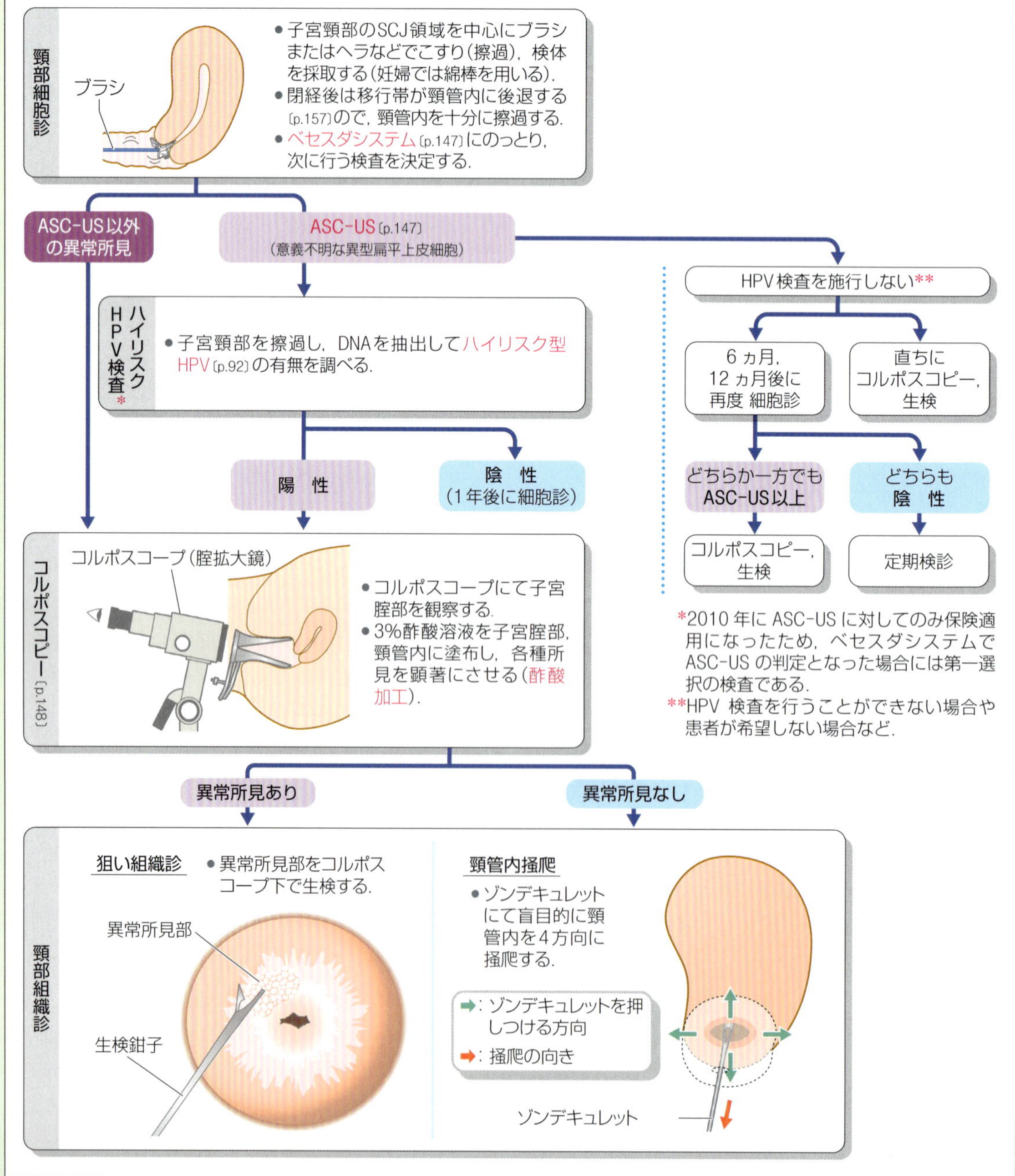

●細胞診：cytology ●組織診：histology ●腟拡大鏡／コルポスコープ：colposcope ●狙い組織診：punch biopsy ●掻爬：curettage ●ベセスダシステム：the Bethesda system ●意義不明な異型扁平上皮細胞（ASC-US）：atypical squamous cells of undetermined significance ●ヒトパピローマウイルス（HPV）：human papillomavirus ●陰性（NILM）：negative for intraepithelial lesion or malignancy ●軽度扁平上皮内病変（LSIL）：low-grade squamous intraepithelial lesion

子宮頸部細胞診を的確に判定
ベセスダシステム

- ベセスダシステムは，子宮頸部細胞診における国際基準の報告様式である．
- 細胞診の結果がその後の検査・治療に密接に結びつくような構成になっており，有用性が高い．

共同監修 坂本 穆彦

分類		細胞診所見	推定病理診断	取り扱い
扁平上皮系	陰性(NILM)	●核の肥大化や変形なし 写真提供：大塚 重則	非腫瘍性所見，炎症	●異常なし（検診結果なら定期検診）
	軽度扁平上皮内病変(LSIL)	●コイロサイトーシス ●核の腫大，大小不同 写真提供：大塚 重則	HPV感染，CIN1	●要精密検査 ⬇ ●直ちにコルポスコピーと生検を行う
	高度扁平上皮内病変(HSIL)	●N/C比の高い細胞 ●顆粒状の核クロマチン ●細胞の辺縁不明瞭 ●核形不整 写真提供：大塚 重則	CIN2〜3	
	扁平上皮癌(SCC)	●大小不同な細胞，核 写真提供：小松 京子	扁平上皮癌	
腺系	上皮内腺癌(AIS) ※子宮頸部腺癌の前駆病変	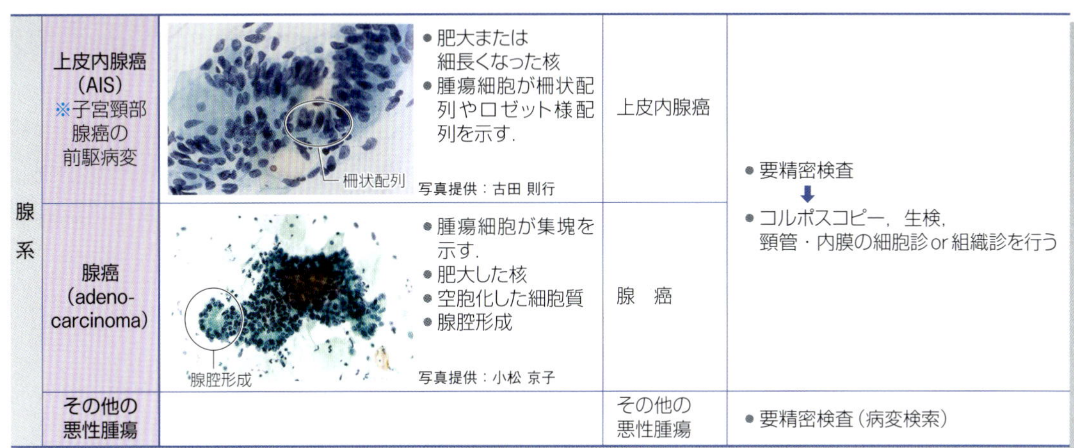 ●肥大または細長くなった核 ●腫瘍細胞が柵状配列やロゼット様配列を示す． 写真提供：古田 則行	上皮内腺癌	●要精密検査 ⬇ ●コルポスコピー，生検，頸管・内膜の細胞診or組織診を行う
	腺癌(adeno-carcinoma)	●腫瘍細胞が集塊を示す． ●肥大した核 ●空胞化した細胞質 ●腺腔形成 写真提供：小松 京子	腺 癌	
	その他の悪性腫瘍		その他の悪性腫瘍	●要精密検査（病変検索）

コイロサイトーシスとは，核周囲が明るく抜けて見える扁平上皮細胞（コイロサイト）が出現する状態をいいます．HPVの感染による細胞変性であり，HPV感染が強く示唆される所見と考えられています．

正常　コイロサイト　核周囲の空胞(halo)

病理医

坂本 穆彦 編：子宮頸部細胞診運用の実際―ベセスダシステム2014準拠．第2版，医学書院，2017，p30，p107，p121，p143，p172，p179より写真転載

- 上記に明確に分類はできないが扁平上皮内病変が疑わしい症例として，ASC-US（意義不明な異型扁平上皮細胞），ASC-H（HSILを除外できない異型扁平上皮細胞）があり，同様に腺癌でもAGC（異型腺細胞）がある．これにより，各分類に完全には当てはまらない場合や，標本が最良でない場合にも，疑わしい症例をフォローすることが可能となる．

●高度扁平上皮内病変（HSIL）：high-grade squamous intraepithelial lesion　●扁平上皮癌（SCC）：squamous cell carcinoma　●コイロサイトーシス：koilocytosis　●上皮内腺癌（AIS）：adenocarcinoma in situ　●腺癌：adenocarcinoma　●柵状配列：palisade arrangement　●ロゼット様配列：rosette formation　●HSILを除外できない異型扁平上皮細胞（ASC-H）：atypical squamous cells cannot exclude HSIL　●異型腺細胞（AGC）：atypical glandular cells

移行帯内に認められる

コルポスコピーにおける異常所見

- 異常所見は移行帯〔p.9〕内に多く認められる．そのため，移行帯が子宮頸部内側に移動し，SCJが十分に確認できない場合は不適例（UC：unsatisfactory colposcopy）となる．
- 3%酢酸液を塗布することにより，異常上皮が一時的に白色となり，異常所見を確認しやすくなる(酢酸加工).
- 下記の所見は複合的にみられることも多い．

正常な子宮頸部（酢酸加工後）

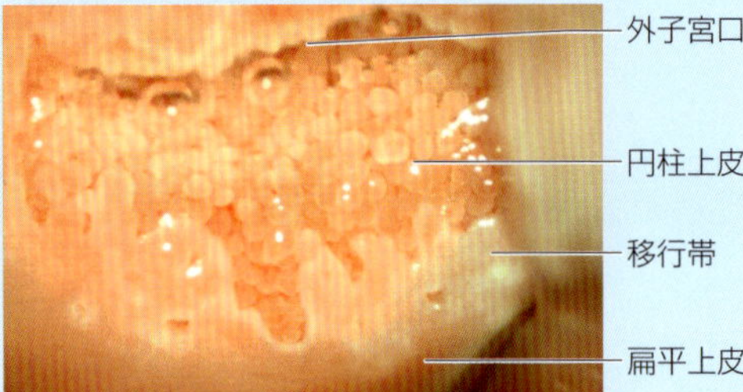

写真提供：室谷 哲弥

共同監修
室谷 哲弥

		軽度	高度	
白色上皮／赤点斑	●軽度白色上皮を背景に，点状血管が比較的規則正しくみられ，個々の赤点の大きさも比較的そろっている．白色の消退はやや速い．	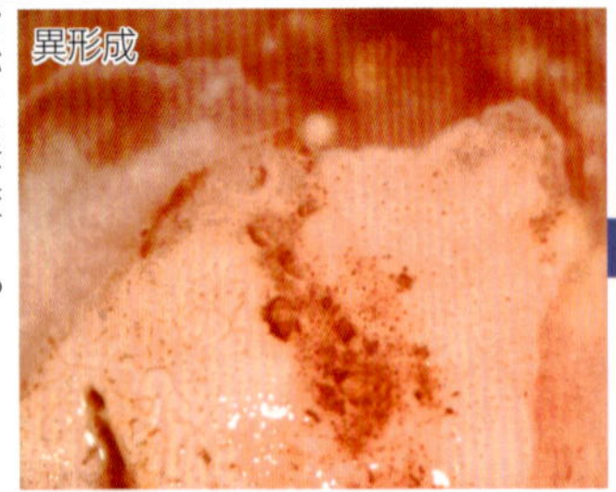	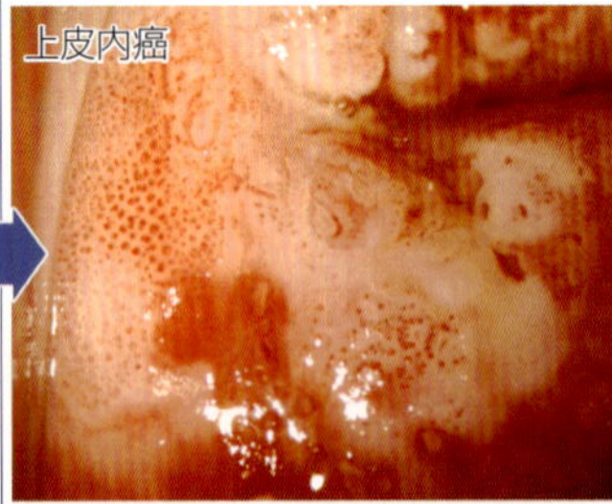	●境界明瞭な高度白色上皮を背景に，個々の赤点は大きくなり，大小不同があり，赤点間距離も不規則になる．白色の消退は遅くなる．
腺口型白色上皮	●腺口周囲に輪状に軽度隆起した白色上皮がみられるが，消退は速く良性である．	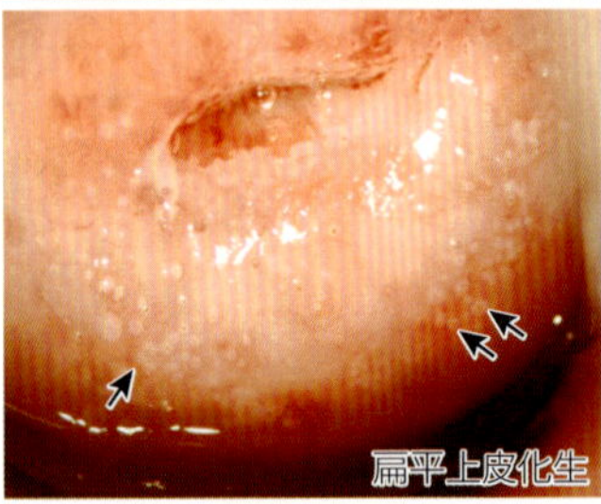	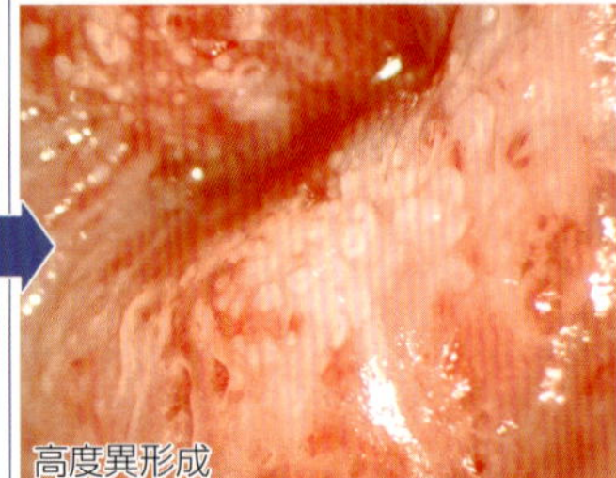	●白色調が強く，消退の遅い腺口（＝異常腺開口）が目立つ．大小不正で不規則な配列である．
モザイク	●白色部では，頸管腺に入りこんだ上皮が厚くなっており，赤色部では，周囲の厚みの少ない部位の間質内の血管が透過されてみえている．	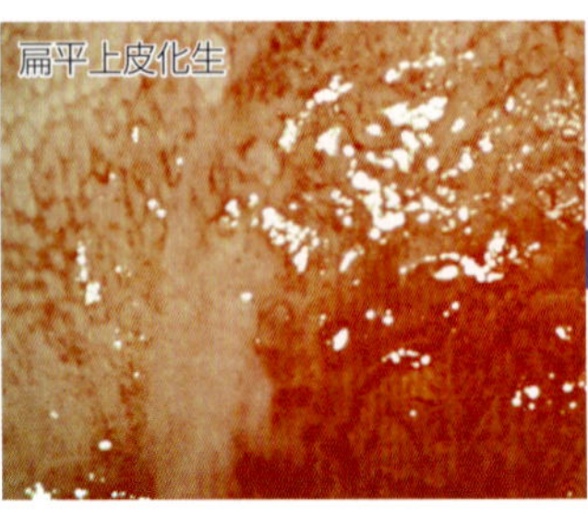	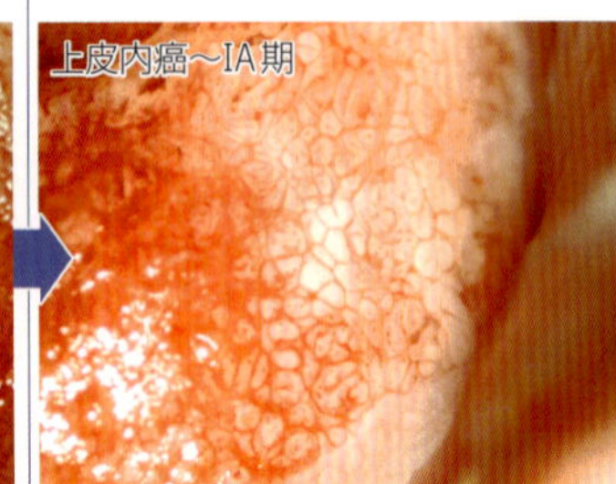	●白色調が強く，消退が遅く，モザイク内に赤点斑がみられる．また，白色調の強い異常腺口も同時に観察される．

その他の所見

- 上記の異常所見の他に，次のような所見も高度扁平上皮内病変を示唆する．

内部境界

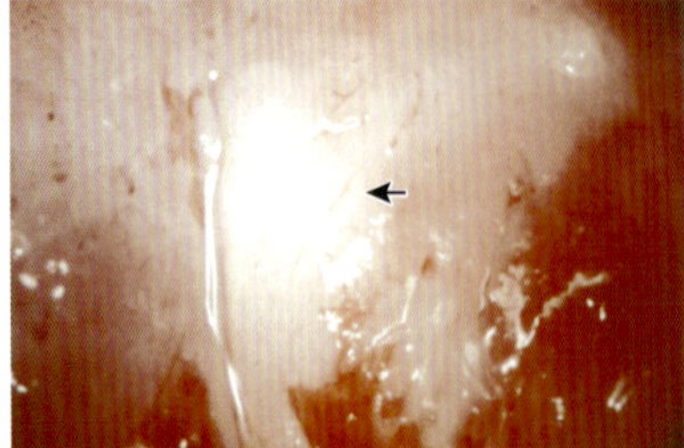

- 薄い白色上皮の中に，白濁を伴うような強い白色上皮がみられる．

尾根状隆起

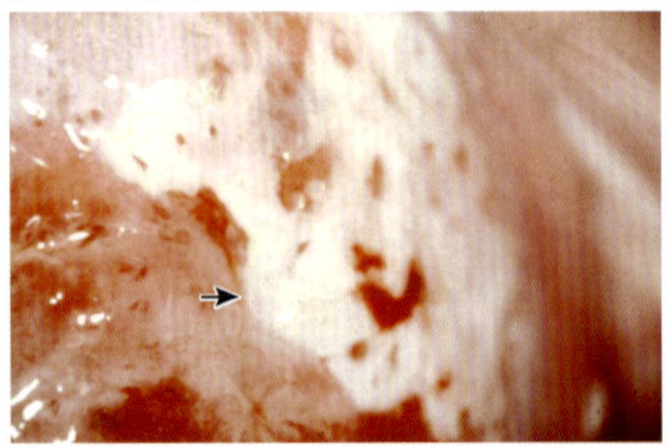

- 山の尾根状に見える隆起性病変．

●移行帯：transformation zone　●コルポスコピー：colposcopy　●扁平円柱上皮境界（SCJ）：squamocolumnar junction　●外子宮口：external os〔of the uterus〕　●円柱上皮：columnar epithelium　●扁平上皮：squamous epithelium　●白色上皮：acetowhite epithelium　●赤点斑：punctation　●腺口型：gland opening　●モザイク：mosaic　●内部境界：inner border sign　●尾根状隆起：ridge sign　●異形成：dysplasia　●上皮内癌（CIS）：carcinoma in situ

頸部組織診にて判定する
CIN分類

共同監修
坂本 穆彦

- 異形成と上皮内癌(CIS)を総括して子宮頸部上皮内腫瘍(CIN)とよぶ．これらを3つに分類したものをCIN分類という．
- 子宮頸癌の大部分を占める扁平上皮癌は，CINを経て発生する．
- 移行帯に存在する予備細胞〔p.9〕は，エストロゲンの作用により増殖・多層化し，重層扁平上皮へと変化する(扁平上皮化生)．
- 予備細胞にHPV感染など様々な刺激因子が集積されると異常細胞が発生し，CINや癌になると考えられている．

	CIN1*	CIN2	CIN3		浸潤癌
	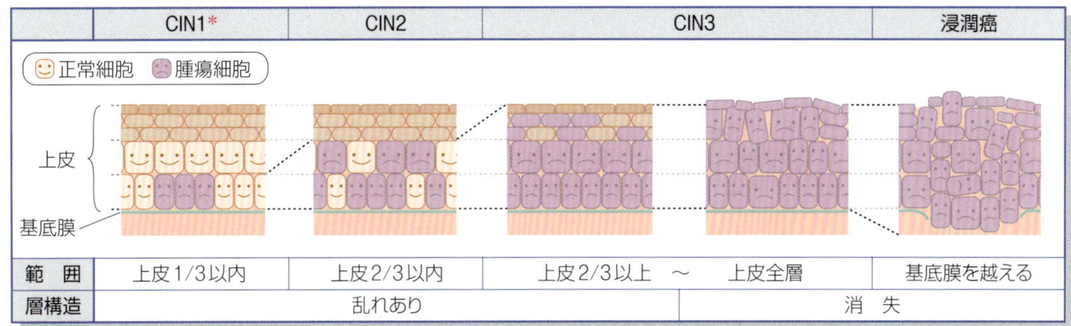				
範囲	上皮1/3以内	上皮2/3以内	上皮2/3以上 ～	上皮全層	基底膜を越える
層構造	乱れあり			消失	

*コイロサイトーシス〔p.147〕が認められればCIN1とする．

病理組織

CIN1

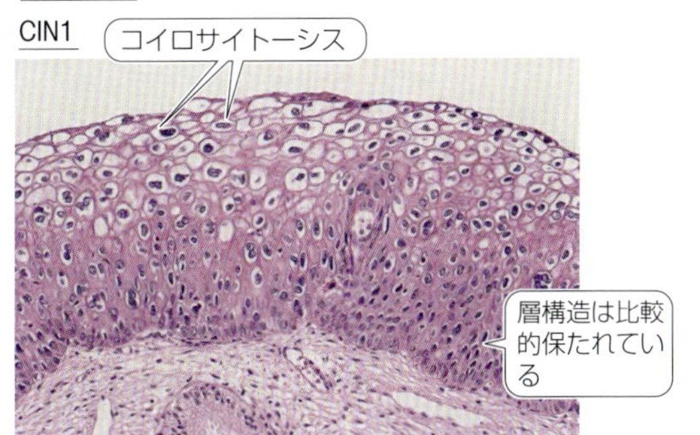

CIN2

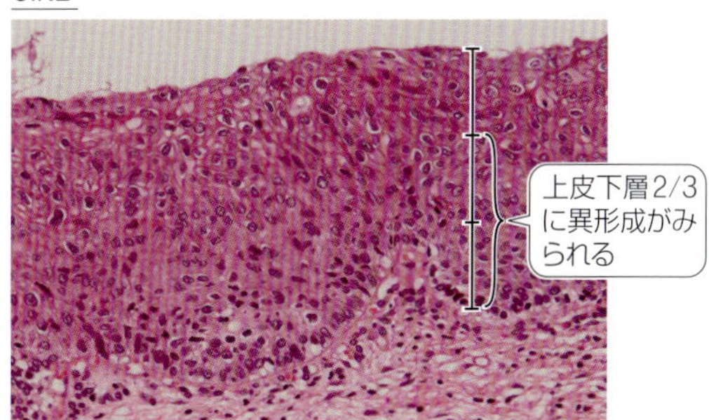

CIN3

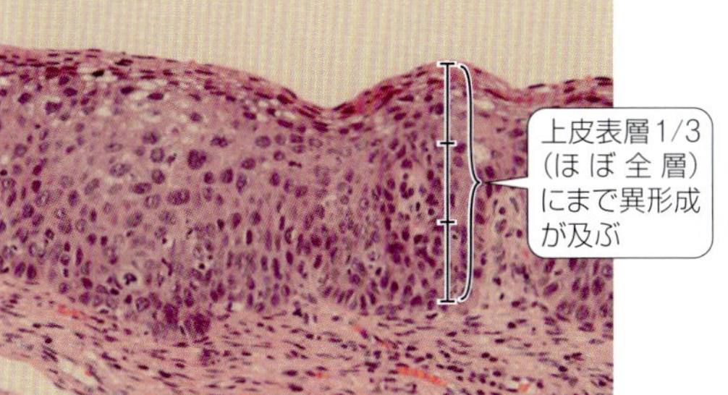

CIN3

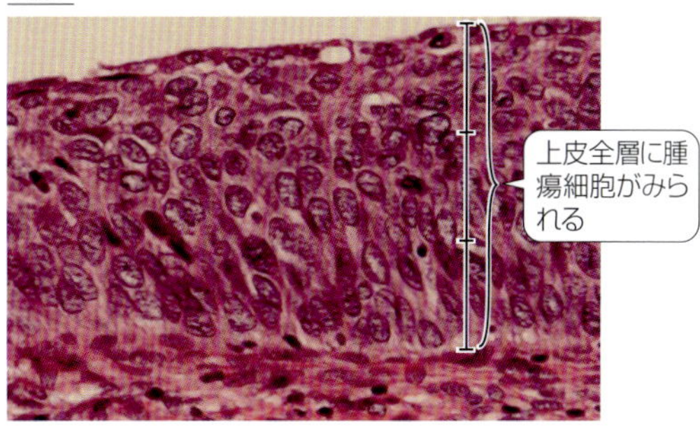

日本産科婦人科学会・日本病理学会・日本医学放射線学会・日本放射線腫瘍学会 編：子宮頸癌取扱い規約．第3版，金原出版，2012，p.66-67

- CIN1または2では，HPVタイピング検査を用いて感染しているHPVの型を確認することで，子宮頸癌の発症リスクが予測できる(ハイリスクHPV検査〔p.146〕は，ハイリスク型HPV感染の有無のみが判定可能で，型判定はできない)．
- 組織診では従来CIN分類が用いられていたが，ベセスダシステムのSILの用語も組織診断名としても用いられるようになってきている．

●子宮頸部上皮内腫瘍(CIN)：cervical intraepithelial neoplasia ●予備細胞：reserve cell ●重層扁平上皮：stratified squamous epithelium ●扁平上皮化生：squamous metaplasia ●ヒトパピローマウイルス(HPV)：human papillomavirus ●浸潤癌：invasive carcinoma ●コイロサイトーシス：koilocytosis ●扁平上皮内病変(SIL)：squamous intraepithelial lesions

治療前に決定し，変更しない
臨床進行期分類と治療

- 臨床進行期分類は，原則的に治療開始前に決定し，以後変更してはいけない.
- 進行期分類決定に迷う場合は，軽い方の進行期に分類する.

臨床進行期分類	Ⅰ期	
定　義	癌が子宮頸部に限局するもの（体部浸潤の有無は考慮しない）.	
	ⅠA	
	組織学的にのみ診断できる浸潤癌. 肉眼的に明らかな病巣は，たとえ表層浸潤であってもⅠB期とする.	
	ⅠA1	ⅠA2
	間質浸潤の深さが3 mm以内で， 広がりが7 mmを超えない.	間質浸潤の深さが3 mmを超えるが5 mm以内で， 広がりが7 mmを超えない.
図	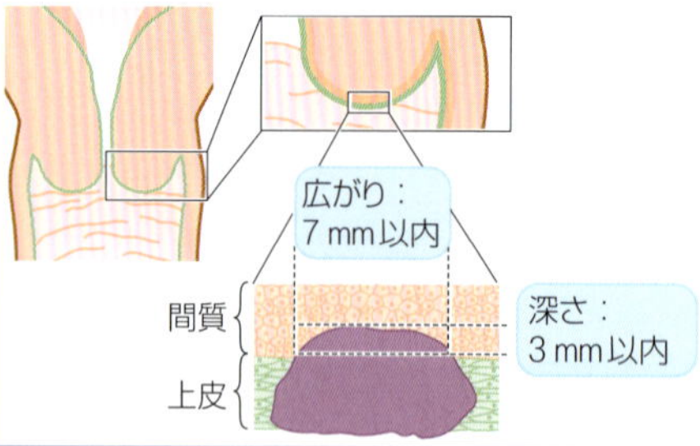 広がり：7 mm以内 深さ：3 mm以内 間質 上皮	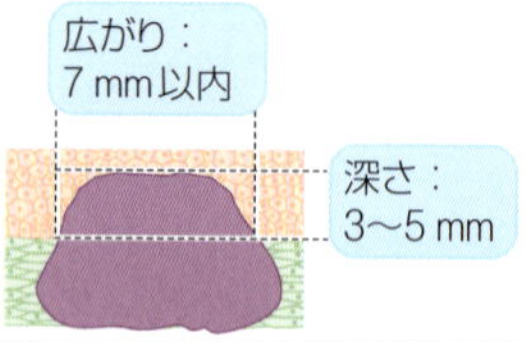 広がり：7 mm以内 深さ：3～5 mm
頻　度*1	53.5%	
決定に必要な検査	●コルポスコピー〔p.148〕 ●狙い組織診 ●円錐切除〔p.153〕	
治　療	●円錐切除 ●単純子宮全摘出術〔p.226〕 ●準広汎子宮全摘出術〔p.227〕 ＋骨盤リンパ節郭清術〔p.225〕	●（準）広汎子宮全摘出術 ＋ 骨盤リンパ節郭清術 ●広汎子宮頸部摘出術〔p.227〕 ●放射線療法
5年生存率*2	92.2%	

臨床進行期分類	Ⅲ期	
定　義	癌浸潤が骨盤壁まで達するもので，腫瘍塊と骨盤壁との間にcancer free spaceを残さない. または，腟壁浸潤が下1/3に達する.	
	ⅢA	ⅢB
	腟壁浸潤は下1/3に達するが， 子宮傍組織浸潤は骨盤壁まで達していない.	子宮傍組織浸潤が骨盤壁にまで達している. または，明らかな水腎症や無機能腎を認める.
図	基靱帯 骨盤壁までは達していない 腟壁浸潤 下1/3以上	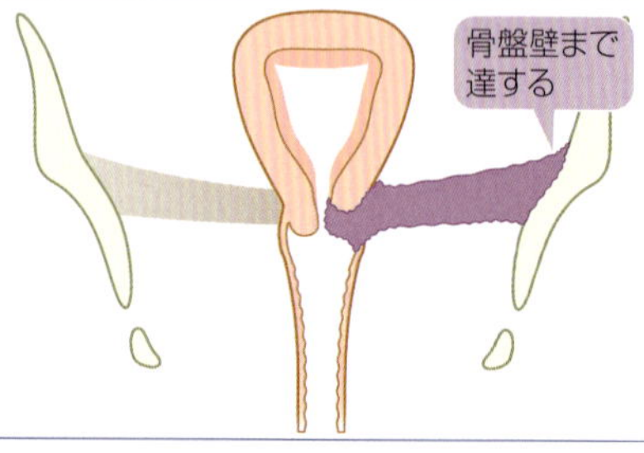 骨盤壁まで達する
頻　度*1	11.8%	
決定に必要な検査	●コルポスコピー ●直腸診	●排泄性尿路造影 ●コルポスコピー ●直腸診
治　療	●同時化学放射線療法（CCRT）	
5年生存率*2	55.9%	

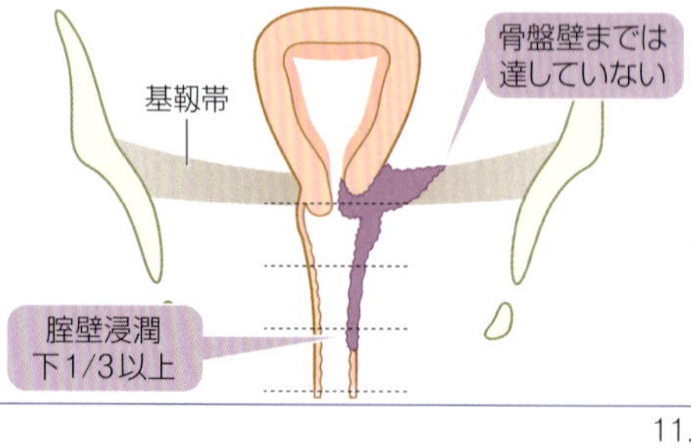

*1資料：日本産科婦人科学会 婦人科腫瘍委員会患者年報 2016年　*2資料：日本産科婦人科学会 婦人科腫瘍委員会治療年報 第59回

●臨床進行期分類：clinical staging　●子宮頸部：uterine cervix　●浸潤：invasion　●コルポスコピー：colposcopy　●狙い組織診：punch biopsy　●円錐切除：conization　●単純子宮全摘出術：simple total hysterectomy　●準広汎子宮全摘出術：modified radical hysterectomy　●骨盤リンパ節郭清術：pelvic lymphadenectomy　●広汎子宮頸部摘出術：radical trachelectomy　●放射線療法：radiotherapy　●同時化学放射線療法（CCRT）：concurrent chemoradiotherapy　●広汎子宮全摘出術：radical hysterectomy

- 治療として，主に手術療法と放射線療法が行われている．進行例では，化学療法も併用される．
- 治療法の選択は，進行期，組織型および年齢，合併症の有無を考慮して，総合的に判断して行われる．

		Ⅱ期		
		癌が頸部を越えて広がっているが，骨盤壁または腟壁下1/3には達していない．		
ⅠB		ⅡA		ⅡB
臨床的に明らかな病巣が子宮頸部に限局する，または臨床的に明らかではないがⅠA期を超える．		腟壁浸潤が認められるが，子宮傍組織浸潤は認められない．		子宮傍組織浸潤が認められる．
ⅠB1	ⅠB2	ⅡA1	ⅡA2	
病巣の広がりが4 cm以下．	病巣の広がりが4 cmを超える．	病巣の広がりが4 cm以下．	病巣の広がりが4 cmを超える．	
4 cm以下	4 cmを超える	腟壁浸潤＋4 cm以下	腟壁浸潤＋4 cmを超える	子宮傍組織浸潤 基靱帯
		23.2%		
		• コルポスコピー（• MRI*3） • 直腸診（• CT*3）		
• 広汎子宮全摘出術 • 放射線療法〔p.154〕 • 広汎子宮頸部摘出術（2 cm以下）	• 広汎子宮全摘出術 • 同時化学放射線療法（CCRT）	• 広汎子宮全摘出術 • 放射線療法	• 広汎子宮全摘出術 • 同時化学放射線療法（CCRT）	
		77.0%		

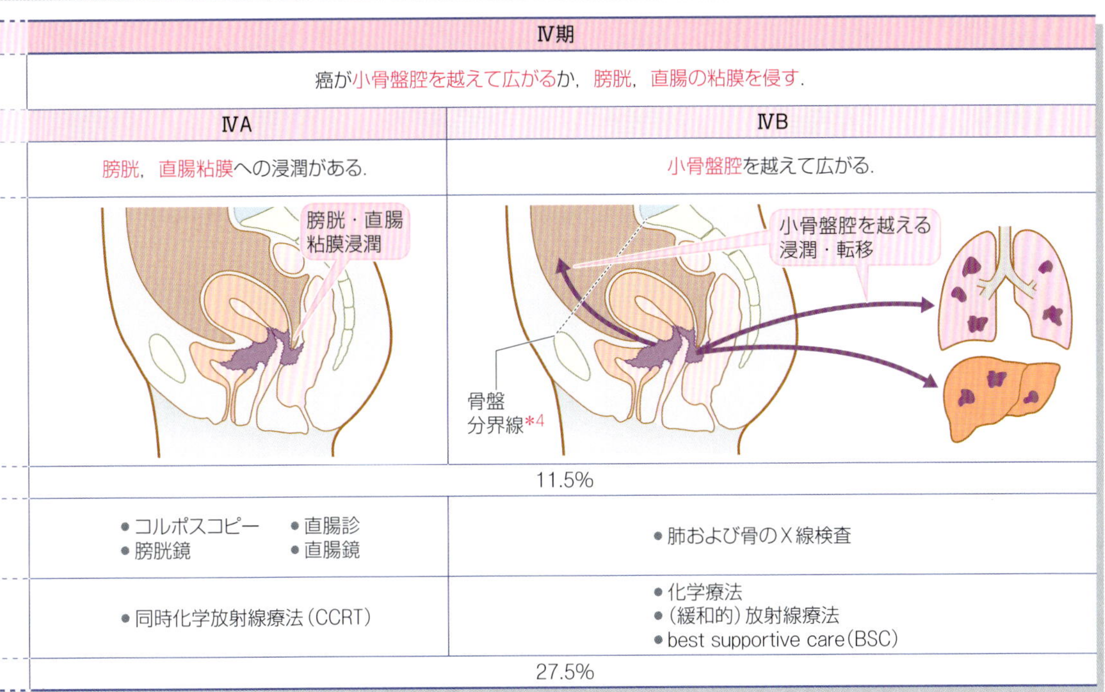

Ⅳ期	
癌が小骨盤腔を越えて広がるか，膀胱，直腸の粘膜を侵す．	
ⅣA	ⅣB
膀胱，直腸粘膜への浸潤がある．	小骨盤腔を越えて広がる．
11.5%	
• コルポスコピー • 直腸診 • 膀胱鏡 • 直腸鏡	• 肺および骨のX線検査
• 同時化学放射線療法（CCRT）	• 化学療法 • （緩和的）放射線療法 • best supportive care（BSC）
27.5%	

*3 CTやMRIなどによる画像診断を腫瘍の進展度合い（局所）や腫瘍サイズの評価に用いても構わない．詳細は『子宮頸癌取扱い規約 第3版』を参照のこと．

*4 岬角から腸骨弓状線と恥骨結合上縁に至る線．これより下が小骨盤とよばれる〔病⑩p.232〕．

• 骨盤壁：pelvic wall • 腟壁：vaginal wall • 子宮傍〔結合〕組織：parametrium • 直腸診：rectal examination • 水腎症：hydronephrosis • 無機能腎：nonfunctioning kidney • 排泄性尿路造影：excretory urography • 小骨盤腔：true pelvis • 膀胱：urinary bladder • 直腸：rectum • 粘膜：mucosa • 膀胱鏡：cystoscope • 直腸鏡：proctoscope • 転移：metastasis • 化学療法：chemotherapy • 緩和的放射線療法：palliative radiotherapy

病変の広がりを確認する

MRI像

共同監修
田中 優美子

- MRIなどの画像診断は，病変の広がりの評価や治療法の選択に有用な検査である．
- T2強調像にて，腫瘍は高信号の腫瘤として描出される（T1強調像では不明瞭のことが多い）．
- ⅠA期では腫瘍径が小さすぎるため，描出されないことが多い．
- MRI検査は，原則としてⅠB期以上（細胞診にて浸潤癌が検出されたもの），細胞診と組織診の不一致例に対して行われる．
- 画像診断（CT，MRI，胸部X線など）で実質臓器転移があればⅣB期とする．

IB1期

T2強調矢状断像

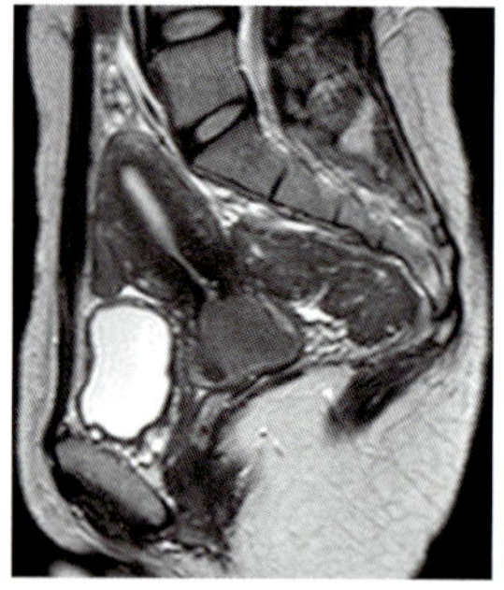

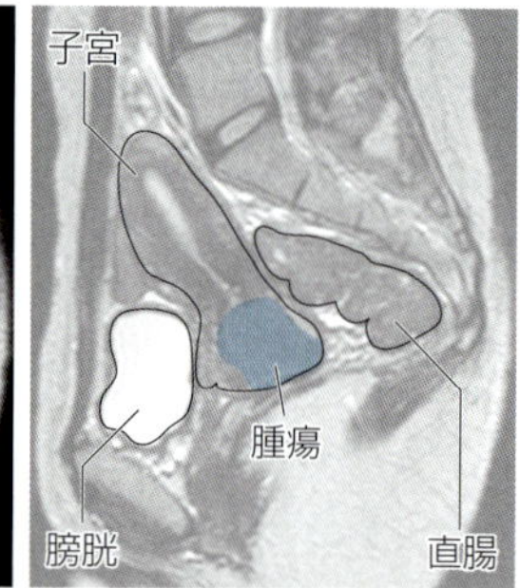

- 腫瘍は子宮頸部に限局するものの，子宮腟部は後唇を中心に腫瘍に置き換わっている．
- 腫瘍の大きさは4 cmを超えず，臨床進行期分類のⅠB1期に相当する．

ⅢB期

T2強調矢状断像

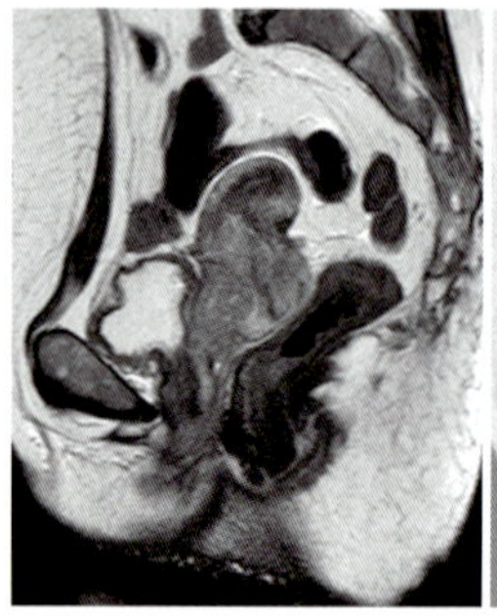

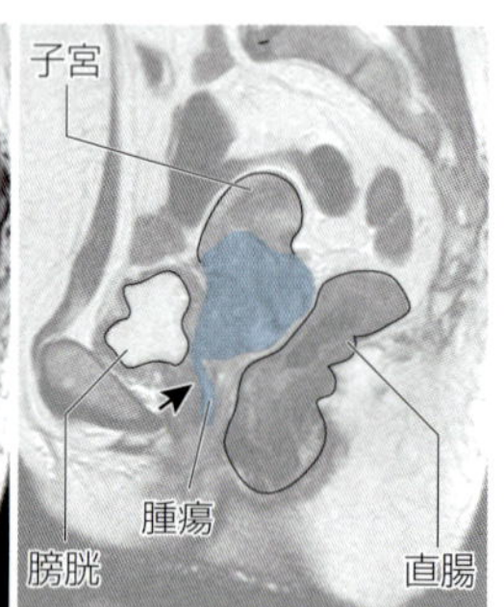

- 子宮頸部を置換する高信号の腫瘤があり，前壁優位に腟壁に浸潤している（→）．腟壁浸潤は腟の上部2/3を超えており，臨床進行期分類のⅢA期相当の腟壁浸潤もある．

T2強調横断像

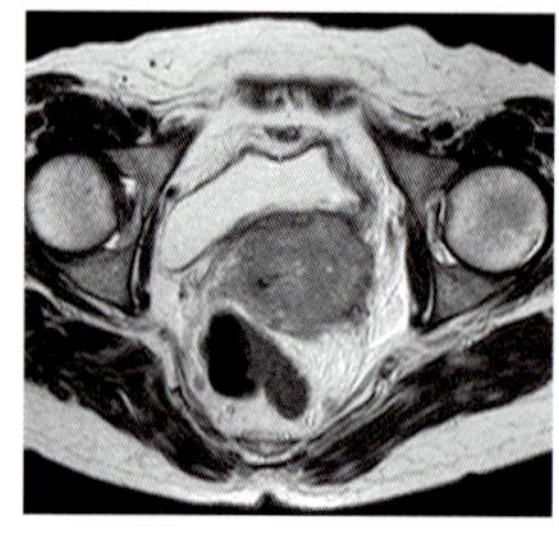

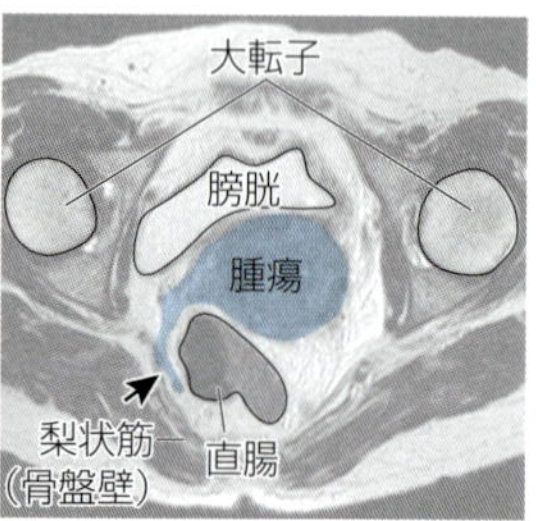

- 腫瘍は同時に両側子宮傍組織にも浸潤しており，右側では梨状筋（骨盤壁）に達する（→）．腟壁浸潤もあるが子宮傍組織浸潤が優先されるので臨床進行期分類のⅢB期相当である．

ⅣA期

T2強調矢状断像

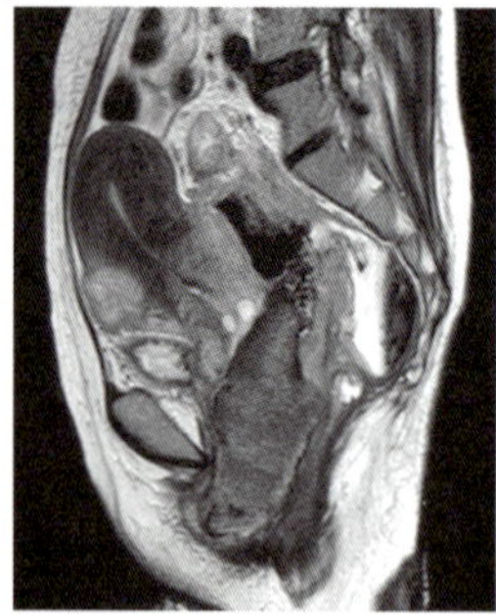

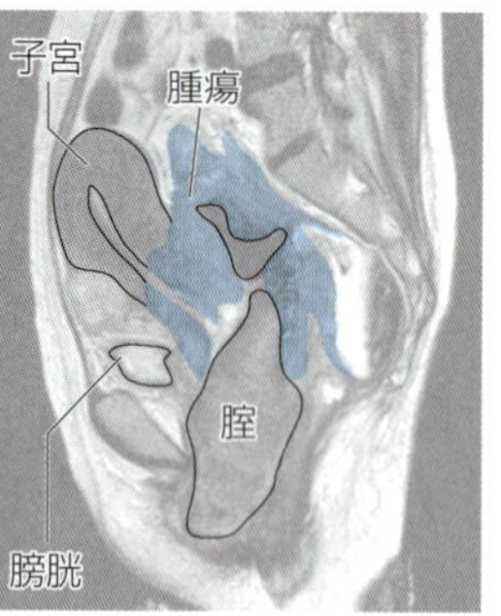

- 子宮頸部を全長にわたって占める腫瘍は後方で直腸に浸潤している．腟には止血用のタンポンが挿入されているので腟腔は拡大している．

T2強調横断像

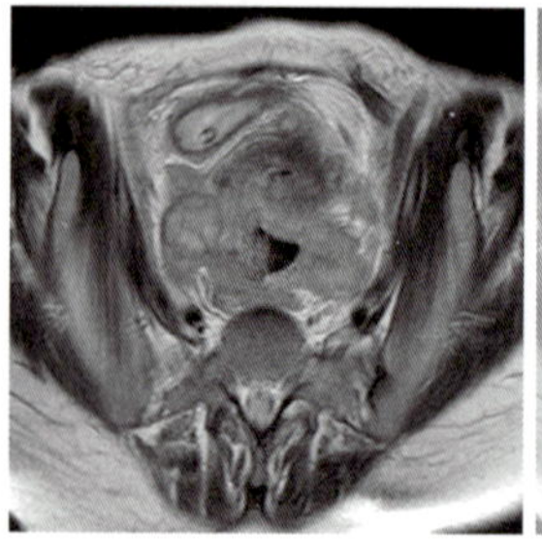

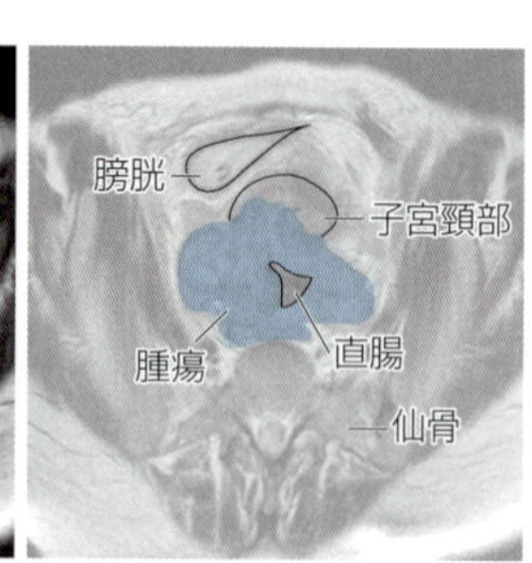

- 子宮頸部から右後方の子宮外に浸潤した腫瘍は直腸粘膜面に浸潤するように見える．膀胱は保たれている．大腸内視鏡にて粘膜に達する浸潤であることを確認する必要があるが，臨床進行期分類のⅣA期相当である．

写真提供：田中 優美子

- 子宮頸部：uterine cervix ●臨床進行期分類：clinical staging ●膀胱：urinary bladder ●直腸：rectum ●腟壁：vaginal wall ●浸潤：invasion ●子宮傍〔結合〕組織：parametrium ●骨盤壁：pelvic wall ●円錐切除：conization ●微小浸潤癌：microinvasive carcinoma ●異形成：dysplasia ●上皮内癌（CIS）：carcinoma in situ ●子宮頸部上皮内腫瘍（CIN）：cervical intraepithelial neoplasia ●細胞診：cytology ●コルポスコピー：colposcopy ●狙い組織診：punch biopsy

円錐切除

円錐切除は検査・治療目的で行う場合と，検査目的で行う場合がある．

検査目的だけで行う場合もある
円錐切除の目的と適応

- 子宮頸癌における微小浸潤癌の診断，または異形成や上皮内癌の診断・治療のために頸部組織を切除する術式である．
- 臨床進行期分類のⅠA1期の診断を行う際に必須の検査である．CIN3，AIS，ⅠA1期（脈管侵襲がなく挙児希望がある場合）の場合にのみ，円錐切除を最終治療とし，妊孕性温存が可能である．
- CIN3では妊孕性温存以外でも子宮温存が許容されることが多いが，AISではskip lesion（連続しない病変）を考慮し，原則として子宮摘出が推奨される．

円錐切除前の診断	目的	適応
CIN3 ⅠA1期 （挙児希望）	検査 治療	●細胞診，コルポスコピー，狙い組織診にて，最強病変がCIN3またはⅠA1期と診断された場合． ●細胞診と組織診との結果が不一致である場合． ●コルポスコピーにて円柱上皮を全周性に観察できない場合．
ⅠA1期 ⅠA2期	検査	●狙い組織診にて浸潤癌だが，ⅠB1期以上と診断できない場合．

切除範囲

- 病変の存在部位などにより，切除範囲を決定する．
- 移行帯は年齢によって位置が変わる〔p.157〕ため，切除範囲は年齢によって異なることが多い．

	浅い円錐切除	深い円錐切除
切除範囲	移行帯	
病変部位	●子宮腟部	●頸管内
適応	●性成熟期に多い	●高齢者に多い

その他の治療法

- 円錐切除以外の治療法として，レーザー蒸散法（レーザー光線で病変部を分解・粉砕する），冷凍凝固法（液体窒素で病変部を凍結・破壊する），光線力学療法（光に反応する物質を静注し，光を照射して癌細胞を破壊する）などがある．
- 円錐切除と比べて，視認不可能な部位の治療が難しかったり，設備が特殊だったりするため，普及はしていない．

4つの方法がある
切除法

- 子宮頸部の円錐切除方法には，メスを用いるコールドナイフ法，超音波振動を用いる超音波メス（hot conization），高周波電流を用いるLEEP法（下平法含む），レーザーを用いるレーザー切除法がある．
- いずれも早産率が有意に増加するが，レーザー蒸散法や浅いLEEP法では影響が小さい．

切除法の比較

	コールドナイフ法	超音波メス	LEEP法（下平法含む）	レーザー切除法
原理，加温	刀，加温なし	超音波振動，80℃	電流，150℃	光熱，150℃
長所	●切り取った組織の変性がなく，病理診断しやすい．	●組織の熱変性が比較的少なく，病理診断しやすい．	●比較的容易（外来でも可能）．	●比較的容易（短期入院）． ●切除断端の蒸散が可能（遺残防止）．CIN3の場合，治癒率はほぼ100%．
		●出血量が少ない．（超音波メス・LEEP法共通）		
短所	●出血や頸管狭窄などの合併症が多い．	●手術操作に慣れを要する．	●広範囲切除では，複数回施行する必要がある．それに伴い標本は分断される．	●手術装置が高価．
			●組織病変に熱変性が生じるため，病理診断しにくい．（LEEP法・レーザー切除法共通）	

切除方法

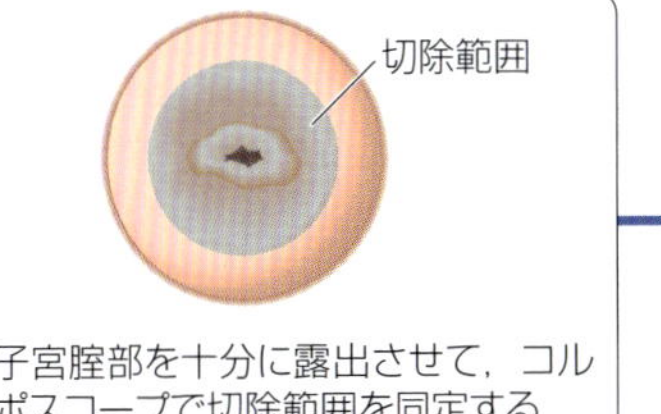

●子宮腟部を十分に露出させて，コルポスコープで切除範囲を同定する．

マーキング

●手術直前にSchiller test（シラー テスト）〔p.144〕を行い切除範囲を確認した後，マークする．

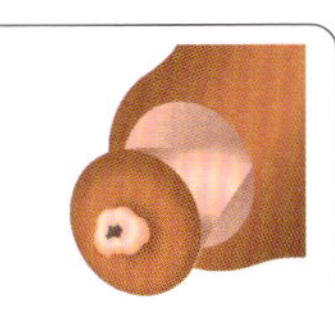

●円錐状に切除する．

●浸潤癌：invasive carcinoma ●円柱上皮：columnar epithelium ●移行帯：transformation zone ●レーザー蒸散法：laser vaporization ●冷凍凝固法：cryotherapy ●光線力学療法（PDT）：photodynamic therapy ●コールドナイフ円錐切除術：cold knife conization ●レーザー円錐切除術：laser conization ●ループ型電気メス切除法（LEEP法）：loop electrosurgical excision procedure

放射線療法

放射線は扁平上皮癌に高い治療効果を発揮するため，子宮頸癌には有用である．

治療効果が高い
放射線療法

- 腟内，子宮腔内からの照射（腟内照射）と体外からの照射（外部照射）を行い，癌の吸収線量を高める．
- 卵巣機能を温存するため，被曝を避けて照射野外に卵巣を移動固定することもある．

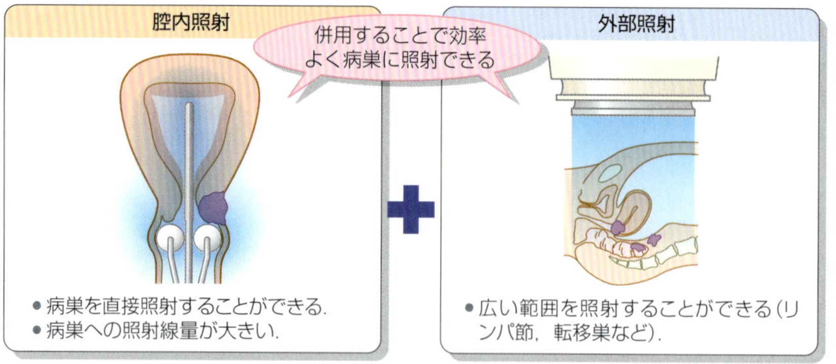

病巣を直接照射する
腟内照射

- 腟内照射とは，子宮および腟内に線源を挿入し，直接病巣に放射線を照射する方法である．
- 医療従事者の被曝線量と患者の合併症の軽減のために，遠隔操作式高線量率腟内照射（RALS）が繁用される．
- 最近ではCTやMRIを用いた3次元画像誘導小線源治療（3D-IGBT）が広まりつつある．

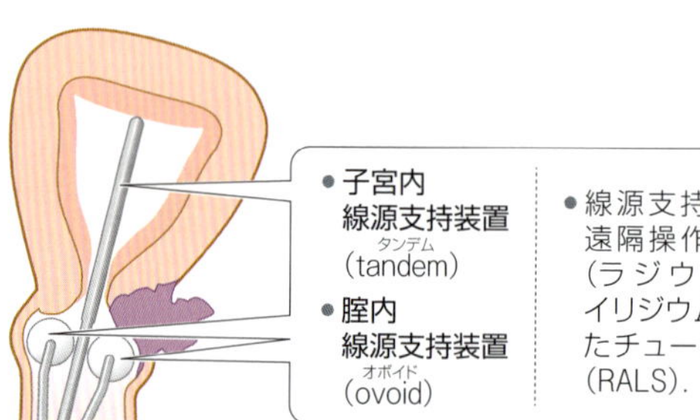

A点，B点

- 腟内照射では，治療ごとに線量計算を行う．
- 線量計算には，A点線量とB点線量を用いる．

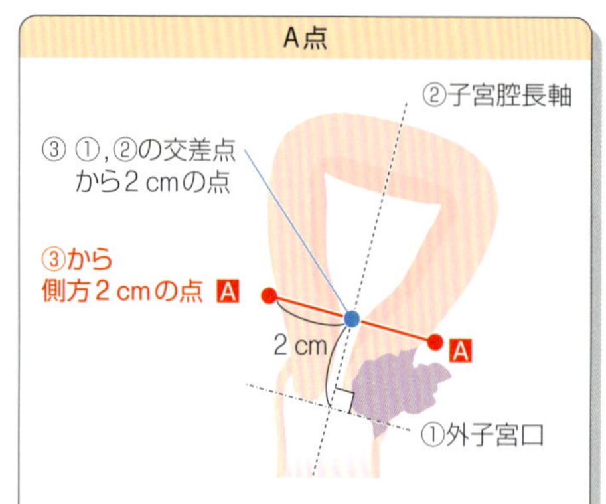

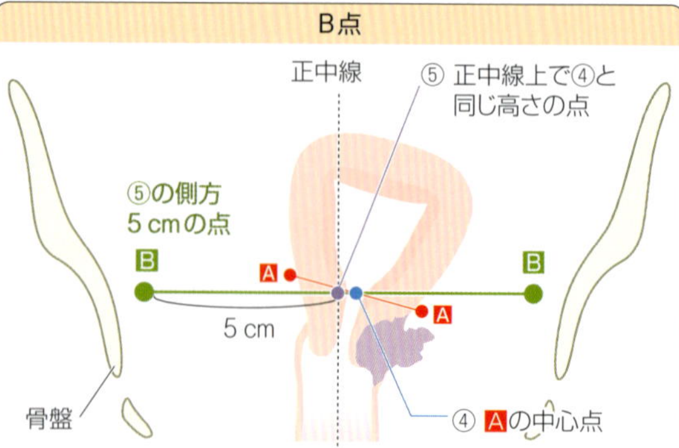

	A点	B点
定義	• 外子宮口を基準として，前額面上，子宮腔長軸に沿って上方2 cmの高さを通る垂直線上で，側方にそれぞれ2 cmの点である．	• 前額断上の左右のA点の中間の高さと同じ高さにある正中線から側方5 cmの点である．
意義	• 病巣にどれほど線量を与えたかを評価する*．	• A点線量と比をとることで，骨盤腔内にどれほど線量が分布したかを評価する．

*左右それぞれのA点線量を計算し，左右差がある場合は少ない方の線量を用いる．

• 放射線療法：radiotherapy • 扁平上皮癌（SCC）：squamous cell carcinoma • 被曝：radiation exposure • 腟内照射：intracavitary irradiation • 外部照射：external irradiation • 合併症：complication • 遠隔操作式高線量率腟内照射（RALS）：remote after loading system • 3次元画像誘導小線源治療（3D-IGBT）：3dimensional image-guided brachytherapy • 線量：radiation dose • 直線加速器／リニアック：lineac • 強度変調放射線治療（IMRT）：intensity-modulated radiation therapy

骨盤内転移巣を広範囲に照射できる
外部照射

- 外部照射は，リニアック（直線加速器）という高エネルギーX線治療装置を用いる．
- 早期癌では腔内照射，進行癌では外部照射のウエイトが高い．
- 近年は強度変調放射線治療（IMRT）の適用が進みつつある．

外部照射の照射野

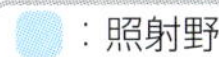

全骨盤照射

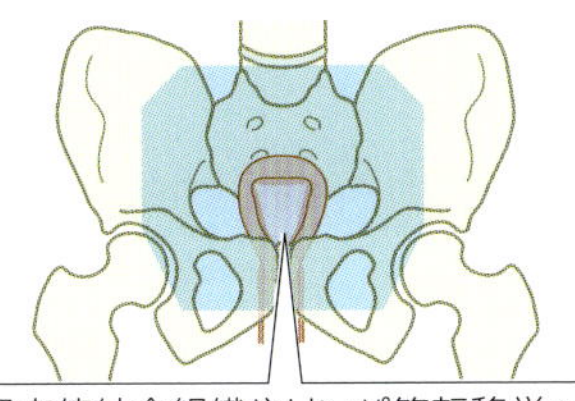

子宮傍結合組織やリンパ節転移巣への照射も行える（前後左右4門または前後2門）．

中央遮蔽照射（センターブロック）

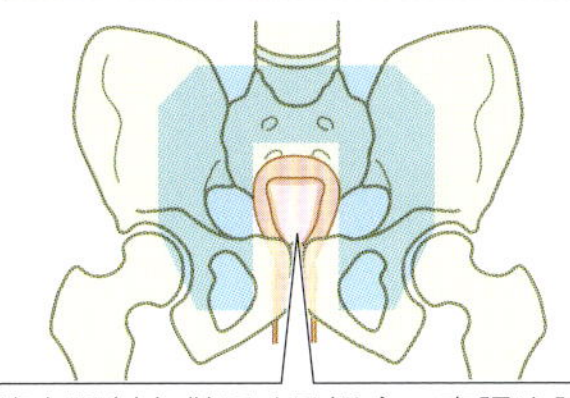

腔内照射を併用する場合，直腸や膀胱への過照射を防ぐために中央部を遮蔽する（前後2門）．

比較的初期では放射線治療を単独で行う
放射線療法のスケジュール

- 子宮頸癌の放射線療法では，外部照射と腔内照射の併用が原則である．
- 進行期（癌の大きさ）に応じて，右のような放射線治療のスケジュールが推奨されている．
- 進行期が進むにつれて，中央遮蔽を伴わない全骨盤照射の線量を増加させ，それに対応して腔内照射の線量を減らしていく．

進行期（癌の大きさ）	外部照射		腔内照射 高線量率*
	全骨盤	中央遮蔽	
IB1・Ⅱ（小）	20Gy	30Gy	24Gy/4回
IB2・Ⅱ（大）・Ⅲ	30Gy	20Gy	24Gy/4回
	40Gy	10Gy	18Gy/3回
ⅣA	40Gy	10Gy	18Gy/3回
	50Gy	0Gy	12Gy/2回

*A点線量

IB2・ⅡA2・ⅡB・Ⅲの場合の一例

週　数	1週目	2週目	3週目	4週目	5週目	6週目	7週目
外部照射（合計50Gy）	2.0 Gy×5日	2.0 Gy×5日	2.0 Gy×5日	2.0 Gy×5日	2.0 Gy×5日		
中央遮蔽				●	●		
腔内照射（合計24Gy）				6.0 Gy×1日	6.0 Gy×1日	6.0 Gy×1日	6.0 Gy×1日
シスプラチン（CDDP）40 mg/m²点滴静注**	40 mg/m²×1日	40 mg/m²×1日	40 mg/m²×1日	40 mg/m²×1日	40 mg/m²×1日	40 mg/m²×1日	

**CCRTの場合に追加．

- 同時化学放射線療法（CCRT）では，通常の放射線療法に加え，抗癌薬投与を行う．
- 併用する薬物はシスプラチンを基本とする．シスプラチンの主な副作用としては，悪心・嘔吐，好中球減少，貧血，腎機能障害などがある．

照射直後または長期経過後に現れる
放射線療法の合併症

- 放射線療法による合併症には，早期（一次的）合併症と晩期（二次的）合併症がある．
- 早期合併症とは，照射直後から症状が出現するものをいい，晩期合併症は数ヵ月以上経過後に症状が出現するものをいう．
- 放射線宿酔は，外部照射の早期合併症として多い．

	合併症	症　状
早期合併症	放射線宿酔	●悪心・嘔吐，全身倦怠感
	消化器症状	●下痢
	皮膚障害	●外部照射の照射部位に一致した紅斑や色素沈着 ●重度：潰瘍
	骨髄機能障害	●貧血，白血球減少，血小板減少（高齢者に多い）
晩期合併症	放射線直腸炎	●軽度：下血，下痢，腹痛，便秘 ●重度：内腔狭窄，潰瘍形成➡直腸腟瘻
	小腸障害	●軽度：線維性癒着➡腹痛，下痢 ●重度：腸閉塞，穿孔性腹膜炎
	放射線膀胱炎	●軽度：血尿，頻尿，出血性膀胱炎 ●重度：瘻孔形成（膀胱腟瘻，膀胱穿孔）

●全骨盤照射：whole pelvis irradiation　●中央遮蔽：center split　●同時化学放射線療法（CCRT）：concurrent chemoradiotherapy　●悪心：nausea　●嘔吐：vomiting　●貧血：anemia　●放射線宿酔：radiation sickness　●紅斑：erythema　●色素沈着：chromatosis　●下血：melena　●下痢：diarrhea　●便秘：constipation　●直腸腟瘻：rectovaginal fistula　●腸閉塞：intestinal obstruction　●血尿：hematuria　●頻尿：pollakiuria　●出血性膀胱炎：hemorrhagic cystitis

予防治療

子宮頸癌はHPV感染により発症するため，ワクチンでの予防が可能である．

主に16，18型に効果がある

HPVワクチンの種類

HPVの種類

- 性器に感染するHPVは約30種類あり，なかでも子宮頸癌の原因となるのはHPV16，18，31，33，35，45，52，58の8種類である（ハイリスク型）．

子宮頸癌から検出されるHPV型別割合

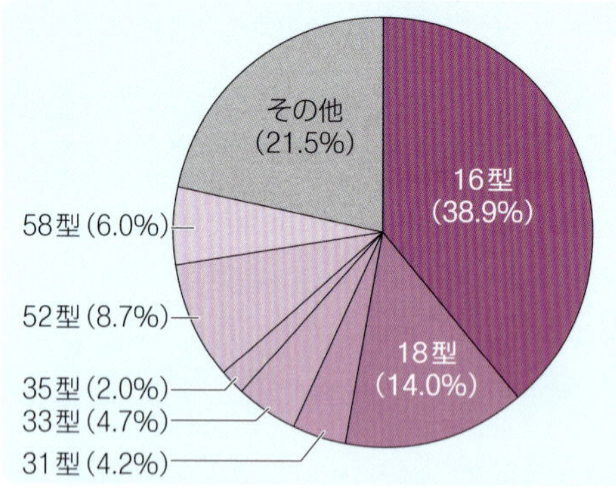

- 日本国内では，HPV16および18型の単独感染が子宮頸癌の約53%を占めている．

資料：Bruni L, et al.：ICO/IARC Information Centre on HPV and Cancer (HPV Information Centre). Human Papillomavirus and Related Diseases in Japan. Summary Report 27 July 2017. 41, 2017. http://www.hpvcentre.net/statistics/reports/XWX.pdf（2018年7月閲覧）

HPVワクチンの種類

- 子宮頸癌の予防ワクチンは，2018年現在，2種類がある．どちらを選択するかは被接種者の希望となるが，3回（9～14歳は2回）のワクチン接種の途中で他方に変更することはできない．

商品名	サーバリックス®	ガーダシル®*
予防可能な型	HPV16／18	HPV6／11／16／18
対象年齢	10歳以上	9歳以上
部　位	上腕三角筋	上腕三角筋または大腿四頭筋
回　数	0・1・6ヵ月の3回	0・2・6ヵ月の3回

*尖圭コンジローマの原因となるHPV6／11の感染予防も可能．

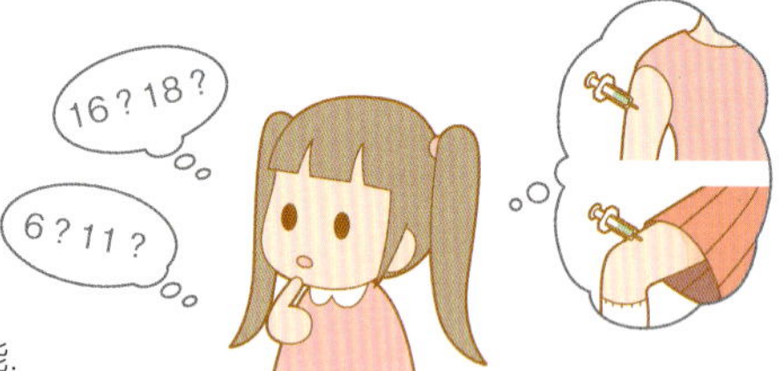

- HPV感染後では効果はないため，推奨接種年齢は初交前の10～14歳である．
- 予防効果の持続期間はまだ明確になっておらず，また，他の型のHPV感染には対応できないため，接種後も検診は必要である．

Supplement

HPVワクチンの副反応

- HPVワクチンは日本では，2013年より定期予防接種となっているが，因果関係は不明ながら持続的な痛みなどを訴える重篤な副反応が報告されており，厚生労働省では現在積極的な接種勧奨を一時中止している（2018年8月現在）．

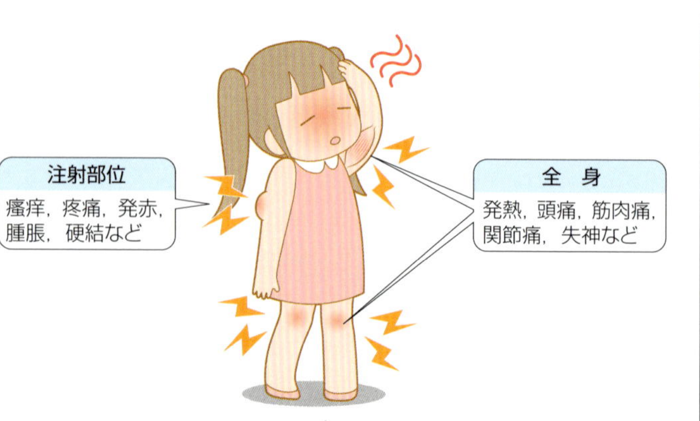

- ヒトパピローマウイルス（HPV）：human papillomavirus　• ワクチン：vaccine　• 三角筋：deltoid muscle　• 大腿四頭筋：quadriceps femoris　• 尖圭コンジローマ：condyloma acuminatum　• 疼痛：pain　• 発赤：erythema　• 腫瘍：tumor／neoplasm〔a〕／neoplasia　• 硬結：induration　• 発熱：fever　• 頭痛：headache　• 筋肉痛：muscle ache　• 関節痛：arthralgia／joint pain

L1蛋白質を用いる
HPVワクチンの作用機序

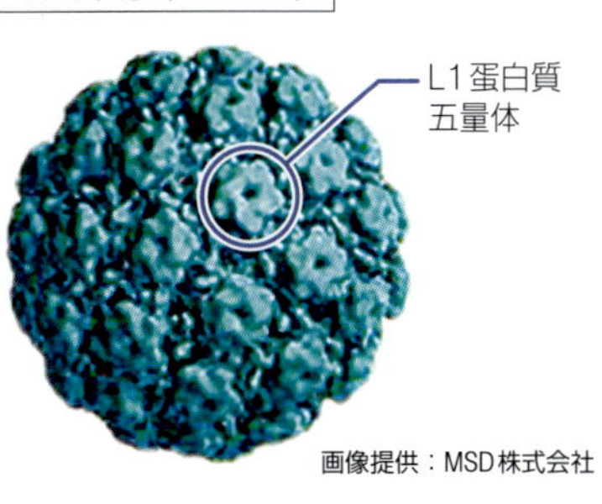

- HPVのカプシド（殻）には，抗原性の高いL1蛋白質が存在する．
- L1蛋白質を昆虫やイーストの真核細胞の中で遺伝子組み換え技術により合成して精製すると，HPVと同じ外観のカプシドを形成する（ウイルス様粒子：VLP）．
- VLPはHPVと同じ抗原性をもつが，DNAをもっていないため，感染・増殖することがなく，発癌性はない．
- VLPを筋肉注射することで抗体が誘導されて，血液➡リンパ液➡細胞間液を通って子宮頸部や腟粘膜へと滲出し，HPVの侵入を防ぐ．

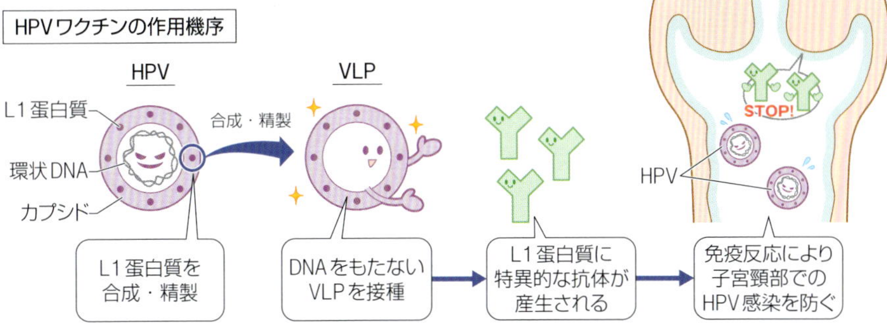

Supplement

SCJの移動

- 子宮頸管の円柱上皮は子宮腟部で腟内の扁平上皮と接しており，その境界には未分化の予備細胞が存在する（扁平円柱上皮境界：SCJ〔p.9〕）．
- 円柱上皮は扁平上皮に比べて薄く，炎症や外傷に弱い．また，予備細胞は扁平上皮化生を経て異形成になりやすい〔p.9〕．

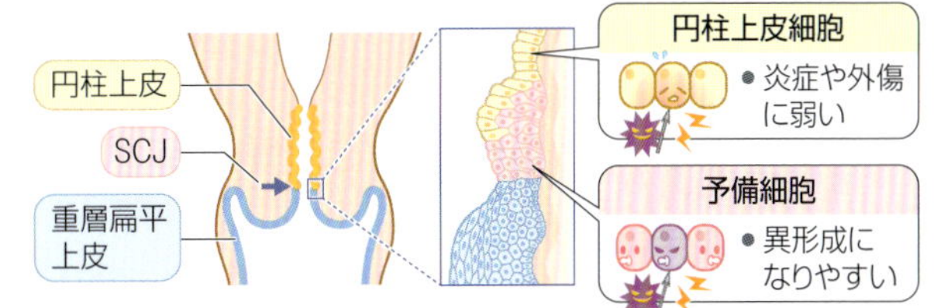

- SCJは年齢により上下に移動する．
- 性成熟期はエストロゲンが増加して頸管腺上皮が発達し，頸部が外反する．それに伴い，SCJは腟部に露出する．

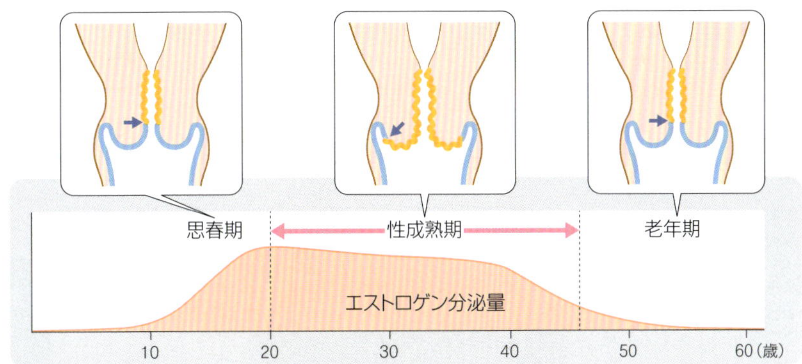

- 性成熟期には，腟部に露出した円柱上皮やSCJが活発な性活動により刺激を受けて傷害されやすく，そのため子宮頸部がHPVの初感染部位となることが多い．
- 頸部細胞診を行う場合，SCJの移動を念頭に置いて標本を採取する必要がある．

●ウイルス様粒子（VLP）：virus-like particle　●扁平円柱上皮境界（SCJ）：squamocolumnar junction　●円柱上皮：columnar epithelium　●扁平上皮：squamous epithelium　●予備細胞：reserve cell　●重層扁平上皮：stratified squamous epithelium　●思春期：puberty　●性成熟期：reproductive age　●老年期：senium　●性感染症（STI）：sexually transmitted infection　●子宮頸部細胞診：endocervical scraping cytology

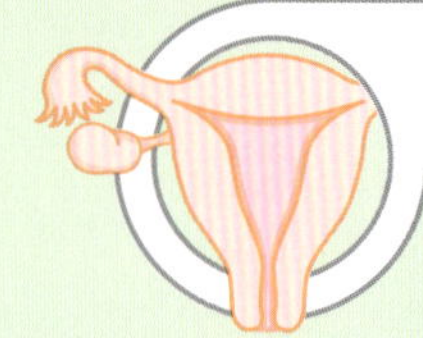

N85.0～N85.1

子宮内膜増殖症

監修
新倉 仁

intro.

子宮内膜の過剰増殖により内膜腺が増殖し，不規則な形態を示したもの．腺細胞の異型の有無により，（異型のない）子宮内膜増殖症と子宮内膜異型増殖症に分類される．本症の多くは正常化するかあるいは一定期間その状態のままとどまるが，一部には子宮体癌に進行するものもある．このため，本症は子宮体癌の前癌病変とされている．

Words & terms

子宮内膜全面掻爬 〔p.158〕

子宮鏡で観察しながら子宮内膜の全面を掻爬する操作．組織診（盲目的な4方向の掻爬）で異型増殖症が疑われた場合，子宮体癌が併存する可能性があるため，全面掻爬が行われる．本検査で子宮体癌が否定されれば，異型増殖症と診断される．

MPA（酢酸メドロキシプロゲステロン） 〔p.158〕

強いプロゲステロン作用を有するプロゲステロン誘導体の一種．エストロゲンにより肥厚・増殖した子宮内膜に作用して，腺の拡張，分泌の亢進などの分泌期相を形成する．無月経や機能性子宮出血，黄体機能不全などに用いる．

高用量MPA 〔p.158〕

高用量MPAは，DNA合成抑制作用，下垂体・副腎・性腺系への抑制作用および抗エストロゲン作用などにより抗腫瘍効果を示すため，子宮内膜異型増殖症，子宮体癌，乳癌などに用いられる．

MINIMUM ESSENCE

endometrial hyperplasia

❶好発：**40歳代**

❷**不正性器出血**，**無排卵周期症**がある．

❸経腟超音波検査にて**子宮内膜の肥厚**などの所見がみられる．

➡ **子宮内膜増殖症** を考える．

- 確定診断は，子宮内膜組織診にて子宮内膜腺の過剰増殖を確認する．子宮内膜異型増殖症の場合，内膜全面掻爬により子宮体癌の有無を確認する．

治療 患者の年齢，挙児希望の有無，病変の組織型と細胞異型度を考慮して選択する．

1. （異型のない）子宮内膜増殖症
   - a. 経過観察（80％は自然退縮する）
   - b. 経過観察にて病変が消退しない場合は，MPA（酢酸メドロキシプロゲステロン）を周期的に投与．

   ※過多月経を伴う場合，レボノルゲストレル放出子宮内システムが考慮される．
2. 子宮内膜異型増殖症
   - a. 手術療法：単純子宮全摘出術＋両側付属器摘出術
   - b. 挙児希望がある場合は，内膜全面掻爬＋高用量MPA

unopposed estrogenが関与する 発生機序

- 子宮内膜増殖症の発生には，エストロゲンが大きく関与している．
- unopposed（アンオポーズド） estrogen（エストロゲン）（エストロゲンに対するプロゲステロンの拮抗作用が失われた状態）の長期間刺激が最大の要因とされている〔p.162〕．
- 子宮内膜は月経期から排卵期の間に1～10 mm前後まで厚さが変化する．閉経後は約3 mm以下が平均で，5 mm以上は異常と考える．

unopposed estrogenなどによる長期刺激

- エストロゲン製剤の長期投与
- 肥満
- PCOS 〔p.58〕
- 無排卵周期症 〔p.33〕
- 黄体機能不全 〔p.34〕
- エストロゲン産生腫瘍 〔p.186〕

など

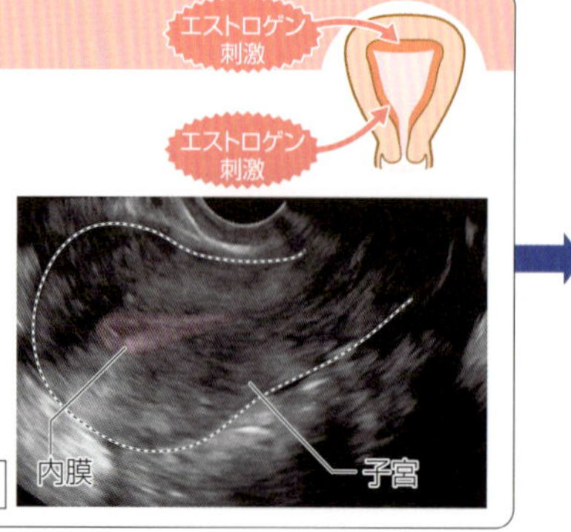

正常子宮内膜（増殖期）

子宮内膜の過剰増殖（＝子宮内膜増殖症）

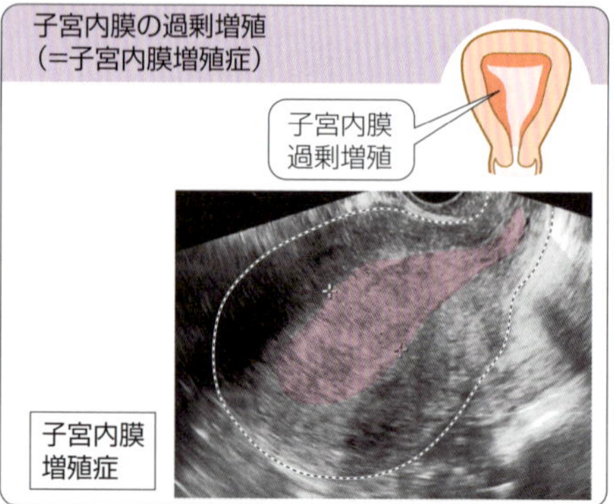

子宮内膜増殖症

- 子宮内膜掻爬術：endometrial curettage ● 子宮内膜増殖症：endometrial hyperplasia ● 子宮内膜：endometrium ● 子宮内膜異型増殖症：atypical endometrial hyperplasia ● 前癌病変：precancerous lesion ● 不正性器出血：atypical genital bleeding ● 無排卵周期症：anovulatory cycle ● 細胞異型：cellular atypism ● 酢酸メドロキシプロゲステロン（MPA）：medroxyprogesterone acetate ● 多嚢胞性卵巣症候群（PCOS）：polycystic ovary syndrome ● 黄体機能不全：luteal insufficiency

細胞異型の有無で分類

子宮内膜増殖症の分類

共同監修
坂本 穆彦

- 腺細胞の細胞異型の有無により（異型のない）子宮内膜増殖症と子宮内膜異型増殖症に分類される．
- 子宮内膜異型増殖症は子宮体癌の前癌病変と考えられており，癌化率が高い．

（異型のない）子宮内膜増殖症

- ほぼ均一な大きさの細胞が整然と配列する．

弱拡大像

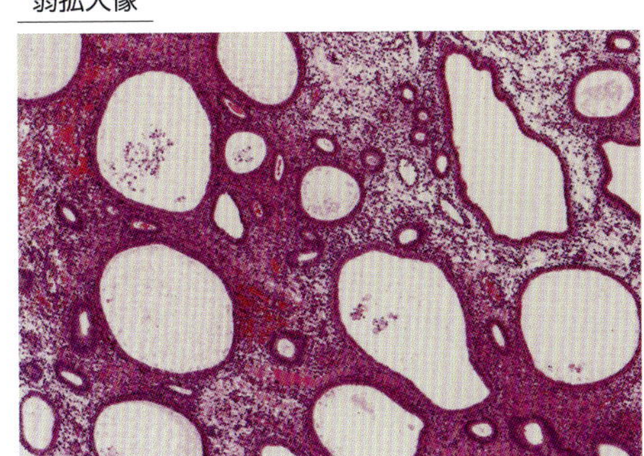

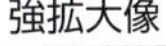

強拡大像

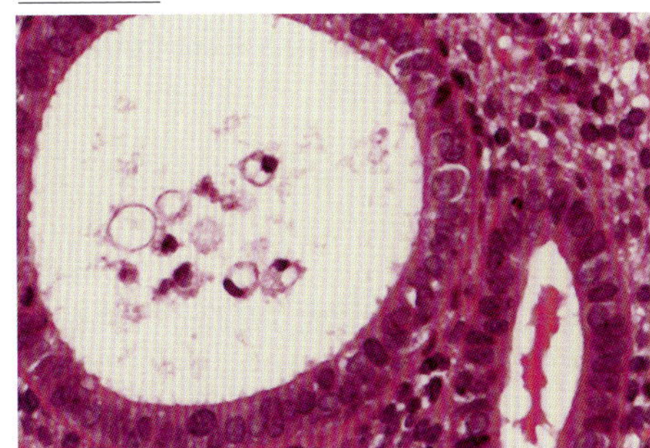

子宮内膜異型増殖症

- 細胞の増大，大きさと形の不均一，配列の乱れ，核の腫大，核小体の肥大，クロマチンの増量などがみられる．

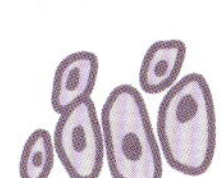

弱拡大像

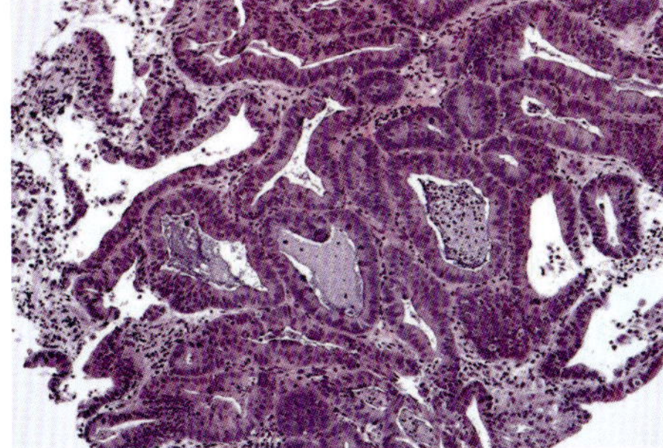

強拡大像

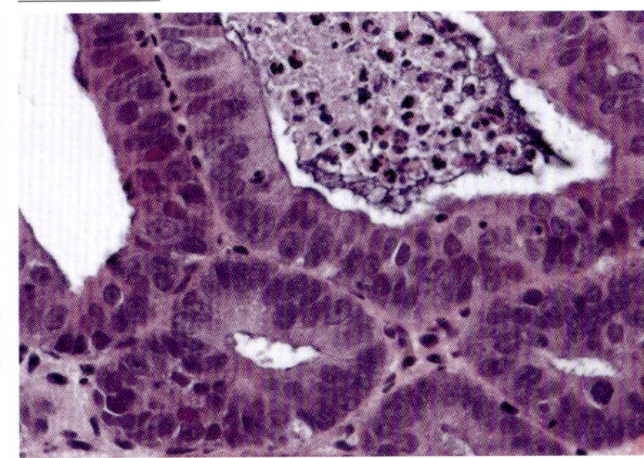

日本産科婦人科学会・日本病理学会・日本医学放射線学会・日本放射線学会 編：子宮体癌取扱い規約．第3版，金原出版，2012，p.60-64

細胞異型があれば原則的に手術

子宮内膜増殖症の治療

- （異型のない）子宮内膜増殖症の治療では保存療法を行い，子宮内膜異型増殖症では原則的に手術療法を行う．
- MPAの副作用は少ないが，重篤なものに血栓症があるため，脳梗塞・心筋梗塞などの血栓性疾患をもつ患者への投与は禁忌である．

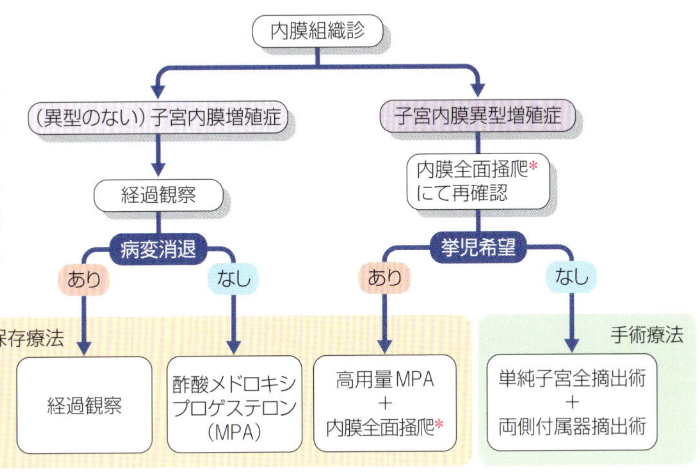

*子宮内膜異型増殖症では癌の併存率が17～50%とされているため，癌との鑑別を行うために必ず内膜全面掻爬が施行される．本症において内膜全面掻爬は検査と治療を兼ねており，定期的に繰り返し行う．

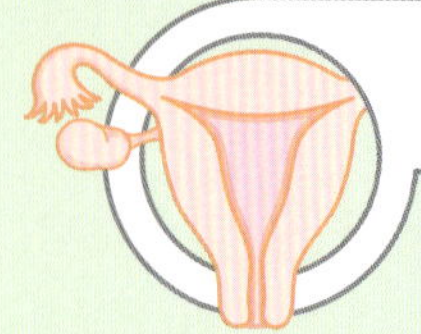

C54

子宮体癌（子宮内膜癌）

監修
新倉 仁

intro.

子宮内膜に発生した上皮性悪性腫瘍．発生部位からは子宮体癌，発生母地からは子宮内膜癌とよばれる．組織学的には腺癌が約95%以上を占めている．好発年齢は50歳代であり，本症の90%に不正性器出血を認める．以前は子宮癌全体の10%程度であったが，近年増加傾向にあり，現在では子宮癌全体の50%超を占めるほどになっている．

MINIMUM ESSENCE　uterine corpus cancer (endometrial carcinoma)

❶好発：**40歳代後半～60歳代**〈50歳代にピーク〉
肥満，**不妊**，**未経産婦**，**高血圧症**，**糖尿病**，**無排卵周期症**，**PCOS**などの既往，癌の家族歴〈エストロゲン依存性〉

❷**不正性器出血**，下腹部痛がある．

❸内膜細胞診にて，陽性，疑陽性を認める．

❹経腟超音波検査にて，子宮内膜の肥厚を認める．

➡ **子宮体癌** を考える．

- 確定診断は，子宮内膜組織診にて**類内膜癌**などを認めた場合．

治療 手術療法が原則となる．浸潤の程度により，以下の方法を選択する．

1. 子宮体部に限局している場合，単純子宮全摘出術または準広汎子宮全摘出術
2. MRIや肉眼で明らかな頸部間質浸潤が認められる場合，準広汎または広汎子宮全摘出術
3. 子宮外に浸潤・転移が認められる場合，子宮全摘出術＋化学療法あるいは放射線療法

※浸潤の程度にかかわらず，原則として両側付属器の摘出を行う．

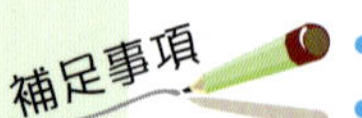

補足事項

- 子宮体癌の約80%はⅠ，Ⅱ期で発見される．
- 進行例では，CA125やCA19-9などの腫瘍マーカーが上昇する．
- 進行期分類と治療法の対応は子宮頸癌ほど明確ではなく，術後の摘出標本の結果によっては追加治療（化学療法や放射線療法など）が行われる．
- 子宮体癌の多くはエストロゲン依存性（Ⅰ型）であるため，挙児希望のGrade1（高分化型）で，筋層浸潤を認めないⅠA期には，黄体ホルモン療法などが行われることがある．
- 『子宮体がん治療ガイドライン2013年版』では，以下の場合にリンパ節郭清を省略できるとしている．
  骨盤・傍大動脈リンパ節郭清の省略可
  - 類内膜癌G1，G2
  - 子宮頸部浸潤なし
  - 筋層浸潤1/2未満
  - 子宮外病変なし
- NCCNガイドラインでは，リンパ節の郭清は，リスクにより個別に検討することを推奨している．
- 婦人科領域における代表的な遺伝性腫瘍として，遺伝性乳癌卵巣癌症候群〔p.302〕とLynch症候群が知られており，家族歴を聴取することも重要である．

Words & terms

Lynch（リンチ）症候群 〔p.160〕
MLH1，*MSH2*，*MSH6*，*PMS2*遺伝子などのミスマッチ修復遺伝子の変異により大腸癌，子宮体癌，卵巣癌，胃癌などの関連腫瘍が家族内に高率に発症する疾患．

Simpson（シンプソン）徴候 〔p.161〕
子宮体癌や子宮頸癌が子宮頸管に浸潤し，内子宮口が狭窄，閉鎖した場合，帯下や血液が貯留する．貯留した内容物に感染が起きると，子宮留膿症をきたす．貯留物を排出するために子宮が収縮し，内容物の流出とともに陣痛様の下腹部痛が起こることをSimpson徴候という．

***de novo*（デノボ）癌** 〔p.161〕
前癌病変を介さず，正常上皮から直接発生した癌．

microsatellite instability (MSI) 〔p.161〕
DNAの繰り返し配列(microsatellite)部位は複製の際にエラーが起こりやすく，ミスマッチを生じる．通常ではミスマッチ修復(mismatch repair：MMR)遺伝子によって修復されるが，MMR系に異常があるとミスマッチが蓄積する．これをmicrosatellite不安定性(microsatellite instability：MSI)といい，癌化の原因となる．

腫瘍減量術 〔p.167〕
癌を完全に切除できない場合や，切除しても根治性が得られないと判断される場合に，少しでも腫瘍量を減らす手術．化学療法や放射線療法の効果が上がったり，延命や症状緩和の可能性がある．

●子宮体癌／子宮内膜癌：uterine corpus cancer／endometrial carcinoma ●腺癌：adenocarcinoma ●不正性器出血：atypical genital bleeding ●肥満：obesity ●不妊〔症〕：infertility／sterility ●未経産：nulliparity ●高血圧：hypertension ●糖尿病(DM)：diabetes mellitus ●無排卵周期症：anovulatory cycle ●多嚢胞性卵巣症候群(PCOS)：polycystic ovary syndrome ●類内膜癌：endometrioid carcinoma ●糖鎖抗原125(CA125)：carbohydrate antigen 125

不正性器出血が主な症状

子宮体癌の症状

- 初期には疼痛は伴わず，閉経後不正性器出血や水様性の帯下が主な症状となる.
- 少量の出血の場合は，褐色から黄色帯下となり，子宮内感染を伴えば膿性となる.
- 癌が子宮体部を越え，骨盤内組織に浸潤するようになると疼痛が出現する.
- 子宮留膿症をきたすと，Simpson徴候がみられることがある.

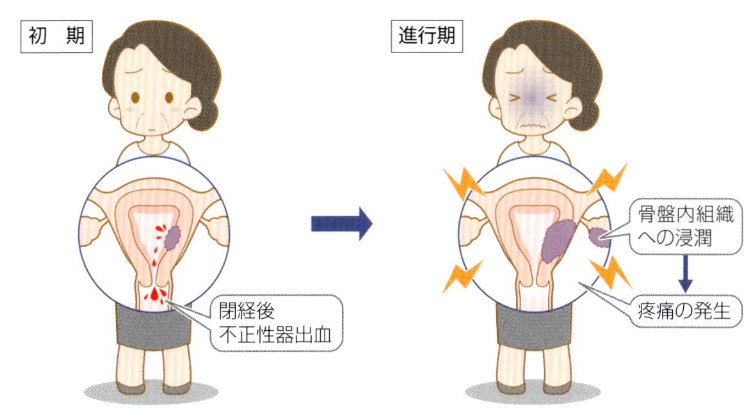

2つのタイプがある

発生機序による分類

- 子宮体癌は，エストロゲン依存性に発生するもの（Ⅰ型）と別の原因で発生するもの（Ⅱ型）がある.

	Ⅰ　型	Ⅱ　型
発生機序	正常子宮内膜 → 子宮内膜異型増殖症〔p.159〕 → 子宮体癌（子宮内膜癌）（← unopposed estrogen〔p.162〕） • unopposed estrogenの長期持続により，子宮内膜異型増殖症を経由して癌に至るもの.	正常子宮内膜 → 子宮体癌（子宮内膜癌）（*de novo*発生） • 子宮内膜異型増殖症を介さないで癌化するもの（*de novo*癌）.
好発年齢	閉経前～閉経早期	閉経後
頻　度	80～90%	10～20%
子宮内膜異型増殖症	あ　り	な　し
主な組織型	類内膜癌	漿液性癌，明細胞癌など
分化度	高分化が多い（G1～2）	低分化が多い（G3）
筋層浸潤	浅いことが多い	深いことが多い
遺伝子変異	*PTEN* *K-ras* microsatellite instability	*p53*
予　後	比較的良好	不　良

• 全米総合がん情報ネットワーク(NCCN)：national comprehensive cancer network　• 子宮頸管：cervical canal of the uterus　• 内子宮口：internal os〔of the uterus〕　• 子宮留膿症：pyometra　• マイクロサテライト不安定性(MSI)：microsatellite instability　• ミスマッチ修復遺伝子(MMR遺伝子)：mismatch repair genes　• 腫瘍減量術：tumor debulking surgery　• 疼痛：pain　• 閉経：menopause　• 帯下：discharge　• 子宮内膜異型増殖症：atypical endometrial hyperplasia　• 漿液性癌：serous carcinoma　• 明細胞癌：clear cell carcinoma

エストロゲンの相対的な過剰
unopposed estrogen

- unopposed estrogen（アンオポーズド エストロゲン）とは，プロゲステロンによって拮抗されないまま持続的にエストロゲンにさらされている状態をいう．

正常

- エストロゲンとプロゲステロンの作用は拮抗し合っている．

unopposed estrogen

- unopposed estrogenでは，エストロゲンがプロゲステロンに拮抗されずに作用する．

エストロゲンの作用が強くなる

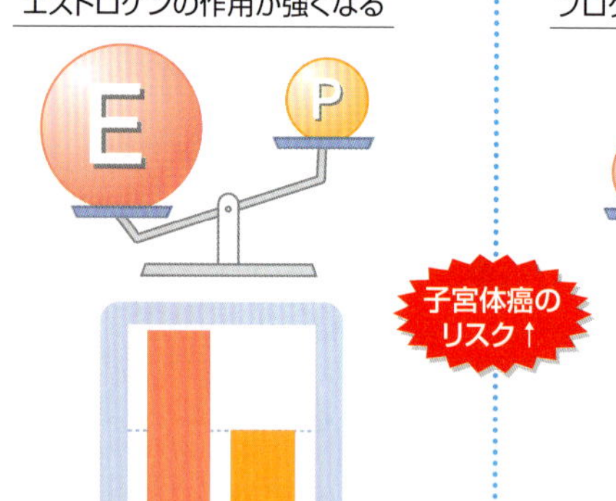

プロゲステロンの作用が弱くなる

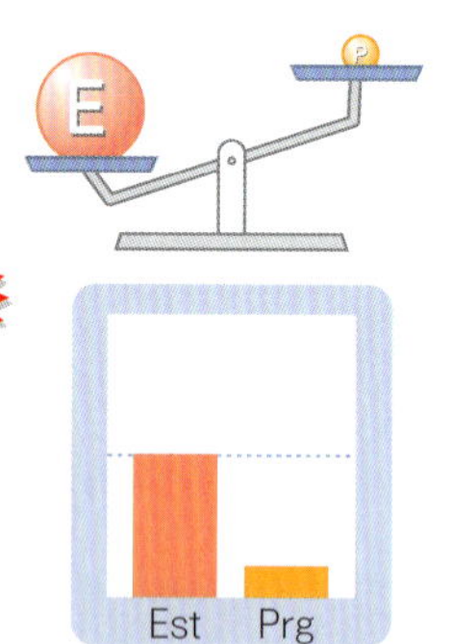

ホルモンの作用

子宮体癌のリスク↑

- ホルモン補充療法でエストロゲン製剤の単独投与を長期間続けることにより子宮体癌の発生率が上昇するということから，unopposed estrogenという概念が注目されるようになった．

肥満が多い
Ⅰ型の危険因子

- Ⅰ型では，主にunopposed estrogenをもたらすものが危険因子となる．
- 乳癌の治療に用いられるタモキシフェン〔p.298〕は，抗エストロゲン製剤であるが，子宮内膜に対しては増殖作用があるため，子宮体癌Ⅰ型の危険因子となる．

肥満

- 脂肪細胞のアロマターゼにより，コレステロールからエストロゲンが合成される〔p.11〕．
- 脂肪細胞が豊富な肥満ではエストロゲン産生が盛んとなる．

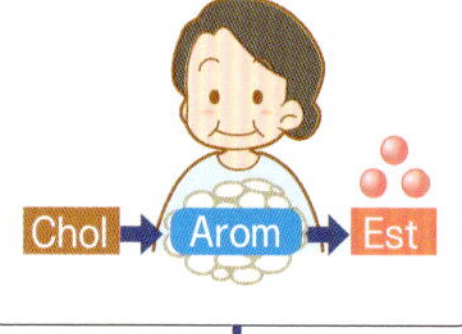

エストロゲン製剤
エストロゲン産生腫瘍

- エストロゲン製剤の長期投与．
- エストロゲン産生腫瘍である顆粒膜細胞腫や莢膜細胞腫では腫瘍細胞からのエストロゲン産生が盛んとなることがある．

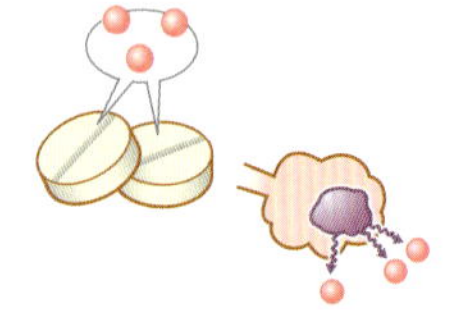

→ unopposed estrogen

Est Prg

卵巣機能異常
（無排卵周期症，PCOS）

- 排卵がなく黄体ができないため，プロゲステロンが分泌されない．
- PCOS〔p.58〕ではプロゲステロン分泌不全が生じる．

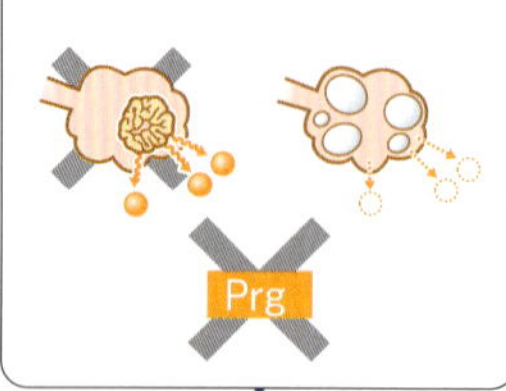

→ unopposed estrogen

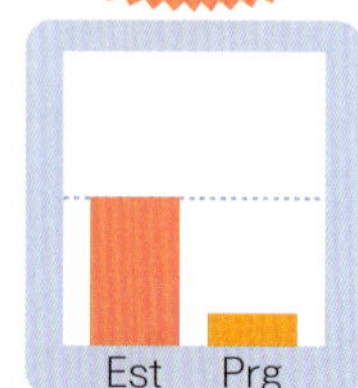

不妊・未経産

- 妊娠状態では，妊娠維持のためにプロゲステロンが多量に産生され，エストロゲンの作用に拮抗する．
- しかし，不妊・未経産では，そういった状態がない．

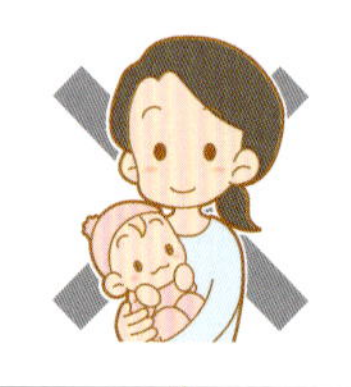

→ エストロゲン刺激期間の長期化

- 妊娠期間がないため，長期的にみて拮抗されないエストロゲンにさらされる期間が長くなる．

- ホルモン補充療法（HRT）：hormone replacement therapy
- 肥満：obesity
- 子宮内膜：endometrium
- 脂肪細胞：adipocyte
- 無排卵周期症：anovulatory cycle
- 多嚢胞性卵巣症候群（PCOS）：polycystic ovary syndrome
- 不妊〔症〕：infertility／sterility
- 未経産：nulliparity

摘出後に分類する
肉眼分類

- 癌の局在と癌の発育方向により以下のように分類する．

局在による分類	
限局型	びまん型
●腫瘍が周囲組織へ圧排性に増大するが限局している．	●腫瘍が広く進展して子宮腔内の大部分ないし全面を占める．

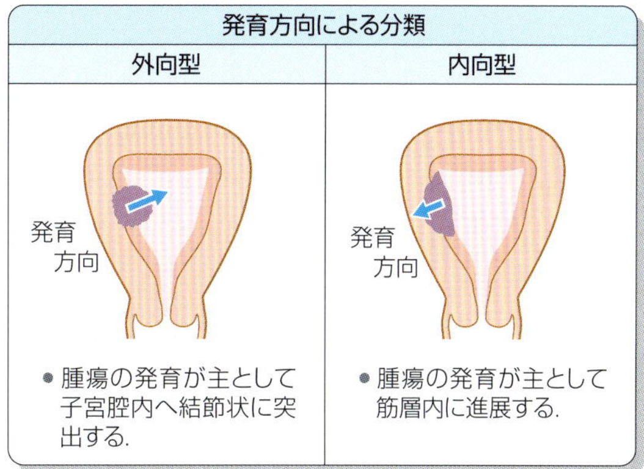

様々な経路で転移する
進展様式

- 進展様式としては，直接浸潤と転移がある．
- 直接浸潤では，隣接する卵巣，膀胱，直腸に浸潤，あるいは腹腔内播種することもある．
- 転移には，血行性転移とリンパ行性転移がある〔p.225〕．

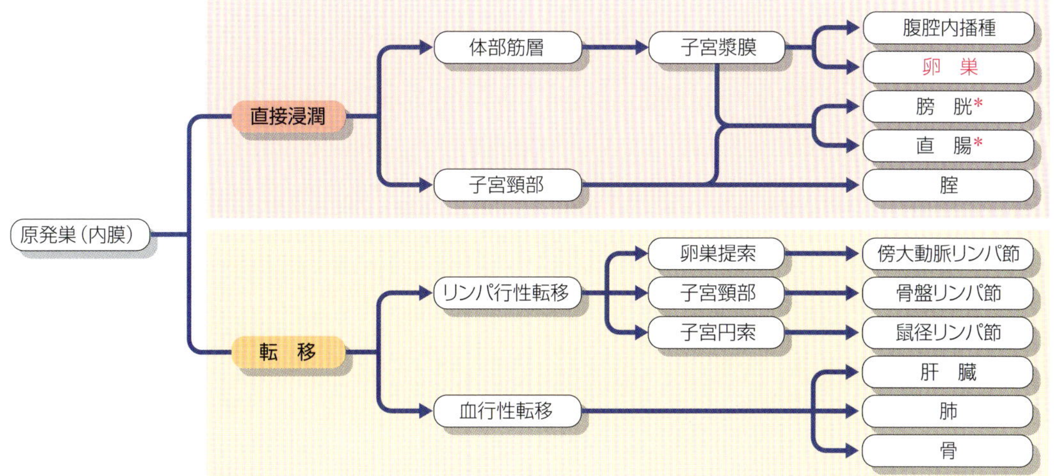

*膀胱，直腸は子宮頸部からの直接浸潤が多い．

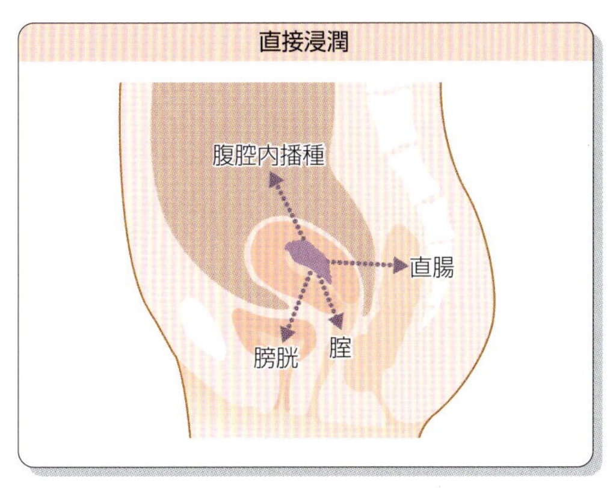

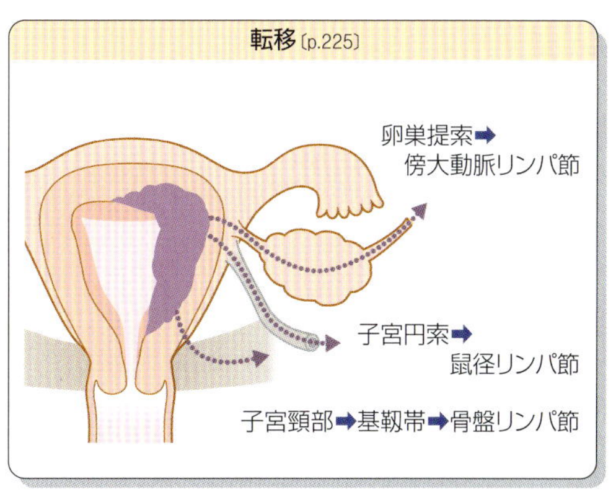

●直接浸潤：direct invasion　●転移：metastasis　●播種：dissemination　●血行性転移：hematogenous metastasis　●リンパ行性転移：lymphogenous metastasis

内膜細胞診と内膜組織診
検査のながれ

- 子宮体癌の検査は，スクリーニングとして内膜細胞診を行い，確定診断として内膜組織診を行う．また，補助診断としては経腟超音波検査や子宮鏡検査，MRIなどで浸潤の広がりを確認する．
- 内膜細胞診の結果は陰性・疑陽性・陽性で簡便に分類するのが一般的である．

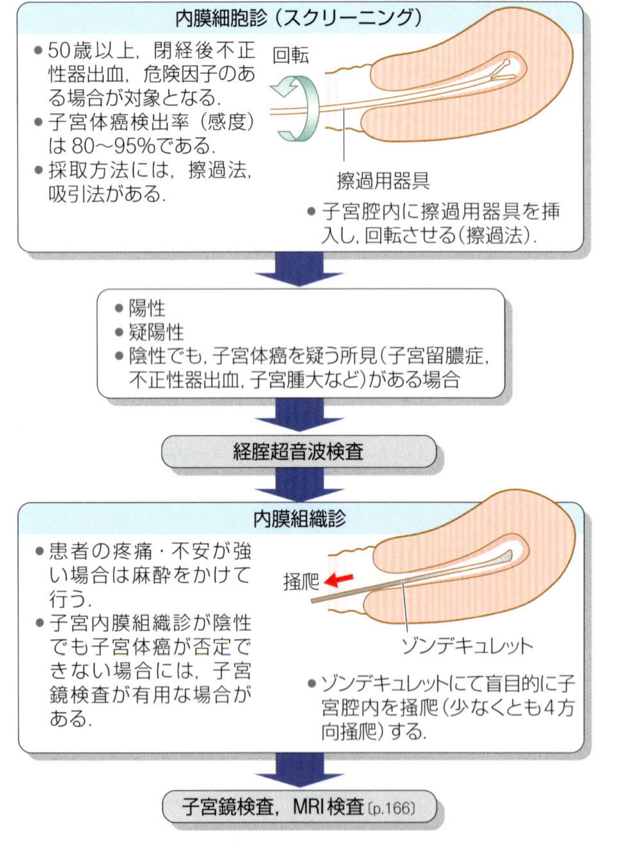

(p.166)

スクリーニングとして重要
経腟超音波検査

- 子宮体癌を疑った場合に，細胞診とともにスクリーニングとして行うべき検査である．
- 細胞診で悪性を疑う所見が得られなかった場合でも，本検査にて内膜の肥厚がみられれば積極的に子宮体癌を疑い，細胞診の再検や組織診を行って診断を確定する．
- プローブに使い捨てのキャップをかぶせて腟内に挿入する．
- 経腹エコーに比べて，プローブが子宮や卵巣に近いため，鮮明な画像が得られる．

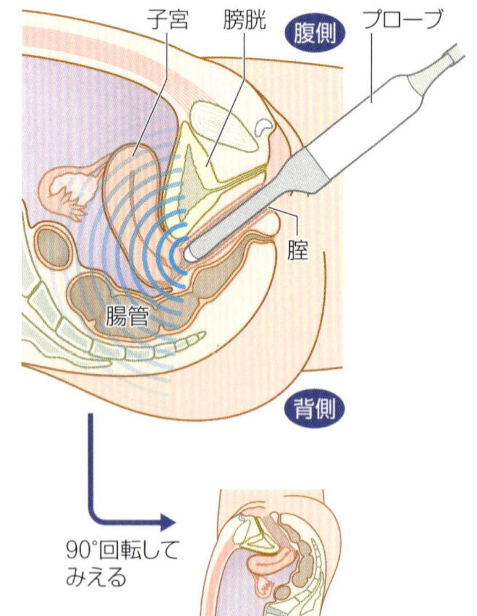

経腟超音波検査

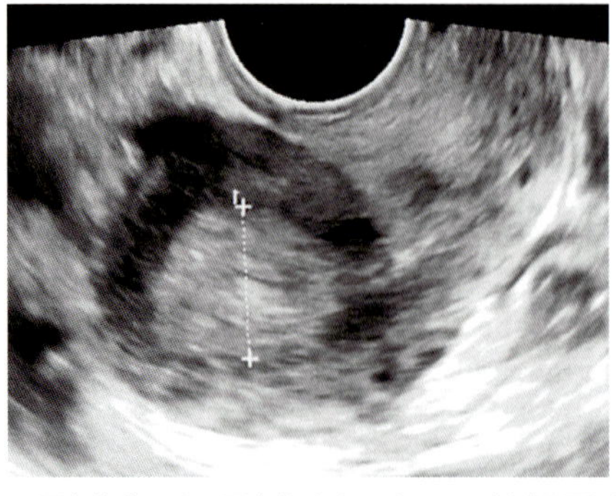

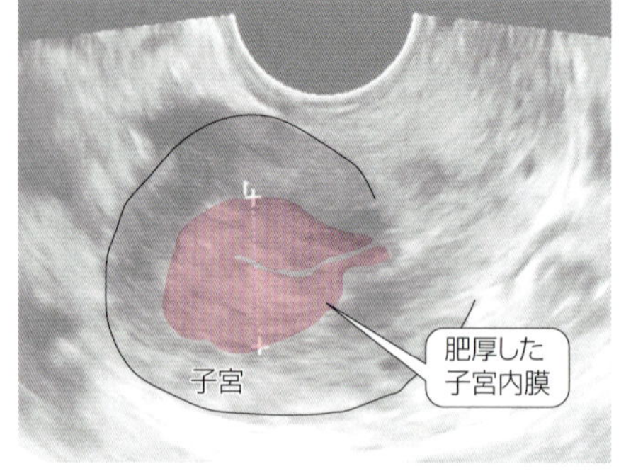

- 子宮体癌では，子宮体中央に高エコー域（肥厚した内膜）を認めることが多い．
- 計測にて内膜の肥厚（閉経後の女性で5 mm以上）がみられた場合は，積極的に子宮体癌を疑う．

- 細胞診：cytology
- 組織診：histology
- 経腟超音波検査：transvaginal ultrasonography
- 子宮鏡検査：hysteroscopy

ほとんどが腺癌
内膜組織診による分類

（ ）内は発生頻度

- 子宮体癌
  - 腺癌（95%以上）
    - 類内膜癌（80%）
      - 通常のタイプの類内膜癌（75〜90%）
      - 扁平上皮への分化を伴う類内膜癌など（10〜25%）
    - 粘液性癌（10%以下）
    - 漿液性癌（5〜10%）
    - 明細胞癌（2%）
  - その他（癌肉腫，扁平上皮癌など）（5%以下）

プロゲステロンの反応性と相関
類内膜癌の組織学的分化度

- 類内膜癌は，細胞異型・構造異型により，Grade1（G1），Grade2（G2），Grade3（G3）に分類される．
- 類内膜癌の分化度は，予後およびプロゲステロン受容体陽性率とよく相関する．

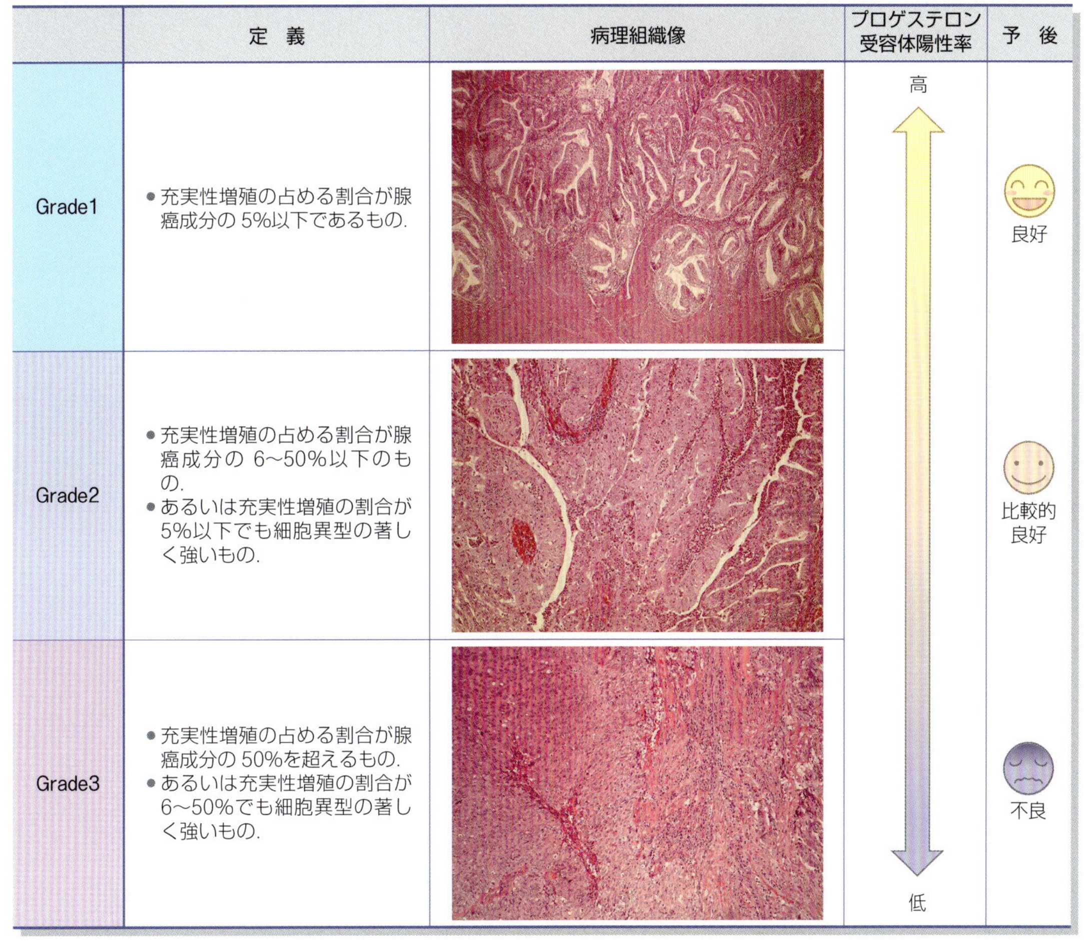

	定　義	病理組織像	プロゲステロン受容体陽性率	予　後
Grade1	●充実性増殖の占める割合が腺癌成分の 5%以下であるもの.		高	良好
Grade2	●充実性増殖の占める割合が腺癌成分の 6〜50%以下のもの. ●あるいは充実性増殖の割合が5%以下でも細胞異型の著しく強いもの.		↕	比較的良好
Grade3	●充実性増殖の占める割合が腺癌成分の 50%を超えるもの. ●あるいは充実性増殖の割合が6〜50%でも細胞異型の著しく強いもの.		低	不良

- 扁平上皮への分化を伴う類内膜癌のGradeは腺癌成分によって判定する．
- 漿液性癌，明細胞癌，扁平上皮癌は核異型によりGradeを判定する．
- 細胞異型度（核異型度）が強い場合にはGradeを1つ上げる．

●腺癌：adenocarcinoma　●漿液性癌：serous carcinoma　●明細胞癌：clear cell carcinoma　●粘液性癌：mucinous carcinoma
●類内膜癌：endometrioid carcinoma　●細胞異型：cellular atypism

癌を直接見ることができる

子宮鏡検査(ヒステロスコピー)

- 経頸管的に子宮腔内に内視鏡を挿入して子宮腔や頸管内の状態を観察する検査法である.
- 病巣の表面の形態や色調,突出の程度,腺開口,血管の分布と走行,潰瘍形成,出血の程度などを直接見ることができ,病変の広がりを確認できる.

子宮鏡検査

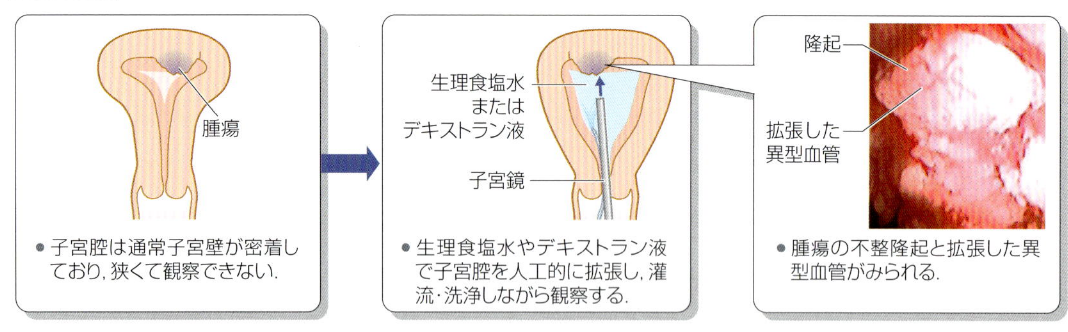

- 子宮内の出血・異物・瘢痕・癒着,ポリープ,子宮奇形,異所性妊娠などの補助診断にも有用である.

junctional zoneが欠損する

MRI像

- 本症を確定診断する際の補助診断として有用であり,術式決定に際して重要である.
- T2強調像が有用であり,多くの子宮体癌は正常内膜より低信号・正常筋層よりも高信号を呈する.
- 癌が筋層に浸潤すると,junctional zone〔p.133〕が菲薄化し欠損する像がみられることが多い.

正常(T2強調矢状断像)

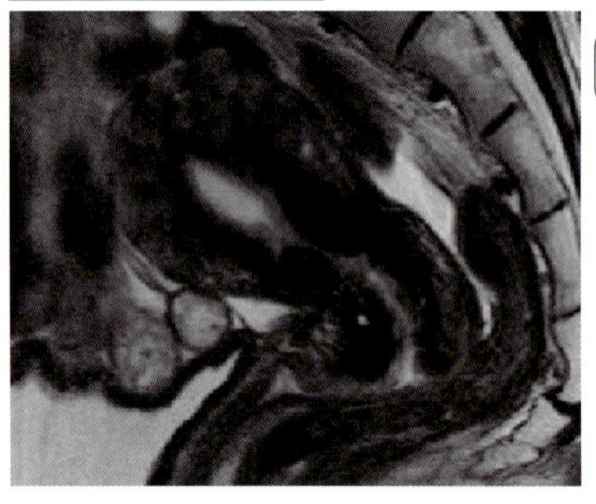

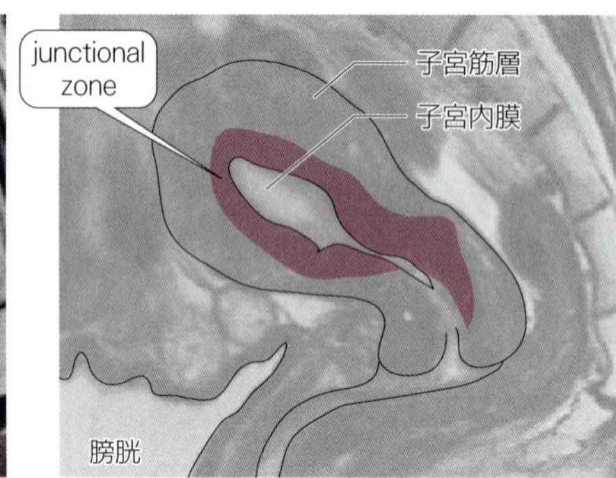

- 子宮体部は,高信号を示す内膜,低信号のjunctional zone,中等度信号の筋層の3層構造を示す.

筋層浸潤のみられる子宮体癌(IB期〔T2強調矢状断像〕)

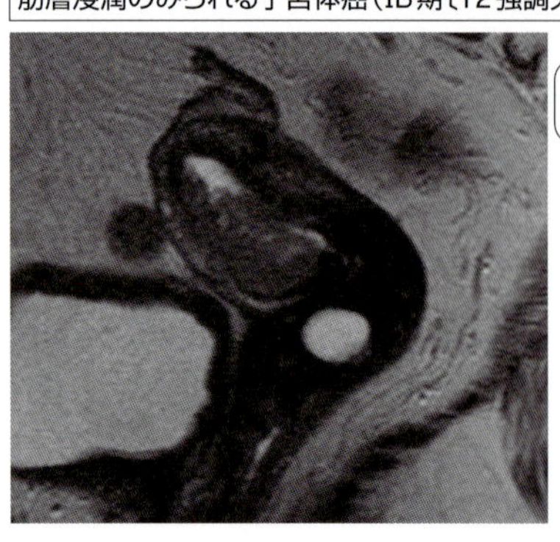

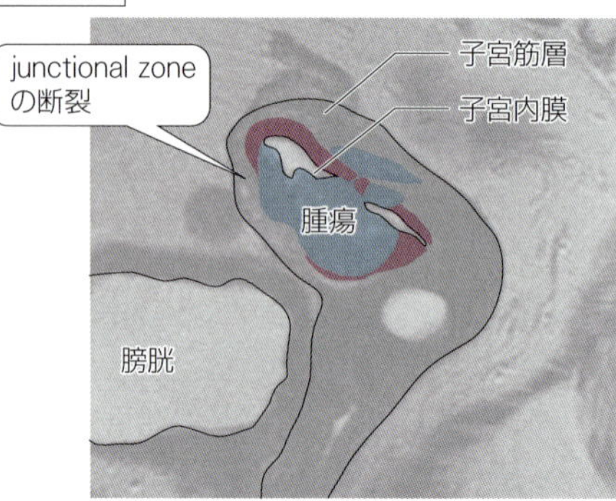

- 子宮内腔は拡大し,正常内膜より低信号を示す腫瘍で占められている.
- junctional zoneは前壁で断裂しており,子宮漿膜の近くまで深い筋層浸潤が存在していることが推定される.

- 子宮鏡検査:hysteroscopy ●異型血管:atypical vessels ●瘢痕:scar ●子宮奇形:uterine anomaly ●異所性妊娠:ectopic pregnancy ●筋層浸潤:myometrial invasion

再発リスクなどから検討する

子宮体癌の治療方針

- 子宮体癌では，まず臨床所見より術式を決定し手術を行う〔p.160〕．その後，手術進行期の決定および再発リスク評価を行い，治療方針を決定する．
- 高齢者や合併症などで手術不能な場合は放射線療法や化学療法を行う．
- 化学療法では，AP療法（アドリアマイシン，シスプラチンの併用）が用いられることが多いが，タキサン系製剤とプラチナ製剤の併用も有用とされる．

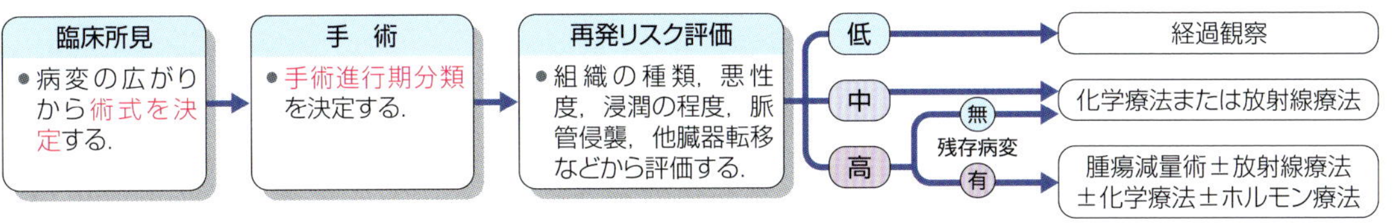

術後に進行期を決定する

手術進行期分類

- 重要な予後因子のうち，筋層浸潤の深さとリンパ節転移は術後に判明するため，子宮体癌では原則的に手術進行期分類（日産婦2011，FIGO2008）を用いる．

*1つ以上を満たす．

進行期分類	Ⅰ期		Ⅱ期	Ⅲ期	
定　義	●癌が子宮体部に限局または頸管腺のみを侵すもの．		●頸部間質浸潤があるが，子宮を越えていないもの．	●癌が子宮外に広がるが，小骨盤腔を越えていないもの，または所属リンパ節転移のあるもの．	
	IA	IB		ⅢA	ⅢB
	●浸潤が子宮筋層1/2未満のもの．	●浸潤が子宮筋層1/2以上のもの．		●漿膜浸潤* ●付属器転移*	●腟転移* ●子宮傍結合組織浸潤*
イメージ	＜1/2	≧1/2	頸管腺 間質	漿膜浸潤 付属器転移	腟壁

進行期分類	Ⅲ期		Ⅳ期	
定　義			●癌が小骨盤腔を越えているか，明らかに膀胱または腸の粘膜を侵すもの．* ●遠隔転移のあるもの．*	
	ⅢC1	ⅢC2	ⅣA	ⅣB
	●骨盤リンパ節転移	●傍大動脈リンパ節転移（骨盤リンパ節転移の有無は不問）	●膀胱浸潤* ●腸粘膜浸潤*	●腹腔内転移* ●鼠径リンパ節転移を含む遠隔転移*
イメージ	骨盤リンパ節	傍大動脈リンパ節	膀胱 腸	遠隔転移

●手術進行期分類：surgical staging　●国際産婦人科連合（FIGO）：international federation of gynecology and obstetrics　●子宮体部：uterine body　●頸管腺：cervical gland　●小骨盤腔：true pelvis　●所属リンパ節：regional lymph node　●子宮漿膜／子宮外膜：perimetrium　●骨盤リンパ節：pelvic lymph nodes　●傍大動脈リンパ節：para-aortic lymph nodes　●鼠径リンパ節：inguinal lymph nodes　●遠隔転移：distant metastasis

卵巣腫瘍

監修
小林 浩

卵巣腫瘍の分類と疫学

上皮性腫瘍が最も多い

卵巣腫瘍の全体像

- 卵巣腫瘍は，その起源により上皮性腫瘍，性索間質性腫瘍，胚細胞腫瘍の3群に大きく分類される．
- 3群の中では，上皮性腫瘍が最も多い．
- 本章ではこの3群の他に転移性卵巣腫瘍〔p.192〕，腫瘍様病変〔p.193〕を扱う．

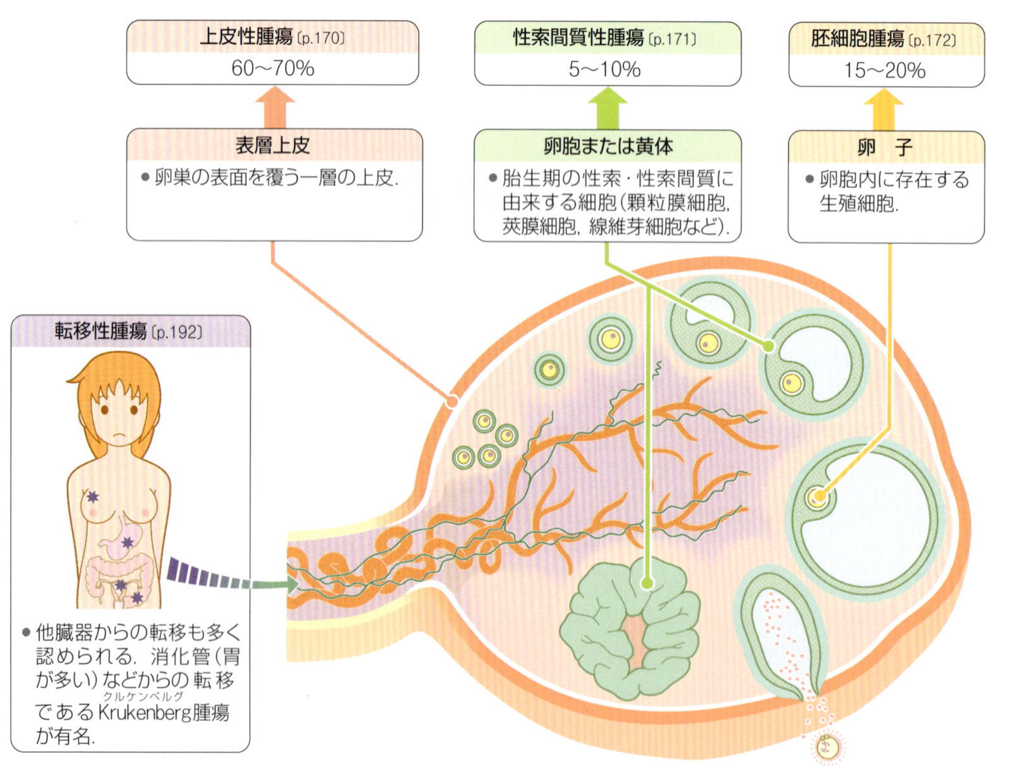

罹患率は増加傾向

卵巣がんの疫学

- 初期には症状が乏しく，気がつかないうちに進行し，死亡率が高いため，“サイレントキラー”とよばれる．
- 欧米に比べると罹患率は低いが，日本でも近年増加傾向が続いており，近年のライフスタイル変化の影響などによると考えられる．
- 年間9,000人程度が罹患，死亡数は年間4,500人を超えており，罹患した場合の死亡率が非常に高い．
- 初期の段階では自覚症状がなく，発見時には40～50%がⅢ・Ⅳ期の進行がんである．
- 卵巣がん検診は死亡率を下げる有効性が証明されておらず，集団検診としては行われていない．

上皮性腫瘍

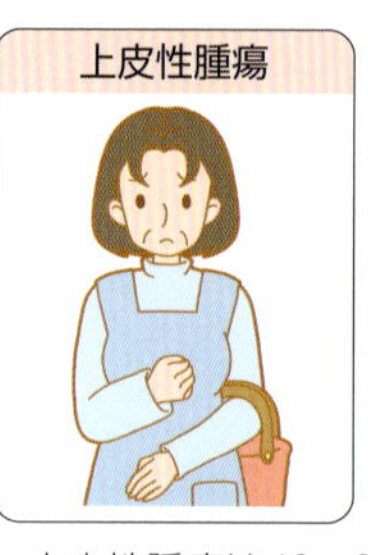

胚細胞腫瘍

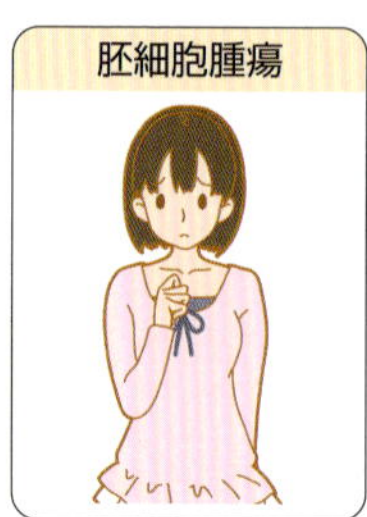

- 上皮性腫瘍は40～60歳代の閉経前後の女性，胚細胞腫瘍は10～20歳代の若年女性に好発する．

●卵巣腫瘍：ovarian tumor　●上皮性腫瘍：epithelial tumor　●性索間質性腫瘍：sex cord-stromal tumor　●胚細胞腫瘍：germ cell tumor　●転移性卵巣腫瘍：metastatic ovarian tumor　●腫瘍様病変：tumor-like lesions　●表層上皮：surface epithelium　●卵胞：ovarian follicle　●黄体：corpus luteum　●卵子：ovum

組織成分と悪性度で分けられる
臨床病理学的分類（WHO分類2014）

- 卵巣腫瘍はその組織成分より，上皮性腫瘍をはじめ以下の7種類に分けられ，さらにその性質により良性，境界悪性，悪性に分けられる．
- 良性腫瘍と悪性腫瘍の中間の性質をもつ腫瘍が境界悪性腫瘍であり，良性腫瘍とも悪性腫瘍とも治療が異なる．
- 卵巣に生じる悪性腫瘍を卵巣がんとよび，その中で上皮性のものを卵巣癌とよぶ．

赤字の腫瘍については各論部分でも説明します．
婦人科医

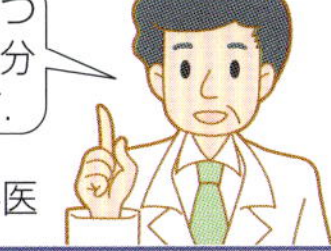

参考：日本産科婦人科学会・日本病理学会 編：卵巣腫瘍・卵管癌・腹膜癌取扱い規約 病理編 2016；22-25

		良性腫瘍	境界悪性腫瘍（または悪性度不明）	悪性腫瘍（卵巣がん）	
❶上皮性腫瘍	漿液性腫瘍	●漿液性嚢胞腺腫・腺線維腫 ●漿液性表在性乳頭腫	●漿液性境界悪性腫瘍	●低異型度漿液性癌 ●高異型度漿液性癌	卵巣癌
	粘液性腫瘍	●粘液性嚢胞腺腫・腺線維腫	●粘液性境界悪性腫瘍	●粘液性癌	
	類内膜腫瘍	●類内膜嚢胞腺腫・腺線維腫 ●子宮内膜症性嚢胞	●類内膜境界悪性腫瘍	●類内膜癌	
	明細胞腫瘍	●明細胞嚢胞腺腫・腺線維腫	●明細胞境界悪性腫瘍	●明細胞癌	
	漿液粘液性腫瘍	●漿液性粘液性嚢胞腺腫・腺線維腫	●漿液粘液性境界悪性腫瘍	●漿液粘液性癌	
	ブレンナー腫瘍	●ブレンナー腫瘍	●境界悪性ブレンナー腫瘍	●悪性ブレンナー腫瘍	
	その他			●未分化癌	
❷間質系腫瘍				●類内膜間質肉腫	
❸混合型上皮性間質系腫瘍				●腺肉腫 ●癌肉腫	
❹性索間質性腫瘍	純粋型間質系腫瘍	●線維腫 ●ステロイド細胞腫瘍 ●莢膜細胞腫 ●硬化性腹膜炎を伴う黄体化莢膜細胞腫 ●硬化性間質性腫瘍 ●印環細胞間質性腫瘍 ●微小嚢胞間質性腫瘍 ●ライディッヒ細胞腫	●富細胞性線維腫	●線維肉腫 ●悪性ステロイド細胞腫瘍	
	混合型性索間質性腫瘍	●セルトリ・ライディッヒ細胞腫（高分化型）	●セルトリ・ライディッヒ細胞腫（中分化型）	●セルトリ・ライディッヒ細胞腫（低分化型）	
	純粋型性索腫瘍		●成人型顆粒膜細胞腫 ●若年型顆粒膜細胞腫 ●セルトリ細胞腫 ●輪状細管を伴う性索腫瘍		
❺胚細胞腫瘍		●成熟奇形腫 ●良性卵巣甲状腺腫 ●脂腺腺腫	●未熟奇形腫（G1〜3） ●カルチノイド腫瘍	●悪性卵巣甲状腺腫（乳頭癌，濾胞癌） ●脂腺癌 ●未分化胚細胞腫（ディスジャーミノーマ） ●卵黄嚢腫瘍 ●絨毛癌（非妊娠性） ●胎芽性癌 ●混合型胚細胞腫瘍 ●癌（扁平上皮癌，その他）	
❻胚細胞・性索間質性腫瘍			●性腺芽腫 ●分類不能な混合型胚細胞・性索間質性腫瘍		
❼その他		●卵巣網腺腫	●ウォルフ管腫瘍 ●傍神経節腫 ●充実性偽乳頭状腫瘍	●卵巣網腺癌 ●小細胞癌 ●ウィルムス腫瘍 ●悪性リンパ腫 ●形質細胞腫 ●骨髄性腫瘍	

●世界保健機関（WHO）：World Health Organization　●良性腫瘍：benign tumor　●悪性腫瘍：malignant tumor　●境界悪性腫瘍：borderline malignancy

上皮性腫瘍

様々な組織を模倣する
発生と分類

● Müller（ミュラー）管由来の臓器（卵管，子宮，腟上部）と，卵巣の表層上皮は，ともに体腔上皮（中胚葉由来）から発生・分化する．そのため表層上皮性の腫瘍細胞は卵管や子宮の上皮細胞に類似することも多い．

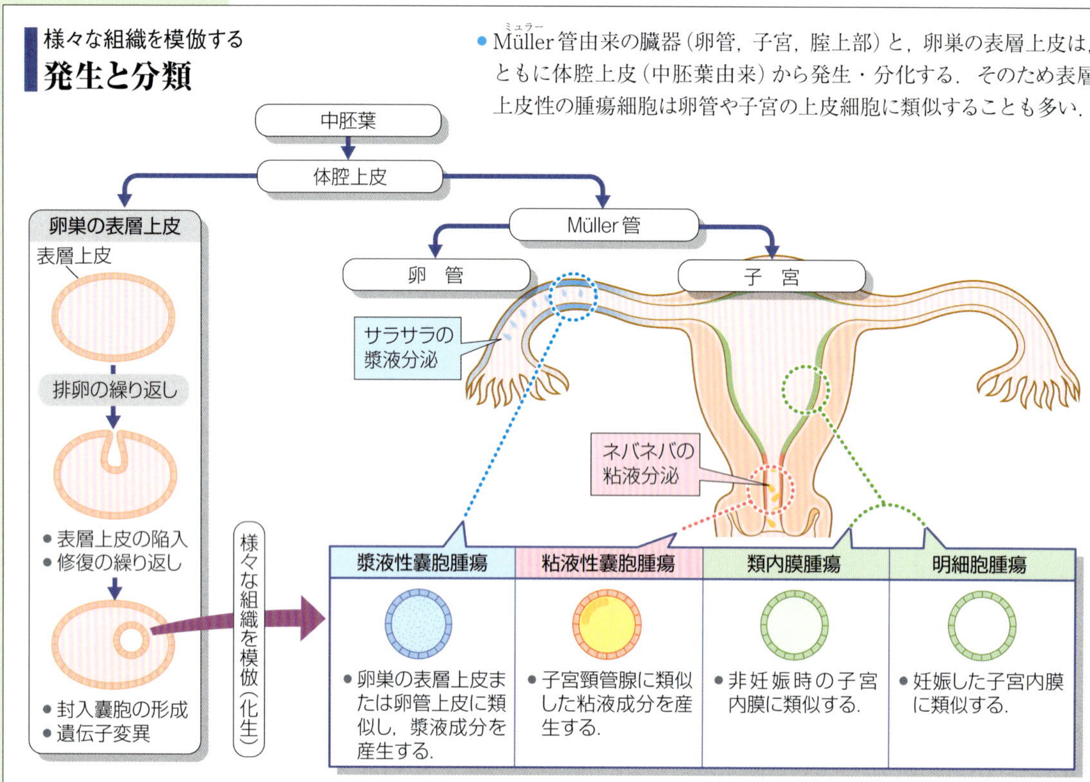

● 上記の他に移行上皮腫瘍，扁平上皮腫瘍などがある．
● 最近，卵管采の卵管上皮細胞から高異型度漿液性癌の一部が発生するともいわれている．

排卵自体が卵巣癌のリスクになる
排卵との関係

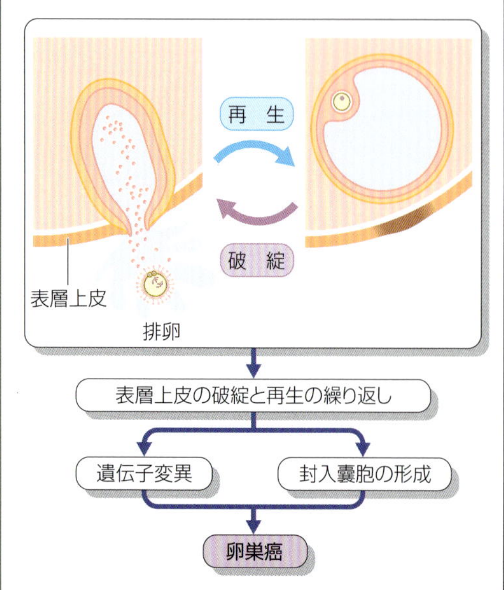

卵巣チョコレート囊胞が悪性化
子宮内膜症との関係

● 卵巣子宮内膜症（チョコレート囊胞）は悪性化し，明細胞癌や類内膜癌になることがある〔p.127，185〕．
● 悪性化率は0.7％で，年齢が高いほど，また囊胞径が大きいほど高くなる（40歳以上，長径10 cm以上で合併率は急増する）．

悪性化を疑う所見
● 画像検査上，充実性の部分が認められる．
● CA125高値（ただし子宮内膜症でも軽度高値となりうる）
● 腹水貯留

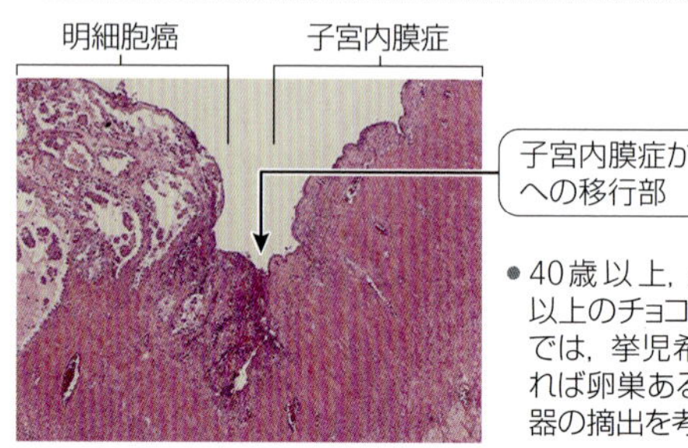

● 40歳以上，長径6 cm以上のチョコレート囊胞では，挙児希望がなければ卵巣あるいは付属器の摘出を考慮する．

● 上皮性腫瘍：epithelial tumor　● Müller管：Müllerian duct　● 表層上皮：surface epithelium　● 漿液性腫瘍：serous tumor　● 粘液性腫瘍：mucinous tumor　● 類内膜腫瘍：endometrioid tumor　● 明細胞腫瘍：clear cell tumor　● チョコレート囊胞：chocolate cyst　● 子宮内膜症：endometriosis

ライフスタイルが大きく関わる
卵巣癌の危険因子

	リスクを上げる因子	リスクを下げる因子
環境因子	●欧米型の食生活（高脂肪食）　●肥満	—
	●発癌物質の上行性伝播 ・タルク（ベビーパウダー）の外陰部への使用	●発癌物質の上行性伝播経路の遮断 ・卵管結紮術，子宮摘出術の既往
内分泌・排卵関連因子	●排卵が多い ・初経が早い，閉経が遅い ・未産婦 ・排卵誘発薬の使用 ●不妊　●ホルモン補充療法（HRT） ●多嚢胞性卵巣症候群（PCOS）	●排卵が少ない ・多産 ・授乳経験 ・経口避妊薬の使用
既往歴	●卵巣チョコレート嚢胞（卵巣子宮内膜症） ※類内膜癌，明細胞癌のリスク	—
遺伝因子	●遺伝性乳癌卵巣癌症候群（*BRCA*遺伝子の変異） ●Lynch（リンチ）症候群（*MLH1*遺伝子などの変異）〔p.160〕 ・卵巣癌，乳癌の家族歴	—

ライフスタイルと卵巣癌のリスク

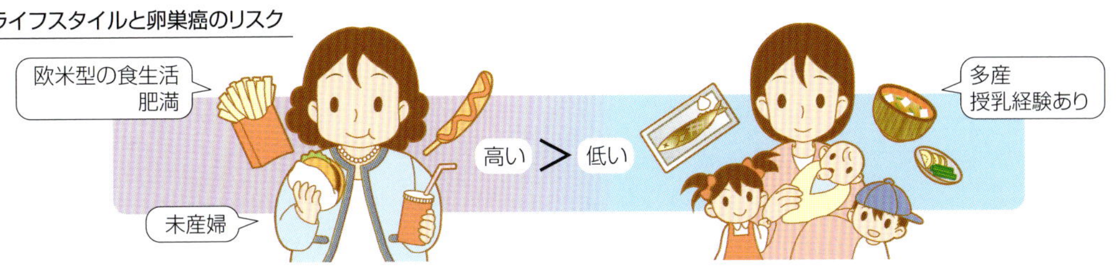

性索間質性腫瘍

ホルモン過剰症状がポイント
発生と分類

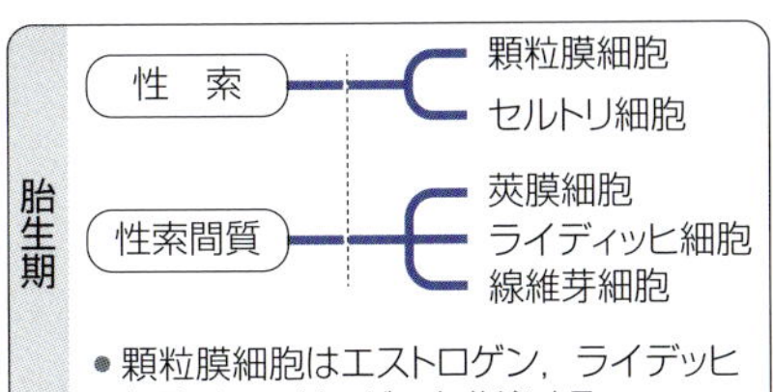

●顆粒膜細胞はエストロゲン，ライデッヒ細胞はアンドロゲンを分泌する．

- 胎生期の性索や性索間質由来の細胞に類似した腫瘍細胞により構成される腫瘍である．
- 頻度は卵巣腫瘍の5～10％で，上皮性腫瘍，胚細胞腫瘍に比べ少ない．
- ホルモン産生能をもつ場合があり，その場合にはホルモン過剰症状が診断の有力な手がかりとなる．
- α-インヒビン染色陽性や血清中のα-インヒビンの上昇も診断のため有用である．

	悪性度	好　発	ホルモン産生	特徴的な症状
成人型 顆粒膜細胞腫	境界悪性 または 悪性度不明	閉経前後	●エストロゲン	●不正性器出血 ●閉経後の再女性化
セルトリ・ライディッヒ 細胞腫	良性（高分化型） 境界悪性（中分化型） 悪性（低分化型）	20～30歳代	●アンドロゲン	●男性化徴候 ●無月経 ●多毛 （血中アンドロゲン上昇を示すことが多いが，ホルモン活性のないもの，エストロゲン活性を示すものもある．）
線維腫	良　性	30歳以降	●ホルモン産生なし	●ときにMeigs（メイグス）症候群を伴う

- 他にも莢膜細胞腫，ステロイド細胞腫瘍など様々な種類があるが，いずれもまれである．

●ホルモン補充療法（HRT）：hormone replacement therapy　●遺伝性乳癌卵巣癌（HBOC）：hereditary breast and ovarian cancer　●性索間質性腫瘍：sex cord-stromal tumor　●顆粒膜細胞腫：granulosa cell tumor　●セルトリ・ライディッヒ細胞腫：Sertoli-Leydig cell tumor　●線維腫：fibroma　●不正性器出血：atypical genital bleeding　●再女性化：refeminization　●男性化：virilization　●無月経：amenorrhea　●多毛：hypertrichosis

胚細胞腫瘍

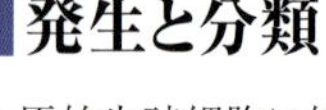

様々な発生段階の組織を模倣

発生と分類

- 原始生殖細胞に始まる発生過程の様々な段階における細胞・組織に類似した腫瘍が発生する．
- 複数の組織型が混在していることも少なくない．

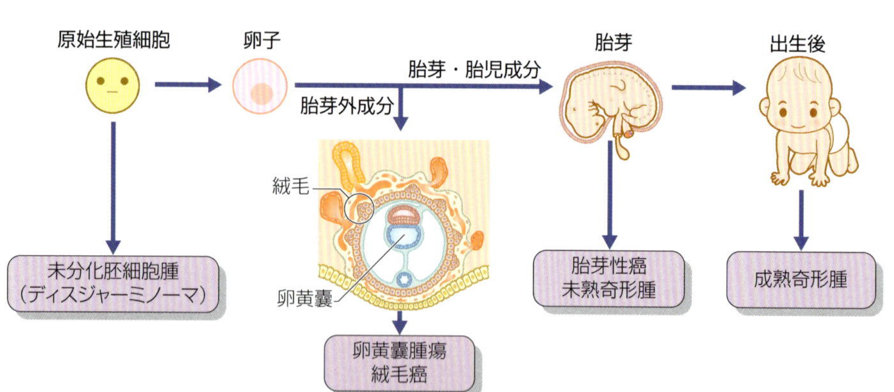

組織型	特　徴	悪性度
未分化胚細胞腫（ディスジャーミノーマ）	●原始生殖細胞に類似した腫瘍細胞からなる．	悪　性
胎芽性癌	●胎芽初期を模倣する．	悪　性
卵黄嚢腫瘍・絨毛癌	●体外胚組織（卵黄嚢，絨毛）を模倣する．	悪　性
未熟奇形腫	●胎芽様の未熟組織を含む奇形腫．未熟な神経上皮成分の割合により悪性度が決められる．	境界悪性（～G2）／悪性（G3）
成熟奇形腫	●成熟した二～三胚葉由来の体細胞組織を模倣する．	良性（悪性転化を伴うことあり）

卵巣腫瘍の症状・検査・治療

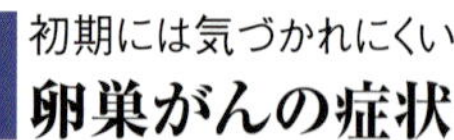

初期には気づかれにくい

卵巣がんの症状

- 一般に卵巣がんは初期には症状に乏しいため気づかれにくく，腫瘍の増大とともに圧迫・浸潤による症状が出現してくる．
- 例外的に，性索間質性腫瘍のうちホルモン産生腫瘍は，ホルモンによる特徴的な症状が比較的早期からみられる．特に閉経後の不正性器出血がみられることが多い．

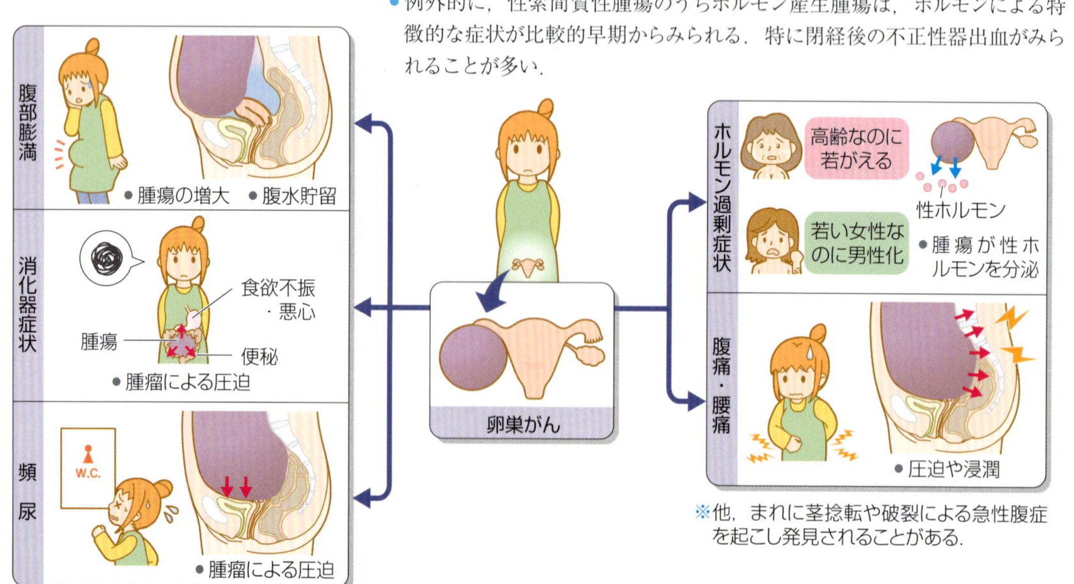

※他，まれに茎捻転や破裂による急性腹症を起こし発見されることがある．

●胚細胞腫瘍：germ cell tumor　●未分化胚細胞腫／ディスジャーミノーマ：dysgerminoma　●胎芽：embryo　●胎児：fetus　●胎芽性癌：embryonal carcinoma　●卵黄嚢腫瘍：yolk sac tumor　●絨毛癌：choriocarcinoma　●未熟奇形腫：immature teratoma　●成熟奇形腫：mature teratoma　●食欲不振：anorexia　●悪心：nausea　●便秘：constipation　●頻尿：pollakiuria　●不正性器出血：atypical genital bleeding

良性腫瘍で起こりやすい 卵巣茎捻転

- 周囲との癒着が少ない卵巣良性腫瘍では，卵巣茎捻転を起こしやすい．突然の激しい下腹部痛により発症し，早期に適切な治療が行われない場合には捻転側の卵巣機能が失われるおそれがある．

茎捻転の発症

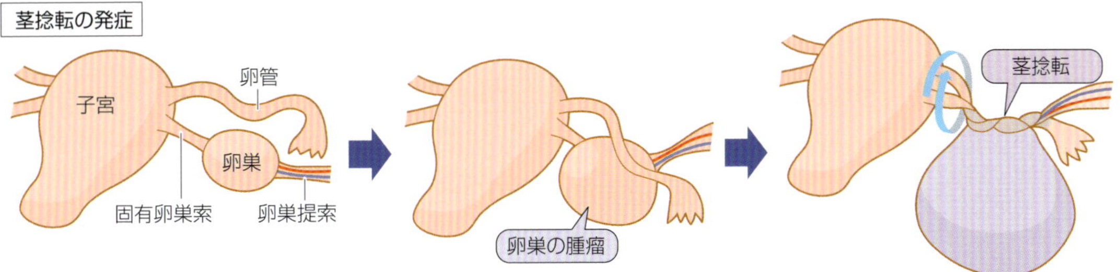

- 卵巣は固有卵巣索と卵巣提索によって支えられている．
- 卵巣提索内を卵巣動静脈が走行している．
- 腫瘤などにより卵巣が重くなると茎捻転を起こしやすくなる．
- 捻転を起こすと卵巣動静脈の血行が阻害され，うっ血，壊死を起こす．

茎捻転の症状・検査

- 突然の下腹部痛が典型的症状．悪心や嘔吐，背中への放散痛を伴うことも多い．
- 内診で卵巣の明らかな圧痛を伴う．
- 疑われる場合，まずはエコー検査で卵巣腫大の有無や，ドプラ法で卵巣の血流を確認する．
- 妊娠の有無を確認したうえで，CTやMRIにより精査を行う．

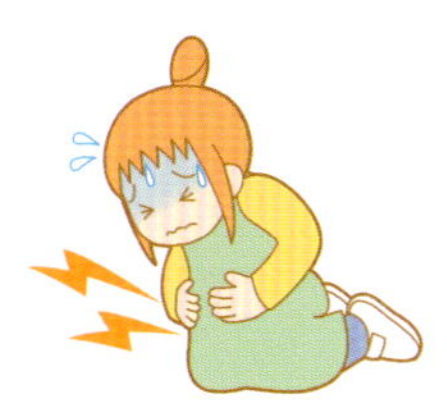

茎捻転の原因

- 周囲との癒着のない良性腫瘍（特に成熟奇形腫，線維腫など）で起こりやすく，癒着を生じやすい悪性腫瘍では少ない．
- 成熟奇形腫は，それ自体の発生頻度が高いため，卵巣茎捻転の原因として最多である．
- 腫瘍径5～15 cmのときに捻転を起こしやすい．
- 卵巣腫瘍合併妊娠の場合，妊娠中や産褥期に捻転を起こしやすい〔病⑩p.192〕．
- 子宮内膜症性嚢胞では癒着があるため，茎捻転は起こしにくい．ただし破裂を生じて急性腹症となることがある．

良　性

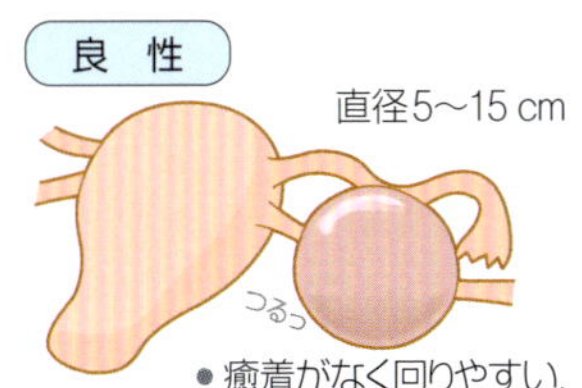

- 癒着がなく回りやすい．

悪　性

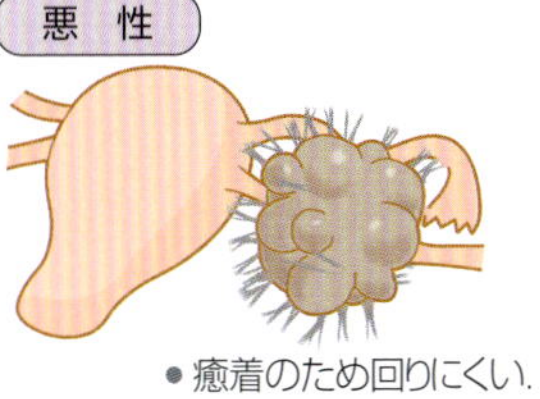

- 癒着のため回りにくい．

茎捻転の治療

- まずは鎮痛薬の投与を行う．
- 捻転・血行障害が高度である場合，卵巣機能の廃絶や腫瘍破裂による腹膜炎をきたすおそれがあるため，緊急手術が必要である．

茎捻転肉眼像

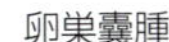

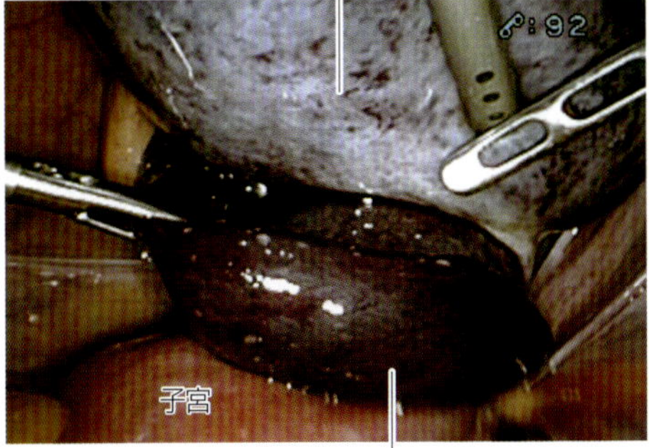

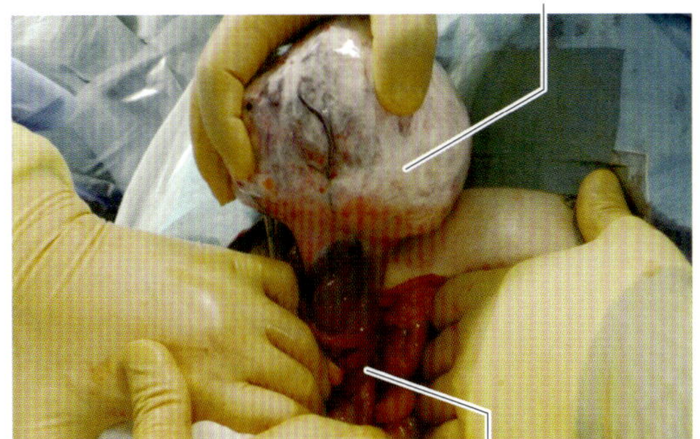

- 卵巣茎捻転：twisting of ovarian pedicle／torsion of ovarian pedicle　● 固有卵巣索：proper ligament of the ovary　● 卵巣提索：suspensory ligament of the ovary　● うっ血：congestion　● 壊死：necrosis　● 急性腹症：acute abdomen　● 腹膜炎：peritonitis

確定診断は手術により行われる

検査のながれ

- 卵巣腫瘍は自覚症状が乏しいため，妊婦健診や子宮癌検診，他疾患での受診時などに偶然発見されることが多い．
- 卵巣腫瘍では，術前に細胞診や組織診を行うことが難しい．そのため術中迅速診断により良性／悪性を判断して術式を決定し，確定診断，病期の決定は永久標本の病理学的検査により行われる．

内診・経腟エコー

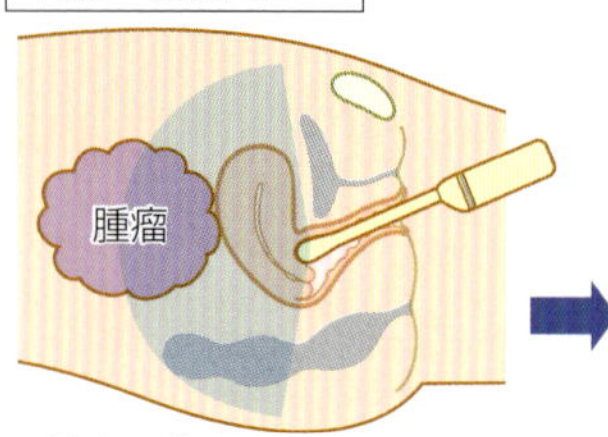

- 腫瘤の発見
- 組織型，良性／悪性の推定

臨床的診断・ステージ分類

MRI	●組織型，良性／悪性の推定 ●周囲臓器との関係（浸潤の有無）
CT	●リンパ節転移・遠隔転移の検索
腫瘍マーカー	●組織型の推定

- その他，必要に応じて注腸造影や消化管内視鏡検査を行い，腫瘍による腸管の圧排や浸潤の有無を確認する．

病理組織学的診断

手術
- 術中迅速病理診断
  ➡術式決定
- 永久標本の病理診断
  ➡確定診断

充実部分の有無が重要

良性／悪性の鑑別

- 腫瘍が良性であるか悪性であるかの正診率は，経腟エコーで9割程度であり，MRIの所見や腫瘍マーカーを併用することでさらに精度は上がる．しかし，確定診断はあくまでも手術による病理診断や進展の評価であり，術前の臨床的診断精度には限界があることをよく説明する必要がある．

悪性を示唆する所見

内診	●周囲との癒着
エコー	●充実部分，乳頭状部分の存在* ●充実部分，隔壁の血流の存在（ドプラー法） ●充実部分のエコーの不均一性 ●腫瘍内壊死・出血　●隔壁の肥厚・不整 ●壁在結節　●腹水**
MRI	（上記エコー所見と同様の所見に加え） ●充実部分の不均一な造影効果 ●リンパ節腫大 ●周囲臓器への浸潤，播種巣の存在
その他	●急速な増大傾向

*ただし，成熟奇形腫は良性だが充実部分あり．
**ただし，線維腫は良性だが，腹水あり（Meigs（メイグス）症候群）．

良性と悪性のイメージ

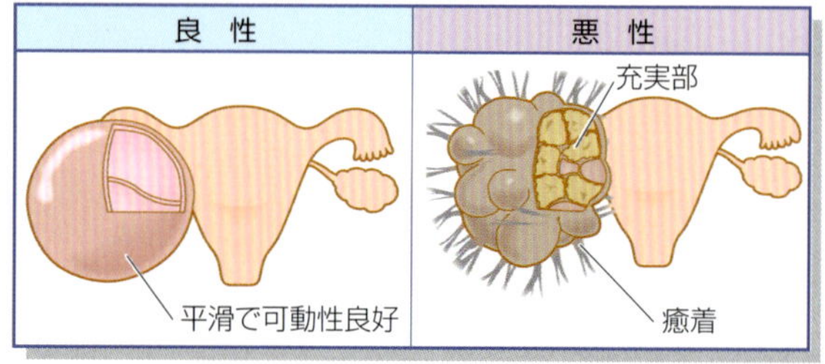

- 卵巣癌の発生が多い40歳以上で大きな腫瘤がある場合，充実部分の有無などについて，特に注意して隅々まで観察する必要がある．

CA125が代表格

腫瘍マーカー

- 腫瘍マーカーは，良性／悪性や組織型の推定，治療効果や再発のモニタリングのために用いられる．
- 上皮性癌ではCA125が最も陽性率が高く汎用されている．超音波所見などである程度の予測を行い，測定する組み合わせを考える．若年者では胚細胞腫瘍が多いため，CA125に加えAFP，hCG，LDHを測定する．
- 治療前に異常高値を示したマーカーにより，治療効果や再発のモニタリングを行う．

	腫瘍マーカー	陽性率が高い卵巣腫瘍
上皮性腫瘍	CA125	●上皮性癌（特に漿液性癌）
	CA19-9，CEA	●粘液性癌
	GAT	●上皮性癌（卵巣子宮内膜症との鑑別）
	CA72-4，STN，CA15-3	●上皮性癌
性索間質性腫瘍	エストラジオール	●成人型顆粒膜細胞腫
	アンドロゲン	●セルトリ・ライディッヒ細胞腫
胚細胞腫瘍	SCC	●成熟奇形腫（悪性転化）
	AFP	●卵黄嚢腫瘍，胎芽性癌，未熟奇形腫
	hCG	●絨毛癌
	LDH	●未分化胚細胞腫（ディスジャーミノーマ）
転移性腫瘍	CEA	●Krukenberg（クルケンベルグ）腫瘍

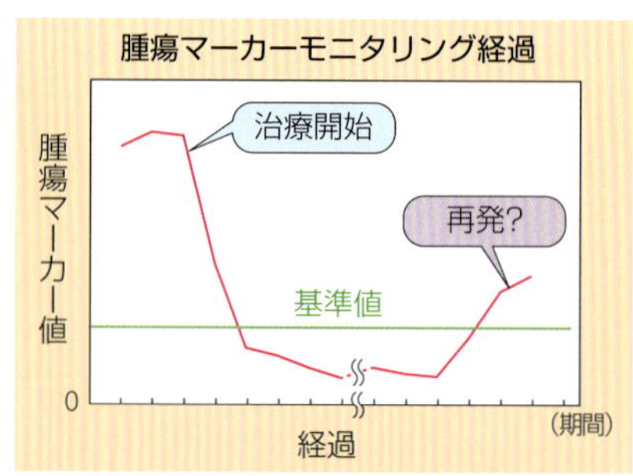

※CA125は子宮内膜症や月経期でも高値を示す．
※CA19-9は成熟奇形腫，膵疾患でも高値を示す．
※CEAは消化器疾患でも高値を示す．

●術中迅速診断：intraoperative rapid diagnosis　●糖鎖抗原125（CA125）：carbohydrate antigen 125　●α-フェトプロテイン（AFP）：α-fetoprotein　●ヒト絨毛性ゴナドトロピン（hCG）：human chorionic gonadotropin　●乳酸脱水素酵素（LDH）：lactate dehydrogenase　●糖鎖抗原19-9（CA19-9）：carbohydrate antigen 19-9　●癌胎児性抗原（CEA）：carcinoembryonic antigen　●癌関連ガラクトース転移酵素（GAT）：galactosyltransferase associated with tumor

悪性の可能性があれば開腹する
卵巣腫瘍の術式の選択

- 卵巣腫瘍の治療は外科手術が基本であり，良性，悪性，大きさや形状により術式を選択する．

明らかに良性の場合

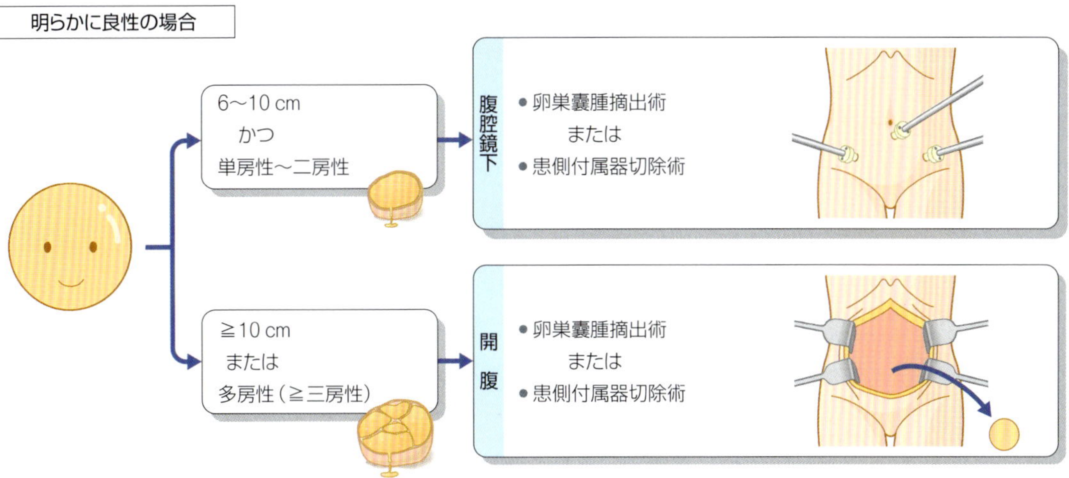

- 6 cm以上では茎捻転を起こしやすくなるため，良性であっても手術を勧める．

悪性が否定できない場合

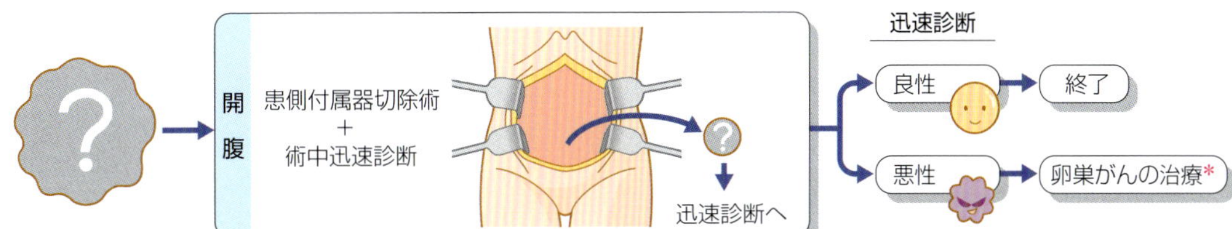

*迅速診断で悪性の結果が出た場合にどうするのかは，事前に十分に患者と話し合っておく．ハイリスクである40歳以上ではそのまま卵巣がん根治術へ移行した方がよい場合が多いが，若年者の場合一度閉腹，説明を行った後に，妊孕性温存手術の適応を検討する場合もある．

悪性を強く疑う場合

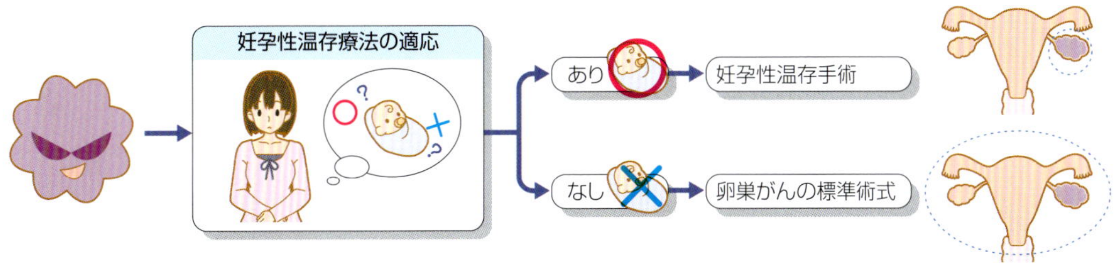

- 悪性を強く疑う場合は，妊孕性温存手術の適応の有無により，妊孕性温存手術または標準術式を行う〔p.176〕．

●糖鎖抗原72-4（CA72-4）：carbohydrate antigen 72-4　●シアリルTN（STN）：Sialyl Tn　●カルボハイドレイトアンチゲン15-3（CA15-3）：carbohydrate antigen 15-3　●扁平上皮癌関連抗原（SCC抗原）：SCC antigen　●卵巣嚢腫摘出術：ovarian cystectomy　●術中迅速診断：intraoperative rapid diagnosis　●妊孕性温存手術：fertility-sparing surgery

病期診断と腫瘍の減量を行う

卵巣がんの標準術式（staging laparotomy／debulking surgery）

- 手術の目的は，進行期の確定（staging laparotomy）と可及的最大限の腫瘍減量（debulking surgery）である．
- ❹❺両側付属器摘出術＋子宮全摘出術＋❼大網切除術を『基本術式』という．
- 『基本術式』に加え，腹腔細胞診，腹腔内各所の生検，骨盤・傍大動脈リンパ節郭清を行い，進行期を確定させる．

❶ 腹壁切開

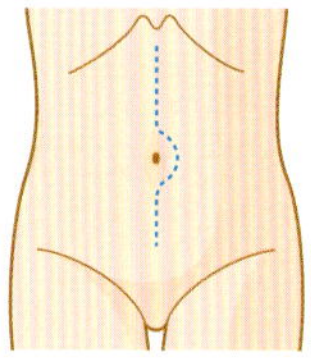

- 剣状突起下～恥骨上まで縦切開により開腹する．

❷ 腹水細胞診

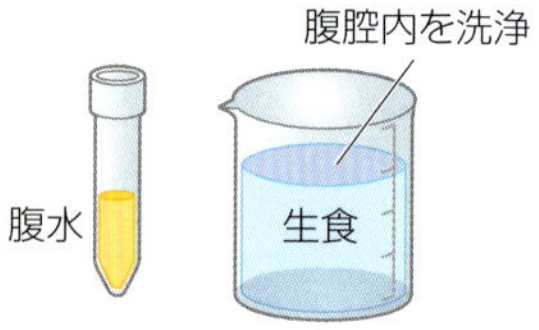

腹腔内を洗浄
腹水
生食

- 腹水貯留がない場合には，腹腔洗浄細胞診や各所の擦過細胞診を行う．

❸ 骨盤内・腹腔の検索

☑ 原発巣と局所の進展
☑ 腹腔内の播種巣
☑ 後腹膜リンパ節転移

- 上記について系統立てて視・触診を行う．

❹ 患側付属器切除

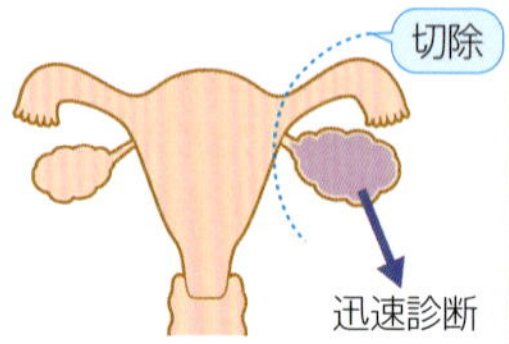

切除
迅速診断

- 患側付属器を切除し，迅速病理診断を行い，卵巣がんであることを確かめる．

❺ 子宮・対側付属器切除

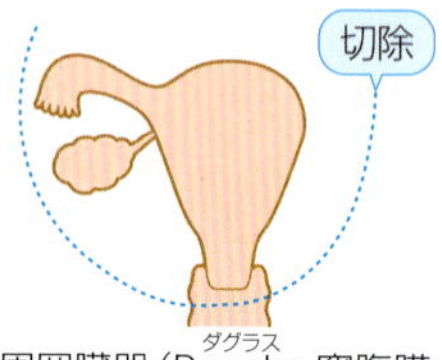

切除

- 周囲臓器（Douglas（ダグラス）窩腹膜，直腸など）に浸潤がある場合，合併切除を行う．

❻ 後腹膜リンパ節郭清（生検）

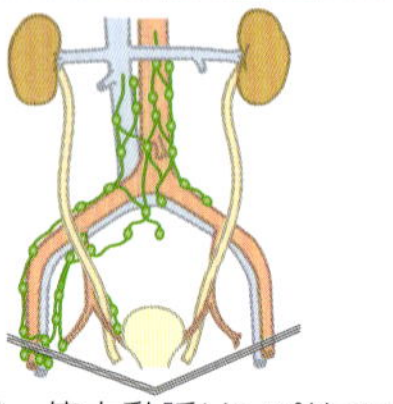

- 骨盤・傍大動脈リンパ節の郭清を行う〔p.225〕．

❼ 大網切除

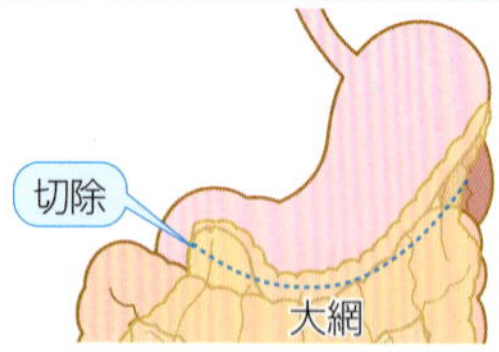

切除
大網

- 全摘or亜全摘（大網転移あり）もしくは部分切除（大網転移なし）を行う．

❽ 播種病巣の切除，生検

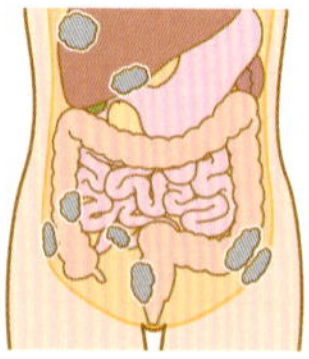

- 腹膜や腸管の部分切除，疑わしい箇所の生検を行う．

❾ 残存腫瘍の評価，閉腹

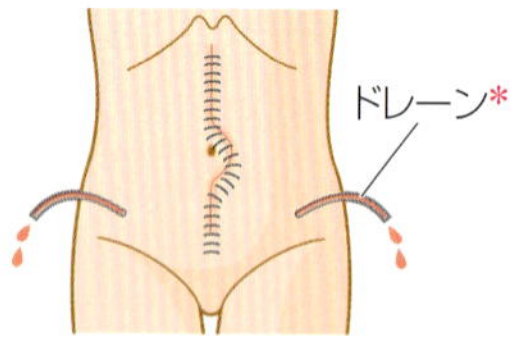

ドレーン*

- 残存腫瘍の有無，部位，大きさを記録し，閉腹する．

*実際にはドレーンバックが接続されている．

早期例で対側卵巣と子宮を温存

妊孕性温存手術

- 若年者の早期症例で，強い挙児希望があり条件を満たす場合には妊孕性温存手術を行うことができる．
- 標準術式の場合と主に切除範囲が異なる．

適　応

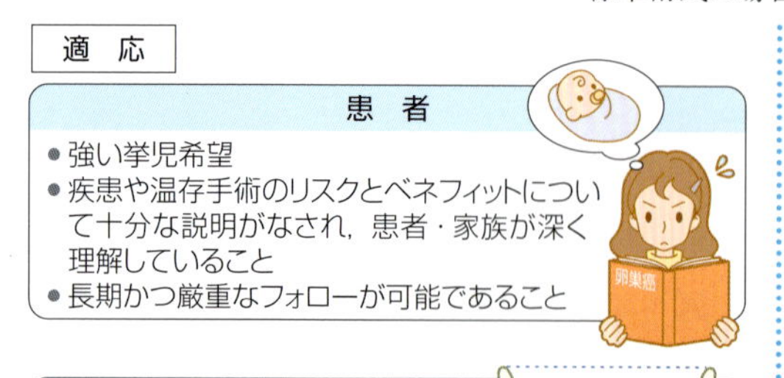

患　者

- 強い挙児希望
- 疾患や温存手術のリスクとベネフィットについて十分な説明がなされ，患者・家族が深く理解していること
- 長期かつ厳重なフォローが可能であること

腫　瘍

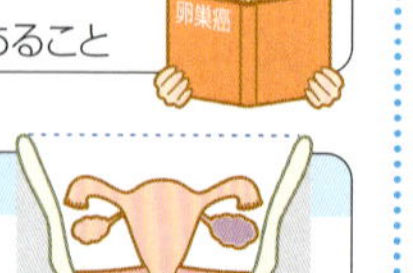

- ⅠA期で高分化型（grade1）または境界悪性

術　式

- 術前検査で温存手術が可能であると予想される場合，術中迅速病理診断または患側付属器摘出のみで一度閉腹した後の永久標本での診断結果により，通常の術式を行うべきかを判断する．

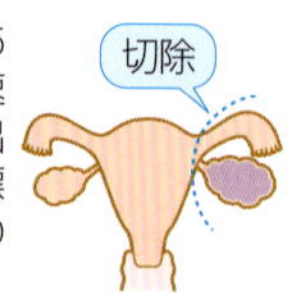

基本術式	staging laparotomy
● 患側付属器切除術 ● 大網切除術 ● 腹腔細胞診	● 対側卵巣の生検* ● 腹腔内各所の生検 ● 後腹膜リンパ節郭清（生検）

*肉眼的に正常であれば省略することができる（生検による癒着は妊孕性に悪影響を及ぼす可能性がある）．

● 両側付属器摘出術：bilateral adnexectomy　● 子宮全摘出術：total hysterectomy　● 大網切除術：omentectomy　● 腹腔洗浄細胞診：peritoneal washing cytology　● 後腹膜リンパ節郭清：retroperitoneal lymph node dissection　● 妊孕性：fertility

全体像をつかむ
卵巣がんの治療

上皮性悪性腫瘍（卵巣癌）

- 上皮性悪性腫瘍では，手術により残存腫瘍組織を限りなく少なくすることが重要．
- まず画像検査，血液検査，内視鏡などにより周辺臓器への浸潤などを評価し，全摘出の可否を判断する．

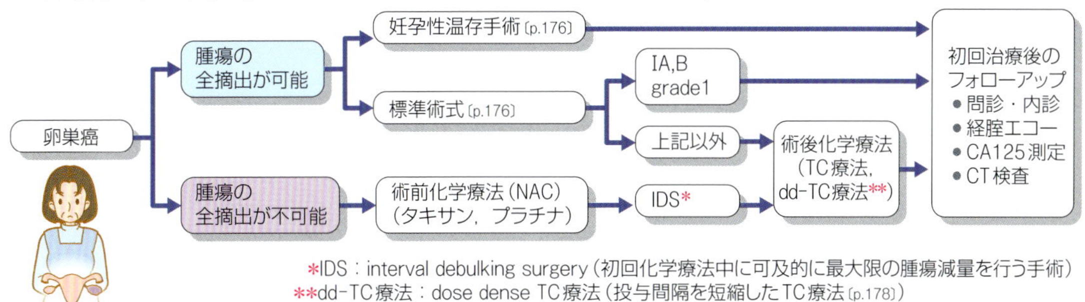

*IDS：interval debulking surgery（初回化学療法中に可及的に最大限の腫瘍減量を行う手術）
**dd-TC療法：dose dense TC療法（投与間隔を短縮したTC療法〔p.178〕）

性索間質性腫瘍

- 治療の原則は手術で，術後や再発時の治療として化学療法や放射線療法が行われる．
- 症状により早期に発見される場合も多く，主にⅠA期で妊孕性温存手術が行われる．

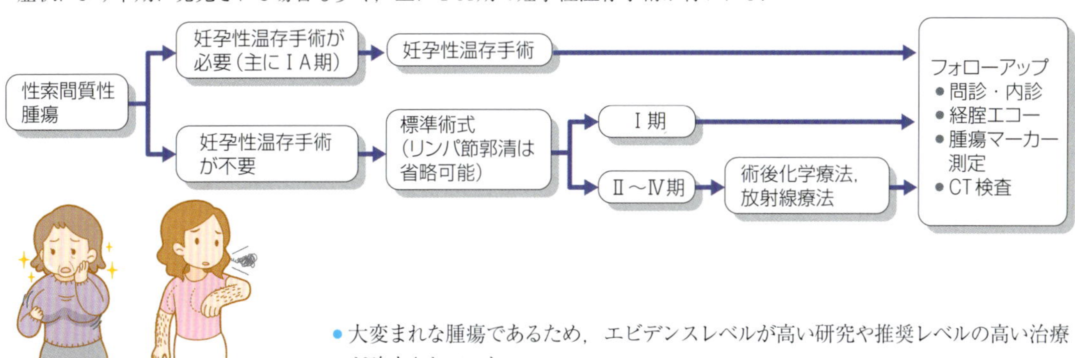

- 大変まれな腫瘍であるため，エビデンスレベルが高い研究や推奨レベルの高い治療が確立されていない．
- 顆粒膜細胞腫は晩期再発に注意が必要であり，10年以上の長期にわたるフォローアップが必要である．

胚細胞腫瘍（悪性・境界悪性）

- 胚細胞腫瘍は若年者に多く，化学療法が効きやすいため，妊孕性温存手術が選択されることが多い．また，進行例（Ⅲ・Ⅳ期）では，初回手術時に他臓器合併切除を含む拡大手術は推奨されない．

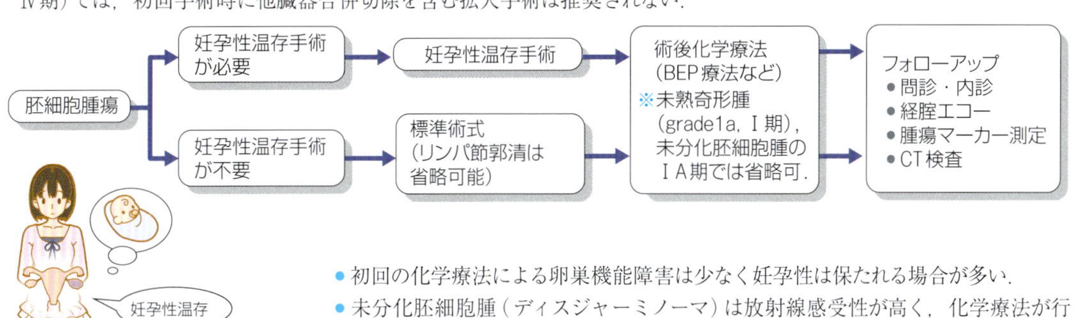

- 初回の化学療法による卵巣機能障害は少なく妊孕性は保たれる場合が多い．
- 未分化胚細胞腫（ディスジャーミノーマ）は放射線感受性が高く，化学療法が行えない場合に放射線療法が行われることがある．

●性索間質性腫瘍：sex cord-stromal tumor ●胚細胞腫瘍：germ cell tumor ●妊孕性温存手術：fertility-sparing surgery ●術前化学療法（NAC）：neoadjuvant chemotherapy ●術後化学療法：postoperative chemotherapy

上皮性悪性腫瘍（卵巣癌）の初回化学療法

TC療法

- タキサン製剤であるパクリタキセルとプラチナ製剤であるカルボプラチンの併用療法（TC療法）を行う．
- 術後に血管新生を阻害するベバシズマブ（抗VEGF抗体薬）を併用することもある．

スケジュール　T：パクリタキセル　C：カルボプラチン

		day1	day8	day15	回　数
TC療法	T	175～180 mg/m²（3時間で静注）	—	—	左記を3週間隔で3～6サイクル
	C	AUC 5～6（1時間で静注）	—	—	
dose dence TC療法	T	80 mg/m²（1時間で静注）	80 mg/m²（1時間で静注）	80 mg/m²（1時間で静注）	左記を3週間隔で6サイクル以上
	C	AUC 6（1時間で静注）	—	—	

- dose dence TC療法は投与間隔を短縮する方法であり，癌細胞が再増殖する前に次回投与を行うこと，時間依存性作用薬であるパクリタキセルへの曝露時間が長くなることから，治療効果が高まるとされている．

投与上の注意

- パクリタキセル→カルボプラチンの順に投与する．
- パクリタキセル，カルボプラチンによる過敏反応を防ぐため，前投薬（デキサメタゾン，ヒスタミンH_1受容体拮抗薬，ヒスタミンH_2受容体拮抗薬）が必要である．
- パクリタキセルにはアルコールが含まれるため，投与前にアルコール過敏がないか聴取する必要がある．
- パクリタキセルが血管外に漏出すると漏出部が硬結・壊死するため注意する．

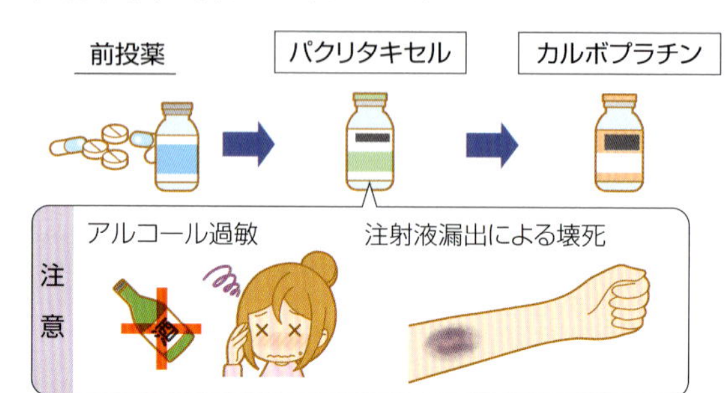

事前に知って備える

TC療法の主な副作用と対処

- 化学療法開始前に，起こりうる副作用とその対処法について患者に説明し，症状出現時には必ず申し出るように伝える．

T：パクリタキセルによる副作用　C：カルボプラチンによる副作用
投与直後
過敏反応 T C
紅斑
頻脈
高血圧
低血圧
呼吸困難
胸痛
腰痛
消化器症状　など
前投薬
薬剤変更
脱感作
重症例ではショックをきたす場合もある
投与当日～5日目
悪心・嘔吐 T C
セロトニン5-HT3拮抗薬
アプレピタント
デキサメタゾン
末梢神経障害 T
（手先・足先のしびれなど）
寒冷刺激を避ける
ピリピリ
筋肉痛・関節痛 T
鎮痛薬投与
6日目以降
骨髄抑制 T C
発熱性好中球減少症
貧血
出血傾向
WBC↓
RBC↓
Plt↓
G-CSF投与
感染予防
輸血（赤血球，血小板）
外傷予防
脱毛 T C
説明
（治療終了後再び発毛する）
ウィッグ

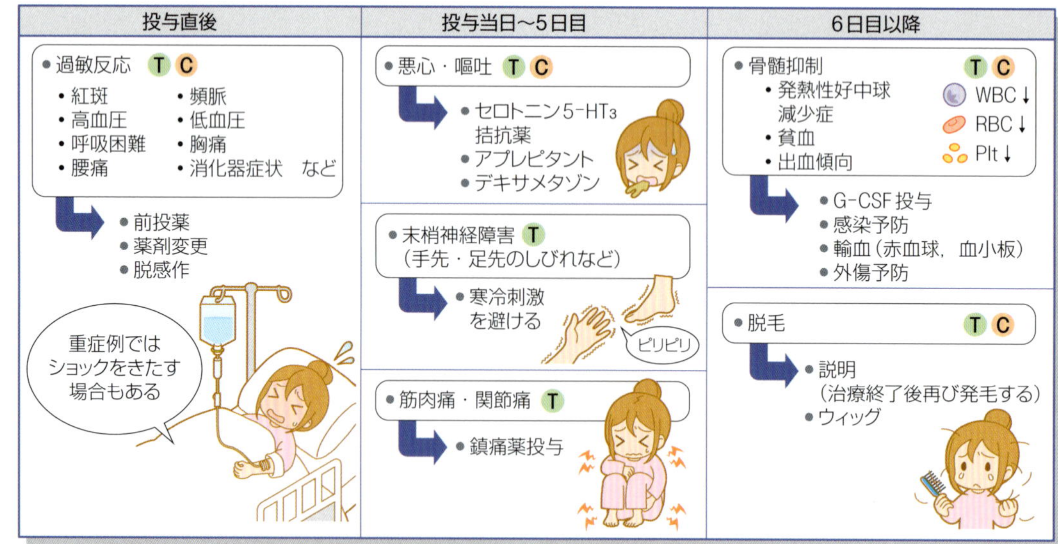

- 重大な副作用としてはこの他に，間質性肺炎，腎障害などに注意する．
- ベバシズマブを投与する場合，副作用としては高血圧，出血，蛋白尿，血栓塞栓症，創傷治癒遅延などがある．まれに，重篤な副作用として消化管穿孔がある．

●過敏反応：hypersensitivity reaction　●前投薬：premedication　●紅斑：erythema　●高血圧：hypertension　●呼吸困難：dyspnea　●腰痛：lumbago　●頻脈：tachycardia　●低血圧：low blood pressure　●胸痛：chest pain　●消化器症状：digestive symptom　●悪心：nausea　●嘔吐：vomiting　●末梢神経障害：peripheral nervous system disorder　●筋肉痛：muscle ache　●関節痛：arthralgia／joint pain　●骨髄抑制：myelosuppression　●発熱性好中球減少症：neutropenic fever syndrome

明細胞癌・粘液性癌で効きにくい

TC療法の感受性

- 卵巣癌の組織型により，TC療法の感受性が異なる．

奏効率	組織型
高　い	●漿液性癌　●類内膜癌
低　い	●明細胞癌
極めて低い	●粘液性癌

- 化学療法の奏効率の低い明細胞癌，粘液性癌では特に，初回手術で完全切除を目指すことが重要である．
- TC療法の奏効率は低いが，現時点でこれに替わるエビデンスのある化学療法はない．

はじめの２年間は重点的に

初回治療後のフォローアップ

- 卵巣癌は半数以上が再発し，再発の時期は治療後2年以内が特に多い．
- 再発の診断や，治療に伴う副作用などの健康障害への対応のため，フォローアップを行う．

目　的

- 再発の診断
- 副作用のチェック
- 卵巣欠落症状への対応
- 二次発がんなどの晩期障害のチェック

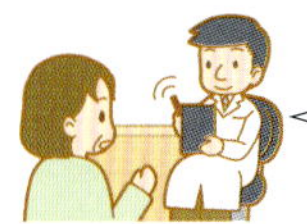

- 問診・内診
- 経腟超音波検査
- CA125測定
- CT検査を適宜行う

早期に再発するものは化学療法抵抗性

再発卵巣癌の治療

- 再発した場合には，延命，QOL改善，症状緩和を目的に，化学療法を中心とした治療を行う．
- 初回治療から6ヵ月未満の再発ではプラチナ製剤抵抗性，6ヵ月以上の再発ではプラチナ製剤感受性と判断される．前者に対しては初回療法と交差耐性のない薬剤の単剤療法，後者に対してはプラチナ製剤を含む多剤併用療法（前回と同一または類似する化学療法）が施行される．

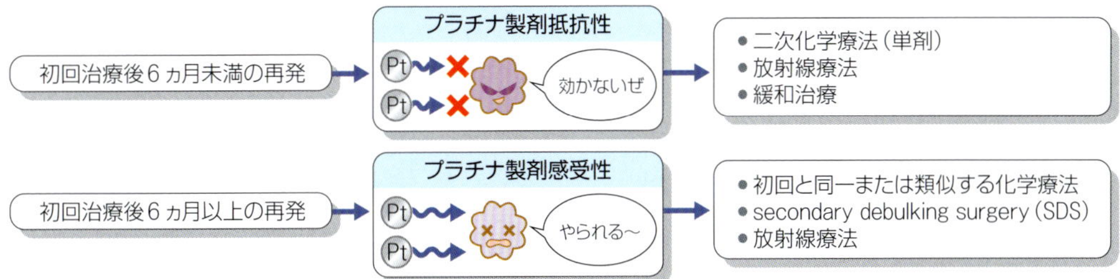

- 放射線療法は再発症状の緩和を目的に行われる．
- SDS（二次腫瘍減量術）が予後を改善するというエビデンスはなく，再発時期，初回手術の状況，再発部位・個数，Performance Status（PS）などを総合的に判断し，慎重に適応を決める必要がある．
- 再発後の平均生存期間は約2年である．

胚細胞腫瘍（悪性）の初回化学療法

BEP療法

- BEP療法（ブレオマイシン，エトポシド，シスプラチン）が標準的治療である．
- 奏効率が高く，初回化学療法の3～4サイクルでの卵巣機能障害は少ない．

スケジュール例　　B：ブレオマイシン　E：エトポシド　P：シスプラチン

	一回量	day1	day2	day3	day4	day5	day9	day16
B	20 mg/m^2 or 30 mg/body 静注		○				○	○
E	100 mg/m^{2}静注	○	○	○	○	○		
P	20 mg/m^{2}静注（一時間）	○	○	○	○	○		

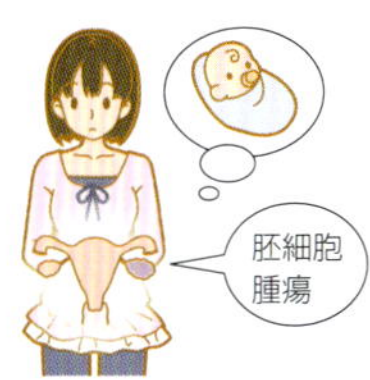

- 間質性肺炎などの重篤な肺障害を防ぐため，ブレオマイシンの総投与量は300 mgを超えないようにする．
- 二次発がん（急性白血病など）を防ぐため，エトポシドの総投与量は2,000 mgを超えないようにする．

●貧血：anemia　●出血傾向：bleeding tendency　●脱毛：alopecia　●蛋白尿：proteinuria　●明細胞癌：clear cell carcinoma　●粘液性癌：mucinous carcinoma　●再発卵巣癌：recurrent ovarian cancer　●放射線療法：radiotherapy　●緩和治療：palliative therapy　●二次腫瘍減量術（SDS）：secondary debulking surgery　●間質性肺炎：interstitial pneumonia　●二次発がん：secondary malignancy

腹腔内播種をきたしやすいことが特徴

手術進行期分類（日産婦2014，FIGO2014）

- 卵巣癌の進行期は，手術摘出標本の病理診断に基づいて術後に決定される．
- 卵巣は腹腔内臓器であるために腫瘍が発生しても自覚症状に乏しく，また子宮頸癌における擦過細胞診のようなスクリーニング法がないため，卵巣癌の約半数はStage Ⅲ，Ⅳ期の進行癌で発見される．

臨床進行期分類	Ⅰ期			
定義	• 卵巣or卵管内限局発育			
	ⅠA	ⅠB	ⅠC	
	• 下記を満たす • 一側の卵巣or卵管に限局 • 被膜表面浸潤（−） • 腹水or腹腔洗浄細胞診に悪性細胞（−）	• 下記を満たす • 両側の卵巣or卵管に限局 • 被膜表面浸潤（−） • 腹水or腹腔洗浄細胞診に悪性細胞（−）	• 一側または両側の卵巣or卵管に限局 • 下記のいずれかを認める	
			ⅠC1	ⅠC2
			• 手術操作による被膜破綻（＋）	• 自然被膜破綻（＋） or 被膜表面浸潤（＋）
図	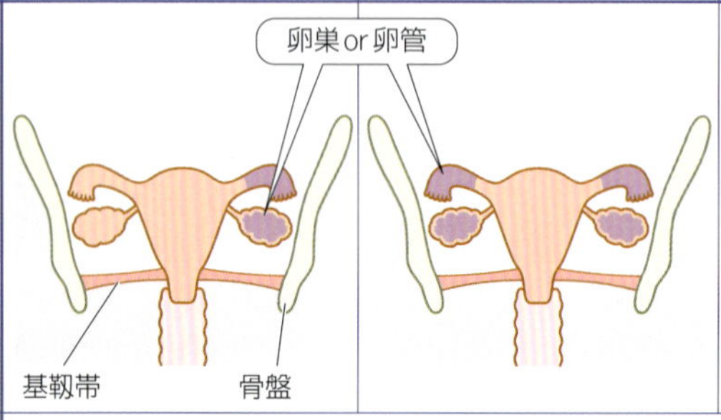 卵巣or卵管 基靱帯 骨盤		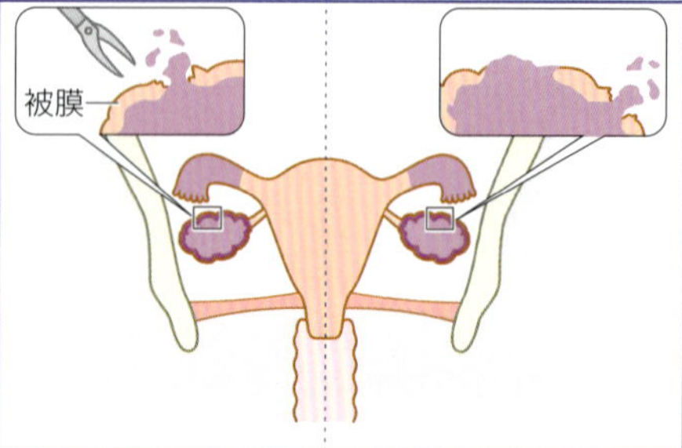 被膜	
5年生存率	90%			

臨床進行期分類	Ⅲ期			
定義	• 下記のいずれかで，骨盤外の腹膜播種（＋）and／or後腹膜リンパ節転移（＋） • 一側or両側の卵巣or卵管腫瘍 • 原発性腹膜癌			
	ⅢA			ⅢB
	ⅢA1		ⅢA2	• 最大径≦2 cmの腹腔内播種（＋）
	• 後腹膜リンパ節転移（＋）のみ		• 骨盤外に顕微鏡的播種（＋）	
	i	ii		
	転移巣最大径≦10 mm	転移巣最大径＞10 mm		
図	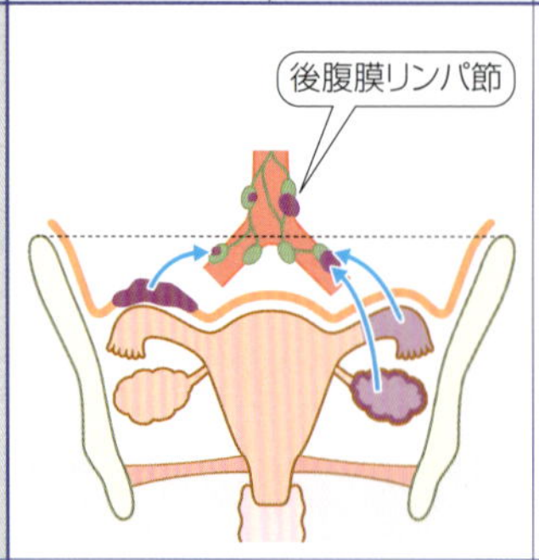 後腹膜リンパ節		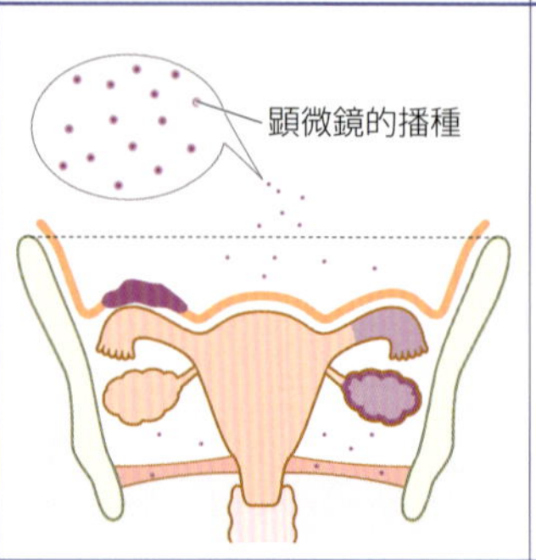 顕微鏡的播種	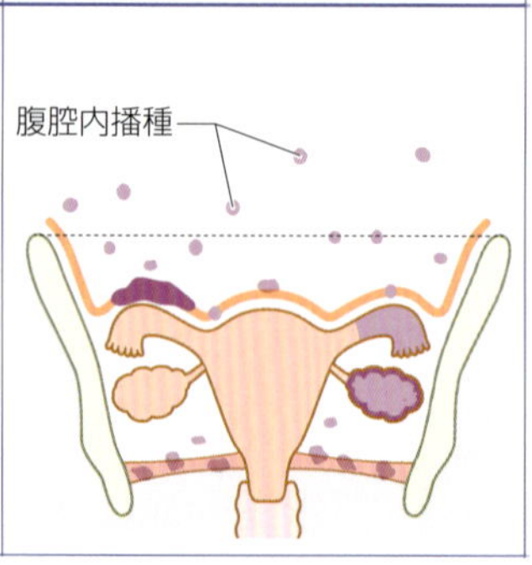 腹腔内播種
5年生存率	45%			

• 腹腔内播種：peritoneal dissemination　• 癌性腹水：cancerous ascites　• 被膜表面浸潤：capsular surface invasion　• 腹水細胞診：cytodiagnosis of ascites　• 腹腔洗浄細胞診：peritoneal washing cytology　• 被膜破綻：capsular rupture　• リンパ節転移：lymph node metastasis　• 後腹膜リンパ節：retroperitoneal lymph nodes

	Ⅱ 期	
	・一側または両側の卵巣or卵管腫瘍で，かつ骨盤内進展（＋） ・原発性腹膜癌（＋）	
	ⅡA	ⅡB
ⅠC3 ・腹水or腹腔洗浄細胞診に悪性細胞（＋）	・下記のうち1つ以上を満たす． ・子宮への進展and／or転移 ・卵管への進展and／or転移	・他の骨盤部腹腔内臓器に進展*
悪性細胞（＋）	腹膜	S状結腸，膀胱など
	80%	

*腸管の貫壁性浸潤，臍転移，肝や脾への実質転移は，肺転移や骨転移同様にⅣB期とする．

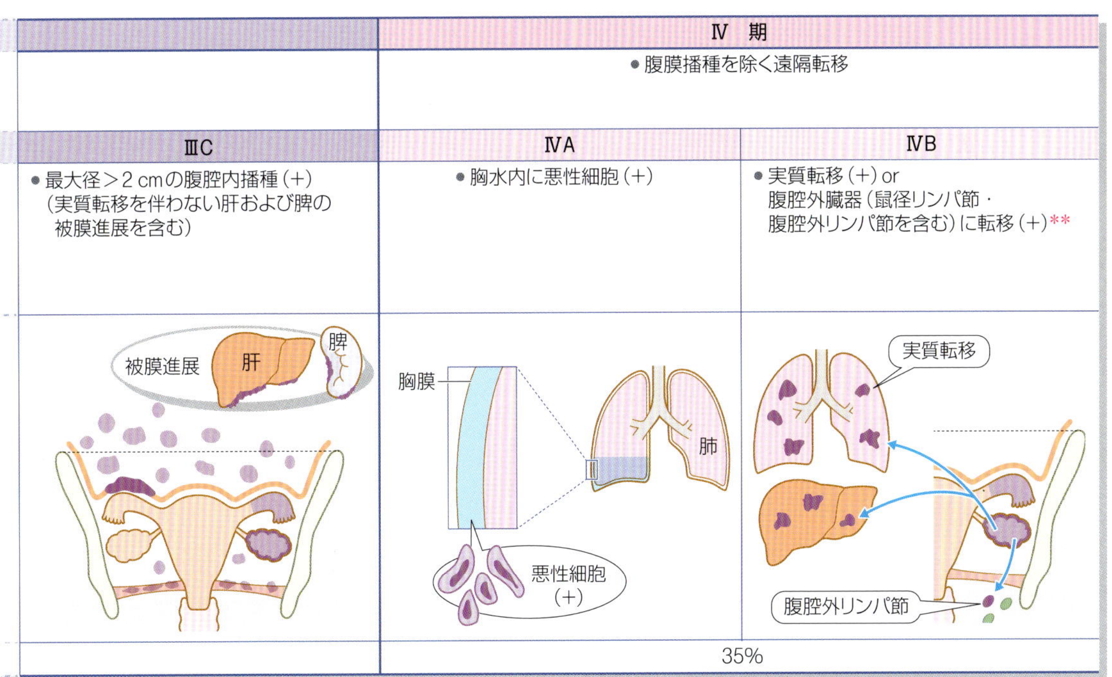

	Ⅳ 期	
	・腹膜播種を除く遠隔転移	
ⅢC	ⅣA	ⅣB
・最大径＞2 cmの腹腔内播種（＋）（実質転移を伴わない肝および脾の被膜進展を含む）	・胸水内に悪性細胞（＋）	・実質転移（＋）or 腹腔外臓器（鼠径リンパ節・腹腔外リンパ節を含む）に転移（＋）**
	35%	

**大網から肝や脾への腫瘍の進展はⅣB期とせず，ⅢC期とする．

・遠隔転移：distant metastasis　・癌性胸水：malignant pleural effusion

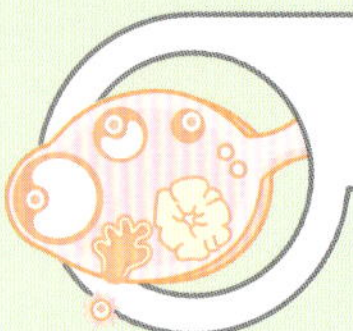

C56

上皮性腫瘍

監修
小林 浩

intro. 全卵巣腫瘍の中で最も発生頻度が高く，約2/3を占める．大きく漿液性腫瘍，粘液性腫瘍，類内膜腫瘍，明細胞腫瘍，ブレンナー腫瘍，漿液粘液性腫瘍などに分類される．漿液性腫瘍が最も多く，わが国では次いで明細胞腫瘍が多い．このうち悪性のものを総称して卵巣癌という．

漿液性癌

intro. 卵巣表層上皮あるいは卵管上皮に類似した腫瘍細胞からなる腫瘍を漿液性腫瘍といい，このうち悪性腫瘍を漿液性癌という．

MINIMUM ESSENCE　serous carcinoma

❶好発：**40～60歳代**の女性，遺伝性乳癌卵巣癌症候群
❷腹部膨満，腹囲増大，頻尿などを訴える．
❸超音波検査にて，**片側**または**両側の卵巣腫大**，腹腔内播種や腹水，
内部形態が**単房性嚢胞**で，嚢胞壁の不整な肥厚や**乳頭状の充実部分**がみられる．
❹血清**CA125↑**がみられる．
➡ **漿液性癌** を考える．

治療 全摘出が可能な場合は1・2を，不可能な場合は3を行う．

1. 手術療法：staging laparotomy（進行期確定のための開腹手術），primary debulking surgery（初回腫瘍減量術）
2. 術後化学療法：TC療法（パクリタキセル＋カルボプラチン）±ベバシズマブ（抗VEGF抗体薬），dd-TC療法
3. NAC（術前化学療法）+IDS（初回化学療法中腫瘍減量術）

粘液性癌

intro. 胃腸管に類似した腫瘍細胞からなる腫瘍を粘液性腫瘍といい，このうち悪性腫瘍を粘液性癌という．

MINIMUM ESSENCE　mucinous carcinoma

❶好発：**40～60歳代**の女性
❷腹部膨満，腹囲増大，頻尿などを訴える．
❸超音波検査にて，**片側性**の**巨大な多房性嚢胞**で，
嚢胞壁・隔壁の不整な肥厚や**充実部分**，腹水がみられる．
❹血清**CEA↑**，**CA19-9↑**がみられる．
➡ **粘液性癌** を考える．

治療 漿液性癌と同じ．
※化学療法の奏効率は極めて低い．

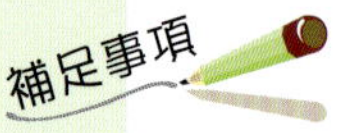

- 粘液性癌に対するTC療法の奏効率は極めて低いが，TC療法に替わるエビデンスのある治療法は未だ確立されていない．
- 粘液性癌は，特に進行例で転移性腫瘍との鑑別が困難であり，卵巣原発ではなく大腸癌などの消化器癌からの転移であるものも多いと考えられている．

Words & terms

CEA（癌胎児性抗原） [p.182]
代表的な腫瘍マーカーの1つであり，免疫抗体を用いて血中濃度が測定される．大腸，胃，肺，乳腺などの粘液を産生する癌で陽性を示し，癌の補助診断と治療後経過観察の評価に用いられる．CEAは消化管粘膜や白血球中にも微量に存在し，喫煙者や良性疾患でも陽性を示すことがある．

CA19-9 [p.182]
ヒト大腸癌細胞株SW1116に対して作成された単クローン抗体を認識する糖鎖抗原であり，癌の補助診断や治療後経過観察の評価に用いられる．膵癌，胆道系癌，胃癌，大腸癌などの消化器癌や，子宮頸部腺癌，卵巣粘液性癌などの粘液を産生する癌で高値となる．

● 上皮性腫瘍：epithelial tumor　● 漿液性癌：serous carcinoma　● 遺伝性乳癌卵巣癌（HBOC）：hereditary breast and ovarian cancer　● 頻尿：pollakiuria

充実部や壁の肥厚は悪性を示唆
画像所見

- 経腟超音波検査やMRI検査において，嚢胞内の充実部分の存在や，嚢胞壁や多房性であれば隔壁の不整な肥厚がみられた場合には悪性腫瘍を疑う．
- さらに，ドプラ法により充実部分の豊富な血流や，造影MRIにより充実部分の不均一な造影効果がみられる場合，より悪性が疑わしい．

超音波検査

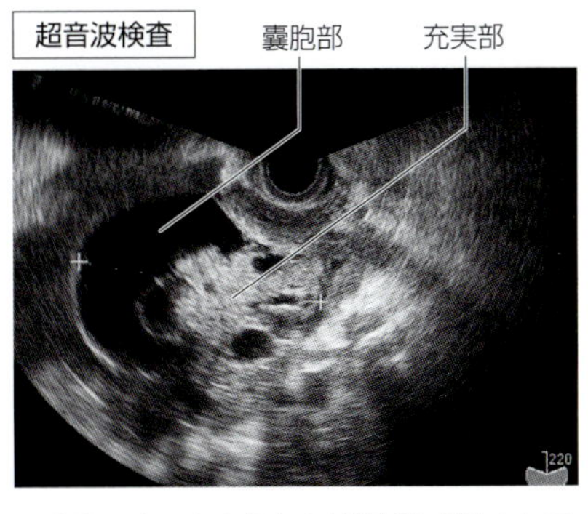

- 嚢胞の中に充実部を含む複雑な構造をしている．さらに充実部の中にも小さな嚢胞を多数含んでいる．

MRI

漿液性癌

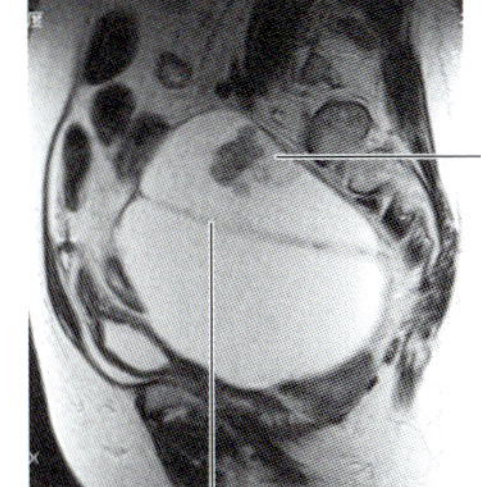

- 嚢胞の中に充実部を含む複雑な構造をしている．

粘液性癌

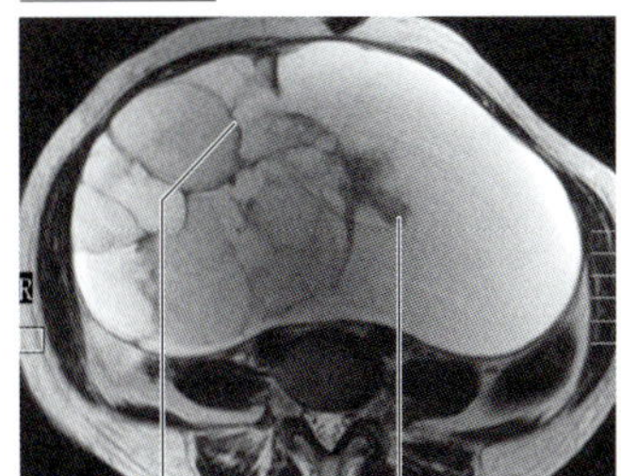

- 多房性嚢胞の中に充実部を含む複雑な構造をしている．

高分化型では原組織型の特徴がみられる
漿液性癌と粘液性癌の病理所見

漿液性癌

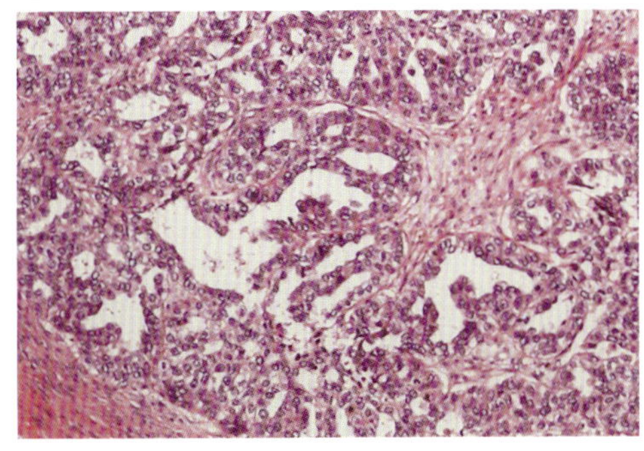

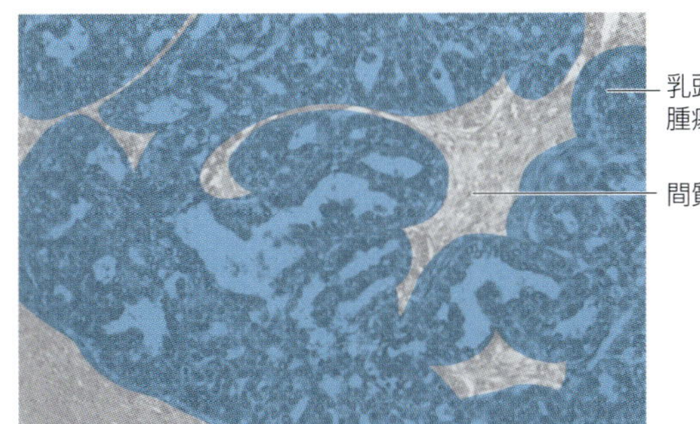

- 腫瘍細胞が乳頭状に増殖し，間質は乏しい．
- 腫瘍が増殖，壊死，石灰化を経てpsammoma（サモマ） body（ボディ）（砂粒体）を形成することがある．

粘液性癌

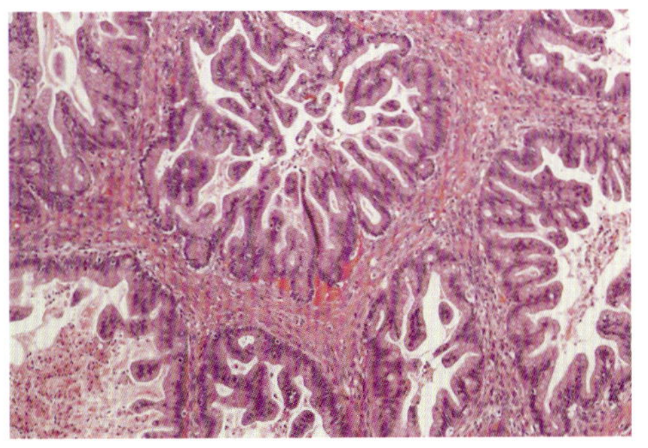

粘液の貯留
細胞質内粘液をもつ

- 丈の高い（高円柱状の）細胞が腺管を形成している．
- 細胞質内粘液や，分泌された粘液の腺腔内貯留がみられる．

- 粘液性癌：mucinous carcinoma
- 癌胎児性抗原（CEA）：carcinoembryonic antigen
- 糖鎖抗原19-9（CA19-9）：carbohydrate antigen 19-9
- 壊死：necrosis
- 石灰化：calcification

明細胞癌

intro.

妊娠子宮内膜に類似した腫瘍細胞からなる腫瘍を明細胞腫瘍といい，ほとんどが悪性の明細胞癌である．欧米ではまれだが，日本では漿液性癌に次いで頻度が高く，現在も増加傾向である．

MINIMUM ESSENCE clear cell carcinoma

❶好発：**40～60歳代**の女性
❷**卵巣子宮内膜症**の既往がある．
❸**CA125**，CA19-9の上昇がみられる．
❹超音波検査にて，**卵巣腫大**（**4cm以上**），腹水貯留，**嚢胞内に充実部分**がみられる．

〈卵巣子宮内膜症の悪性化〉

❺病理診断で**淡明な胞体**を有する腫瘍細胞やhobnail細胞がみられる．
➡ **明細胞癌** を考える．

治療 漿液性癌と同じ．

1. 手術療法：staging laparotomy（進行期確定のための開腹手術），primary debulking surgery（初回腫瘍減量術）
2. 術後化学療法：TC療法（パクリタキセル＋カルボプラチン）±ベバシズマブ（抗VEGF抗体薬），dd-TC療法
3. NAC（術前化学療法）+IDS（初回化学療法中腫瘍減量術）

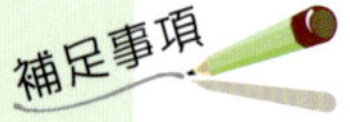

● 明細胞癌に対して，TC療法に替わるエビデンスのある治療法は未だ確立されていないが，CPT-P療法（イリノテカン＋シスプラチン）の有効性が期待されている．

類内膜癌

intro.

非妊時の増殖期子宮内膜に類似した腫瘍細胞と組織構造を有する腫瘍を類内膜腫瘍といい，多くが悪性の類内膜癌である．

MINIMUM ESSENCE endometrioid carcinoma

❶好発：**40～60歳代**の女性
❷**卵巣子宮内膜症**の既往がある．
❸**CA125**，CA19-9の上昇がみられる．
❹超音波検査にて，**卵巣腫大**（**4cm以上**），腹水貯留，嚢胞内の充実部分の出現や，**充実性腫瘤**がみられる．

〈卵巣子宮内膜症の悪性化〉

❺病理診断で，**子宮内膜癌に類似**した細胞，組織像がみられる．
➡ **類内膜癌** を考える．

治療 漿液性癌と同じ．

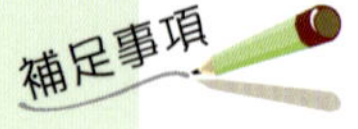

● 類内膜癌には，子宮体癌（子宮内膜癌）の合併がしばしばみられ，重複癌であるのかどちらかの転移によるものであるのか判断が難しいこともある．

● 明細胞癌：clear cell carcinoma ● 子宮内膜：endometrium ● 明細胞腫瘍：clear cell tumor ● 子宮内膜症：endometriosis ● 糖鎖抗原125（CA125）：carbohydrate antigen 125 ● 糖鎖抗原19-9（CA19-9）：carbohydrate antigen 19-9 ● 血管内皮増殖因子（VEGF）：vascular endothelial growth factor ● 術前化学療法（NAC）：neoadjuvant chemotherapy ● IDS：interval debulking surgery ● 類内膜癌：endometrioid carcinoma ● 類内膜腫瘍：endometrioid tumor

明るい細胞，子宮内膜癌に類似した細胞

明細胞癌と類内膜癌の病理所見

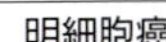

明細胞癌

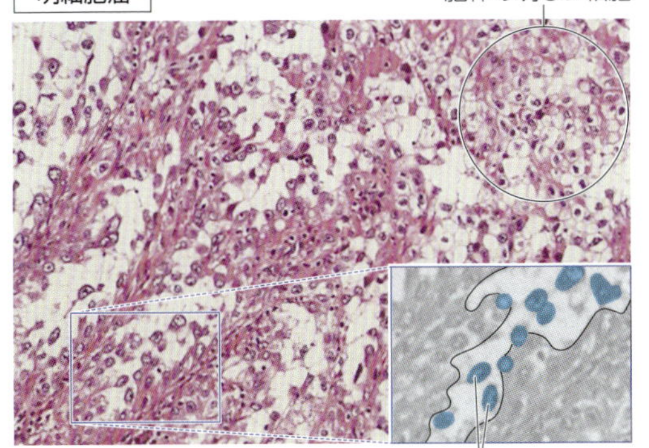

- hobnailには頭の大きい釘という意味がある.

- 明細胞癌では，その名の通り胞体の明るい細胞や核が内腔に突出するhobnail（ホブネイル）細胞がみられる．（細胞質にグリコーゲンを豊富に含み染色液に染まらないため，明るく見える．）

類内膜癌

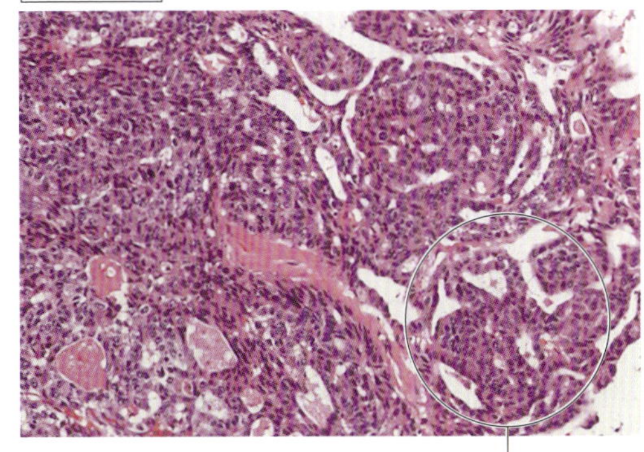

- 類内膜癌では，子宮内膜癌に類似した病理組織像がみられる．増殖期子宮内膜に類似した腺構造をとり増殖し，腺同士が接したback to back配列や腺同士が癒合した篩状構造（cribriform pattern）を呈する．

明細胞癌・類内膜癌の発生母地

卵巣子宮内膜症の悪性化

- 明細胞癌，類内膜癌は高率に卵巣子宮内膜症を合併する．また，組織学的に卵巣子宮内膜症から癌への連続的な移行部位がみられることも多く〔p.170〕，明細胞癌，類内膜癌の多くは卵巣子宮内膜症の悪性化により発生するものと考えられる．
- 卵巣子宮内膜症のため通院している場合，悪性化の前には月経痛などの症状が消失することがあり，受診しなくなることがあるため注意が必要である．また閉経により一般的に子宮内膜症は軽快するが，卵巣子宮内膜症は閉経前後が悪性化しやすい．

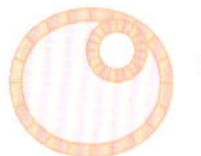
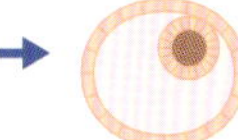
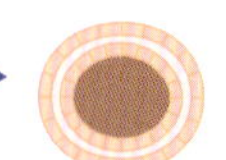
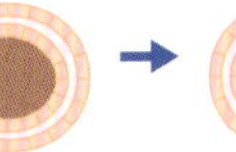
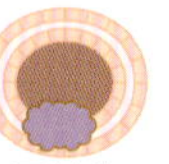

卵巣子宮内膜症から発生した明細胞癌

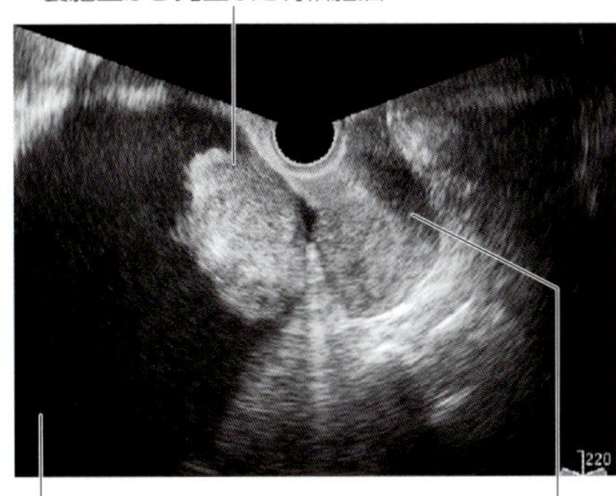

Supplement

低用量ピルと卵巣癌

- 低用量ピルを服用すると，排卵回数が減少すること，また子宮内膜症の予防，進行抑制にもなることから，卵巣癌のリスクが低下する．
- 欧米では，1960年頃より低用量ピルが承認され，15歳前後から50歳までで70％以上の使用率（経口，皮下埋込型など種々あり）である．それに対して，わが国では，1999年に承認されたにもかかわらず，現時点でも3％以下の服用率（わが国では経口薬のみ）である．
- 低用量ピルについて正しい知識を啓蒙し，服用率を上げることが，卵巣癌の罹患率の低下につながると考えられる．

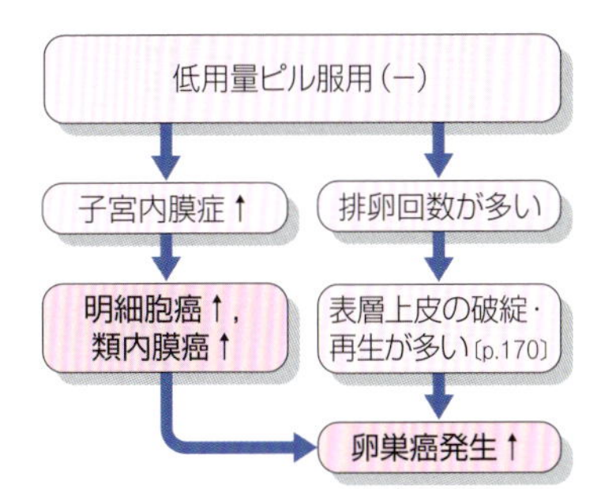

- 増殖期子宮内膜：proliferative phase endometrium
- 悪性転化：malignant transformation

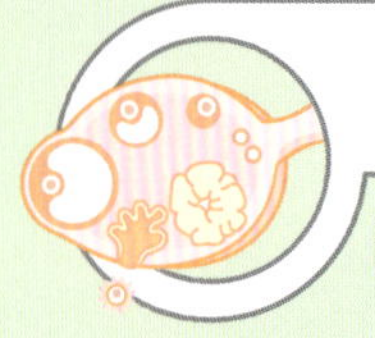

C56
D27

性索間質性腫瘍

監修
小林 浩

intro. 胎生期の性索・性索間質より発生する腫瘍で，発生頻度は低い．エストロゲン産生腫瘍である顆粒膜細胞腫，アンドロゲン産生腫瘍であるセルトリ・ライディッヒ細胞腫などがある．

Words & terms

線維腫 [p.171]
紡錘形から球形の細胞で構成され，コラーゲンを産生する良性腫瘍で，性索間質性腫瘍に属する．線維腫は，良性腫瘍にもかかわらず，画像検査上では充実性を示し，胸水・腹水の貯留を認める．胸水・腹水は腫瘍摘出で消失する（Meigs症候群）．

顆粒膜細胞腫

intro. 顆粒膜細胞腫は境界悪性腫瘍であり，成人型（95%）と若年型（5%）がある．エストロゲンを産生する場合が多く，成人型では閉経後の再女性化，若年型では偽性思春期早発症を呈する．

MINIMUM ESSENCE　granulosa cell tumor

❶**閉経期前後（45～55歳）の女性**で，
不正性器出血や萎縮した**乳房**・**性器の再肥大**，皮膚コラーゲン↑
❷または思春期前の女児で，
早発月経，早期からの乳房発育，陰毛・腋毛の発生などがみられる．
〈エストロゲン↑による再女性化・性早熟症状〉
❸超音波検査にて，**充実性の卵巣腫瘤**がみられる．
❹血中**エストロゲン↑**がみられる．
➡ **顆粒膜細胞腫** を考える．

治療

1. 手術療法：staging laparotomy（進行期確定のための開腹手術），primary debulking surgery（初回腫瘍減量術）
   ※リンパ節郭清は省略可
2. 術後療法：Ⅱ期以上または残存病変がある場合，BEP療法など，放射線療法
   ※適応がある場合，妊孕性温存手術も可．
   ※顆粒膜細胞腫は5～10年以上経過後の晩期再発が少なくないため，長期間の経過観察が必要である．

セルトリ・ライディッヒ細胞腫

intro. セルトリ・ライディッヒ細胞腫（高分化型：良性，中分化型：境界悪性，低分化型：悪性）はアンドロゲンを産生する場合が多く，脱女性化症状や男性化徴候などを示す．

MINIMUM ESSENCE　Sertoli-Leydig cell tumor

❶好発：**20～30歳代**の女性
❷**希発～無月経**，**内・外性器や乳房の萎縮**，
❸男性化体型，**陰核肥大**，**多毛**，**声の低音化**などがみられる．
〈アンドロゲン↑による脱女性化・男性化徴候〉
❹超音波検査にて，充実性の卵巣腫瘍がみられる．
❺血中**アンドロゲン↑**がみられる．
➡ **セルトリ・ライディッヒ細胞腫** を考える．

治療 顆粒膜細胞腫と同じ

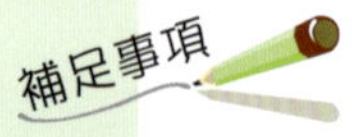

● 顆粒膜細胞腫は悪性卵巣腫瘍全体の2～5%で，性索間質性悪性腫瘍の70%を占める．セルトリ・ライディッヒ細胞腫は悪性卵巣腫瘍全体の0.1～0.5%程度で，それ以外の性索間質性悪性腫瘍はさらに頻度が低い．

●性索間質性腫瘍：sex cord-stromal tumor　●顆粒膜細胞腫：granulosa cell tumor　●セルトリ・ライディッヒ細胞腫：Sertoli-Leydig cell tumor　●再女性化：refeminization　●偽性思春期早発症：pseudo-precocious puberty　●不正性器出血：atypical genital bleeding　●早発月経：premature menstruation　●陰毛：pubic hair　●腋毛：underarm hair　●高分化：well differentiated　●中分化：moderately differentiated　●低分化：poorly differentiated　●脱女性化：defeminization　●男性化：virilization

早期に発見されることが多い
症状

- ホルモン産生腫瘍は，早期より特徴的な症状が出現するため発見されやすい．顆粒膜細胞腫は79～91%がⅠ期，セルトリ・ライディッヒ細胞腫は95%以上がⅠ期で発見されている．

	成人型顆粒膜細胞腫	セルトリ・ライディッヒ細胞腫
病　態	エストロゲン↑〔p.11〕	アンドロゲン↑
好発年齢	閉経期前後	20～30歳代
症　状	再女性化症状 • 性器出血 • 子宮内膜増殖 • 乳房の再肥大 • 性器の再肥大 • 皮膚コラーゲンの増加 • 急性腹症（10%程度） 　• 腫瘍内出血 　• 捻転	脱女性化症状 • 乳房萎縮 • 内外性器の萎縮 • 希発～無月経 男性化徴候 • 声の低音化 • 多毛 • 男性化体型 • 陰核肥大

高齢者 → エストロゲン↑ → 高齢なのに若がえる

若年者 → アンドロゲン↑ → 若い女性なのに男性化

- 症状が顕在化しやすい．

エストロゲンが子宮内膜を刺激する
顆粒膜細胞腫と子宮体癌

- エストロゲン産生腫瘍である顆粒膜細胞腫では，unopposed（アンオポーズド） estrogen（エストロゲン）の持続により50%前後は子宮内膜増殖症，10%以下は子宮体癌（子宮内膜癌）を合併することがあるため，術前に子宮内膜掻爬による組織診を行う．

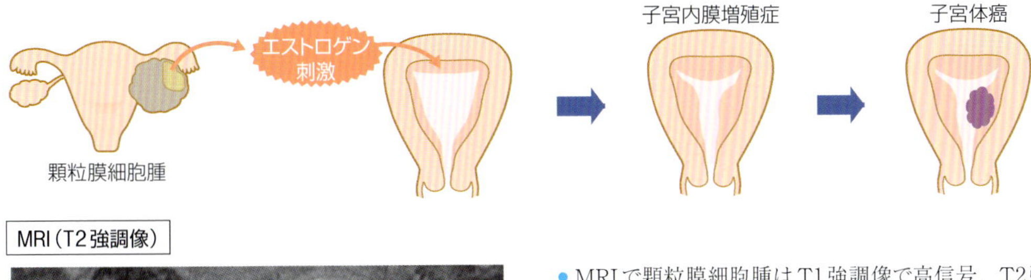

MRI（T2強調像）

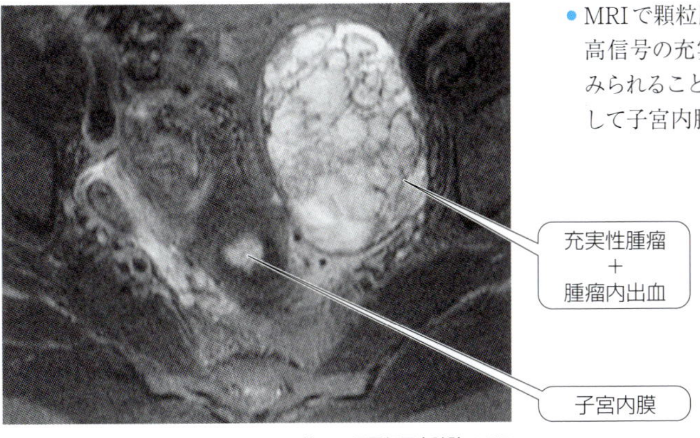

第100回医師国家試験 A43B

- MRIで顆粒膜細胞腫はT1強調像で高信号，T2強調像で高信号の充実性腫瘤を呈し，内部に出血や壊死，囊胞がみられることもある．左の症例は61歳であるが，年齢に比して子宮内膜が厚く，高信号を呈している．

- 希発月経：oligomenorrhea　• 無月経：amenorrhea　• 陰核肥大：clitoral hypertrophy　• 多毛：hypertrichosis　• 線維腫：fibroma　• 子宮内膜増殖症：endometrial hyperplasia　• 子宮体癌／子宮内膜癌：uterine corpus cancer／endometrial carcinoma　• 子宮内膜掻爬術：endometrial curettage

D27

胚細胞腫瘍（良性）

監修
小林 浩

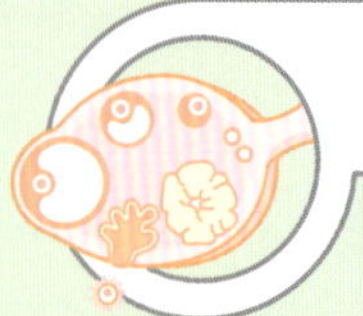

intro. 原始生殖細胞に由来する腫瘍を胚細胞腫瘍という．全卵巣腫瘍の15～20％は胚細胞腫瘍であり，また若年者に発生する卵巣腫瘍の約2/3は胚細胞腫瘍である．

成熟奇形腫

intro. 良性腫瘍であり，胚細胞腫瘍の中で最も頻度が高い．二～三胚葉成分が分化し成熟した組織像をもち，黄色の皮脂や毛髪がみられることが多い．多くは嚢胞性だが，まれに充実性のこともある．

MINIMUM ESSENCE　mature teratoma

❶好発：**10歳代後半**～**30歳代**の女性

❷無症状で，妊婦健診や子宮頸癌検診などで卵巣腫大を指摘される．

❸超音波検査にて，**毛髪**（**hair ball**），**脂肪**を疑う高エコー像．

❹腹部単純X線や腹部CTにて，**石灰化**．

❺MRIで脂肪，脂肪と水様内容物との界面形成やhair ballなどがみられる．

➡ **成熟奇形腫** を考える．

治療

良性腫瘍であり，卵巣腫瘍核出術が基本である．

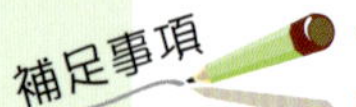

- 嚢胞性のものは類皮嚢胞腫，皮様嚢胞腫，デルモイドともよばれている．
- 約10～20％は，両側性である．
- 多くは無症状であるが，ときに茎捻転を起こし急性腹症を合併することがある〔p.173〕．
- CA19-9が軽度上昇することがある．
- 35歳以上では，約1％の確率で癌化（悪性転化）する〔p.190〕．

卵巣の中に脂肪，毛髪などが入っている

腫瘍の構造

- ほとんどの症例で，脂肪（皮脂），毛髪が含まれている．
- 次いで，歯牙，骨，汗腺が多く，甲状腺，消化管組織もまれではない．
- まれに脳，視神経組織が含まれることがある．

肉眼所見　毛髪　脂肪塊

- 単房性で嚢胞内には脂肪，毛髪などが混在する．
- 嚢胞壁は厚く，歯牙や骨を有する結節をみることがある．

病理所見　脂肪　皮脂腺

- 脂肪，皮脂腺が認められる．

Words & terms

組織学的分化度 〔p.191〕
腫瘍発生母地における，腫瘍細胞と正常細胞との類似度を示す．つまり，発生母地の正常細胞に類似した形態や機能をもつものを分化度が高い（well differentiated）腫瘍といい，発生母地の細胞と相違が著しいものを分化度が低い（poorly differentiated）腫瘍という．分化が不良な癌ほど悪性度が高く（high grade），逆に分化が良好な癌ほど悪性度は低い（low grade）．

卵巣甲状腺腫
腫瘍全体または広範囲を甲状腺組織が占める比較的まれな良性腫瘍で，胚細胞性腫瘍に属する．組織学的には粘液性嚢胞腺腫に類似し，コロイド状物質を含む．甲状腺機能亢進症を伴うこともあるが頻度は低い．

未分化胚細胞腫（ディスジャーミノーマ） 〔p.191〕
胚細胞が原始生殖細胞の段階で分化を止め腫瘍化したもので，胚細胞性悪性腫瘍中最も頻度が高い．組織学的に大型円型の核を含む明るい胞体細胞が索状に配列する．20～30歳代に好発する．予後は良好（卵巣保存術も可能）である．また，LDH･ALPの上昇をみることもある．

- 胚細胞腫瘍：germ cell tumor　● 成熟奇形腫：mature teratoma　● 卵巣腫瘍核出術：resection of ovarian tumor　● 茎捻転：torsion of pedicle　● 糖鎖抗原19-9（CA19-9）：carbohydrate antigen 19-9　● 悪性転化：malignant transformation

皮脂や毛髪，歯などがみえる
画像所見

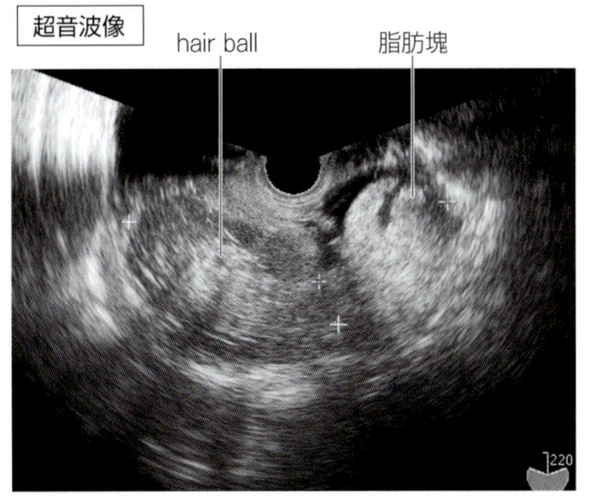

- 腫瘍内部に高エコーの毛髪の集合体（hair ball）がみられる．
- 白い流れるような高エコー像は，毛髪一本一本を示している．

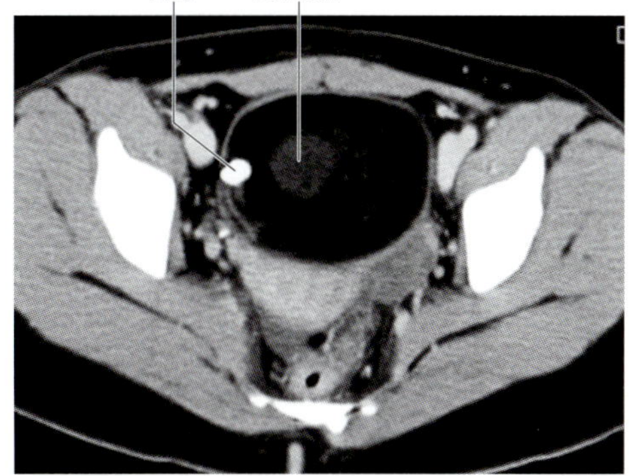

- 腫瘍内に存在する歯牙を認める．
- 他疾患のため腹部X線撮影を行った際，偶然発見されることもある．

脂肪抑制T1強調像で見分ける
卵巣子宮内膜症との鑑別

- 成熟奇形腫と卵巣チョコレート囊胞（卵巣子宮内膜症）は，一般的に経腟超音波検査にて鑑別される．しかし鑑別が困難な場合，脂肪抑制を併用したMRI T1強調像が有用である．

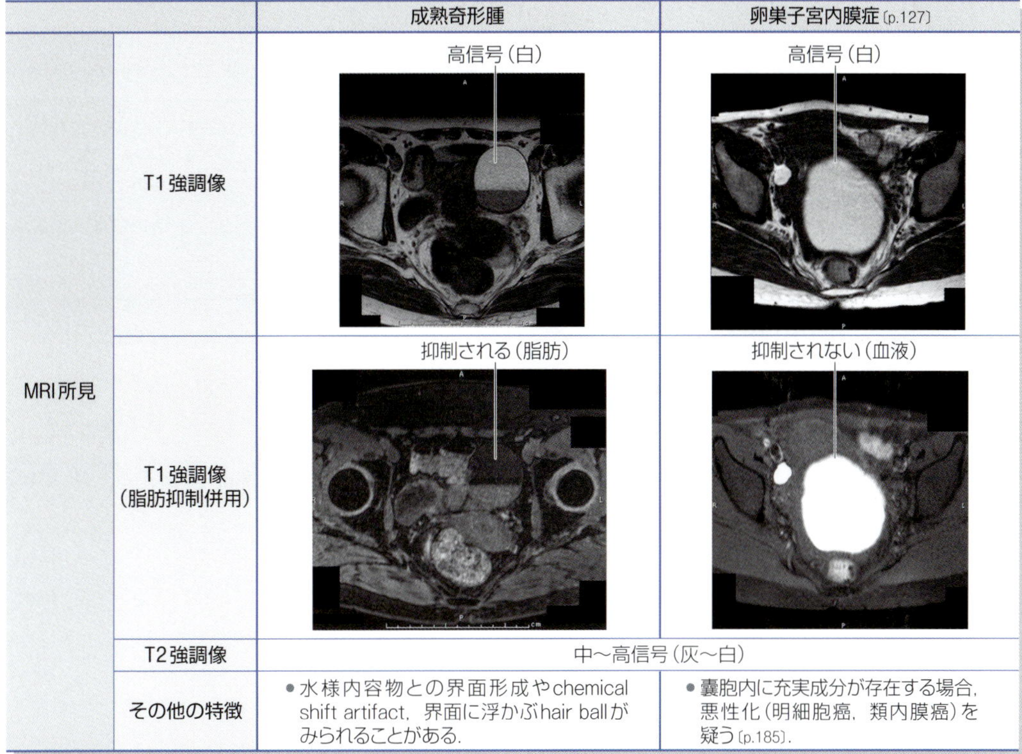

		成熟奇形腫	卵巣子宮内膜症〔p.127〕
MRI所見	T1強調像	高信号（白）	高信号（白）
	T1強調像（脂肪抑制併用）	抑制される（脂肪）	抑制されない（血液）
	T2強調像	中〜高信号（灰〜白）	
	その他の特徴	●水様内容物との界面形成やchemical shift artifact，界面に浮かぶhair ballがみられることがある．	●囊胞内に充実成分が存在する場合，悪性化（明細胞癌，類内膜癌）を疑う〔p.185〕．

- 成熟奇形腫は脂肪成分を含むことが多く，卵巣チョコレート囊胞は主に血液成分を含むため，両者ともMRI T1強調像では高信号を呈する（MRI T1強調像では，脂肪成分と血液成分は高信号〔白〕を呈する）．
- MRI T1強調像にて脂肪抑制を行った場合，成熟奇形腫は脂肪成分が抑制され低信号（黒）に映る．

●卵巣甲状腺腫：ovarian struma　●未分化胚細胞腫／ディスジャーミノーマ：dysgerminoma　●乳酸脱水素酵素（LDH）：lactate dehydrogenase　●アルカリホスファターゼ（ALP）：alkaline phosphatase　●チョコレート囊胞：chocolate cyst

C56

胚細胞腫瘍（悪性）

監修
小林 浩

intro. 悪性の胚細胞腫瘍は，卵巣悪性腫瘍の約4％を占める．主に10～20歳代の若年者に好発するが，成熟奇形腫の悪性転化は閉経期前後かそれ以降に好発する．

悪性胚細胞腫瘍

intro. 未分化胚細胞腫（ディスジャーミノーマ），卵黄囊腫瘍，未熟奇形腫（grade3），混合型胚細胞腫瘍などがある．若年者に好発し，多くは片側性で化学療法の有効性が高いため，妊孕性温存手術が標準的に行われる．

MINIMUM ESSENCE　malignant ovarian germ cell tumor

❶好発：**10～20歳代**の女性
❷腹部の腫瘤触知，腹痛などを訴える．
❸画像検査にて大きな**充実性腫瘤**による**片側**卵巣の置換がみられる．
❹**AFP**，**hCG**，もしくは**LDH**の上昇がみられる．
➡ **悪性胚細胞腫瘍** を考える．

治療 若年者に多く化学療法が効きやすいため，妊孕性温存手術が選択されることが多い．

1. 手術療法：**妊孕性温存手術**（患側付属器摘出術＋大網切除＋腹腔細胞診）
   ※妊孕性温存が必要ない場合，卵巣癌の初回手術の術式に準じる．
2. 術後化学療法：BEP療法（ブレオマイシン＋エトポシド＋シスプラチン）

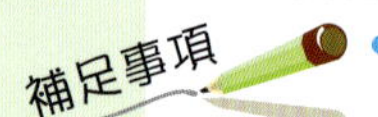

補足事項

- 悪性胚細胞腫瘍の日本での発生頻度は，悪性転化した成熟奇形腫が最も多く，次いで未分化胚細胞腫と卵黄囊腫瘍，未熟奇形腫（grade3）が同程度に多い．
- 未分化胚細胞腫の10％は両側性に発生する．
- 腫瘍の破裂や茎捻転による急性腹症をきたすこともあり，虫垂炎などと誤診され手術時に発見される場合もある．

成熟奇形腫（悪性転化）

intro. 良性の成熟奇形腫〔p.188〕が長期の経過により悪性転化したもので，閉経期前後やそれ以降に好発する．悪性の胚細胞腫瘍のうち最も頻度が高い．組織型はほとんどが扁平上皮癌である．

MINIMUM ESSENCE　mature teratoma with malignant transformation

❶好発：**閉経期前後**～それ以降の女性
❷腹部膨満，腹囲増大，頻尿などを訴える．
❸画像検査にて**片側**卵巣の腫大（10 cm以上），**脂肪**，**歯牙**，**毛髪**などがみられる．
❹**SCC**，**CA125**，**CA19-9**の上昇がみられる．
➡ **成熟奇形腫（悪性転化）** を考える．

Words & terms

ヒト絨毛性ゴナドトロピン（hCG）〔p.190〕
妊娠時に，合胞体栄養膜細胞〔病⑩p.31〕から分泌されるホルモン．胎盤が完成する妊娠12～16週頃まで黄体を維持する作用をもつ．妊娠検査の他，絨毛癌や未分化胚細胞腫瘍などの腫瘍マーカーとしても用いられる〔病⑩p.35〕．

α-フェトプロテイン（AFP）〔p.190〕
胎児期に肝細胞や卵黄囊で産生され胎児血中に存在する糖蛋白．胎児尿として羊水中に排泄されるため，破水の診断に用いられる．また，肝細胞癌，肝芽腫，卵黄囊腫瘍などの腫瘍マーカーとして用いられる．

乳酸脱水素酵素（LDH）〔p.190〕
解糖系最終段階において乳酸とピルビン酸の相互変換を触媒する酵素．体内組織中に広く分布しており，逸脱酵素として検査に用いられる．また，LDHには5種類のアイソザイムが存在し，各臓器により分布が異なるため疾患の由来臓器を考える際にも役立つ．

混合型胚細胞腫瘍〔p.190〕
複数の組織型が混在する胚細胞腫瘍．非妊娠性の絨毛癌や胎児性癌などの極めてまれな腫瘍は単独の腫瘍としてみられることはほぼなく，混合型胚細胞腫瘍という形でみられることが多い．これらの組織型は悪性度が高く，腫瘍構成成分に占める割合が多い場合，予後不良である．

●胚細胞腫瘍：germ cell tumor　●未分化胚細胞腫／ディスジャーミノーマ：dysgerminoma　●卵黄囊腫瘍：yolk sac tumor　●未熟奇形腫：immature teratoma　●混合型胚細胞腫瘍：mixed germ cell tumor　●妊孕性温存手術：fertility-sparing surgery

悪性成分の種類が異なる

成熟奇形腫と未熟奇形腫

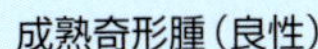
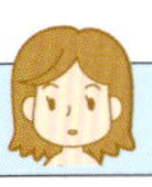

成熟奇形腫（良性）

- 成熟した二～三胚葉由来の組織により構成される．

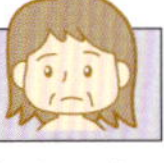

成熟奇形腫（悪性転化）

- 成熟奇形腫の扁平上皮成分が癌化することが多い．

未熟奇形腫（grade3）（悪性）

- 種々の分化程度を示す組織より構成され，未熟な神経上皮の分量により悪性度が決まる．

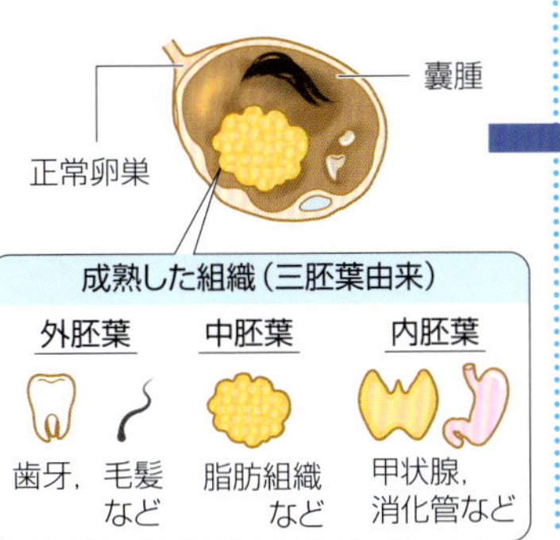

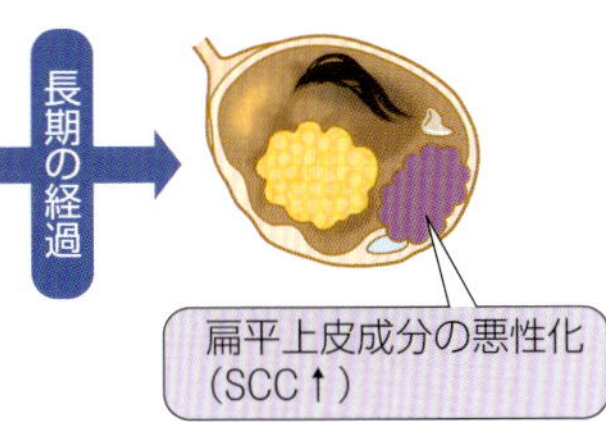

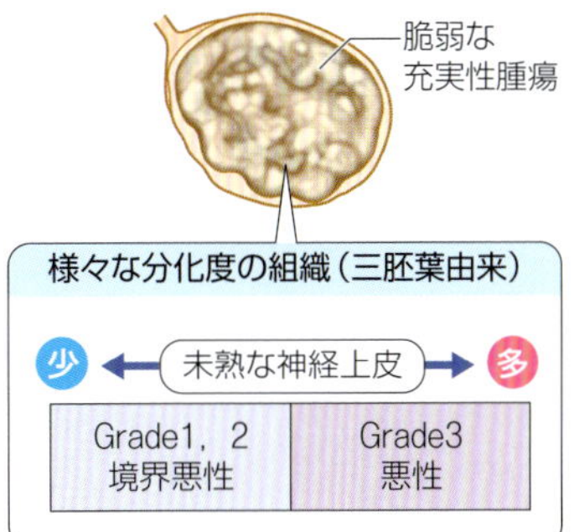

精巣のセミノーマに相当する

未分化胚細胞腫（ディスジャーミノーマ）

- 若年者に好発する．

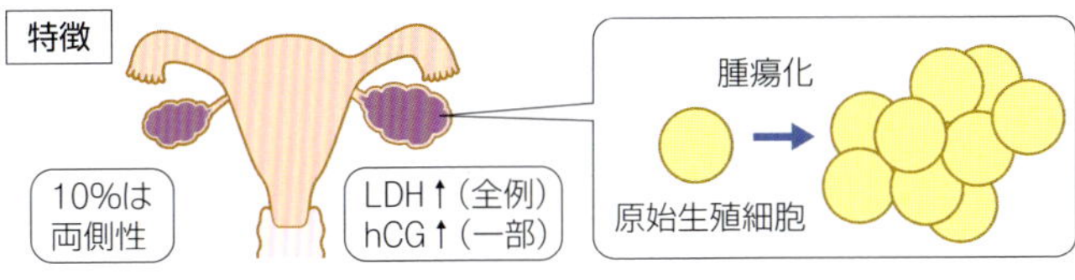

- 原始生殖細胞が未分化なまま腫瘍化したもので，分葉状の充実性腫瘤を形成する．
- 腫瘍マーカーとして，血清LDHがほぼ全例で異常高値を示す．
- 胚細胞腫瘍の多くは片側性だが，未分化胚細胞腫の10%は両側性に発生する．

未分化胚細胞腫は精巣のセミノーマ（病⑧p.287）に相当します．セミノーマ同様，急速に発育・進展し，化学療法や放射線療法に対する感受性が高いのが特徴です．

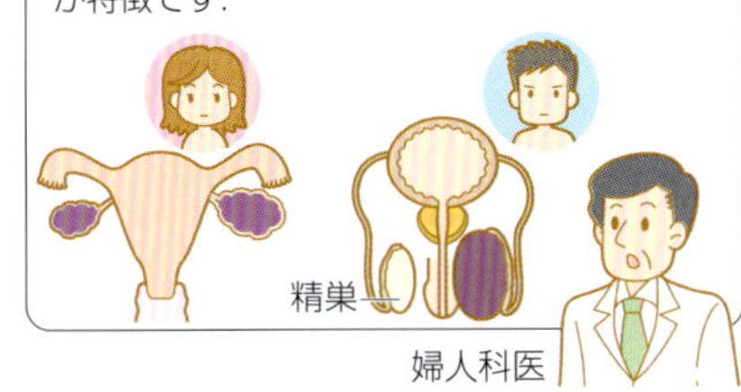

AFPが上昇する

卵黄囊腫瘍

- 若年者に好発し，悪性度が高い．

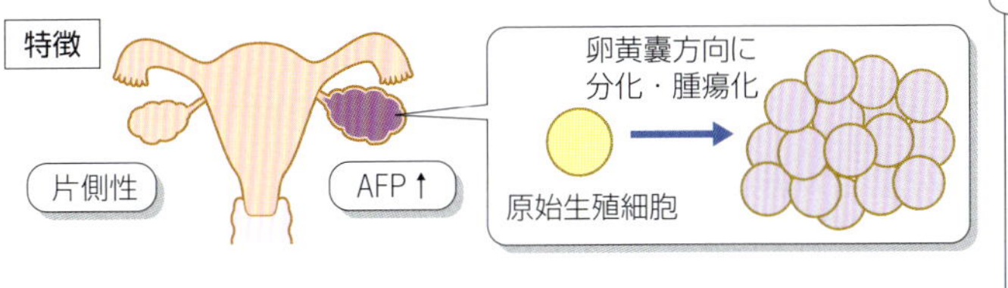

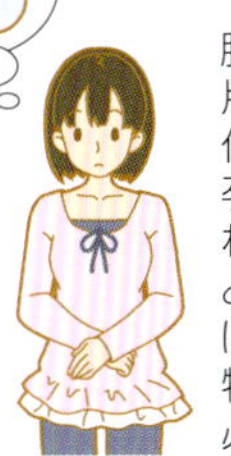

胚細胞腫瘍は若年者において片側性に生じることが多く，化学療法も効きやすいため妊孕性温存手術が標準的に行われます．しかし卵黄囊腫瘍など悪性度が高い腫瘍では慎重に適応を決め，化学療法中も特に注意して経過観察を行う必要があります．

婦人科医

- 原始生殖細胞が卵黄囊の方向へ分化し，腫瘍化したもので，内部に出血や壊死を伴った充実性腫瘤を形成する．
- 腫瘍マーカーとして，血清AFPが高値を示す．
- 化学療法に対する感受性は高いが，悪性度の高い腫瘍であり，組織型として予後不良因子の1つとなっている．

- ヒト絨毛性ゴナドトロピン（hCG）：human chorionic gonadotropin
- α-フェトプロテイン（AFP）：α-fetoprotein
- 乳酸脱水素酵素（LDH）：lactate dehydrogenase
- 扁平上皮癌関連抗原（SCC抗原）：SCC antigen
- 外胚葉：ectoderm
- 中胚葉：mesoderm
- 内胚葉：endoderm
- 精巣：testis
- 原始生殖細胞：primordial germ cells

C79.6

転移性卵巣腫瘍

監修
小林 浩

intro. 卵巣は他臓器からの転移が多く，胃，大腸，乳房，子宮体・頸部，肺，造血器など様々な臓器からの転移がみられる．

多くの臓器からの転移を受ける

転移性卵巣腫瘍

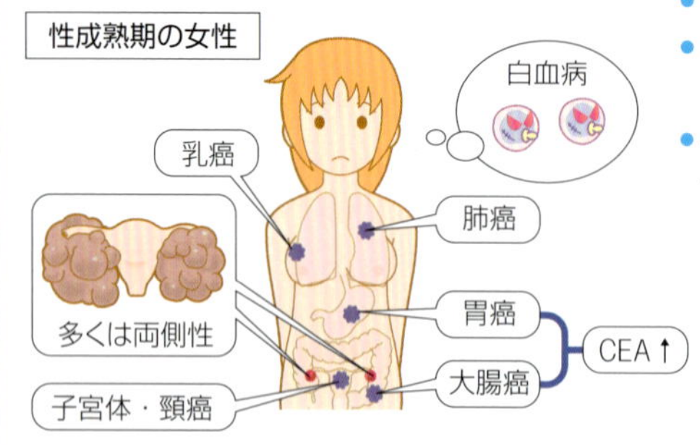

- 卵巣の活動が活発で血液，リンパ液の循環が活発な性成熟期に好発する．
- 多くが両側性であるが，片側性のこともある．
- 急速に増大し，原発巣より先に発見され，卵巣原発の悪性腫瘍として外科的に摘出された後に転移であることが判明することもある．
- 卵巣腫瘍に対する術前の検査では，他臓器の原発巣の存在も念頭に置いて画像検査や腫瘍マーカーなどを評価する必要がある．

特に原発／転移の区別が問題となる腫瘍

- 卵巣原発の粘液性腫瘍と，大腸癌や虫垂粘液性腫瘍の転移
- 卵巣原発の類内膜癌と，子宮内膜の類内膜癌の転移

印環細胞癌の両側卵巣への転移

Krukenberg腫瘍

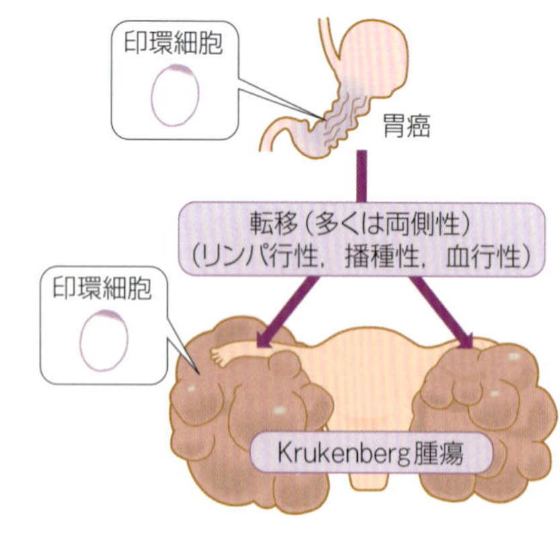

- 古典的には，胃癌の転移について用いられていた用語だが，消化管からの転移もしくは全ての転移性卵巣腫瘍を指して用いられることもある．ここでは古典的なKrukenberg（クルケンベルグ）腫瘍について説明する．
- 多くは両側性に，表面平滑で凸凹のある弾性軟な充実性腫瘤を形成する．
- 原発巣は胃，組織型は印環細胞癌が多く，一般的に予後不良である．

CT像

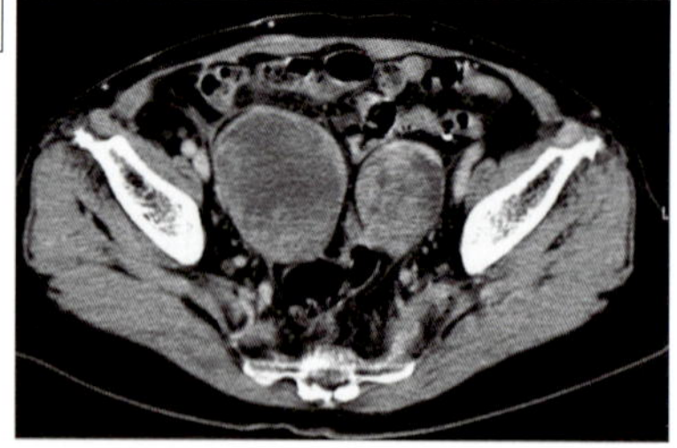

印環細胞が特徴

Krukenberg腫瘍の病理組織像

- 典型的な胃癌の転移では，増生した線維性結合組織中に多数の印環細胞が無秩序に存在する．

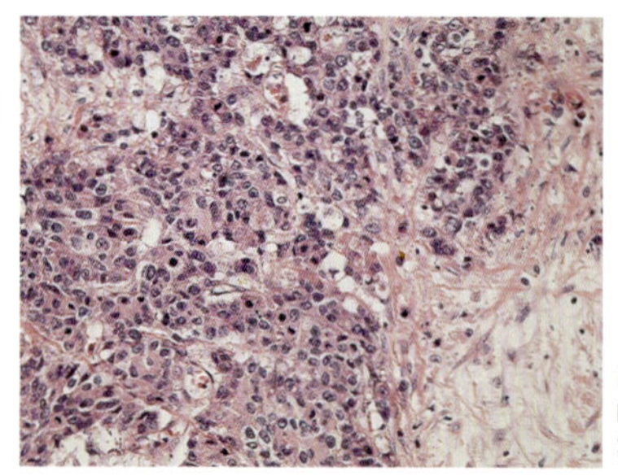

- 胃原発のKrukenberg腫瘍
- 明るい細胞質からなる異型細胞（印環細胞型の粘液産生細胞）の増殖を認める．

医療情報科学研究所 編，寺内 文敏：Krukenberg腫瘍 病理：イヤーノート・アトラス 第6版：メディックメディア：産-31，2016

印環細胞

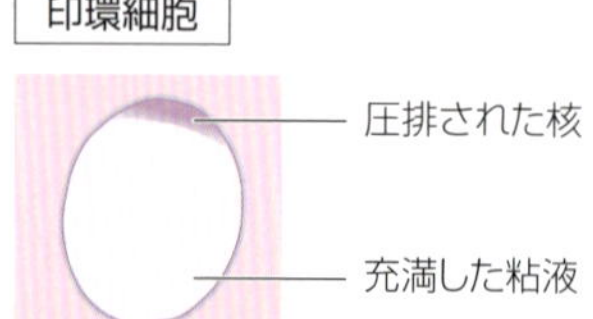

- 細胞内に充満した粘液や貯留物のために，細胞質が球形にふくれ上がり，核が圧排された像を印環細胞という．

- 転移性卵巣腫瘍：metastatic ovarian tumor
- 性成熟期：reproductive age
- 大腸癌：large bowel cancer
- 虫垂粘液性腫瘍：mucinous tumor of the appendix
- 類内膜癌：endometrioid carcinoma
- 印環細胞癌：signet-ring cell tumor
- 胃癌：gastric cancer

N83.0
N83.1

腫瘍様病変

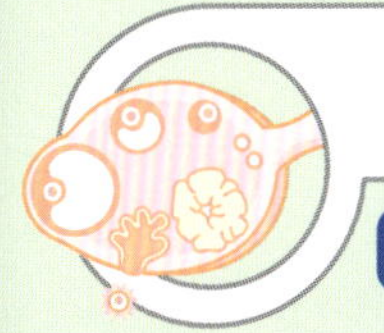

監修
小林 浩

intro. 卵巣腫大の原因として，腫瘍の他に腫瘍様病変があり，画像上は単発性・多発性の嚢胞として認められる．

卵巣が腫大するが腫瘍ではない

腫瘍様病変とは

- 腫瘍様病変（卵巣が嚢胞性に腫大しているが真の腫瘍でない）は基本的に無症状であり，数日から数週間で自然消退する．まれに自然破裂を起こし，腹腔内出血や腹痛をきたすことがあるが，軽症であれば基本的に経過観察とする．
- 代表的なものに，卵胞嚢胞や黄体嚢胞などがある．
- 卵胞嚢胞は，Graaf（グラーフ）卵胞または閉鎖卵胞に液体が貯留することで生じる．月経周期の経過に伴い縮小していくことで腫瘍性の嚢胞と区別される．

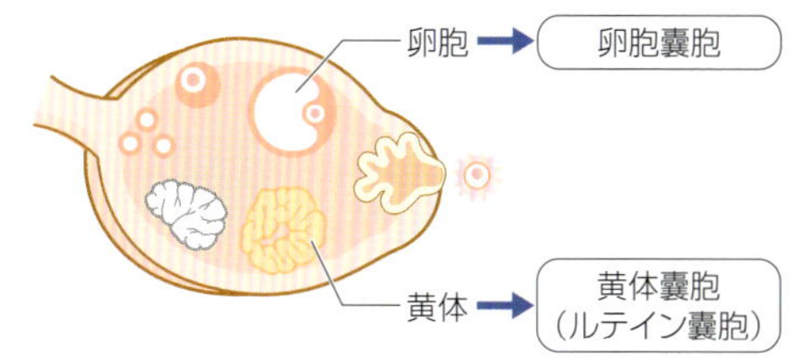

卵巣腫瘍との鑑別が必要

妊娠時の黄体嚢胞

- 妊娠初期に，黄体嚢胞を認めることがある．内診で可動性良好な腫瘤を片側に触知し，超音波検査では嚢胞壁の薄い嚢胞がみられる（充実部はない）．
- 基本的に無治療でよいが，6 cm以上の大きいものでは，卵巣腫瘍との鑑別，茎捻転の発症等に注意して経過を観察する必要がある．
- hCGの過剰刺激により生じるが，妊娠時のhCGは胎盤の完成に伴い低下するため，通常，妊娠16週頃までには縮小，消失する〔病⑩p.35，191〕．

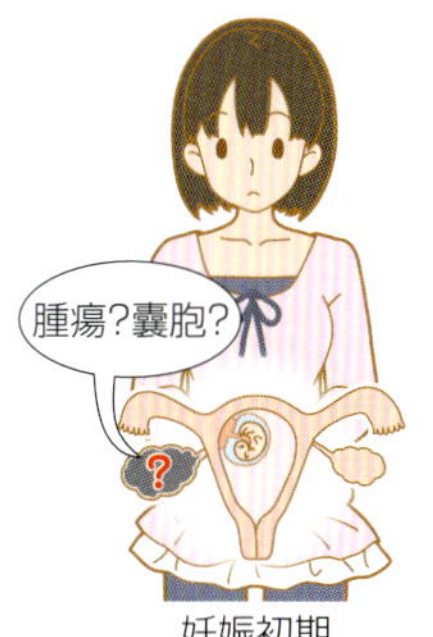

妊娠初期

経腟超音波検査

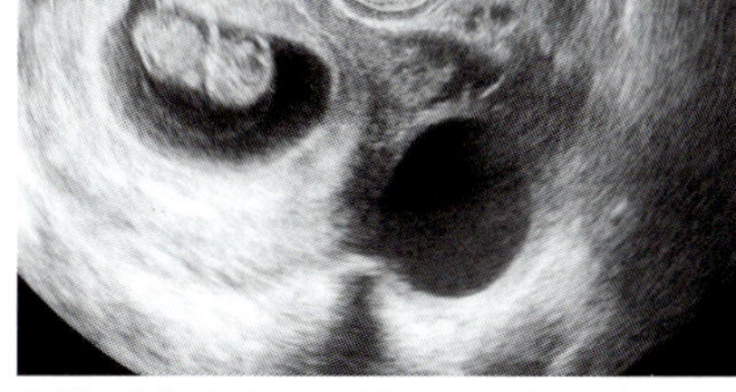

医療情報科学研究所 編，小林 浩：ルテイン嚢胞 経腟エコー：イヤーノート・アトラス 第5版：メディックメディア：産-24，2012

- 嚢胞壁は整，内部は低エコー（黒くみえる）の黄体嚢胞がみられる．

hCGの過剰な刺激が原因

黄体嚢胞の発生機序

- 黄体嚢胞は，hCGの過剰刺激（妊娠や絨毛膜性疾患による内因性のhCG上昇，hCG投与によるOHSS〔p.258〕など）により黄体化莢膜細胞が過形成となり，内部に漿液性の分泌物が貯留して嚢胞を形成する．

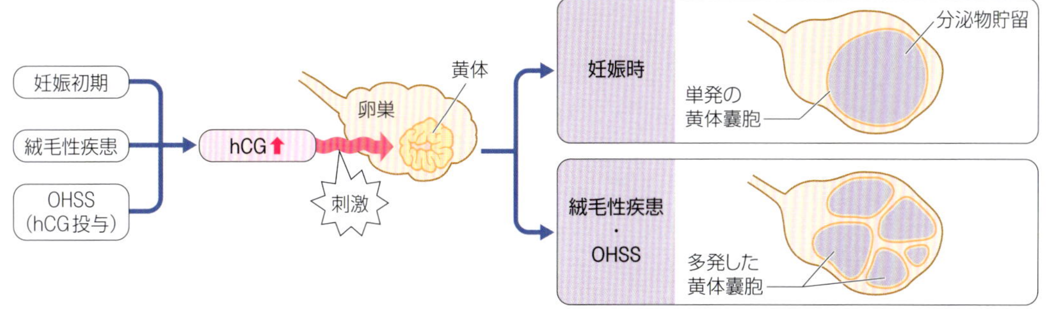

- 妊娠時の黄体嚢胞は排卵側に生じるため片側・単発性であるが，絨毛性疾患やOHSSが原因の場合には両側・多発性に生じることもある．

類腫瘍病変・前癌病変・腫瘍　転移性卵巣腫瘍／腫瘍様病変

●腫瘍様病変：tumor-like lesions ●卵胞嚢胞：follicular cyst ●黄体嚢胞／ルテイン嚢胞：corpus luteum cyst／theca lutein cyst ●腹腔内出血：hemoperitoneum ●茎捻転：torsion of pedicle ●ヒト絨毛性ゴナドトロピン（hCG）：human chorionic gonadotropin ●卵巣過剰刺激症候群（OHSS）：ovarian hyperstimulation syndrome

絨毛性疾患

監修 松井 英雄　解剖監修 松村 讓兒

胎児と母体との栄養素や老廃物の交換
絨毛の構造

- 絨毛は妊娠に伴って発生する胎盤の一部で，胎児期に胎児血管と母体血管との間のガスや栄養素，老廃物の交換を可能にする〔病⑩ p.30〕.

絨毛の構造

- 着床部の絨毛膜は盛んに増殖・発達し，繁生絨毛膜（絨毛膜有毛部）となり，それ以外の部位の絨毛膜は退化して滑平絨毛膜（絨毛膜無毛部）となる.

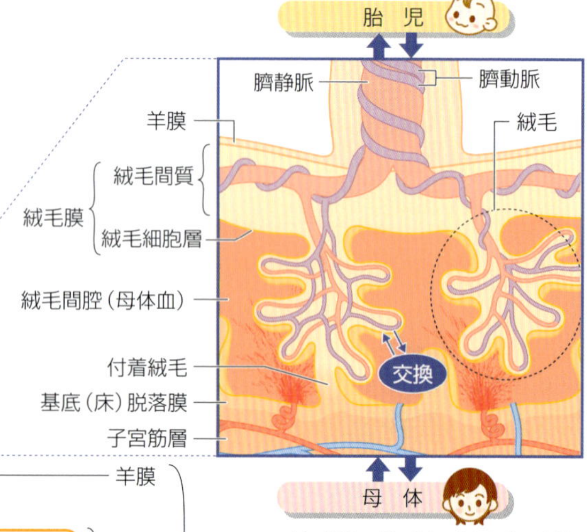

胎盤
羊膜
繁生絨毛膜（絨毛膜有毛部）
滑平絨毛膜（絨毛膜無毛部）
絨毛膜
卵膜
羊水
子宮腔
基底（床）脱落膜
被包脱落膜
壁側脱落膜
脱落膜

- 絨毛膜は絨毛細胞層（細胞性栄養膜細胞層，合胞体栄養膜細胞層）と絨毛間質からなる胎児性膜であり，間質内に胎児毛細血管を有する.
- 絨毛間腔は母体血で満たされており，そのなかに胎児側の絨毛が枝を伸ばすような構造になっている．このため，母体血と胎児血は隔絶されている.

絨毛の形成

妊娠4週頃

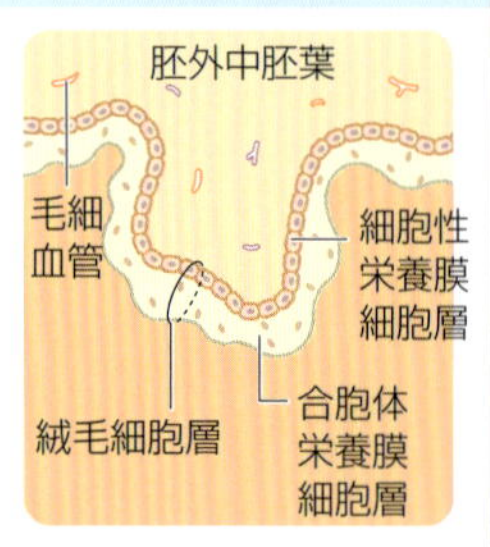

- 絨毛細胞は母体側の合胞体栄養膜細胞層，胎児側の細胞性栄養膜細胞層から構成され，妊娠とともに脱落膜へ浸潤する.
- 胚外中胚葉も胎児血管を伴い絨毛間質となり，この3つの構造を絨毛構造とよぶ.

妊娠10週頃

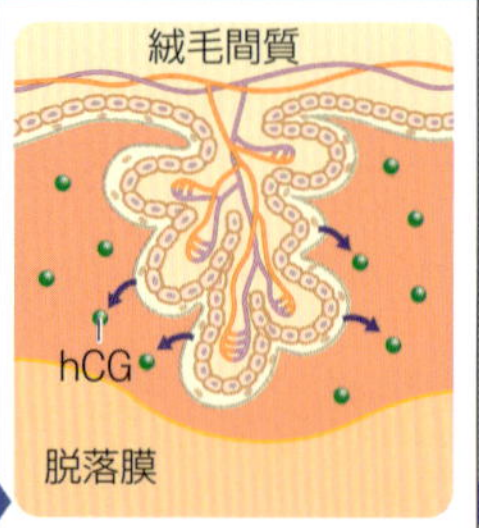

- 合胞体栄養膜細胞層からはヒト絨毛性ゴナドトロピン（hCG）とよばれる糖蛋白ホルモンが産生され，妊娠10週頃に産生量のピークを迎える.

妊娠20週～

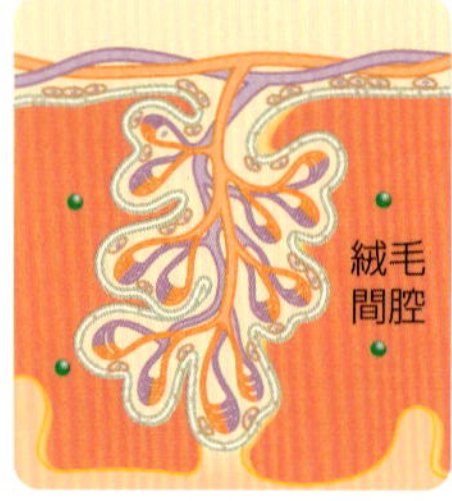

- 妊娠が進むにつれ細胞性栄養膜細胞は減少し，合胞体栄養膜細胞層は薄くなる．これにより胎児－母体間の栄養素や老廃物の交換がしやすくなる．また，合胞体栄養膜細胞層が薄くなることで，妊娠20週以降はhCGの産生量も減少する.
- しかし，絨毛性疾患では栄養膜細胞が異常増殖するため，hCGは増加し続ける〔p.197〕.

Words & terms

胚外中胚葉 〔p.194〕
発生11～12日に栄養膜細胞層の内面と原始卵黄嚢の外面との間に現れる結合組織.

細胞性栄養膜細胞層 〔p.194〕
着床後に分化する栄養膜細胞の二層のうち，内層にある単核の敷石状細胞（細胞性栄養膜細胞：cytotrophoblast）からなる層．Langhans（ラングハンス）細胞層ともよばれる〔病⑩p.20，31〕.

合胞体栄養膜細胞層（Syncytium細胞） 〔p.194〕
着床後に分化する栄養膜細胞の二層のうち，外層にある細胞境界を欠く多核細胞（合胞体栄養膜細胞：syncytiotrophoblast）からなる層．hCGを産生・分泌する〔病⑩p.20，31〕.

胎盤部トロホブラスト腫瘍（PSTT） 〔p.195〕
絨毛性疾患の1～2％を占める極めてまれな腫瘍．着床部の中間型栄養膜細胞（intermediate trophoblast）が増殖して子宮に腫瘤を形成する．合胞体栄養膜細胞および細胞性栄養膜細胞の関与はないか，あっても軽微である．形態的，免疫組織学的に他の絨毛性疾患とは異なり，hPL強陽性，hCG弱陽性となる．症状は出血あるいは無月経がほとんどで，先行妊娠後数週間から数年で発症する．経過は一般に良好だが，一部に転移，再発による死亡例がある．化学療法の効果は不良であり，病巣の摘出が最良の治療とされる.

●絨毛性疾患：trophoblastic disease　●胎盤：placenta　●繁生絨毛膜／絨毛膜有毛部：chorion frondosum　●滑平絨毛膜／絨毛膜無毛部：chorion laeve　●羊膜：amnion　●絨毛膜：chorion　●脱落膜：decidua　●卵膜：fetal membranes　●胚外中胚葉：extraembryonic mesoderm　●細胞性栄養膜細胞：cytotrophoblast　●合胞体栄養膜細胞／Syncytium細胞：syncytiotrophoblast　●ヒト絨毛性ゴナドトロピン（hCG）：human chorionic gonadotropin　●胎盤部トロホブラスト腫瘍（PSTT）：placental site trophoblastic tumor

大きく5つに分けられる
絨毛性疾患の分類

- 絨毛性疾患は臨床的に，胞状奇胎，侵入奇胎，絨毛癌，存続絨毛症，中間型トロホブラスト腫瘍の5つに分けられる．

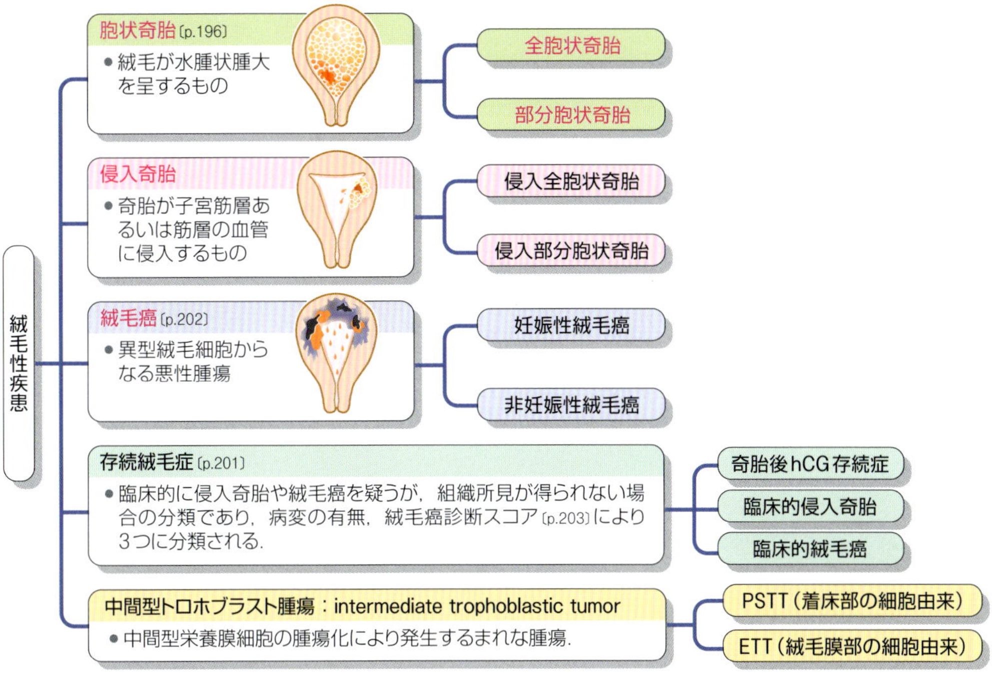

絨毛性疾患

- **胞状奇胎** 〔p.196〕
  - 絨毛が水腫状腫大を呈するもの
  - → 全胞状奇胎
  - → 部分胞状奇胎
- **侵入奇胎**
  - 奇胎が子宮筋層あるいは筋層の血管に侵入するもの
  - → 侵入全胞状奇胎
  - → 侵入部分胞状奇胎
- **絨毛癌** 〔p.202〕
  - 異型絨毛細胞からなる悪性腫瘍
  - → 妊娠性絨毛癌
  - → 非妊娠性絨毛癌
- **存続絨毛症** 〔p.201〕
  - 臨床的に侵入奇胎や絨毛癌を疑うが，組織所見が得られない場合の分類であり，病変の有無，絨毛癌診断スコア〔p.203〕により3つに分類される．
  - → 奇胎後hCG存続症
  - → 臨床的侵入奇胎
  - → 臨床的絨毛癌
- **中間型トロホブラスト腫瘍：intermediate trophoblastic tumor**
  - 中間型栄養膜細胞の腫瘍化により発生するまれな腫瘍．
  - → PSTT（着床部の細胞由来）
  - → ETT（絨毛膜部の細胞由来）

治療後も要注意
絨毛性疾患の経過

- 胞状奇胎の治療として子宮内容除去術を行うと，多くは治癒するが，十数%は子宮内容除去術後に侵入奇胎や絨毛癌へと発展する．
- 全胞状奇胎は部分胞状奇胎に比べ侵入奇胎や絨毛癌の続発が多い．

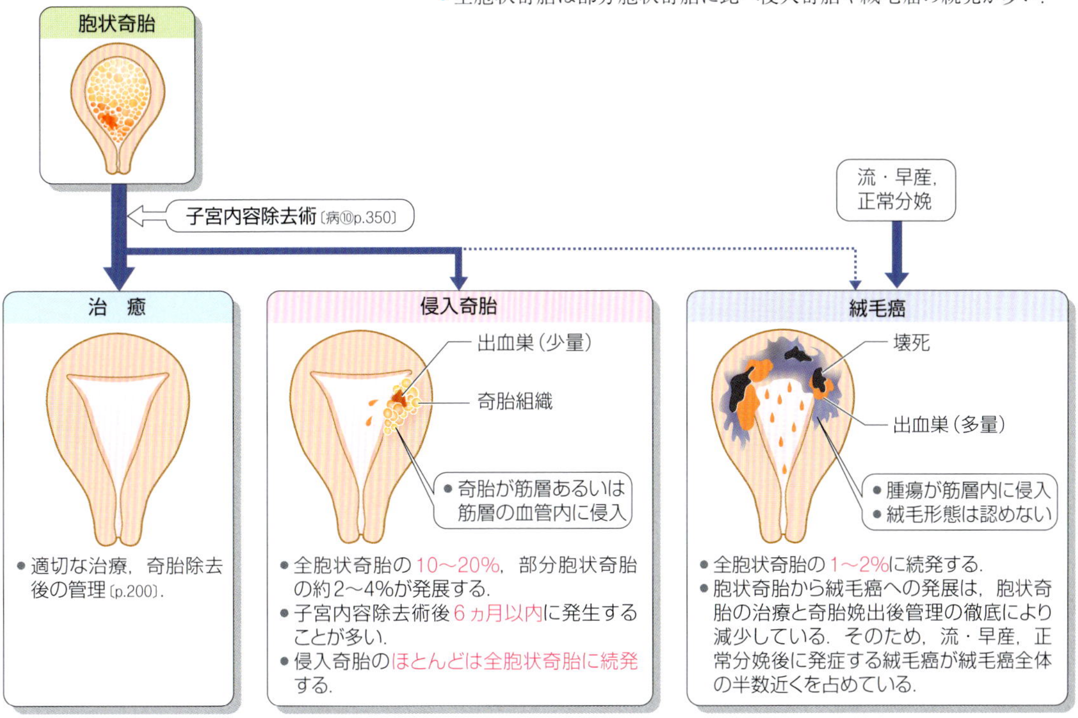

胞状奇胎

子宮内容除去術〔病⑩p.350〕

流・早産，正常分娩

治　癒

- 適切な治療，奇胎除去後の管理〔p.200〕．

侵入奇胎

出血巣（少量）
奇胎組織
- 奇胎が筋層あるいは筋層の血管内に侵入

- 全胞状奇胎の10～20%，部分胞状奇胎の約2～4%が発展する．
- 子宮内容除去術後6ヵ月以内に発生することが多い．
- 侵入奇胎のほとんどは全胞状奇胎に続発する．

絨毛癌

壊死
出血巣（多量）
- 腫瘍が筋層内に侵入
- 絨毛形態は認めない

- 全胞状奇胎の1～2%に続発する．
- 胞状奇胎から絨毛癌への発展は，胞状奇胎の治療と奇胎娩出後管理の徹底により減少している．そのため，流・早産，正常分娩後に発症する絨毛癌が絨毛癌全体の半数近くを占めている．

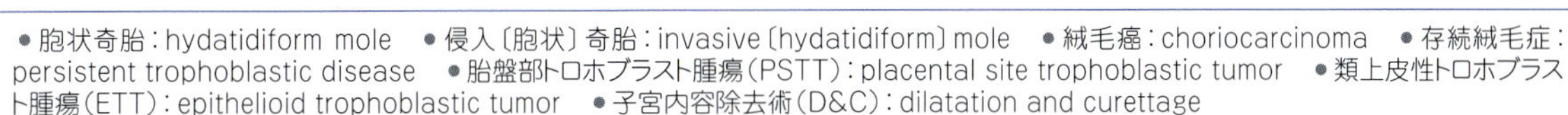
●胞状奇胎：hydatidiform mole　●侵入〔胞状〕奇胎：invasive〔hydatidiform〕mole　●絨毛癌：choriocarcinoma　●存続絨毛症：persistent trophoblastic disease　●胎盤部トロホブラスト腫瘍（PSTT）：placental site trophoblastic tumor　●類上皮性トロホブラスト腫瘍（ETT）：epithelioid trophoblastic tumor　●子宮内容除去術（D&C）：dilatation and curettage

D39.2
001

胞状奇胎

監 修
松井 英雄

intro.

栄養膜細胞の増殖と間質の浮腫により，絨毛が水腫状腫大をきたすものをいう．全ての絨毛が異常である全胞状奇胎と正常絨毛が併存する部分胞状奇胎に分けられる．全胞状奇胎のほとんどは雄核発生，部分胞状奇胎は3倍体によって発症すると考えられている．欧米よりもわが国を含む東アジアに多くみられる．発生数は生殖年齢（20～30歳代）に多いが，発生率は加齢とともに上昇し，40歳以上の妊娠で著しく高い．

Words & terms

黄体嚢胞（ルテイン嚢胞） [p.196]
黄体内に分泌物が貯留したもの．妊娠によって産生されるhCGに過剰に反応して生じ，絨毛性疾患だけでなく正常妊娠でもみられる．hCGの低下に伴い縮小するため，治療の必要はない．卵巣腫瘍との鑑別が必要である[p.193]．

免疫組織学的検査 [p.196]
蛍光色素や酵素で標識した抗体を用い，組織に含まれる特定のタンパクの局在や分布を調べる検査．父方由来の*p57*[kip2]を発現する遺伝子は抑制（imprinting）されており，父方由来遺伝子だけをもつ全胞状奇胎では*p57*[kip2]陰性，母方遺伝子をもつ部分奇胎や流産では陽性となる．

MINIMUM ESSENCE　hydatidiform mole

❶好発：40歳以上の高齢妊娠，胞状奇胎の既往
❷自覚症状として，妊娠初期より**不正性器出血**（90%），**妊娠悪阻症状**（30～40%）．
❸他覚症状として，子宮は妊娠週数に比して大きくやわらかいことが多い．
❹**尿中・血中hCG↑↑**で，
❺超音波検査にて，**vesicular pattern**や**黄体嚢胞（ルテイン嚢胞）**を認める．

➡ **胞状奇胎** を疑う．

- 診断は，組織学的所見により行う．

※診断困難例では，免疫組織学的検査や遺伝子検査を行う．

治療 診断後，早急な子宮内容除去術と奇胎娩出後の管理が重要である．
1. 子宮内容除去術…再掻爬は超音波検査により遺残が疑われる場合に行う．
2. 奇胎後管理………主に**hCG値**を測定して厳重な管理を行う．

補足事項

- 近年の妊娠数の減少に伴い，胞状奇胎の発生数は著明に減少している．
- 全胞状奇胎では，妊娠高血圧症候群（HDP）様症状を合併することがある．
- 現在では，経腟超音波検査により妊娠8週までには胞状奇胎や流産のような異常が診断され，子宮内容除去術が行われることが多い．そのため上記のような自・他覚症状がみられるとは限らない．

受精時の異常によって起こる 胞状奇胎の発生

- 胞状奇胎には，全胞状奇胎と部分胞状奇胎があるが，両者の発生機構は全く異なる．
- 全胞状奇胎は，核のない卵子（ゲノム欠損卵）に1つの精子もしくは2つの精子が受精して発生する．精子由来の遺伝子しかもたないため，雄核発生とよばれる．

全胞状奇胎の発生

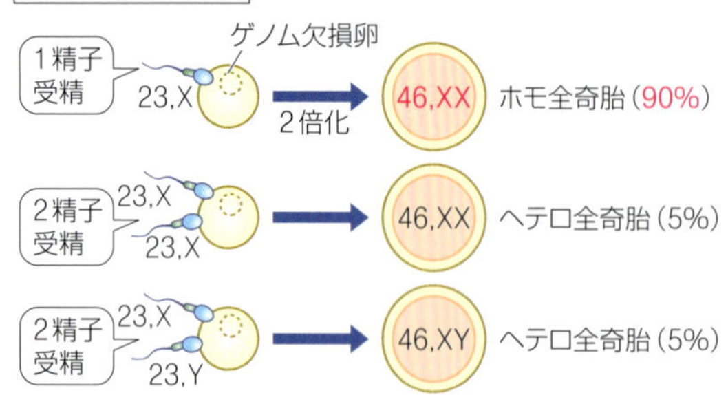

- ホモ全奇胎とは全ての遺伝子がホモ接合となったものであり，23,Yの一精子受精では自然淘汰される．同様にヘテロ全奇胎で23,Yの2精子受精でも自然淘汰となる．
- 卵のゲノム異常が原因と考えられ，40歳以上の高齢妊娠（20～30倍），胞状奇胎の既往（10倍）では発生率が高くなる．

- 一方，部分胞状奇胎は健常卵子に2つの精子が受精して発生する（3倍体）．

部分胞状奇胎の発生

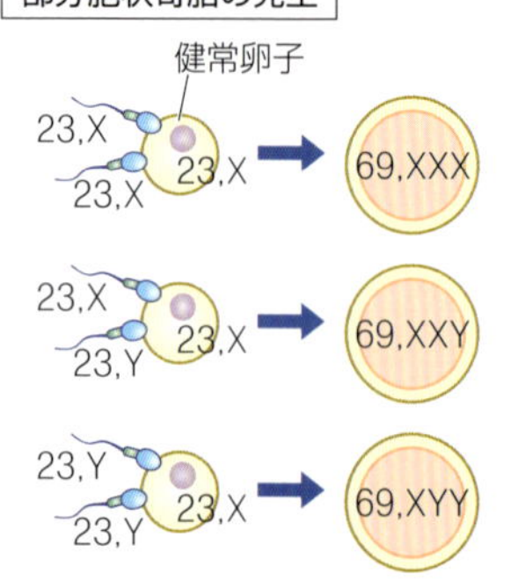

●胞状奇胎：hydatidiform mole　●全〔胞状〕奇胎：total〔hydatidiform〕mole／complete〔hydatidiform〕mole　●部分胞状奇胎：partial hydatidiform mole　●不正性器出血：atypical genital bleeding　●妊娠悪阻：hyperemesis　●ヒト絨毛性ゴナドトロピン（hCG）：human chorionic gonadotropin　●黄体嚢胞／ルテイン嚢胞：corpus luteum cyst／theca lutein cyst　●妊娠高血圧症候群（HDP）：hypertensive disorders of pregnancy

胞状奇胎では高値のことが多い

正常妊娠と胞状奇胎でのhCGの比較

- hCGは，絨毛の合胞体栄養膜細胞から分泌されるホルモンである〔病⑩p.35〕.
- 通常hCGは妊娠10週頃がピークでその後低下するが，胞状奇胎では栄養膜細胞の異常増殖により正常妊娠に比較して高値である.
- このためhCGは，胞状奇胎の治療効果や，子宮内容除去後の続発症を判定するうえで有用な腫瘍マーカーとして利用されている〔p.200〕．ただし，妊娠早期の症例や部分奇胎では異常高値を示すとは限らない.

正常妊娠の初期には，hCGの刺激により妊娠黄体がエストロゲン，プロゲステロンを分泌し，妊娠を維持します．胎盤の形成が進み，形成中の胎盤からエストロゲン，プロゲステロンが分泌されるようになると妊娠黄体を刺激する必要はなくなり，hCGは低下，妊娠黄体は退縮して白体となります.

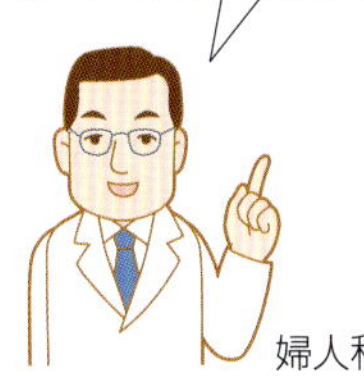

hCG比較のイメージ（片対数グラフ）

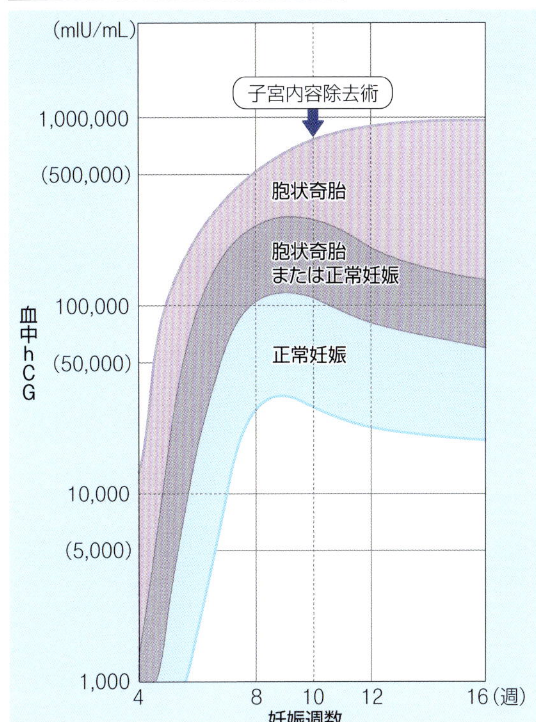

正常妊娠の絨毛

妊娠4週頃

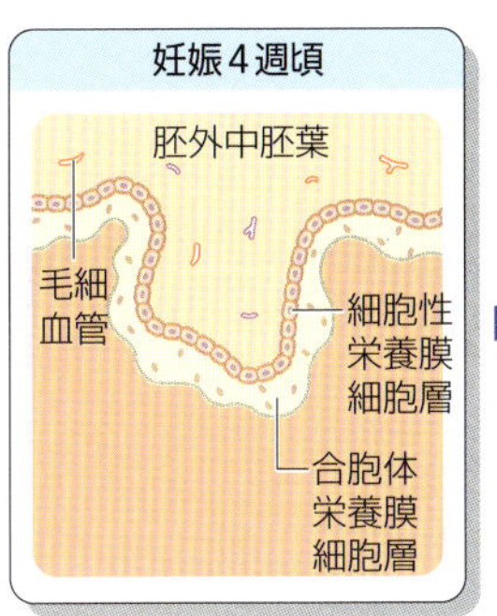

妊娠10週頃

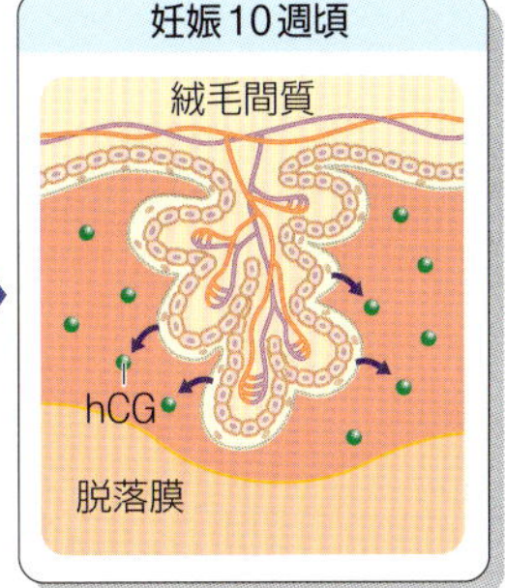

妊娠15週（胎盤完成）

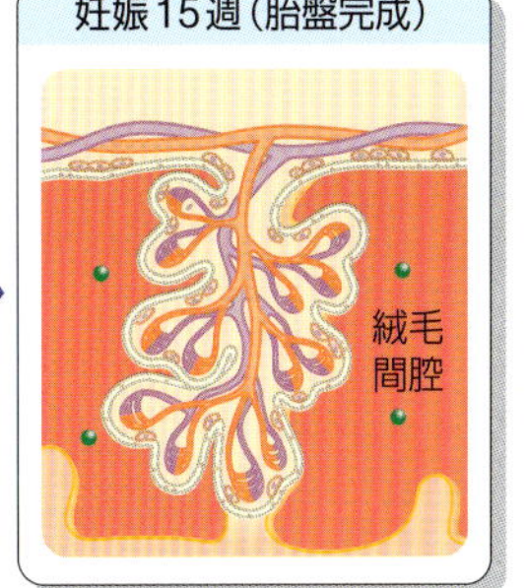

- 絨毛が形成されていくにつれhCGは上昇し，妊娠10週頃にピークを示す〔病⑩p.35〕.
- その後，胎盤の形成が進むにつれ，合胞体栄養膜細胞層は薄くなり，hCGの分泌は低下する.

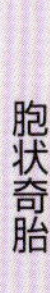

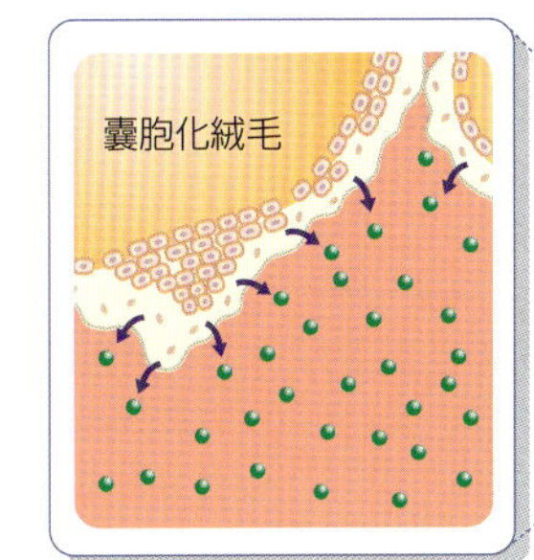

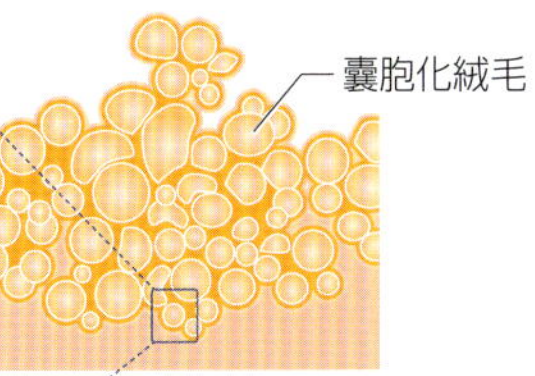

- 胞状奇胎では栄養膜細胞の異常増殖によりhCGは高値を示す.

- 栄養膜細胞：trophoblast
- 妊娠黄体：corpus luteum graviditatis
- 白体：corpus albicans

診断は組織学的所見に基づく
胞状奇胎の分類

- 全胞状奇胎と部分胞状奇胎は，従来肉眼的な嚢胞化の度合いにより分類されていたが，現在は組織学的所見により鑑別される．
- 全胞状奇胎または部分胞状奇胎が子宮筋層内に侵入したものを侵入奇胎とよび，（侵入のない）胞状奇胎とは独立して分類される．

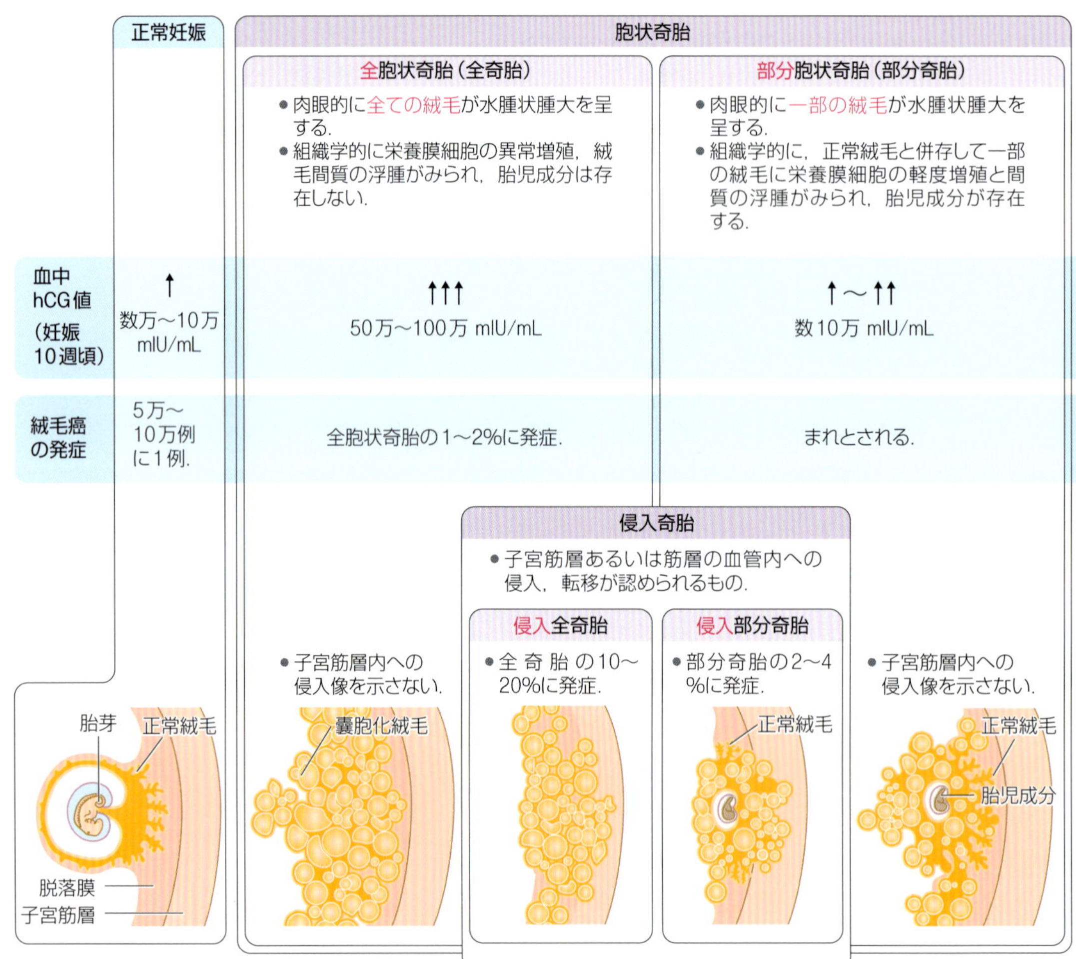

- 全胞状奇胎の方が，部分胞状奇胎よりも侵入奇胎や絨毛癌への移行率が高い．
- 部分胞状奇胎は，全胞状奇胎と比較して胞状奇胎に典型的な症状（不正出血，妊娠悪阻など）を示さないことが多い．そのため臨床診断が難しく，稽留流産〔病⑩p.91〕と診断され，子宮内容除去術時の病理診断により部分胞状奇胎と確定診断に至ることがある．

侵入奇胎

- 侵入奇胎のほとんどが奇胎掻爬後の一次管理中に発見される〔p.200〕．
- 侵入奇胎は，絨毛癌と同様に早期より血行性転移をきたすため，全身的治療である化学療法が治療の中心を占める．
- 侵入奇胎は絨毛癌との鑑別が困難なことがある．この場合，絨毛癌診断スコア〔p.203〕によって評価され，治療法が選択される．

●全〔胞状〕奇胎：total〔hydatidiform〕mole／complete〔hydatidiform〕mole　●部分胞状奇胎：partial hydatidiform mole　●侵入〔胞状〕奇胎：invasive〔hydatidiform〕mole　●子宮筋層：myometrium　●絨毛癌：choriocarcinoma　●不正性器出血：atypical genital bleeding　●妊娠悪阻：hyperemesis　●稽留流産：missed abortion　●子宮内容除去術（D&C）：dilatation and curettage

絨毛の水腫様変化がみられる

肉眼所見と病理組織像

- 胞状奇胎は絨毛癌〔p.202〕とは違い，絨毛形態そのものは残っている．
- 胞状奇胎と診断することが困難な場合には，$p57^{kip2}$ やTSSC3抗体を用いた免疫組織学的検査や遺伝子検査を行うことが望ましい．

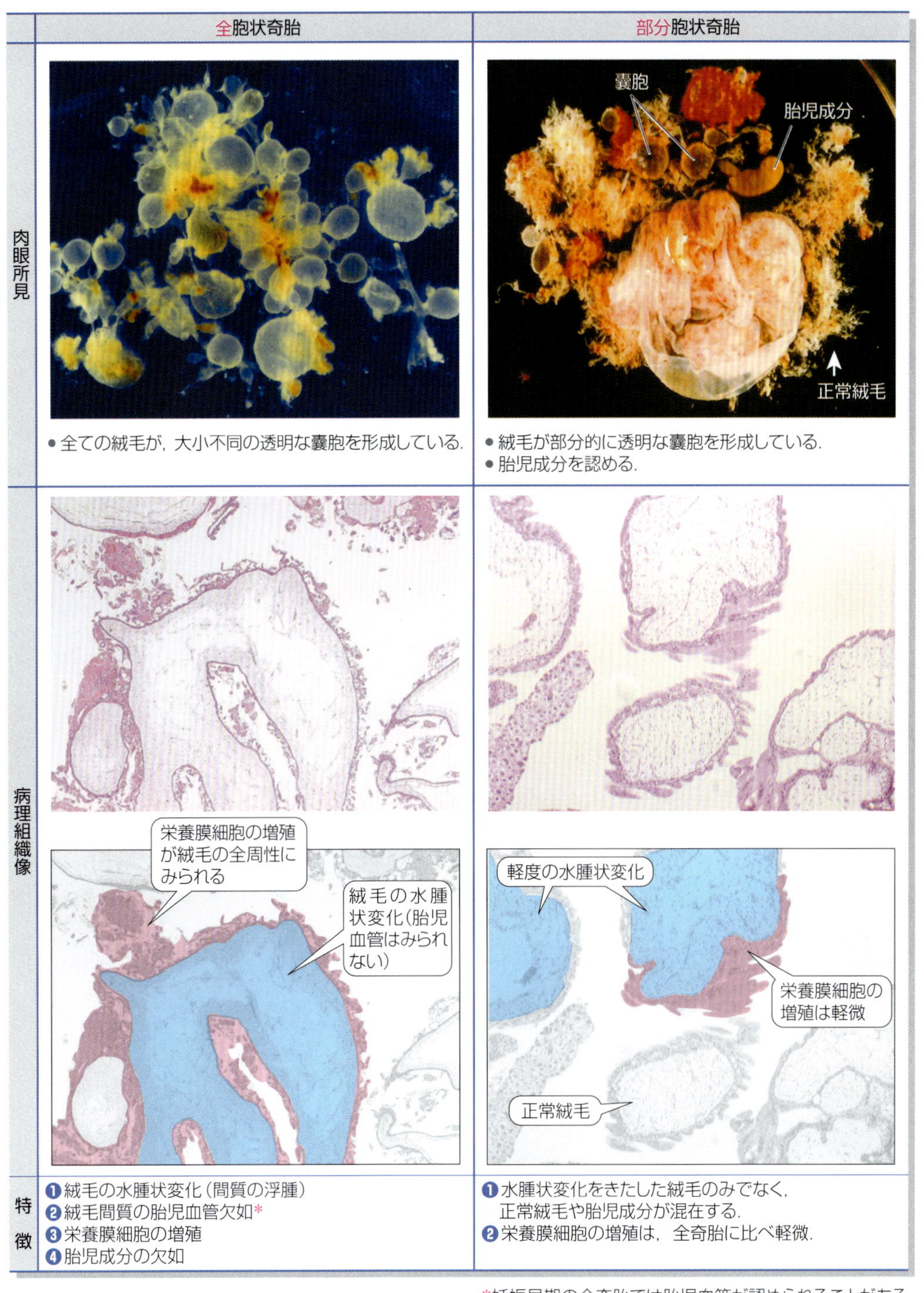

	全胞状奇胎	部分胞状奇胎
肉眼所見	● 全ての絨毛が，大小不同の透明な嚢胞を形成している．	● 絨毛が部分的に透明な嚢胞を形成している． ● 胎児成分を認める．
特徴	❶ 絨毛の水腫状変化（間質の浮腫） ❷ 絨毛間質の胎児血管欠如* ❸ 栄養膜細胞の増殖 ❹ 胎児成分の欠如	❶ 水腫状変化をきたした絨毛のみでなく，正常絨毛や胎児成分が混在する． ❷ 栄養膜細胞の増殖は，全奇胎に比べ軽微．

*妊娠早期の全奇胎では胎児血管が認められることがある．

● 絨毛癌：choriocarcinoma

細かな小嚢胞状パターンがみられる

全胞状奇胎の超音波所見

- 子宮内腔に小嚢胞を多数認める（vesicular pattern）.
- 黄体嚢胞（ルテイン嚢胞）の合併を認めることが多い〔p.193〕.
- 部分胞状奇胎では，子宮内に胎嚢などを認めるも，胎児心拍が消失し，一部にvesicular patternを示すことが多く，流産との鑑別が困難なこともある.

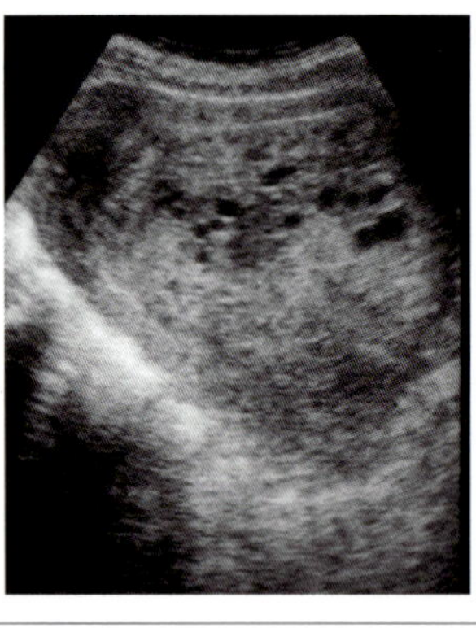

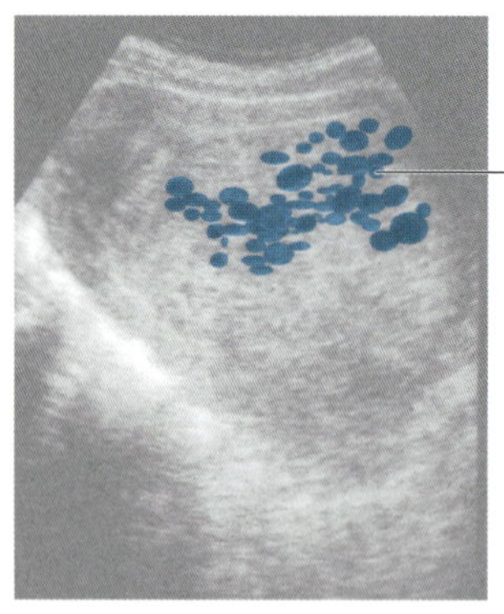

無エコー域（嚢胞）

- 子宮腔内には胎児・胎嚢を認めず，細かな無エコー域が存在している（vesicular pattern）.
- これらは嚢胞化絨毛・出血巣と考えられる.

治療後も注意

奇胎娩出後の管理

- 胞状奇胎娩出後，約10～20％に侵入奇胎や絨毛癌などの絨毛性腫瘍を発症する場合がある．そのため娩出後はhCG値測定により絨毛性腫瘍の早期発見に努める.
- hCGがカットオフ値以下になるまでの管理を一次管理，カットオフ値以下になってからの管理を二次管理といい，定期的なhCGの測定や基礎体温の測定，必要に応じて画像検査などを行う.

奇胎娩出後のhCG値の推移パターン

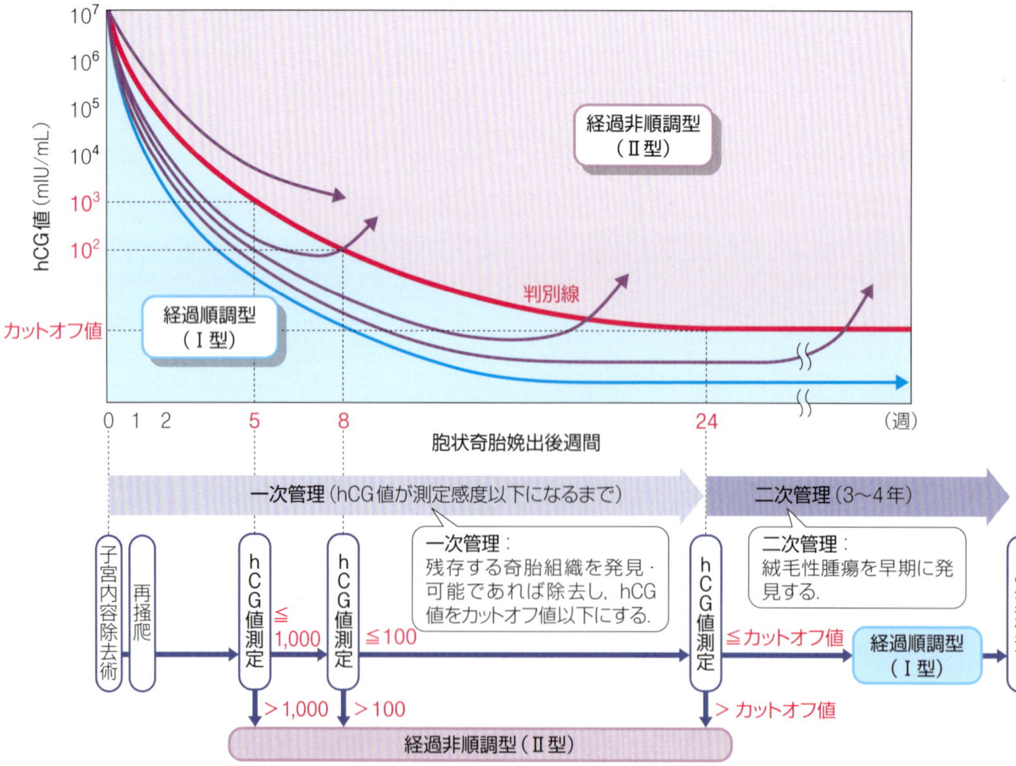

hCG値（mIU/mL）
10^7
10^6
10^5
10^4
10^3
10^2
カットオフ値
経過非順調型（Ⅱ型）
判別線
経過順調型（Ⅰ型）
0 1 2 5 8 24 （週）
胞状奇胎娩出後週間

一次管理（hCG値が測定感度以下になるまで）
二次管理（3～4年）
一次管理：残存する奇胎組織を発見・可能であれば除去し，hCG値をカットオフ値以下にする.
二次管理：絨毛性腫瘍を早期に発見する.
子宮内容除去術
再掻爬
hCG値測定
≦1,000
hCG値測定
≦100
hCG値測定
≦カットオフ値
経過順調型（Ⅰ型）
定期検査
＞1,000
＞100
＞カットオフ値
経過非順調型（Ⅱ型）

- 子宮内容除去術後には，必ず子宮腔内の空虚化を確認する.
- hCGがカットオフ値以下の状態が約3～6ヵ月以上続けば妊娠を許可する.

● 黄体嚢胞／ルテイン嚢胞：corpus luteum cyst／theca lutein cyst ● 胎嚢（GS）：gestational sac ● 胎児心拍：fetal heart movement ●〔自然〕流産：miscarriage ● 絨毛性腫瘍：trophoblastic tumor ● 子宮内容除去術（D&C）：dilatation and curettage

奇胎娩出後もhCGの低下が不良
経過非順調型となる病態

- 奇胎娩出後5週間で血中hCG値が1,000 mIU/mL，8週間で100 mIU/mL，24週間でカットオフ値を上回る症例は，経過非順調型と判断する．
- 経過非順調型を示す場合，主に下の2つの病態を想定して画像診断を進め，それぞれの治療を行う．

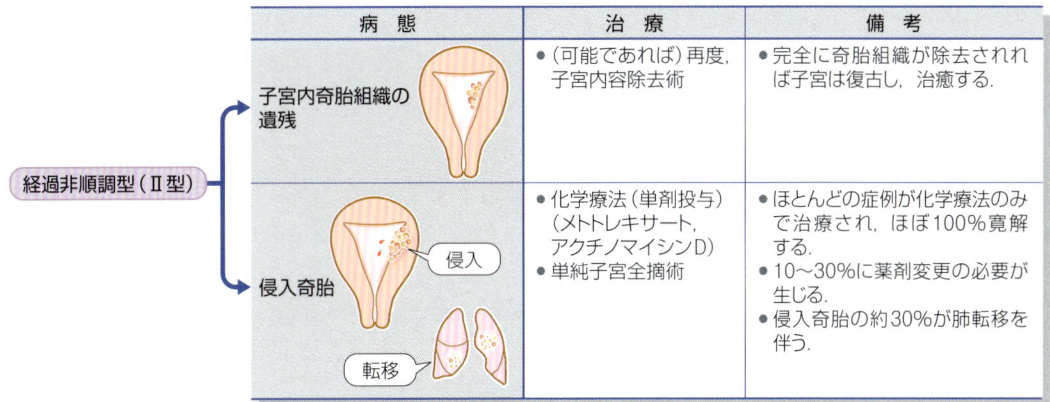

病態	治療	備考
子宮内奇胎組織の遺残	●（可能であれば）再度，子宮内容除去術	●完全に奇胎組織が除去されれば子宮は復古し，治癒する．
侵入奇胎	●化学療法（単剤投与）（メトトレキサート，アクチノマイシンD） ●単純子宮全摘術	●ほとんどの症例が化学療法のみで治療され，ほぼ100％寛解する． ●10〜30％に薬剤変更の必要が生じる． ●侵入奇胎の約30％が肺転移を伴う．

- 侵入奇胎は肺転移をきたしやすいため，奇胎後管理中の胸部X線撮影は必須の検査である．
- 経過非順調型であるが画像による病巣確認ができないものを奇胎後hCG存続症という．
- 画像検査により侵入奇胎を疑った場合，絨毛癌診断スコア〔p.203〕にて臨床的絨毛癌と鑑別する必要がある．

Supplement

存続絨毛症とその後の鑑別

- 侵入奇胎と絨毛癌の鑑別は予後の面からも重要である．両者の鑑別は組織診断に基づくが，化学療法が奏効する疾患であり，また将来の妊孕性（にんようせい）温存を希望する患者も多く，子宮摘出などの手術療法による組織診断は得られない場合が多い．
- p.200の「奇胎娩出後のhCG値の推移パターンの分類」で経過非順調型（Ⅱ型）のものは，ひとまず存続絨毛症と診断し，画像診断などによる病巣検索を進める．
- 画像診断により病巣を確認できた症例では，絨毛癌診断スコア〔p.203〕に基づいて臨床的侵入奇胎，臨床的絨毛癌と診断し治療を開始する．病巣が確認できない症例では，奇胎後hCG存続症と診断する．
- 化学療法などの治療による変化のため，手術を行っても組織学的確定診断が得られないこともある．その場合も臨床的侵入奇胎，臨床的絨毛癌と診断する．

存続絨毛症からの確定診断の流れ

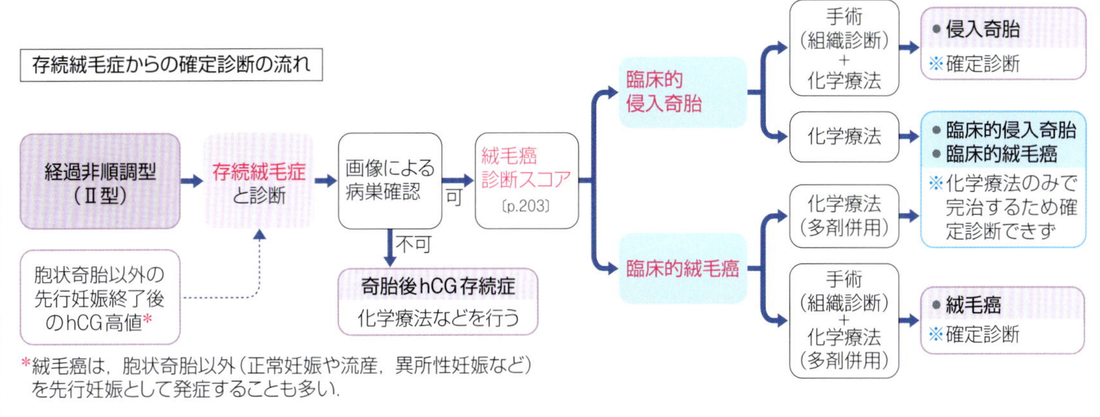

*絨毛癌は，胞状奇胎以外（正常妊娠や流産，異所性妊娠など）を先行妊娠として発症することも多い．

●侵入〔胞状〕奇胎：invasive〔hydatidiform〕mole　●奇胎後hCG存続症：post-molar persistent hCG　●存続絨毛症：persistent trophoblastic disease　●妊孕性温存療法：fertility-sparing treatment　●臨床的侵入奇胎：clinical invasive mole　●臨床的絨毛癌：clinical choriocarcinoma　●絨毛癌：choriocarcinoma

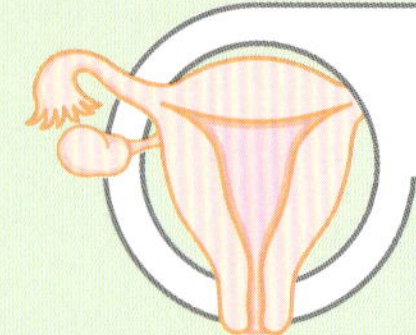

C58
絨毛癌

監 修
松井 英雄

intro.

異型性を示す栄養膜細胞からなる悪性腫瘍で，病理組織学的に絨毛形態を認めないものをいう．妊娠性絨毛癌と非妊娠性絨毛癌に大別され，ほとんどが妊娠性絨毛癌である．妊娠性絨毛癌は，経妊産婦であれば誰でも発生する可能性がある．早期より血行性転移をきたしやすい．

Words & terms

妊娠性絨毛癌 [p.202]
先行妊娠（正期産，流早産，胞状奇胎など）に続発するもの．

非妊娠性絨毛癌 [p.202]
妊娠とは関係なく発生するもの．胚細胞腫瘍としての絨毛癌と，他癌の分化異常によるものに分けられる．まれにみられる [p.172]．

MINIMUM ESSENCE　choriocarcinoma

❶胞状奇胎娩出後hCG値がカットオフ値以下に一度下降した後，**再びhCG値が上昇**し，新しい妊娠が否定される．

❷または正常産後や流産後に**不正性器出血**が持続し，**hCG値が高値**．

❸咳嗽・血痰（**肺転移**），意識障害・脳出血（脳転移）がみられる．　〈転移巣での出血〉

➡ **絨毛癌** を考える．

- 確定診断は摘出病巣の組織所見によるが，通常は**画像検査による病巣の確認**と**絨毛癌診断スコア**により，**臨床的絨毛癌**として診断される．
- 画像検査では，以下の所見がみられる．
  ①原発巣：超音波検査やMRIで，**血流に富む腫瘤**を認める．
  ②転移巣：**肺転移**が最多で，約2/3の症例で認める．

治療　多剤併用化学療法が中心である．初回治療は**EMA/CO**療法またはMEA療法を行う．

1. EMA／CO療法（エトポシド，メトトレキサート，アクチノマイシンD，シクロホスファミド，ビンクリスチン）
2. MEA療法（メトトレキサート，エトポシド，アクチノマイシンD）

補足事項

- 近年の奇胎娩出後管理 [p.200] の普及により，胞状奇胎に続発する絨毛癌は減少した．
- 化学療法による治療成績の向上により，寛解／治癒率は85～90％である．
- 子宮絨毛癌の確定診断のためには子宮摘出が必要であるが，妊孕性の問題や化学療法の奏効率が高いことから，臨床的に診断されることが多い．
- 子宮摘出は，病巣が子宮に限局し挙児希望がない例，化学療法に抵抗性の子宮病変，子宮出血が制御困難な例に対して行う．

絨毛構造の消失
病理組織像

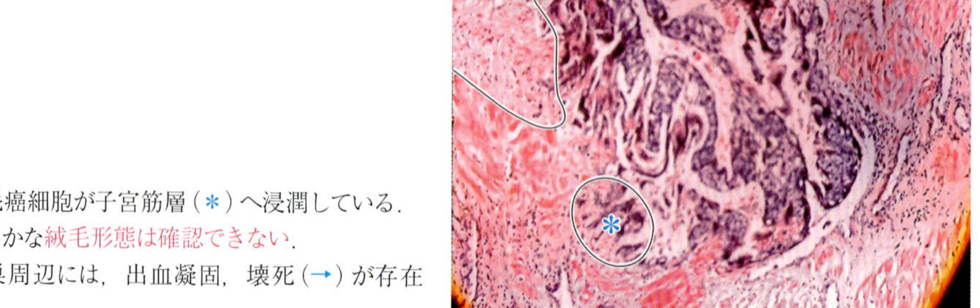

- 絨毛癌細胞が子宮筋層（＊）へ浸潤している．
- 明らかな絨毛形態は確認できない．
- 病巣周辺には，出血凝固，壊死（→）が存在する．

• 絨毛癌：choriocarcinoma　• 妊娠性絨毛癌：gestational choriocarcinoma　• 非妊娠性絨毛癌：non-gestational choriocarcinoma　• ヒト絨毛性ゴナドトロピン（hCG）：human chorionic gonadotropin　• 流産：abortion　• 不正性器出血：atypical genital bleeding　• 咳嗽：cough　• 血痰：bloody sputum　• 意識障害：consciousness disturbance　• 脳出血（ICH）：intracerebral hemorrhage　• エトポシド：etoposide　• メトトレキサート（MTX）：methotrexate　• アクチノマイシンD：actinomycin D

血流が豊富で内部に出血や壊死を伴う
子宮絨毛癌の超音波検査

- 存続絨毛症で画像により病巣が確認された場合，絨毛癌診断スコアにより臨床的侵入奇胎または臨床的絨毛癌と診断される．
- 画像のみで臨床的侵入奇胎と臨床的絨毛癌を区別することはできないことに注意する．

- 子宮絨毛癌では子宮筋層内に腫瘤を認め，内部には出血や壊死を伴う．
- 超音波カラードプラ法（またはパワードプラ）では，血腫・壊死を示唆される部分と豊富な血流の存在が認められる．

超音波断層法像

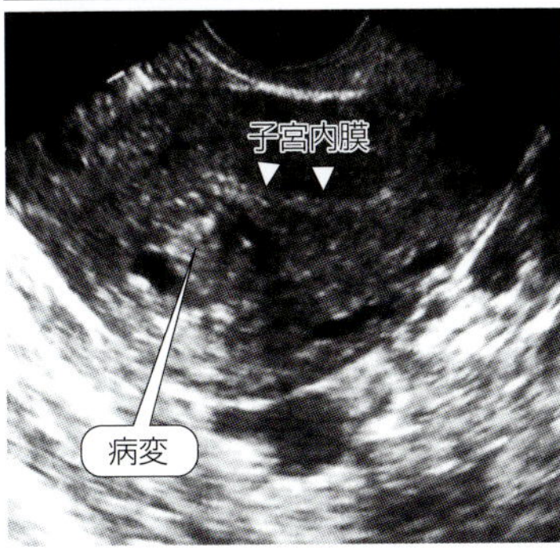

- 子宮内膜に接していない部分（筋層内）に囊胞状変化を伴う腫瘤病変を認める．

カラードプラ像

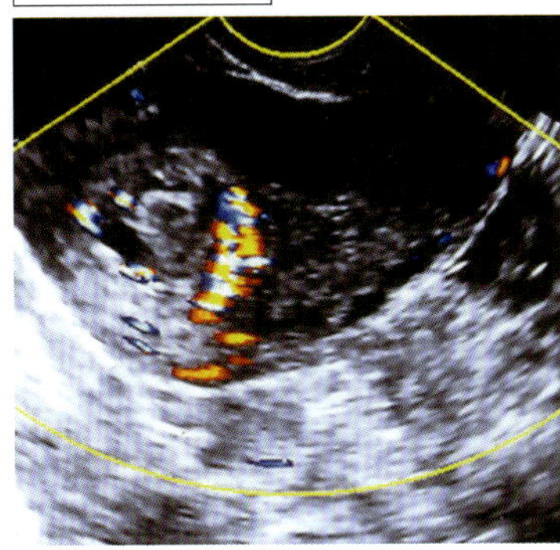

- 病変周囲は血流豊富である．

鑑別に極めて有用
絨毛癌診断スコア

- 侵入奇胎と絨毛癌の鑑別は，摘出標本の病理所見にて絨毛形態の有無によって行われる．
- しかし，子宮摘出を行うと妊孕性を失うため，子宮摘出を行わなくても両者の鑑別が可能な絨毛癌診断スコアが考案された．
- 絨毛癌診断スコアは，侵入奇胎と絨毛癌との鑑別に有用な診断スコアで，本スコアによる診断を病理組織診断と照らし合わせた際の正診率は91%と極めて高い．

スコア（絨毛癌である可能性）		0（～50%）	1（～60%）	2（～70%）	3（～80%）	4（～90%）	5（～100%）
先行妊娠（直前の妊娠）		胞状奇胎	—	—	流　産	—	正期産
潜伏期（先行妊娠終了から診断までの期間）		～6ヵ月未満	—	—	—	6ヵ月～3年未満	3年～
原発病巣		• 子宮体部 • 子宮傍結合織 • 腟	—	—	• 卵管 • 卵巣	• 子宮頸部	• 骨盤外
転移部位		なし・肺 骨盤内	—	—	—	—	骨盤外（肺を除く）
肺転移巣	直　径	～20 mm未満	—	—	20～30 mm未満	—	30 mm～
	大小不同性（大きさの差が1 cm以上）	な　し	—	—	—	あ　り	—
	個　数	～20	—	—	—	—	21～
尿中hCG値（mIU/mL）		～10^6未満	10^6～10^7未満	—	10^7～	—	—
基礎体温*（月経周期）		不規則・一相性（不規則）	—	—	—	—	二相性（整調）

※合計スコアが4点以下の場合は臨床的侵入奇胎と診断し，5点以上の場合は臨床的絨毛癌と診断する．

*先行妊娠の終了から診断までの期間に少なくとも数ヵ月以上続いて基礎体温（BBT）が二相性を示すか，あるいは規則正しく月経が発来する場合に整調とする．なお，整調でなくともこの間にhCG値がカットオフ値以下であることが数回にわたって確認されれば5点を与える．

日本産科婦人科学会・日本病理学会 編：絨毛性疾患取扱い規約．第3版，金原出版，2011，p.28より改変

- シクロホスファミド：cyclophosphamide　• ビンクリスチン：vincristine　• 存続絨毛症：persistent trophoblastic disease　• 臨床的侵入奇胎：clinical invasive mole　• 臨床的絨毛癌：clinical choriocarcinoma　• 子宮筋層：myometrium　• 子宮内膜：endometrium　• 妊孕性：fertility　• 基礎体温（BBT）：basal body temperature

婦人科一般診察

監修
中原 健次

婦人科における 一般診察のながれ

- 婦人科診察に対し，患者は羞恥心，恐怖心を抱いている．これらの感情に常に配慮し，できるだけ要領よく済ませる．
- 診療にあたり，医師の性別を問わず，女性看護師が立ち会うようにする．特に男性医師の場合は必須である．
- 問診（医療面接），視診・触診，腟鏡診，内診（双合診），経腟超音波検査の順に行う．

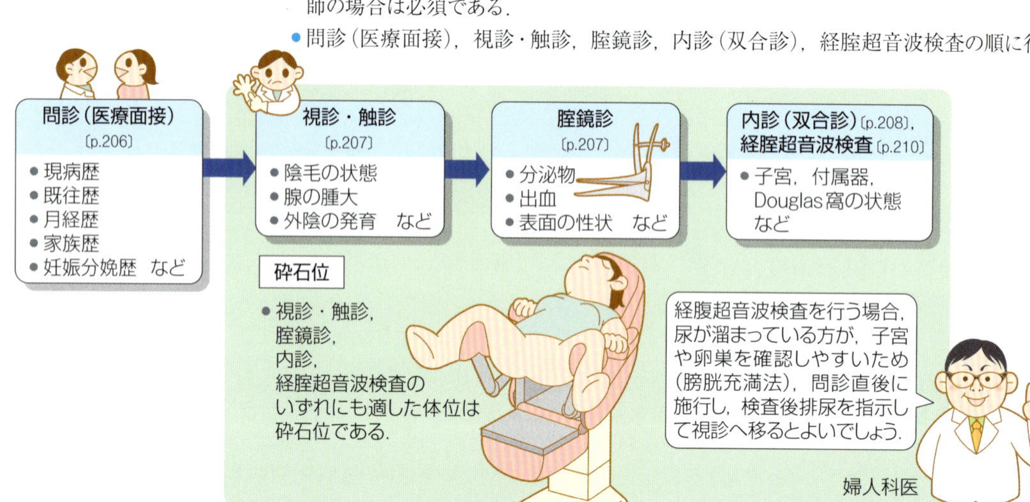

婦人科に特徴的な 診察・検査で用いる器具

- 婦人科では，診察時に細胞診，組織診などの検査を行う．状況に応じて様々な器具を使い分ける．
- 鉗子を用いて子宮腟部を牽引して子宮の屈曲を矯正することにより，子宮内腔に棒状の器具をスムーズに挿入できる．

婦人科ゾンデ（消息子）

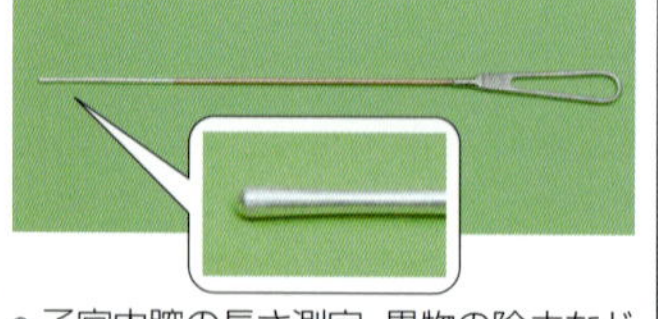

- 子宮内腔の長さ測定，異物の除去など．

※正常妊娠の妊婦にゾンデ診は禁忌．

撮影協力：アトムメディカル株式会社

キュレット（有窓鈍匙（どんひ））

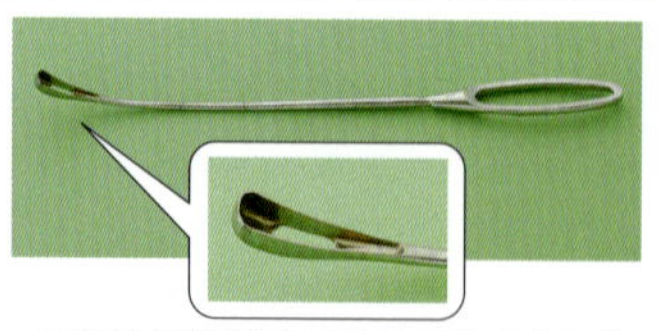

- 子宮内膜組織や子宮内容物を掻爬して（ひっかいて）取り出すのに用いる．

サーベックスブラシ®

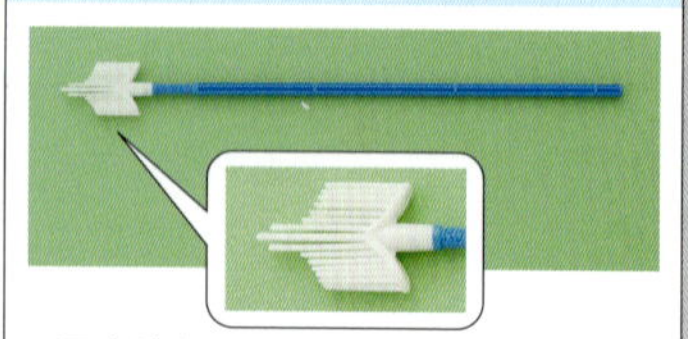

- 子宮腟部または頸管細胞診の検体採取に用いる．

マルチン単鉤鉗子

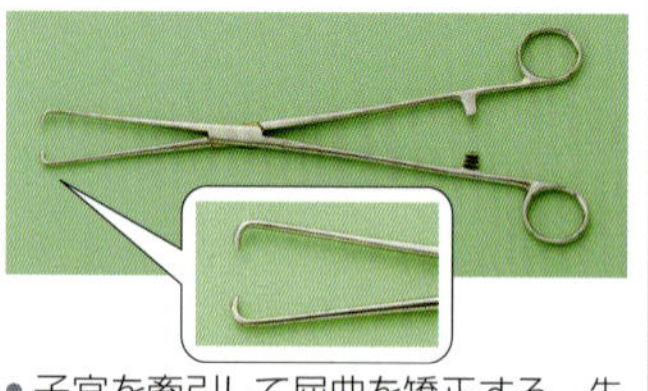

- 子宮を牽引して屈曲を矯正する．先端が細いため，経産婦だけでなく子宮口が狭い未産婦や閉経後女性での使用にも適する．

試験切除鉗子

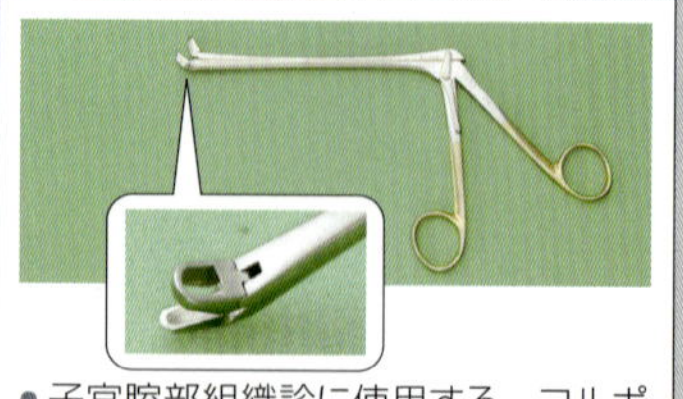

- 子宮腟部組織診に使用する．コルポスコープ下狙い組織診時，遠位端の先端部が開閉し子宮腟部の組織を採取することができる．

胎盤鉗子

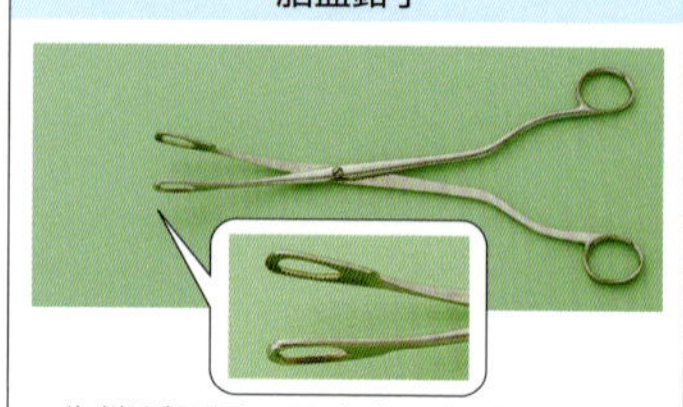

- 先端が扁平で子宮内の組織を保持するのに適する．子宮内容除去術などに用いる．

※クスコ式腟鏡はp.207参照．

• 腟鏡診：speculum examination　• 内診：pelvic examination　• 双合診：bimanual palpation　• 経腟超音波検査：transvaginal ultrasonography　• 砕石位：lithotomy position　• 子宮内膜：endometrium　• 子宮口：uterine os／uterine ostium　• 胎盤鉗子：placental forceps　• 子宮内容除去術（D&C）：dilatation and curettage

問診の前に記入してもらう
問診票

- 産婦人科の受診に羞恥心を感じる女性は多く，症状を言葉で表現できないこともあるため，あらかじめ問診票に記入してもらうことは有用である．
- 問診票の内容を確認しながら，問診（医療面接）を開始する．

問診票の例

婦人科問診票

お名前　　　　　　　　　　　　記入年月日　　／　　／

（　　　　）歳　身長（　　．　）cm　体重（　　．　）kg

1. 今日は何が心配で病院を受診されましたか？　下記A.～D.より選んでください。
   A. 気になる症状がある。
   下腹部痛 ・ 不正出血 ・ おりもの ・ かゆみ ・ 子宮が下がった感じがする ・ しこりがふれる
   その他（　　　　　　　　　　　　）
   →それはいつからですか？（　　　　　　　　　）

   B. 詳しい診察をして欲しい。
   がん検診希望 ・ 検診後の精密検査を勧められた ・ 他の病院から紹介状をもらった
   子宮頸がん検診を受けたことがありますか？　（ はい ・ いいえ ）
   →「はい」の方にお聞きします。いつ受けられましたか？（　　年　　月 ）

   C. 妊娠しない。
   結婚はしていますか？　（ はい〔結婚　　年目〕 ・ いいえ ）
   パートナーは何歳ですか？　（　　歳 ）
   パートナーは同居されていますか？　（ 同居 ・ 別居 ・ その他〔　　〕）

   D. その他（　　　　　　　　　　　　）

2. 性交の経験はありますか？（ ある ・ ない ）※婦人科の内診が必要な場合が多いため

3. 月経についてお答えください。
   最近の月経は（　　月　　日から　　日間続いた ）
   月経周期は（ 順調 ・ 不順 →〔　　〕日周期 ）
   月経の量は（ 多い ・ 普通 ・ 少ない ）
   月経痛は（ ひどい ・ がまんできる ・ ほとんどない ）

4. 初潮の年齢はいくつですか？（ 初潮　　歳 ※閉経されている場合：閉経　　歳 ）

5. 今までに病気や手術をしましたか？ それはいつですか？（ 例：42歳，子宮筋腫 ）
   （　　　　　　　　　　　　）

6. 血縁関係のある家族や親戚で，がんにかかった方はいますか?
   （関係：　　　，がんの種類：　　　　）（例：祖母，乳がん）

7. タバコは吸いますか？（ はい ・ いいえ ）
   「はい」の方にお聞きします。（　　）年前より（　　）本／日　現在は（　　）本／日

8. 過去の妊娠歴についてお答えください。
   妊娠（　　）回
   分娩（　　）回（自然分娩〔　　〕回、吸引分娩〔　　〕回、帝王切開〔　　〕回）
   流産（　　）回（自然流産〔　　〕回、人工妊娠中絶〔　　〕回）
   早産（　　）回

＊以上の個人情報は、婦人科診察のために利用させていただき、それ以外に持ち出すことはいたしません。
ご了承ください。

婦人科外来

婦人科診察　婦人科一般診察

- 月経：menstruation／menses
- 月経痛：menstrual pain
- 自然分娩：spontaneous labor
- 吸引分娩：vacuum extraction delivery
- 帝王切開（CS）：cesarean section
- 〔自然〕流産：miscarriage
- 妊娠中絶：interruption of pregnancy

女性の羞恥心に配慮する

問診（医療面接）

- 婦人科の問診では，特に月経歴や生活歴が重要となる．
- 患者の心理に配慮した問診を心がける．

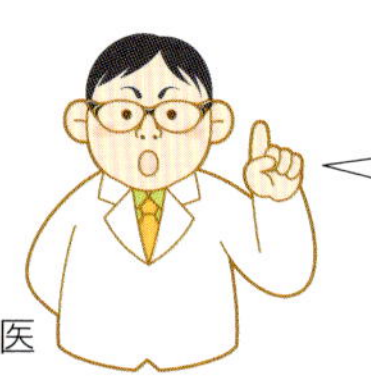

女性は年齢に関わらず，婦人科的診察に対し，羞恥心をもっていることを忘れてはいけません．女性の羞恥心に配慮し，同じ目線で話しましょう．また，プライバシーへの配慮はどの科よりも気を使う必要があります．大きな声での問診は禁忌です．

	問診内容	ポイント
主訴・現病歴	●時間的経過・現在の状態 （主訴が，いつ，どのようにして始まり，現在はどのような状態なのか） ※常に妊娠を念頭に置く〔p.212〕．	●「女性を見たら妊娠と思え」　妊娠の有無から鑑別が始まる．患者がどんなに否定しても，可能性があれば必ず検査する． ●思春期の女子が患者の場合，同伴する母親からの情報（生活環境・発育状況）が必要なことが多い．ただし，母親がいるために本当の話ができないこともあり，注意を要する．
月経歴	●初経年齢　●閉経年齢 ●最終月経　●月経周期と月経期間 ●経血量（凝血塊の有無） ●不正性器出血の有無 ●月経困難症の有無 ※以上は必須項目	●患者が月経に関する正しい知識をもっていないことがあるため，「月経周期とは，生理の始まった日から数えて次の生理が来る前日までの日数です．」と確認しながら問診する． ●不正性器出血，排卵期出血などを月経だと思って話してくることがあるため，注意を要する．
生活歴	●結婚歴　●飲酒・喫煙歴 ●妊娠・分娩歴　●流産歴 ●性経験の有無	●流産については，自然流産か人工流産かを必ず確認する． ●配偶者や一定の性的パートナーがいる場合，相手の年齢，生活歴，健康状態についても聞いておく．
既往歴・家族歴	●疾患名・発病年齢，それに対する治療歴 ●慢性疾患の状態　●手術歴 ●子宮頸癌検診や乳癌検診の有無とその結果 ●家族歴	●特に，高血圧，腎機能障害，糖尿病，気管支喘息などは，妊娠中に増悪するおそれがあるので詳細に聴取する． ●手術歴は産婦人科以外の手術歴でも，いつ，どのような手術を受けたのか確認する． ●遺伝性の癌がないか確認する．

Advanced Study

全身所見

- 婦人科診察は内診が中心となるが，全身所見も診断の一助となる．
- 若年女性に多い疾患に留意する．

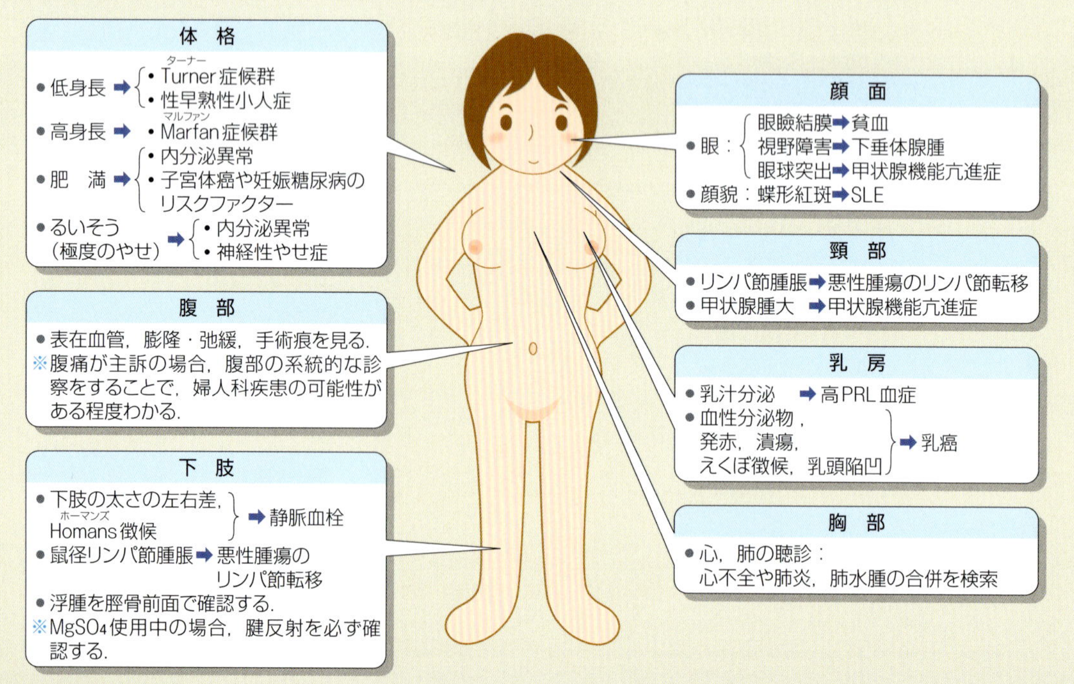

●月経困難症：dysmenorrhea　●子宮頸癌：uterine cervical cancer　●不正性器出血：atypical genital bleeding　●排卵期出血：ovulation bleeding　●〔自然〕流産：miscarriage　●人工流産：induced abortion　●妊娠糖尿病（GDM）：gestational diabetes mellitus　●神経性やせ症：anorexia nervosa　●全身性エリテマトーデス（SLE）：systemic lupus erythematosus　●プロラクチン（PRL）：prolactin

頻度の高い疾患を発見できる
視診・触診

- 陰毛，大陰唇，小陰唇，陰核，腟前庭，尿道口を確認する．炎症，潰瘍，腫瘍など外陰疾患の多くを発見できる．
- 大前庭腺（Bartholin腺），尿道傍腺（Skene腺）の腫大を触診で確認する．
- 触診時に，腟口の大きさを推測し，腟鏡診〔次項参照〕で使用する腟鏡のサイズを決める（多くはMサイズ）．

代表的な所見と病態・疾患

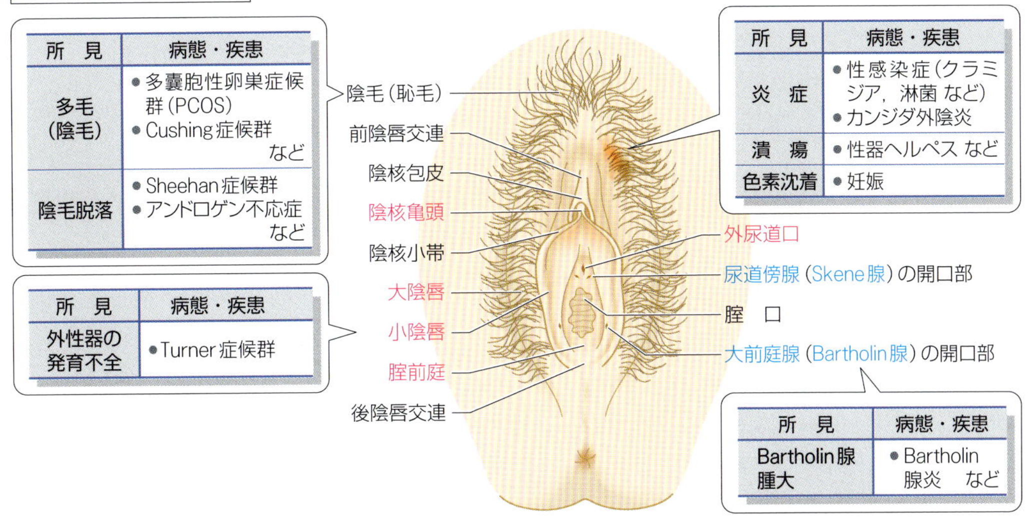

所 見	病態・疾患
多毛（陰毛）	• 多嚢胞性卵巣症候群（PCOS） • Cushing症候群 など
陰毛脱落	• Sheehan症候群 • アンドロゲン不応症 など

所 見	病態・疾患
外性器の発育不全	• Turner症候群

所 見	病態・疾患
炎 症	• 性感染症（クラミジア，淋菌 など） • カンジダ外陰炎
潰 瘍	• 性器ヘルペス など
色素沈着	• 妊娠

所 見	病態・疾患
Bartholin腺腫大	• Bartholin腺炎 など

子宮腟部と腟壁，腟円蓋を観察する
腟鏡診

- 触診時に推測した腟口の大きさを元に，適当なサイズの腟鏡を選択・挿入し，子宮腟部，腟壁，腟円蓋を観察する．必要に応じて，腟鏡を180° 回転させ，腟全周を観察する．

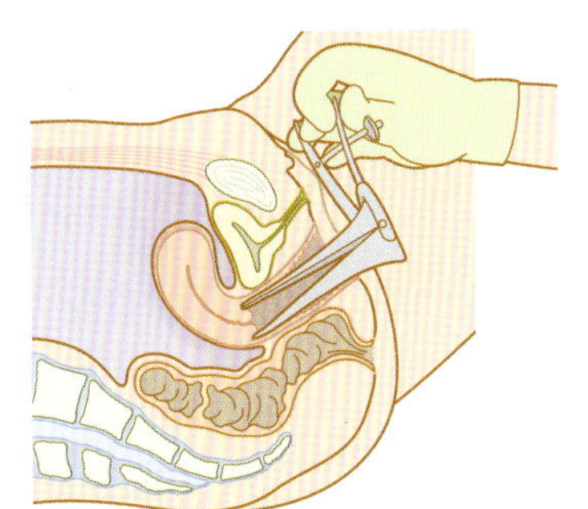

❶腟鏡挿入	• 腟鏡を温水で温め，斜めに腟内に挿入し，回転させながら進め，図のように固定する． ※ゼリーは細胞診に影響を与えるため用いない．
❷子宮腟部の観察	• 腟分泌液，頸管粘液の量，色，性状を見る． ➡必要があれば採取し，細菌検査などを行う． • びらん，ポリープをチェックする． ➡必要があれば細胞診を行う．
❸腟壁，腟円蓋の観察	• 腟鏡を左右に回し，くまなく観察する． • 発赤，腫瘤，萎縮，分泌物に注意する． • 子宮脱〔p.118〕，膀胱瘤，直腸瘤を検索する．

腟鏡の種類

腟鏡	クスコ式腟鏡	桜井式腟鏡
特徴	• 「腟鏡といえば，クスコ」というくらいに最も頻繁に使用されている．	• 腟式手術や子宮内容除去の際に用いられる．

代表的な所見と病態・疾患

所 見	病態・疾患
• 帯下増量	• クラミジア頸管炎
• 腟粘膜の萎縮や点状出血	• 萎縮性腟炎
• 酒かす状，粥状またはヨーグルト状帯下 • 腟壁の発赤	• カンジダ外陰腟炎
• 淡黄白色（泡沫状）帯下 • 悪臭 • 腟壁の発赤	• 腟トリコモナス症
• 膿性帯下 • 悪臭	• 淋菌感染症

• 陰毛：pubic hair • 大陰唇：major lip of pudendum • 小陰唇：minor lip of pudendum • 陰核：clitoris • 尿道口：urethral opening • 腟鏡診：speculum examination • 腟鏡：vaginal speculum • 多嚢胞性卵巣症候群（PCOS）：polycystic ovary syndrome • 子宮腟部：portio vaginalis uteri • 腟円蓋：vaginal fornix • 子宮脱：uterine prolapse • 帯下：discharge • 萎縮性腟炎：atrophic vaginitis

婦人科特有の診察法

内診（双合診）

- 内診とは，腟腹壁双合診のことであり，婦人科で中心となる診察法である．
- 膀胱に尿が貯留していると子宮の触知が不明瞭となるため，必ず排尿後に行う．
- 双合診の所見は，患者がリラックスしてくれないと取りづらい．
- 患者の年齢により，正常／異常所見の程度に差がある．

腟口

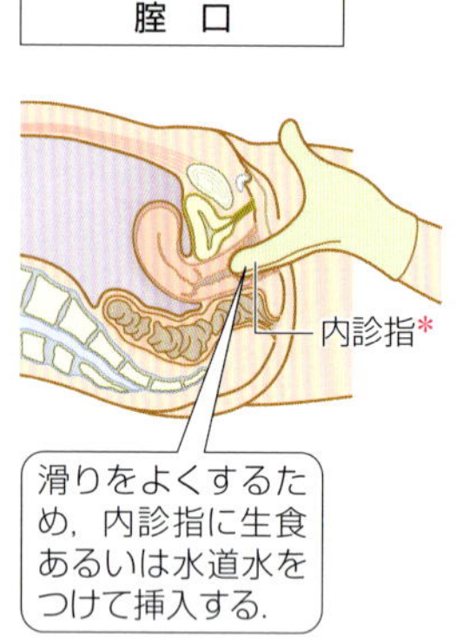

*一般に示指と中指

診察のポイント	正常	異常	原因
開口度	十分	狭い	●腟狭窄 ●萎縮性腟炎
圧痛	なし	あり	●萎縮性腟炎 ●子宮腺筋症 ●子宮内膜症
伸展性	良好	不良	●炎症による癒着
硬結	触れない	触れる	●腫瘍 ●癌性浸潤 ●炎症
異常構造物	なし	あり	●尿道憩室 ●腟腫瘍 ●潰瘍 ●癌性浸潤
異物	なし	あり	●腟内異物 ●ペッサリー
中隔	なし	あり	●腟中隔
創傷・瘢痕	なし	あり	●腟裂傷 ●瘢痕
出血	なし	あり	●腟裂傷 ●腫瘍 ●腟内異物 ●潰瘍

子宮頸部・子宮体部

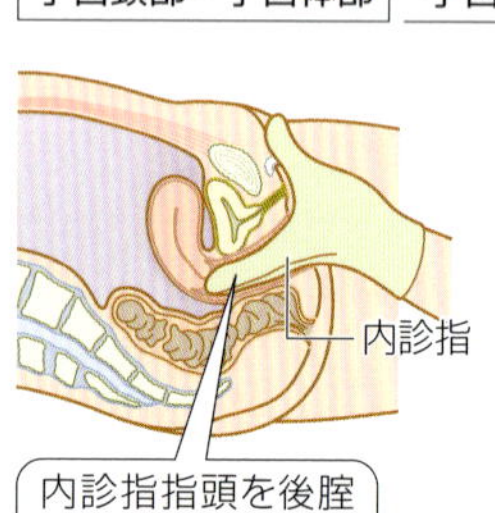

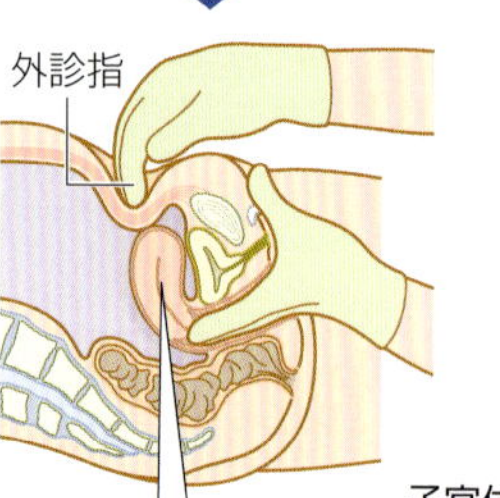

子宮頸部

診察のポイント	正常	異常	原因
位置	ほぼ正中	偏在	●子宮頸癌 ●子宮内膜症 ●子宮筋腫 ●卵巣腫瘍 ●子宮腺筋症
大きさ	1.5～2 cm	腫大	●子宮頸癌 ●子宮腺筋症 ●ナボット嚢胞 ●個人差
形状	表面平滑 未産婦：円形 経産婦：円形～楕円形	腫大	●子宮頸癌 ●ナボット嚢胞
硬さ	鼻尖程度	硬い，軟らかい	●子宮頸癌 ●円錐切除後
圧痛	なし	あり	●炎症 ●子宮頸癌 ●子宮内膜症
可動性	良好	不良	●炎症 ●子宮内膜症 ●子宮頸癌 ●子宮体癌頸部浸潤
異常構造物	なし	あり	●子宮頸癌 ●ナボット嚢胞 ●創傷・瘢痕 ●癌性浸潤
びらん	なし	あり	●生理的びらん ●子宮頸部上皮内腫瘍（CIN）

子宮体部

診察のポイント	正常	異常	原因
位置	正中，前傾前屈	後傾，後屈	●子宮腺筋症 ●子宮内膜症
大きさ	鶏卵大	腫大（鵞卵大～）**	●妊娠 ●子宮体癌 ●子宮筋腫
形状	西洋梨状，表面平滑	不整	●子宮筋腫 ●子宮腺筋症
硬さ	硬い（充実性）	硬すぎる（石の様）	●子宮筋腫
		軟らかい（つきたての餅）	●妊娠
		一部が隆起し，やや軟らかい	●妊娠
圧痛	なし	あり	●子宮腺筋症 ●切迫流・早産 ●炎症
可動性	良好	不良	●子宮腺筋症 ●子宮内膜症

**閉経後は子宮体部が萎縮するため，鶏卵大でも腫大と判断する場合がある．

●内診：pelvic examination ●双合診：bimanual palpation ●萎縮性腟炎：atrophic vaginitis ●子宮腺筋症：uterine adenomyosis ●子宮内膜症：endometriosis ●腟腫瘍：vaginal tumor ●腟中隔：vaginal septum ●子宮頸癌：uterine cervical cancer ●子宮筋腫：uterine myoma ●卵巣腫瘍：ovarian tumor ●未産婦：nullipara ●経産婦：multipara ●円錐切除：conization ●子宮頸部上皮内腫瘍（CIN）：cervical intraepithelial neoplasia

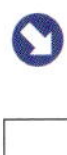

付属器

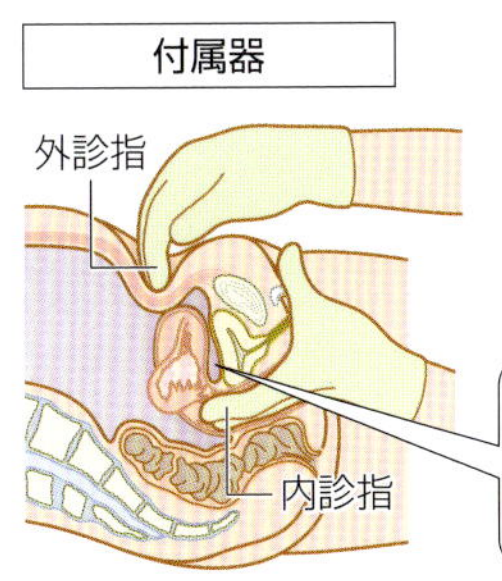

内診指を腟円蓋側方にずらし，卵管・卵巣を挟みこむ.

診察のポイント	正　常	異　常	原　因
腫　瘤	な　し	あ　り	●卵巣腫瘍・嚢胞 ●多嚢胞性卵巣症候群（PCOS）
圧　痛	な　し	あ　り	●腫瘤　●炎症 ●異所性妊娠

※正常の場合，付属器は触知しないことが多い.

Douglas窩

外診指
内診指

Douglas窩と接する後腟円蓋を触診する.

診察のポイント	正　常	異　常	原　因
性　状	平　滑	硬い感触（ゴツゴツ，ザラザラ）	●癌性浸潤　●子宮内膜症
圧痛・緊張	な　し	あ　り	●腹腔内液体（血液・滲出液）貯留　●子宮内膜症

Advanced Study

腟直腸診

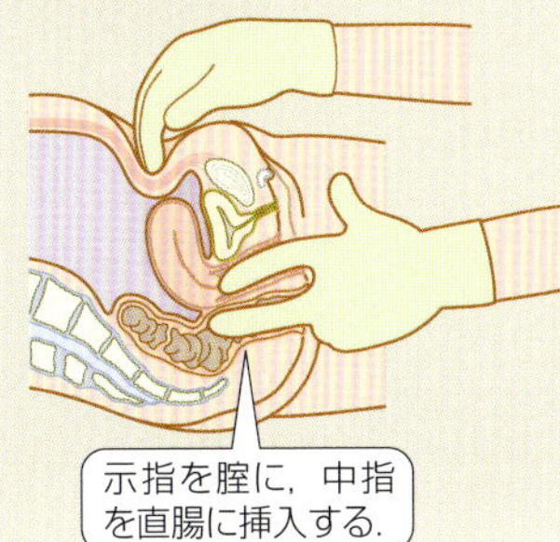

示指を腟に，中指を直腸に挿入する.

- 内診指となる示指を用いて，双合診と同じ手順で触診を行う.
- 直腸内の指で，特に，Douglas窩，仙骨子宮靱帯，子宮傍結合織をよく触れることができるため，子宮内膜症，子宮頸癌浸潤の評価に有用である.
- 直腸腟瘻，痔核の診察目的にも行われる.
- 痛みを伴うため，事前にその旨を伝える.
- 性交未経験者の場合，内診の代わりに直腸診や経直腸超音波検査が行われる.

直腸診を行う際には，挿入する指にゼリーをつけて行うと，痛みがより少なくなります．腟直腸診を行う段階（一通り行った後）なら，腟へ挿入する指も含めて，全体にゼリーをつけて行う方が患者にとっても診察者にとっても良いことが多いのです.

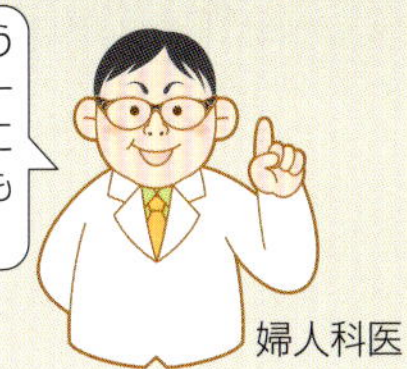

●多嚢胞性卵巣症候群（PCOS）：polycystic ovary syndrome　●腟直腸双合診：vaginorectal bimanual examination　●異所性妊娠：ectopic pregnancy

婦人科で最も重要な画像検査である

経腟超音波検査

- 超音波検査は非侵襲的で簡単に実施できるため，画像診断では第一選択となる.
- 子宮や卵巣は骨盤腔内にあるため，経腹よりも経腟のほうが距離が近く観察しやすい.
- 若年者など，プローブを腟内に挿入できないときは，直腸に挿入することで，同じレベルの質の画像が得られる.

子宮の超音波所見

- 子宮の超音波所見では，通常は壁同士が密着し，内腔が見えない.

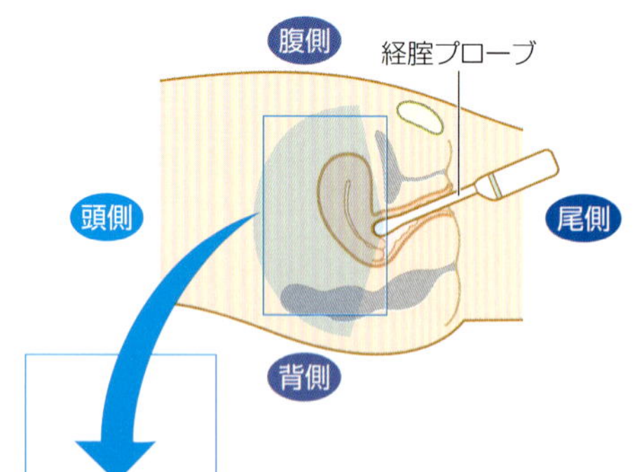

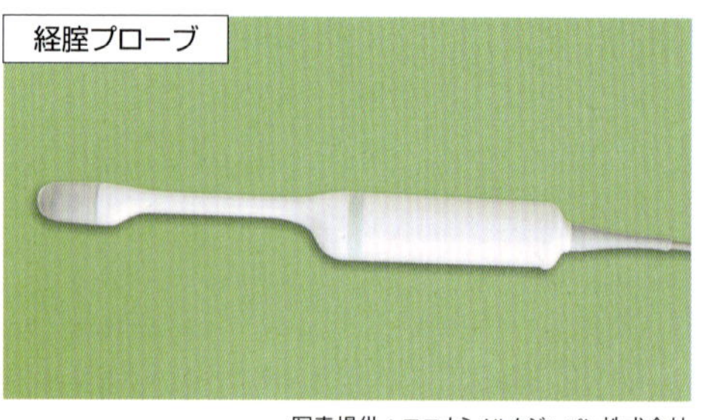

写真提供：コニカミノルタジャパン株式会社

	画像所見		特　徴
月経期	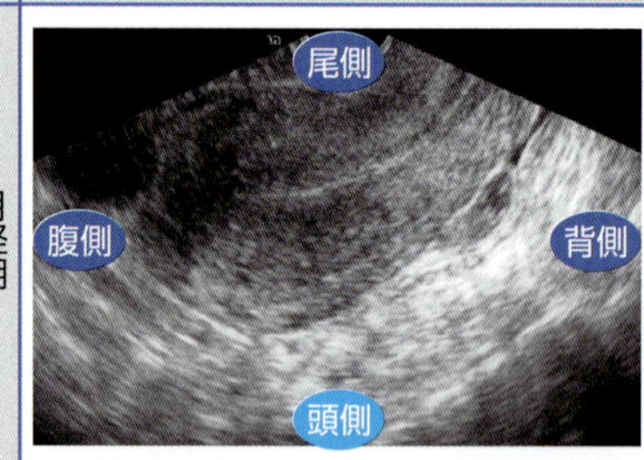 	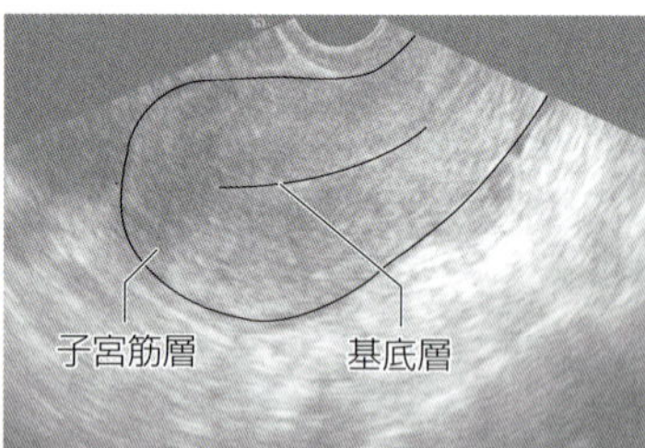 	・対向する2つの基底層が，1本の高輝度線状エコーとして描出される.
増殖期	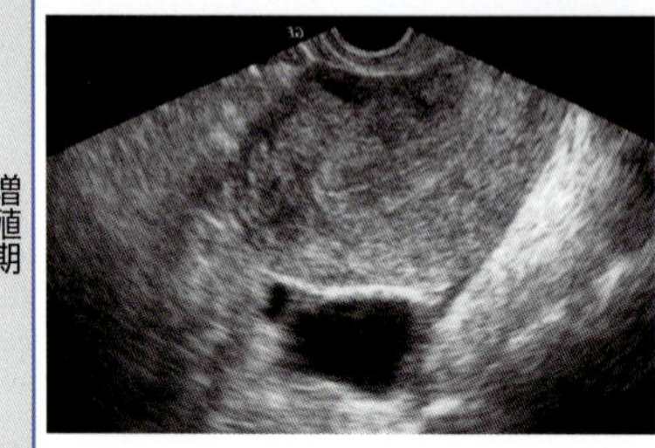	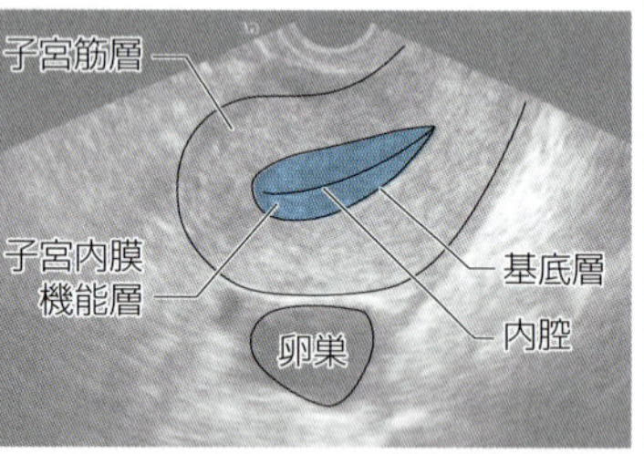 	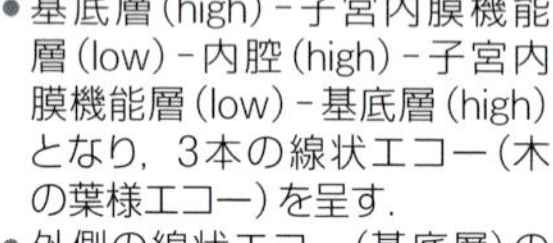・基底層(high)－子宮内膜機能層(low)－内腔(high)－子宮内膜機能層(low)－基底層(high)となり，3本の線状エコー(木の葉様エコー)を呈す. 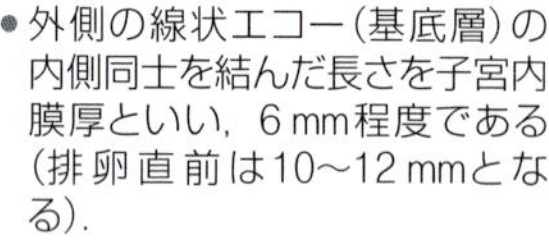・外側の線状エコー(基底層)の内側同士を結んだ長さを子宮内膜厚といい，6 mm程度である(排卵直前は10～12 mmとなる).
分泌期	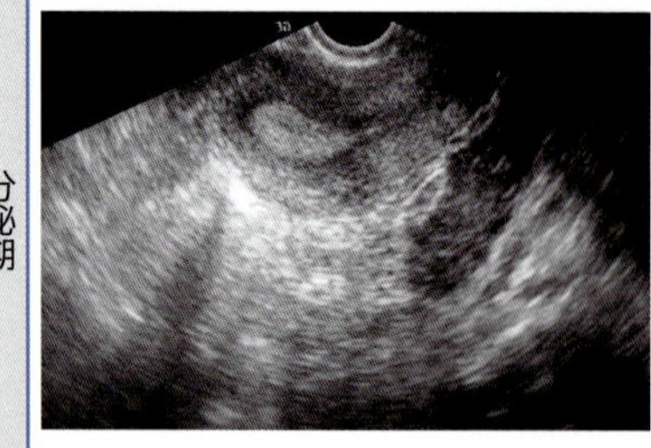	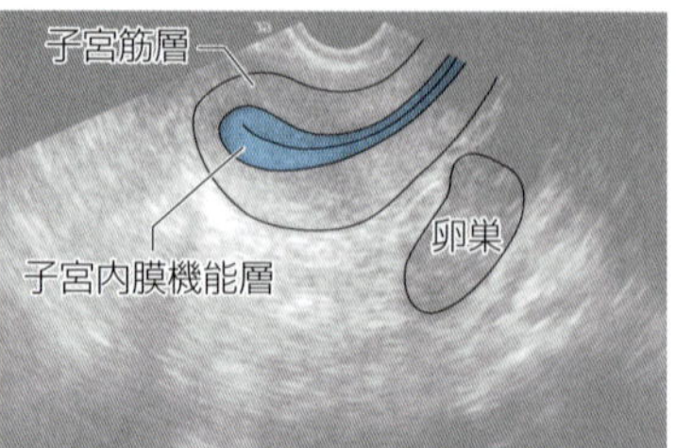 	・機能層の輝度が上昇し，塊状の高エコーとして描出される．中央部には内膜の境界がmid-lineとして確認される. ・子宮内膜厚は13 mm程度である.

・経腟超音波検査：transvaginal ultrasonography　・子宮筋層：myometrium　・子宮内膜：endometrium　・子宮留水症：hydrometra　・子宮留血症：hematometra　・子宮留膿症：pyometra　・子宮内膜増殖症：endometrial hyperplasia　・粘膜下筋腫：submucous myoma　・子宮腺筋症：uterine adenomyosis　・子宮筋腫：uterine myoma　・子宮肉腫：uterine sarcoma

子宮病変の超音波所見

子宮の所見		主な疾患
内腔・内膜の異常	液体の貯留	• 子宮留水症 • 子宮留血症 • 子宮留膿症 など
	内膜の肥厚	• 子宮内膜増殖症 • 子宮体癌 など
	内腔・内膜の腫瘤	• 粘膜下筋腫 • 内膜ポリープ など
子宮筋層の異常	筋層の肥厚	• 子宮腺筋症
	筋層内の腫瘤	• 子宮筋腫 など
子宮の腫大		• 子宮筋腫 • 子宮腺筋症 • 子宮体癌 • 子宮肉腫 など

卵巣の超音波所見

- 卵胞は球形の嚢胞状エコーを呈す．
- エコー上での卵胞径は，卵胞発育のモニタリングや，排卵日の予測に利用される．
- 原始卵胞は0.1 mm程度の大きさである．月経周期初期の二次卵胞では2～5 mm程度まで発育し，排卵前の成熟卵胞では15 mmを超える．
- 黄体は不整形の嚢胞状エコーであり，やがて充実性エコーとなる．

	画像所見	特　徴
卵胞期前期	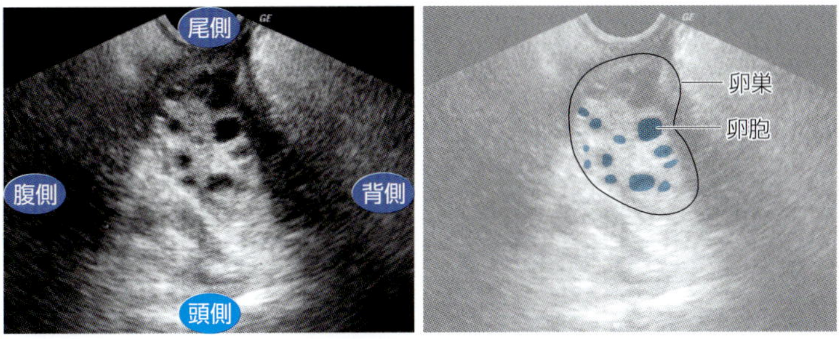 尾側 腹側 背側 頭側 / 卵巣 卵胞	• 月経期には卵胞が多数見られ，そのうち10個程度が発育する． • 直径が10 mmを超える頃，主席卵胞が選択されて，それだけがさらに発育する．
卵胞期中期	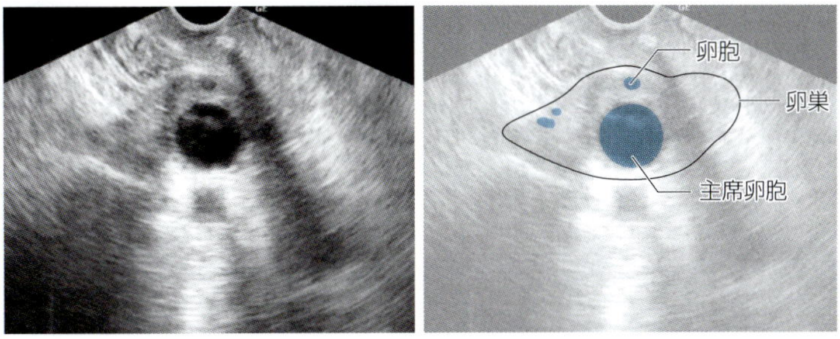 卵胞 卵巣 主席卵胞	• 主席卵胞の直径は10 mmを超える． • 排卵直前には15～22 mm程度に至る． 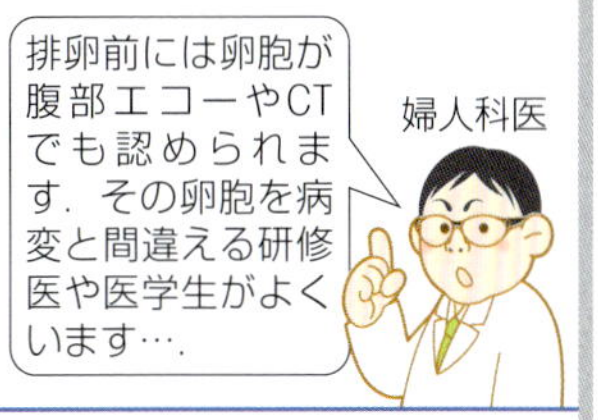 婦人科医「排卵前には卵胞が腹部エコーやCTでも認められます．その卵胞を病変と間違える研修医や医学生がよくいます….」
黄体期中期	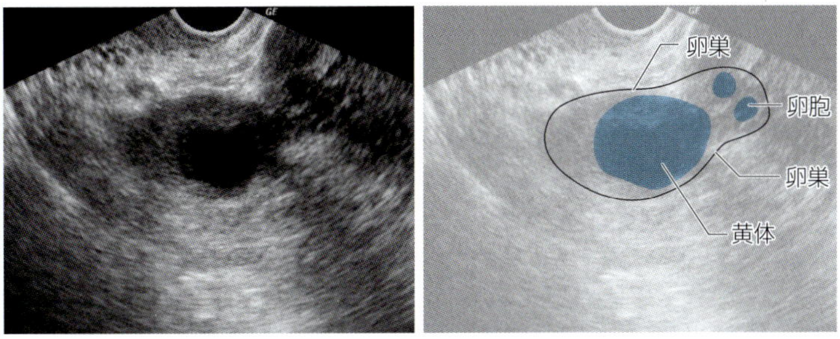 卵巣 卵胞 卵巣 黄体	• 黄体の直径は12 mm程度． • 排卵後は卵胞が縮小・消失し，黄体が形成される． • 黄体は周辺部が高輝度，中央部が低輝度である．

• 卵巣：ovary　• 卵胞：ovarian follicle　• 排卵：ovulation　• 黄体：corpus luteum　• 主席卵胞：leading follicle

婦人科診察

症候

監修
中原 健次

症候から鑑別へ

Words & terms

卵巣出血 〔p.212〕
卵巣からの腹腔内出血として頻度の高い黄体出血では，急激な下腹部痛で受診することが多い．出血量が多いときは，貧血やショック症状が認められることもある．超音波でDouglas窩に液体貯留（echo free space）を認め，異所性妊娠と類似の超音波像を示すが，妊娠反応の有無で鑑別可能である．

女性を診察するうえでの大原則
妊娠の確認

- 「女性を見たら妊娠と思え」は婦人科診察の大原則である．婦人科疾患の鑑別は妊娠の有無から始める．
- 患者がどれだけ否定したとしても，妊娠の可能性があれば必ず妊娠反応検査を行う．

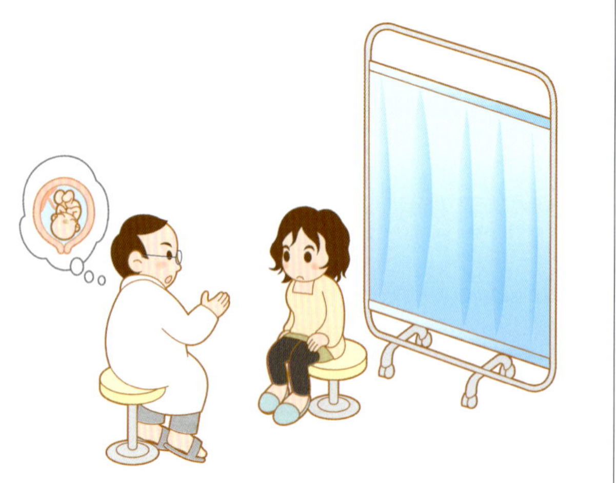

下腹部痛

多岐にわたる
下腹部痛の原因

- 下腹部痛の原因は産婦人科疾患の他に，消化器疾患や泌尿器疾患など多岐にわたる．

	産婦人科疾患		その他の疾患
	婦人科疾患	産科疾患	
急性発症	● 骨盤腹膜炎 〔p.82〕 ● 付属器炎 〔p.82〕 ● 子宮内膜炎 〔p.81〕 ● 卵巣茎捻転（卵巣嚢腫茎捻転が最多） 〔p.173〕 ● 卵巣出血 〔p.212〕 ● 卵巣腫瘍 〔p.168〕 ● 子宮留膿症の破裂 〔p.81〕 ● 排卵痛 ● 月経モリミナ 〔p.76〕 ● 卵巣過剰刺激症候群（OHSS） 〔p.258〕	● 流産・早産 〔病⑩p.90, 162〕 ● 異所性妊娠 〔病⑩p.94〕 ● 常位胎盤早期剝離 〔病⑩p.118〕 ● 子宮破裂 〔病⑩p.334〕	● 腹部大動脈瘤破裂 〔病②p.271〕 ● 急性虫垂炎 〔病①p.184〕 ● 小腸閉塞 ● 汎発性腹膜炎 〔病①p.183〕 ● イレウス 〔病①p.146〕 ● 消化管穿孔 〔病①p.108〕 ● S状結腸軸捻転症 〔病①p.153〕 ● ヘルニア 〔病①p.218〕 ● 腎・尿管結石症 〔病⑧p.238〕 ● 大腸憩室炎 〔病①p.194〕 ● 急性胃腸炎 ● 虚血性腸炎 〔病①p.176〕 ● 糖尿病性ケトアシドーシス 〔病③p.62〕
慢性	● 月経困難症 〔p.37〕 ● 子宮腺筋症 〔p.132〕 ● 子宮内膜症 〔p.122〕 ● 子宮筋腫 〔p.134〕	—	● Crohn病 〔病①p.156〕 ● 潰瘍性大腸炎 〔病①p.168〕 ● 過敏性腸症候群 〔病①p.142〕 ● 便秘症 〔病①p.20〕

● 卵巣出血：ovarian hemorrhage ● 子宮破裂：uterine rupture ● 骨盤腹膜炎：pelvic peritonitis ● 付属器炎：adnexitis ● 子宮内膜炎：endometritis ● 子宮留膿症：pyometra ● 月経モリミナ：menstrual molimen ● 卵巣過剰刺激症候群（OHSS）：ovarian hyperstimulation syndrome ● 月経困難症：dysmenorrhea ● 子宮腺筋症：uterine adenomyosis ● 子宮内膜症：endometriosis ● 子宮筋腫：uterine myoma ● 異所性妊娠：ectopic pregnancy ● 常位胎盤早期剝離：placental abruption

緊急を要する疾患の鑑別が重要

下腹部痛からの診断のながれ

- 急激に発症した激しい腹痛の場合，急性腹症〔p.215〕をまず考慮する．緊急治療を要する急性腹症に該当するかを迅速に判断する必要がある．
- 腹痛の女性患者では妊娠の有無を確認することが必要である．

❶バイタルサインの確認
- 緊急を要する状態かどうかを判断する．（意識障害，体温↑，血圧↓，脈拍↑，呼吸数↑，ショック指数，発汗　など）
- 手術を考慮し，初期評価の間は経口摂取を禁止し，点滴で維持する．

↓

❷妊娠の有無の確認
- 妊娠している場合はまず産科疾患を考える（流産，切迫早産，常位胎盤早期剥離 など）．

妊娠の確認方法

月経歴（最終月経，月経周期）	無月経	●異所性妊娠　●妊娠　●流産　など
	月経未発来	●月経モリミナ　など
	過多月経	●子宮腺筋症　●子宮筋腫　など
性交歴		●性交歴のある女性は妊娠を必ず疑う．
妊娠反応検査		●尿中hCG定性試験 ※妊娠反応検査が陽性の場合は，除外できるまで異所性妊娠を疑うこと！

↓

❸問診・身体診察
- 女性の場合，❷に加えて産婦人科系疾患の問診〔p.206〕も行う．
- 一般的な身体診察に加え，内診・腟鏡診を行う．

↓

❹検査〔p.214〕
- 血液／尿検査
- 腟分泌物培養
- 超音波検査
- CT・MRI　など

鑑別をある程度まで絞るための

下腹部痛における問診

- 女性患者の場合，一般的な問診内容（下痢，便秘，血便，血尿の有無など）に加え，産婦人科疾患を視野に入れた問診を行う必要がある．まず，妊娠の有無を確認〔p.212〕．

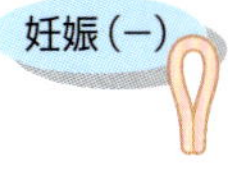

	問診のポイント	原　因
痛みの時期	排卵時	●排卵痛
	月経前3～10日	●月経前症候群〔p.36〕
	月経期	●月経困難症〔p.37〕（子宮内膜症〔p.122〕，子宮腺筋症〔p.132〕，子宮筋腫〔p.134〕）
	性交時（後）	●卵巣出血〔p.212〕　●子宮内膜症〔p.122〕
	排便時	●子宮内膜症〔p.122〕 ●痔核〔病①p.228〕
	不妊治療中	●卵巣過剰刺激症候群（OHSS）〔p.258〕
性　状	陣痛様の痛み	●子宮留膿症〔p.81〕　●月経モリミナ〔p.76〕
	突然差しこむような片側の激痛	●卵巣嚢腫茎捻転〔p.173〕
随伴症状	不正性器出血	●卵巣出血〔p.212〕
	帯下の増加	●腟炎〔p.79〕　●子宮内膜炎〔p.81〕　●子宮留膿症〔p.81〕
	過多月経	●子宮腺筋症〔p.132〕 ●子宮筋腫〔p.134〕
	腹膜刺激症状	●付属器炎〔p.82〕

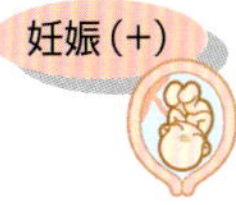

	問診のポイント	原　因
痛みの時期	最終月経後6～8週	●異所性妊娠〔病⑩p.94〕
性　状	陣痛様の痛み	●切迫流・早産〔病⑩p.90，162〕
随伴症状	不正性器出血	●異所性妊娠〔病⑩p.94〕　●切迫流・早産〔病⑩p.90，162〕 ●子宮破裂〔病⑩p.334〕　●常位胎盤早期剥離〔病⑩p.118〕
	悪心・嘔吐（朝方，空腹時に悪化）	●妊娠〔病⑩p.38〕
既往歴	骨盤内炎症性疾患	●異所性妊娠〔病⑩p.94〕
	帝王切開，子宮筋腫核出術後	●子宮破裂〔病⑩p.334〕

●急性腹症：acute abdomen　●切迫早産：threatened premature delivery／threatened premature labor　●無月経：amenorrhea　●過多月経：hypermenorrhea　●ヒト絨毛性ゴナドトロピン（hCG）：human chorionic gonadotropin　●月経前症候群（PMS）：premenstrual syndrome　●痔核：hemorrhoid　●不正性器出血：atypical genital bleeding　●帯下：discharge　●腟炎：vaginitis　●腹膜刺激症状：peritoneal irritation sign　●悪心：nausea　●帝王切開（CS）：cesarean section　●子宮筋腫核出術：myomectomy

他科疾患の可能性も検討する
身体診察

- 問診で産婦人科疾患が疑われた場合，身体診察を行い可能性を吟味する．
- 触診において，痛みのわりに腹部が軟らかければ，異所性妊娠を疑う．
- 下腹部痛の診察では，他科疾患も念頭に置き，一般的な身体診察に加えて内診・腟鏡診などを行う．
- 内診では，以下のような各疾患に特徴的な所見を見逃してはならない．

内診所見

腹壁の圧痛（＋）	• 骨盤腹膜炎〔p.82〕 • 付属器炎〔p.82〕 • 子宮内膜炎〔p.81〕 • 子宮留膿症〔p.81〕
子宮頸部の移動痛	• 子宮内膜症〔p.122〕 • 子宮頸管炎〔p.81〕
付属器と一致した部位に腫瘤	• 卵巣嚢腫茎捻転〔p.173〕
結節状で弾性硬の腫瘤，可動性（＋），圧痛（－）	• 子宮筋腫〔p.134〕
可動域の制限，子宮や卵巣の腫大，Douglas窩の硬結・圧痛	• 子宮内膜症〔p.122〕
胎児先進部の著しい上昇	• 子宮破裂〔病⑩p.334〕

確定診断に近づくために
検査

- 診察などから考えられる疾患を特定するために，血液／尿検査や以下の検査を行う．

超音波検査

- 骨盤内病変を疑った場合，まず超音波検査を行う．経腟超音波が望ましい．以下のような特徴的な所見をおさえておく．

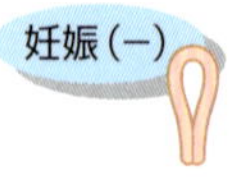

境界明瞭な腫瘤像	• 子宮筋腫〔p.134〕
子宮体部の筋層の肥厚	• 子宮腺筋症〔p.132〕
卵巣チョコレート嚢胞（均一，すりガラス状）	• 子宮内膜症〔p.122〕
圧痛部位に一致して腫大した卵巣	• 卵巣腫瘍〔p.168〕

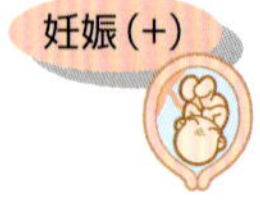

子宮内に胎嚢（－），Douglas窩への液体の貯留	• 異所性妊娠〔病⑩p.94〕
虚脱した子宮内腔や腹腔内にある胎児部分，出血の貯留	• 子宮破裂〔病⑩p.334〕
胎盤後血腫（たいばんこうけっしゅ）	• 常位胎盤早期剝離〔病⑩p.118〕

腟分泌物培養

- 腟内の膿性分泌物では子宮内膜炎，付属器炎，骨盤腹膜炎などを疑い，腟分泌物培養を行う．

CT，MRI

- 卵巣腫瘍の茎捻転・破裂，子宮筋腫，子宮腺筋症，子宮内膜症などの確定診断のためには，CTやMRIが必要となるが，妊娠が完全に否定されるまではCTは行ってはならない（放射線曝露のため）．

• 異所性妊娠：ectopic pregnancy • 骨盤腹膜炎：pelvic peritonitis • 付属器炎：adnexitis • 子宮内膜炎：endometritis • 子宮留膿症：pyometra • 子宮内膜症：endometriosis • 子宮頸管炎：cervicitis • 子宮筋腫：uterine myoma • 子宮破裂：uterine rupture • 子宮腺筋症：uterine adenomyosis • チョコレート嚢胞：chocolate cyst • 卵巣腫瘍：ovarian tumor • ダグラス窩：Douglas pouch • 常位胎盤早期剝離：placental abruption

緊急手術の可能性を念頭に置くべき
急性腹症

- 急性腹症とは，急激に生じる腹痛を主訴として，緊急手術が必要か否かを速やかに判断しなければならない腹部疾患群の総称である．

鑑別疾患

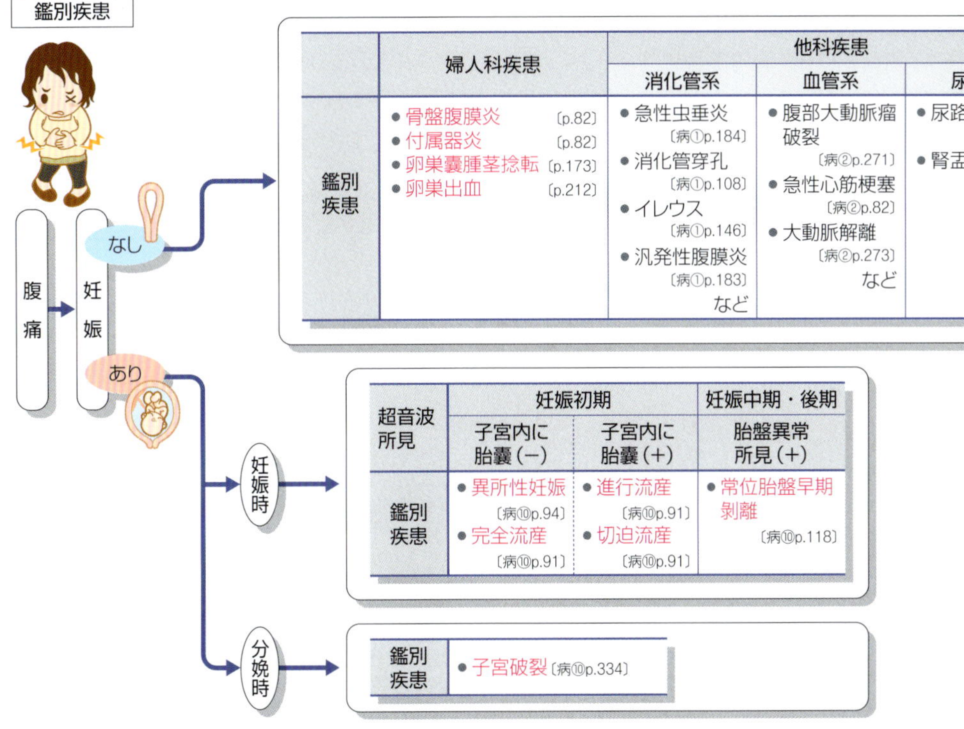

	婦人科疾患	他科疾患		
		消化管系	血管系	尿路系
鑑別疾患	● 骨盤腹膜炎〔p.82〕 ● 付属器炎〔p.82〕 ● 卵巣嚢腫茎捻転〔p.173〕 ● 卵巣出血〔p.212〕	● 急性虫垂炎〔病①p.184〕 ● 消化管穿孔〔病①p.108〕 ● イレウス〔病①p.146〕 ● 汎発性腹膜炎〔病①p.183〕 など	● 腹部大動脈瘤破裂〔病②p.271〕 ● 急性心筋梗塞〔病②p.82〕 ● 大動脈解離〔病②p.273〕 など	● 尿路結石〔病⑧p.238〕 ● 腎盂腎炎〔病⑧p.248〕 など

超音波所見	妊娠初期		妊娠中期・後期
	子宮内に胎嚢（－）	子宮内に胎嚢（＋）	胎盤異常所見（＋）
鑑別疾患	● 異所性妊娠〔病⑩p.94〕 ● 完全流産〔病⑩p.91〕	● 進行流産〔病⑩p.91〕 ● 切迫流産〔病⑩p.91〕	● 常位胎盤早期剥離〔病⑩p.118〕

鑑別疾患	● 子宮破裂〔病⑩p.334〕

初期治療

- バイタルサインを確認し，ショックの有無を判断する．
- ショック状態の場合はショックの治療が最優先となる．迅速に静脈を確保し，輸液を開始する．
- 必要に応じ酸素投与，気道確保，胃管の挿入，導尿などを行う．

強い腹痛でも緊急手術が不要な場合もあれば，逆にごく軽度の腹痛でも緊急手術を要する疾患の前兆である場合もあるので，鑑別診断が極めて重要です！
婦人科医

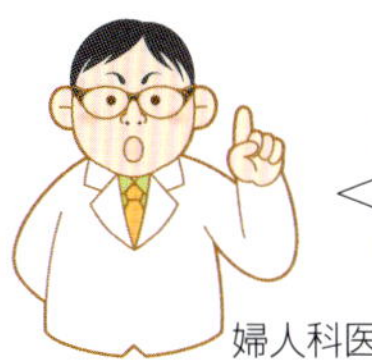

不正性器出血

婦人科外来で最も多い主訴
不正性器出血の概要

- 不正性器出血とは，正常月経出血と異なる性器出血の総称である．
- 非妊娠性出血は器質性と機能性に大別される．
- 機能性出血（機能性子宮出血）は妊娠性出血や器質性出血を否定した後に考慮する．
- 性器以外からの出血や，易出血性をもたらす薬剤・内科的疾患が原因のこともある．

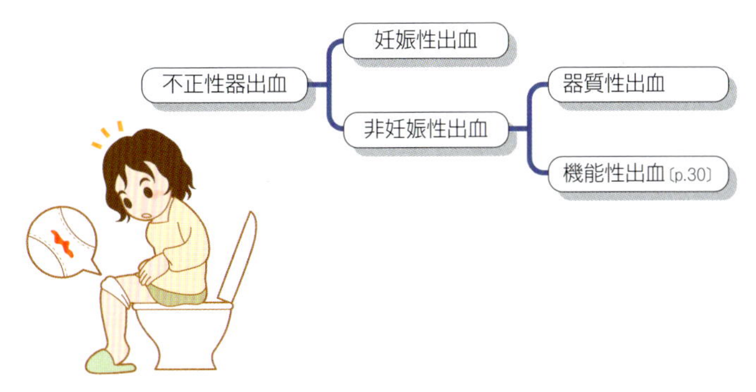

● 卵巣出血：ovarian hemorrhage ● 急性虫垂炎：acute appendicitis ● 消化管穿孔：perforation of the digestive tract ● イレウス：ileus ● 汎発性腹膜炎：generalized peritonitis ● 完全流産：complete abortion ● 進行流産：abortion in progress ● 切迫流産：threatened abortion ● 不正性器出血：atypical genital bleeding

年齢により，ある程度予測できる
不正性器出血の分類

- 年齢により，原因となる疾患の特性を考慮する．
- 不正性器出血で生命に関わる重篤なものは，異所性妊娠，大量出血（原因を問わず），悪性腫瘍である．

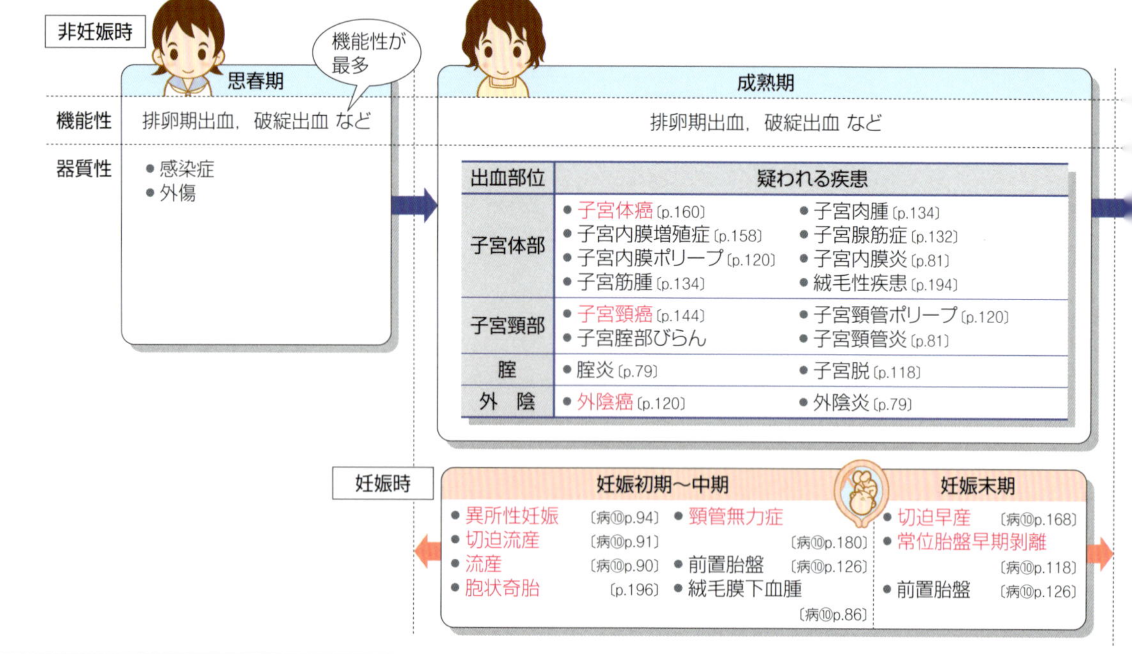

妊娠の有無から鑑別が始まる
不正性器出血からの診断のながれ

- めまい，ふらつき感，血圧低下，頻脈など軽微な出血性ショックの徴候に注意する．

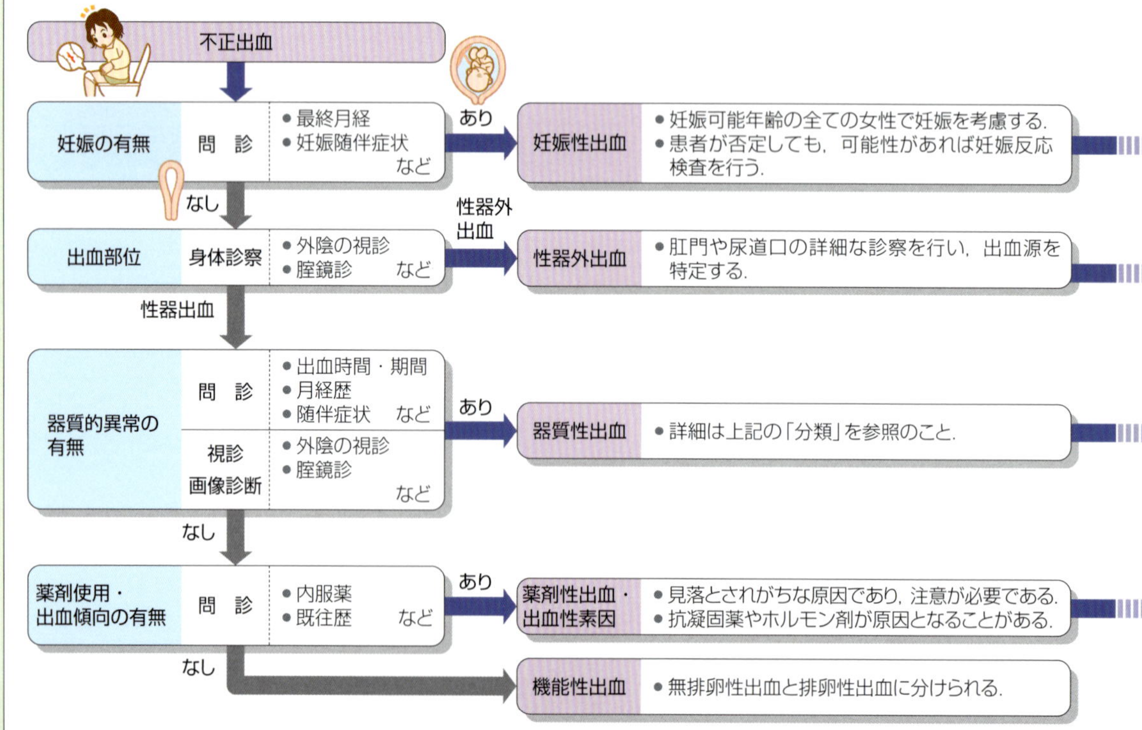

●異所性妊娠：ectopic pregnancy ●破綻出血：breakthrough bleeding ●子宮内膜増殖症：endometrial hyperplasia ●子宮内膜ポリープ：endometrial polyp ●子宮筋腫：uterine myoma ●子宮体癌／子宮内膜癌：uterine corpus cancer／endometrial carcinoma ●子宮肉腫：uterine sarcoma ●子宮腺筋症：uterine adenomyosis ●子宮内膜炎：endometritis ●子宮頸癌：uterine cervical cancer ●子宮腟部びらん：cervical erosion ●子宮頸管ポリープ：cervical polyp ●子宮頸管炎：cervicitis ●腟炎：vaginitis

- 妊娠可能年齢の女性では必ず妊娠を考慮する．閉経後や更年期の場合は，子宮体癌をまず考慮する．

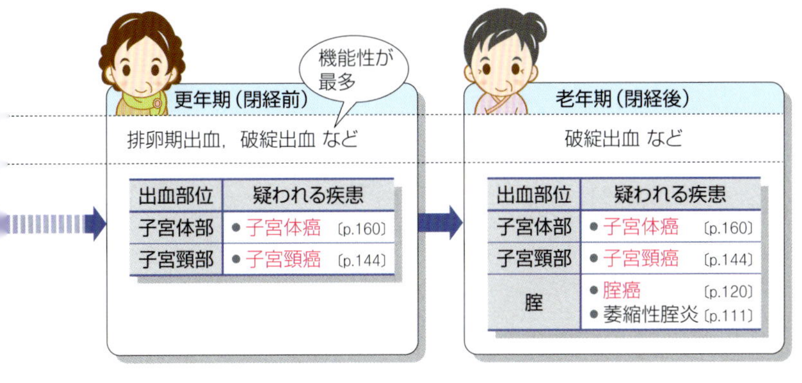

閉経近くになると，月経が不規則になるため，更年期に起こる機能性出血と思って，子宮体癌による出血を誤認している患者さんもいます．
子宮体癌を見逃さないようにしましょう．

婦人科医

妊娠中 or 妊娠の可能性あり	● 異所性妊娠〔病⑩p.94〕 ● 切迫流・早産〔病⑩p.90，162〕 ● 前置胎盤〔病⑩p.126〕 ● 胞状奇胎〔p.196〕 ● 常位胎盤早期剝離〔病⑩p.118〕 ● 絨毛膜下血腫〔病⑩p.86〕

排尿時・排便時の疼痛や出血	● 尿路系疾患（尿路結石，膀胱炎，尿道カルンクルなど）〔病⑧p.238，251〕，痔核〔病①p.228〕

出血時期	性交後	● 卵巣出血〔p.212〕 ● 外傷性出血
出血期間	長期継続的	● 器質性出血（腫瘍など）
	短期一時的	● 炎症性病変 ● 外傷・接触出血
月経歴	過多月経・過長月経	● 子宮筋腫〔p.134〕 ● 子宮腺筋症〔p.132〕 ● 子宮内膜増殖症〔p.158〕 ● ポリープ〔p.120〕 ● 粘膜下筋腫〔p.135〕
随伴症状	帯　下	● 腫瘍（子宮体癌・頸癌など）〔p.120〕 ● 萎縮性腟炎〔p.111〕
	性交時痛	● 子宮筋腫〔p.134〕 ● 萎縮性腟炎〔p.111〕 ● 腫瘍（子宮，卵巣など）〔p.120〕

＋ 画像所見

経口避妊薬の使用	● 服用忘れなどによる薬剤性出血
血液疾患（悪性リンパ腫・血小板減少症など）の合併，抗凝固剤の使用	● 易出血性による月経出血の長期化

● 子宮脱：uterine prolapse ● 外陰癌：vulvar cancer ● 外陰炎：vulvitis ● 切迫流産：threatened abortion ● 胞状奇胎：hydatidiform mole ● 頸管無力症：cervical incompetency ● 前置胎盤：placenta previa ● 絨毛膜下血腫：subchorionic hematoma ● 切迫早産：threatened premature delivery／threatened premature labor ● 常位胎盤早期剝離：placental abruption ● 粘膜下筋腫：submucous myoma ● 腟癌：vaginal cancer ● 萎縮性腟炎：atrophic vaginitis ● 器質性出血：organic bleeding

月経異常

月経異常とは，正常月経〔p.20〕の範囲を逸脱したものである．

自覚しやすい症状

月経異常の分類

- 月経異常には，下記のような分類がある．

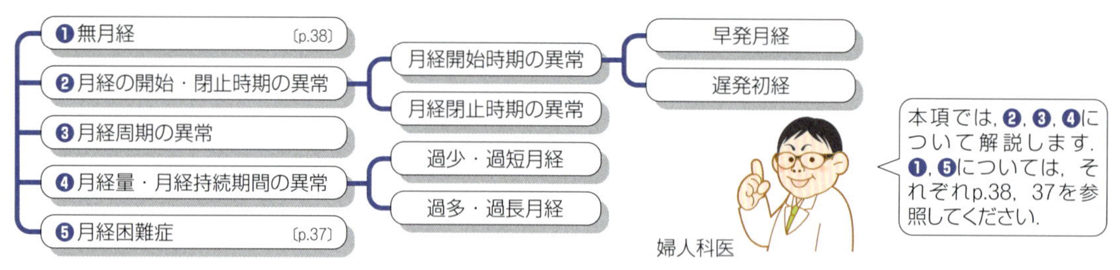

成長に影響を与える

月経開始時期の異常

- 早発月経と遅発初経がある．

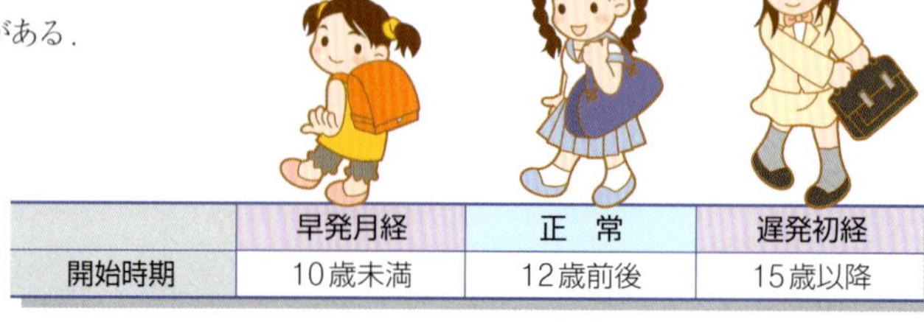

	早発月経	正　常	遅発初経
開始時期	10歳未満	12歳前後	15歳以降

早発思春期の鑑別が重要

早発月経

- 早発月経とは，10歳未満で初経が起こることをいう．早発初経ともよばれる．
- 早発月経は，早発思春期（思春期早発症）の診断基準の1つである（早発月経を認めた場合，早期思春期と診断されている）．

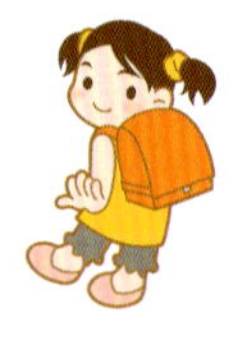

早発思春期（思春期早発症）

- 早発思春期の原因に，頭蓋内腫瘍や中枢神経性障害が含まれるため，詳しく調べていく必要がある．

早発思春期の診断基準

❶7歳未満の乳房発育
❷9歳未満の陰毛発生
❸10歳未満の初経

※❶～❸の1つを満たせば診断できる．

早発思春期の分類

分　類	原　因	身長発育増大	ホルモン異常
真性早発思春期	●特発性（70%） ●頭蓋内腫瘍 ●中枢神経性障害	（+）	LH・FSH高値
仮性早発思春期	●性ホルモン産生腫瘍 ●甲状腺機能低下症　など	（+）	LH・FSH低値
部分的早発思春期	●一過性の性ホルモンの過剰分泌	（−）	（−）

- 第二次性徴をTanner分類〔p.102〕で評価する．
- 早発思春期の程度の検査として，成長曲線，手根骨のX線像，内分泌検査などを行い，原因検索のため，頭部MRI，胸腹部CT・MRI，腹部エコーなどを行う．
- 早期には，エストロゲン分泌亢進により，骨成熟が促進され高身長になるが，骨年齢も促進されるため，最終的には低身長となる．

●月経異常：menstrual disorder　●無月経：amenorrhea　●早発月経：premature menstruation　●遅発初経：delayed menstruation　●過少月経：hypomenorrhea　●過短月経：menstruation with shortened duration　●過多月経：hypermenorrhea　●過長月経：prolonged menorrhea　●思春期早発症：precocious puberty　●黄体化ホルモン（LH）：luteinizing hormone　●卵胞刺激ホルモン（FSH）：follicle stimulating hormone　●第二次性徴：secondary sex characteristics　●原発性無月経：primary amenorrhea

遅発思春期の鑑別が重要

遅発初経

- 遅発初経とは，15歳以降に初経が発来することをいう．
- 18歳になっても月経が発来しない場合は原発性無月経〔p.39〕という．
- 遅発初経をきたすものに，遅発思春期（思春期遅発症）がある．

遅発初経
遅発思春期

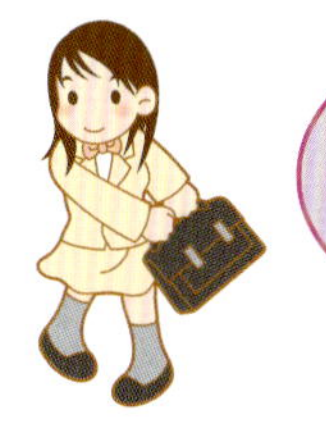

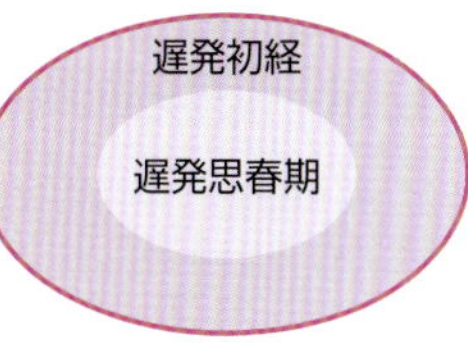

遅発思春期（思春期遅発症）

- 遅発思春期は，原発性無月経と，生理的範囲内で思春期の発来が遅れているものが含まれるため，鑑別が重要である．

❶乳房発育11歳
❷陰毛発生13歳
❸初経発来14歳

遅発思春期とは，上記の基準年齢以降も，いずれの第二次性徴もみられないものをいいます．
婦人科医

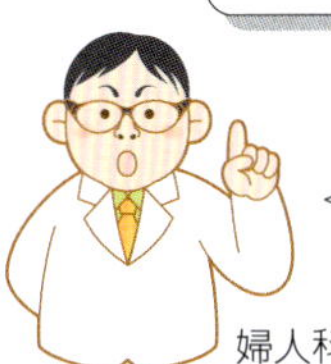

遅発初経の身体診察・検査

- まずは視診で乳房発育・陰毛発生の有無を確認する．

主な検査	所　見	疑われる疾患
触診，画像検査	子宮・腟の欠損	●性分化疾患〔p.64〕 ・性管分化異常症 ・アンドロゲン不応症〔p.68〕など
内分泌検査	LH・FSH高値	●Turner症候群〔p.68〕　など
	LH・FSH低値	●生理的遅発思春期 ●副腎性器症候群〔p.66〕 ●下垂体前葉機能低下症〔p.56〕など
性染色体検査	性染色体	XO　：Turner症候群〔p.70〕 XY　：アンドロゲン不応症〔p.68〕 XXY：Klinefelter症候群〔p.71〕

早発閉経と遅発閉経がある

閉経時期の異常

- 閉経は早いか遅いかによりリスクの上がる疾患が異なる．

	早発閉経	正　常	遅発閉経
閉止時期	40歳未満	50歳前後	55歳以降
診療上の注意点	●閉経後の症状（骨粗鬆症，動脈硬化症など）が強く現れる．	—	●内因性エストロゲンレベルが長期に高く保存されたため，子宮体癌や乳癌の発症のリスクが上昇している．

器質性疾患が潜んでいる

月経周期の異常

- 月経周期の異常に潜んだ器質性疾患を見逃さない．
- 妊娠や精神的ストレス由来の生理的無月経を除外する．
- 常に妊娠の可能性を念頭に置くこと．

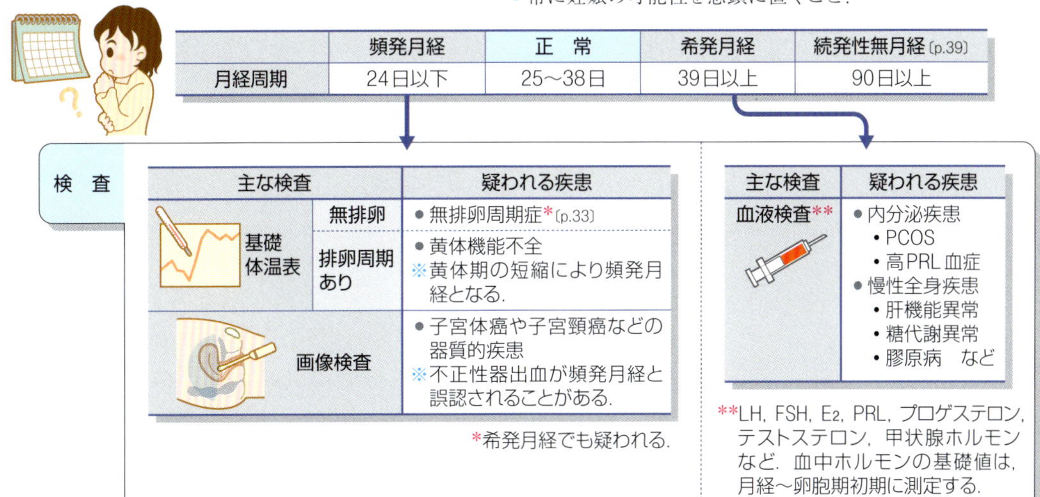

	頻発月経	正　常	希発月経	続発性無月経〔p.39〕
月経周期	24日以下	25〜38日	39日以上	90日以上

検　査

主な検査		疑われる疾患
基礎体温表	無排卵	●無排卵周期症*〔p.33〕
	排卵周期あり	●黄体機能不全 ※黄体期の短縮により頻発月経となる．
画像検査		●子宮体癌や子宮頸癌などの器質的疾患 ※不正性器出血が頻発月経と誤認されることがある．

*希発月経でも疑われる．

主な検査	疑われる疾患
血液検査**	●内分泌疾患 ・PCOS ・高PRL血症 ●慢性全身疾患 ・肝機能異常 ・糖代謝異常 ・膠原病　など

**LH，FSH，E_2，PRL，プロゲステロン，テストステロン，甲状腺ホルモンなど．血中ホルモンの基礎値は，月経〜卵胞期初期に測定する．

●思春期遅発症：delayed puberty　●性分化疾患：abnormal sexual development　●副腎性器症候群：adrenogenital syndrome　●下垂体機能低下症：hypopituitarism　●ターナー症候群：Turner syndrome　●頻発月経：polymenorrhea　●希発月経：oligomenorrhea　●続発性無月経：secondary amenorrhea　●無排卵：anovulation　●無排卵周期症：anovulatory cycle　●黄体機能不全：luteal insufficiency　●多囊胞性卵巣症候群（PCOS）：polycystic ovary syndrome　●プロラクチン（PRL）：prolactin

過少・過短，過多・過長
月経量・持続期間の異常

- 過少月経と過短月経は互いに随伴することが多く，同じ原因で起こる．
- 過多月経と過長月経も同様である〔p.26〕．

	過少・過短月経	正　常	過多・過長月経
月経量	20 mL 以下	20〜140 mL	140 mL 以上
持続期間	2日以内	3〜7日	8日以上

出血量 20 mL 以下，持続期間 2 日以内
過少・過短月経

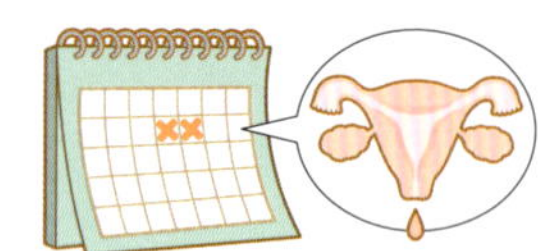

- 過少・過短月経を訴える患者は少ない．
- 機能性と器質性に分けられる．器質性疾患を鑑別することが大切である．

鑑　別

- 機能性疾患から鑑別していく．
- 無排卵周期症などを伴う場合は，機能性と考えられる．

主な検査	検査結果	疑われる疾患
基礎体温表	無排卵	● 無排卵周期症（機能性）〔p.33〕
	排卵周期あり，頻発月経	● 黄体機能不全〔p.34〕
内分泌検査 ● エストロゲン ● プロゲステロン ● PRL ● 甲状腺ホルモン値	異常なし	● 器質性疾患を疑う ・子宮腔癒着（アッシャーマン Asherman 症候群）〔p.241〕 ・子宮内膜炎〔p.79〕　など

出血量 140 mL 以上，持続期間 8 日以上
過多・過長月経

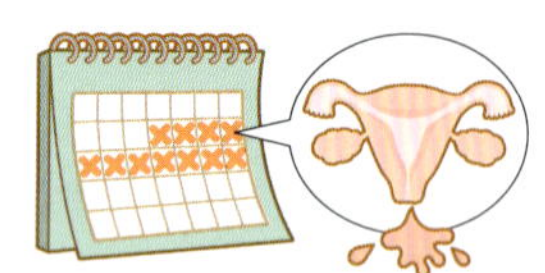

- 機能性と器質性に分けられる．器質性が多い．

問　診

- 過多月経を訴える場合，患者は正確な出血量を把握してはいないため，以下の内容を問診する．

問診のポイント		疑われる疾患
出血量	出血量の最も多い日*の，	
	ナプキン交換の頻度が30分おき	● 過多月経〔p.26〕
	凝血塊（+）	● 過多月経
	貧血症状（+）	● 過多月経
年　齢	初経または2回目の月経	● 血液疾患
	20〜40歳	● 子宮内膜症〔p.122〕 ● 子宮腺筋症〔p.132〕 ● 子宮筋腫〔p.134〕
	40歳以降	● 子宮内膜増殖症〔p.158〕 ● 子宮体癌〔p.160〕
内服歴	抗凝固薬の服用	● 薬剤性の過多・過長月経

*多くは月経周期2日目

鑑　別

- 過多・過長月経の原因は器質性疾患が多いことを念頭に置く．
- 器質性疾患が除外できたら，機能性疾患によるものと考える．

主な検査	検査結果	疑われる疾患
基礎体温表	無排卵	● 無排卵周期症〔p.33〕
	排卵周期あり	● 黄体機能不全症〔p.34〕
血液検査 ● 凝固系 ● RBC ● Hb ● Ht ● Fe　など	凝固因子異常	● 血液凝固系疾患 ・特発性血小板減少性紫斑病（ITP）〔病⑤p.160〕 ・白血病〔病⑤p.106〕 など
内診**，画像検査	異常あり	● 子宮内膜増殖症〔p.158〕 ● 子宮筋腫〔p.134〕 ● 子宮腺筋症〔p.132〕 など

**必要に応じて細胞診，組織診

● 過少月経：hypomenorrhea　● 過短月経：menstruation with shortened duration　● 過多月経：hypermenorrhea　● 過長月経：prolonged menorrhea　● 無排卵：anovulation　● 無排卵周期症：anovulatory cycle　● 頻発月経：polymenorrhea　● 黄体機能不全：luteal insufficiency　● プロラクチン（PRL）：prolactin　● 子宮腔癒着：intrauterine adhesion　● 子宮内膜炎：endometritis　● 子宮内膜症：endometriosis　● 子宮腺筋症：uterine adenomyosis　● 子宮筋腫：uterine myoma

帯下

女性性器からの分泌物をいう．帯下の増加には，生理的増加（主に排卵時，妊娠時，性的興奮時に起こる）と病的増加がある．

腟帯下の頻度が最も高い

病的増加の分類

- 部位によって病態が異なるので，検査方針や治療も異なる．

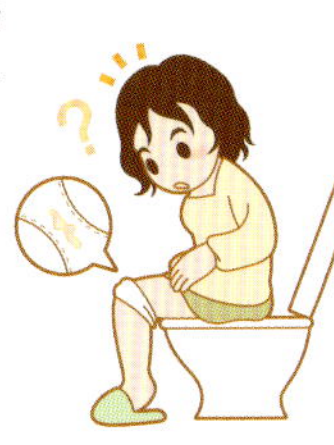

腟帯下 〔p.78〕
- カンジダ腟炎 〔p.94〕
- 腟トリコモナス症 〔p.93〕
- 細菌性腟症 〔p.80〕
- 萎縮性腟炎 〔p.111〕

外陰，前庭帯下
- カンジダ外陰腟炎 〔p.94〕
- 妊娠性帯下
- 急性外陰炎 〔p.79〕

子宮帯下
- 子宮内膜炎 〔p.81〕
- 子宮留水（膿）症 〔p.81〕
- 子宮体癌 〔p.160〕
- 付属器膿瘍 〔p.82〕

頸管帯下
- クラミジア頸管炎 〔p.81〕
- 淋菌性頸管炎 〔p.88〕
- 子宮頸癌 〔p.144〕

感染性と非感染性の鑑別が重要

診断のながれ

- 帯下の多くは性器感染によるものであり，特徴的な色・性状・臭いを呈する〔p.80〕．
- 頻度は少ないが，帯下を主訴とした子宮頸癌・体癌もある．

問診・身体診察

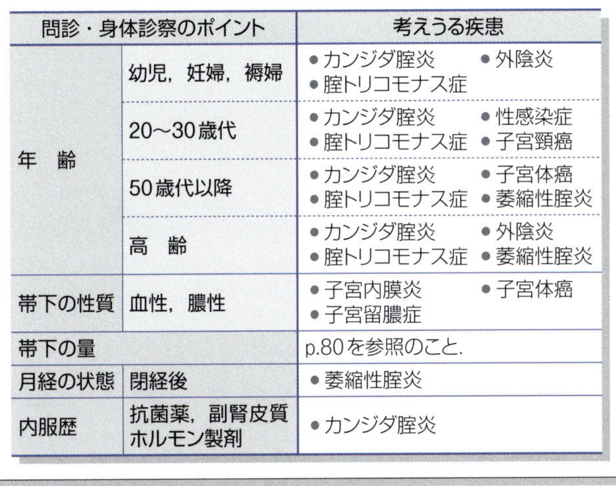

問診・身体診察のポイント		考えうる疾患
年　齢	幼児，妊婦，褥婦	●カンジダ腟炎 ●外陰炎 ●腟トリコモナス症
	20〜30歳代	●カンジダ腟炎 ●性感染症 ●腟トリコモナス症 ●子宮頸癌
	50歳代以降	●カンジダ腟炎 ●子宮体癌 ●腟トリコモナス症 ●萎縮性腟炎
	高　齢	●カンジダ腟炎 ●外陰炎 ●腟トリコモナス症 ●萎縮性腟炎
帯下の性質	血性，膿性	●子宮内膜炎 ●子宮体癌 ●子宮留膿症
帯下の量		p.80を参照のこと．
月経の状態	閉経後	●萎縮性腟炎
内服歴	抗菌薬，副腎皮質ホルモン製剤	●カンジダ腟炎

臨床の場で帯下増量感に対応する疾患として最も多いのは性感染症のクラミジア頸管炎（慢性頸管炎）です．女性のクラミジア感染では他の症状に乏しく，帯下の増量を訴えて受診することが多いです．

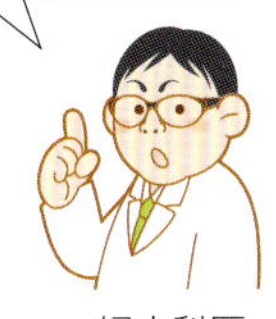

婦人科医

検　査

- 感染性帯下か非感染性帯下（悪性腫瘍など）かをはじめに見極める．
- 特に悪性腫瘍を見落とさないことが重要である．

感染性

部　位	検　査
腟	鏡検（生理食塩液，10%KOH），培養 ❶腟トリコモナス原虫，カンジダ仮性菌糸を探す〔p.93，95〕． ❷上記が否定されたら，細菌性腟症を疑う．
子宮頸管	●鏡検（染色） ●クラミジア抗原検査 ●淋菌抗原検査 ●培養
子宮内	●細菌培養（好気性，嫌気性） ●感受性検査

→
- 腟炎 〔p.79〕
- 子宮頸管炎 〔p.81〕

など

非感染性

検　査
●細胞診 ●組織診

→
- 子宮体癌 〔p.160〕
- 子宮頸癌 〔p.144〕
- 萎縮性腟炎〔p.111〕など

●赤血球（RBC）：red blood cell　●特発性血小板減少性紫斑病（ITP）：idiopathic thrombocytopenic purpura　●カンジダ腟炎：candidal vaginitis　●腟トリコモナス症：trichomonas vaginalis infection　●細菌性腟症（BV）：bacterial vaginosis　●萎縮性腟炎：atrophic vaginitis　●急性外陰炎：acute vulvitis　●子宮留膿症：pyometra　●クラミジア頸管炎：chlamydial cervicitis　●淋菌性頸管炎：gonococcal cervicitis　●子宮頸癌：uterine cervical cancer　●外陰炎：vulvitis　●腟炎：vaginitis

婦人科手術の基礎と術式

監修
新倉 仁

目的や術式で異なる

婦人科手術の代表例

- 婦人科手術は，目的によって次のように分類される．

目的	術式	疾患例
診断	円錐切除〔p.153〕	子宮頸癌
機能再建	TVT手術，TOT手術，TFS手術〔p.116〕	腹圧性尿失禁
機能保存	筋腫核出術〔p.142〕	子宮筋腫
根治	子宮全摘出術（単純，広汎）〔p.226〕	子宮体癌
形成	造腟術，子宮鏡下中隔切除術〔p.76〕	子宮奇形

- ここでは，様々な婦人科疾患に適応のある子宮全摘出術について述べる．
- 婦人科手術は，適応や挙児希望（妊孕性温存）の有無などに応じて，アプローチ方法や術式，摘出範囲が異なる．
- 例えば，子宮全摘出術には，単純・準広汎・広汎などがある．

手術名と適応をおさえる

婦人科手術のアプローチ

- 婦人科手術のアプローチは，従来の腹式・腟式に加えて，整容性や術後回復の早い腹腔鏡・子宮鏡を用いる方法が増えてきている．
- 疾患ごとの適応や患者の希望によって選択される．

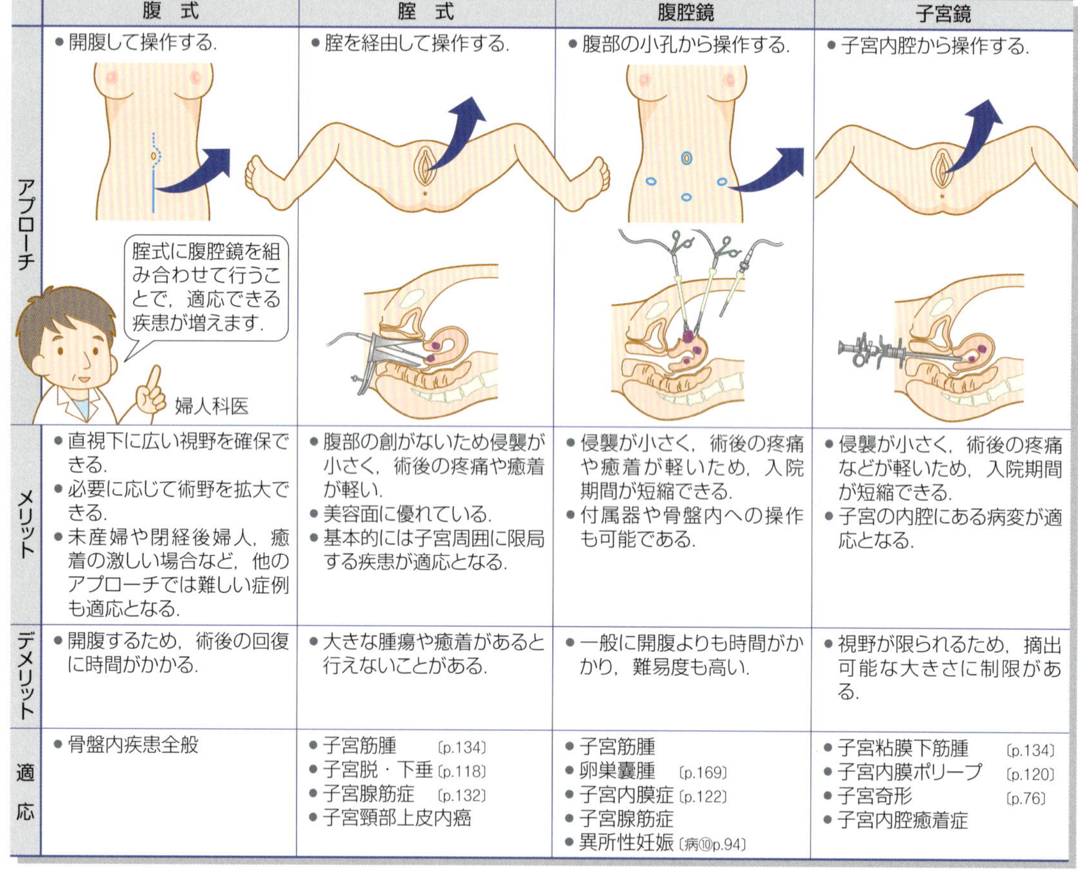

	腹式	腟式	腹腔鏡	子宮鏡
アプローチ	●開腹して操作する．	●腟を経由して操作する．	●腹部の小孔から操作する．	●子宮内腔から操作する．
メリット	●直視下に広い視野を確保できる． ●必要に応じて術野を拡大できる． ●未産婦や閉経後婦人，癒着の激しい場合など，他のアプローチでは難しい症例も適応となる．	●腹部の創がないため侵襲が小さく，術後の疼痛や癒着が軽い． ●美容面に優れている． ●基本的には子宮周囲に限局する疾患が適応となる．	●侵襲が小さく，術後の疼痛や癒着が軽いため，入院期間が短縮できる． ●付属器や骨盤内への操作も可能である．	●侵襲が小さく，術後の疼痛などが軽いため，入院期間が短縮できる． ●子宮の内腔にある病変が適応となる．
デメリット	●開腹するため，術後の回復に時間がかかる．	●大きな腫瘍や癒着があると行えないことがある．	●一般に開腹よりも時間がかかり，難易度も高い．	●視野が限られるため，摘出可能な大きさに制限がある．
適応	●骨盤内疾患全般	●子宮筋腫〔p.134〕 ●子宮脱・下垂〔p.118〕 ●子宮腺筋症〔p.132〕 ●子宮頸部上皮内癌	●子宮筋腫 ●卵巣嚢腫〔p.169〕 ●子宮内膜症〔p.122〕 ●子宮腺筋症 ●異所性妊娠〔病⑩p.94〕	●子宮粘膜下筋腫〔p.134〕 ●子宮内膜ポリープ〔p.120〕 ●子宮奇形〔p.76〕 ●子宮内腔癒着症

- 近年では，婦人科の腹腔鏡下手術においてロボット支援下手術が普及してきている．明瞭な3Dの術野の確保や，コンピューター制御による遠隔での操作，手術器具の精密な動きなどが可能となり，安定した手術が行えるようになる．2018年現在では，子宮の良性腫瘍および子宮体癌手術に対して保険適用がある．

●円錐切除：conization ●TVT：tension-free vaginal tape ●TOT：transobturator tape ●TFS：tissue fixation system ●子宮筋腫核出術：myomectomy ●子宮全摘出術：total hysterectomy ●造腟術：colpopoiesis ●子宮鏡下中隔切除術：trans cervical resection ●腹腔鏡：laparoscope ●子宮鏡：hysteroscope ●ロボット支援下手術：robotic surgery ●膀胱機能麻痺：bladder dysfunction ●尿管瘻：ureteral fistula ●膀胱瘻：vesical fistula ●尿管狭窄：ureteral stenosis ●直腸機能障害：rectal dysfunction

広汎子宮全摘出術は合併症が多い
婦人科手術の合併症

- 侵襲度の高い手術では，合併症の度合いが大きくなる．
- 特に広汎子宮全摘出術では尿管を広範囲に剝離するため，尿路系の損傷が合併しやすい〔p.224〕．また，膀胱や直腸に分布する自律神経を損傷しやすく，術後に排尿障害や排便障害を生じることがある．

合併症		特　徴
尿路系合併症	膀胱機能麻痺	●最も頻度が高い． ●尿意鈍麻，排尿困難を呈する．
	尿路感染症	●導尿カテーテルや膀胱機能麻痺による残尿などにより生じる．
	尿管瘻	●栄養血管の切断による栄養障害や炎症，尿管壁の損傷により生じる．
	膀胱瘻	●膀胱剝離を行った場合に生じることがある．
	尿管狭窄	●尿管の剝離に伴って生じることがある．
直腸機能障害		●便秘を認めることが多い．
骨盤死腔炎		●骨盤内の死腔に滲出液が貯留し，感染が起こり発症する．
リンパ路障害		●リンパ節郭清に伴い，リンパ液の滲出によるリンパ嚢腫，リンパ路のうっ滞によるリンパ浮腫が生じる．
性交障害		●腟の容積減少，支配神経の切断，精神的・心理的要因などによる性欲減退などが相互に複雑に絡み合って生じる．

損傷すると神経因性膀胱となる
神経の走行

- 婦人科手術において，広汎子宮全摘出術などで，傍結合組織処理の際に骨盤自律神経を損傷すると，排尿困難をきたす．
- 術後のQOLを大きく損なうため，縮小手術として，準広汎子宮全摘出術や骨盤自律神経温存術が開発されている．

- 婦人科手術では，骨盤神経叢，子宮腟神経叢，膀胱神経叢が重要となる．
- 骨盤神経叢は，下腹神経（交感神経）と，骨盤内臓神経（副交感神経）が合流して形成され，そこからさらに子宮腟神経叢と膀胱神経叢が分岐する．
- 下腹神経は，大動脈前部に集まった上下腹神経叢が大動脈分岐部の下で左右に分かれ下行する．
- 骨盤内臓神経は，S2～4より起こり，骨盤神経叢へと合流する．

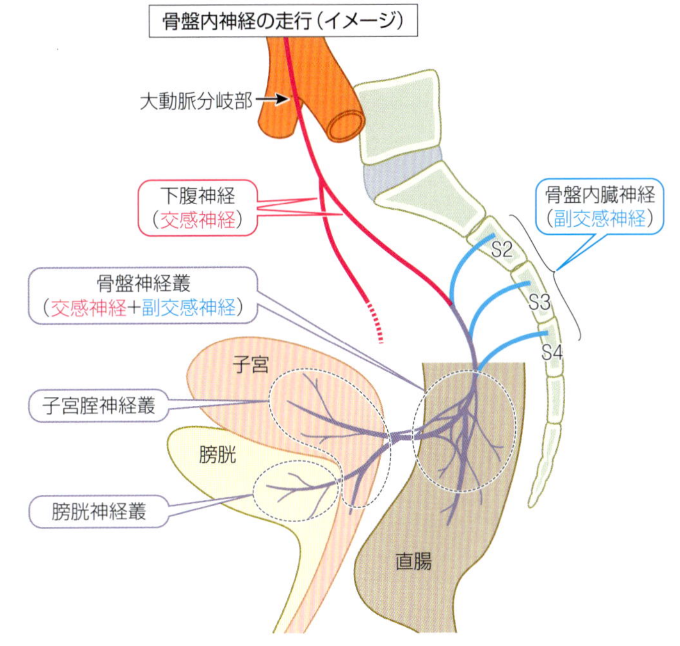

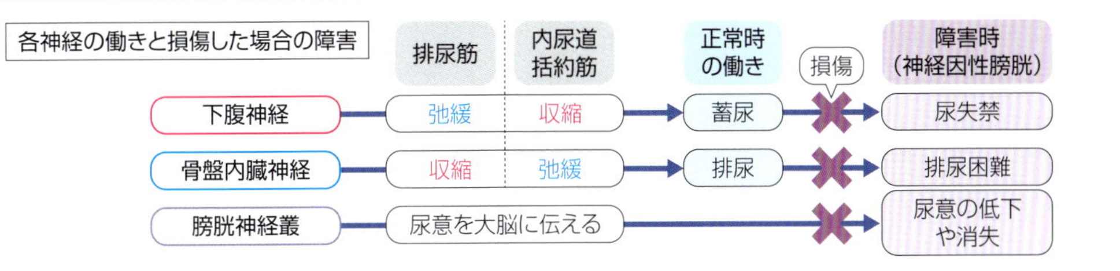

●骨盤死腔炎：inflammation of pelvic dead space／retroperitoneal space infection　●骨盤神経叢：pelvic nerve plexus　●子宮腟神経叢：uterovaginal plexus　●膀胱神経叢：vesical plexus　●下腹神経：hypogastric nerve　●骨盤内臓神経：pelvic splanchnic nerves　●大動脈分岐部：aortic bifurcation　●排尿筋：detrusor muscle　●内尿道括約筋：internal urethral sphincter　●蓄尿：urinary retention　●神経因性膀胱：neurogenic bladder　●尿失禁：urinary incontinence　●排尿困難：difficulty in urination

広汎子宮全摘出術などでポイントとなる
尿管の走行

- 婦人科手術を行う際には，尿管の損傷を避けるために，尿管の走行（血管との位置関係）を十分に理解する必要がある．

腹　部

- 腹部の尿管は，卵巣動静脈の背側を通り下行する．
- 骨盤入口部 〔p.2〕では，総腸骨動静脈あるいは外腸骨動脈の腹側を通り骨盤内へ入る．

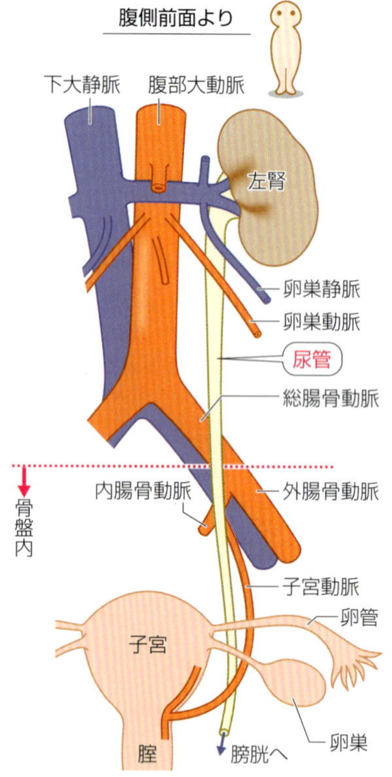

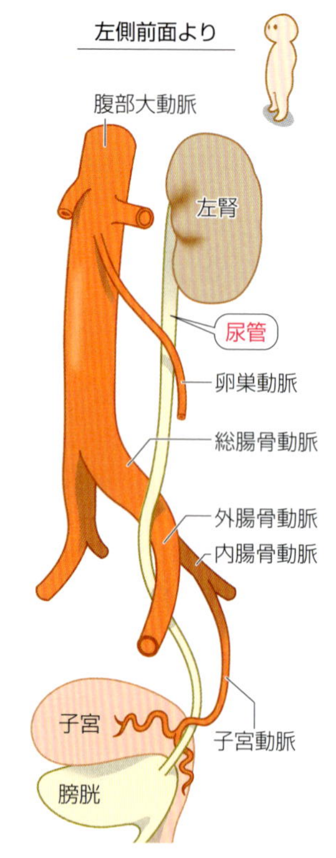

骨盤内（左側より）

- 骨盤内の尿管は，骨盤側壁に沿って下行する．
- その後，子宮広間膜後葉に沿って，子宮動脈の下をくぐるように走行し，基靱帯の上側をかすめ膀胱子宮靱帯を貫いて（膀胱子宮靱帯の前層と後層の間を通って）膀胱に入る．

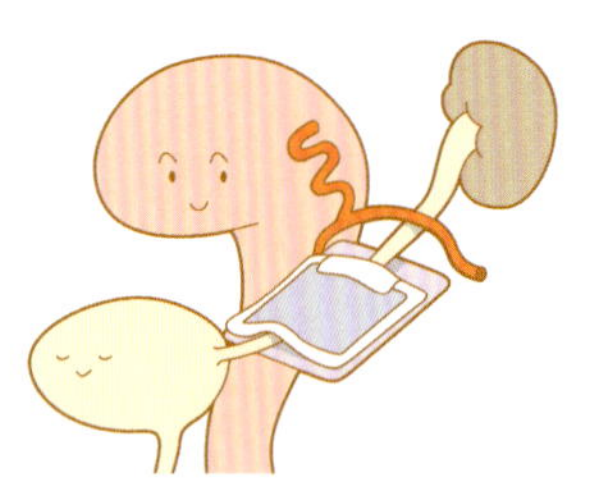

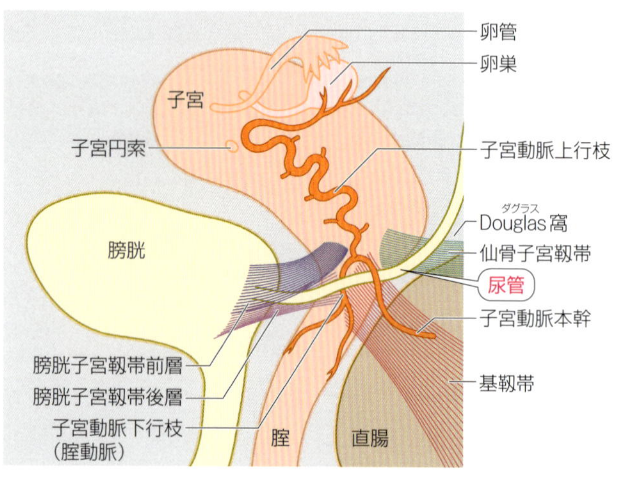

- 尿管：ureter ●骨盤入口部：area of the pelvic inlet ●総腸骨動脈：common iliac artery ●外腸骨動脈：external iliac artery ●卵巣静脈：ovarian vein ●卵巣動脈：ovarian artery ●子宮動脈：uterine artery ●子宮広間膜：broad ligament of the uterus ●基靱帯：cardinal ligament ●膀胱子宮靱帯：vesicouterine ligament ●子宮円索：round ligament of the uterus ●仙骨子宮靱帯：uterosacral ligament ●リンパ節郭清：lymph node dissection ●リンパ管：lymphatic vessel ●傍大動脈リンパ節：para-aortic lymph nodes

リンパ節郭清の基本知識

リンパ管の走行

- リンパ管の走行は，癌のリンパ行性転移との関連や，摘出範囲を決定するために重要である．
- リンパ節郭清術では，傍大動脈リンパ節と骨盤リンパ節が重要な要素となる．

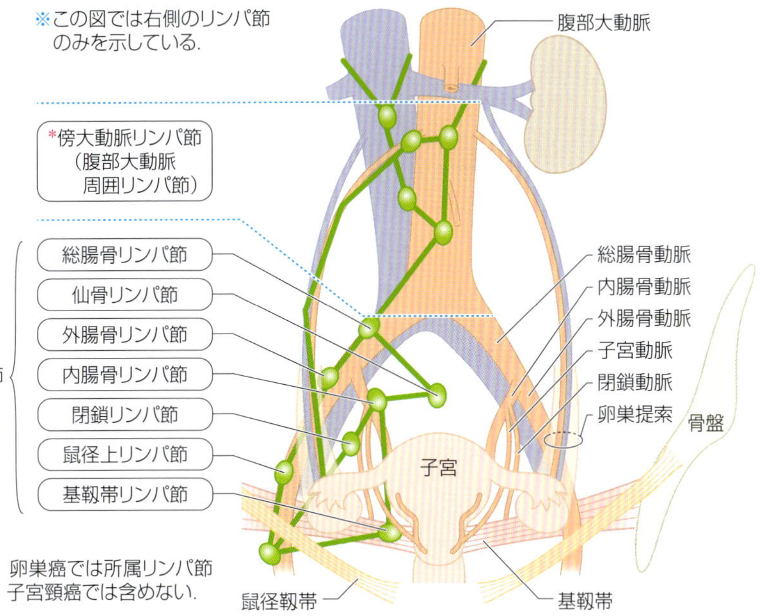

*子宮体癌，卵巣癌では所属リンパ節に含むが，子宮頸癌では含めない．

Advanced Study

婦人科癌のリンパ節転移

- 癌の発生部位によって転移様式が異なるため，それにあわせて摘出範囲も異なる．
- 癌が進行すると周囲への直接浸潤やリンパ節転移，遠隔転移を生じる．
- 術前のリンパ節転移の診断は，MRIやCTなどでリンパ節の腫大を確認することにより行われる．
- それぞれの癌でのリンパ節転移の様式を以下に示す．

➡：転移方向

	子宮頸癌 (p.144)	子宮体癌 (p.160)	卵巣癌 (p.168)
主な転移様式	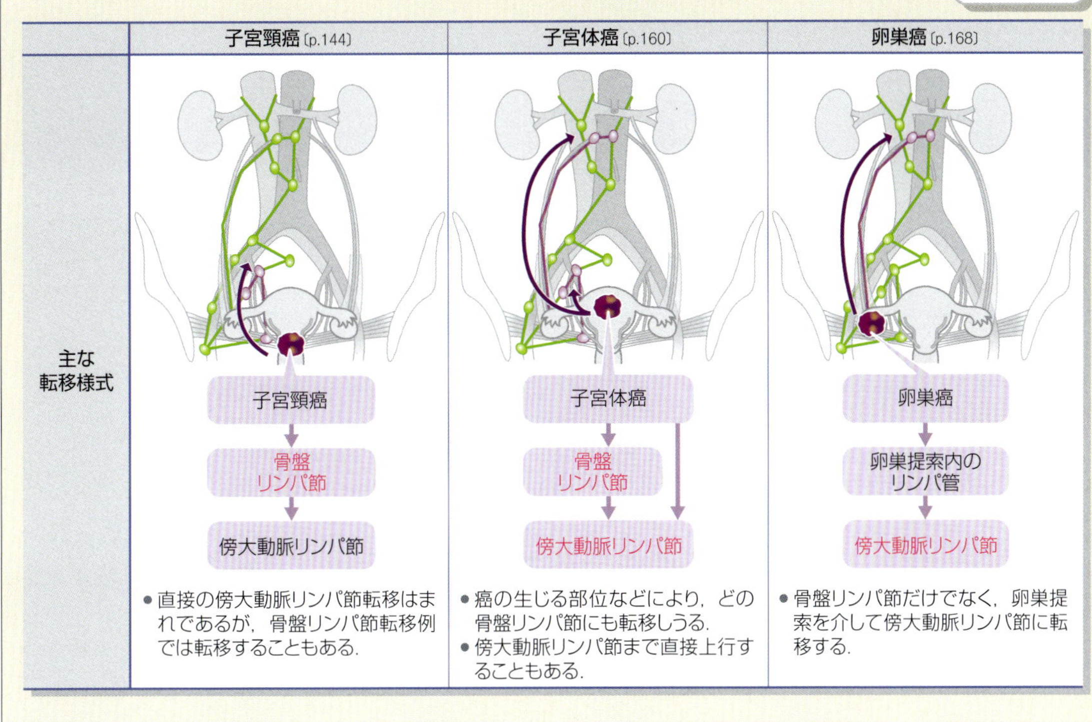 子宮頸癌 → 骨盤リンパ節 → 傍大動脈リンパ節	子宮体癌 → 骨盤リンパ節 → 傍大動脈リンパ節	卵巣癌 → 卵巣提索内のリンパ管 → 傍大動脈リンパ節
	●直接の傍大動脈リンパ節転移はまれであるが，骨盤リンパ節転移例では転移することもある．	●癌の生じる部位などにより，どの骨盤リンパ節にも転移しうる． ●傍大動脈リンパ節まで直接上行することもある．	●骨盤リンパ節だけでなく，卵巣提索を介して傍大動脈リンパ節に転移する．

●骨盤リンパ節：pelvic lymph nodes ●総腸骨リンパ節：common iliac lymph nodes ●仙骨リンパ節：sacral lymph nodes ●外腸骨リンパ節：external iliac lymph nodes ●内腸骨リンパ節：internal iliac lymph nodes ●閉鎖リンパ節：obturator lymph nodes ●鼠径上リンパ節：suprainguinal lymph nodes ●基靱帯リンパ節：parametrial nodes ●鼠径リンパ節：inguinal lymph nodes ●卵巣提索：suspensory ligament of the ovary ●所属リンパ節：regional lymph node ●リンパ節転移：lymph node metastasis

違いをおさえる

子宮全摘出術

- 子宮全摘出術は，摘除する範囲により，主に3種類に分かれる．
- 切除する範囲が広くなると侵襲度は高くなり，それに伴って合併症の頻度も高くなる．

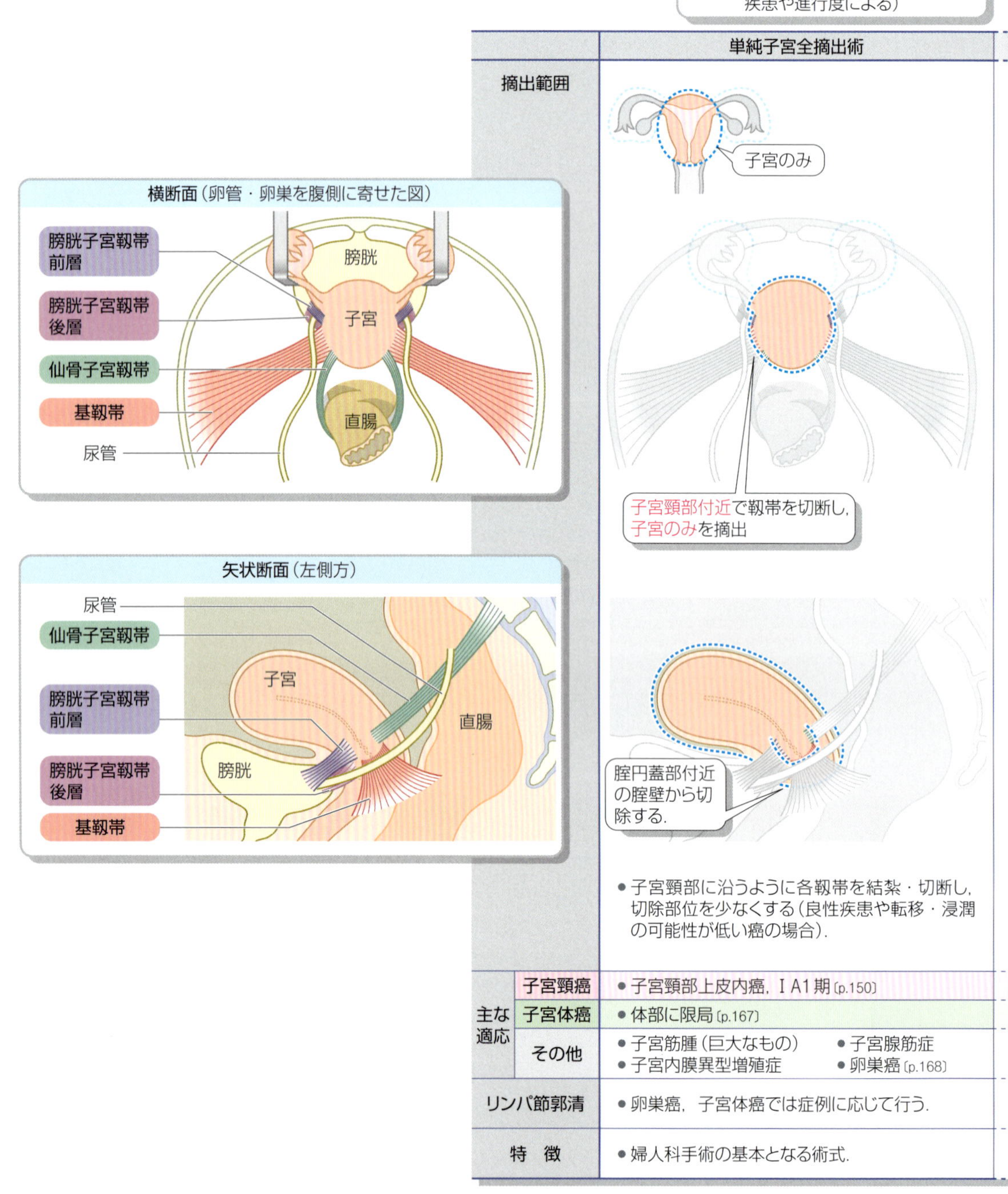

• 子宮全摘出術：total hysterectomy • 子宮体癌／子宮内膜癌：uterine corpus cancer／endometrial carcinoma • 子宮頸癌：uterine cervical cancer • 膀胱子宮靱帯前層：anterior leaf of the vesicouterine ligament • 膀胱子宮靱帯後層：posterior leaf of the vesicouterine ligament • 仙骨子宮靱帯：uterosacral ligament • 基靱帯：cardinal ligament

- 付属器の切除は各疾患の進行度により様々だが，卵巣癌と子宮体癌では原則として切除する．
- 一方，子宮頸癌（扁平上皮癌の場合）では卵巣への転移は少ないため，閉経前の女性は付属器を温存することもある．

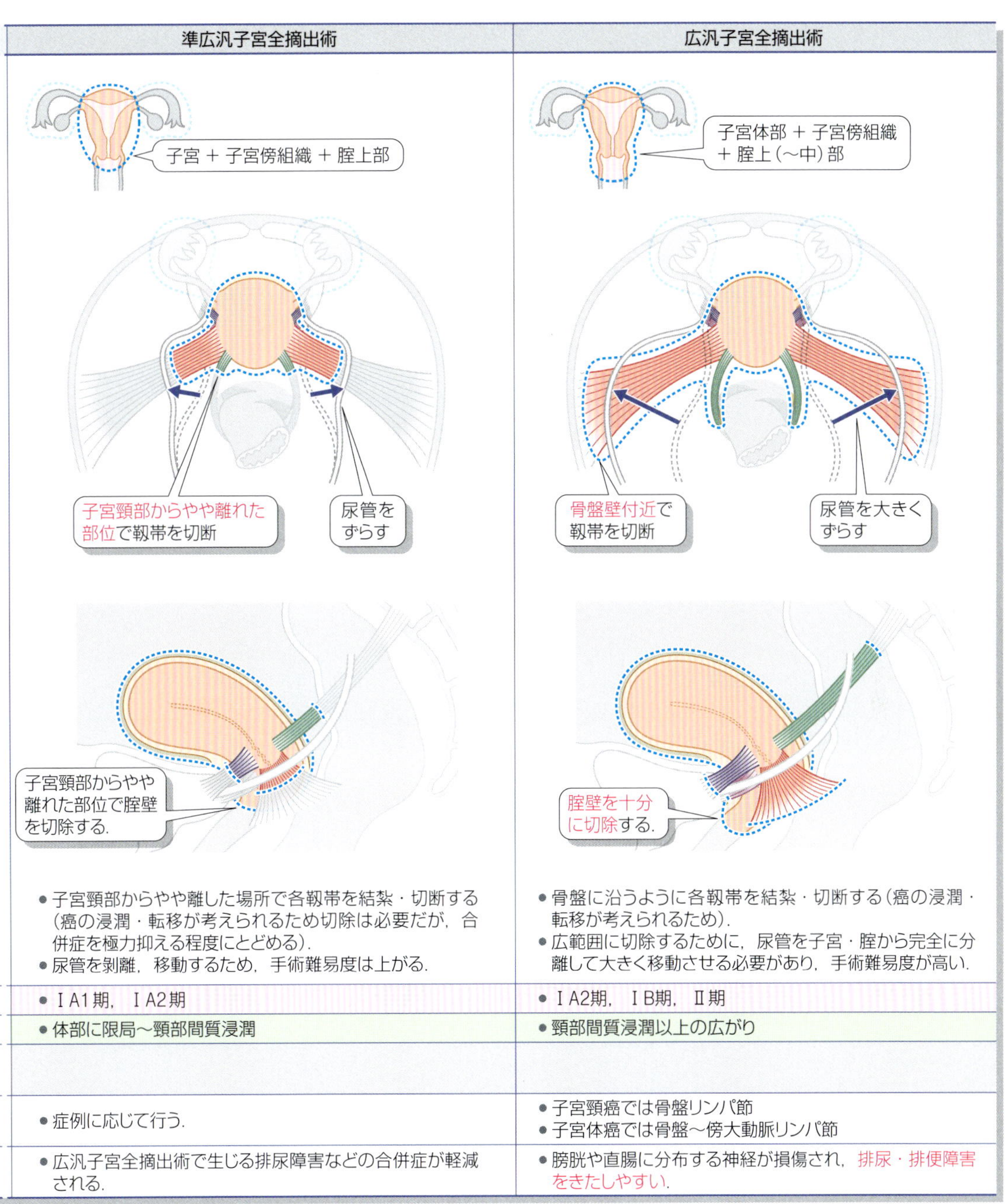

準広汎子宮全摘出術	広汎子宮全摘出術
• 子宮頸部からやや離した場所で各靱帯を結紮・切断する（癌の浸潤・転移が考えられるため切除は必要だが，合併症を極力抑える程度にとどめる）． • 尿管を剥離，移動するため，手術難易度は上がる．	• 骨盤に沿うように各靱帯を結紮・切断する（癌の浸潤・転移が考えられるため）． • 広範囲に切除するために，尿管を子宮・腟から完全に分離して大きく移動させる必要があり，手術難易度が高い．
• ⅠA1期，ⅠA2期	• ⅠA2期，ⅠB期，Ⅱ期
• 体部に限局～頸部間質浸潤	• 頸部間質浸潤以上の広がり
• 症例に応じて行う．	• 子宮頸癌では骨盤リンパ節 • 子宮体癌では骨盤～傍大動脈リンパ節
• 広汎子宮全摘出術で生じる排尿障害などの合併症が軽減される．	• 膀胱や直腸に分布する神経が損傷され，排尿・排便障害をきたしやすい．

• 単純子宮全摘出術：simple total hysterectomy　• 準広汎子宮全摘出術：modified radical hysterectomy　• 広汎子宮全摘出術：radical hysterectomy

婦人科手術に特異的な術後合併症
術後の管理

- 婦人科の手術後は，骨盤内臓器を含めて様々な合併症が生じる．
- 特に，生殖機能低下による妊孕性の有無や，排尿障害は術後のQOLに大きく関係している．

主な合併症	症　状	対　策
排尿障害	●排尿困難 ●尿失禁 ●尿意低下・消失	●尿意にかかわらず一定時間（2～3時間）ごとに排尿する． ●残尿測定，自己導尿の指導などを行い，自然回復を待つ．
性交障害	●性交時出血 ●性交時痛	●術後1～2ヵ月の性行為は避ける． ●潤滑ゼリーを使用する．
卵巣機能の低下・消失	●ホルモン障害による閉経や更年期様症状	●HRTやエストロゲンの補充療法を行う．
リンパ浮腫	●圧痕性浮腫	●圧迫療法（弾性ストッキングなど） ●圧迫下での運動療法 ●用手的ドレナージ ●スキンケア

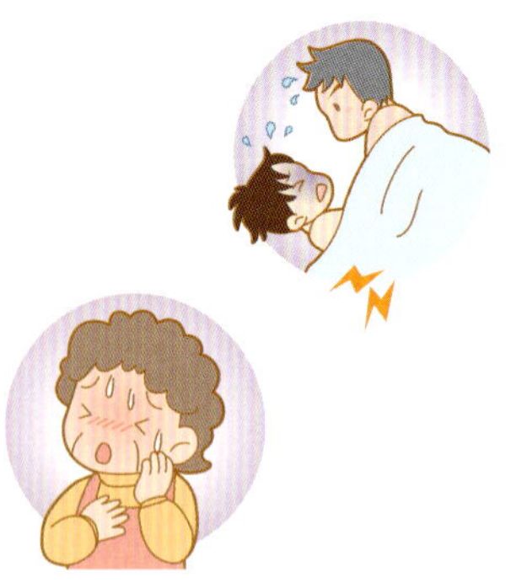

●排尿障害：dysuria　●排尿困難：difficulty in urination　●尿失禁：urinary incontinence　●残尿量測定：residual urine volume measurement　●自己導尿：self-catheterization　●リンパ浮腫：lymphedema　●圧痕性浮腫：pitting edema　●ホルモン補充療法（HRT）：hormone replacement therapy　●弾性ストッキング：elastic stockings

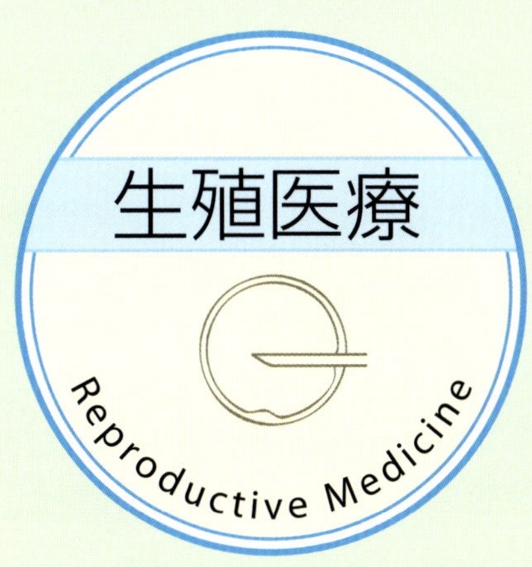
生殖医療
Reproductive Medicine

生殖医療

不妊症

監修
苛原 稔

不妊の原因

不妊症には，男性に原因がある男性不妊，女性に原因がある女性不妊があり，ともにそれを引き起こす要因は多彩である．

1年以上性生活を行っても妊娠しない

不妊症の定義

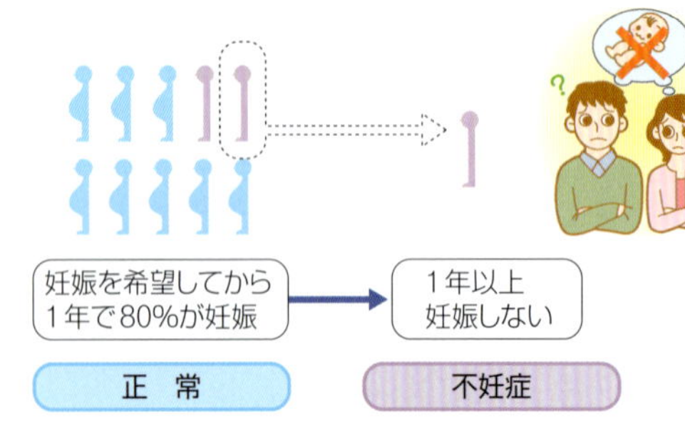

- 不妊症とは，夫婦が妊娠を希望し1年以上性生活を行っているにもかかわらず妊娠しない場合をいう．なお，妊娠のために医学的介入が必要な場合は期間を問わない．
- 現代は結婚年齢が上がっている．高齢になるほど妊娠しにくく，治療効果も得にくい傾向にある．
- また，この晩婚化の傾向は子宮内膜症，子宮筋腫など不妊症の原因疾患の増加にも影響を与えている．

	1975年	2010年	2016年
平均初婚年齢	24.7歳	28.8歳	29.4歳
初回妊娠年齢	25.7歳	29.9歳	30.7歳

- 妊娠の成立が一度もないものを原発性不妊，過去に妊娠の成立があるがその後妊娠の成立がないものを続発性不妊という．

高齢ほど増える

不妊症の頻度

- 不妊症の頻度を年齢別にみると，高齢になるほど上昇する．
- 近年，不妊症の頻度は増加しており，その背景には，晩婚化，挙児希望女性の高齢化がある．

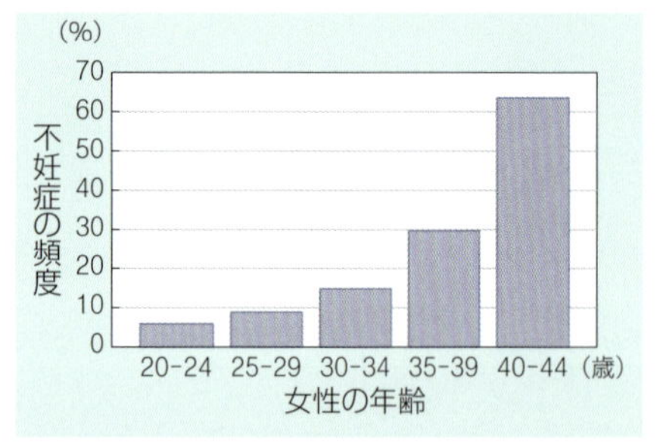

参考：Menken J, Trussell J, et al.：Science 1986；233：p.1389

高齢ほど治療に難渋

治療の成功率と年齢

- 高齢になるほど，不妊症の頻度が増えるだけでなく，治療により生児を得られる可能性が下がってくる．
- 現状では最も進んだ治療法である体外受精（顕微授精を含む）-胚移植（IVF-ET）を行っても，高齢になればその成功率は下がってしまう．
- この成功率の低下の原因は，卵子数の減少もあるが，卵子の質の低下にあるとされている〔p.247〕．
- 高齢女性不妊症の治療方針決定の際には，年齢という因子を考慮する必要があり，原因の検索や簡便な治療法に時間を費やし，IVF-ETを成功させる機会を逸しないようにしなければならない．
- ただし，これらは一般的な傾向であり，年齢だけでなくそれぞれの症例で妊孕性を評価する方法も考えられている〔p.247〕．

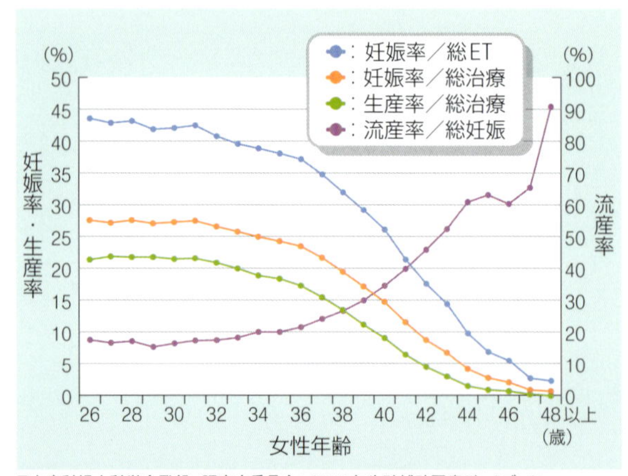

日本産科婦人科学会登録・調査小委員会：2015年生殖補助医療データブック．https://plaza.umin.ac.jp/~jsog-art/（2018年8月閲覧）

- 生殖医療：reproductive medicine
- 不妊〔症〕：infertility／sterility
- 男性不妊：male sterility
- 女性不妊：female sterility
- 原発性不妊：primary infertility
- 続発性不妊：secondary sterility
- 体外受精-胚移植（IVF-ET）：*in vitro* fertilization and embryo transfer
- 顕微授精：microinsemination
- 妊孕性：fertility
- 精巣：testis
- 精巣上体：epididymis
- 精管：deferent duct
- 膀胱：urinary bladder
- 精嚢：seminal gland
- 前立腺：prostate
- 尿道球腺：Cowper gland

どの段階に異常があっても不妊になりうる
妊娠のながれと不妊

- 以下のながれを経て妊娠が成立する．
- 以下のいずれの段階で異常があっても不妊となりうる．

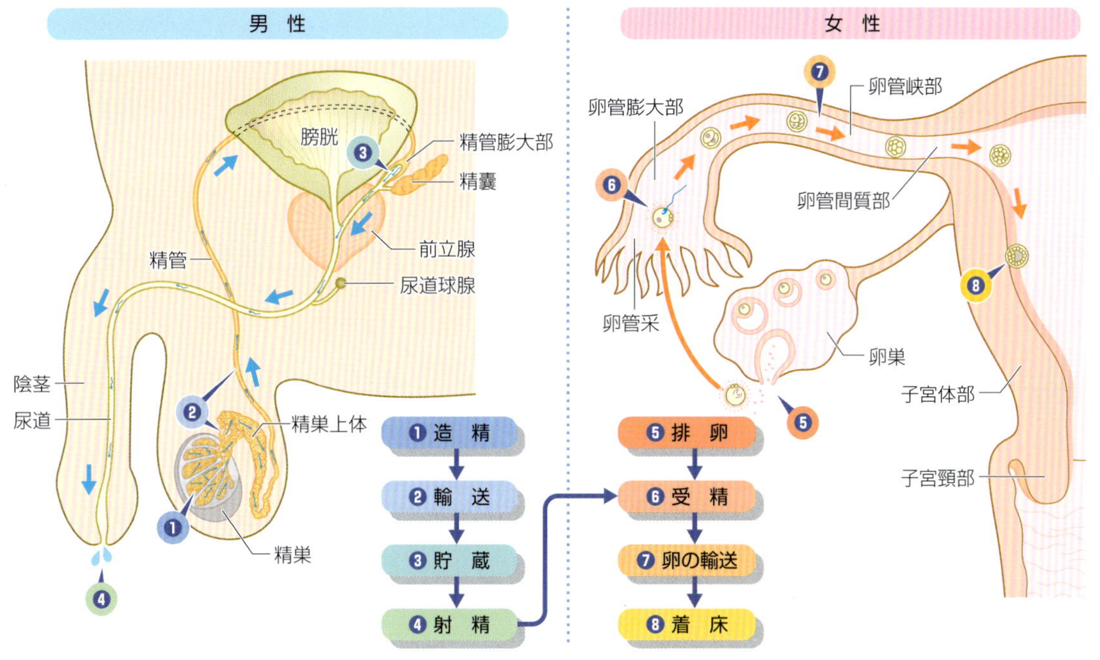

女性不妊と男性不妊
不妊因子

- 不妊症には，女性に原因がある場合と男性に原因がある場合とがある．
- 不妊症は，多彩な要因で起こり，以下のように分類される．

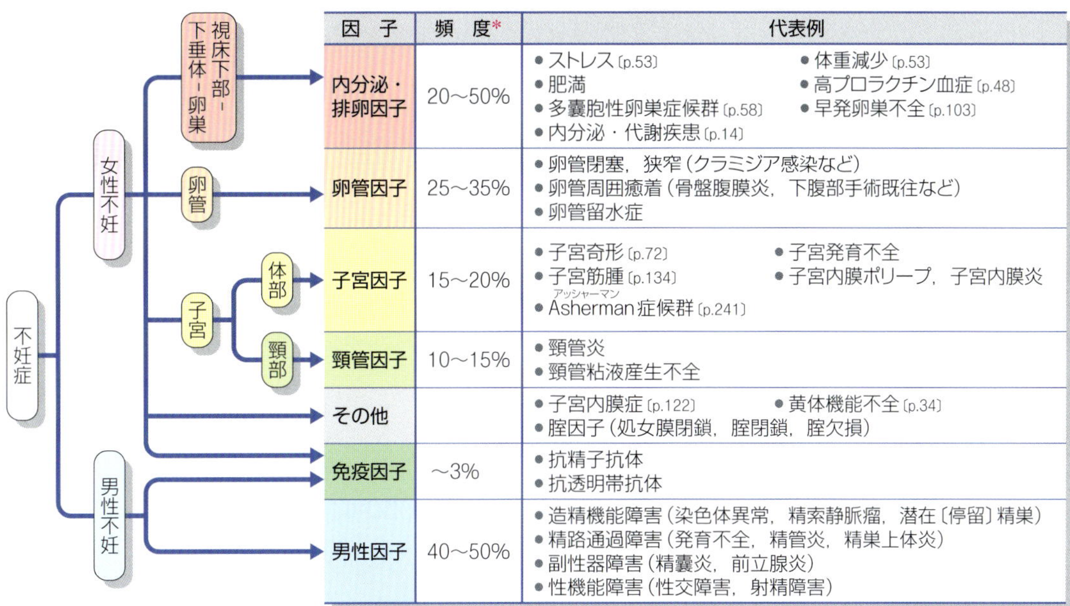

因　子	頻　度*	代表例
内分泌・排卵因子	20～50%	●ストレス〔p.53〕 ●体重減少〔p.53〕 ●肥満 ●高プロラクチン血症〔p.48〕 ●多嚢胞性卵巣症候群〔p.58〕 ●早発卵巣不全〔p.103〕 ●内分泌・代謝疾患〔p.14〕
卵管因子	25～35%	●卵管閉塞，狭窄（クラミジア感染など） ●卵管周囲癒着（骨盤腹膜炎，下腹部手術既往など） ●卵管留水症
子宮因子	15～20%	●子宮奇形〔p.72〕 ●子宮発育不全 ●子宮筋腫〔p.134〕 ●子宮内膜ポリープ，子宮内膜炎 ●Asherman（アッシャーマン）症候群〔p.241〕
頸管因子	10～15%	●頸管炎 ●頸管粘液産生不全
その他		●子宮内膜症〔p.122〕 ●黄体機能不全〔p.34〕 ●腟因子（処女膜閉鎖，腟閉鎖，腟欠損）
免疫因子	～3%	●抗精子抗体 ●抗透明帯抗体
男性因子	40～50%	●造精機能障害（染色体異常，精索静脈瘤，潜在〔停留〕精巣） ●精路通過障害（発育不全，精管炎，精巣上体炎） ●副性器障害（精嚢炎，前立腺炎） ●性機能障害（性交障害，射精障害）

*頻度は重複例を含む．

原因不明不妊症（機能性不妊症）

- 現時点で可能な検査を完了した結果，不妊の原因を指摘できない場合を，原因不明不妊症（機能性不妊症）とよぶ〔p.246〕．
- 不妊を訴える夫婦の10～15%が該当する．

●陰茎：penis ●尿道：urethra ●卵管采：tubal fimbriae ●卵管膨大部：ampulla of the tube／ampulla of Fallopian tube ●卵管峡部：tubal isthmus ●卵管間質部：interstitial portion of the Fallopian tube ●造精：spermatogenesis ●輸送：transportation ●貯蔵：storage ●射精：ejaculation ●排卵：ovulation ●受精：fertilization ●着床：implantation ●卵巣：ovary ●子宮体部：uterine body ●子宮頸部：uterine cervix ●原因不明不妊症：unexplained infertility ●機能性不妊症：functional infertility

妊娠成立の段階に応じた 生殖機能による分類

- 不妊症は，前述の分類の他に，妊娠成立に関わる生殖機能に応じた分類も可能である．
- 妊娠成立の各段階の障害には，前述の不妊因子が様々に複合して関与していることがあり，このような分類を用いた方が理解しやすい場合がある．
- また，異常のある因子は特定できなくても，障害されている生殖機能は判明する場合（IVF-ETにおける着床障害など）も，このような障害名でよばれる．
- 主なものを以下に挙げる．

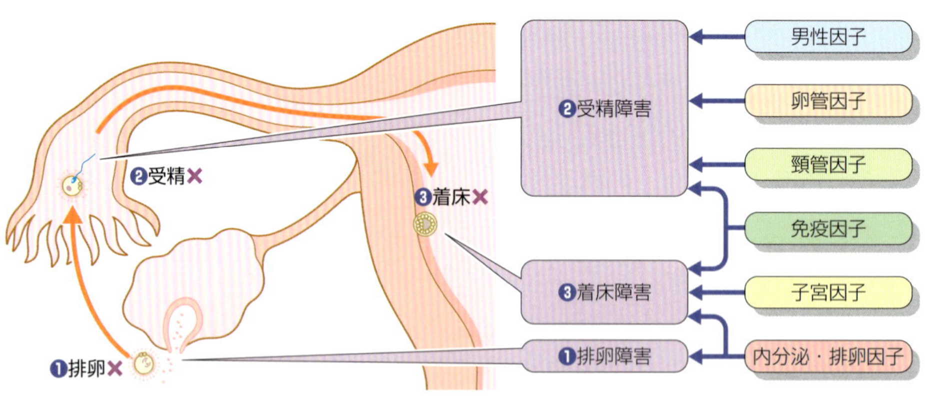

検査の全体像

不妊の原因を調べる 不妊検査のながれ

- 不妊は多彩な原因で起こるので，系統的に検査を進める必要がある．
- スクリーニング検査を月経周期2周期以内に完了することを目標とし，特定された因子，疑いのある因子に対して二次検査を追加する．
- これらの不妊検査に加えて，妊娠することの安全性を確認することも重要であり，妊娠した場合に問題となる疾患（循環器疾患，代謝性疾患，膠原病など）を除外，または診断するための検査も施行する．

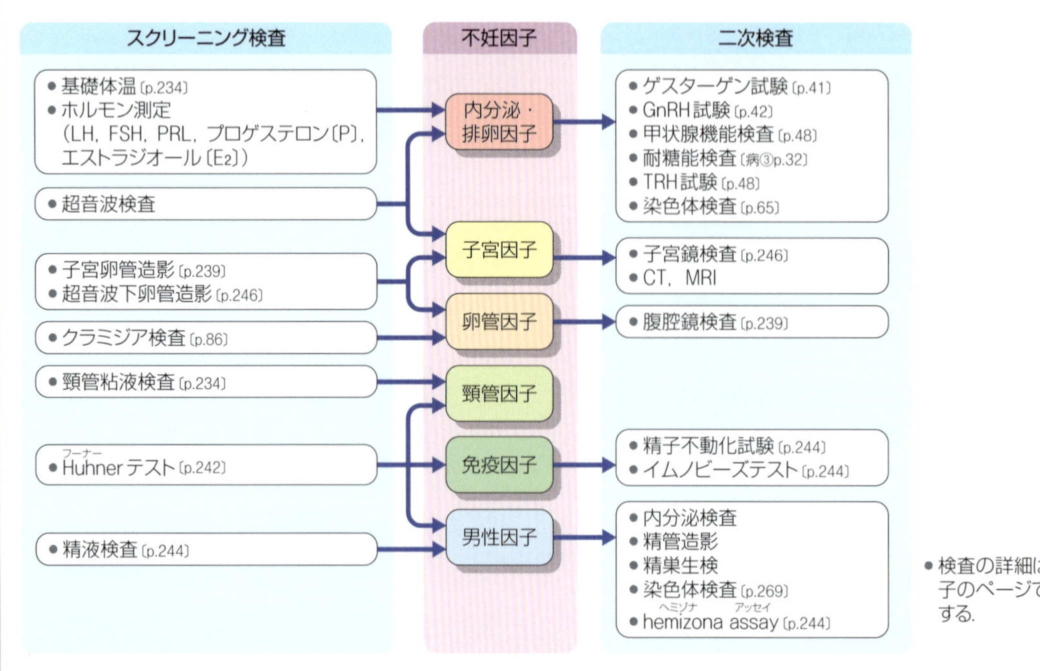

●体外受精-胚移植（IVF-ET）：*in vitro* fertilization and embryo transfer ●受精障害：fertilization failure ●着床障害：implantation disorder ●排卵障害：ovulation disorder ●黄体化ホルモン（LH）：luteinizing hormone ●卵胞刺激ホルモン（FSH）：follicle stimulating hormone ●プロラクチン（PRL）：prolactin ●プロゲステロン：progesterone ●エストラジオール（E_2）：estradiol ●子宮卵管造影（HSG）：hysterosalpingography ●性腺刺激ホルモン放出ホルモン／ゴナドトロピン放出ホルモン（GnRH）：gonadotropin releasing hormone

適した時期に行う

月経周期と検査

- ホルモン値や，卵胞径，子宮内膜は，月経周期の時期により変化する．
- 正しく評価するためには，適した時期に検査を行う必要がある．
- 月経周期に応じて施行すべき検査には以下のようなものがある．

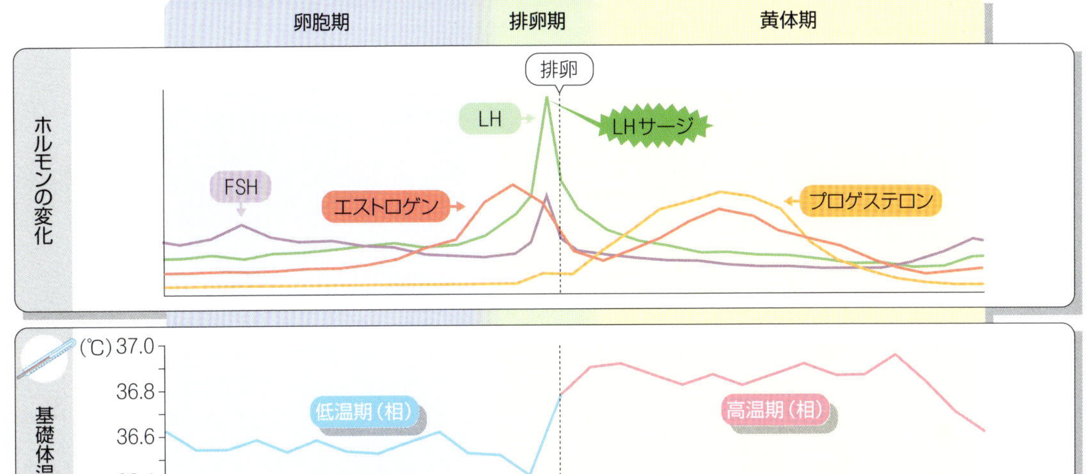

	月経7～9日（卵胞期）	月経12～15日（排卵期）	月経21～23日（黄体期）
主な目的	下垂体からのホルモン分泌が，卵胞の発育に適した状態かを検査する．	卵胞が成熟しているか，頸管粘液が受精のために適した状態に変化しているかを検査する．	ホルモン分泌，子宮内膜が着床に適した状態かを検査する．
内分泌検査	●LH ●FSH ●プロラクチン（PRL）	●エストラジオール（E_2） ●プロラクチン（PRL）	●プロゲステロン（P）
超音波検査		●排卵日予測 ●発育卵胞数 ●卵胞径計測	●子宮内膜厚
その他	●子宮卵管造影 ●超音波下卵管造影 ●Rubin（ルビン）テスト	●頸管粘液検査 ●Huhner（フーナー）テスト	●子宮内膜日付診

- 治療の段階に入ると，卵巣予備能〔p.247〕を評価するため，月経3日頃（卵胞期初期）に，FSH，AMH〔p.246〕，アントラルフォリクル数〔p.246〕などを検査することがある．

不妊診療で重要

排卵時期の予測

- タイミング指導，人工授精において妊娠率を上げるためには，排卵日を知ることが必要である．
- 排卵日予測方法で代表的なものは以下のものである．

検査項目	排卵日予測のための所見
基礎体温測定〔p.24，234〕	体温陥落，低温期（相）から高温期（相）への移行がある．
頸管粘液検査〔p.22，234〕	頸管粘液の量の増加，牽糸性の増加，シダ状結晶形成を認める．
経腟超音波検査〔p.234〕	卵胞が20 mm程度まで発育し，子宮内膜は木の葉様パターンとなる．
尿中LH測定	尿中LH測定キットで陽性反応が出る．
血中エストラジオール（E_2）測定	E_2値がピークとなる．

●耐糖能：glucose tolerance ●甲状腺刺激ホルモン放出ホルモン（TRH）：thyrotropin releasing hormone ●子宮鏡検査：hysteroscopy ●腹腔鏡：laparoscope ●月経周期：menstrual cycle ●卵胞期：follicular phase ●排卵期：ovulatory phase ●黄体期：luteal phase ●排卵：ovulation ●子宮内膜日付診：endometrial dating ●抗ミュラー管ホルモン（AMH）：Anti-Müllerian hormone ●基礎体温（BBT）：basal body temperature

正確な予測は困難

基礎体温測定

- 体温陥落日はLHサージと一致するとされるが，体温陥落日を常に確認できるとは限らない．一般的には，低温期（相）から高温期（相）へ移行する数日間に排卵しているとされる．正確な予測は困難で，現在では，排卵予測においての意義は少ない．
- しかし，測定は簡便で自己測定が可能であり，排卵の有無の確認や，黄体機能の推測ができるといった有用性がある．また，周期を把握することで，他の検査の実施計画を立てることにも役立つ．

基礎体温

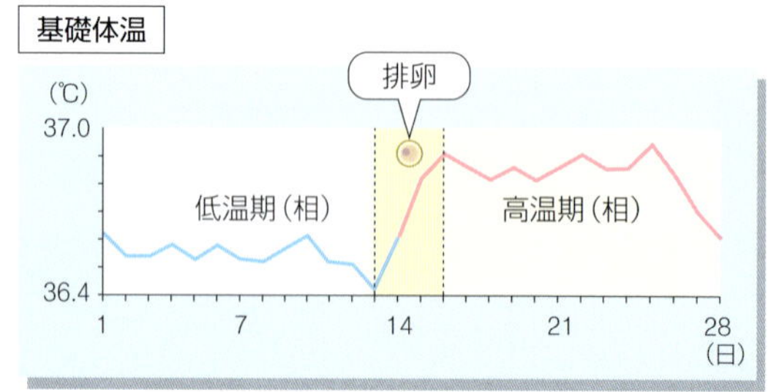

精子進入に適した性状が排卵期

頸管粘液検査

- 頸管粘液は，エストロゲンの変化に鋭敏に反応して性状が変化する．
- 排卵期の頸管粘液は，排卵が近づくと量の増加，牽糸性の増加，シダ状結晶形成がみられる〔p.22〕．排卵後にはこれらの反応が急速にみられなくなる．

排卵期の性状
- 粘稠度↓
- 牽糸性↑（10 cm以上伸びる）
- 無色透明
- 量多い（0.3 mL以上）
- シダ状結晶

シダ状結晶

写真提供：齋藤 滋

- クロミフェンを使用している場合は，抗エストロゲン作用により上記変化が認めにくくなるので注意が必要である．

最も有用な方法

経腟超音波検査

- 排卵時期予測の最も有用な検査である．
- 排卵直前の卵胞径は約20 mmとされる．卵胞径の測定とあわせて，子宮内膜の肥厚（木の葉様パターン）をみることで，E_2の分泌，作用を確認することができる．
- 卵胞発育のモニタリングは，排卵日の予測だけではなく，体外受精での採卵を目的とした卵巣刺激中にも行われ，薬剤投与や採卵のタイミングを決定することにも役立つ．

卵巣（自然周期）

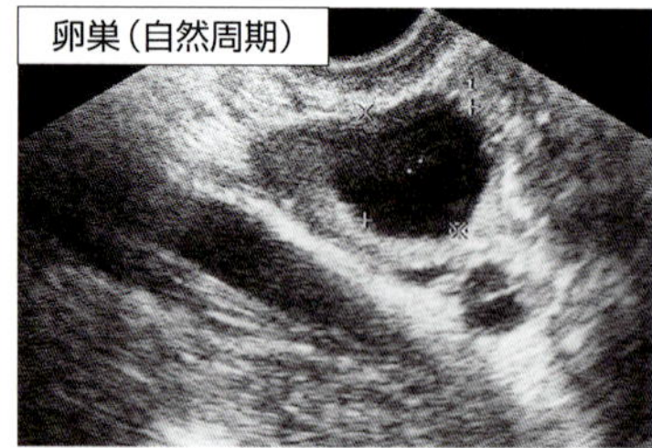

写真提供：井上 裕美

- 20 mm程度に発育した卵胞が1つみられる．

卵巣（卵巣刺激中）

- 複数の発育卵胞がみられる．

子 宮

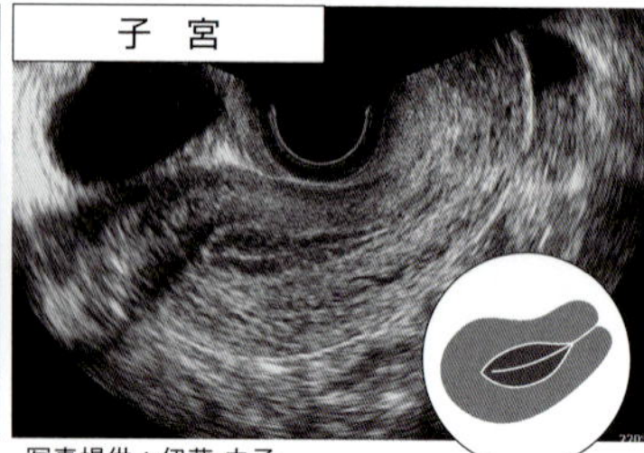

写真提供：伊藤 史子

- 子宮内膜の木の葉様パターンがみられる．

排卵期の変化をみる

ホルモン測定

- 排卵期には特徴的なホルモン値の変動を認める〔p.13〕．特にLHサージは，正常な排卵に必須のホルモン分泌動態である．
- 尿中LH測定は，LH分泌量が増えると，尿中排泄LHも増加することを利用して，LHサージをとらえる方法で，正確な排卵予測が可能である．尿中LH診断キットが市販され，自宅での測定もできる．検査陽性化後1～2日以内に排卵が起こる．
- 血中E_2はLHサージ前に上昇し，LHサージ後は低下するので，E_2のピークをとらえることで排卵を予測することができる．また，適切に発育している卵胞は，卵胞径が増すだけでなく，内分泌機能も増加する（E_2分泌が増加する）ので，卵胞機能を確認するためにもE_2測定が行われる．

ホルモン値の変化と排卵までの時間

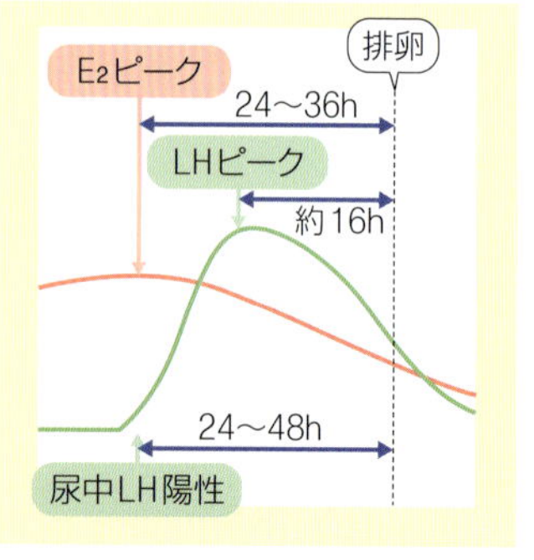

●体温陥落日：temperature drop day ●黄体化ホルモン（LH）：luteinizing hormone ●低温期／低温相：hypothermic phase ●高温期／高温相：hyperthermic phase ●排卵：ovulation ●精子：sperm ●頸管粘液検査：cervical mucus test ●牽糸性：spinnbarkeit ●シダ状結晶：fern-leaf pattern ●粘稠度：consistency ●卵胞：ovarian follicle ●子宮内膜：endometrium ●エストラジオール（E_2）：estradiol ●体外受精（IVF）：*in vitro* fertilization ●卵巣刺激：ovarian stimulation

治療の全体像

不妊治療には数種あるが，基本的には簡便なものから行っていく．人工授精，生殖補助技術（医療）〔ART〕については，別章〔p.248〕にて解説する．

高度な治療ほど人工操作が増える

不妊治療の基本的なながれ

- 不妊治療の基本的なながれは，簡便な治療から順にステップアップしていく．
- 各治療法の詳細は，p.248「不妊治療」の章を参照のこと．

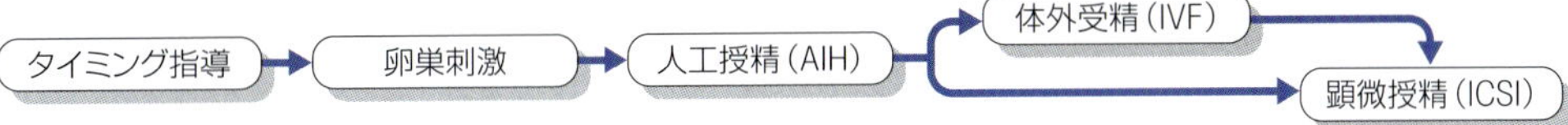

- 1つの治療法を3～6周期行うことが多いが，ステップアップのタイミングは，原因，年齢などを考慮して個別に判断する．

着床までのながれと不妊治療

- 不妊治療法では，排卵・射精から着床までの段階のうちいずれかを人工操作で行うことで不妊因子を回避する．高度な治療になるほど，人工操作でスキップする段階が増えることになる．
- どの段階を人工操作で行い，どの因子を回避することができるのかをみることで，各治療法の内容，適応を理解できる．

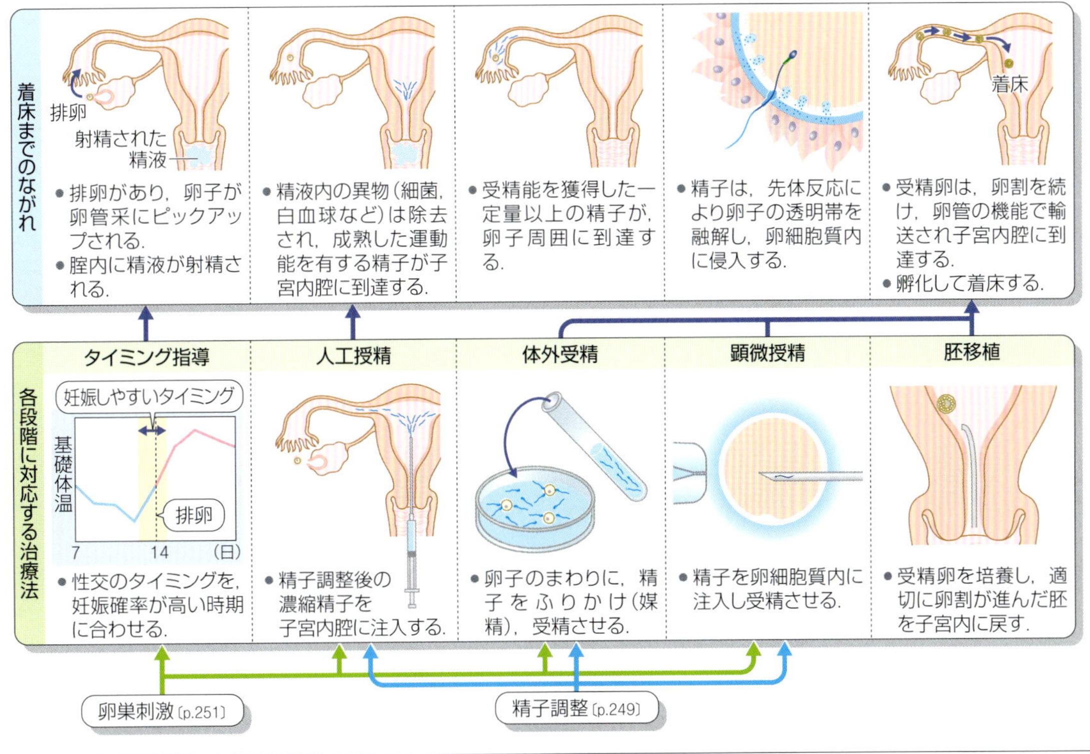

原因により使い分ける

各因子に対する代表的な治療法

- 不妊治療は，簡易なものから高度なものにステップアップしていくというながれに，原因に対する治療が加わる．
- 不妊治療の目的は妊娠を得ることであり，原因がある場合でも，それを除去することが絶対に必要なわけではない（例えば，両側卵管が閉塞していてもIVF-ETにより妊娠が可能である）．
- 治療法の選択の際には，原因だけでなく，女性の年齢を考慮することも重要である〔p.230〕．

原　因	代表的治療法
内分泌・排卵因子	• 排卵誘発
卵管因子	• 通水療法 • 卵管形成術 • 卵管開口術 • 癒着剥離術 • 体外受精
子宮因子	• 子宮形成術
頸管因子	• 薬物療法 • 手術療法 • 人工授精
免疫因子	• 人工授精 • 体外受精 • 顕微授精
男性因子	• 薬物療法 • 人工授精 • 体外受精 • 顕微授精 • 精子採取術＋顕微授精
原因不明	• タイミング指導 • 卵巣刺激 • 卵巣刺激＋人工授精 • 体外受精 • 顕微授精

• 不妊治療：infertility treatment • 生殖補助技術／生殖補助医療（ART）：assisted reproductive technology • 配偶者間人工授精（AIH）：artificial insemination with husband's semen • 顕微授精：microinsemination • 卵細胞質内精子注入法（ICSI）：intracytoplasmic sperm injection • 着床：implantation • 射精：ejaculation • 精子：sperm • 先体反応：acrosome reaction • 卵割：cleavage • 性交：intercourse • 胚移植（ET）：embryo transfer • 排卵誘発：ovulation induction • 子宮形成術：hysteroplasty

わが国で認可されているのはAIDのみ
不妊と倫理的問題

- 通常のARTで妊娠が成立しなかった場合，欧米では下記のような方法があるが，倫理的な諸問題があり，2018年9月現在，日本産科婦人科学会の倫理基準で認められているものは非配偶者間人工授精(AID)である．

名　称	第三者から提供をうける要素	方　法	わが国での施行	主な適応
AID	精子	●夫以外の男性から提供された精子を用いて人工授精法を行う．	●	男性：無精子症
egg(エッグ) donation(ドネーション)	卵子	●妻以外の女性から提供された卵子を用いて体外受精を行う．	×	女性：POF
embryo(エンブリオ) donation(ドネーション)	胚	●第3者の成人男女のIVF-ETなどで生じた余剰胚の提供を受け，これを妻の子宮内に移植する．	×	男性：無精子症 女性：POF
借り腹(host(ホスト) mother(マザー))	子宮	●夫の精子と妻の卵子を体外受精させて得た受精卵を妻以外の女性の子宮内に移植し，妊娠，出産してもらう．	×	女性：子宮のない人
代理母(surrogate(サロゲイト) mother(マザー))	卵子，子宮	●夫の精子を用いて妻以外の女性に人工授精法を行い，その女性に妊娠，出産してもらう．	×	女性：卵巣・子宮のない人

column

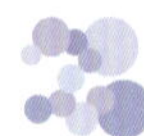

不妊治療の規制はどこで行われているの？

生命操作の可能性がある生殖医療では，実施にあたって慎重な倫理的配慮が必要です．技術的には可能でも倫理的に行ってはならない技術があります．例えば，クローン技術は世界共通に臨床応用が禁止されています．また，国により規制の有無が異なる技術があります．これには，その国の歴史や宗教観，あるいは時代などが大きく影響しています．米国は比較的新技術に寛容ですが，ドイツは人種差別の歴史から生殖医療の規制が厳しい国といわれています．日本はどちらかといえば規制が多い国に入るかもしれません．

国により生殖医療の規制の方法も様々ですが，大きく①法律規制，②行政府の指針規制，③学会などの医師の自主規制に分かれます．欧米では①で規制している国が多いのですが，日本は長年③の産婦人科医の自主規制で行っており，日本産科婦人科学会が「見解」の形で自主規制の内容を公表しています．見解では，体外受精の対象や施設の在り方から始まり，第三者が関与する生殖補助技術（AID，卵子・精子・胚の提供，代理懐胎〔借り腹，代理母〕など）や着床前遺伝子診断などの新技術の臨床応用あるいは規制について，必要に応じて作成されています．

苛原 稔

●非配偶者間人工授精(AID)：artificial insemination with donor's semen　●生殖補助技術／生殖補助医療(ART)：assisted reproductive technology　●無精子症：azoospermia　●早発卵巣不全(POF／POI)：premature ovarian failure／primary ovarian insufficiency　●借り腹：host mother　●代理母：surrogate mother　●性腺刺激ホルモン放出ホルモン／ゴナドトロピン放出ホルモン(GnRH)：gonadotropin releasing hormone　●黄体化ホルモン(LH)：luteinizing hormone　●卵胞刺激ホルモン(FSH)：follicle stimulating hormone

内分泌・排卵因子

視床下部-下垂体-卵巣系のいずれかに異常が生じて妊娠が得られない状態である.

ホルモン異常が不妊に関わる

内分泌・排卵因子による不妊

- 詳細は「内分泌の異常」の章を参照のこと〔p.38〕.
- 月経・排卵だけでなく，卵胞発育，黄体形成にも視床下部-下垂体-卵巣系が関与しており，妊娠までの全経過で内分泌の影響を考慮する必要がある.

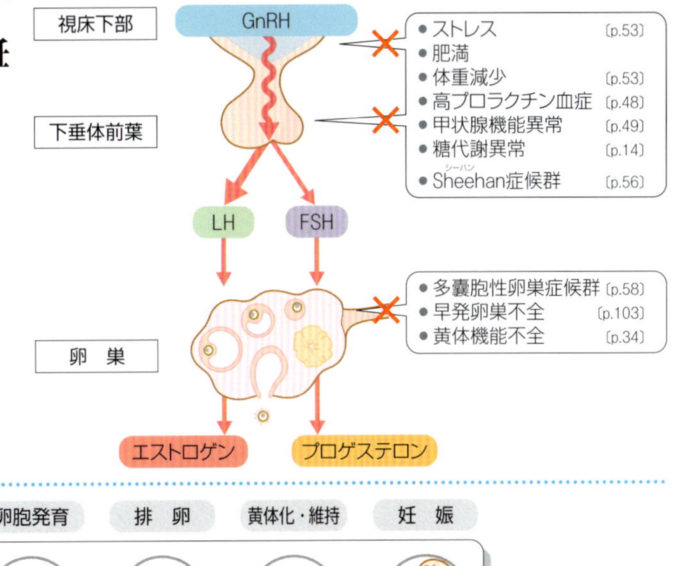

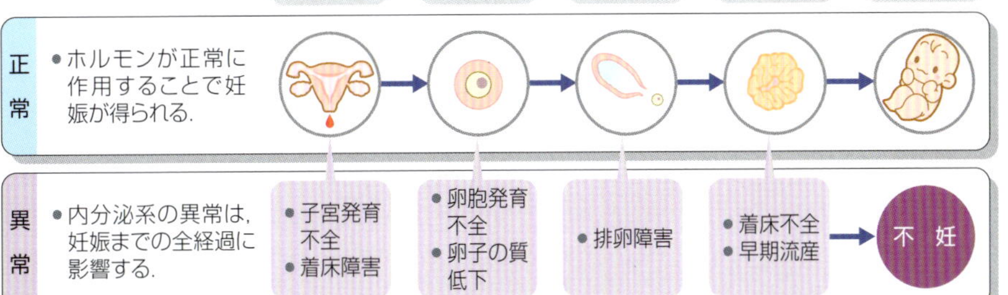

- 内分泌動態の変化（特にエストロゲン）は，頸管粘液の状態にも影響する〔p.22〕.

卵管因子

卵管因子による不妊は，女性側の原因の中で最も多い（約25～35%）.

クラミジア感染が最も多い

卵管因子による不妊の原因

- 卵管因子の病態には，❶卵管狭窄・閉塞，❷卵管・卵管采周囲癒着，❸卵管留水症がある.
- これらの原因としては，感染，子宮内膜症，手術既往などがあり，なかでもクラミジア感染が最多である（60%以上）.

感染の波及経路（上行性感染）

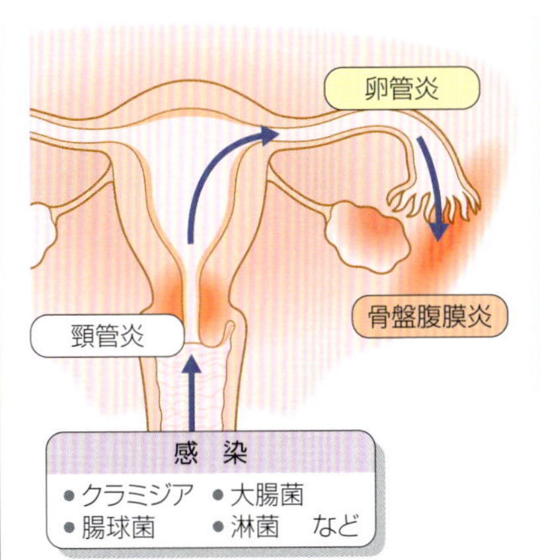

卵管因子の原因と病態

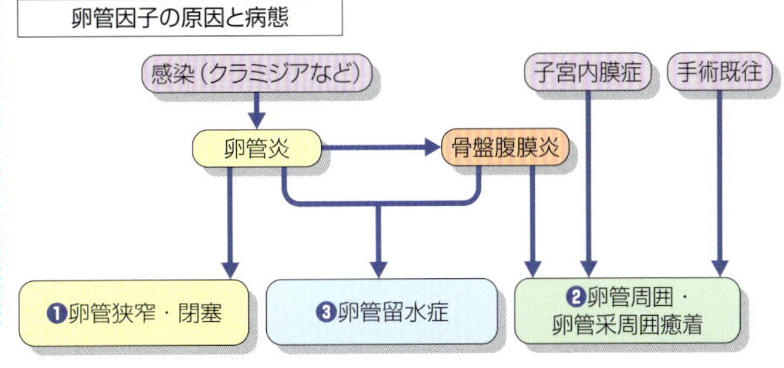

- 卵管狭窄・閉塞は，上行性感染が原因であるので，子宮に近い部位に起こりやすい（多い順に間質部，峡部，膨大部）.

- 高プロラクチン血症：hyperprolactinemia　● 多囊胞性卵巣症候群（PCOS）：polycystic ovary syndrome　● 黄体機能不全：luteal insufficiency　● 卵管周囲癒着：peritubal adhesion　● 卵管采周囲癒着：perifimbriae adhesion　● 卵管留水症：hydrosalpinx　● 卵管炎：salpingitis　● 子宮頸管炎：cervicitis　● 骨盤腹膜炎：pelvic peritonitis　● 子宮内膜症：endometriosis

多くの機能を有する

卵管の機能と不妊の病態

- 卵管は，❶精子の通過経路となる，❷卵子のピックアップを行う，❸受精・卵割の場となる，❹受精卵の輸送を行う，といった妊娠成立に重要な4つの役割を果たしている．
- 感染，子宮内膜症などにより卵管機能が障害されると，以下の機序により不妊となる．

	図中の表示	説明
正常の卵管機能	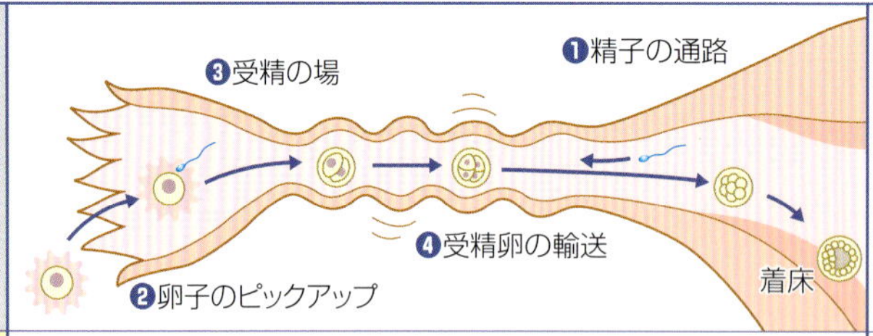 ❶精子の通路 ❸受精の場 ❷卵子のピックアップ ❹受精卵の輸送 着床	❶内腔が開通していることで精子の通過経路となる． ❷卵管采の可動性があり，開口していることで卵子を卵管内に拾い上げる（ピックアップ）． ❸受精の場としての環境を提供する． ❹卵管の蠕動運動（および上皮細胞の線毛運動）で受精卵を輸送する．
卵管狭窄・閉塞	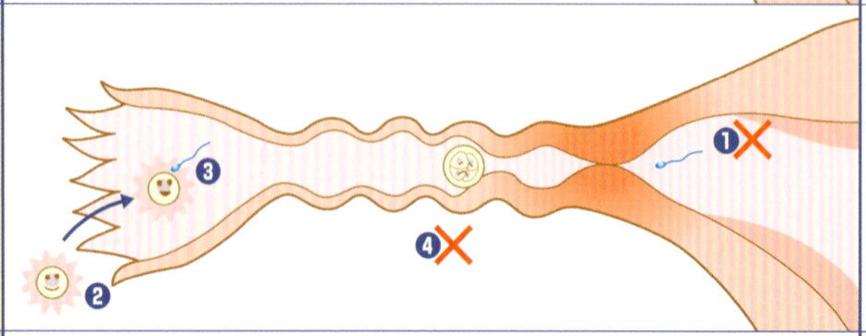 ❶✕ ❷ ❸ ❹✕	• 卵管炎により上皮細胞が障害され，内腔の癒着により狭窄が起こる． • 閉塞すると，精子が通過できない（❶）． • 精子が通過できる程度の狭窄であっても，受精卵が通過できない（❹）．
癒着：卵管周囲	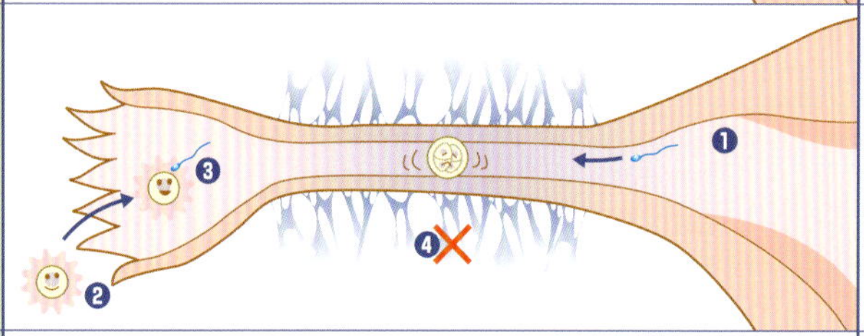 ❶ ❷ ❸ ❹✕	• 腹膜炎，子宮内膜症，手術などにより，卵管周囲と腹膜，他臓器との癒着が生じ，卵管の蠕動運動が障害される． • このため受精卵の輸送ができなくなる（❹）．
癒着：卵管采周囲	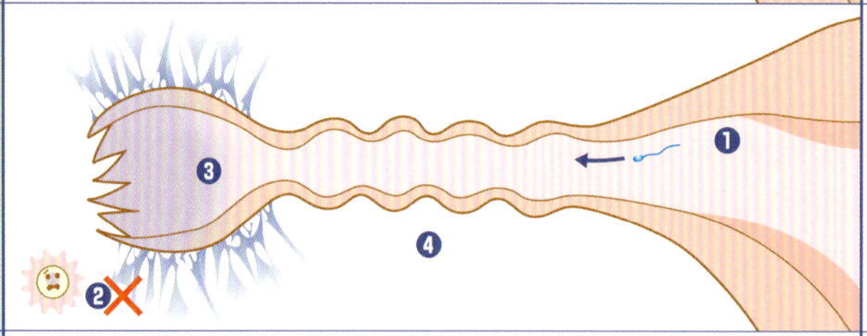 ❶ ❷✕ ❸ ❹	• 腹膜炎，子宮内膜症，手術などにより，卵管采周囲と腹膜，他臓器との癒着が生じ，開口部が閉塞したり，卵管采の動きが障害される． • このため卵子のピックアップができなくなる（❷）．
卵管留水症	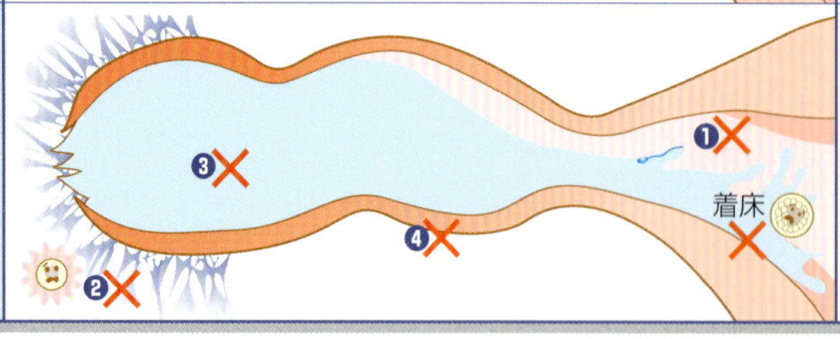 ❶✕ ❷✕ ❸✕ ❹✕ 着床✕	• 卵管上皮細胞の炎症で，卵管内分泌液が増加する．さらに卵管采部が癒着により閉塞すると，分泌液が貯留する．この状態が卵管留水症である． • 炎症による閉塞や，癒着により❶～❹が障害され，さらに，貯留液が子宮内へ逆流することで，着床障害をきたす．

卵管は，単に精子・卵子が通過する管であるだけでなく，卵子のピックアップや，受精卵の輸送といった能動的な機能ももっているのです．

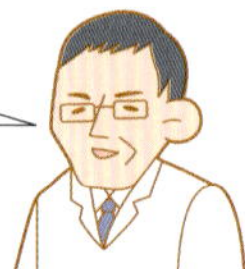

不妊治療専門医

• 卵管：Fallopian tube　• 受精卵：fertilized egg／fertilized ovum　• 受精：fertilization　• 卵割：cleavage　• 子宮内膜症：endometriosis　• 卵管采：tubal fimbriae　• 卵管炎：salpingitis　• 卵管周囲癒着：peritubal adhesion　• 卵管采周囲癒着：perifimbriae adhesion　• 卵管留水症：hydrosalpinx　• 着床障害：implantation disorder

卵管の癒着や閉塞の度合いがみえる

子宮卵管造影（HSG）像

- 子宮口から造影剤を注入し，卵管の通過性や，卵管留水症の有無，子宮形態の評価を行う．
- 卵管の通過性が保たれていることは，自然妊娠を得るための必須条件であるので，不妊症のスクリーニング検査として非常に重要である．

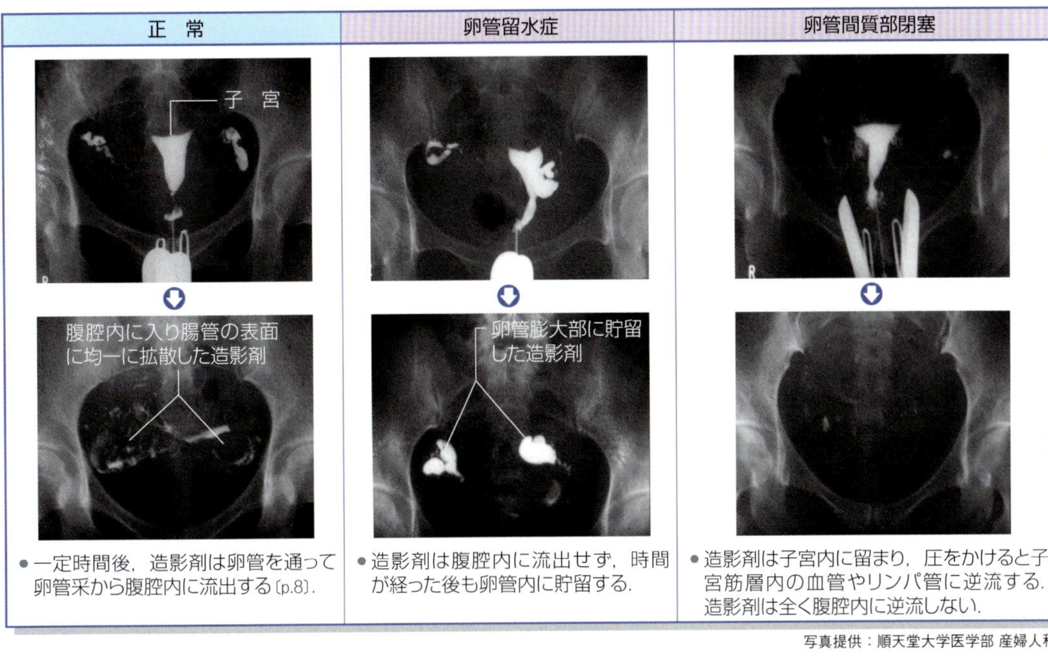

- 一定時間後，造影剤は卵管を通って卵管采から腹腔内に流出する 〔p.8〕．
- 造影剤は腹腔内に流出せず，時間が経った後も卵管内に貯留する．
- 造影剤は子宮内に留まり，圧をかけると子宮筋層内の血管やリンパ管に逆流する．造影剤は全く腹腔内に逆流しない．

写真提供：順天堂大学医学部 産婦人科

- HSGは閉塞部を押し広げながら造影剤が通過するため，卵管の通過性が回復するという治療効果ももっている．このため検査後に妊娠率の上昇が認められる．
- 通過性があっても，卵管・卵管采周囲の癒着により卵管機能が障害されている場合があり，これらを疑う場合は腹腔鏡検査を行う．

治療もできる

腹腔鏡検査

- 腹腔鏡検査は，腹腔内から卵管などの臓器を直接観察できるので，卵管因子の精査として有用である．
- 臨床症状を呈さない軽度の子宮内膜症などが発見されることもあり，原因不明（機能性）不妊の検査としても施行される．
- 卵管・卵管采の異常，子宮内膜症病変を認めた場合は，同時に治療を行うこともできる．

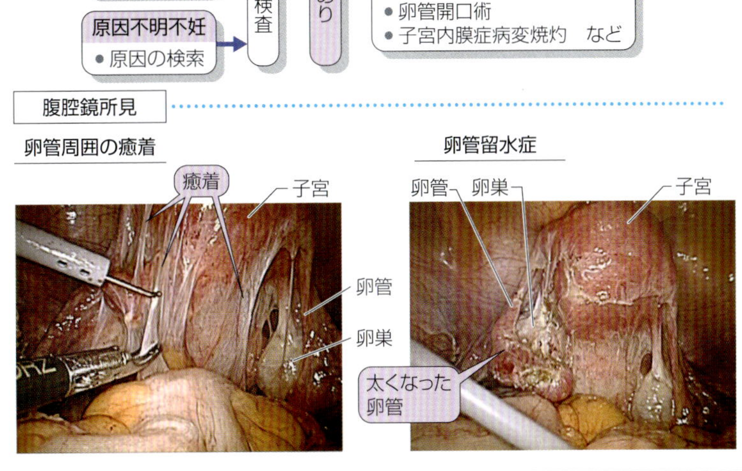

- 子宮卵管造影（HSG）：hysterosalpingography
- 腹腔鏡：laparoscope
- 原因不明不妊症：unexplained infertility
- 卵管采形成術：fimbrioplasty
- 卵管開口術：salpingostomy

不妊の原因を取り除く
病態に応じた治療

- 卵管因子による不妊に対して，卵管機能を障害する病態を特定し，それぞれに応じた治療を行う．

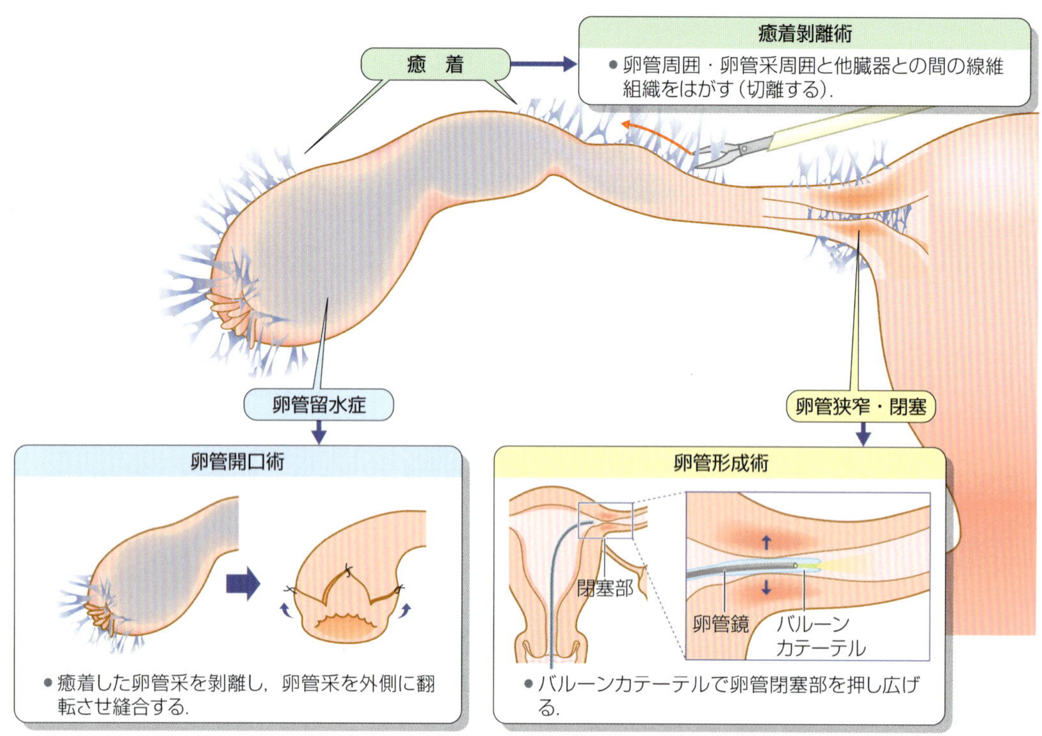

- 癒着剥離術，卵管開口術は腹腔鏡下で行われることが多い（開腹，顕微鏡下で行われることもある）．
- 上記治療法が主流であるが，他にも，子宮内卵管移植術，卵管端々吻合術などの術式もある．

原因が治療可能かどうかで変わる
卵管因子による不妊の治療方針

- 卵管因子による不妊は，卵管機能を障害している原因（病態）に対する治療が可能であれば，自然妊娠が望める．
- 一方，原因に対する治療が不可能な場合や，他の因子や年齢を考慮して原因に対する治療を行わない場合もある．これらの場合，人工授精は卵管が機能することを前提としているため適応とならず，体外受精－胚移植以上の治療が必要となる．

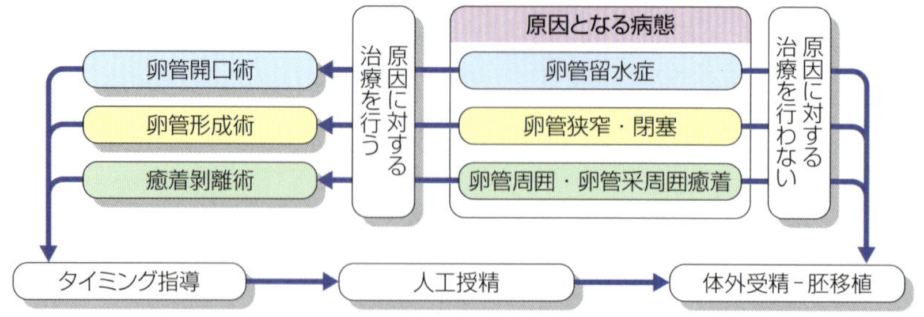

- 卵管留水症では，貯留した卵管液が子宮側に流れることで着床障害をきたす〔p.238〕．よって，体外受精－胚移植を行い不成功の場合，卵管に対する手術（卵管切除術〔病⑩ p.98〕，人工的卵管閉鎖術）を考慮することもある．
- 体外受精でも，卵管機能に障害があると，異所性妊娠のリスクが上がる．このため，異所性妊娠の既往があるなどのハイリスク症例では，異所性妊娠を避けるため，体外受精の前に卵管結紮または卵管切除を行うことがある．

●卵管采：tubal fimbriae　●人工授精：artificial insemination　●体外受精－胚移植(IVF-ET)：*in vitro* fertilization and embryo transfer　●卵管留水症：hydrosalpinx　●卵管開口術：salpingostomy　●卵管形成術：salpingoplasty　●顕微授精：microinsemination　●異所性妊娠：ectopic pregnancy

子宮因子

子宮に異常があり，主に胚の着床が阻害されて妊娠が得られない状態である．

着床が妨げられる

子宮因子による不妊

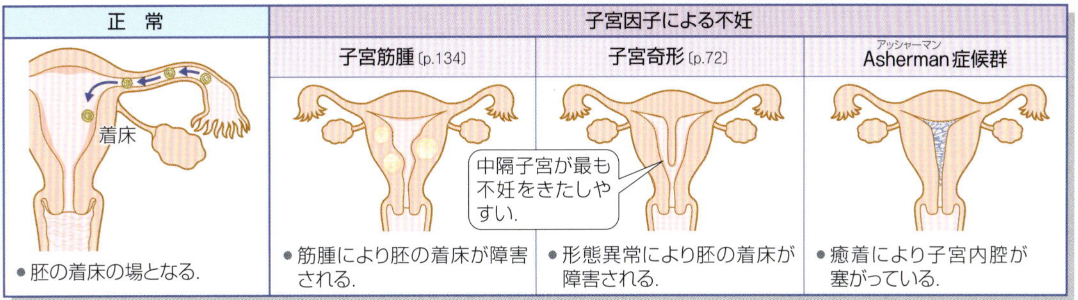

- 子宮因子の原因となる疾患が存在しても，必ず不妊となるわけではない．子宮因子の原因疾患の治療は，侵襲的（主に手術）であることからも，他の因子を除外しつつ，年齢や不妊期間を考慮して治療方針を決定する必要がある．
- ここではAsherman症候群について解説する．

子宮内腔が癒着

Asherman症候群

- 子宮内膜基底細胞層に欠損が生じ，子宮内腔に癒着をきたしたものをAsherman症候群という．
- 原因は主に子宮内膜掻爬や，分娩時操作，子宮鏡手術などの子宮内操作による外傷である．

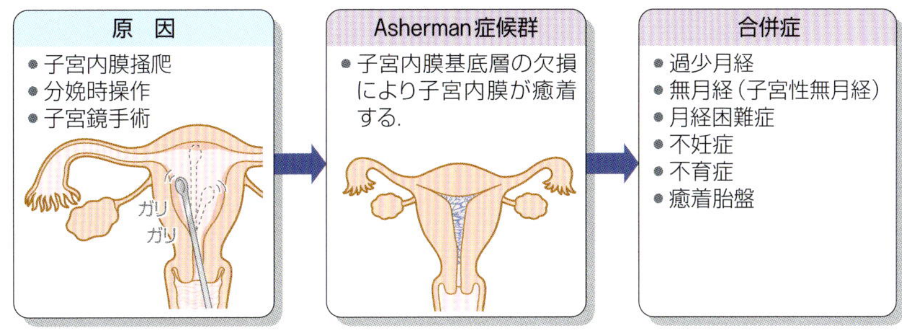

子宮卵管造影像

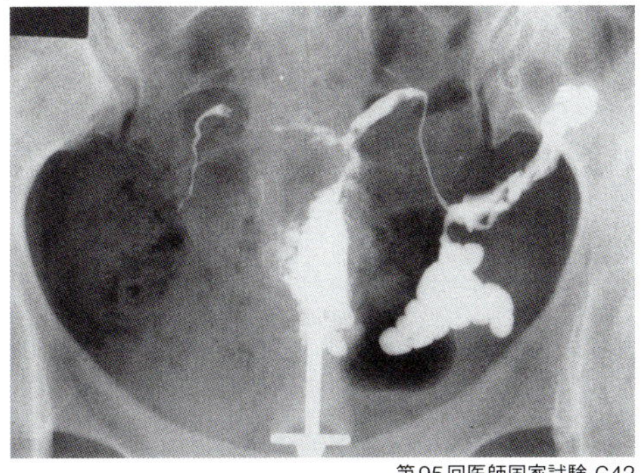

第95回医師国家試験 G42

●子宮陰影の欠損，不整を認める．

治　療

- 治療は癒着剥離を行う．癒着範囲が小さな軽症例では，子宮ゾンデによる鈍的剥離も可能だが，広範囲なものでは子宮鏡手術が必要となる．
- 癒着剥離後も再発を起こしやすい（剥離自体が子宮内操作である）ので，感染予防のための抗菌薬や，一定期間，子宮内バルーンなどを使用する．また，子宮内膜の再生を促進するため，Kaufmann療法〔p.41〕を行う．

生殖医療　不妊症

●子宮：uterus　●着床：implantation　●子宮筋腫：uterine myoma　●子宮奇形：uterine anomaly　●中隔子宮：septate uterus　●子宮内膜掻爬術：endometrial curettage　●分娩：delivery／labor　●子宮鏡検査：hysteroscopy　●過少月経：hypomenorrhea　●無月経：amenorrhea　●月経困難症：dysmenorrhea　●不育症：recurrent pregnancy loss　●癒着胎盤：placenta accreta／increta／percreta　●子宮卵管造影（HSG）：hysterosalpingography

頸管因子・免疫因子

頸管が精子通過に適さない

頸管因子による不妊

- 頸管，頸管粘液の状態が精子通過に不適切なために妊娠が成立しない状態である．

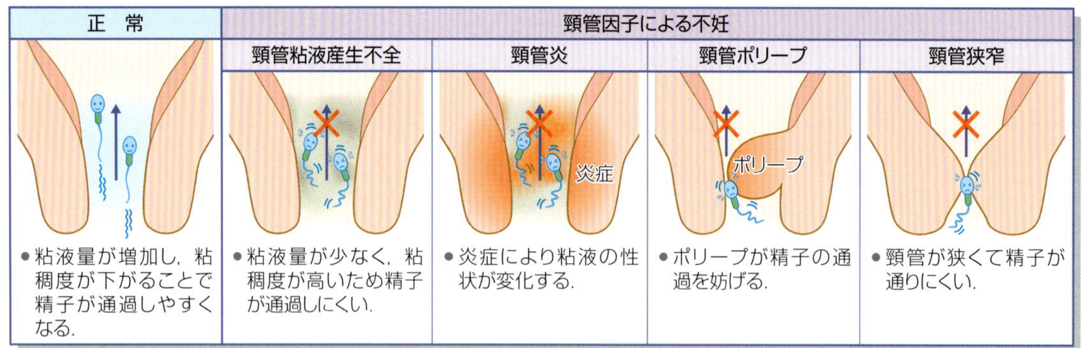

正　常	頸管粘液産生不全	頸管炎	頸管ポリープ	頸管狭窄
●粘液量が増加し，粘稠度が下がることで精子が通過しやすくなる．	●粘液量が少なく，粘稠度が高いため精子が通過しにくい．	●炎症により粘液の性状が変化する．	●ポリープが精子の通過を妨げる．	●頸管が狭くて精子が通りにくい．

- 頸管粘液産生不全には，内分泌異常が関与している場合があり（エストロゲン作用不足，クロミフェンの使用），ホルモン療法を行う．
- 頸管炎には抗菌薬投与，頸管ポリープがある場合は切除する．

精子が頸管を通過できるか

Huhnerテスト

- Huhner（フーナー）テストは，性交後試験ともよばれる検査で，頸管粘液の状態が最も精子通過に適している排卵期に行う．
- 性交後に頸管粘液内で運動性を保った精子の存在を確かめることで，妊娠過程の最初のステップを総合的に評価できる．
- 非定量的で，結果と実際の妊孕性が一致しない場合もあるという欠点もあるが，特殊な機器を使用せずに施行できる基本的な検査である．

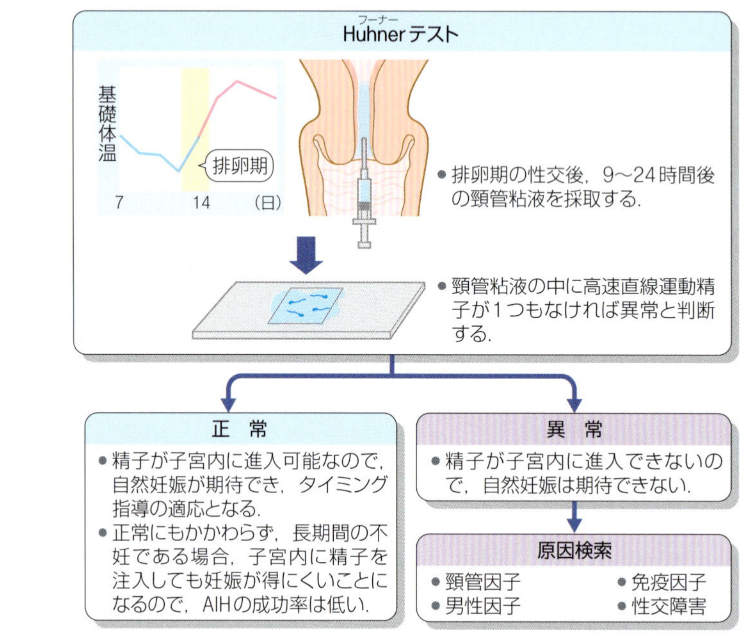

- 結果が異常になる原因として，男性因子（無精子症など）や性交障害もあるが，これらは精液検査や問診で鑑別でき，二次検査の主な対象は頸管因子や免疫因子である．

●頸管：cervical canal of the uterus　●免疫：immunity　●子宮頸管炎：cervicitis　●エストロゲン：estrogen　●クロミフェン：clomiphene　●ホルモン療法：hormone therapy　●排卵期：ovulatory phase　●妊孕性：fertility　●配偶者間人工授精（AIH）：artificial insemination with husband's semen　●無精子症：azoospermia

抗体により妊娠が妨げられる

免疫因子による不妊

- 免疫異常により妊娠が得られない状態である．
- 配偶子に対する抗体として，抗精子抗体と抗透明帯抗体がある．
- 抗精子抗体は，男性で検出される場合（自己抗体）と，女性で検出される場合（同種抗体）があり，いずれも受精障害をきたす．
- 抗透明帯抗体は，女性に検出され，受精障害，着床障害をきたすとされるが，検出法は一般的ではない．
- 免疫因子には，自己免疫疾患や，胚と母体の免疫学的相互作用なども関連するが，不明な点も多い．
- ここでは抗精子抗体による不妊に関して解説する．

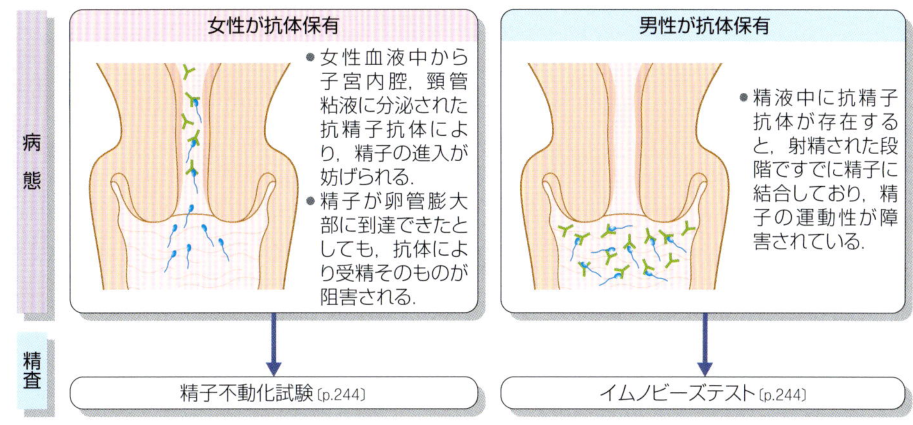

治療方針

- 抗精子抗体による不妊の治療は，男女のどちらが抗体を保有しているかにより異なる．

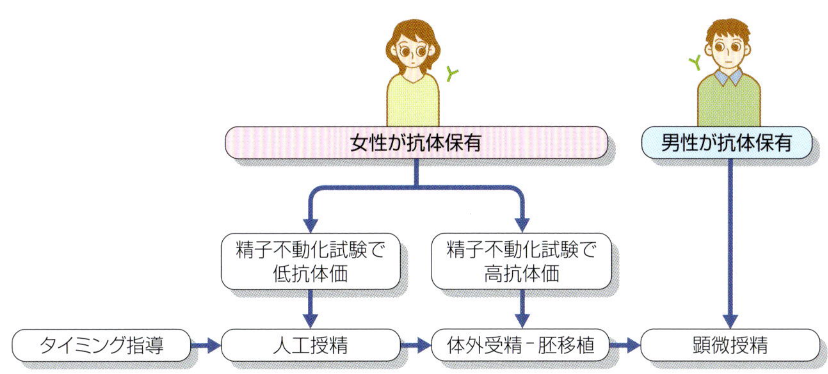

- 女性が抗精子抗体を保有している場合，その抗体価（抗体が多いか少ないか）により治療方針を決定する．抗体価が低ければ，人工授精で妊娠が得られる可能性があるので，人工授精から治療を開始し，妊娠が得られなければ体外受精にステップアップする．一方，抗体価が高ければ，人工授精が成功する可能性は低いため，体外受精から治療を開始する．
- 男性が保有する抗精子抗体による受精障害では，精液が射精された時点で抗体により精子の運動が障害されている．よって，精子自体に受精能があることを必要とする体外受精が成功する可能性は低く，顕微授精が必要となる．
- ただし，抗精子抗体には様々な種類があり，精子を不動化して受精障害をきたすものもあれば，直接的には不妊症と関係がないものもある．抗精子抗体が検出されても，その抗体が精子を不動化するものでなければ，顕微授精を行う必要はなく，タイミング指導から治療を始めてよい．

●配偶子：gamete　●抗精子抗体：antisperm antibody　●自己抗体：autologous antibody　●同種抗体：alloantibody　●着床障害：implantation disorder　●精子不動化試験：sperm immobilization test　●イムノビーズテスト：immunobead test　●人工授精：artificial insemination　●体外受精－胚移植（IVF−ET）：*in vitro* fertilization and embryo transfer　●顕微授精：microinsemination

男性因子

Words & terms

精子不動化試験 〔p.232〕
女性側の抗精子抗体を調べる検査として行われる．健康な精子サンプルに患者の女性の血清を加え，精子の運動性の変化とその程度を調べる．抗精子抗体が陽性の場合には定量的に測定することもでき，抗体価の高低により治療方針を決定する．

イムノビーズテスト 〔p.232〕
男性側の抗精子抗体を調べる検査．マウス抗ヒトIg抗体でコーティングしたビーズを射精精液と混合する．精子に抗精子抗体が付着していると，その抗精子抗体にビーズが結合することを利用し，ビーズが結合した精子数を測定する．

Hemizona assay（ヘミゾナアッセイ） 〔p.232〕
手術検体や採卵後に余った未授精卵の透明帯を使用して，精子の受精能を測定する検査である．患者男性の精子と，健康男性精子をそれぞれ透明帯とともに培養し，透明帯に強く結合している精子数を比較する．透明帯に強く結合している精子が少なければ受精能が低いと判断する．

Percoll法（パーコール法） 〔p.249〕
精子調整法の1つである．成熟精子と不要物質の密度の差を利用する方法で，密度勾配をつけた液の中で遠心分離すると，成熟精子が沈降する．

swim-up法 〔p.249〕
精子調整法の1つである．精子自身の運動により精液中から培養液中に移動（swim-up）してきた運動精子を回収する．Percoll法で成熟精子を選別した後，さらにswim-up法を行うこともある．

造精機能障害が原因として多い

男性因子による不妊

- 精巣でつくられた精子が射出されるまでのしくみの，いずれか1つでも障害されると不妊の原因となる．
- 男性因子の中では，造精機能障害が最も多く，全体の80～90%を占める．
- 原因検索は必要に応じて泌尿器科と連携して行う．

造精機能障害

- 精索静脈瘤〔病⑧p.334〕
- 潜在（停留）精巣〔病⑧p.316〕
- 染色体異常（Klinefelter（クラインフェルター）症候群〔p.71〕など）
- 視床下部下垂体機能障害
- 化学的・環境的要因
- 精巣炎〔病⑧p.328〕

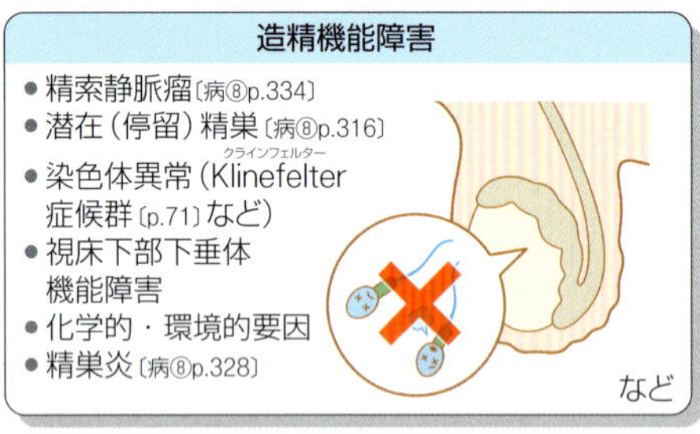

など

精子の通過経路障害

- 先天的な発育不全
- 精管欠損症
- 両側精巣上体炎〔病⑧p.256〕
- 医原性（鼠径ヘルニア手術に伴う両側精管損傷 など）

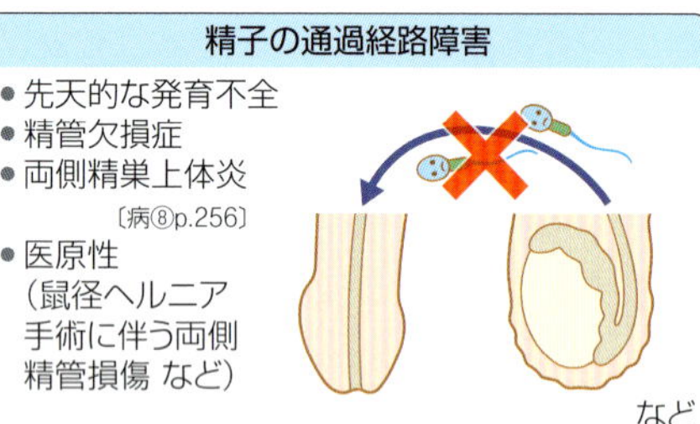

など

性機能（勃起，射精）障害

- ED〔病⑧p.331〕
- 神経損傷
- 逆行性射精
- 遅漏，早漏

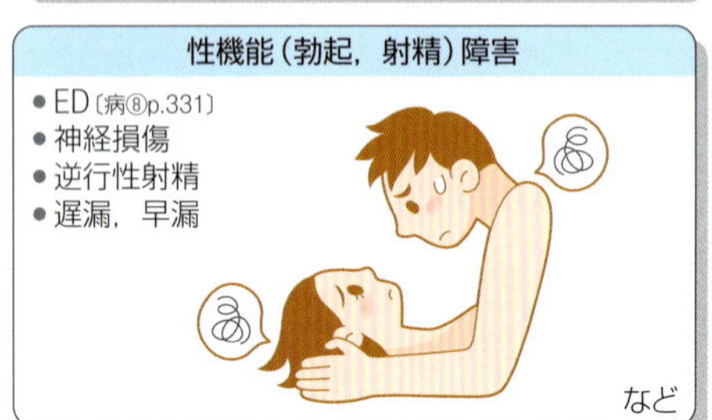

など

内性器の炎症による影響

- 精嚢炎
- 前立腺炎〔病⑧p.255〕
- 精巣上体炎

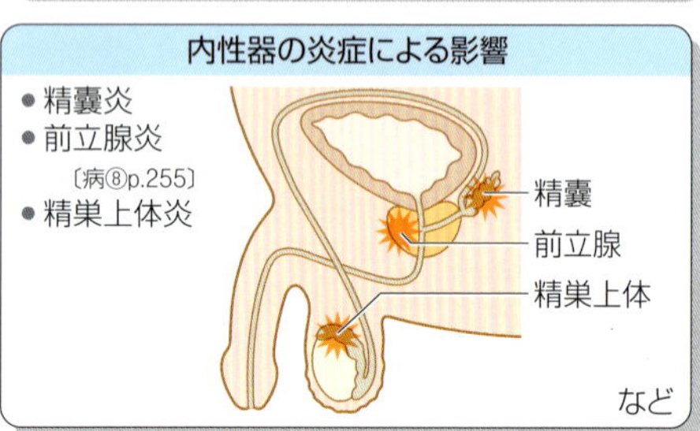

など

精子の性状や精液の量・濃度をチェック

精液検査

- 男性因子による不妊では，造精機能障害の場合が多いため，疑われたら精液検査を行う．
- 精液を採取して，顕微鏡で精子の性状を調べ，正常値と比較する．

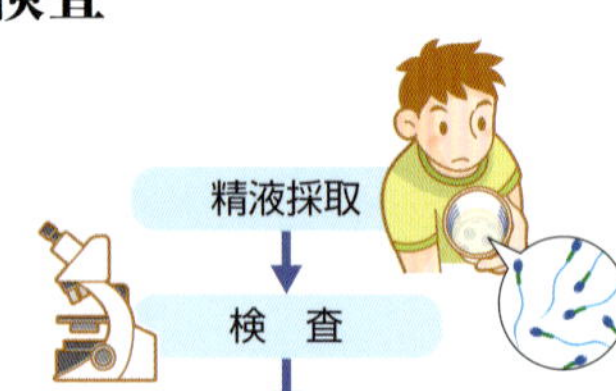

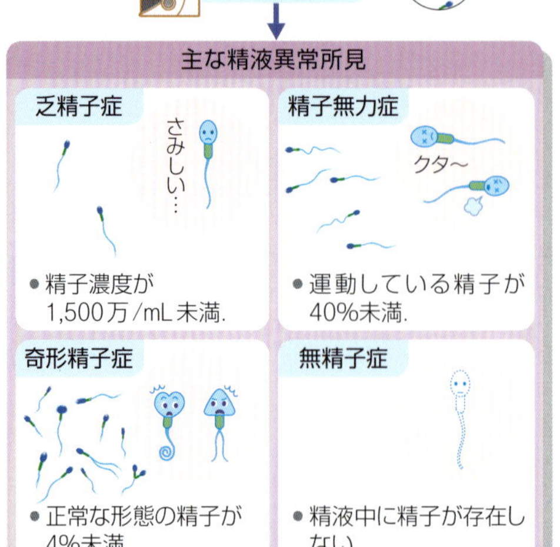

精液検査の正常値（WHO，2010）

項目	正常値
精液量	1.5 mL以上
精子濃度	15×10^6/mL以上
総精子数	39×10^6以上
総運動率	運動している精子が40%以上
前進運動率	前進している精子が32%以上
形　態	形態正常精子が4%以上
精子生存率	58%以上

- 精子不動化試験：sperm immobilization test
- イムノビーズテスト：immunobead test
- 精巣静脈瘤：varicocele
- 潜在（停留）精巣：cryptorchi〔di〕sm
- 精巣炎：orchitis
- 精巣上体炎：epididymitis
- 鼠径ヘルニア：inguinal hernia
- 勃起障害（ED）：erectile dysfunction
- 逆行性射精：retrograde ejaculation
- 精嚢炎：spermatocystitis
- 前立腺炎：prostatitis
- 精液検査：semen test
- 乏精子症：oligozoospermia
- 精子無力症：asthenozoospermia
- 奇形精子症：teratozoospermia
- 無精子症：azoospermia

精液検査からの
治療のながれ

- 男性因子による不妊の治療は，精液検査所見により分けることができる．

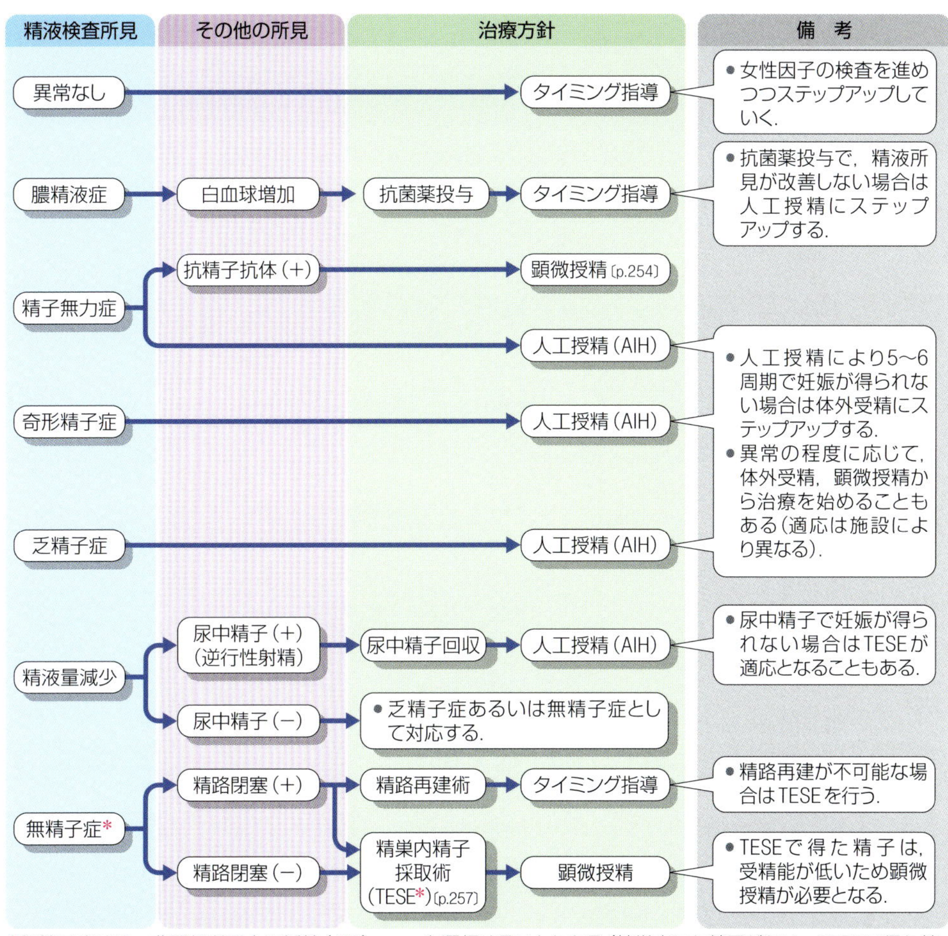

*無精子症では，非配偶者間人工授精(AID)〔p.236〕を選択することもある(精巣内にも精子がない，TESEで得た精子で妊娠不成功，患者がTESEよりもAIDを希望する場合など)．

- 精液所見の異常を認めた場合，泌尿器科での診察を勧め，内分泌異常，精索静脈瘤〔病⑧p.334〕などがあればそれに対する治療を行う．
- 高プロラクチン血症がある場合，男性でも性腺機能低下をきたすので，治療を行う〔p.47〕．
- LH・FSHの低下を認める場合(低ゴナドトロピン性性腺機能低下症)，ゴナドトロピン製剤により造精機能が改善する．
- 特発性の造精機能障害に対する薬物療法(ビタミン薬，漢方薬，カリジノゲナーゼなど)は，作用機序，有効性は必ずしも明確ではない．

逆行性射精

- 射精時に外尿道口から射出されるべき精液が，膀胱内に逆流した状態で，膀胱頸部の括約筋収縮が不十分なことによる性機能障害の1つである．
- 射出される精液量は減少するが，膀胱内には精子が存在するので，尿中精子を回収して人工授精を行うことができる．

精索静脈瘤

- 精巣静脈の血流うっ滞により，陰嚢内の蔓状静脈叢が血流うっ滞，血管拡張をきたし静脈瘤を形成したものである．
- 血流うっ滞による精巣温度上昇，低酸素状態，代謝物の逆流などにより造精機能が障害されるといわれている．
- 造精機能障害の原因の25.1％を占める．
- 治療として，精索静脈瘤結紮術などが行われ，これにより半数以上の症例で精液所見の改善が得られる．

●顕微授精：microinsemination　●配偶者間人工授精(AIH)：artificial insemination with husband's semen　●体外受精(IVF)：*in vitro* fertilization　●精巣内精子採取術(TESE)：testicular sperm extraction　●非配偶者間人工授精(AID)：artificial insemination with donor's semen　●高プロラクチン血症：hyperprolactinemia　●黄体化ホルモン(LH)：luteinizing hormone　●卵胞刺激ホルモン(FSH)：follicle stimulating hormone

その他の不妊症

頻繁に併存する
子宮内膜症と不妊

- 子宮内膜症は，妊娠・出産年齢の女性に発症頻度が高く，子宮内膜症女性の20～40%に不妊症を伴う．また，不妊女性の15～20%に子宮内膜症を合併する．
- 子宮内膜症は，チョコレート囊胞による排卵障害や，卵管・卵管采癒着を介して不妊をきたしうる．
- また，その他にも様々な機序で不妊をきたすとされ，子宮内膜症として明らかな症状を呈していなくても，原因不明の不妊症女性に腹腔鏡検査を行うと20%程度に子宮内膜症の腹腔内病変が発見される．

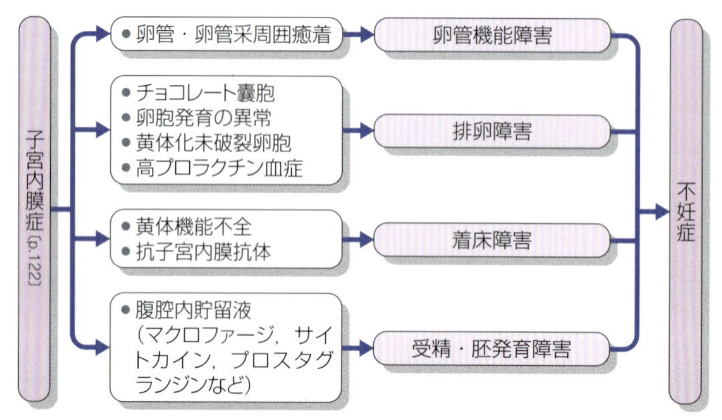

- 子宮内膜症と不妊の因果関係は明らかでない部分もある．

原因がわからない
原因不明不妊症（機能性不妊症）

- 不妊症の検査を行っても，器質的な原因を特定できないものを原因不明不妊症あるいは機能性不妊症という．
- 不妊を訴える夫婦の10～15%が該当するとされる．
- この中には，本当に原因がなくタイミング指導をはじめとした不妊治療により妊娠が得られたものと，治療をステップアップしてARTによる治療を行っても妊娠を得られない難治性のものがある（この場合は，現在の検査技術では特定できない原因が想定される）．
- 臨床では，スクリーニング検査を行った段階で，特に異常がない状態を原因不明不妊症として扱い，治療をステップアップしていく過程でさらなる精査として腹腔鏡検査を行うと，軽度の卵管癒着や子宮内膜症病変が判明する場合などもある．本来は，現在可能な全ての検査を行っても原因がわからないものが原因不明不妊症である．

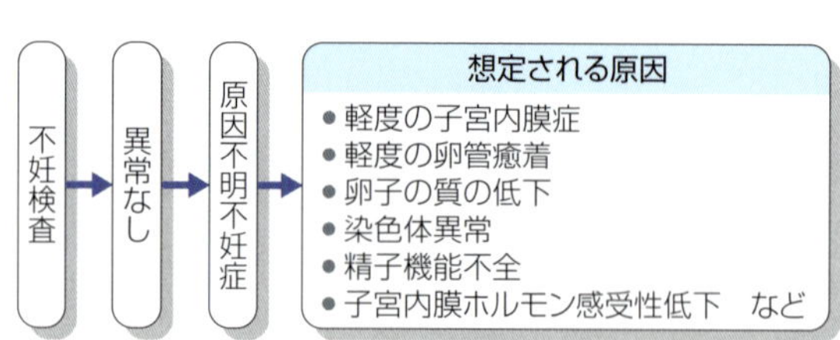

Words & terms

胞状卵胞 〔p.247〕
卵胞期初期の卵胞で〔p.15〕，その周期に排卵に向けて発育していく卵胞を胞状卵胞またはアントラルフォリクルという．

抗ミュラー管ホルモン（アンチミュラリアンホルモン〔AMH〕） 〔p.247〕
男性ではセルトリ細胞から分泌され，Müller（ミュラー）管の形成を抑制する役割を果たすホルモンである．AMHの生理的な働きは明らかではないが，女性でも胞状卵胞などから分泌されていることが明らかとなった．このため，AMHが高いほど発育のために準備されている卵胞が多いということになり，卵巣機能の低下，加齢とともに低下し，卵巣予備能の指標となる．

アントラルフォリクル数（胞状卵胞数）〔AFC〕 〔p.247〕
経腟超音波にて確認できる両側卵巣の胞状卵胞の数．卵胞期初期の2～10 mm程度の胞状卵胞数は，その周期に発育を始めた卵胞数であり，卵巣予備能の指標となる．数が多いほど，卵巣機能が保たれており，5～7個以下は卵巣刺激に対する反応性が低いとされる．

超音波下卵管造影 〔p.232〕
微細な気泡を発生する造影剤を子宮口から注入し，その気泡を超音波で観察することにより卵管の疎通性を確認する検査である．HSGに比較して，外来で比較的簡便に施行でき，放射線曝露がないという長所がある．

子宮鏡検査 〔p.232〕
子宮内をカメラで直視下に観察する方法である．粘膜下筋腫，ポリープ，子宮中隔などの病変の位置や大きさを正確に判断し，生検や，切除術などの治療も行うことができる．

• 抗ミュラー管ホルモン(AMH)：Anti-Müllerian hormone　• 胞状卵胞数／アントラルフォリクル数(AFC)：antral follicle count　• 子宮鏡検査：hysteroscopy　• 子宮内膜症：endometriosis　• チョコレート囊胞：chocolate cyst　• 黄体化未破裂卵胞(LUF)：luteinized unruptured follicle　• 高プロラクチン血症：hyperprolactinemia　• 黄体機能不全：luteal insufficiency　• 原因不明不妊症：unexplained infertility　• 機能性不妊症：functional infertility　• 生殖補助技術／生殖補助医療(ART)：assisted reproductive technology

ARTでも妊娠が難しい
卵子の質の低下

- 卵子は胎生期につくられた後に増えることはなく〔p.100〕，毎月の卵胞発育は新鮮な卵子の新生ではない．つまり，卵子は加齢の影響をそのまま受けている．卵巣内の卵子数は加齢とともに減少していき，枯渇して閉経を迎える．
- 1つの月経周期の中で，卵巣内では複数の卵胞が同時に発育を始める〔p.16〕が，卵巣内の卵子数の減少とともに，同時に発育を始める卵胞の数が減少する．これにより，卵子の質が低下し，高齢になるほどARTの成功率が下がることになる〔p.230〕．

	卵胞発育	排卵前 / 排卵➡受精	胚発生	着床
若年時	●多数の卵胞が同時に発育し，ホルモン産生を行う．	●良好なホルモン環境で発育した，多数の中から選ばれた主席卵胞のみが成熟する．	割球の大きさが均一 ●質のいい卵子が多い． ●卵子の質がいいと，良好な胚発生が進む．	●良好な胚は着床しやすく妊娠しやすい．不妊症の場合でも，ARTが成功しやすい．
高齢時	●同時に発育する卵胞数が減少し，全体としてのホルモン産生量は減少する．	●ホルモン環境が悪く，少ない卵胞の中から選ばれた主席卵胞が成熟する．	割球の大きさが不均一で，ちぎれた細胞質もある． ●質の悪い卵子が多い． ●卵子の質が悪いと，胚の発育が悪く，途中で停止することもある．	●胚が不良だと着床しにくく，妊娠しにくい．ARTを行っても成功率が低い．

写真提供：柴原 浩章

- ARTにおいて，若年女性では，採卵した卵子のうち，良質な卵子の割合が高く，高齢になるほど良質な卵子の割合が低くなる．そのため，高齢女性では，採卵はしたが良好な胚発生が得られず，胚移植はキャンセルとなることも増える．

卵巣予備能

- 上記のように，卵巣機能，卵子の質は年齢とともに低下していくが，その女性の卵巣が，どの程度の妊孕性を保っているか，卵巣刺激に反応しうるのかという概念は，卵巣予備能とよばれる．
- 年齢という因子だけで判断するのではなく，個々の女性の卵巣予備能を評価するものとして，アントラルフォリクル数（胞状卵胞数）〔AFC〕，抗ミュラー管ホルモン（AMH）などがある．
- 個々の女性の卵巣予備能を評価することで，適切な治療計画を立てたり，卵巣刺激法の工夫を行うことができる．

卵巣予備能の評価に用いる検査項目（月経周期3日目前後に計測）

内分泌検査
- LH ●FSH ●エストラジオール（E_2）
- プロラクチン（PRL）
- 抗ミュラー管ホルモン（AMH）

超音波検査
- アントラルフォリクル数（AFC）〔p.246〕

不妊治療を行えば，40〜50代でも妊娠できると考えているカップルが多いですが，実際はその確率は低いのです．このため，妊娠には適齢期があり，妊娠を望む場合は計画的に考えることが重要であることを啓発していく必要があります．また，それと同時に，たとえ仕事をもっていても，女性が希望するときに児を出産し，育てることができる社会環境を整備していく必要があります．

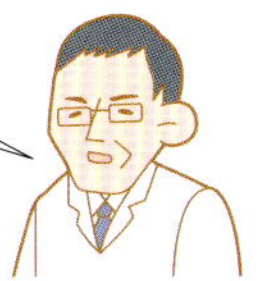
不妊治療専門医

●閉経：menopause ●排卵：ovulation ●着床：implantation ●主席卵胞：leading follicle ●卵巣刺激：ovarian stimulation

生殖医療

不妊治療

監修
柴原 浩章

簡便なものから始める 基本的なながれ

- 不妊症の原因は様々であり〔p.231〕，治療法もそれぞれ異なる．
- 基本的には簡便なものから始めて，妊娠が得られなければより高度なものにステップアップしていく．
- ステップアップまでに何周期治療を行うかは，原因や年齢を考慮する．

タイミング指導
卵巣刺激
人工授精（AIH）
体外受精（IVF）
顕微授精

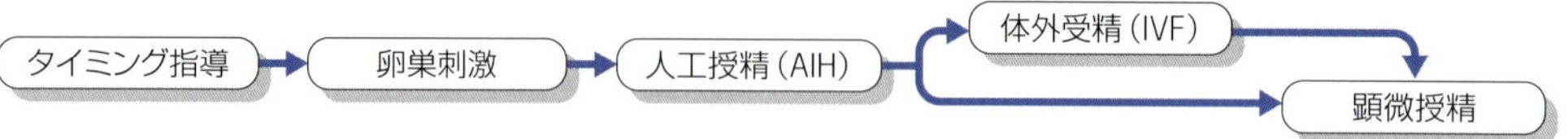

- それぞれの原因に対する治療のながれは各因子のページを参照のこと．

排卵期に合わせて性交を行う タイミング指導

- 種々の方法で排卵日を予想し〔p.233〕，性交の機会を妊娠可能な期間に合わせることで妊娠確率を上げる方法がタイミング指導である．
- 妊娠を得るには，少なくとも一方の卵管の疎通性が必要なので，子宮卵管造影を施行しておくことは必須である．また，子宮卵管造影後は，妊娠率が高まることが示されている．
- 男性不妊となる原因がないことも確認しておく．
- タイミング指導の適応になる場合，排卵があることは前提であるが，妊娠率を上昇させるため，通常の排卵状態に加えてさらに排卵誘発薬を用いた卵巣刺激を行う場合もある．
- タイミング指導の期間は，通常4～6周期が適当とされるが，女性の年齢が35歳以上の場合にはより早期にステップアップすることが推奨される．

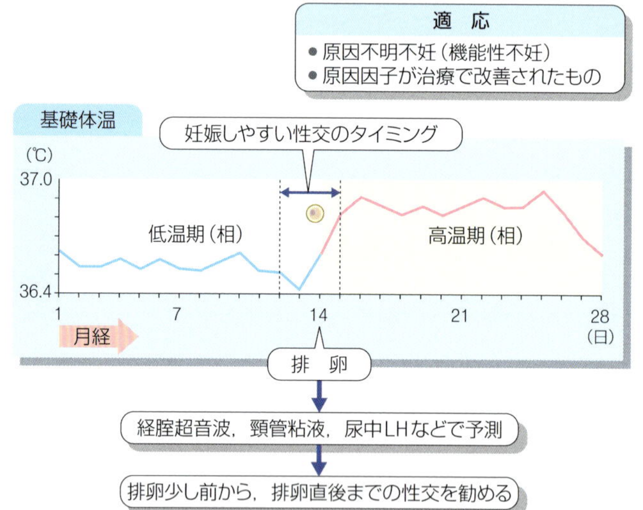

排卵直前が一番高い 月経周期と妊娠確率

- 妊娠を得るためには，性交のタイミング，人工授精の実施を妊娠確率の高い時期に一致させる必要がある．
- 卵管内での精子生存期間は48～72時間，卵子の生存期間は8～12時間程度とされ，月経周期の中で妊娠が得られる期間は限られている．
- グラフに示されるように，排卵2日前が妊娠確率が最も高く，排卵日から8日以上前，3日以上後の性交では妊娠の可能性はほとんどない．
- 性交のタイミング，人工授精の実施は，排卵少し前から排卵直後までが適している．

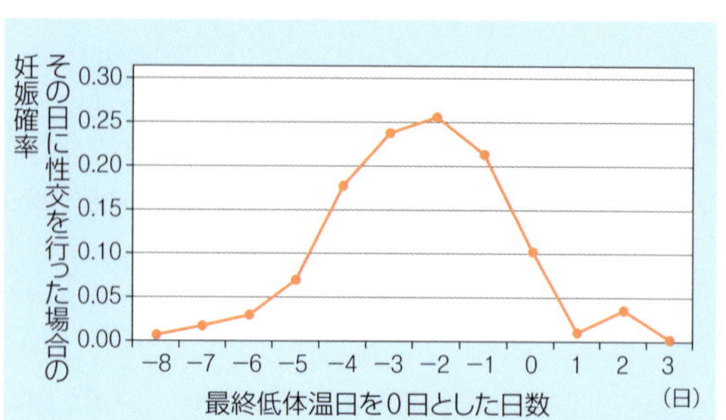

Bernardo Colombo, et al.：Demographic Research 2000；3：article5　より改変

- このデータは，最終低体温日を0日として調査されたものであり，実際の排卵日と前後している可能性がある．しかし，多数症例での調査なので，おおむね排卵日と妊娠確率の関係を示していると考えられる．

● 生殖医療：reproductive medicine　● 不妊治療：infertility treatment　● 妊娠：pregnancy　● 人工授精：artificial insemination　● 体外受精（IVF）：*in vitro* fertilization　● 顕微授精：microinsemination　● 性交：intercourse　● 子宮卵管造影（HSG）：hysterosalpingography　● 卵巣刺激：ovarian stimulation　● 原因不明不妊症：unexplained infertility　● 機能性不妊症：functional infertility　● 基礎体温（BBT）：basal body temperature　● 頸管粘液：cervical mucus

多量の精子を子宮腔内に注入
人工授精

- 通常の性交では，数千万個の精子は頸管，子宮腔内，卵管へ進むにつれて数が減少し，卵子の周囲に到達するのはわずか数十個にとどまる．
- 人工授精は，子宮内腔に精子を注入し受精の場（卵管膨大部）に到達する精子数を増加させることで妊娠の確率を上げる方法である．
- 排卵日を予測し，排卵少し前から排卵直後までに行う．

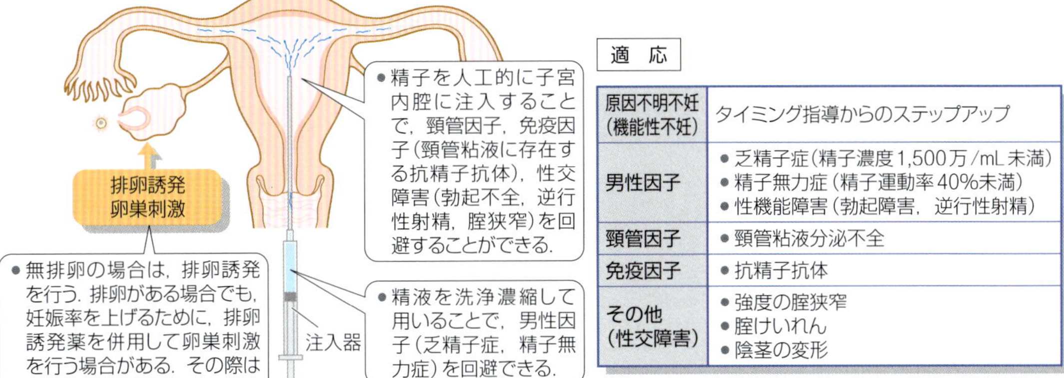

適　応

原因不明不妊（機能性不妊）	タイミング指導からのステップアップ
男性因子	●乏精子症（精子濃度1,500万/mL未満） ●精子無力症（精子運動率40%未満） ●性機能障害（勃起障害，逆行性射精）
頸管因子	●頸管粘液分泌不全
免疫因子	●抗精子抗体
その他（性交障害）	●強度の腟狭窄 ●腟けいれん ●陰茎の変形

※有害事象として，出血，疼痛，感染がある．

- 精子は，子宮腔内以降は通常の受精までの経路をたどることになるので，卵管が閉塞している場合には妊娠は得られない（卵管因子による不妊症に対して人工授精は適応にならない）．
- 男性因子による適応で人工授精を行った場合，3～6周期程度施行して妊娠が得られない場合，体外受精や顕微授精にステップアップする．
- 原因不明不妊（機能性不妊）では，希望に応じて6周期を超えて人工授精を継続することもありうるが，女性が35歳以上の場合は，早期にステップアップする．排卵誘発薬と人工授精を併用することもある．
- 人工授精には，配偶者の精子を用いる配偶者間人工授精（AIH）と，第三者からの提供精子を用いる非配偶者間人工授精（AID）がある〔p.236〕．

質のいい精子を濃縮
精子調整法

- 人工授精や体外受精，顕微授精では，採取された精液をそのまま全て用いるのではなく，受精能力の高い精子を種々の方法で選別，濃縮して使用する．

精子調整の目的
1. 質のいい精子を選別し濃縮する．
2. 精漿，他細胞（白血球，細菌），奇形精子，未成熟精子，死滅精子などの不要物質を除去する．
3. 先体細胞膜の糖蛋白を除去し受精能を獲得させる．

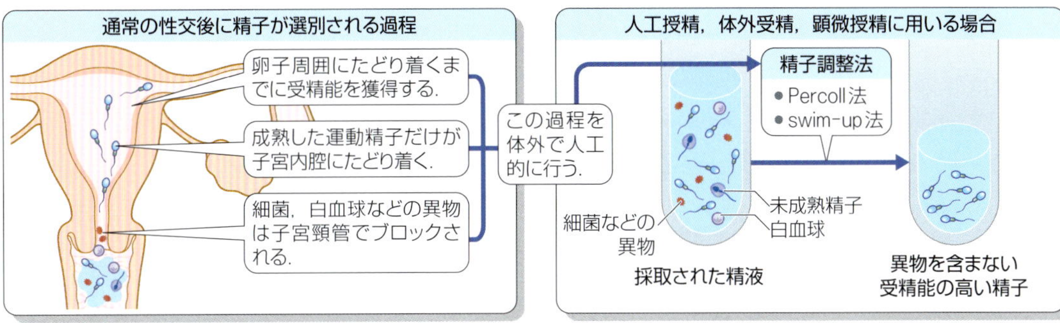

- 人工授精では，採取された精液全量に対して子宮内腔の容積は小さく，精液の全量注入は不可能であり，細菌などの異物の注入は感染の原因となる．また，体外受精，顕微授精では成熟した運動良好精子を用いることで受精率・妊娠率が上昇する．以上のことから，精子調整が広く行われている．
- 人工授精に用いる場合，精子調整後の総運動精子数は80万～500万程度が最低限必要とされ，これ未満の場合は体外受精や顕微授精が必要となる．

●黄体化ホルモン（LH）：luteinizing hormone　●子宮腔：uterine cavity　●卵管膨大部：ampulla of the tube／ampulla of Fallopian tube　●抗精子抗体：antisperm antibody　●卵巣過剰刺激症候群（OHSS）：ovarian hyperstimulation syndrome　●多胎妊娠：multiple pregnancy　●乏精子症：oligozoospermia　●精子無力症：asthenozoospermia　●配偶者間人工授精（AIH）：artificial insemination with husband's semen　●非配偶者間人工授精（AID）：artificial insemination with donor's semen

体外で受精させて胚を子宮に戻す

生殖補助技術（医療）〔ART〕のながれ

- 生殖補助技術（医療）〔ART〕とは，精子，卵子，受精卵（胚）に体外操作を加えて妊娠を目指す技術である．
- 精子を体外で取り扱う人工授精も広義にはARTに含まれるが，一般的には，体外受精-胚移植（IVF-ET）とその関連技術を指す．
- ARTは，不妊の原因を治療するわけではないので，挙児を得ても原因因子は残される．
- 代表的なARTのながれを以下に示す．

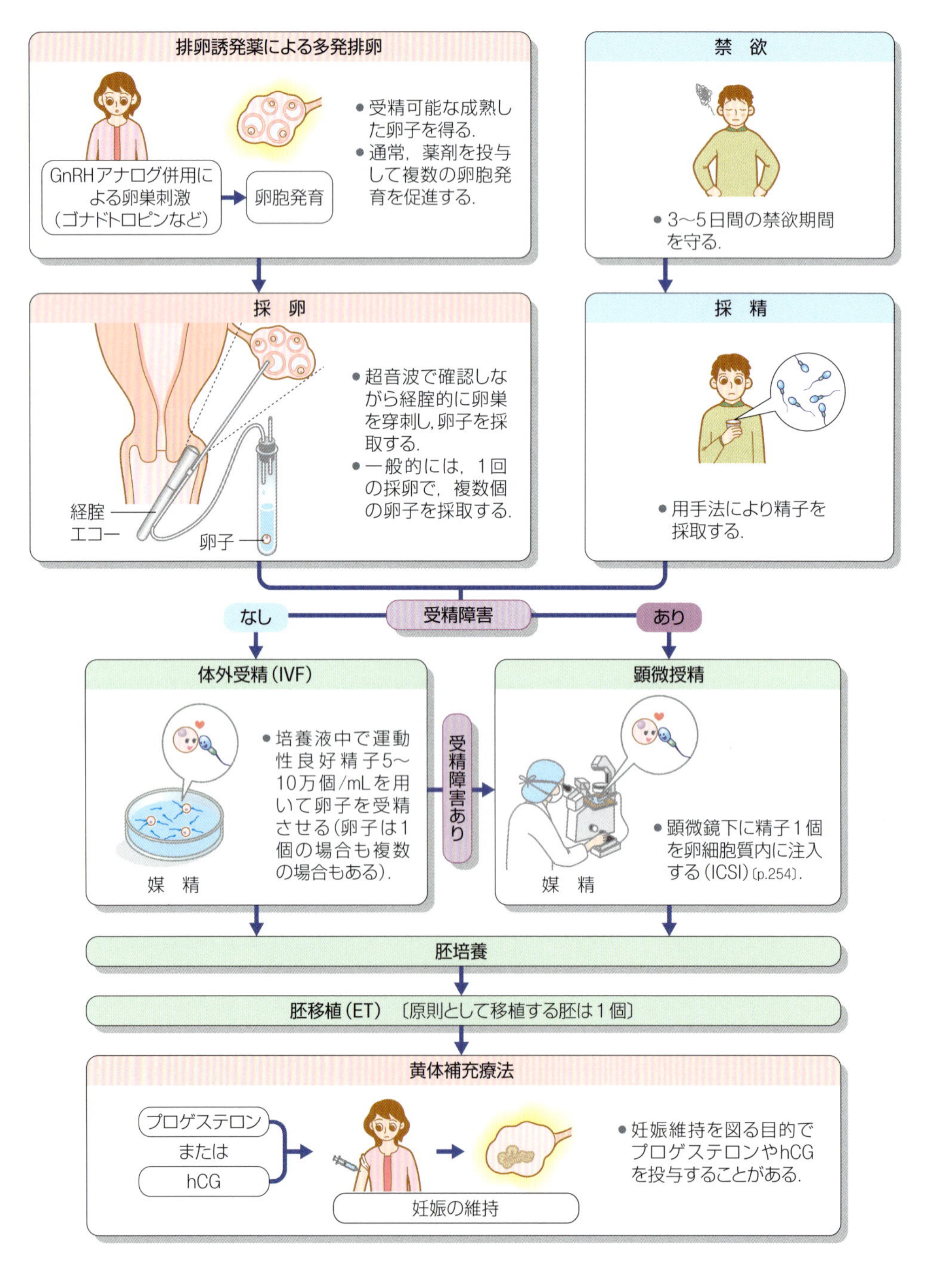

●受精：fertilization　●胚：embryo　●生殖補助技術／生殖補助医療（ART）：assisted reproductive technology　●受精卵：fertilized egg／fertilized ovum　●体外受精-胚移植（IVF-ET）：*in vitro* fertilization and embryo transfer　●卵巣刺激：ovarian stimulation　●採卵：oocyte retrieval　●受精障害：fertilization failure　●顕微授精：microinsemination　●卵細胞質内精子注入法（ICSI）：intracytoplasmic sperm injection　●胚培養：embryo culture　●胚移植（ET）：embryo transfer　●黄体補充：luteal support

月経周期に合わせて行う ARTのスケジュール

- ARTで不妊治療を行う際には，ARTのながれ〔p.250〕で解説した各段階を月経周期に合わせて計画し実施する．
- 月経周期からみたARTのながれの例を以下に示す．実際には，どのような卵巣刺激法を行うか，胚移植をすぐ行うか，凍結して次周期以降に移植するかなどのバリエーションがある．

ARTのスケジュール例

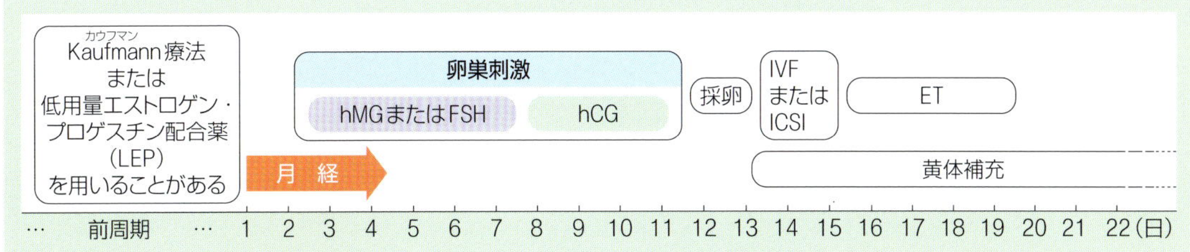

- ARTを実施する前の周期（前周期）には，Kaufmann療法や低用量エストロゲン・プロゲスチン配合薬（LEP）投与を行うことがある．目的は，卵巣刺激を行う前に，内分泌動態，子宮内膜の状態をリセット・調節しておくことである．
- 卵巣刺激法には様々な方法があるが，hMG（またはFSH）で多数の卵胞を発育させ，最終的な成熟を刺激するためにhCGを投与するというながれが基本である．

ARTの第一段階 卵巣刺激

- ARTの第一段階は，IVF，ICSIに用いる卵子を得ることである．
- 内分泌・排卵因子により排卵がない症例で排卵誘発〔p.252〕を行うことはもちろん，通常の排卵がある症例においても，複数の卵子の回収を目指して卵巣刺激を行うことが多い．
- 卵巣刺激には，クロミフェンや，ゴナドトロピン製剤（hMG製剤，FSH製剤，hCG製剤）を用いる．実際には早発排卵を防止するため，GnRHアナログ製剤を併用する〔p.252〕．最近は自己注射が可能な遺伝子組み換え（リコンビナント）ゴナドトロピン製剤（recFSH製剤，rechCG製剤）が用いられる．
- 卵巣過剰刺激症候群（OHSS）〔p.258〕の予防のため，自然排卵周期で1個の成熟卵胞を得てARTに用いる方法もある〔p.257〕．

自然周期における卵胞発育	卵巣刺激による卵胞発育	
●一般に10数個の発育卵胞のうち，エストロゲンやインヒビンのネガティブ・フィードバックによるFSHの低下に耐えた主席卵胞だけが成熟卵胞となり，残りの卵胞は閉鎖卵胞となる〔p.16〕．	●クロミフェン（FSH分泌を促進）やhMG（FSH作用がある）により，複数の卵胞が閉鎖卵胞になることなく発育する． ●卵胞成熟の最終段階ではLH作用が必須で〔p.16〕，hMG製剤（あるいはFSH製剤）で刺激した場合は，卵胞の発育が進んだところでhCG（LH作用がある）を投与する必要がある． ●卵巣刺激を行う場合にはOHSSの発症予防に注意が必要である．	
自然周期に沿ったFSH・LH分泌 卵巣 二次卵胞 閉鎖卵胞 成熟卵胞 ●1個の卵胞のみが成熟卵胞となる〔p.234〕．	クロミフェン刺激 ●1～5個の卵胞が成熟卵胞となる．	hMG刺激 ●数個から十数個の卵胞が成熟卵胞となる〔p.234〕．

●ヒト絨毛性ゴナドトロピン(hCG)：human chorionic gonadotropin　●ヒト閉経後尿性ゴナドトロピン(hMG)：human menopausal gonadotropin　●卵胞刺激ホルモン(FSH)：follicle stimulating hormone　●排卵誘発：ovulation induction　●性腺刺激ホルモン放出ホルモン／ゴナドトロピン放出ホルモン(GnRH)：gonadotropin releasing hormone　●卵巣過剰刺激症候群(OHSS)：ovarian hyperstimulation syndrome　●黄体化ホルモン(LH)：luteinizing hormone

Advanced Study
様々な卵巣刺激

- 卵巣刺激の目的は，体外受精や顕微授精に用いるために，複数の卵胞を発育させ，採卵することにある．基本的な方法は，ゴナドトロピン製剤による卵巣刺激である．hMG製剤（FSH作用をもつ）もしくはFSH製剤を外因性に投与して卵胞発育を促進し，卵胞発育の最終段階で内因性LHサージの代わりにhCG製剤（LH作用をもつ）を投与する（ゴナドトロピン療法〔p.44〕）．
- ゴナドトロピン製剤のみによる卵巣刺激には以下のような問題がある．
  ❶ゴナドトロピン製剤だけでは十分な卵胞発育が得られないことがある．
  ❷多数の発育卵胞から多量にエストロゲンが分泌され，視床下部にポジティブ・フィードバックが働く．その結果，hCGを投与する前に内因性のLHサージにより排卵してしまい，採卵や以後の治療がキャンセルされる（早発排卵）．
  ❸卵巣過剰刺激症候群（OHSS）をきたすおそれがある．
- これらの問題点を克服するため，様々な卵巣刺激法が行われており，ここではゴナドトロピン製剤にGnRHアナログ製剤*を併用するいくつかの方法を解説する．

*GnRHアナログ製剤には，GnRH作用を増強するもの（アゴニスト）と，GnRH作用に拮抗するもの（アンタゴニスト）がある．

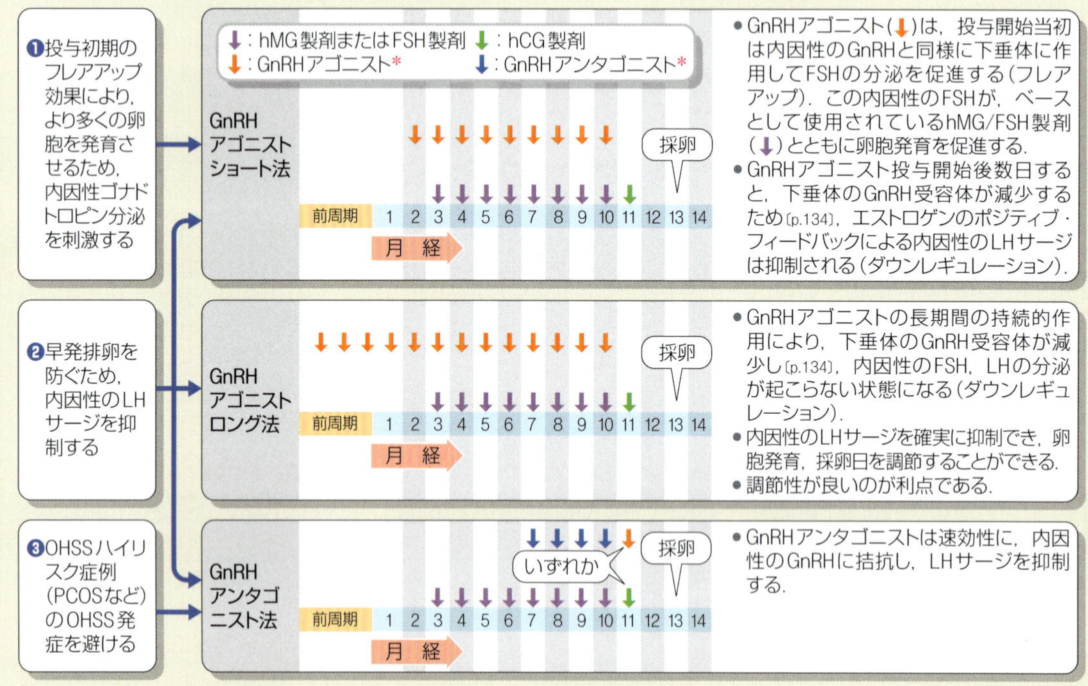

- 実際の適応は，卵巣刺激に対する反応性，基礎疾患（PCOSがあるかなど）などにより個別に判断されるものであり，必ずしも上記のように対応するとはかぎらない．

経腟的に行う
採卵

- 採卵は超音波ガイド下に，経腟的に行われる．局所麻酔で施行可能であるが，鎮静薬や静脈麻酔を使用することもある．
- 卵巣刺激により，卵胞径が18 mm程度に達したところでhCGを投与し，約35時間後に採卵を行う．

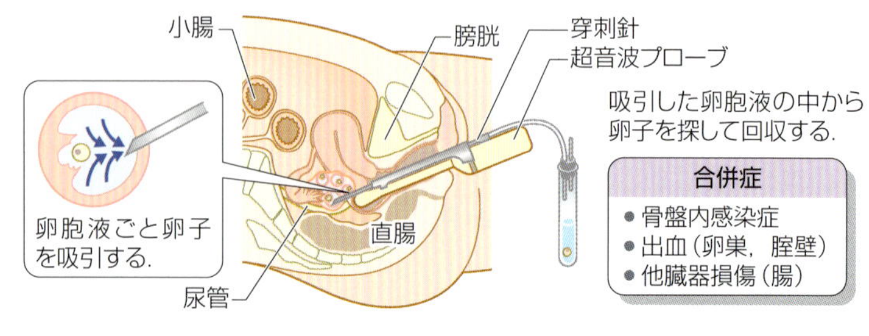

● 体外受精（IVF）：*in vitro* fertilization　● 採卵：oocyte retrieval　● ヒト閉経後尿性ゴナドトロピン（hMG）：human menopausal gonadotropin　● 卵胞刺激ホルモン（FSH）：follicle stimulating hormone　● 黄体化ホルモン（LH）：luteinizing hormone　● 卵巣過剰刺激症候群（OHSS）：ovarian hyperstimulation syndrome　● 性腺刺激ホルモン放出ホルモン／ゴナドトロピン放出ホルモン（GnRH）：gonadotropin releasing hormone　● アナログ：analog　● アゴニスト：agonist　● アンタゴニスト：antagonist

体外で受精させ，培養する

体外受精（IVF）

- 採取した卵子を入れた培養液に調整精液を滴下し（媒精），体外で受精させることを体外受精（IVF）という．
- 受精卵は，体外である程度の状態（初期胚〜胚盤胞）まで培養した後，子宮腔内に戻す（胚移植）．
- なお，体外受精から胚を子宮腔内へ移植するまでのプロセスを体外受精-胚移植（IVF-ET）という．
- 顕微授精による受精卵も，IVFと同様の方法で培養して子宮腔内に移植する〔p.254〕．

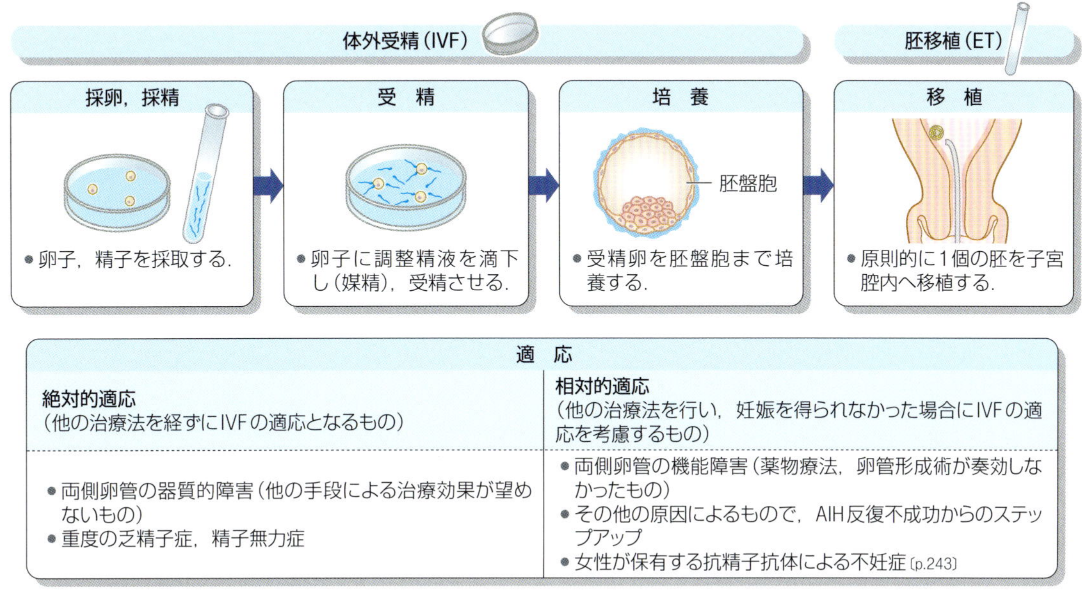

適　応	
絶対的適応 （他の治療法を経ずにIVFの適応となるもの）	**相対的適応** （他の治療法を行い，妊娠を得られなかった場合にIVFの適応を考慮するもの）
●両側卵管の器質的障害（他の手段による治療効果が望めないもの） ●重度の乏精子症，精子無力症	●両側卵管の機能障害（薬物療法，卵管形成術が奏効しなかったもの） ●その他の原因によるもので，AIH反復不成功からのステップアップ ●女性が保有する抗精子抗体による不妊症〔p.243〕

- 治療できない卵管因子がある場合AIHは適応とならず，また，AIHでの妊娠が望めないほど重症な乏精子症，精子無力症がある場合（適応基準は施設により異なる）も，AIHをとばしてIVFが適応となる．
- IVFを行っても受精しない場合（受精障害），顕微授精の適応となる．

column

2つの「じゅせい」

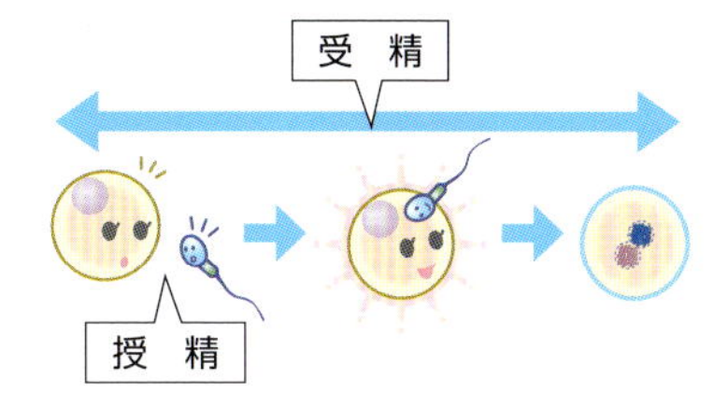

ご存知ですか？「じゅせい」には2種類の漢字表記があります．1つは「受精（fertilization）」，もう1つは「授精（insemination）」であり，それぞれ意味が異なります．

受精とは，雌雄の配偶子である卵子と精子が出会ってから，精子が卵子に進入し2つの細胞が融合するまでの“過程”を意味します．体外受精（*in vitro* fertilization）は過程全体を指すからこそ「受精」なのです．

一方，授精は「媒精」と同義で，卵子または生殖器に精子をふりかけたり注入したりする“行為”を意味します．精子を妻の子宮に注入する行為は人工授精（artificial insemination）ですし，精子を卵子に注入する行為も顕微授精です．広い意味では通常の性交も授精です．

英語では全く異なる言葉なのに日本語では同じく「じゅせい」と読むので混乱してしまいますね．

武内 裕之

●多嚢胞性卵巣症候群（PCOS）：polycystic ovary syndrome　●小腸：small intestine　●膀胱：urinary bladder　●尿管：ureter　●直腸：rectum　●卵胞液：follicular fluid　●培養：culture　●培養液：medium　●胚盤胞：blastocyst　●胚移植（ET）：embryo transfer　●乏精子症：oligozoospermia　●精子無力症：asthenozoospermia　●卵管形成術：salpingoplasty　●配偶者間人工授精（AIH）：artificial insemination with husband's semen　●抗精子抗体：antisperm antibody

卵細胞質内に精子を注入

顕微授精

- 顕微鏡下にマイクロマニピュレーターを操作して授精させる方法を顕微授精といい，その中で卵細胞質内に直接精子を注入する方法を卵細胞質内精子注入法（ICSI）という．現在では顕微授精というとICSIを指すことがほとんどである．
- 体外受精と同様に，受精卵を培養した後，胚移植を行う．
- ICSIでは1つの卵子に1つの精子があれば受精できるため，多精子受精のリスクが低く，受精率も高くなる．
- またICSIでは，精子無力症，乏精子症，奇形精子症，精子が卵子の透明帯を通過できない場合，男性または女性に抗精子抗体がある場合などといった，精子に受精障害のある場合でも受精させることができる．
- ただし，ICSIの安全性については今なお研究中であり，不必要なICSIは避ける必要がある．

卵細胞質内精子注入法（ICSI）

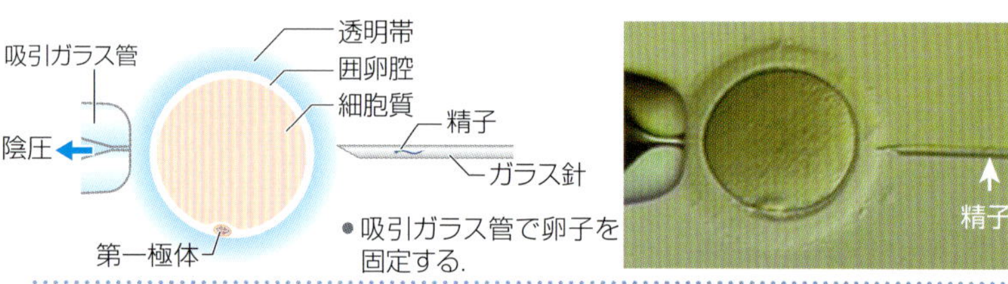

●吸引ガラス管で卵子を固定する．

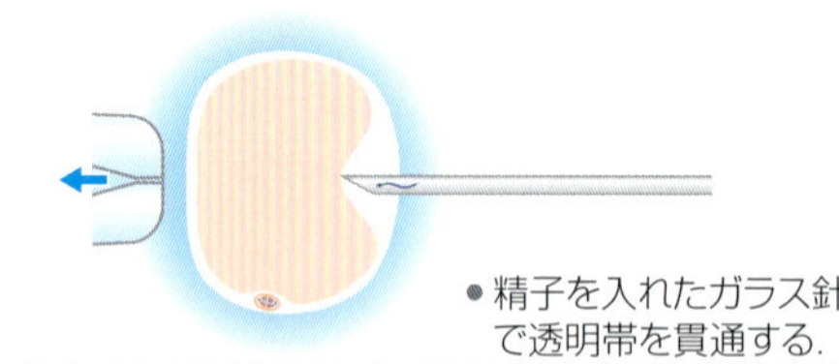

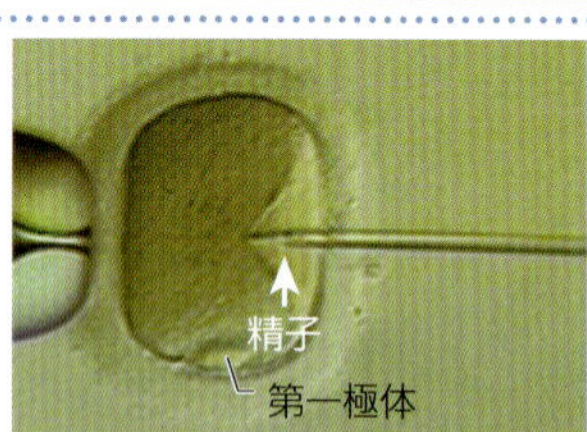

●精子を入れたガラス針で透明帯を貫通する．

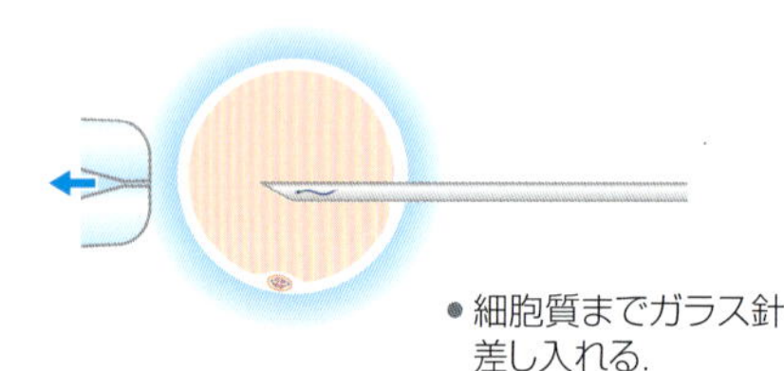

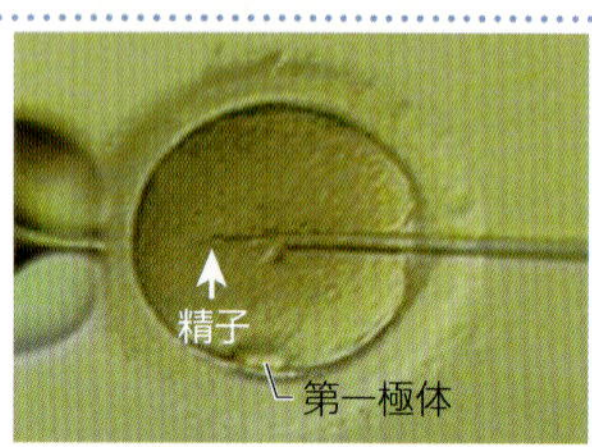

●細胞質までガラス針を差し入れる．

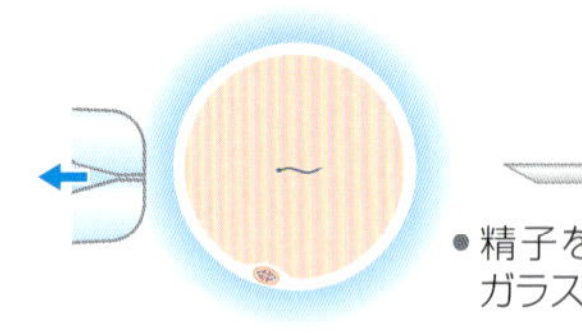

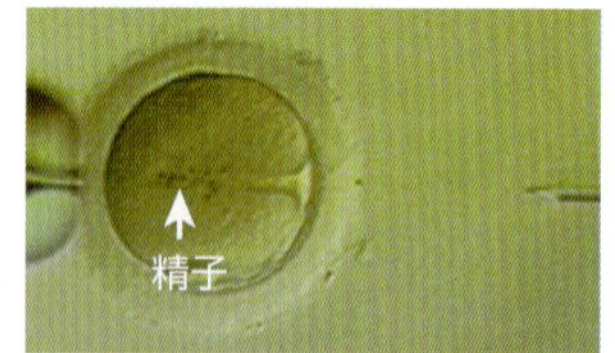

●精子を細胞質に注入．ガラス針を抜く

写真提供：順天堂大学医学部 産婦人科

適　応

- 乏精子症　：精子濃度500万/mL以下でIVFによる受精が困難な場合
- 精子無力症：運動精子数100万/mL以下，または運動率15%未満
- 無精子症　：精巣内精子採取術 [p.257] などの方法で精子を得られる場合
- 受精障害　：様々な因子により通常のIVFでは著しく受精率が低い場合

胚を有効に利用し，多胎妊娠発生を防止する

胚の凍結保存

- 凍結技術が進歩し，胚を安全に凍結保存できるようになった．
- 精子の凍結保存は，採卵当日に採精できない場合に前もって保存しておく，複数回の射精精子を貯留・保存して使用する，化学療法などの治療の前に採精して保存しておく，などの目的で行われる．

胚の凍結保存技術の応用

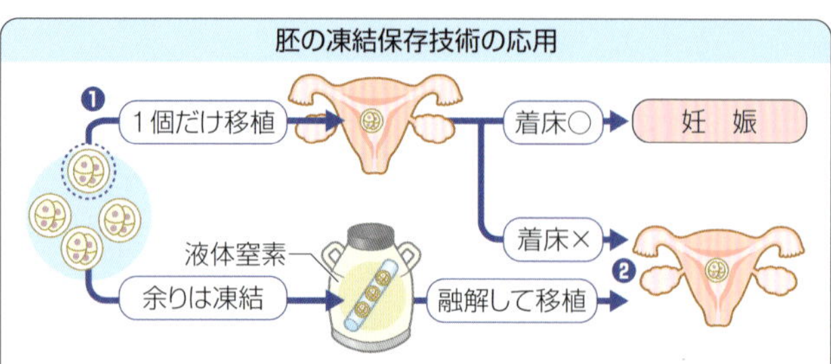

❶1回の採卵で得られた複数の胚のうち，1個だけを移植することで，多胎妊娠を防止する．
❷着床・妊娠が得られなかった場合には，凍結保存しておいた胚を融解して移植することで，採卵1回当たりの成績としては成功率が向上する．

●卵細胞質：ooplasm　●細胞質：cytoplasm　●顕微授精：microinsemination　●授精：insemination　●卵細胞質内精子注入法（ICSI）：intracytoplasmic sperm injection　●体外受精（IVF）：*in vitro* fertilization　●受精卵：fertilized egg／fertilized ovum　●精子無力症：asthenozoospermia　●乏精子症：oligozoospermia　●無精子症：azoospermia　●受精障害：fertilization failure　●凍結保存：cryopreservation

体外で育てた胚を母体に移す

胚移植(ET)

- 体外受精(IVF)または顕微授精で得られた受精卵，胚を子宮腔内に移殖する方法である．
- 移植する胚の数は原則1個である．

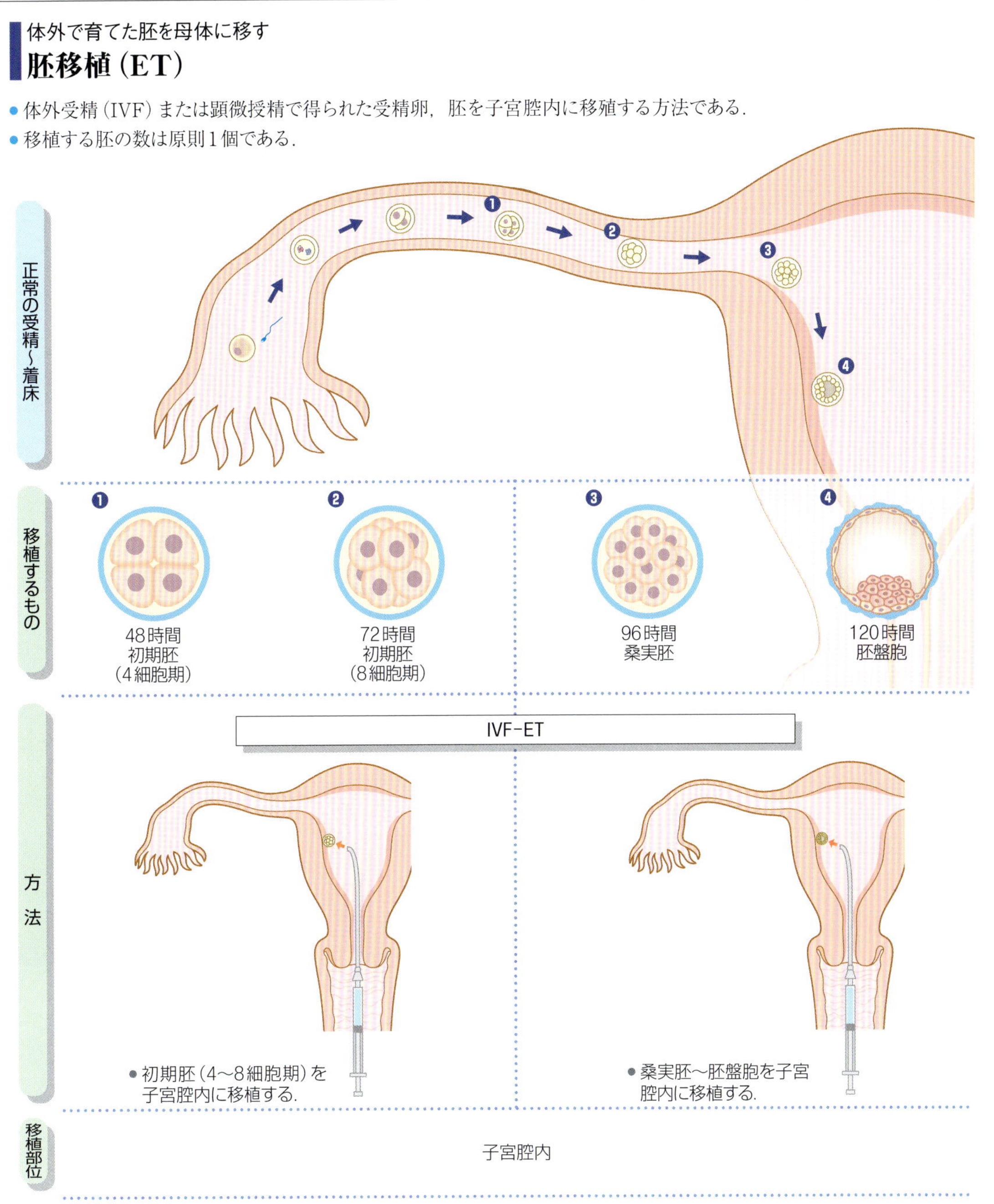

- 現在は，技術の進歩により胚盤胞まで培養してから移植できるようになったため，胚盤胞移植を行うことが多い．
- 複数の胚が得られた場合，形態的評価を行い，最も良い胚を移植に用いる(余剰胚は凍結保存する)．
- 移植後の胚が着床するためには，子宮が着床に適した状態でなければならない．卵巣刺激は，複数の卵子を得るための方法であり，子宮内膜の増殖に適した内分泌環境とは限らない．治療周期中は子宮内膜の状態を評価し(厚さなど)，子宮内環境が不適切と判断した場合，あるいは妊娠成立によるhCG産生に伴いOHSSの発症が危惧される場合は，その周期での胚移植を断念して胚を凍結保存し，改めて内分泌状態，子宮内膜の状態を調節した後に胚移植を行うこともある．

- 胚：embryo
- 胚移植(ET)：embryo transfer
- 子宮腔：uterine cavity
- 桑実胚：morula
- 胚盤胞：blastocyst
- 体外受精-胚移植(IVF-ET)：*in vitro* fertilization and embryo transfer
- 子宮内膜：endometrium
- 卵巣過剰刺激症候群(OHSS)：ovarian hyperstimulation syndrome

妊娠維持を助ける
黄体賦活

- 妊娠維持に必要な黄体機能（主にプロゲステロン分泌）を補助することを黄体賦活という.
- 卵巣刺激に使用するゴナドトロピン製剤やGnRHアナログ製剤の影響で，黄体機能は低下してしまうので，ARTにおいては，妊娠維持のため外因性にプロゲステロンやhCGを投与することが多い.

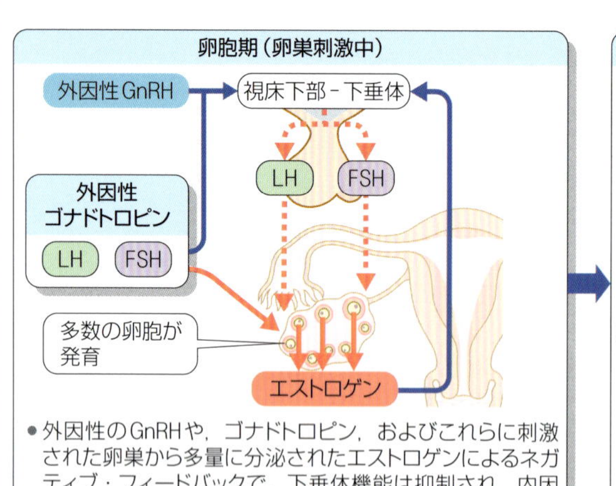

- 外因性のGnRHや，ゴナドトロピン，およびこれらに刺激された卵巣から多量に分泌されたエストロゲンによるネガティブ・フィードバックで，下垂体機能は抑制され，内因性のLH，FSHは低下する.

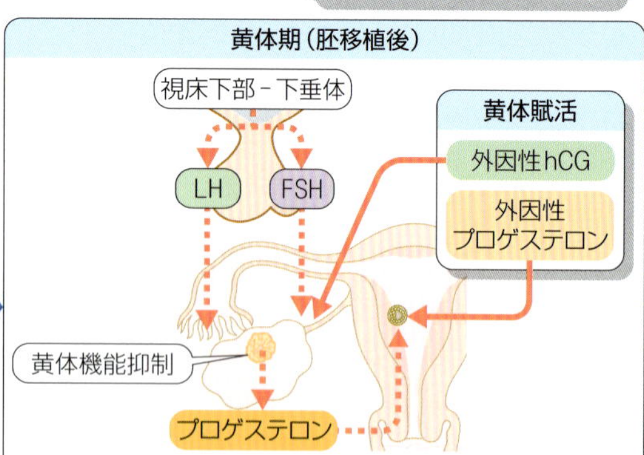

- 下垂体機能抑制によって内因性LH，FSH作用が不足しているため，黄体機能が低下する.
- 妊娠維持のためのプロゲステロンが不足するので，黄体補充が必要となる.

OHSSと多胎妊娠
排卵誘発，胚移植の問題点

- hMG製剤やFSH製剤による刺激では多数の卵胞が発育するため，卵巣過剰刺激症候群（OHSS）〔p.258〕という重篤な医原性の疾患を引き起こす危険がある.
- また，かつては妊娠の確率を上げるために複数の胚を移植することが多かったが，これによって多胎妊娠の割合が増えた.多胎妊娠は早産の危険因子であるとともに，母体合併症のリスクも増加させる.

排卵誘発・卵巣刺激

hMG・FSH刺激 → 多数の卵胞が発育 → 複数の胚移植

合併症

- 卵巣過剰刺激症候群（OHSS）〔p.258〕
- 多胎妊娠

対応策

- 卵巣刺激法の工夫
- hCG投与の中止
- 胚移植の中止
- IVM〔p.257〕

- 自然周期での治療

- 移植胚を単一とする

多数胚移植の原則禁止

- 多胎妊娠を防ぐため，日本産科婦人科学会は2008年4月，「生殖補助技術（医療）の胚移植において，移植する胚は原則として単一とする」という会告を発表し，多数胚の移植を原則禁止とした.
- これには，
  ❶体外培養の技術が進歩し，胚の体外培養が着床直前の胚盤胞まで行えるようになったこと，
  ❷胚の凍結技術が進歩し，凍結胚の生存率が著しく向上してきたために，たとえ妊娠不成立でも新たに採卵せずにやり直しがきくようになったこと，
  ❸それらの結果として単一の胚移植でも多数胚移植と同等の妊娠率が得られるようになってきたこと，

  が大きく影響している.

禁止の例外（2個の胚移植が可能な場合）

- 35歳以上の女性
- ARTを行っても，2回以上続けて妊娠不成立であった女性

● 性腺刺激ホルモン放出ホルモン／ゴナドトロピン放出ホルモン（GnRH）：gonadotropin releasing hormone ● 生殖補助技術／生殖補助医療（ART）：assisted reproductive technology ● ヒト絨毛性ゴナドトロピン（hCG）：human chorionic gonadotropin ● 黄体化ホルモン（LH）：luteinizing hormone ● 卵胞刺激ホルモン（FSH）：follicle stimulating hormone ● 黄体補充：luteal supportt ● 卵巣過剰刺激症候群（OHSS）：ovarian hyperstimulation syndrome ● 体外成熟（IVM）：*in vitro* maturation

Advanced Study

ART関連の診断・治療技術

精巣内精子採取術（TESE）

- 閉塞性無精子症（精路が閉塞していることによる無精子症）では，精液中に精子がなくても精巣内には精子が存在する．また，非閉塞性無精子症でも，精巣内のごく限られた部位には精子が存在する場合がある．この精巣内にある精子を手術的に採取してARTに用いる方法がTESEである．
- TESEで得た精子は絶対数が少なく，主としてICSIで受精させる．
- 顕微鏡を併用して，より精子が存在する可能性の高い精巣内組織を選んで採取する方法も行われている（microdissection-TESE）．
- 閉塞性無精子症に対しては，顕微鏡下に，精巣上体管を穿刺して，精子を吸引採取する方法もある（MESA）．

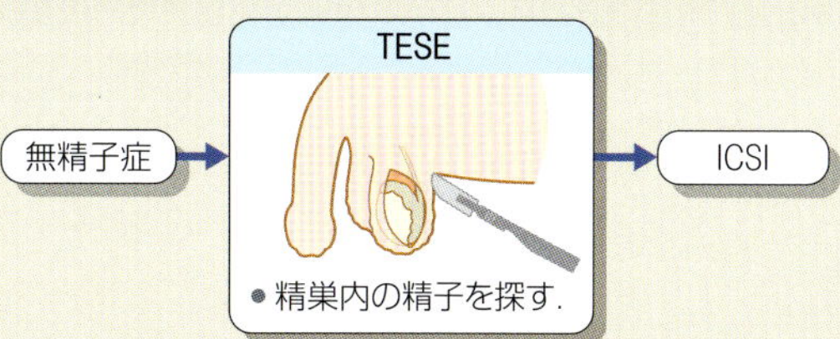

体外成熟（IVM）培養法

- 通常のARTでは，卵巣刺激を行い多数の卵胞が成熟したところで採卵を行う．
- IVMでは，成熟卵胞になる前（主席卵胞の選択が起こる前）に採卵を行い，体外（*in vitro*）で培養し成熟させてから体外受精に使用する．
- 卵巣刺激としてのゴナドトロピンをほとんど必要としないことが利点であり，卵巣過剰刺激症候群のハイリスク例（特に多嚢胞性卵巣症候群）で適応となることがある．

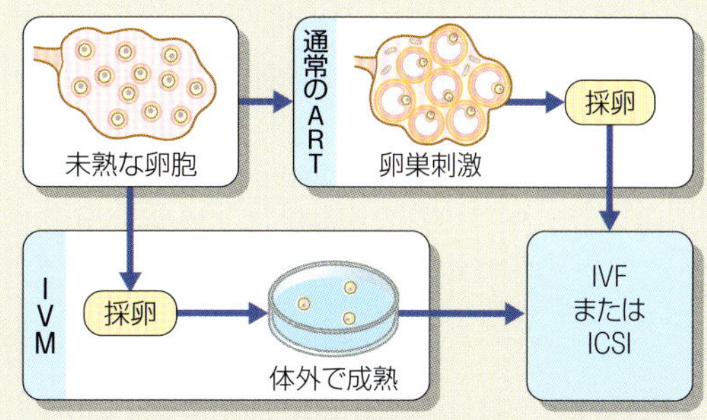

アシステッドハッチング

- 胚は着床の段階で，透明帯を破って（孵化，ハッチング），子宮内膜に接着する．
- このハッチングの段階を人為的に補助することで着床率を上げる方法である．
- 化学薬品で透明帯を薄く溶かす，機械的に透明帯に孔を開けるなどの方法がある．
- 凍結胚を使用する例，胚移植反復不成功例（着床障害によるもの）の一部で有効とされている．

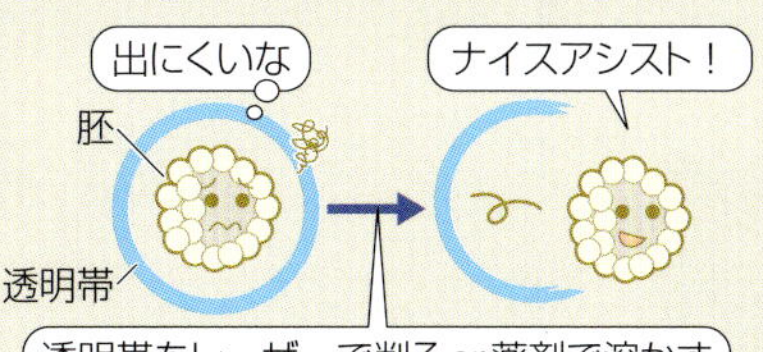

胚の選別

- 複数の胚が得られた場合，その中で最も良い胚を移植すると着床率が上がる．
- 胚の選別方法として現在主に使用されているものは形態的な評価であり，初期胚ではVeeck（ヴィーク）分類，胚盤胞ではGardner（ガードナー）分類などの基準がある．

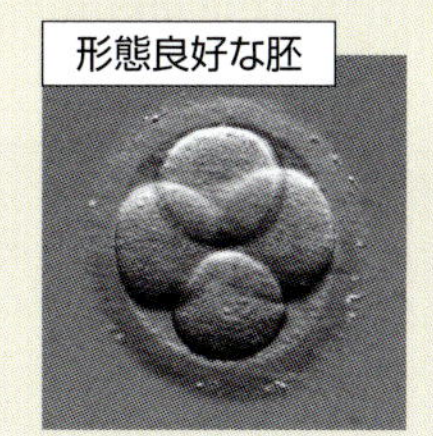
形態良好な胚

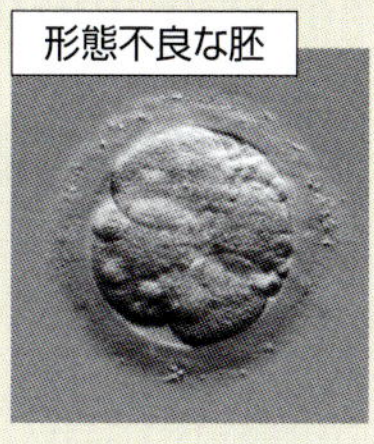
形態不良な胚

着床前診断

- 着床前の段階で，胚の一部（数個の割球）を生検し，遺伝子診断を行い，疾患がない胚を移植するというものである．
- ARTの進歩により可能となった技術だが，生命倫理的問題があり，適応は厳格に検討する必要がある．
- 着床前診断の実施には日本産科婦人科学会への申請・認可が必要であり，重篤な遺伝子疾患や習慣流産が対象となっている．
- ARTの成功率を上げるための胚の選択を目的としたものは認められていない．

日本で着床前診断が実施された疾患

- Duchenne型筋ジストロフィー
- 筋強直性ジストロフィー
- Leigh脳症
- 副腎白質ジストロフィー
- OTC欠損症
- 相互転座による習慣流産
- Robertson転座による習慣流産

●精巣内精子採取術（TESE）：testicular sperm extraction　●卵細胞質内精子注入法（ICSI）：intracytoplasmic sperm injection　●精巣上体精子回収法（MESA）：microsurgical epididymal sperm aspiration　●アシステッドハッチング：assisted Hatching　●着床前診断：preimplantation genetic diagnosis　●筋強直性ジストロフィー：myotonic dystrophy　●Leigh脳症：Leigh encephalopathy　●副腎白質ジストロフィー：adrenoleukodystrophy　●OTC欠損症：ornithine transcarbamylase deficiency

N98.1

卵巣過剰刺激症候群（OHSS）

監修
柴原 浩章

intro. 不妊治療における排卵誘発法（特にhMG／FSH-hCG療法〔ゴナドトロピン療法〕）によって，多数の卵胞が発育，排卵し，卵巣腫大，腹水，胸水の貯留，血液濃縮などをきたす病態をいう．多嚢胞性卵巣症候群（PCOS）に対する排卵誘発時に発生しやすい．

Words & terms

血管内皮細胞増殖因子（VEGF） 〔p.258〕
強力な新生血管誘発因子．組織の虚血・低酸素状態によって起こる低酸素刺激により新生血管を増生させる．毛細血管に対して，血管透過性を亢進させる作用をもち，黄体顆粒膜細胞におけるVEGFの発現はhCGによって刺激される．

ドパミン 〔p.258〕
急性循環不全に対する第一選択薬である．ドパミン受容体を介した腎血流量増加作用およびα受容体刺激作用も有することから，尿量減少時や血圧低下が著しいショック状態には極めて有用性が高い．OHSSでは，循環血漿量低下による急性腎障害の発症を防ぐために，ドパミンを低用量で投与して腎血流量を確保する．

MINIMUM ESSENCE

OHSS：ovarian hyperstimulation syndrome

❶**hMG／FSH-hCG療法**（ゴナドトロピン療法）を行っている．〈排卵誘発〉

❷**腹部膨満感**，悪心，嘔吐，乏尿，呼吸困難などの症状がある．

❸超音波検査で，**卵巣が腫大し**，
腹水，**胸水**（重症例）**の貯留**が認められる．〈卵巣過剰刺激〉

❹血液所見で，
血液濃縮，低蛋白血症，凝固能亢進，低Na血症，高K血症などを認める．〈血管透過性亢進〉

➡ **卵巣過剰刺激症候群（OHSS）** と診断する．

治療 **輸液**による**血液濃縮の改善**と尿量の確保が主体となる．

1. **輸液**
2. アルブミン〔適応外〕投与
3. 低用量ドパミン持続投与

※胸水貯留により呼吸困難が生じた場合，穿刺し貯留液の排出を行うこともある．
※腫大した卵巣が茎捻転を起こし，急性腹症を呈した場合は，手術を考慮する．

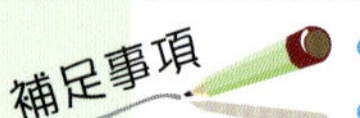

- 本症は，hCGによって排卵誘発を行った症例の5％に発症する〔p.251〕．
- hMG製剤やFSH製剤投与中，過剰に卵胞が発育した場合，hMG製剤やFSH製剤，hCGの投与を中止すれば，本症が重症化することは防止しうる．
- 本症の病態の1つである血管透過性の亢進には，エストロゲンや血管内皮細胞増殖因子（VEGF）が関与している．

多数の嚢胞と卵巣腫大
経腟超音波像

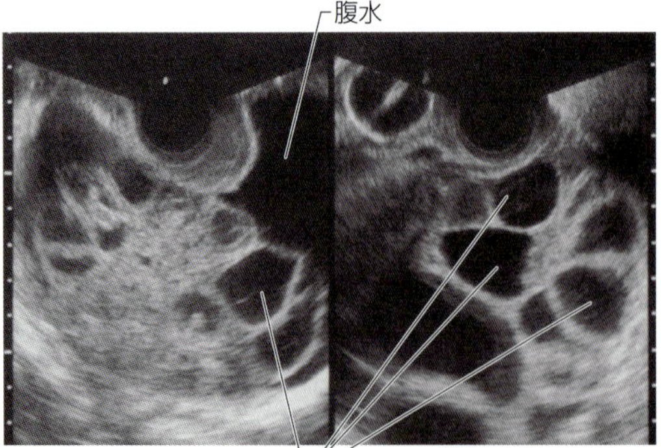

第98回医師国家試験 I28

- 排卵誘発によって生じた多数の黄体嚢胞あるいは未破裂卵胞を認め，卵巣が腫大している．
- 子宮，卵巣の周囲に腹水を認める．

発症，重症化を防ぐ
予防

- ゴナドトロピン療法を行う際は以下の点に注意して，OHSSを念頭に置き治療を行う．

ハイリスク群を認識する	●PCOS　●OHSSの既往 ●若年者（35歳未満）
卵巣刺激法を工夫する	〈卵巣刺激前〉 ●GnRHアンタゴニストまたは低卵巣刺激法の使用 〈卵巣刺激中〉 ●hCGの替わりにGnRHアゴニストを使用 ●hCG投与を減量または延期
過剰刺激の徴候を見逃さない	●エストラジオール（E_2）の急激な上昇 ●発育卵胞数が著しく多い（20個程度）
危険と判断したらOHSS予防を優先	●hCG投与のキャンセル ●胚移植のキャンセル（全胚凍結）

※近年，カベルゴリンのOHSS予防効果が立証されたが，保険適用はない．

●卵巣過剰刺激症候群（OHSS）：ovarian hyperstimulation syndrome　●血管内皮増殖因子（VEGF）：vascular endothelial growth factor　●ヒト閉経後尿性ゴナドトロピン（hMG）：human menopausal gonadotropin　●卵胞刺激ホルモン（FSH）：follicle stimulating hormone　●ヒト絨毛性ゴナドトロピン（hCG）：human chorionic gonadotropin　●多嚢胞性卵巣症候群（PCOS）：polycystic ovary syndrome　●性腺刺激ホルモン放出ホルモン／ゴナドトロピン放出ホルモン（GnRH）：gonadotropin releasing hormone

卵巣腫大と血管透過性亢進が関わる
病態・症状・治療

- 妊娠が成立していない場合は，月経開始頃から自然に症状は軽快することが多いが，妊娠が成立している場合は，胎盤（絨毛）から産生されるhCG〔病⑩p.35〕の刺激により，症状はさらに重症化する．
- 特に血管透過性の亢進により引き起こされる病態の悪化が顕著となる．

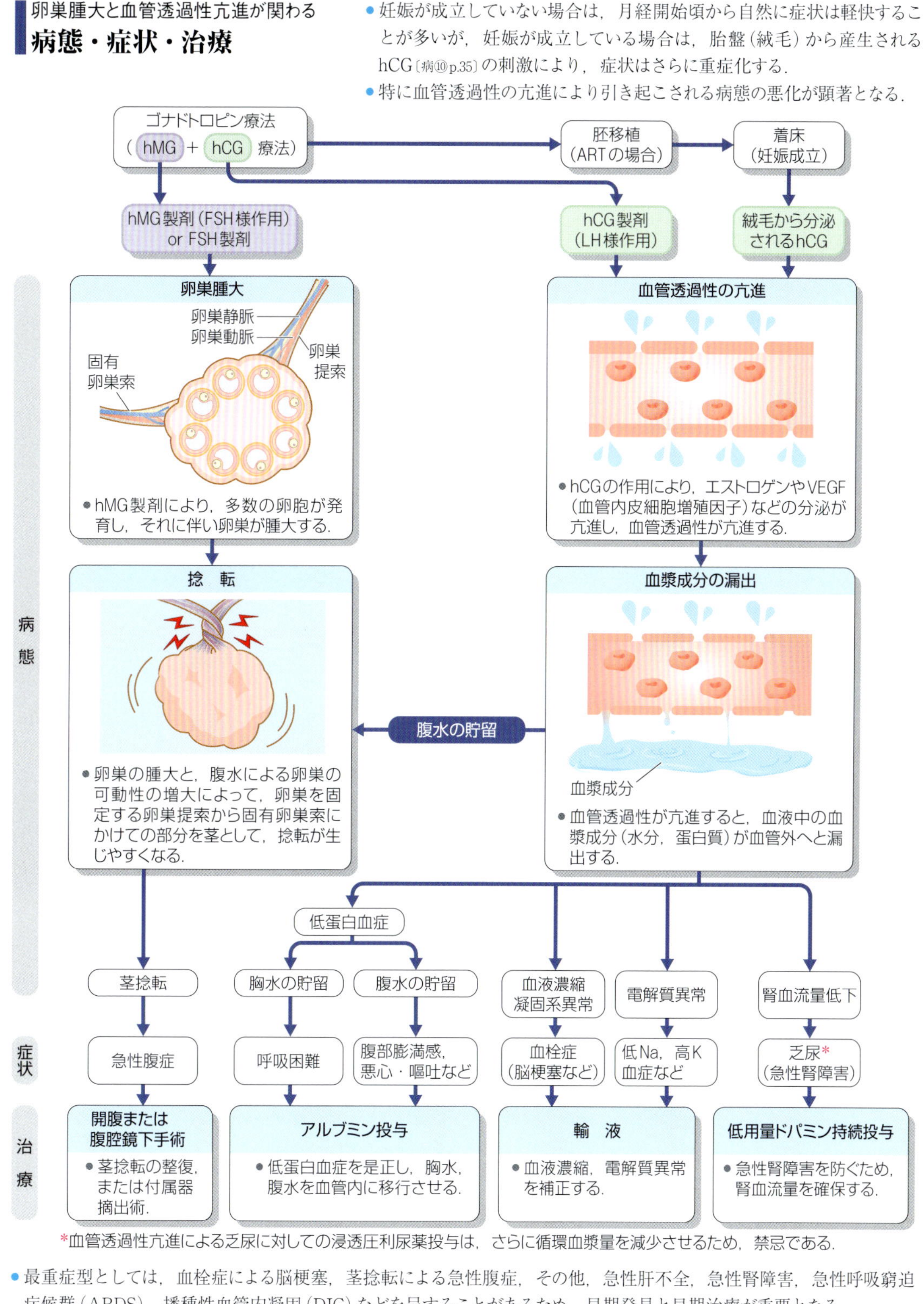

*血管透過性亢進による乏尿に対しての浸透圧利尿薬投与は，さらに循環血漿量を減少させるため，禁忌である．

- 最重症型としては，血栓症による脳梗塞，茎捻転による急性腹症，その他，急性肝不全，急性腎障害，急性呼吸窮迫症候群（ARDS），播種性血管内凝固（DIC）などを呈することがあるため，早期発見と早期治療が重要となる．
- 妊娠が成立して上記の治療でもOHSSが重症化する場合，人工妊娠中絶を要することがある．

●黄体化ホルモン（LH）：luteinizing hormone　●固有卵巣索：proper ligament of the ovary　●卵巣提索：suspensory ligament of the ovary　●血管透過性：vascular permeability　●茎捻転：torsion of pedicle　●脳梗塞：cerebral infarction　●急性呼吸窮迫症候群（ARDS）：acute respiratory distress syndrome　●播種性血管内凝固（DIC）：disseminated intravascular coagulation

生殖医療

不育症

監修
杉浦 真弓

不育症の概念と原因

妊娠はするが生児を得られない

不育症の概念

- 妊娠はするが，流産・死産を繰り返して生児が得られない状態を不育症という．
- 流産が2回以上連続するものを反復流産，3回以上連続するものを習慣流産という．これらは不育症に含まれるものであり，死産を含む不育症の方が広い概念である．
- 日本では2回以上の流産または死産の既往があれば不育症として扱われることが多い．欧州生殖医学会，米国生殖医学会では“two or more pregnancy loss”と定義している．

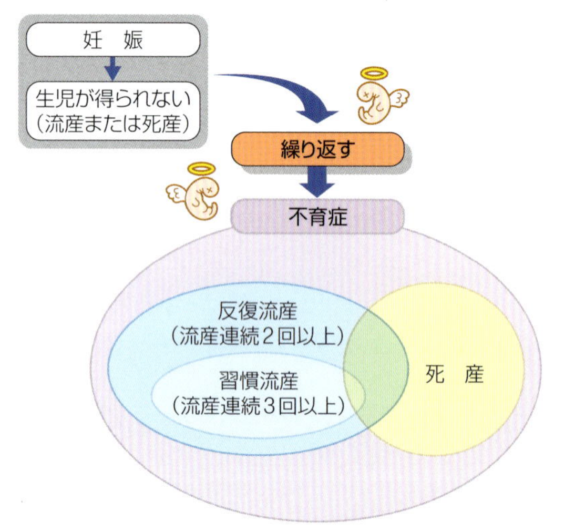

連続し重なる概念

不妊症と不育症

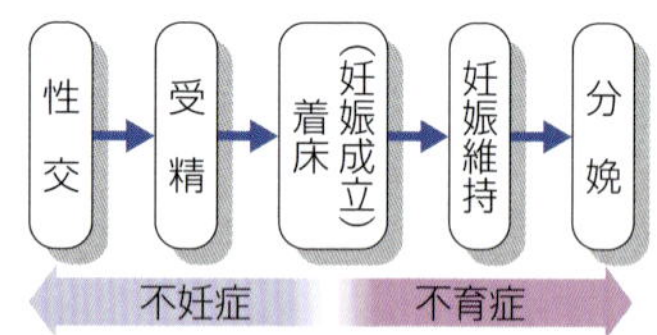

- 不妊症と不育症は，いずれも希望があるのに生児が得られないという点で共通している．着床（妊娠の成立）が得られたかどうかが，定義上の大きな違いである．
- 臨床上，着床を判断できるのは，hCG陽性反応が出た時点である．着床後の極早期（妊娠4週未満）の流産を繰り返していても，着床したかどうかが判定不能なので，不妊症として扱われることになる．
- 不育症は，妊娠の維持や胚（胎芽・胎児）の発生に異常をきたすことが原因であるが，妊娠の成立から妊娠維持・分娩に至る過程は連続しており，不妊症と共通する要因が原因となっている症例も存在する．

流産・死産の定義と不妊症・不育症の対応

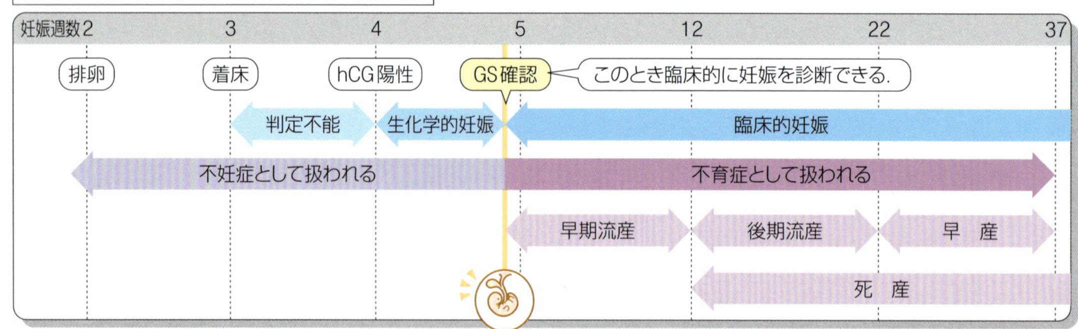

- 死産は，妊娠12週（欧米では20週）以降の死児の娩出のことである．後期流産は死産に含まれ，死児としての届け出が必要になる．
- 生化学的妊娠とは，血中あるいは尿中のhCGは検出されるが，その後，臨床的妊娠（GSの確認）に至らないものをいい，現状では不育症としては扱われない．

●生殖医療：reproductive medicine　●不育症：recurrent pregnancy loss　●〔自然〕流産：miscarriage　●死産：stillbirth　●反復流産：recurrent spontaneous abortion　●習慣流産：recurrent miscarriage　●性交：intercourse　●妊娠維持：maintenance of pregnancy　●ヒト絨毛性ゴナドトロピン（hCG）：human chorionic gonadotropin　●胎嚢（GS）：gestational sac　●生化学的妊娠：biochemical pregnancy　●早期流産：early spontaneous abortion／early spontaneous miscarriage

繰り返すには理由がある?
習慣流産

- 自然流産(流産から人工流産を除いたもの)は，1回の妊娠当たり約15%と一定の頻度で起こるものであり，妊娠したことのある女性の38%が経験している．すなわち，流産自体が病的なわけではない．
- 自然流産1回の頻度を15%とすると，$(0.15)^3$ = 0.34%程度の頻度で3回連続の流産を偶然経験する女性がいることになる．しかし，実際には理論上の頻度よりも高い0.9%の女性が3回連続する流産を経験している(2回連続する女性も理論上の頻度より多く存在する)．
- このことから，連続する流産を経験する女性(夫婦)の中には，偶然ではなく何らかの原因があって流産を連続している人がいると考えられ，反復流産，習慣流産あるいは不育症といった疾患概念でとらえることが必要になってくる．

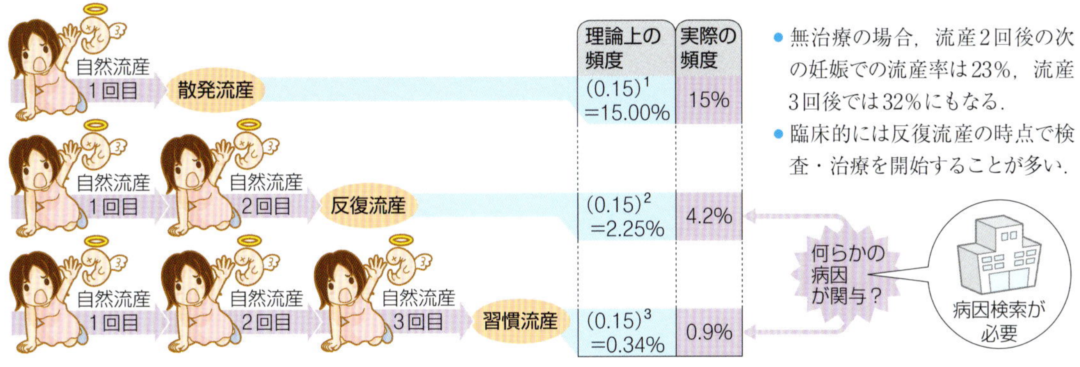

- 無治療の場合，流産2回後の次の妊娠での流産率は23%，流産3回後では32%にもなる．
- 臨床的には反復流産の時点で検査・治療を開始することが多い．

胎児の異常，妊娠維持の異常
不育症の原因

- 胎児の発生あるいは，母体(妊娠維持)に異常をきたす病態(疾患)は，不育症の原因となりうる．
- 配偶子形成から受精，妊娠維持，分娩に至るまでの過程で，以下のような原因が関連する．
- 不育症と関連が強く，主な原因と考えられているものは，夫婦染色体異常，子宮奇形，抗リン脂質抗体症候群，胎児染色体異常である．

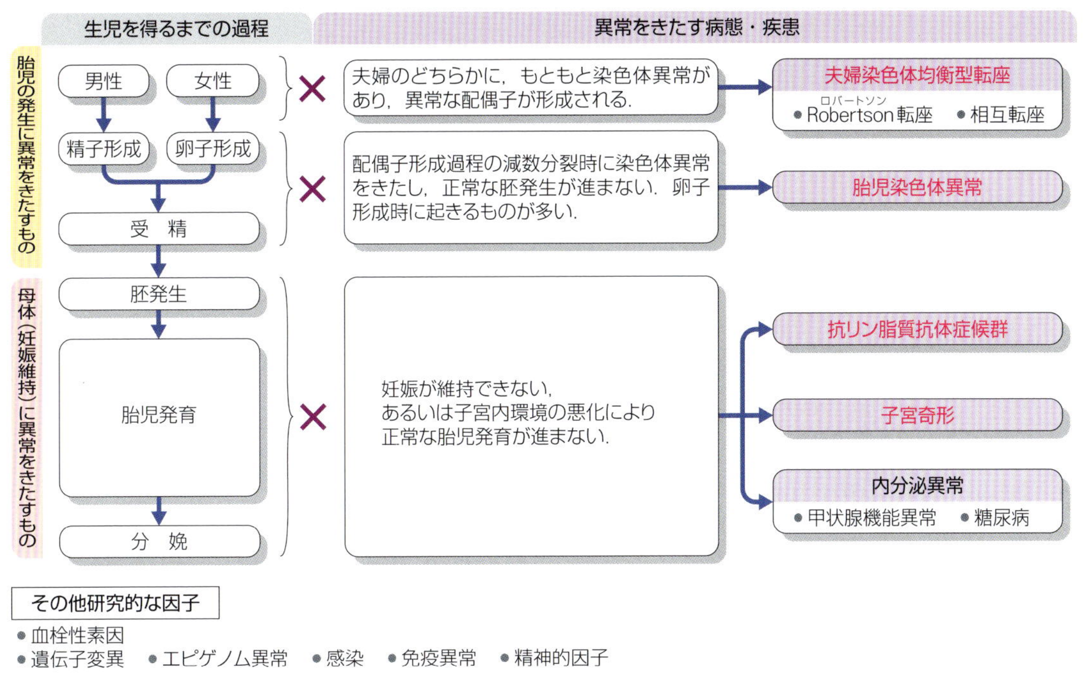

その他研究的な因子

- 血栓性素因
- 遺伝子変異
- エピゲノム異常
- 感染
- 免疫異常
- 精神的因子

• 後期流産：late spontaneous abortion／miscarriage • 人工流産：induced abortion • 子宮奇形：uterine anomaly • 抗リン脂質抗体症候群(APS)：antiphospholipid syndrome • 染色体異常：chromosomal aberration／chromosome abnormality • 減数分裂：meiosis • 均衡型転座：balanced translocation • 相互転座：reciprocal translocation • 甲状腺機能異常：thyroid dysfunction • 血栓性素因：thrombophilia

夫婦に原因があるものは３割程度

不育症の原因の割合

- 不育症患者の原因を調べると，以下のような頻度となる．
- 夫婦を調べて原因となる因子が判明するものは約3割で，残りの症例では夫婦に原因を特定できない．

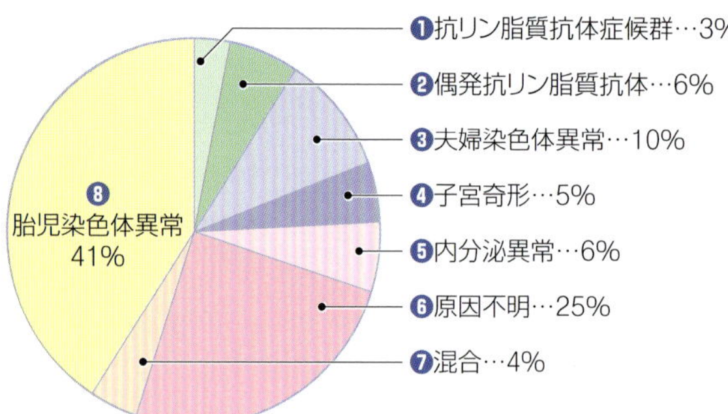

- ❶〜❺は，夫婦を検査することで原因がわかるものである．一方，❻，❽は夫婦を調べても原因がわからない．
- 夫婦を調べても原因がわからないもののうち，❽は流産した場合に，その絨毛の染色体を検査することで，胎児染色体異常と診断できるものである．
- 現時点の検査で，本当に原因のわからない症例は❻の25%程度と考えられる．

Mayumi Sugiura-Ogasawara, et al.: Abnormal embryonic karyotype is the most frequent cause of recurrent miscarriage : Human Reproduction 2012 ; 27 (8) : 2297-2303

- 上記の頻度は，ある集団を調べた1つの研究結果であり，個々の原因の頻度は，調べる集団の特徴に左右される．例えば，平均年齢が高い集団を調べれば，胎児染色体異常の頻度が増加し，流産回数の多い集団を調べれば胎児染色体異常の頻度は減少すると予想される〔p.267〕．

高齢になるほど流産率が上がる

女性年齢と流産率

- 妊娠1回当たりの流産率は，30〜34歳の女性で15%であるが，女性の年齢が上がるに従って流産率は上昇する．
- 若年層（20歳以下）では，人工妊娠中絶の数が多く，流産率が高くなるが，自然流産のみでみると加齢とともに流産率が上昇する．
- 女性の年齢が高いことは，他の因子とは関係なく次回妊娠時の流産率を高める因子である（独立した危険因子である）．
- 流産を繰り返した女性に対しては，適切な検査と精神的サポートを行い，早期に次回妊娠に臨めるよう支援することが重要である．

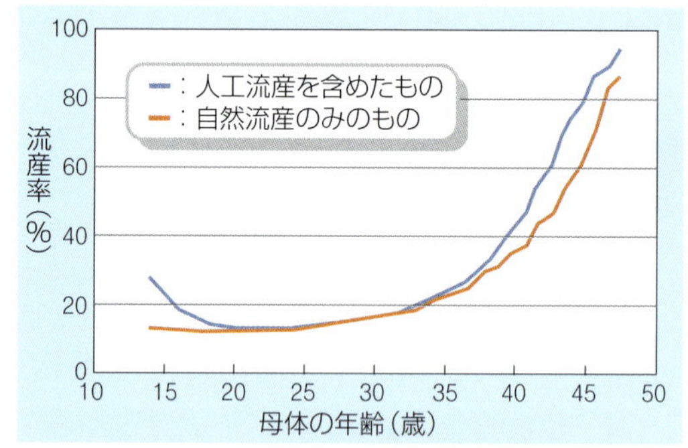

Nybo Andersen AM, et al.: BMJ 2000 ; 320 : 1708-1712

column

妊娠適齢期

女性の加齢とともに，胎児先天異常，前置胎盤，分娩時出血など妊娠の異常が増加しますが，患者さんの中で最も痛切に加齢を後悔しているのは不妊症，不育症の患者さんでしょう．不妊症，流産の頻度はともに15%ですが，40歳代前半のみでは不妊症64%，流産40〜50%にまでなるデータがあり，最近の妊娠の高年齢化によって，不妊症，不育症も増加すると推定されます．

卵子は老化し，卵巣は早期に機能不全となります．妊娠には適齢期があるのです．それが一般に周知されていないために，妊娠を望みながらもそれを先延ばしにした結果，妊娠の機会を逸するというケースが問題になっています．医師側でその知識がないことが多いのも問題です．膠原病，血液・内分泌・精神疾患の女性に対し，主治医が薬剤の胎児への影響を恐れて避妊を指示し，病状が安定したときには妊娠能力がなくなっていた！という残念な症例も経験しました．医学生の方は，どの科に進んでも，受け持ちの女性の妊娠を考慮できる医師になってほしいと思います．

杉浦 真弓

- 抗リン脂質抗体症候群（APS）：antiphospholipid syndrome
- 〔自然〕流産：miscarriage
- 危険因子：risk factor
- 人工流産：induced abortion
- 均衡型転座：balanced translocation
- 着床前診断：preimplantation genetic diagnosis
- 子宮形成術：hysteroplasty
- ループスアンチコアグラント（LA）：lupus anticoagulant
- カルジオリピン（CL）：cardiolipin

治療適応は十分に検討

不育症の診療方針

- 不育症の診療は，検査により原因を特定することから始まる．しかし，夫婦を検査しても多くの症例で原因特定が困難である．
- 不育症において，絶対不育症の因子は見つかっていない．実際，ある因子があっても必ず流産あるいは死産になるというわけではなく，治療しなくても一定の確率で生児獲得が可能である．
- それぞれの因子で，治療によりどれくらいの生児獲得率上昇が得られるのかを考慮し，治療適応を検討する．
- 検査を開始する段階から，原因が必ずしも判明するわけではないことを説明しておく．また，原因が明らかでなかったもののうち大部分（約7割）を占める胎児染色体異常によるものは，自然経過での高い生児獲得率が望める「いい結果」であることを伝える．

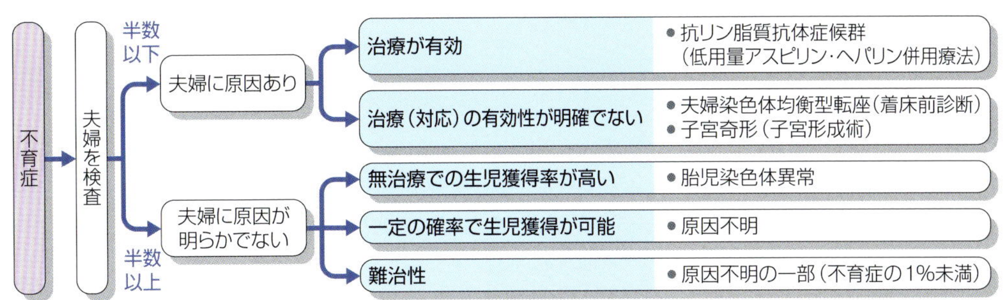

個別に対応

各原因に対する検査・治療

- 原因が判明した場合は，無治療の場合の生児獲得率，治療した場合の成功率，女性の年齢などを考慮し，治療方針を決定する．
- 適切な情報提供，精神的支援を行うことは，全ての不育症患者（夫を含む）に必要な対応である．

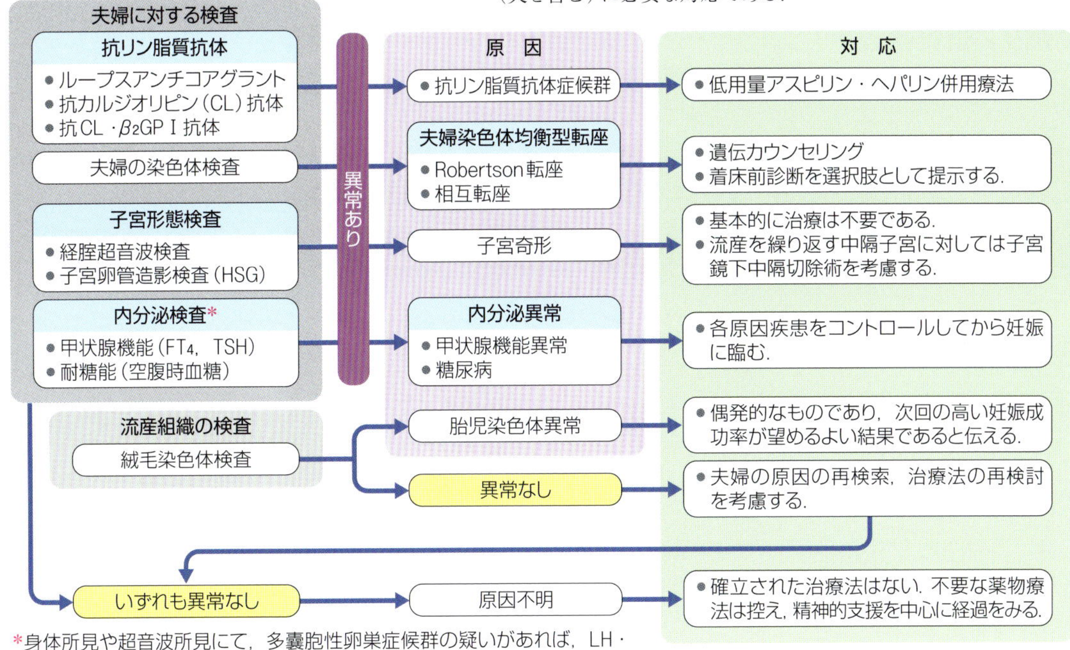

*身体所見や超音波所見にて，多嚢胞性卵巣症候群の疑いがあれば，LH・FSHなどの検査も行う〔p.60〕．

- 上記の検査は，不育症診療において施行することが勧められている検査である．ただし，一律に全ての検査を施行するのではなく，流産回数や年齢を考慮して，患者に応じて適切に選択する．
- この他，抗リン脂質抗体症候群以外の血栓性素因に対する検査や，精神的ストレスを評価する検査が施行されることもあるが，不育症への関与や検査の意義，治療の有効性は研究段階である．

●β_2グリコプロテインI（β_2GP I）：beta 2 glycoprotein I　●子宮卵管造影（HSG）：hysterosalpingography　●遊離サイロキシン（free T_4）：free thyroxine　●甲状腺刺激ホルモン（TSH）：thyroid stimulating hormone　●耐糖能：glucose tolerance　●子宮鏡下中隔切除術：trans cervical resection　●多嚢胞性卵巣症候群（PCOS）：polycystic ovary syndrome　●黄体化ホルモン（LH）：luteinizing hormone　●卵胞刺激ホルモン（FSH）：follicle stimulating hormone

凝固系の異常（血栓性素因）

診断基準がある
抗リン脂質抗体症候群

- 抗リン脂質抗体症候群（APS）とは，抗リン脂質抗体により，血液凝固能が亢進し，動静脈血栓症や妊娠合併症をきたす症候群である〔病⑤p.251〕.
- 以下の診断基準があり，臨床基準のいずれか1つに加えて検査基準のいずれか1つを満たしたものを，APSと診断する.

症状と合併症

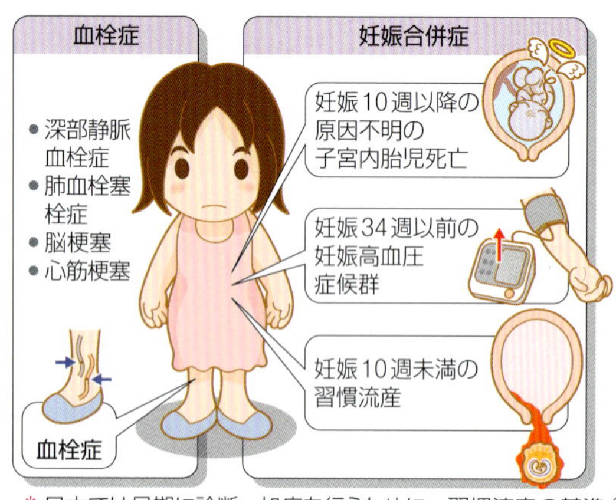

診断基準		
臨床基準	❶血栓症	1回以上の動脈または静脈血栓症の臨床的エピソード
	❷妊娠合併症	a）妊娠10週以降で他に原因のない正常形態胎児の死亡 b）重症妊娠高血圧腎症，子癇または胎盤機能不全による妊娠34週以前形態学的異常のない胎児の1回以上の早産 c）妊娠10週未満の3回*以上続けての他に原因のない流産
検査基準	❶ループスアンチコアグラント（APTT法） ❷ループスアンチコアグラント（RVVT法） ❸抗カルジオリピン・β_2グリコプロテインⅠ複合抗体もしくは抗カルジオリピン抗体のいずれかが12週間以上の間隔をあけて2回以上陽性	

＊日本では早期に診断・加療を行うために，習慣流産の基準（3回以上連続する）を満たさなくても検査を行うことを推奨している.

- APSには，他の自己免疫疾患（特にSLE）に合併する二次性のものと，基礎疾患のない原発性のものがある〔病⑥p.103〕.

リン脂質結合蛋白も抗原になる
抗リン脂質抗体

- 抗リン脂質抗体（APL）は，生体物質の1つであるリン脂質を抗原とする自己抗体として発見された.
- その後，APLには，リン脂質に結合する血漿蛋白を真の抗原とするものがあることがわかった.

抗リン脂質抗体
- ループスアンチコアグラント（LA）
- 抗カルジオリピン（CL）抗体*
- 抗フォスファチジルセリン（PS）抗体
- 抗フォスファチジルエタノラミン（PE）抗体

など

不育症を起こさないタイプ（感染症タイプ）
- カルジオリピン（CL）
- フォスファチジルセリン（PS）
- フォスファチジルエタノラミン（PE）など

リン脂質

不育症を起こすタイプ

血漿蛋白

リン脂質

- β_2グリコプロテインⅠ（β_2GPⅠ）
- プロトロンビン
- アネキシンV
- プロテインS，プロテインC
- キニノゲン

など

＊その名称から"抗カルジオリピン抗体"は，CLというリン脂質に結合する抗体，すなわち不育症を起こさない抗体のようにみえる．しかし，実際に抗CL抗体を検出する検査を行うと，CLに直接結合する抗体の他にも，β_2GPⅠなどの血症蛋白に結合する抗体（不育症を起こすタイプ）も検出される．不育症患者で抗CL抗体を測定するのはこのためである.

- 抗リン脂質抗体の検査では，偽陽性が多いため，12週以上持続して陽性となることを確認する.

ループスアンチコアグラント

- 抗リン脂質抗体のうち，試験管内での凝固時間を延長させる免疫グロブリンをループスアンチコアグラント（LA）という.
- LAが陽性であれば，抗リン脂質抗体があることはわかるが，どのリン脂質を抗原とするものかはわからない.
- LA検査には，APTT法，RVVT法があり，正確にLAを検出するためには両方行う必要がある.

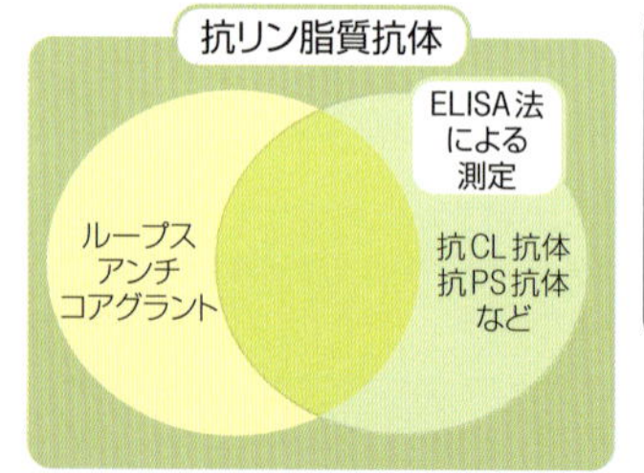

ループスアンチコアグラントは，試験管内では，凝固因子（コアグラント）を阻害（アンチ）する因子として検出され，生体内では血栓傾向を示すのです．紛らわしいですね.

臨床検査技師

・抗リン脂質抗体症候群（APS）：antiphospholipid syndrome ・抗リン脂質抗体（APL）：antiphospholipid antibody ・血栓症：thrombosis ・ループスアンチコアグラント（LA）：lupus anticoagulant ・活性化部分トロンボプラスチン時間（APTT）：activated partial thromboplastin time ・ラッセル蛇毒時間（RVVT）：Russell's viper venom time ・カルジオリピン（CL）：cardiolipin ・β_2グリコプロテインⅠ（β_2GPⅠ）：beta 2 glycoprotein Ⅰ ・リン脂質：phospholipid

絨毛形成も阻害する
抗リン脂質抗体と不育症

- 抗リン脂質抗体症候群（APS）は，様々な血栓症をきたす疾患であるが，不育症の原因となる病態としては，血栓による胎盤梗塞に加えて，絨毛の発育を直接障害していることが考えられている．これには以下のような機序があるとされるが，詳細は明らかではない．

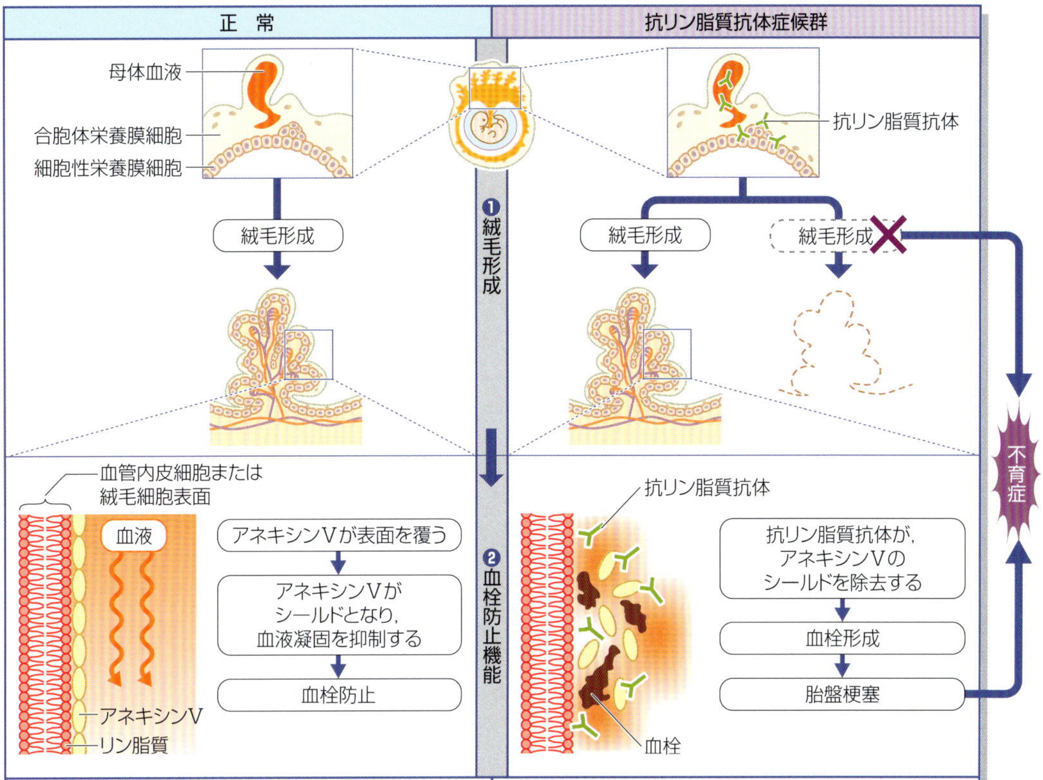

正　常

母体血液
合胞体栄養膜細胞
細胞性栄養膜細胞
絨毛形成

血管内皮細胞または
絨毛細胞表面
血液
アネキシンⅤ
リン脂質
アネキシンⅤが表面を覆う
アネキシンⅤが
シールドとなり，
血液凝固を抑制する
血栓防止

❶絨毛形成
❷血栓防止機能

抗リン脂質抗体症候群

抗リン脂質抗体
絨毛形成
絨毛形成
抗リン脂質抗体
血栓
抗リン脂質抗体が，
アネキシンⅤの
シールドを除去する
血栓形成
胎盤梗塞
不育症

❶栄養膜細胞は，増殖・分化して絨毛を形成する．絨毛が十分に発育することで，胎児発育に必要な胎盤ができる．
❷胎盤内の絨毛間腔では，血管内皮細胞や絨毛細胞表面のリン脂質結合蛋白（フォスファチジルセリンに結合するアネキシンⅤなど）が血栓防止機能を果たしている．これにより，胎盤内の血液循環が保たれることで母体‐胎児間での物質交換が可能となり，胎児発育が進む．

❶抗リン脂質抗体は，栄養膜細胞に直接作用し，その増殖・分化を阻害する．絨毛形成が不十分となり胎児発育が進まず，流産となる．
❷絨毛が形成できた場合でも，抗リン脂質抗体により血栓防止機能が阻害され，血栓による胎盤梗塞をきたしてしまう．このため，十分な胎盤機能が果たせずに流産，あるいは子宮内胎児死亡となる．

- 抗リン脂質抗体は，アネキシンⅤの他にも，β_2GP Ⅰ，キニノゲンなどのリン脂質結合蛋白による血栓防止機能も阻害している可能性が報告されている．

治療で生児獲得率が上がる
抗リン脂質抗体症候群の治療

- 抗リン脂質抗体症候群による不育症の治療は，低用量アスピリン・ヘパリン併用療法である．

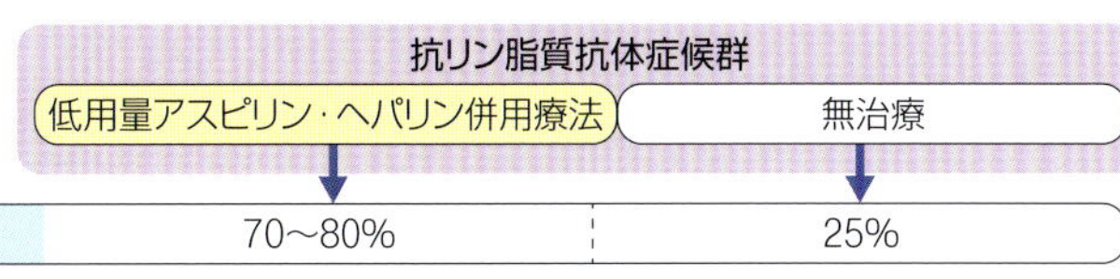

- 血栓症治療は，一般的に動脈血栓予防に抗血小板療法（アスピリン），静脈血栓予防に抗凝固療法（ワルファリン，ヘパリン），急性期塞栓症には線溶療法（t-PA）が行われる．
- 不育症の治療（流産の予防）としては抗血小板療法と抗凝固療法を併用する方法が最も有効である．抗凝固療法で通常使用されるワルファリンは，催奇形性があるため妊婦には使用できないので（禁忌），ヘパリンを使用することになる．

●フォスファチジルエタノラミン（PE）：phosphatidylethanolamine　●フォスファチジルセリン（PS）：phosphatidylserine　●プロトロンビン：prothrombin　●アネキシンⅤ：annexin Ⅴ　●キニノゲン：kininogen　●絨毛：villus　●合胞体栄養膜細胞／Syncytium 細胞：syncytiotrophoblast　●細胞性栄養膜細胞：cytotrophoblast　●アスピリン：aspirin　●ヘパリン：heparin　●組織プラスミノゲン活性化因子（t-PA）：tissue plasminogen activator　●催奇形性：teratogenicity

ヘパリンは自己注射も可能

低用量アスピリン・ヘパリン併用療法

- 低用量アスピリン・ヘパリン併用療法は以下のように行う．

	妊娠週数	解　説	副作用
アスピリン	4週 → 36週 → 分娩前日　分娩 81～100 mg/日（4週～36週）	●解熱鎮痛薬として使用する場合の量（375 mg程度）より低用量で用いる． ●アスピリンの出血傾向は，内服終了後2週間程度持続するので，分娩時の出血を考慮して妊娠36週0日までの使用とする．	●アスピリンの一般的副作用（消化性潰瘍，出血など）に注意を要する．
ヘパリン	10,000単位/日（4週～分娩前日）	●血栓症の予防を目的とした場合，APTTを延長させる必要はなく，10,000単位/日程度の量でよい． ●中止後速やかに効果がなくなるので，分娩前日まで使用可能である．	●アナフィラキシー ●出血 ●ヘパリン起因性血小板減少症（HIT） ●肝酵素上昇 ●骨粗鬆症（中止後に回復） ●胎盤を通過しないので胎児への影響はないとされる．

ヘパリン自己注射

- ヘパリンは，消化管から吸収されないので経口薬はない．また，血中での半減期は約90分と短いため，静脈内投与の場合は，持続点滴静注を行わなければならない．皮下注射用の製剤（ヘパリンカルシウム）は，12時間程度作用するが，それでも1日2回の投与が必要である．
- 現在，血栓塞栓症の治療・予防に対しては，ヘパリンの自己注射（皮下注）の保険適用があり，抗リン脂質抗体症候群（不育症）でも自己注射による治療（2012年1月から保険適用）が可能である．
- 自己注射による治療を行う際には，治療の目的，注射方法，副作用などに関する患者教育を十分に行う必要がある．

Advanced Study

原因不明の不育症

- 2回以上の流産を繰り返した不育症においては，抗リン脂質抗体，子宮奇形，夫婦染色体，内分泌検査などで異常が認められず，原因が不明である症例が約半数を占める．流産内容物の染色体は保険適用がなく検査されないが，研究的には41％に異常を示すことがわかっている．
- 原因不明の不育症では，感染症，遺伝子多型，抗リン脂質抗体以外の血栓傾向，同種免疫異常の関与が報告されている．
- 原因不明の不育症症例においては，特段の治療を行わない場合でも比較的高い生児獲得率が期待できる．一方で，流産回数に比例して生児獲得率は低下傾向にある．

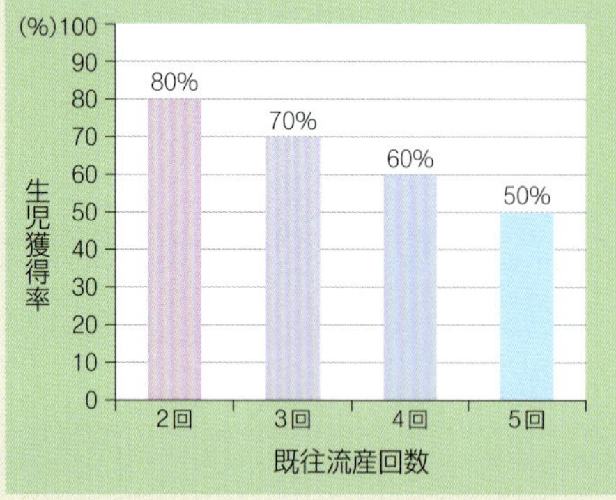

原因不明の不育症では不安が強いため，精神的支援が重要です．

産科医

- 2回以上の流産歴を有する原因不明の不育症症例に対するルーチンの抗血小板療法・抗凝固療法は，無治療での予後と変わらないことから，推奨されていない．

●分娩：delivery／labor　●活性化部分トロンボプラスチン時間（APTT）：activated partial thromboplastin time　●消化性潰瘍：peptic ulcer　●アナフィラキシー：anaphylaxis　●ヘパリン起因性血小板減少症（HIT）：heparin-induced thrombocytopenia　●骨粗鬆症：osteoporosis　●自己注射：self injection

染色体の異常

染色体異常の程度によって重症度に違いが生じる

染色体異常と不妊症・不育症との関連

染色体異常

夫婦染色体異常
親に染色体異常があることで，配偶子の染色体に異常が生じるもの

胎児染色体異常*
配偶子形成過程で偶発的に起こる突然変異によるもの

精子形成／卵子形成 → 受　精 → 着　床 → 発　生 → 出　生 → 成　長

- 染色体は，体の設計図である遺伝子の集合で，この設計図を次世代に伝える役割がある．
- 染色体異常があると，発生，生体機能に異常をきたすことになる．
- 不育症の原因になる染色体異常には，胎児染色体異常と，夫婦染色体異常がある．

*胎児側の染色体異常による流産は，多くは10週未満の妊娠初期に起こる．この時期は，発生学的には「胎児」ではなく「胎芽」であるので，胎芽染色体異常とよんだ方が正確である．しかし，慣用的（患者への説明時など）に胎児染色体異常とよばれているため，本書でも胎児染色体異常という用語を用いることとする．

不妊症　不育症　先天異常症

重症 ← 染色体異常の程度 → 軽症

高い ← 染色体異常の頻度 → 低い

- 異常が大きいほど早期に淘汰され，妊娠以前に淘汰されたものは不妊症，妊娠経過中に淘汰されたものは不育症，異常をもちながらも淘汰されずに出生に至ったものは先天異常症として認識される．これらは，染色体異常という1つの原因の重症度の違いである．

偶発的に，高頻度に起こる

胎児染色体異常

- 染色体異常は受精卵の段階で40％に認めるが，新生児では0.9％である．つまり染色体異常をもつ受精卵のほとんどが，出生までに淘汰（流産）されることになる．
- 1回の自然流産（散発流産）では，微小な染色体欠失（比較ゲノムハイブリダイゼーション法を用いて検出される）まで含めると，80％程度に胎児染色体異常を認めるとされる．
- 不育症の中にも，比較的高い頻度で，胎児染色体異常を繰り返しているものがあると推定され，これらはほとんどが偶発的な突然変異によるものであり，次回の妊娠に影響するものではない．

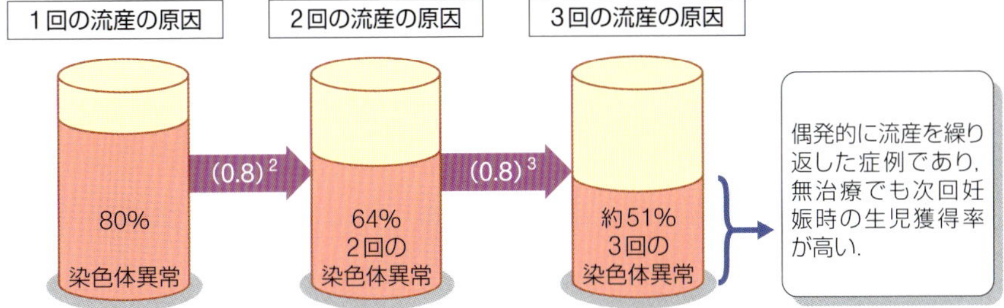

- 減数分裂時の染色体不分離による数的異常が多い．
- 流産では16トリソミーが多く見つかる．
- 精子の染色体異常率は約10％で，男性の加齢の影響はほとんど受けない．一方，卵子の染色体異常率は，若年時で25％程度であるが，女性の加齢とともに上昇する．女性の妊娠年齢の高齢化により，不育症の頻度が増加していると考えられる．

絨毛検査による胎児染色体異常の検索は不育症診療上重要な意味があります．治療中に流産に至ってしまった場合，胎児染色体異常を認めれば，偶発的な結果と考えられ確立された治療はないからです．

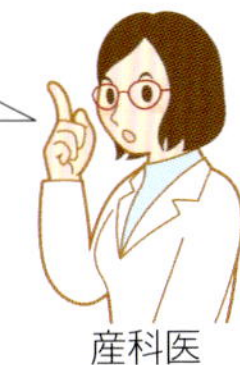

生殖医療　不育症

- 染色体：chromosome
- 染色体異常：chromosomal aberration／chromosome abnormality
- 不妊〔症〕：infertility／sterility
- 不育症：recurrent pregnancy loss
- 遺伝子：gene
- 配偶子：gamete
- 配偶子形成：gametogenesis
- 胎児染色体異常／胎芽染色体異常：abnormal embryonic karyotype
- 精子：sperm
- 卵子：ovum
- 受精：fertilization
- 着床：implantation
- 先天異常：congenital anomaly
- 淘汰：selection
- 比較ゲノムハイブリダイゼーション法：comparative genomic hybridization

column

着床前染色体検査（PGT-A）

体外受精を行い，受精卵の一部を採取して，数的異常の有無を詳細に調べた上で，正常胚を子宮に移植するという着床前染色体検査（PGT-A：preimplantation genetic testing for aneuploidy）が，着床前診断の一種として欧米で行われています．日本産科婦人科学会は，このような技術は障害者差別に繋がり優生思想であるという批判に配慮してPGT-Aを禁止してきました．最近ではPGT-Aによって一部の不妊症患者さんでは生産率が改善されることがわかってきましたが，原因不明習慣流産では生産率は変わらなかったと報告されました．

原因不明習慣流産には胎児染色体異常と正常が含まれます．流産した胎児（胎芽）の染色体検査は保険が適用されないこともあって，臨床的にはあまり行われず，染色体異常か正常かを区別されないからです．482組の不育症患者さんについて系統的に原因を調べた研究結果では41%が胎児（胎芽）染色体数的異常によることがわかりました〔p.262〕．日本産科婦人科学会は，胎児（胎芽）染色体異常による流産が過去にあった患者さんを対象として，PGT-Aによって生産率が改善できるかを調べる無作為割り付け試験を行うことにしました．その研究成果に基づいて，妊娠の高年齢化が進む日本において，PGT-Aを今後どうするかが議論される予定です．

杉浦 真弓

• 着床前染色体異数性検査（PGT-A）：preimplantation genetic testing for aneuploidy

本人には異常をきたさない
夫婦の染色体異常

- 染色体異常の中には，染色体異常をもつ本人に異常が出現して疾患として認識されるものと，本人には疾患として認識されるような形態的・機能的異常をきたさないものがある．後者では，正常な染色体をもつ人よりも高い確率で染色体異常をもつ配偶子が形成されるため，不育症が問題となることがある．

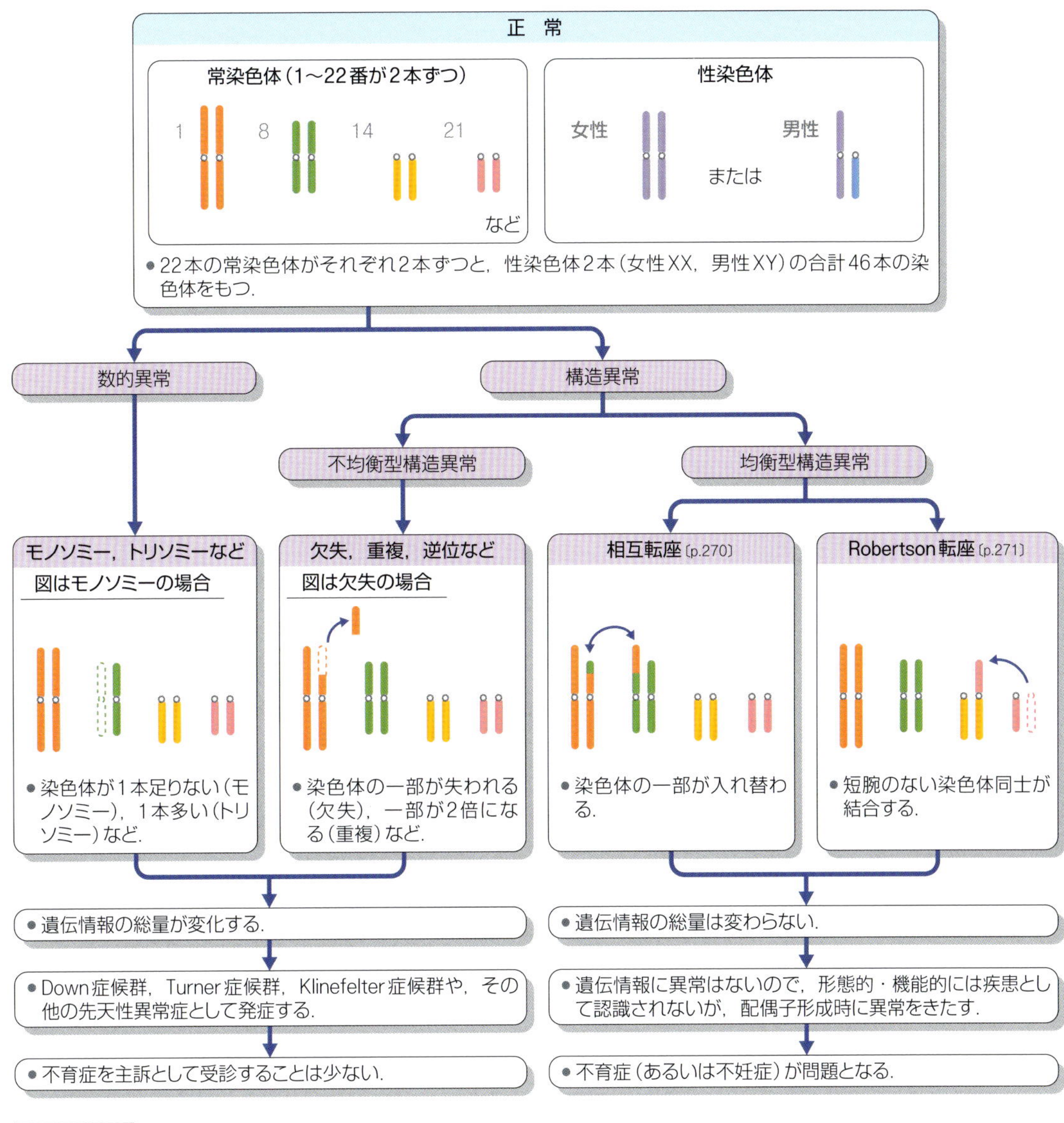

診療方針

- 不育症の原因検索のため，夫婦の染色体検査（Gバンド分染法）を行う．その際，夫婦のどちらに異常があるかを本人たちに明らかにするかどうか，あらかじめ確認しておく（不用意に説明すると夫婦間の不和の原因になることもある）．
- 染色体異常を治療する方法はない．しかし，相互転座の場合，着床前診断をしなくても，診断された次の妊娠での生児獲得率は32～63％，累積生児獲得率は68～83％と，決して低くはないということを説明する．
- 流産を回避するための方法として，着床前診断〔p.257〕が選択できる．しかし，流産回数を減らせる可能性はあるが，最終的な生児獲得率は変わらないと考えられている．また，着床前診断はARTを前提としたものであり，流産とは異なる身体的負担をかけることになるので，十分な説明が必要である．

●常染色体：autosomal chromosome　●性染色体：sex chromosome　●数的異常：numerical aberration　●構造異常：structural aberration　●トリソミー：trisomy　●モノソミー：monosomy　●欠失：deletion　●重複：duplication　●逆位：inversion　●転座：translocation　●相互転座：reciprocal translocation　●Gバンド分染法：chromosome analysis by giemsa banding　●着床前診断：preimplantation genetic diagnosis　●生殖補助技術／生殖補助医療（ART）：assisted reproductive technology

4価染色体が形成される

相互転座保因者の配偶子形成

- 相互転座保因者では，配偶子形成時の減数分裂において染色体分離の異常が起こり，遺伝子量が異常な配偶子が形成される．
- 分割パターンは，それぞれの保因者で同じ確率で生じるわけではなく，生児を獲得できる配偶子を形成する確率を予測することはできない．

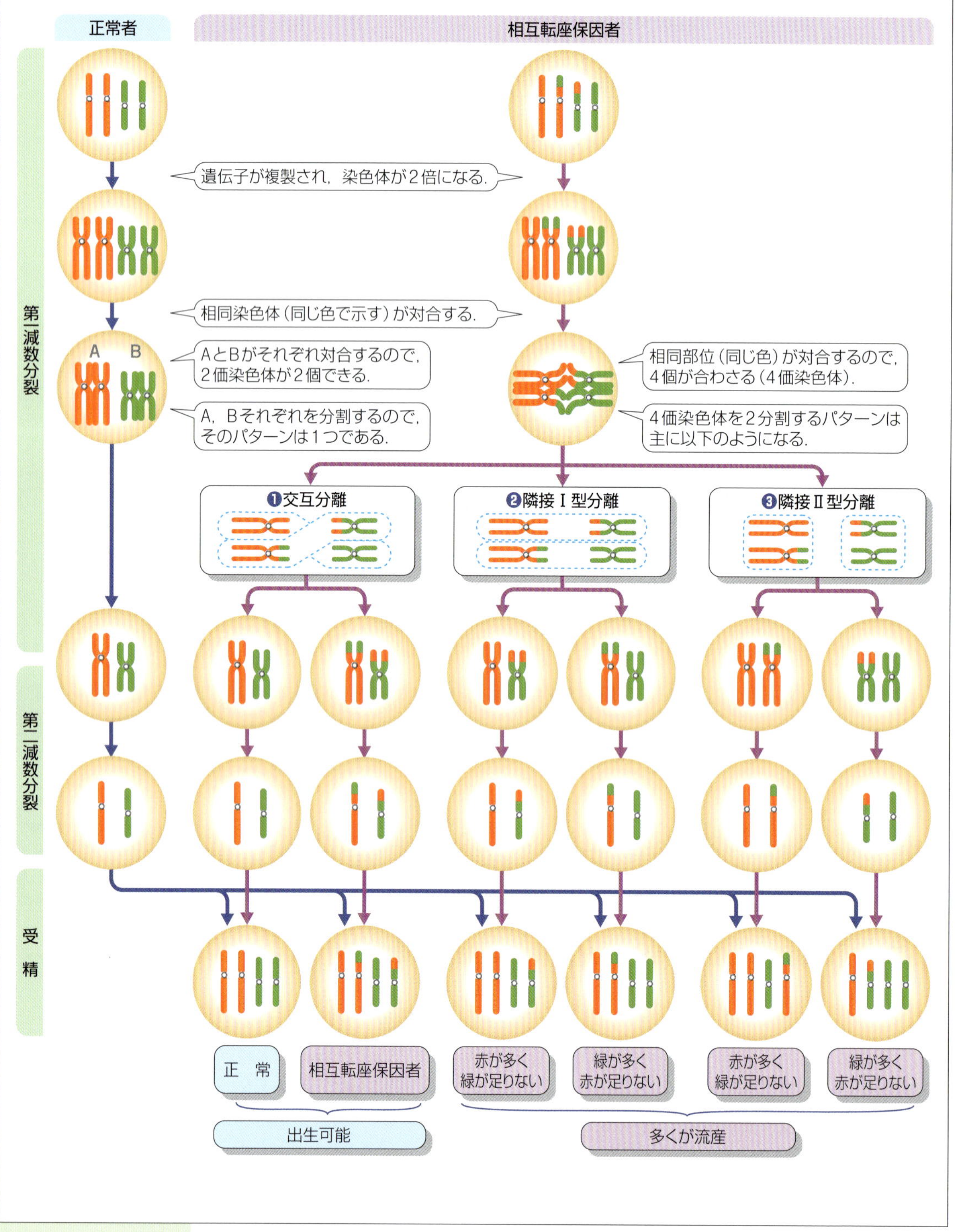

- 染色体：chromosome
- 相互転座：reciprocal translocation
- 保因者：carrier
- 配偶子形成：gametogenesis
- 減数分裂：meiosis
- 遺伝子：gene
- 相同染色体：homologous chromosome
- 〔自然〕流産：miscarriage

3価染色体が形成される

Robertson転座保因者の配偶子形成

● Robertson(ロバートソン)転座保因者の配偶子形成を以下に示す.

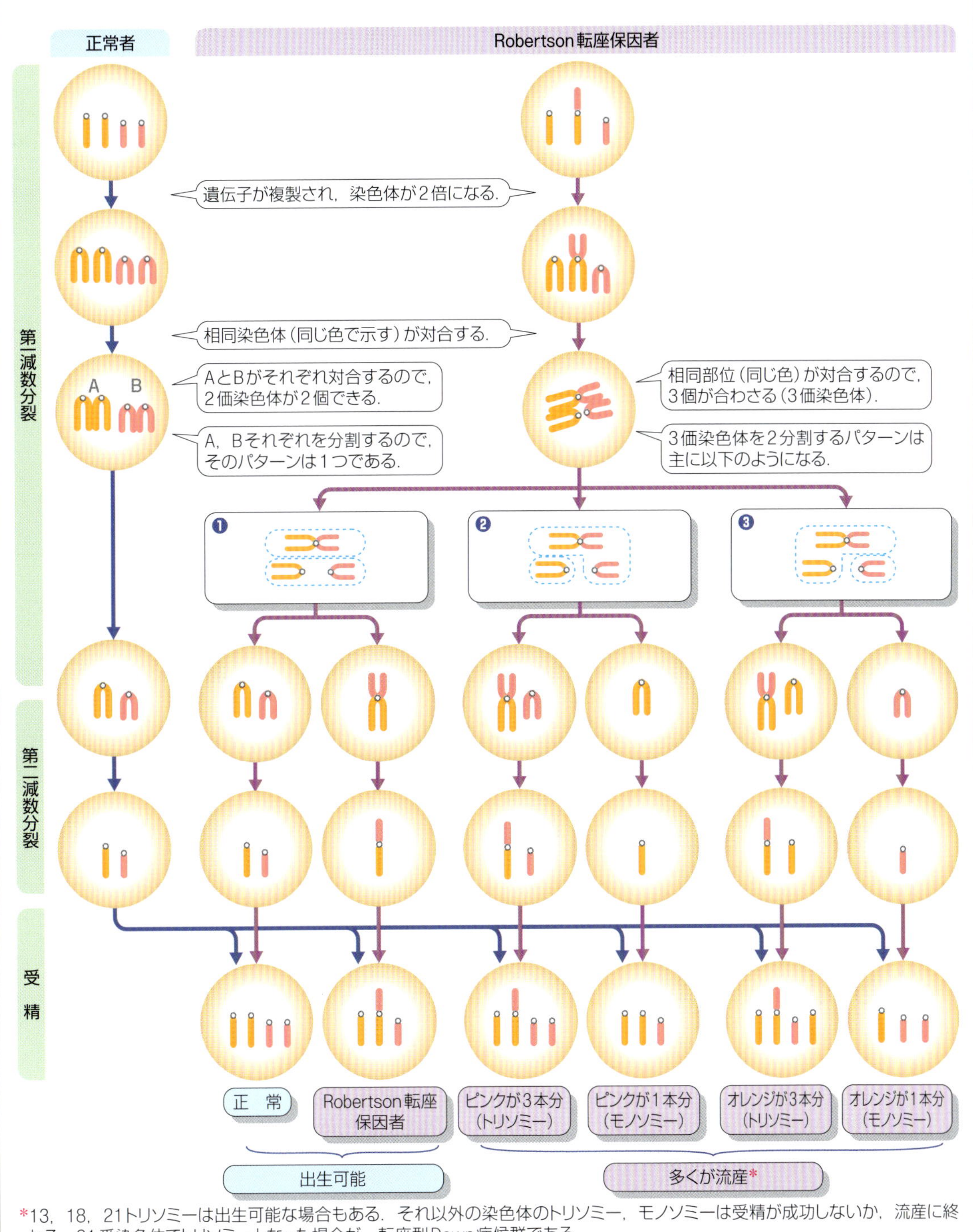

*13，18，21トリソミーは出生可能な場合もある．それ以外の染色体のトリソミー，モノソミーは受精が成功しないか，流産に終わる．21番染色体でトリソミーとなった場合が，転座型Down症候群である．

●トリソミー：trisomy　●モノソミー：monosomy　●転座型ダウン症候群：translocation Down syndrome

子宮の異常

原因となるが無治療でも生児獲得可能

子宮奇形

- 子宮は胎児発育の場であり，その異常は妊娠経過に影響する．
- 子宮奇形の頻度は，一般女性で3.8～6.7%，不育症女性で6.3～16.7%* と，不育症女性で高頻度に認めるという調査結果がある．
- ここでは頻度の高い中隔子宮，双角子宮，弓状子宮と不育症の関連を記載する．子宮奇形の詳細はp.72参照のこと．

*p.262に示す頻度とは異なる．これは，調べる集団の特徴や子宮奇形としてカウントする際の基準によって数値が異なってくるためである（p.262の研究における子宮奇形には，弓状子宮は含まれていない）．

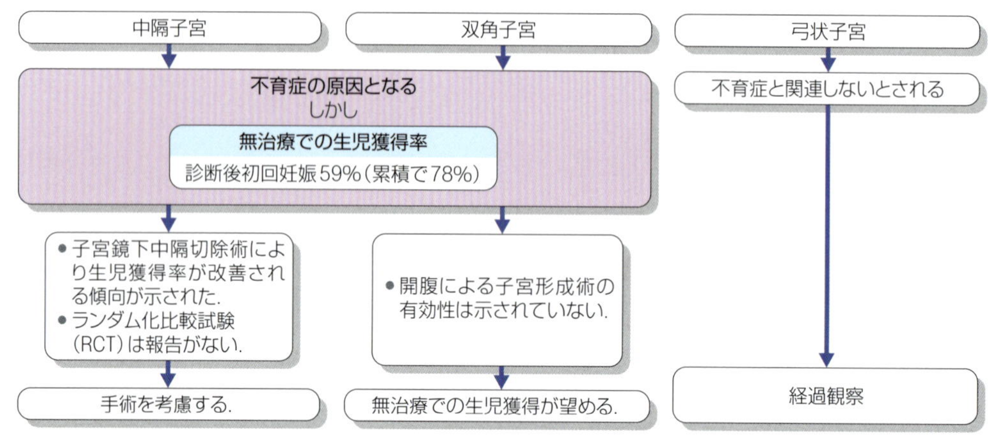

内分泌系の異常

甲状腺機能異常と糖尿病

内分泌疾患

- 妊娠の成立・維持において，母体と胎児・胎盤系の様々な内分泌系が関与し，妊娠・分娩を適切に調節している．
- 様々な内分泌異常が不育症と関連しうる．

不育症の原因となりえるもの

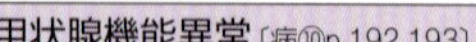

甲状腺機能異常（病⑩p.192,193）

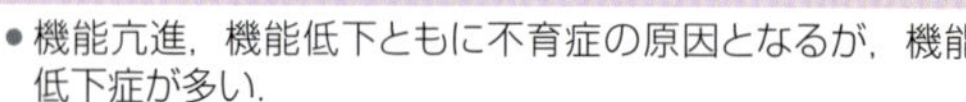

- 機能亢進，機能低下ともに不育症の原因となるが，機能低下症が多い．
- 初期絨毛，胎盤におけるステロイド代謝に異常をきたす．

糖尿病（病⑩p.192）

- 血糖コントロール不良なほど妊娠予後が悪い．
- 高血糖状態は，酸化ストレスなどにより，胎芽・胎児細胞の分化障害をきたす．

- これらは古くから不育症の原因とされているが，様々な意見がある．
- 甲状腺機能異常，糖尿病は，妊娠高血圧症候群（HDP），FGR，早産など，妊娠経過に悪影響を及ぼす（病⑩p.192,193）ので，妊娠を希望する女性が，これらの疾患を合併していることが判明した場合は治療の対象となる．つまり，不育症の原因になる，ならないにかかわらず治療をすべき疾患であるので，無治療症例が不育症となるのかどうかはわからない部分がある．

不育症との関連が疑われているもの

黄体機能不全（p.34）

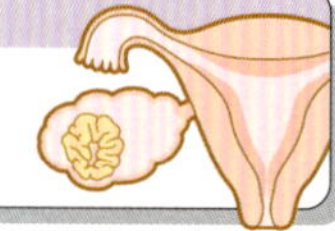

- プロゲステロンは妊娠維持に必須である．しかし，黄体補充療法が流産率を低下させるかどうかは研究段階である．

多囊胞性卵巣症候群（p.58）

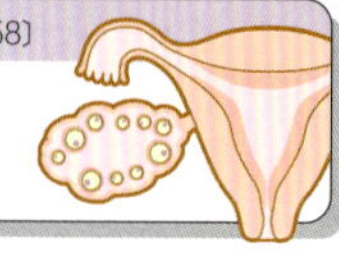

- 高LH血症，高アンドロゲン血症，インスリン抵抗性が子宮内膜機能不全をきたすと考えられている．

- 治療が生児獲得率を改善するかは明確ではない．
- 他の因子の検査・治療を進めながら，治療を考慮する．
- 高プロラクチン血症は，不妊症の原因となるが，不育症との関連は否定的である．

• 子宮奇形：uterine anomaly • 中隔子宮：septate uterus • 双角子宮：bicornuate uterus • 弓状子宮：arcuate uterus • 子宮鏡下中隔切除術：trans cervical resection • 子宮形成術：hysteroplasty • 甲状腺機能異常：thyroid dysfunction • 糖尿病（DM）：diabetes mellitus • 黄体機能不全：luteal insufficiency • 多囊胞性卵巣症候群（PCOS）：polycystic ovary syndrome • 黄体化ホルモン（LH）：luteinizing hormone

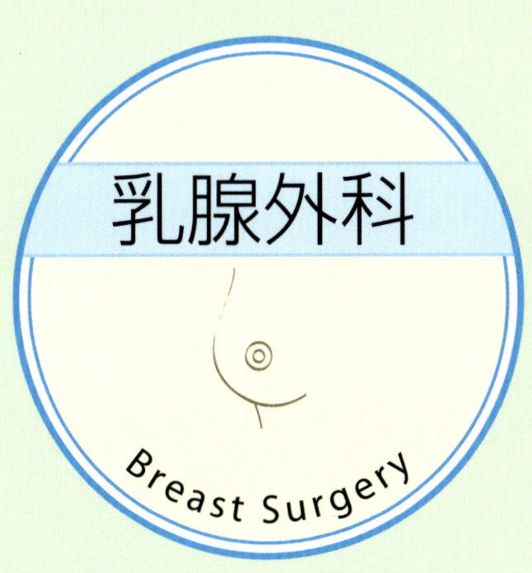
乳腺外科
Breast Surgery

乳腺総論

監修
福富 隆志

乳腺が重要
乳房の解剖

- 乳房は，乳腺組織と脂肪，そしてそれらを支える結合組織からなっている．

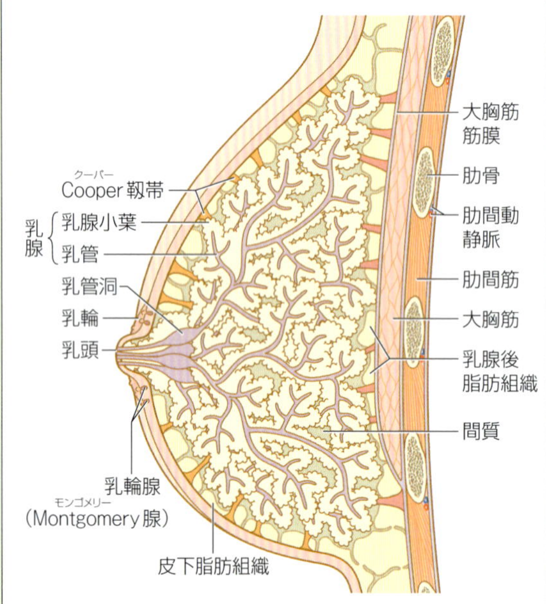

乳汁は小葉でつくられ乳管を通って乳頭へ運ばれる
乳腺

- 乳腺は乳管と小葉，間質成分である結合組織からなる．
- 乳管は分岐を繰り返し，終末乳管と腺房により構成される小葉に至る．この1つの系を腺葉という．
- 乳房には15～20個の腺葉があると考えられている．
- 乳汁は小葉で産生され，乳管を通じて乳頭へ分泌される．
- 乳癌を含む大部分の増殖性乳腺疾患は，終末乳管および小葉の上皮細胞に発生する．

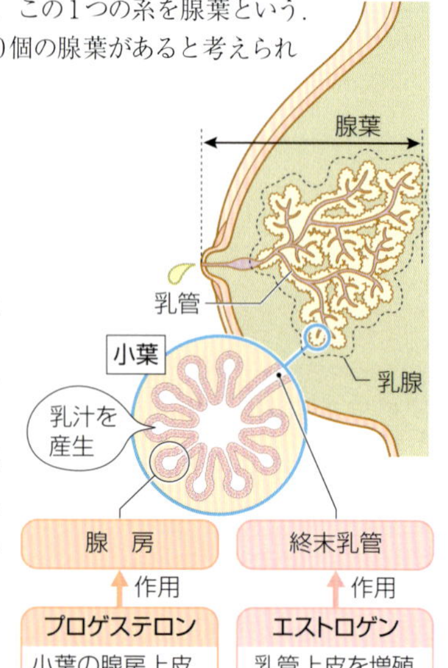

月経前に乳房は張ってくる
女性ホルモンと乳腺

- 月経前に乳房が張ったり痛くなったりする（緊満感）のは，この時期にエストロゲンとプロゲステロンが両方上昇しているためである．

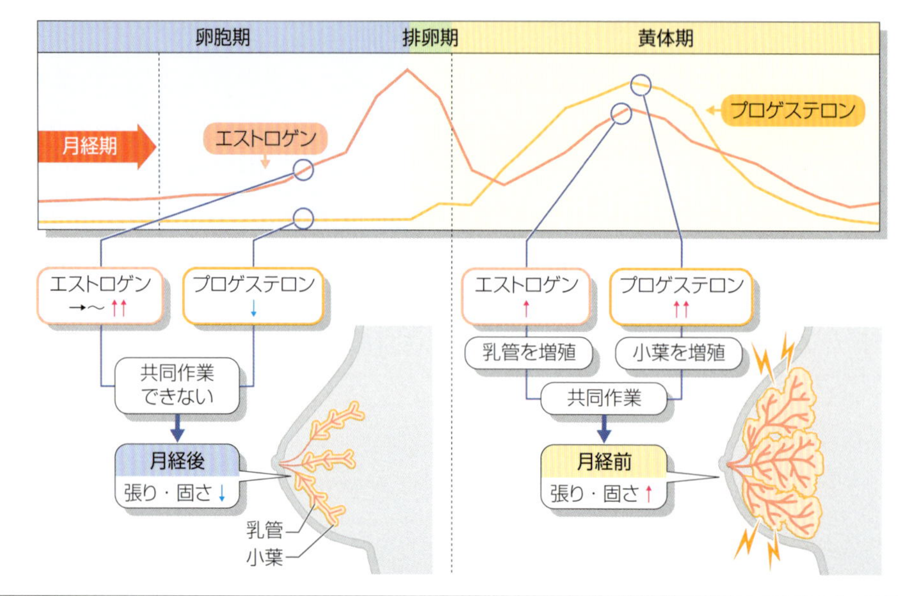

● 乳腺：mammary gland　● 乳房：breast　● クーパー靱帯：Cooper's ligament　● 乳腺小葉：mammary lobule　● 乳管：lactiferous duct　● 乳管洞：lactiferous sinus　● 乳輪：areola of the nipple　● 乳頭：nipple　● 乳輪腺／モンゴメリー腺：Montgomery's glands　● 皮下脂肪組織：subcutaneous fatty tissue　● 大胸筋筋膜：fascia of major pectoral muscle　● 肋骨：costal bone　● 肋間動静脈：intercostal artery and vein　● 肋間筋：intercostal muscle　● 大胸筋：major pectoral muscle

乳房専用のX線検査
マンモグラフィの撮影方法

- マンモグラフィは乳癌の他，良性の線維腺腫，葉状腫瘍，嚢胞などの鑑別に有用である．
- 撮影はMLO（内外斜位方向）撮影とCC（頭尾方向）撮影の2方向から行う．
- 異常所見部位の拡大スポット撮影も可能である．

撮影方法 ●乳房を挟んで圧迫してから撮影する．

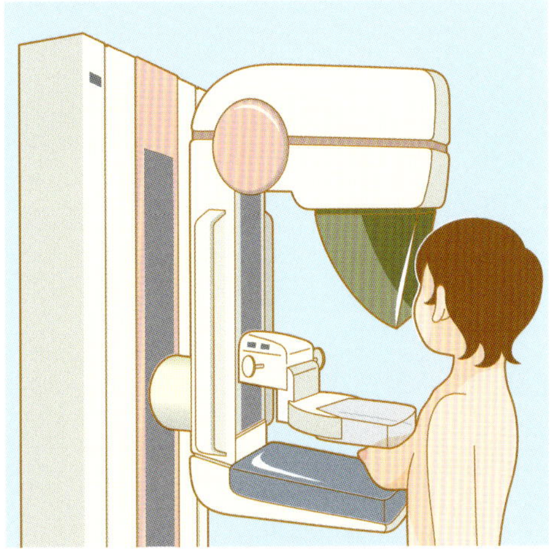

- マンモグラフィでは，組織のX線吸収の差がフィルム上に濃度差として表れる．

正常のマンモグラフィ像（MLO）

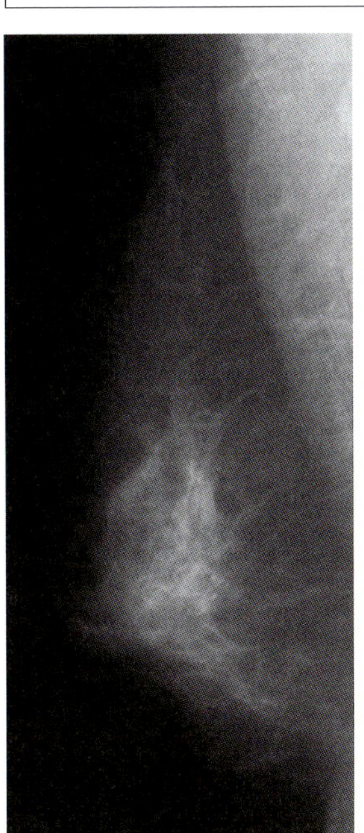

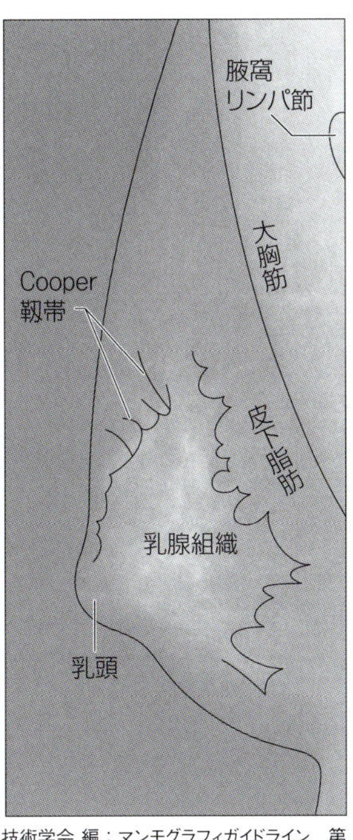

（社）日本医学放射線学会／（社）日本放射線技術学会 編：マンモグラフィガイドライン．第3版，医学書院，2010，p.17

圧迫方法

MLO（内外斜位方向）撮影

●乳房を内側から斜めに挟みこみ，大胸筋が写るように撮影する．

CC（頭尾方向）撮影

●乳房を上から挟みこみ撮影する．

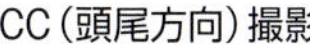

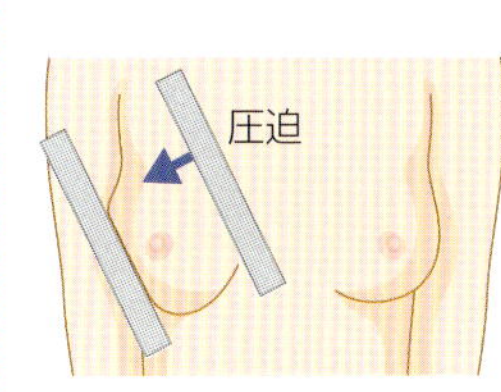

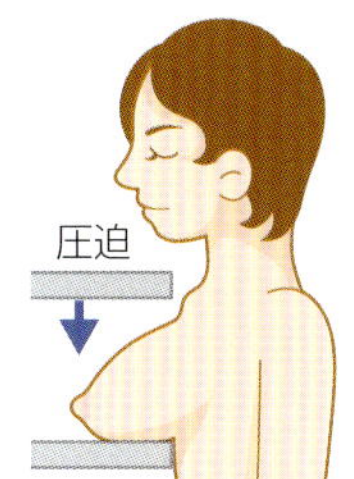

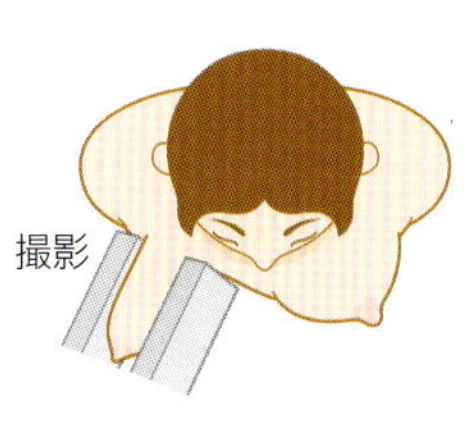

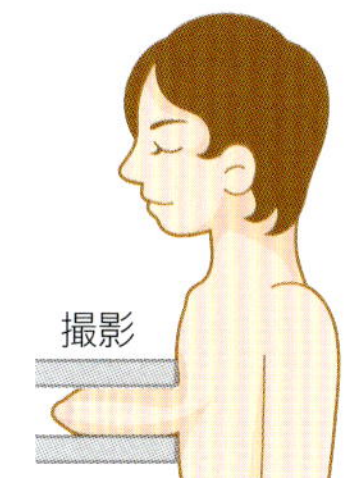

- 乳房を圧迫することで鮮明な像が得られる．

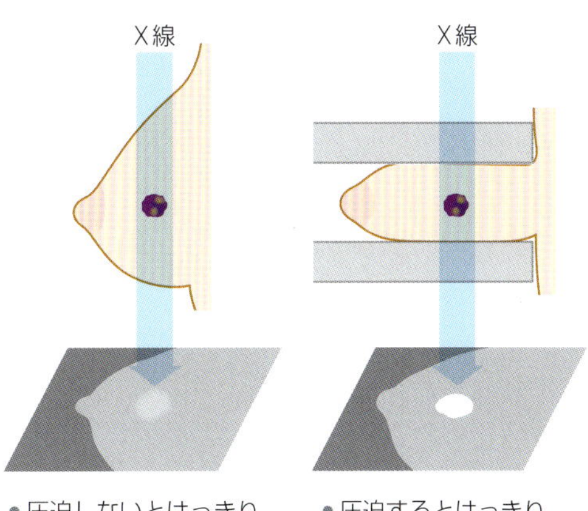

●圧迫しないとはっきり写らない．

●圧迫するとはっきり写る．

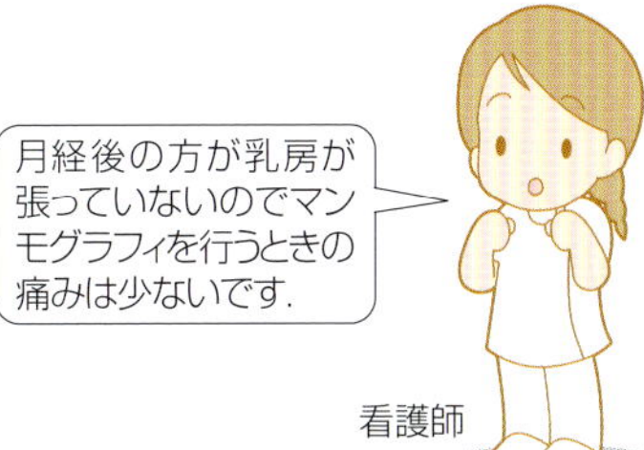

乳腺疾患
乳腺総論

●間質：stroma ●乳汁：milk ●腺葉：adenoid ●プロゲステロン：progesterone ●エストロゲン：estrogen ●X線：X-ray ●マンモグラフィ：mammography ●乳癌：breast cancer ●線維腺腫：fibroadenoma ●葉状腫瘍：phyllodes tumor ●嚢胞：cyst ●内外斜位方向（MLO）：mediolateral oblique ●頭尾方向（CC）：craniocaudal ●腋窩リンパ節：axillary lymph node

それぞれの特徴を比べてみる

乳腺疾患の比較

- 代表的な乳腺疾患は下表の3つであり，鑑別を要する．

		線維腺腫〔p.277〕	乳腺症〔p.278〕	乳癌〔p.280〕
性質		腫瘍性病変	非腫瘍性病変	腫瘍性病変
		良性		悪性
好発年齢		20〜30歳代	30歳代後半〜閉経前後	40〜60歳代
症状	発生部位	片側〜両側性	多くは両側性	多くは片側性
	圧痛の有無と皮膚変化	圧痛まれ・皮膚変化なし	圧痛あり・皮膚変化なし	圧痛まれ・皮膚変化あり 皮膚の陥凹 橙皮様変化
	乳頭からの分泌	なし	漿液性 乳汁様 （まれに血性）	しばしば 血性 （ときに漿液性）
発症形式		単発〜多発	多発	多くは単発 ときに多発
可動性		●弾性あり ●硬 ●触るとコロコロとよく動く	●弾性あり ●軟〜硬 ●触るとよく動く	●硬 （弾性軟のこともまれにあり） ●触っても動きが悪い
マンモグラフィ		●辺縁*明瞭な腫瘤影 ●粗大石灰化　など	●不均一高濃度乳腺 ●散在性石灰化　など	●不整形腫瘤影 ●微細石灰化 ●spicula（スピキュラ）　など
超音波		●境界*明瞭な腫瘤 ●内部エコー均一	●豹紋状エコー ●嚢胞など	●不整形低エコー腫瘤 ●内部エコー不均一
治療		●経過観察 ※成長が急速な場合や，腫瘤が大きな場合は摘出術．	●経過観察 ※自然消失することもある． ※乳癌発症リスクとなる病変は定期的にフォローを要する．	●手術療法 ●放射線療法 ●ホルモン療法 ●抗HER2療法（分子標的治療） ●化学療法

*超音波検査の場合，腫瘤の境界の性状を表す用語として「辺縁」ではなく「境界」を使用する（マンモグラフィの場合は「辺縁」という用語を使う）．

●線維腺腫：fibroadenoma　●乳腺症：mastopathy　●乳癌：breast cancer　●腫瘍性病変：neoplastic lesion　●非腫瘍性病変：non-neoplastic lesion　●両側性の：bilateral　●片側性の：unilateral　●圧痛：tenderness　●皮膚陥凹：skin retraction　●乳頭分泌：nipple discharge　●漿液性乳頭分泌：serous nipple discharge　●乳汁様乳頭分泌：milky nipple discharge　●血性乳頭分泌：bloody nipple discharge　●腫瘤：tumor　●石灰化：calcification　●微細石灰化：microcalcification　●辺縁：marginal

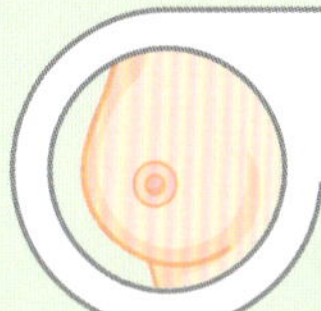

D24

線維腺腫

監 修
福富 隆志

intro. 乳房の結合組織性成分と上皮性成分の過剰増殖による良性結節病変である．好発年齢は20～30歳代で，乳腺症，乳癌より若年に位置する．悪性化は極めてまれである．

MINIMUM ESSENCE　fibroadenoma

❶好発：**20～30歳代**の**女性**

❷触診にて，乳房に片側～両側性に**平滑**，**境界明瞭**で，**可動性良好な腫瘤**を触知する．

❸超音波検査にて，**境界明瞭で内部エコーが均一な腫瘤**を認める．

❹マンモグラフィにて，**辺縁明瞭な腫瘤陰影**がみられる．

➡ **線維腺腫** を考える．

治療 基本的に治療は不要であり，経過観察を行う．

※成長が急速なもの，あるいは大きなものは，腫瘍核出術で摘出する．

ords & terms

瘤 [p.277]
生体内にできた腫れ
のをいう．膿が溜ま
った膿瘍，炎症や増殖
疾患で肥厚・肥大し
組織など，真の腫瘍
病変の本質の明らか
ない腫れものは，全
一般的に腫瘤とよば
る．

腫瘤は境界明瞭 超音波像

- 境界明瞭・内部均一な低エコーの腫瘤としてみられ，後部エコー増強がしばしば認められる．

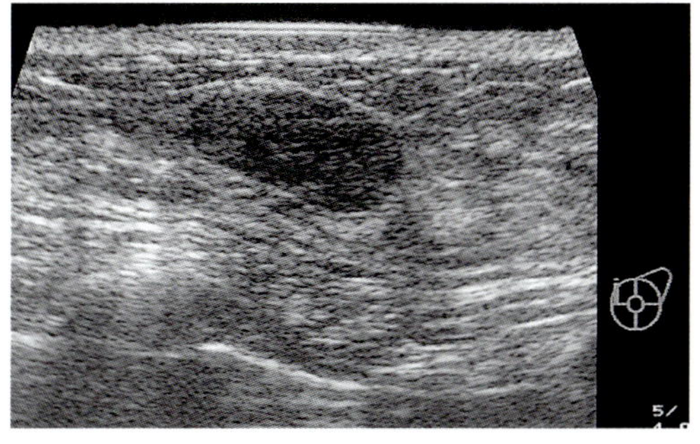

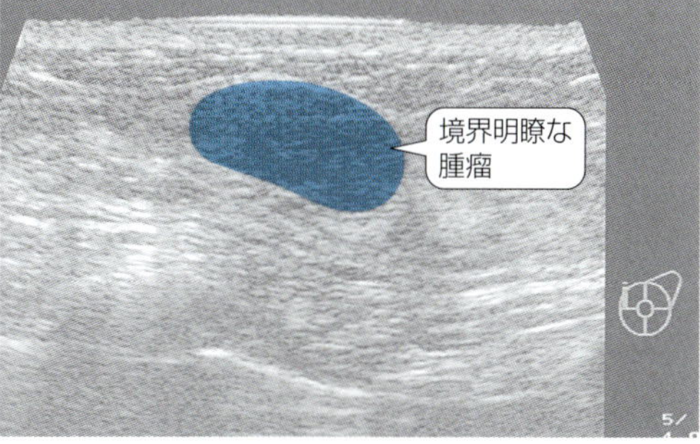

腫瘍や石灰化 マンモグラフィ

- 良性腫瘍なので，辺縁明瞭な腫瘤であり，正常乳腺と等濃度である．
- 線維腺腫を覆う被膜部分がhalo（透亮帯）として写る．
- 粗大な石灰化像を伴うことがある．

腫瘤陰影

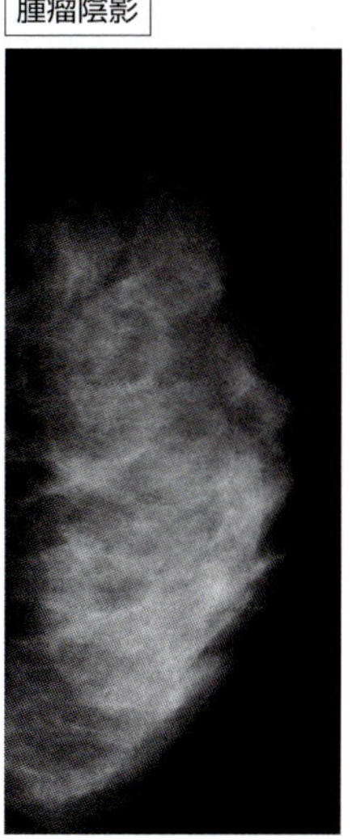

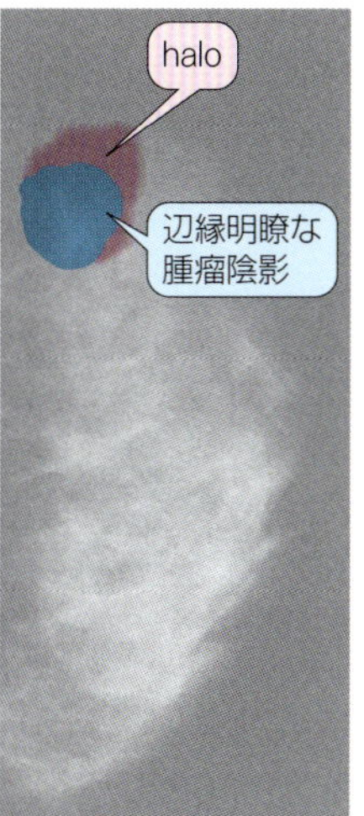

石灰化像

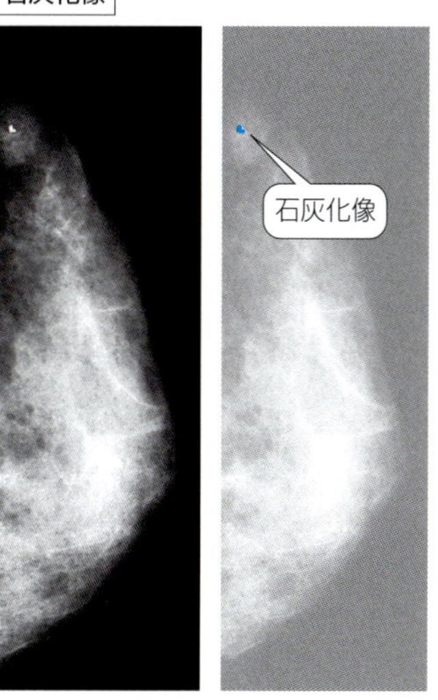

● 被膜：capsule

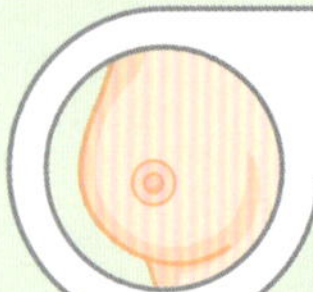

N60.3
N64.9

乳腺症

監 修
福富 隆志

intro.

乳腺組織に増生・化生・退行など種々の変化が混在し，乳腺の硬結や嚢胞を形成する状態の総称．疾患というよりも「正常からの逸脱」としてとらえる考え方が一般的である．日常診療で遭遇する乳腺の異常の中では最も多い．

MINIMUM ESSENCE　mastopathy

❶好発：**30歳代後半**〜**閉経前後**の**女性**　〈閉経後は減少〉

❷片側〜**両側性**に**乳房の疼痛**，圧痛，腫脹が出現する．　〈多くは両側性〉

❸乳腺の**腫瘤・硬結**を触れ，乳頭からの**異常分泌**（**血性**，**乳汁様**，**漿液性**）がある．

❹これらの症状が**月経前に増強**，**月経後に軽快**する．

➡ **乳腺症** を考える．

※異常分泌，月経前後の疼痛の変化は診断に必須ではない．

治療 大部分は閉経後に自然に消失するため，経過観察でよい．

※乳房痛が強い場合，ダナゾールを用いることもある．

Words & terms

乳管過形成 〔p.278〕
乳管上皮が過度に増殖する．細胞や構造の異型を伴うものは異型乳管過形成とよばれ，乳癌の高リスク群とされている．

腺症 〔p.278〕
局所性に乳腺内のある領域に乳管の増殖が著明に生じ，比較的境界が明瞭な腺腫様病巣をつくるもの．閉塞乳管のようにみえるときは閉塞性腺症という．

小葉過形成 〔p.278〕
小葉内細乳管上皮が過度に増殖する．細胞に異型がみられた場合，乳癌の高リスク群であると同時に非浸潤性小葉癌との鑑別が必要とされる．

線維症 〔p.278〕
小葉間および小葉間の結合組織が線維化したもの．

嚢胞 〔p.278〕
線維症などによって乳管が詰まり，液体成分が溜まったもの．

アポクリン化生 〔p.278〕
上皮細胞がアポクリン腺上皮に似た細胞に変わってしまうこと．線維症，嚢胞に伴ってみられることが多い．

ANDI
乳腺症全体を疾患としてとらえず，大部分を「正常からの逸脱」としてとらえる概念．増殖，化生，退行など乳腺症を構成する病変のうち特定のもののみを病変としている．

明確な定義は確立されていない
乳腺症の概念

- 乳腺は，月経前に女性ホルモンが上昇することで乳管・小葉・間質が発育し容積が増え，月経後に女性ホルモンが低下することで容積が減る．また妊娠・出産・授乳などでも乳房の容積は変動する．
- こうした変化の繰り返しが積み重なる中で，さらに何らかの原因が加わると，乳管や小葉が過形成を起こすなど，正常の変化の範囲からやや外れた所見が現れることがある．これを乳腺症という．
- プロゲステロンに対するエストロゲンの相対的過剰が原因の1つとして考えられている．

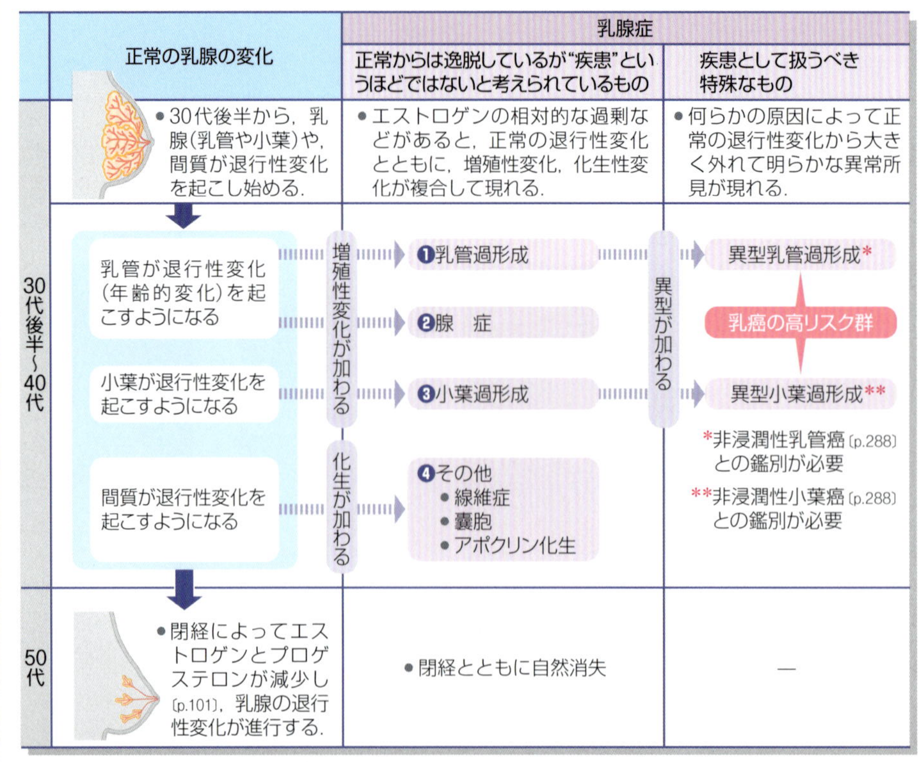

• 乳腺症：mastopathy　• 乳管過形成：ductal hyperplasia　• 腺症：adenosis　• 小葉過形成：lobular hyperplasia　• 線維症：fibrosis　• 嚢胞：cyst　• アポクリン化生：apocrine metaplasia　• 発達および退縮の正常からの逸脱（ANDI）：Aberrations of normal development and involution　• 乳頭分泌：nipple discharge　• 血性乳頭分泌：bloody nipple discharge　• 乳汁様乳頭分泌：milky nipple discharge　• 漿液性乳頭分泌：serous nipple discharge　• ダナゾール：danazol　• 過形成：hyperplasia

月経前に増強，月経後に軽快
乳腺症の症状

- 月経周期に対応して症状の強さが変化することが多い．
- 本症の原因の1つにエストロゲンの相対的過剰（エストロゲンとプロゲステロンの不均衡）があると考えられている．

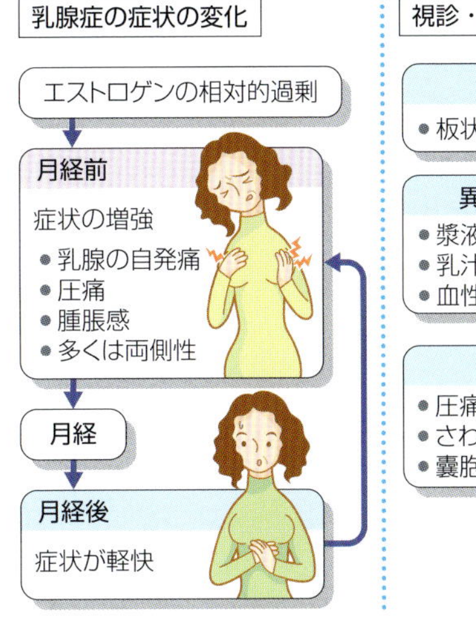

視診・触診で得られる所見

硬結
- 板状に硬い状態

異常乳頭分泌
- 漿液性
- 乳汁様
- 血性　など

腫瘤
- 圧痛がある．
- さわるとよく動く．
- 嚢胞の場合もある．

- 疼痛（乳房痛）は，通常腫瘤，硬結部に一致して認められる．

癌が潜んでいる場合もある
乳腺症の管理

- 乳腺症は，画像診断上も，病理診断上も癌との鑑別が難しい場合がある．
- 増殖性変化を伴う病変を含む乳腺症では，乳癌発症リスクが上昇し，特に異型を伴うものではよりリスクが上昇する．
- これらのことから，乳腺症の診断は慎重に行い，その時点で癌を否定できても，定期的なフォローを必要とする．

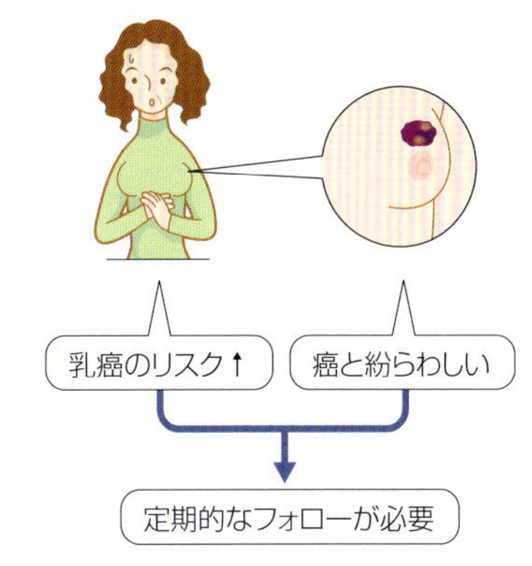

乳癌のリスク↑　癌と紛らわしい

定期的なフォローが必要

多彩な所見
乳腺症の超音波像

- 低エコー域と高エコー域が交錯する豹紋状エコーを呈する．

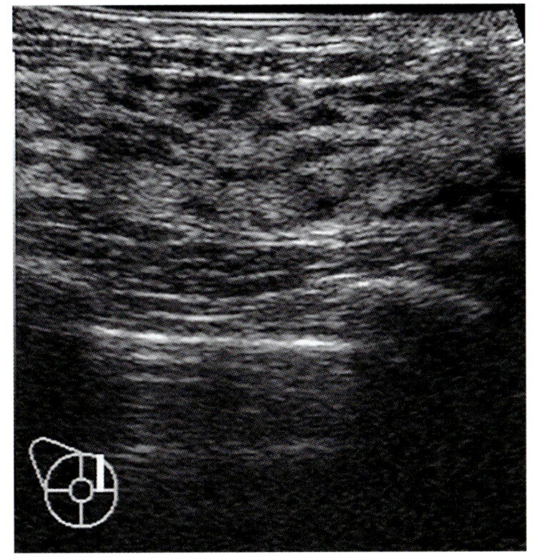

- 乳腺症は増殖，化生，退行などの変化が複雑に絡み合った病変群であるため，超音波画像は上記の他に嚢胞が存在する場合や腫瘤像を呈するものなど多彩である．
- 腫瘤像を呈する場合は，乳癌など他の疾患との鑑別が困難である．

高濃度に描出
乳腺症のマンモグラフィ

- 乳腺実質は高濃度に描出され，通常両側の左右差はない．
- 左右差や，集簇性の石灰化，構築の乱れなどがみられる場合は，乳癌との鑑別が必要となる．

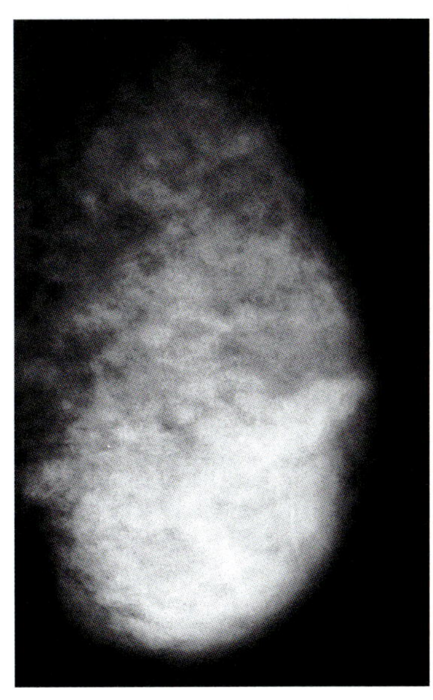

• 退行性変化：degenerative change　• 増殖性変化：proliferative change　• 化生性変化：metaplastic change　• 異型乳管過形成：atypical ductal hyperplasia　• 異型小葉過形成：atypical lobular hyperplasia　• 非浸潤性乳管癌（DCIS）：ductal carcinoma in situ　• 非浸潤性小葉癌（LCIS）：lobular carcinoma in situ　• 月経周期：menstrual cycle　• 自発痛：spontaneous pain　• 圧痛：tenderness　• 乳房痛：mastalgia　• 石灰化：calcification　• 構築の乱れ：architectural distortion

C50.0～C50.9

乳癌

監修 福富 隆志

intro.

乳管や小葉上皮から発生する悪性腫瘍である．乳管起源のものを乳管癌といい，小葉上皮起源のものを小葉癌という．年々増加しており，女性の癌で罹患率第1位，死亡率は第5位．

MINIMUM ESSENCE　breast cancer

❶好発：**40～60歳代**の閉経期前後の女性　〈40歳代の癌では最多，発症のピークは40歳代後半〉

❷乳房の視診にて，**乳頭陥凹**，**乳頭分泌**(特に血性)，**乳頭・乳輪びらん**，皮膚の**橙皮様変化**，陥凹，**えくぼ徴候**(dimpling sign(ディンプリング サイン))などがみられる．

❸触診にて，乳房に**腫瘤**(**しこり**)を触知する．　〈外上部区域が最多〉

❹マンモグラフィにて，濃淡不均一な**腫瘤陰影**，辺縁の**放射状棘状影**(spicula(スピキュラ))，**微細石灰化像**などがみられる．

❺超音波検査にて，後方エコーの減弱または消失を伴う**不整形腫瘤**がみられる．

➡ **乳癌** を疑う．

- 細胞診・組織診で確定診断を行う(組織診の方が確実)．

治療 進行度により方針を決定し，腫瘍の特徴(ホルモン受容体・HER2発現の有無など)に基づき，以下の治療法を組み合わせた集学的治療を行う．

1. 手術療法
   a. 乳房温存手術：乳房円状部分切除術，乳房扇状部分切除術など
   b. 乳房切除術：**胸筋温存乳房切除術**など
2. 放射線療法
3. ホルモン療法(内分泌療法)
   a. 閉経前：①タモキシフェン，②GnRHアゴニスト(LHRHアゴニスト)
   b. 閉経後：①アロマターゼ阻害薬，②タモキシフェン，③フルベストラント
4. 抗HER2療法(分子標的治療薬)：トラスツズマブ，ラパチニブ
5. CDK4/6阻害薬(分子標的治療薬)：パルボシクリブ
6. 化学療法

浸潤の有無が大事
乳癌の発生と分類

- 乳腺の乳管あるいは小葉の上皮細胞から発生する悪性腫瘍が乳癌である．
- 乳癌は，❶非浸潤癌，❷浸潤癌，❸Paget(パジェット)病の3つに分類され，❶，❷はさらに細分類される．わが国では浸潤性乳管癌が最も多い．
- 乳房には，乳腺上皮細胞以外の組織からも悪性腫瘍(乳腺肉腫)が発生するが，その頻度は1%以下である．

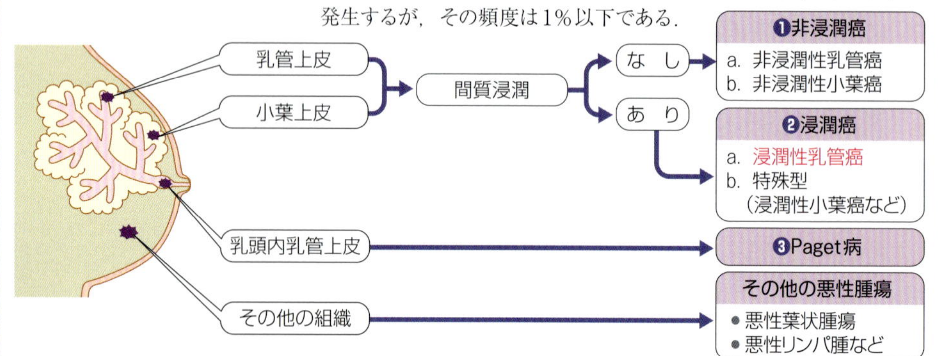

Words & terms

LHRH(黄体化ホルモン放出ホルモン) [p.280]
ゴナドトロピン放出ホルモン(GnRH)と同義[p.12]．下垂体前葉における黄体化ホルモン(LH)，卵胞刺激ホルモン(FSH)の合成・放出を刺激する．かつてはLHRHとは別に卵胞刺激ホルモン放出因子(FSH-RF)が存在すると考えられていたが，LHRHがFSHの分泌も促進するため，現在では，LHRH＝GnRHとされている．

炎症性乳癌 [p.283]
乳房の真皮リンパ管に癌細胞が詰まり，発赤，浮腫，腫脹などの炎症所見(橙皮様変化，豚皮様変化)を呈した乳癌[p.283]．全乳癌の1～3%を占め予後が悪い．治療は化学療法が第一選択となる．

乳管造影法 [p.289]
乳頭から乳管内に造影剤を注入した後，乳房X線撮影を行って，乳管内病変を描出する方法．潜血反応陽性の乳頭異常分泌例が適応となる．

乳管内視鏡検査 [p.289]
外径1mm以下の内視鏡を乳頭から挿入して乳管内病変を観察する．乳頭異常分泌例が適応になる．ただし，最近はほとんど行われない．

モンドール病
前胸壁と乳房の皮下静脈の血栓性静脈炎である．急性の疼痛で発症し，疼痛部に一致して索状物を触知する．2～4週間で自然軽快し，痛みが強い場合は，消炎鎮痛薬などを投与する．

• 乳癌：breast cancer　• 黄体化ホルモン放出ホルモン(LHRH)：luteinizing hormone releasing hormone　• 性腺刺激ホルモン放出ホルモン／ゴナドトロピン放出ホルモン(GnRH)：gonadotropin releasing hormone　• 炎症性乳癌：inflammatory breast cancer　• 乳管造影：galactography　• モンドール病：Mondor's disease　• 乳頭陥凹：nipple retraction　• 乳頭分泌：nipple discharge　• びらん：erosion　• えくぼ徴候：dimpling sign　• 放射状棘状陰影：spicula　• 非浸潤癌：noninvasive carcinoma

乳管内進展と間質浸潤

乳癌の進行

- 乳癌が乳房内に広がっていく様式には，乳管内進展と間質浸潤の2つがある．
- どちらの進展様式が主であるかは，それぞれの患者で異なり，乳管内進展が中心のもの，間質浸潤が中心のもの，その中間のものが存在する．
- なお，間質浸潤がないものが非浸潤癌，あるものが浸潤癌である．

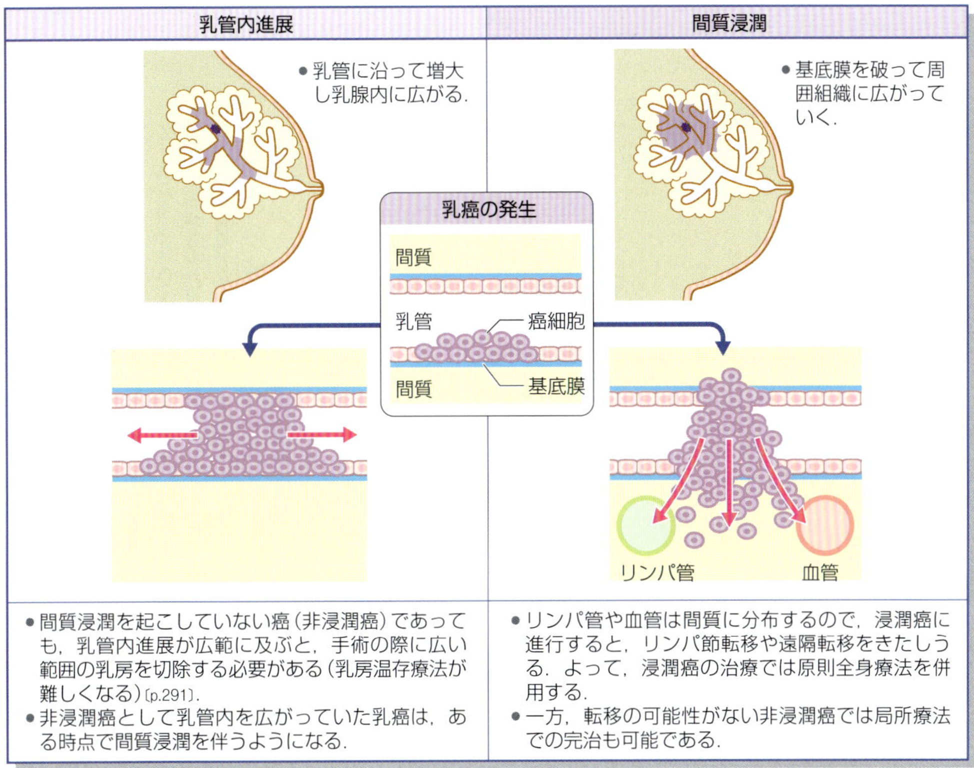

- 間質浸潤を起こしていない癌（非浸潤癌）であっても，乳管内進展が広範に及ぶと，手術の際に広い範囲の乳房を切除する必要がある（乳房温存療法が難しくなる）〔p.291〕．
- 非浸潤癌として乳管内を広がっていた乳癌は，ある時点で間質浸潤を伴うようになる．

- リンパ管や血管は間質に分布するので，浸潤癌に進行すると，リンパ節転移や遠隔転移をきたしうる．よって，浸潤癌の治療では原則全身療法を併用する．
- 一方，転移の可能性がない非浸潤癌では局所療法での完治も可能である．

タンポポの綿毛のように全身に散らばる

微小転移

- 乳癌は比較的進行が遅いために発見後，患者が治療法を選択・決断するのに時間をかけることができたり，病期（ステージ）がⅠであれば，5年生存率は90％以上であったりと他の癌に比べてよい特徴があるが，その一方で，微小転移しやすく，全身に癌細胞が散らばりやすいため，乳房だけの疾患というより「全身病」ととらえて治療を継続せざるをえないという悪い側面もある．

浸潤性乳管癌

乳管　リンパ管　癌細胞　血管　全身へ転移

- 早期より全身に微小転移（臨床的に認識できない小さな病巣）しやすい．

乳癌の主な転移部位

脳 3%　肺 33%　皮膚・胸壁 19%　肝臓 8%　骨 26%

- 肺や骨などに転移が多い．

乳腺疾患　乳癌

●非浸潤性乳管癌（DCIS）：ductal carcinoma in situ　●非浸潤性小葉癌（LCIS）：lobular carcinoma in situ　●浸潤癌：invasive carcinoma　●浸潤性乳管癌：invasive ductal carcinoma　●特殊型：special types　●浸潤性小葉癌：invasive lobular carcinoma　●悪性葉状腫瘍：malignant phyllodes tumor　●悪性リンパ腫：malignant lymphoma　●乳管内進展：intraductal spreading　●間質浸潤：stromal invasion　●微小転移：micrometastasis

日本人女性の20人に1人が乳癌になる
乳癌罹患率の推移

- 乳癌に罹患する女性は年々増加しており，日本人女性の罹患率では胃癌を抜いて1位になっている．
- 毎年約4万人の女性が罹患する．
- 日本人女性の20人に1人は乳癌になるといわれている．

部位別粗罹患率年次推移（1975～2013年・女性）

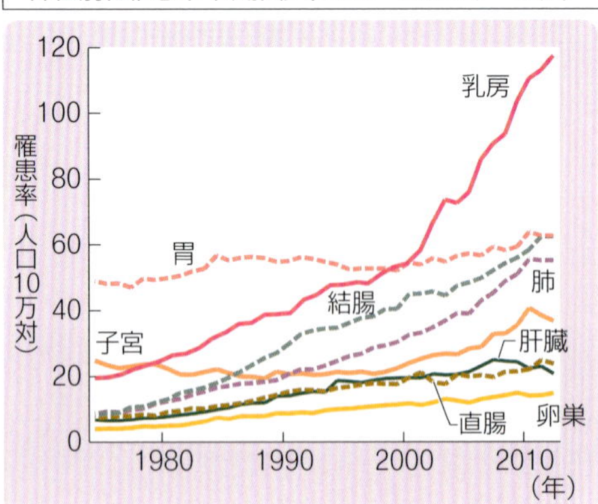

資料：国立がん研究センターがん情報サービス「がん登録・統計」，地域がん登録全国推計によるがん罹患データ（1975年～2013年）．https://ganjoho.jp/reg_stat/statistics/dl/index.html（2018年7月閲覧）

40歳代後半・60歳代がピーク
年齢階級別乳癌罹患率

- 乳癌の罹患率は30歳代後半から増加し，40歳代後半でピークを迎える．60歳代でも増加し，ピークは二峰性となる．
- 40歳代女性の癌の罹患としては，乳癌が最も多い〔p.121〕．

年齢階級別乳癌罹患率（全国推計値）（2013年）

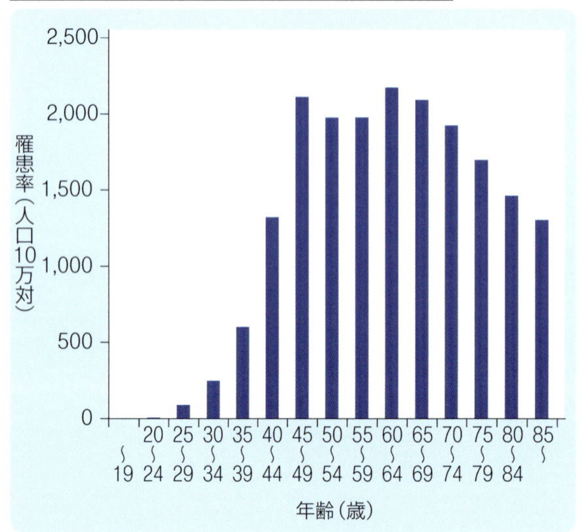

資料：国立がん研究センターがん情報サービス「がん登録・統計」，地域がん登録全国推計によるがん罹患データ（1975年～2013年）．https://ganjoho.jp/reg_stat/statistics/dl/index.html（2018年7月閲覧）

女性のライフスタイルが大きく関与
乳癌の危険因子

- 乳癌増加の原因として，食生活の欧米化，女性のライフスタイルの変化などが指摘されているが，自己検診の普及などにより早期発見される症例が増えたことも関係している．

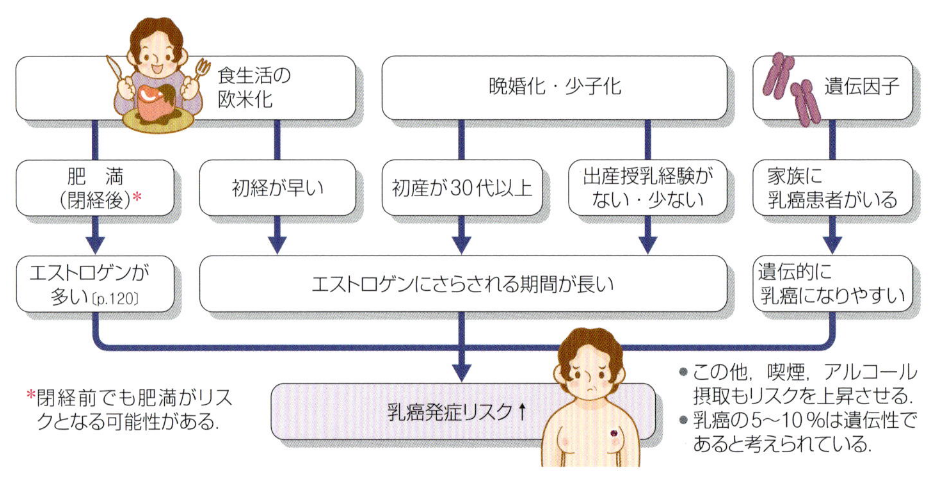

- 乳癌：breast cancer　• 遺伝因子：genetic factor　• 肥満：obesity　• 閉経：menopause　• 初経：menarche　• 初産：primiparity
- 授乳：lactation　• エストロゲン：estrogen　• 罹患率：morbidity rate

様々な検査でその人の乳癌の特徴を見極める

検査のながれ

- 乳癌が疑われたら以下のようなながれで検査を行う．

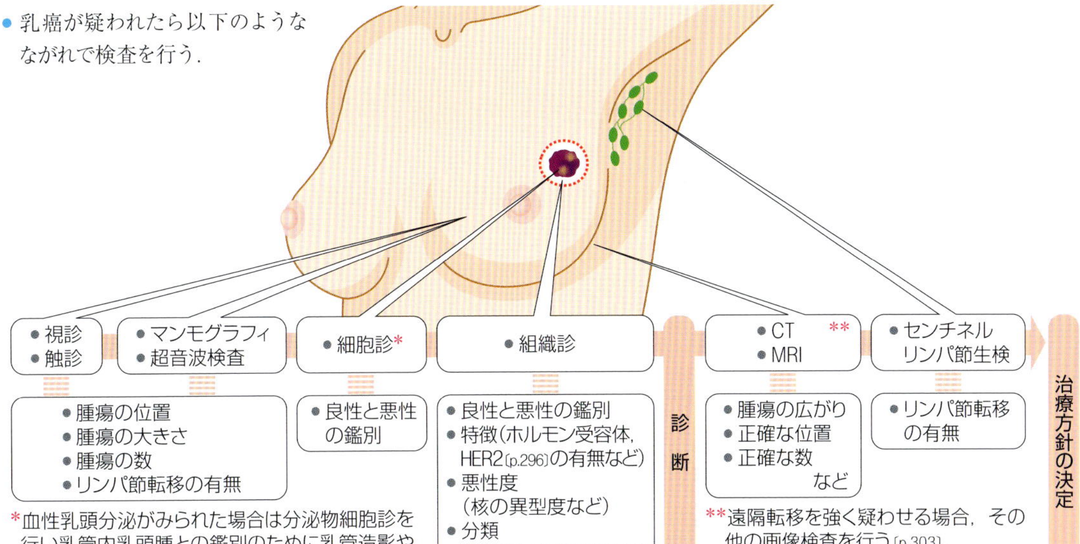

*血性乳頭分泌がみられた場合は分泌物細胞診を行い乳管内乳頭腫との鑑別のために乳管造影や乳管内視鏡〔p.280〕を行うこともある．

**遠隔転移を強く疑わせる場合，その他の画像検査を行う〔p.303〕．

これらがみられたら乳癌を疑う

乳癌の視診と身体所見

- 視診により，以下のような所見がみられることもある．

乳頭陥凹

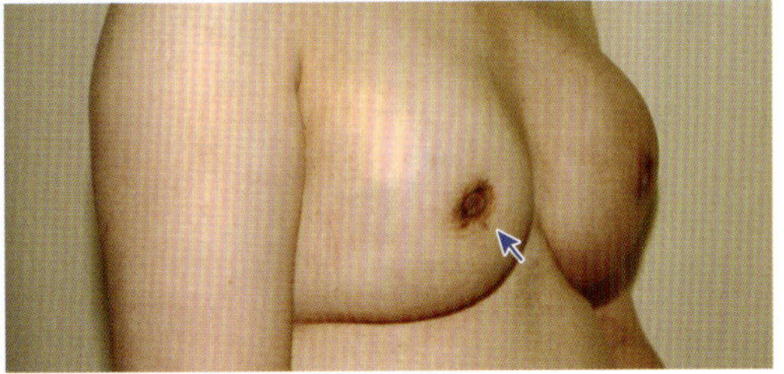

- 癌の浸潤により乳頭直下の組織の収縮，牽引が起こり，乳頭が陥凹する．

皮膚陥凹

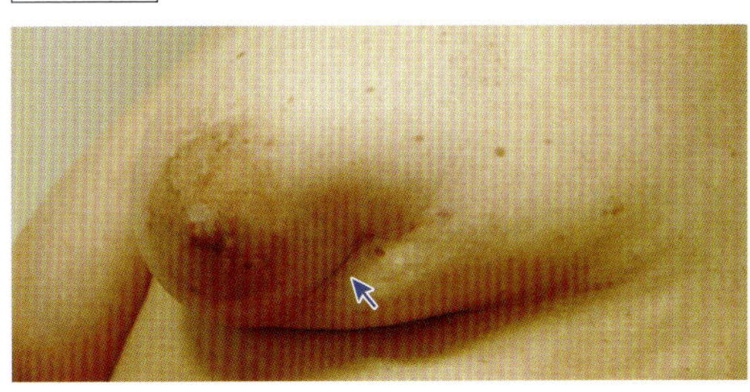

- 浸潤癌が周囲の組織を巻きこんで収縮した際に，視診で確認される所見である．
- 腫瘤上の皮膚が病巣に牽引され陥凹した状態を指す．

乳頭分泌（血性）

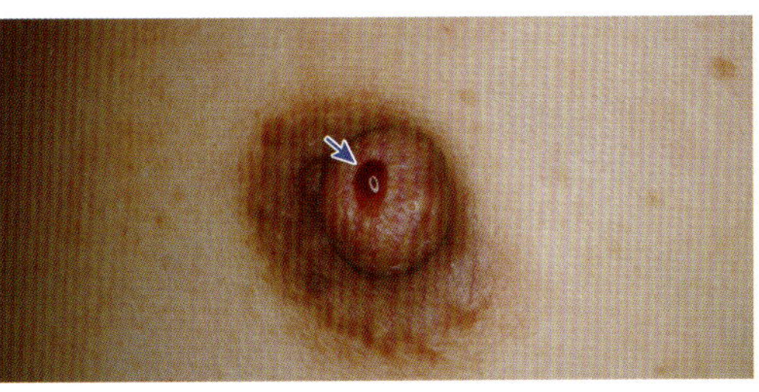

- 乳管内に癌が存在するため，血性の分泌物を生じる．
- 乳頭分泌物は，細胞診に利用される．
- 乳癌の他に，乳腺症，乳管内乳頭腫〔p.289〕でもみられる．

皮膚発赤（橙皮様変化）

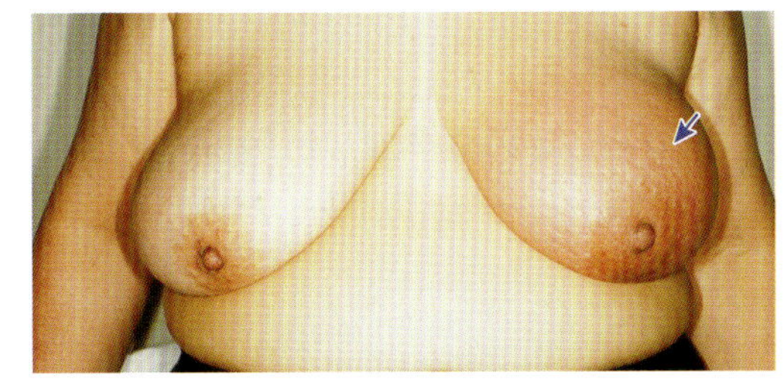

- 主に炎症性乳癌〔p.280〕にみられる所見．
- 真皮リンパ管の閉塞により，乳頭乳輪を中心とした乳房全体に広がる発赤と浮腫を認める．

• 触診：palpation • マンモグラフィ：mammography • 細胞診：cytology • 組織診：histology • ヒト上皮増殖因子受容体2型（HER2）：human epidermal growth factor receptor type 2 • センチネルリンパ節生検（SLNB）：sentinel lymph node biopsy • 乳頭陥凹：nipple retraction • 皮膚陥凹：skin retraction • 乳頭分泌：nipple discharge • 乳腺症：mastopathy • 乳管内乳頭腫：intraductal papilloma • 炎症性乳癌：inflammatory breast cancer

丁寧に行うとしこりは見つかりやすい
乳房の触診

- 坐位，仰臥位の両方でしこりの有無を確認する（仰臥位が基本）．
- 月経前は乳腺の腺管の拡張や間質の浮腫性変化により触診が難しい．そのため月経後数日が過ぎて行うことが望ましい．

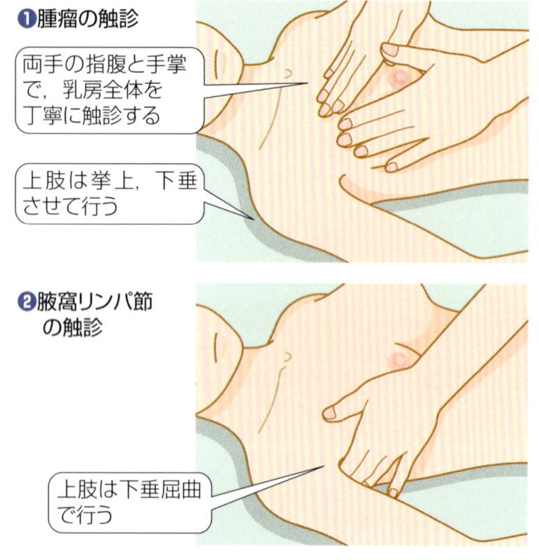

外上部に多い
乳癌の好発部位

- 乳癌の好発部位は，乳房の外上部（C区域）である．
- このため，特に外上部を注意して触診する．

乳房の区分と区域ごとの癌発生率

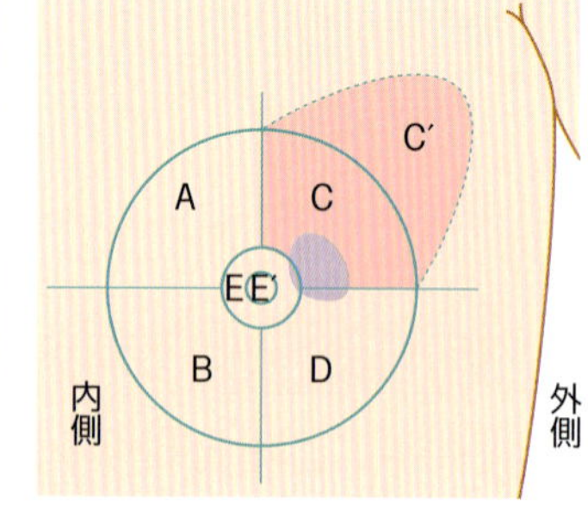

区　域	癌発生率
A：内上部	20%
B：内下部	5%
C：外上部	50%
C′：腋窩部	
D：外下部	10%
E：乳輪部	5%
E′：乳頭部	
複数区域	10%

- 上記のように，癌（▒）が2つ以上の区域にわたる場合は，"CDE"のように占める区域が広い順にカルテに記載する．
- 腫瘤が2個以上ある場合は大きさの順に記載する．

つまむと陥凹する
えくぼ徴候（dimpling sign）

- 触診により，腫瘤の触れた部位の皮膚をつまんで歪みをつくった際に，その中央が陥凹し，えくぼ状を呈することである．
- えくぼ徴候は，癌がCooper靱帯に浸潤し，皮膚に固定されるために生じる．
- 触知しうる乳癌の約50～60%にみられる．

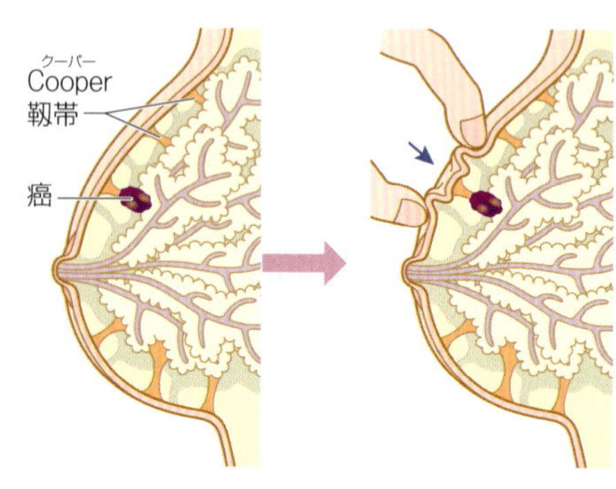

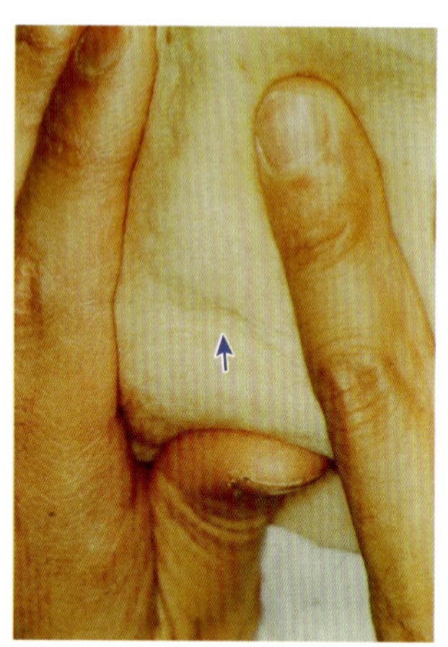

「5」は癌
マンモグラフィのカテゴリー分類

カテゴリー 1	異常なし
カテゴリー 2	良性
カテゴリー 3	良性，しかし悪性を否定できず
カテゴリー 4	悪性の疑い
カテゴリー 5	悪性

- 一般的にはカテゴリー 3以上が精密検査の対象になる．

- マンモグラフィは，乳癌検診で一般的に行われている検査である．系統的な読影，結果の精度を管理するため，ガイドラインに沿ってカテゴリー分類がなされる．
- 読影レポートには，病変の詳細に合わせて，カテゴリー分類が記載される．
- 多形性分枝状の微細石灰化の集簇や，辺縁のspicula（スピキュラ）は，カテゴリー5に分類される所見である．分類の詳細は大内憲明 編『マンモグラフィによる乳がん検診の手引き（第6版増補）』（日本医事新報社）を参照のこと．

- 乳房：breast　● 触診：palpation　● 坐位：sitting position　● 仰臥位：supine position　● しこり：lump　● 腋窩リンパ節：axillary lymph node　● えくぼ徴候：dimpling sign　● クーパー靱帯：Cooper's ligament　● マンモグラフィ：mammography　● 微細石灰化：microcalcification　● 放射状棘状陰影：spicula

石灰化がわかり40歳代以上で有効

マンモグラフィ

- 典型的な乳癌のマンモグラフィでは次のような特徴がみられる.
- 年齢やBMIの影響を考慮したうえで，マンモグラフィの乳腺濃度が高濃度の場合，乳癌のリスクが高い.

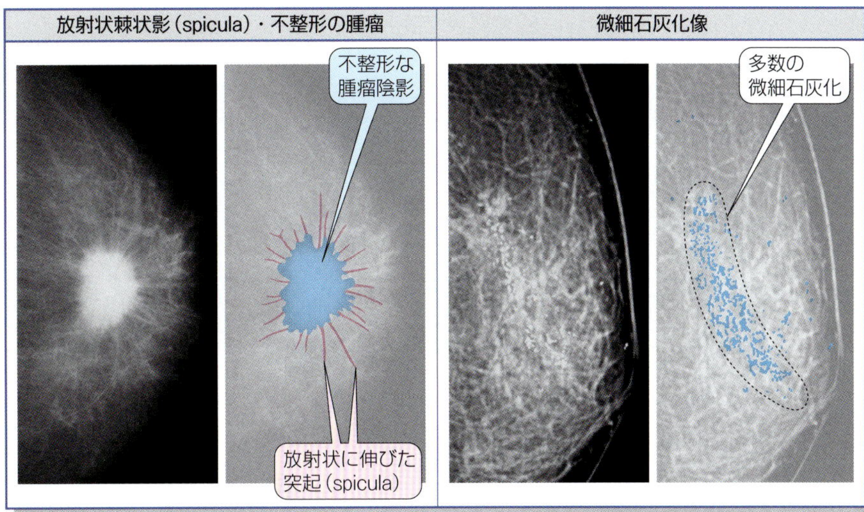

年代によって有用な検査が異なる

各年代における乳腺の写り方の変化

- マンモグラフィでは乳腺は白く写り，脂肪は黒く写る.
- 乳腺は40歳代から萎縮するため，40歳代以降は白い部分が少なく，マンモグラフィで癌を発見しやすい.
- 一方，30歳代までは，乳腺が発達しており乳房全体が白く写るため，マンモグラフィで癌を発見しにくい.
- このため，30歳代までの乳癌画像検査は超音波によるものが主体となる.
- ただし，石灰化の描出能は超音波よりもマンモグラフィの方が優れている（微細石灰化はマンモグラフィでしか確認できない）ため，30歳代までの女性でもマンモグラフィは行う.

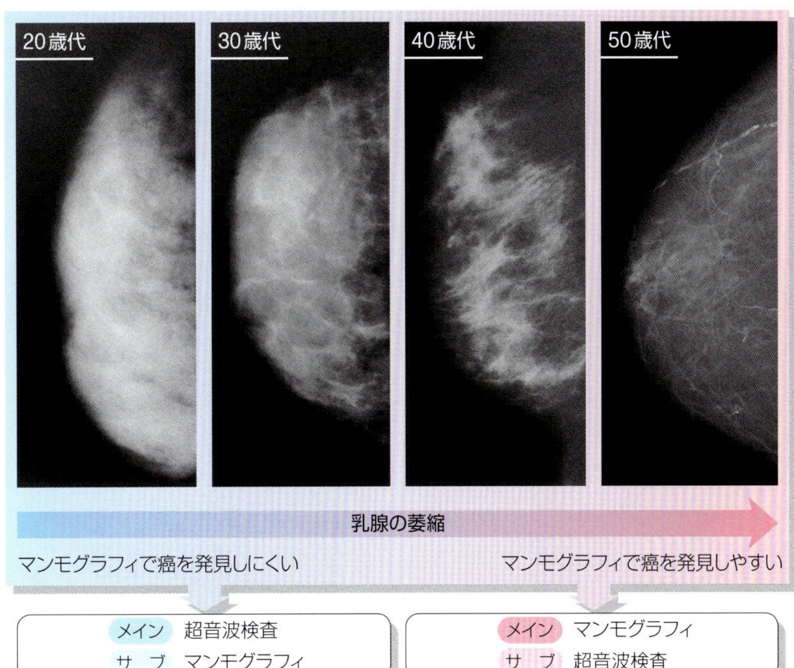

●肥満指数（BMI）：body mass index　●乳腺：mammary gland　●脂肪：fat　●萎縮：atrophy

しこりの中身がわかり30歳代以下で有効

超音波像

- 乳房の超音波検査では，腫瘤の形状，境界エコー，内部エコー，後方エコー，外側エコーなどの所見から良性・悪性の診断を行う．
- 嚢胞は均一な水成分のため超音波は反射せずに通過し，後方エコーは増強する．
- 腫瘤による超音波の減衰が大きいと後方エコーは減弱する．
- 腫瘤を形成する小さな癌では，線維腺腫との鑑別が問題になることがある．

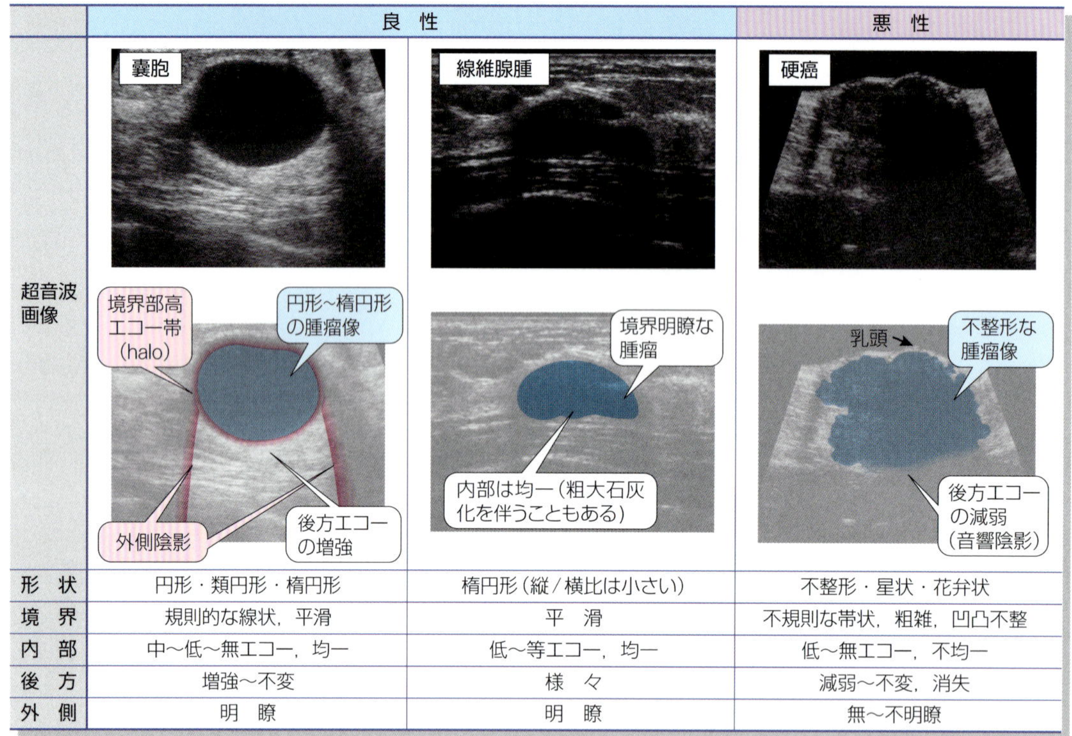

	良性		悪性
超音波画像	囊胞	線維腺腫	硬癌
形状	円形・類円形・楕円形	楕円形（縦/横比は小さい）	不整形・星状・花弁状
境界	規則的な線状，平滑	平滑	不規則な帯状，粗雑，凹凸不整
内部	中～低～無エコー，均一	低～等エコー，均一	低～無エコー，不均一
後方	増強～不変	様々	減弱～不変，消失
外側	明瞭	明瞭	無～不明瞭

- 腋窩リンパ節転移の有無を調べるためにも用いられる．

腫瘍の広がり，正確な位置などを調べる

MRI・CT

- 主に腫瘍の大きさや広がり，正確な位置を調べるために行う．リンパ節転移や他臓器への転移の有無を調べるのにも用いられる．
- 手術法の選択や治療方針を決めるのに役立つ．
- 現在はMRIが第一選択となる．

MRI

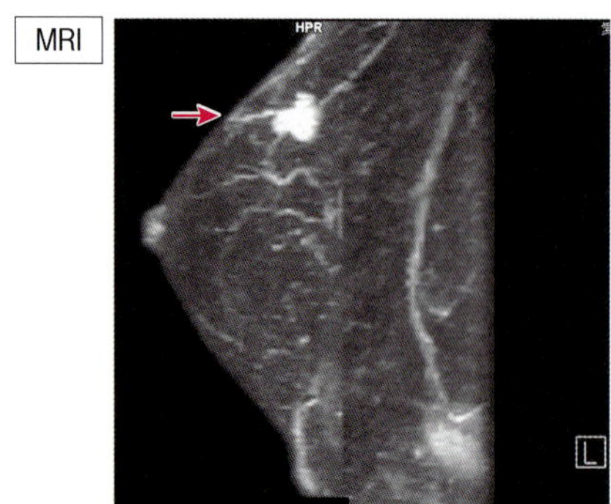

- ほとんど全ての浸潤癌はGd（ガドリニウム）造影MRIで増強される．

3D-CT

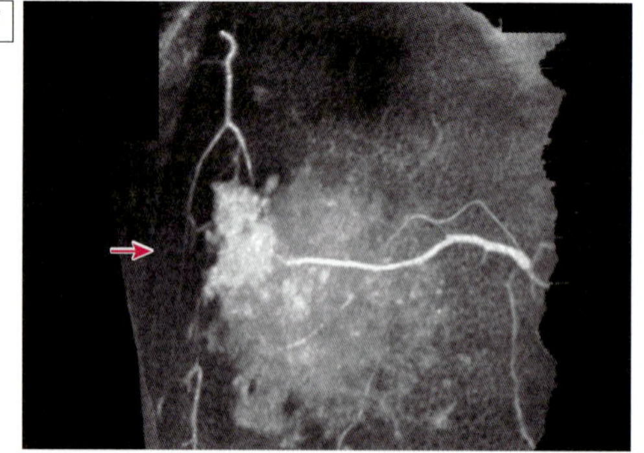

- CTのスライス像を再構築して癌を立体的に把握できるようにしている．

- 超音波検査：ultrasonography
- 腫瘤：tumor
- 良性：benign
- 悪性：malignant
- 囊胞：cyst
- 線維腺腫：fibroadenoma
- 硬癌：scirrhous carcinoma
- 音響陰影：acoustic shadow

MRIと超音波像の融合
Real-time virtual sonography (RVS)

- 超音波検査は，検査者が任意の断面を描出でき，リアルタイムで行えるという利点があるので，超音波ガイド下の生検や，切除範囲のマーキングなどに利用される．一方，検査者の主観に左右される，再現性が必ずしも高くないといった欠点がある．
- RVSは，現在施行している超音波検査と同じ断面のMRI画像（あらかじめ撮影しておいたデータ）を同期させることで，それぞれの利点を活かすものである．

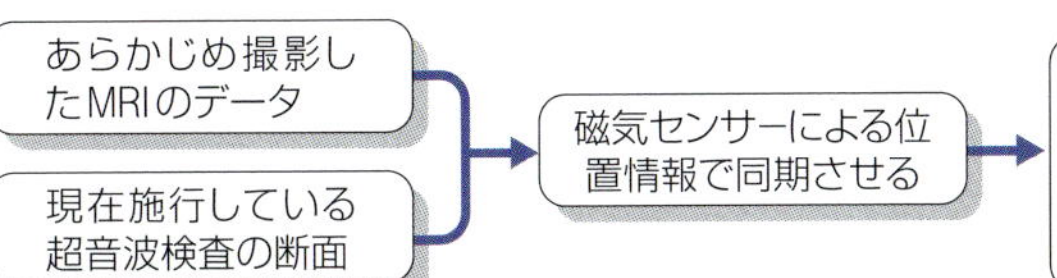

- 現在超音波で撮影している断面と同じ場所のMRI画像を参照できる．
- MRIでしか検出できなかった早期病変や乳管内進展の所見を，超音波でも確認できる．
- 正確な生検やマーキングが可能になる．

MRI

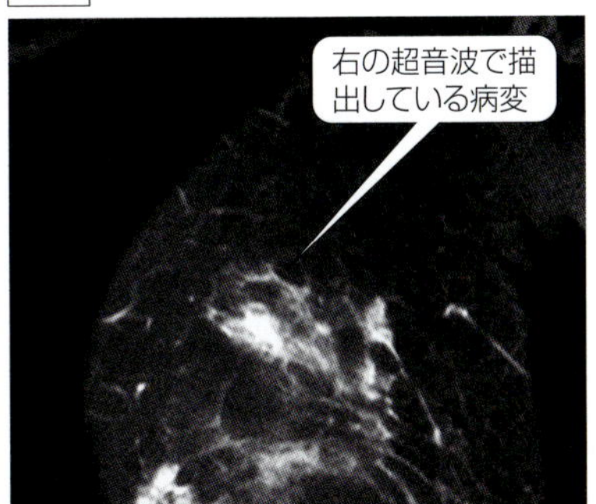

RVS

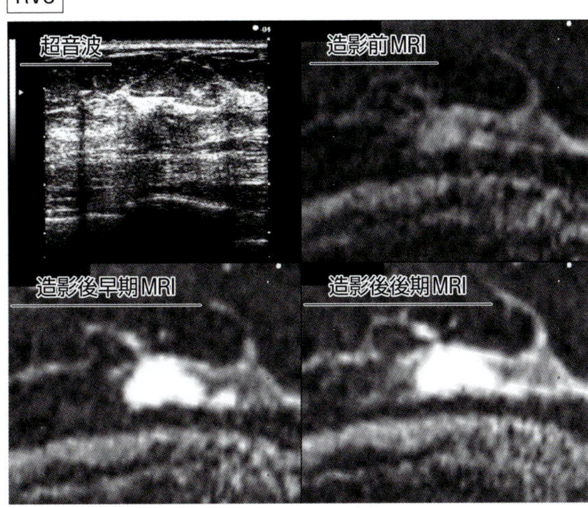

Supplement

葉状腫瘍

- 主に乳腺の間質が異常に増殖し腫瘍となる．
- 腫瘍は急速に巨大化する（数ヵ月で10 cm以上になることも珍しくない）．
- 30～50歳代に好発する．
- 多くは良性だが，悪性の場合もある．
- 乳癌との鑑別が重要である．
- 外科手術が基本である（放射線，化学療法，ホルモン療法などは無効）．

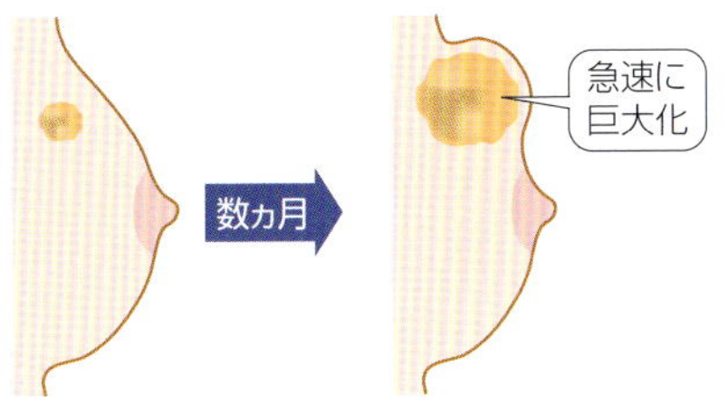

外観所見

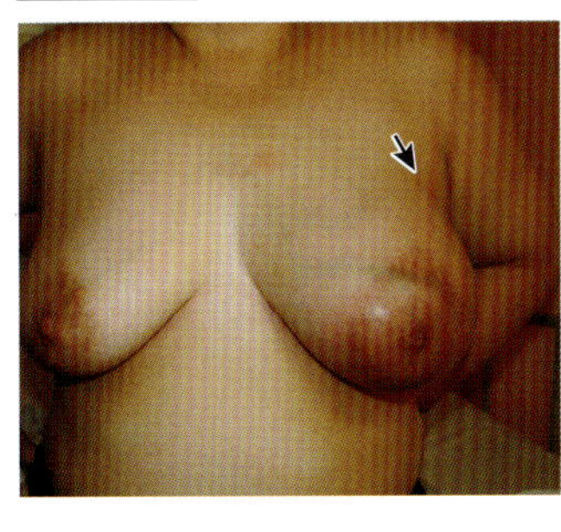

マンモグラフィ

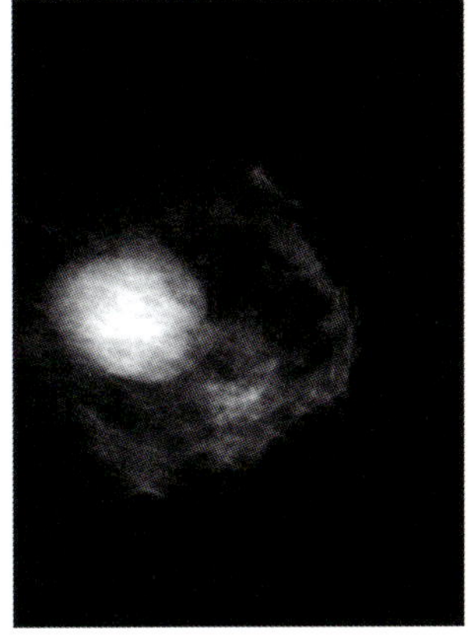

- 乳管内進展：intraductal spreading
- 生検：biopsy
- 葉状腫瘍：phyllodes tumor
- 間質：stroma
- 乳癌：breast cancer

癌細胞の有無を調べる
細胞診

- 腫瘍部分に細い針を刺し，細胞を吸引する．採取できた細胞を確認し，良性か悪性（乳癌）かの鑑別を行う．
- 侵襲が少なく痛みが軽い反面，良性か悪性かの鑑別が困難なこともある．
- また細胞診で悪性の所見がみられなくても組織診で悪性と診断されることもある．

穿刺吸引細胞診

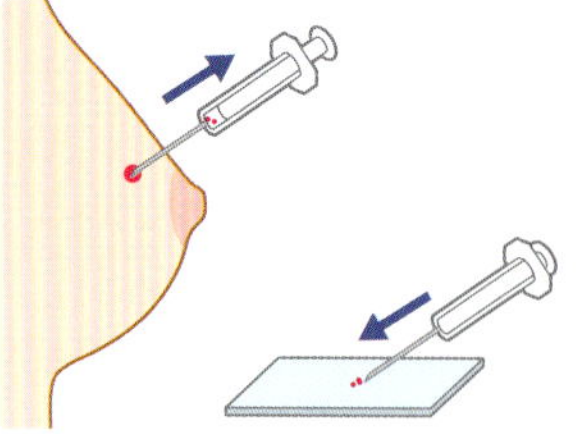

- 手で触れる乳房のしこりに細い針を刺し，注射器の内筒を1，2回引いて吸引し細胞を取る．
- 麻酔の必要はない．

分泌物細胞診

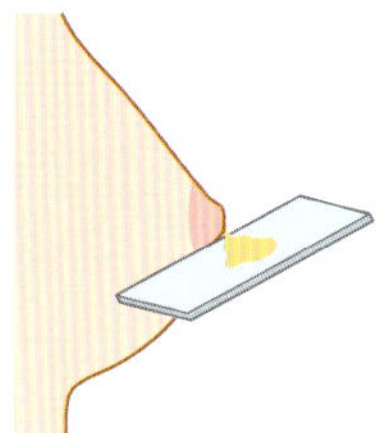

- 乳頭から分泌物が出ている場合，これを採取して細胞の性質を確認する．

細胞診の所見

線維腺腫

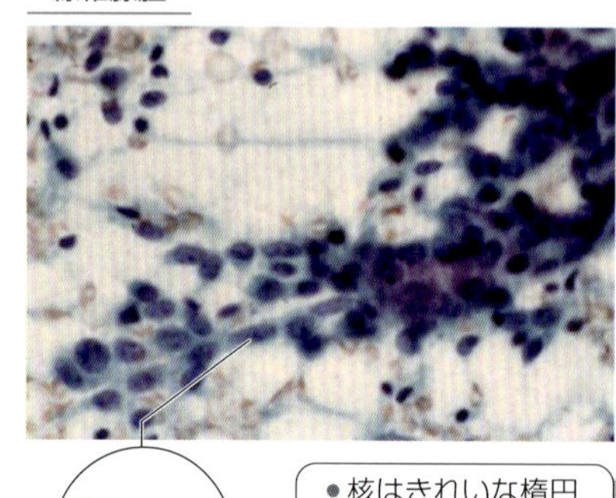

- 核はきれいな楕円形で，内部に明瞭な核小体がある．

乳　癌

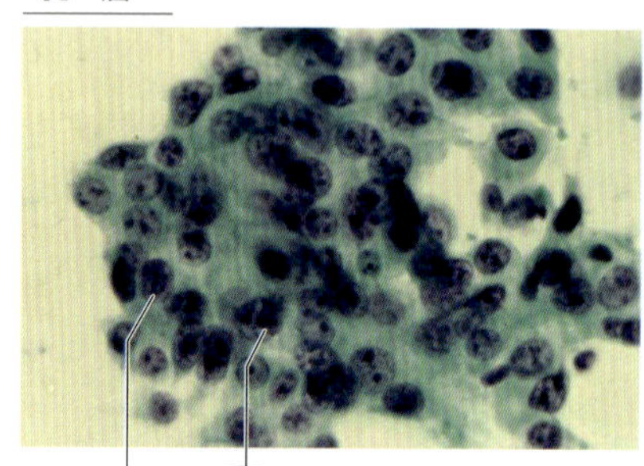

- 分裂直後で，細胞質を共有する2つの核がある（対細胞）．

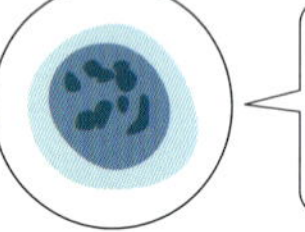

- 細胞質のうち核が占める割合が大きい（N/C比大）．
- 核内は濃く染まっている（クロマチンの過染性）．

癌細胞の特徴がわかる
組織診

- 腫瘍部分に太い針を刺し，細胞ひとつひとつではなく組織のかたまりを切り取る．
- 良性か悪性かの鑑別だけでなく，悪性だった場合はその特徴までわかる．
- 細胞診より針が太く侵襲が大きくなり，痛みも強くなるため，局所麻酔下に施行する．

針生検

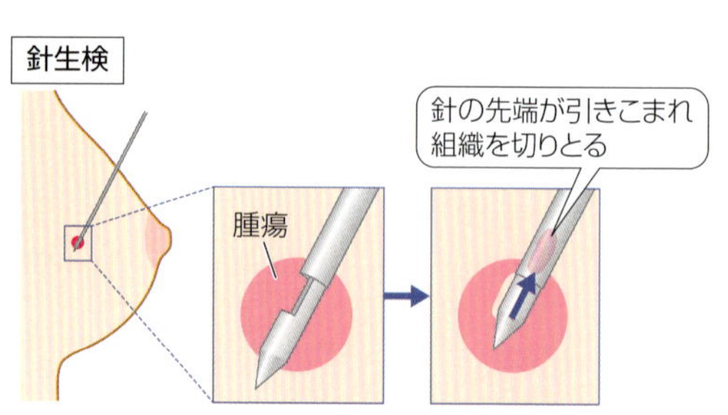

- 組織診の方法には，バネ式で行う狭義の針生検（CNB）と吸引式乳房組織生検（VAB）がある．

Words & terms

非浸潤性乳管癌（DCIS） ［p.280］

乳管上皮由来の癌で，間質への浸潤のないものをいう．癌は乳頭状，乳管状，篩状，充実性，面疱状の組織形態を示し，それらが単一あるいは2つ以上の組み合わせでみられる．

非浸潤性小葉癌（LCIS） ［p.280］

乳腺小葉に生じた癌で，間質への浸潤のないものをいう．小葉内を満たす癌細胞は充実性となり，腺腔形成を示すことはない．LCISは，乳癌の組織学的分類上はDCISと同じく非浸潤癌に分類されるが，臨床上の扱いは異なる．DCISは浸潤癌に進行するリスクが高いことから，臨床上も「癌」として扱われるのに対して，LCISは浸潤癌に進行するリスクがやや低いと考えられていることから，異型乳管過形成や異型小葉過形成と同列ではないが，癌というよりはむしろ乳癌の「ハイリスク群」として扱われることが多い．

ステレオガイド下吸引式乳房組織生検（ST-VAB）

マンモグラフィを見ながらVABを行う．手で触れない石灰化病変などに適応がある．生検用針の自動吸引装置により，広範囲の組織を取りこんだり，一回で複数の組織標本を採取できる．

●ステレオガイド下吸引式乳房組織生検（ST-VAB）：stereotactic vacuum-assisted breast biopsy　●非浸潤性小葉癌（LCIS）：lobular carcinoma in situ　●非浸潤性乳管癌（DCIS）：ductal carcinoma in situ　●細胞診：cytology　●良性：benign　●悪性：malignant　●穿刺吸引細胞診：fine-needle aspiration cytology　●線維腺腫：fibroadenoma　●乳癌：breast cancer　●核：nucleus　●核小体：nucleolus　●組織診：histology　●針生検：core needle biopsy　●局所麻酔：local anesthesia

浸潤の有無，組織型をみる
乳癌の組織像

- 針生検で得た組織を染色すると，以下のような組織像が得られる．この組織像から，浸潤の有無，組織型を診断する．
- 得られる組織の量は異なるが，手術により摘出した組織で行う組織診断も同様のものである．術後の病理検査では，切除断端に癌細胞がないか（癌をとり切れているかの判断），リンパ節内に癌細胞があるか（リンパ節転移の有無）が重要となる．

非浸潤性乳管癌

- 癌細胞は，基底膜で囲まれた乳管内にとどまり，間質浸潤は認めない．

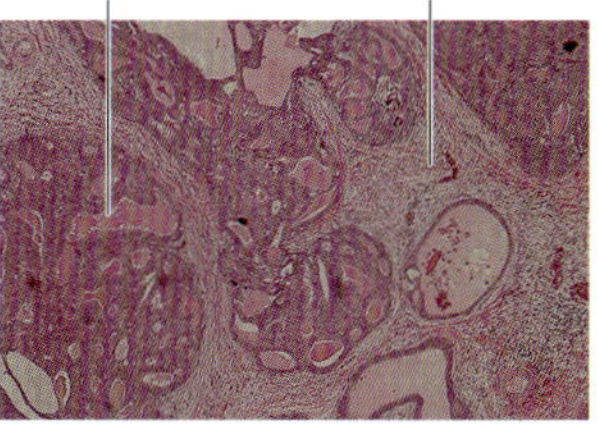

乳頭腺管癌

- 癌細胞は，乳頭状に配列し，腺腔を形成している．

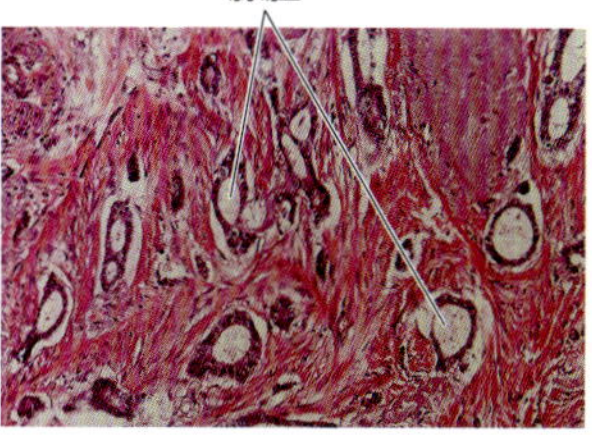

硬　癌

- 小型の癌細胞が索状に配列し，細胞周囲に線維性の間質が介在する．

癌　線維性の間質

浸潤性小葉癌

- 小型円形の癌細胞が，索状かつびまん性に浸潤している．

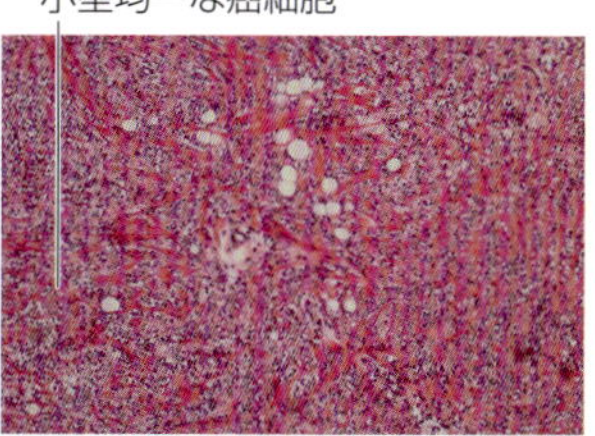

Advanced Study
乳癌の組織学的分類

- 日本乳癌学会による乳癌の分類を以下に示す．

非浸潤癌	● 非浸潤性乳管癌 ● 非浸潤性小葉癌		
微小浸潤癌			
浸潤癌	● 浸潤性乳管癌	● 腺管形成型 ● 硬性型	● 充実型 ● その他
	● 特殊型*	● 浸潤性小葉癌 ● 篩状癌 ● 髄様癌	● 管状癌 ● 粘液癌 ● アポクリン癌
		● 化生癌	● 扁平上皮癌 ● 間葉系分化を伴う癌 　• 紡錘細胞癌 　• 骨・軟骨化生を伴う癌 　• 基質産生癌 　• その他 ● 混合型
		● 浸潤性微小乳頭癌 ● 腺様嚢胞癌	● 分泌癌 ● その他
Paget（パジェット）病			

参考：日本乳癌学会 編：臨床・病理 乳癌取扱い規約．第18版，金原出版，2018，p.24-25

*特殊型では，ホルモン受容体，腋窩リンパ節転移度，HER2発現状況等も考慮し，それぞれの組織型に合わせ投与する薬剤を選択する．

Supplement
乳管内乳頭腫

- 乳管内に発生する乳頭状の良性上皮性腫瘍で，単孔性血性乳頭分泌〔p.283〕，もしくは漿液性乳頭分泌がみられることが多い．
- 孤立性の場合と，多発性の場合がある．
- 乳管造影〔p.280〕で診断する（乳管内視鏡〔p.280〕を用いることもあるが近年はあまり行われなくなった）．
- 治療方針は経過観察とするが，癌との鑑別がつかない場合は腫瘤切除または乳管腺葉区域切除を行う．

乳管造影

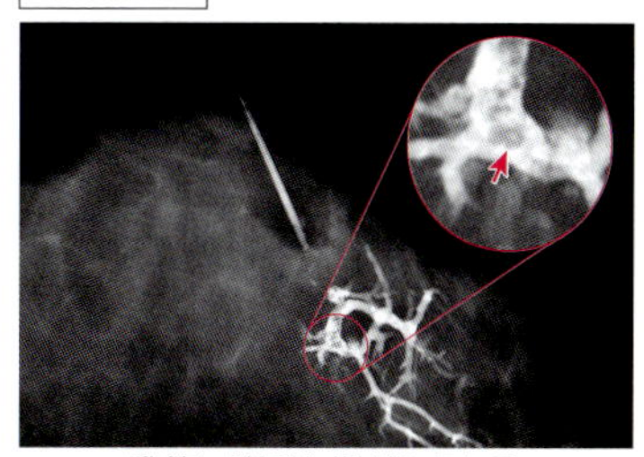

- 乳管に陰影欠損がみられる．

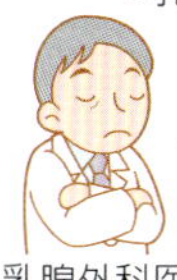

血性乳頭分泌は乳腺症，乳癌でもみられます．血性乳頭分泌をみたら鑑別のために分泌物の細胞診，乳管造影などを行います．

- 乳頭腺管癌：papillotubular carcinoma　● 硬癌：scirrhous carcinoma　● 非浸潤癌：noninvasive carcinoma　● 浸潤癌：invasive carcinoma　● 浸潤性乳管癌：invasive ductal carcinoma　● 特殊型：special types　● 粘液癌：mucinous carcinoma　● 浸潤性小葉癌：invasive lobular carcinoma　● 乳房Paget病：mammary Paget's disease　● 乳管内乳頭腫：intraductal papilloma　● 血性乳頭分泌：bloody nipple discharge　● 漿液性乳頭分泌：serous nipple discharge　● 乳管造影：galactography

集学的治療を行う
乳癌の治療の概念

- 乳癌の治療は，乳癌の発生部位やその周囲を治療する局所療法と，転移病巣を治療する全身療法に分けられる．
- 臨床では，局所療法と全身療法を組み合わせた集学的治療を行っている．
- 個々の治療法の選択は，患者の状態，リスクファクター，乳癌の臨床病期，乳癌の生物学的特徴などによって決定される．
- 予後を左右するのは遠隔臓器転移であり，遠隔臓器転移に最も有効なものは全身療法（化学療法，ホルモン療法，抗HER2療法〔分子標的治療薬〕）である．

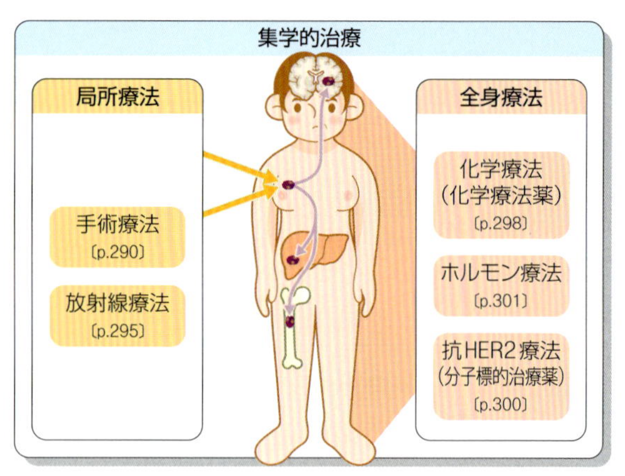

局所療法と全身療法を組み合わせる
乳癌治療のながれ

- 乳癌の治療は，進行度，腫瘍の特徴により細分化（個別化）される．大きなながれは以下のものである．

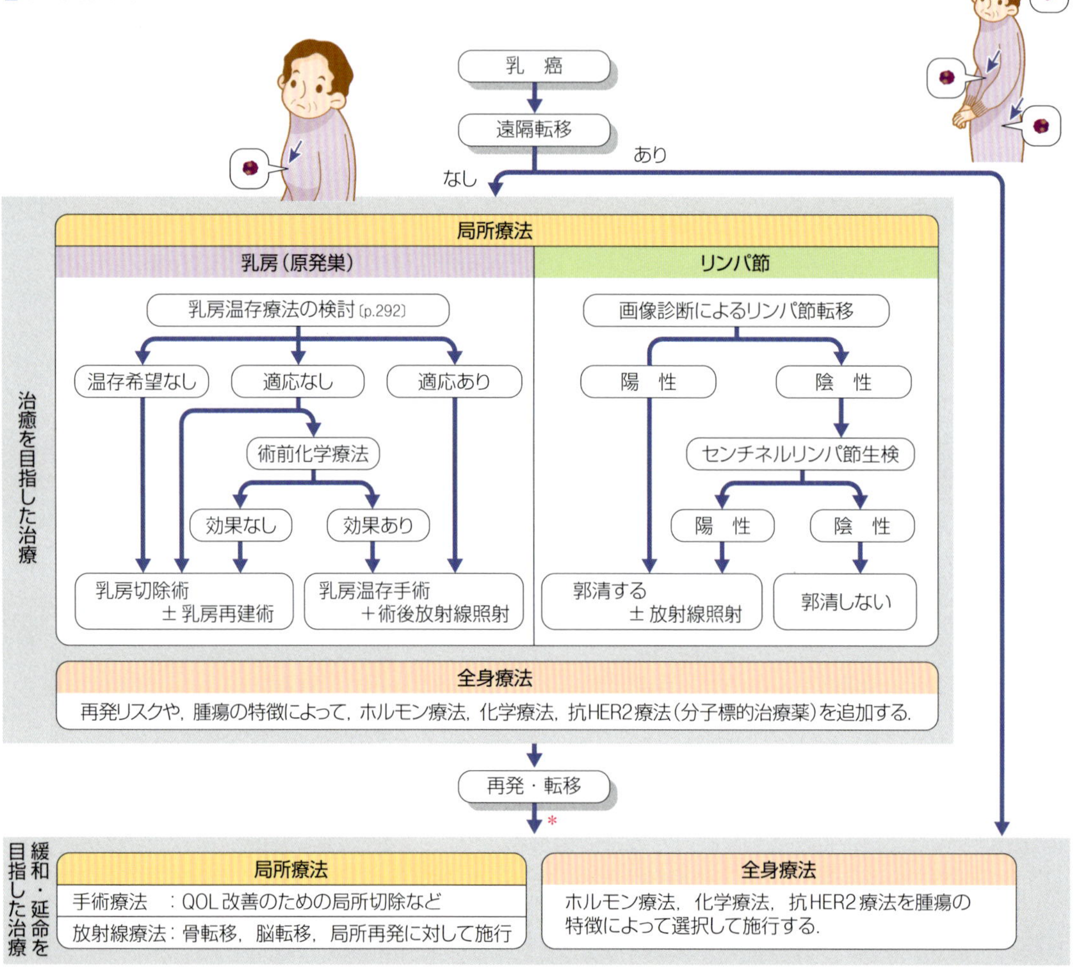

乳　癌
↓
遠隔転移

なし → 治癒を目指した治療

局所療法

乳房（原発巣）
- 乳房温存療法の検討〔p.292〕
  - 温存希望なし → 乳房切除術 ± 乳房再建術
  - 適応なし → 術前化学療法
    - 効果なし → 乳房切除術 ± 乳房再建術
    - 効果あり → 乳房温存手術 ＋術後放射線照射
  - 適応なし → 乳房切除術 ± 乳房再建術
  - 適応あり → 乳房温存手術 ＋術後放射線照射

リンパ節
- 画像診断によるリンパ節転移
  - 陽　性 → 郭清する ± 放射線照射
  - 陰　性 → センチネルリンパ節生検
    - 陽　性 → 郭清する ± 放射線照射
    - 陰　性 → 郭清しない

全身療法

再発リスクや，腫瘍の特徴によって，ホルモン療法，化学療法，抗HER2療法（分子標的治療薬）を追加する．

↓
再発・転移
↓*

あり → 緩和・延命を目指した治療

局所療法	
手術療法	QOL改善のための局所切除など
放射線療法	骨転移，脳転移，局所再発に対して施行

全身療法
ホルモン療法，化学療法，抗HER2療法を腫瘍の特徴によって選択して施行する．

*残存乳房内再発，胸壁再発などの局所再発のみの場合は，治癒を目指せる場合がある．

- 治療の効果を判定する際，病巣計測を目的として行う検査としては，CTが最も再現性が高く，最良の方法である．

●集学的治療：multidisciplinary treatment　●局所療法：local treatment　●全身療法：systemic treatment　●臨床病期：clinical stage　●生物学的特徴：biological profile　●化学療法：chemotherapy　●ホルモン療法：hormone therapy　●ヒト上皮増殖因子受容体2型（HER2）：human epidermal growth factor receptor type 2　●分子標的治療薬：molecularly targeted agent　●放射線療法：radiotherapy　●乳房温存療法：breast conserving treatment　●乳房切除術：mastectomy

それぞれに適した治療のため
乳癌治療で考慮すること

- 治療方針決定の際には，以下の点を考慮する．

根治を目指せる?	●画像検査で，遠隔転移や，高度なリンパ節転移があるかどうかを診断する．
乳房温存療法を行う?	●適応を判断し，十分な説明のうえ，患者の意思を尊重する．
リンパ節郭清を行う?	●臨床的転移診断（画像診断），センチネルリンパ節生検の結果で決定する〔p.294〕．
術後に全身療法を追加する?	●腫瘍の大きさ，リンパ節転移の有無，ホルモン受容体およびHER2発現の有無などで再発リスクを評価し，ハイリスク群には術後（あるいは術前）の全身療法を，局所療法に追加して行う．
どのような全身療法を行う?	●閉経の前後や，リンパ節転移の個数，腫瘍の特徴（ホルモン受容体発現，HER2蛋白発現，増殖能）に基づいて決定する〔p.296〕．

残存乳房再発が怖い
乳房温存療法の適応

- 乳房温存療法は，術後の整容性が保たれるメリットがある一方，残存乳房に再発する可能性があるというデメリットがある．
- よって，残存乳房再発の可能性が低く，十分な整容性が保たれる症例が適応となる．また，根治性を高めるための選択ではなく，QOLを高めるためのものであるため，患者が希望しない場合は乳房温存療法の適応はない．
- 適切な症例を選び，術後放射線療法を適切に行えば，乳房切除術と根治性は変わらない．

乳房温存療法の適応

❶腫瘍径3 cm以下（断端陰性で整容性が保たれればそれ以上でも）
❷多発病巣がない．（病変が近接していれば2個まで）
❸広範な乳管内進展〔p.281〕がない．
❹放射線照射が可能である．
❺患者の希望がある．

乳房温存術が今では約６割
日本での乳癌手術術式の変遷

- 近年切除範囲が大きい手術（胸筋温存乳房切除術など）と小さい手術（乳房温存術）では，適切に症例を選択すれば治療成績が変わらないことがわかってきた．
- また美容面からみても，患者のQOLを向上させることから乳房温存術が選択されることが増えてきた．
- 乳癌検診などの普及により早期発見されるようになったことも，乳房温存術の増加の要因と考えられる．

わが国における乳癌手術術式の変遷

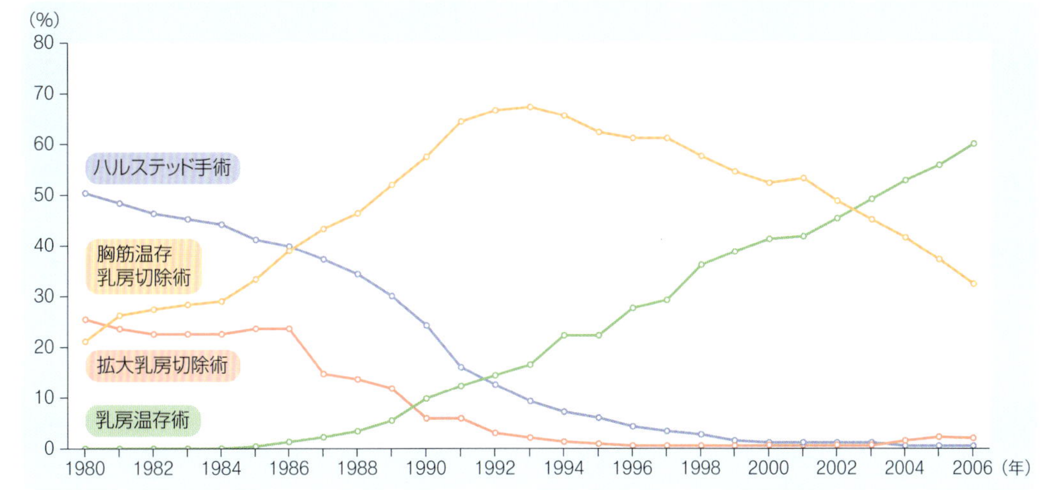

資料：Hiroshi Sonoo,et.al：Breast Cancer 2008；15：3-4

●乳房再建術：breast reconstruction　●センチネルリンパ節生検（SLNB）：sentinel lymph node biopsy　●転移：metastasis　●クオリティ・オブ・ライフ（QOL）：quality of life　●リンパ節郭清：lymph node dissection　●乳管内進展：intraductal spreading　●胸筋温存乳房切除術：modified radical mastectomy　●ハルステッド手術：Halsted operation　●拡大乳房切除術：extended radical mastectomy　●乳房温存術：breast conserving surgery

癌を中心に乳房を部分的に切除
乳房温存療法

- 乳房温存療法は，乳房温存手術とその後の放射線療法からなる治療法である．
- 乳房温存手術は，乳頭，乳輪を温存し，腫瘍を中心とした乳腺を部分的に切除する術式である（腋窩リンパ節郭清は基本的にセンチネルリンパ節生検〔SLNB〕陽性の場合に行う*）．

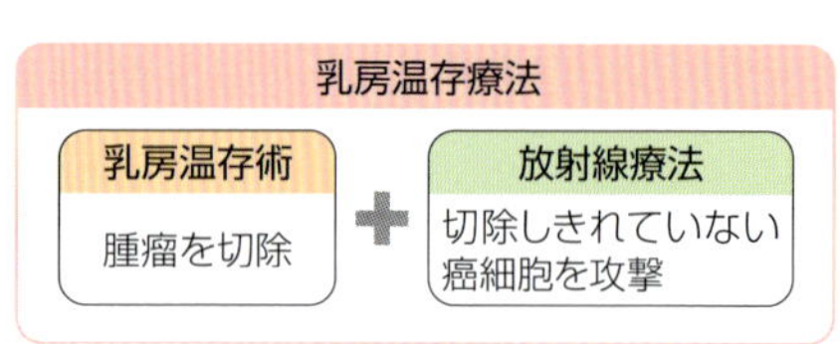

*ただし，術前に腋窩リンパ節転移が明らかな場合は，SLNBを行わずに腋窩リンパ節郭清を行う．

乳房温存術

- わが国では，乳癌に対しては，乳房扇状部分切除術と乳房円状部分切除術が多く，腫瘤摘出術を行う施設は少ない．
- 腫瘤摘出術は主に良性の腫瘤の摘出に使われる．
- 乳癌の手術では，基本的に乳腺切除範囲の大胸筋筋膜も切除する．

		腫瘤摘出術	乳房円状部分切除術	乳房扇状部分切除術
		●腫瘤を周囲のわずかな乳腺組織とともに切除する方法．	●腫瘤から2 cmくらい離して乳腺組織を円形に切除する方法． ●必要に応じリンパ節郭清．	●腫瘤を含む乳腺組織を扇状に大きく切除する方法． ●必要に応じリンパ節郭清．
術式	切除範囲	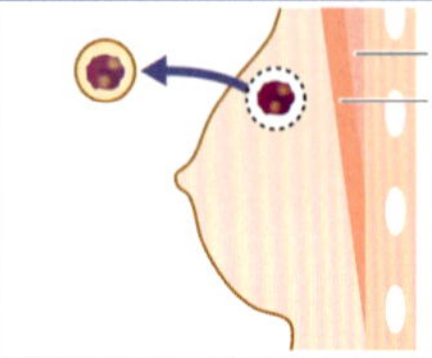 小胸筋 大胸筋	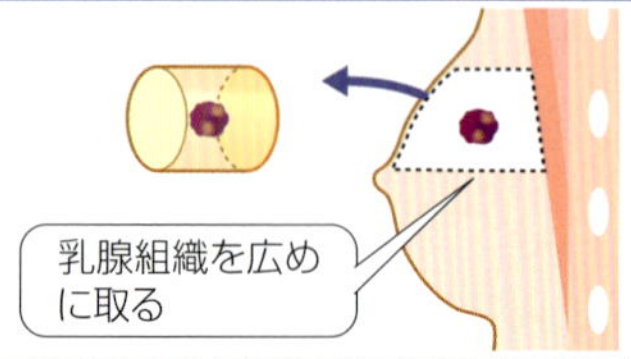 乳腺組織を広めに取る	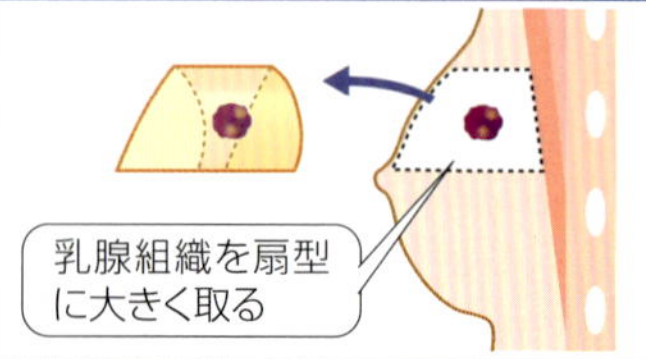 乳腺組織を扇型に大きく取る
術式	リンパ節	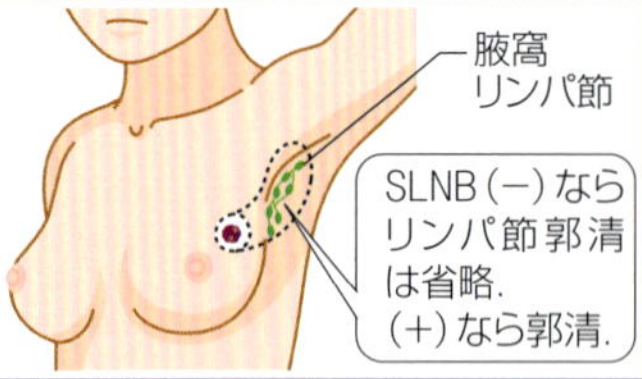 腋窩リンパ節 SLNB（−）ならリンパ節郭清は省略．（+）なら郭清．	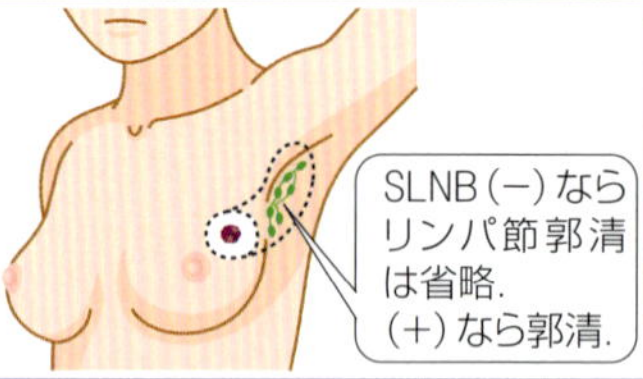 SLNB（−）ならリンパ節郭清は省略．（+）なら郭清．	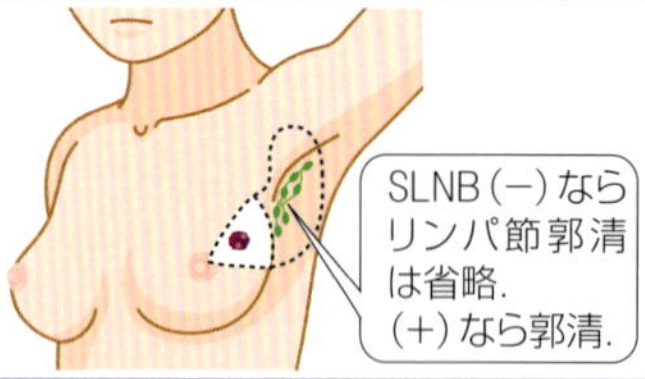 SLNB（−）ならリンパ節郭清は省略．（+）なら郭清．
術式	術後	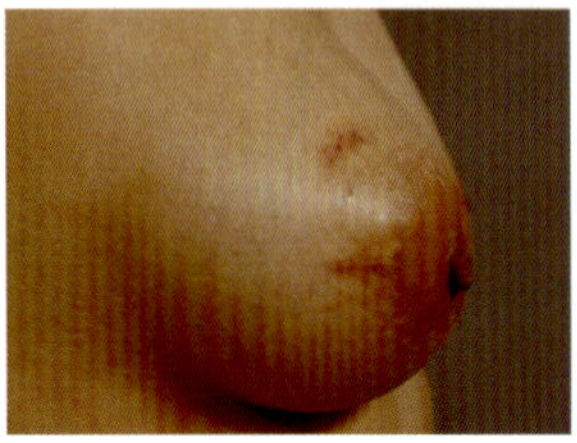	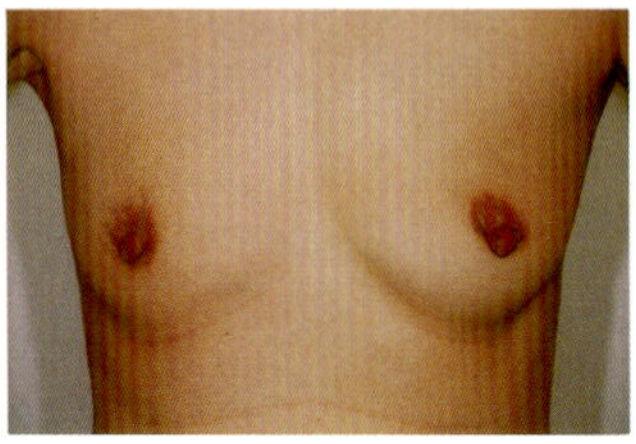	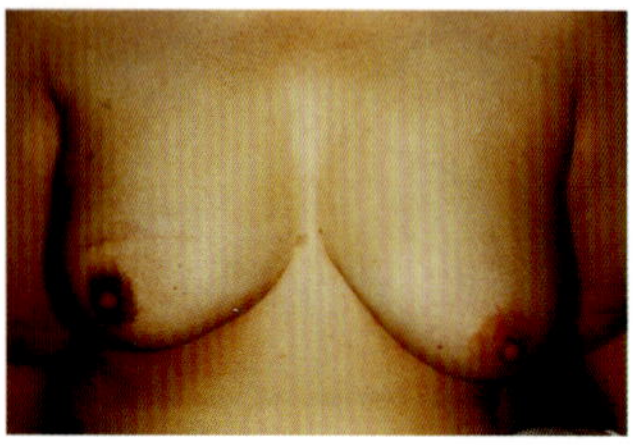
頻度		乳房温存術全体で約60%以上		
長所		●切除する範囲が小さくてすむ．	●扇状部分切除術よりは切除範囲が小さく，傷も小さい．	●切除範囲が広いので癌を取り残す可能性は低い．
短所		●癌を取り残す場合が多い．	●扇状部分切除術よりは癌を取り残す可能性が高い．	●乳房の形，ボリュームが多少変化することがある． ●特に内側の下部の切除はかなり形が変わることがある．
美容		良		やや不良

●乳房温存療法：breast conserving treatment ●乳房温存術：breast conserving surgery ●放射線療法：radiotherapy ●リンパ節郭清：lymph node dissection ●乳頭：nipple ●乳輪：areola of the nipple ●乳腺：mammary gland ●センチネルリンパ節生検（SLNB）：sentinel lymph node biopsy ●腫瘤摘出術：tumorectomy／local excision ●大胸筋筋膜：fascia of major pectoral muscle ●乳房円状部分切除術：wide excision ●乳房扇状部分切除術：quadrantectomy

乳房を全て切除

乳房切除術

- 乳房切除術は，乳房切除を行う術式である（胸筋温存乳房切除術ではSLNB陰性の場合，リンパ節郭清は省略．陽性なら郭清*）．
- 広範な乳管内進展をきたしている場合や，多数の腫瘍を有している場合に適応とされる．

*ただし，術前に腋窩リンパ節転移が明らかな場合は，SLNBを行わずに腋窩リンパ節郭清を行う．

乳房切除術	場合によっては	放射線療法 / 乳房再建術
●乳房切除	→	

乳房切除術は乳房を全摘するため胸のふくらみがなくなってしまいます．しかし，乳房再建術 [p.306] で，ある程度元の形に近いところまで戻すことが可能です．

一方，乳房温存療法は切除範囲が狭ければ低侵襲で美容的にもよい方法なのですが，切除範囲が広いと乳房の形がくずれたり，左右がかなり不均衡になることがあります．

その時点で再建を望んでも，術後必ず行う放射線照射によって皮膚が硬くなったり炎症を起こしていたりして再建術ができないこともあります．このため，患者さんには術式を慎重に選んでもらう必要があります．

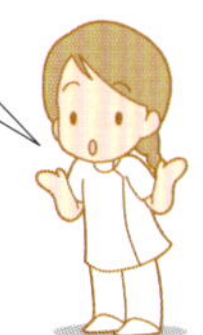

乳癌看護認定看護師

		胸筋温存乳房切除術（オーチンクロス法）	胸筋合併乳房切除術（ハルステッド法）
		●乳房切除を行い，大胸筋・小胸筋は温存する方法．	●乳房切除，さらに大胸筋・小胸筋を切除し，原則として広範囲のリンパ節郭清（レベルⅢ）を行う方法．
術式	切除範囲	大胸筋筋膜は切除 大胸筋・小胸筋を温存	大胸筋・小胸筋を切除
	リンパ節	SLNB（−）ならリンパ節郭清は省略． （+）なら郭清．	通常広範囲のリンパ節郭清を行う． SLNB（−）ならリンパ節郭清は省略することもある．
	術後		
頻度		約33%	約0.2%
長所		●胸壁の変形が少ない． ●乳房の再建が比較的容易．	●大胸筋に癌が浸潤している場合は，癌細胞をまとめて取り除くのに都合がよい．
短所		●胸筋の神経（長胸神経，胸背神経など）が保存されないと，筋肉の萎縮が起こる．	●術後，肋骨が浮き出てしまう． ●術後の運動障害（上肢の浮腫など）の頻度が高い．
美容		不良	かなり不良

●乳房切除術：mastectomy　●胸筋温存乳房切除術：modified radical mastectomy　●乳管内進展：intraductal spreading　●乳房再建術：breast reconstruction　●オーチンクロス法：Auchincloss operation　●胸筋合併乳房切除術：standard radical mastectomy　●ハルステッド手術：Halsted operation　●大胸筋：major pectoral muscle　●小胸筋：minor pectoral muscle　●浮腫：edema

むやみにリンパ節郭清を行わないために
センチネルリンパ節生検（SLNB）

- 腋窩リンパ節のうち乳癌を経由するリンパ液が最初に到達するリンパ節をセンチネルリンパ節（SLN）という．
- 乳癌摘出術の術前または術中にSLNのみを摘出し癌の転移の有無を調べることを，センチネルリンパ節生検（SLNB）という．
- 近年，SLNBの結果，SLNに病理組織学的に癌の転移がなければそれ以降のリンパ節にも転移はない可能性が高く，リンパ節郭清を省略できると考えられるようになってきている．このためSLNBは標準的な方法になりつつある．

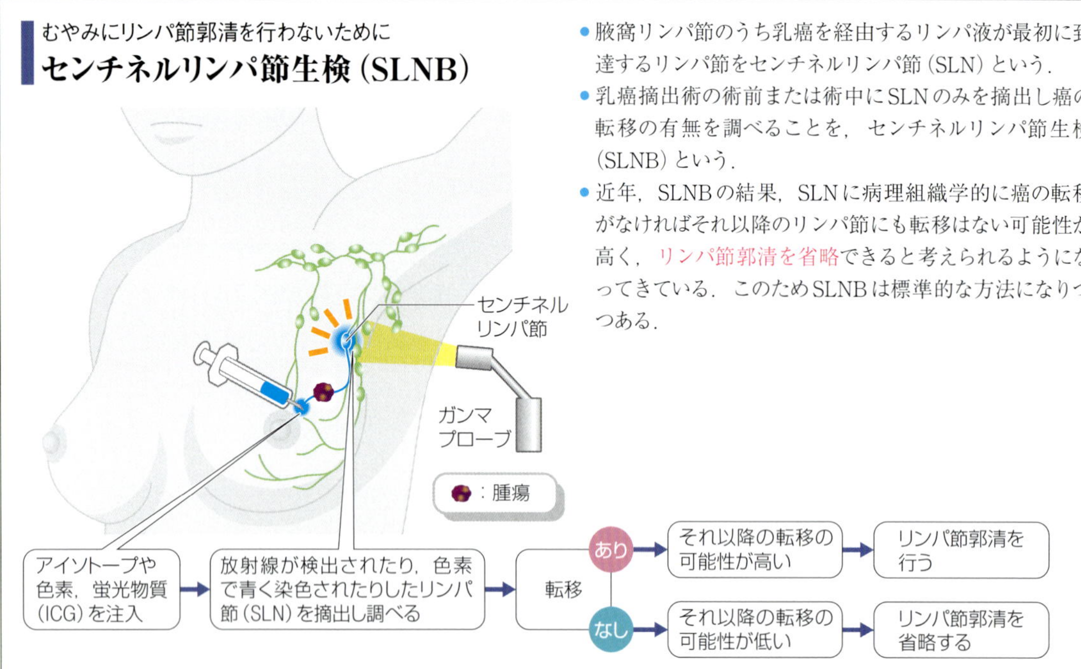

様々な合併症が出現
腋窩リンパ節郭清

- 腋窩リンパ節郭清は治療であり，また腋窩転移の正確な診断に必要な方法であるが，上肢のリンパ浮腫などの合併症が生じてしまう問題がある．
- 腋窩リンパ節はレベルⅠ，Ⅱ，Ⅲに分けられる．進行度によって切除する範囲は広くなるが，近年は合併症を軽減するため郭清範囲を最小限にとどめる傾向にある．
- 腋窩リンパ節転移陽性の場合に，レベルⅠ（またはⅡ）までにとどめた郭清を行い，レベルⅡおよびⅢのリンパ節が転移陽性の場合のみレベルⅢまでの郭清を行う．
- 術後早期からリハビリテーションを開始することによって，下記のような合併症を少なくさせることができる．

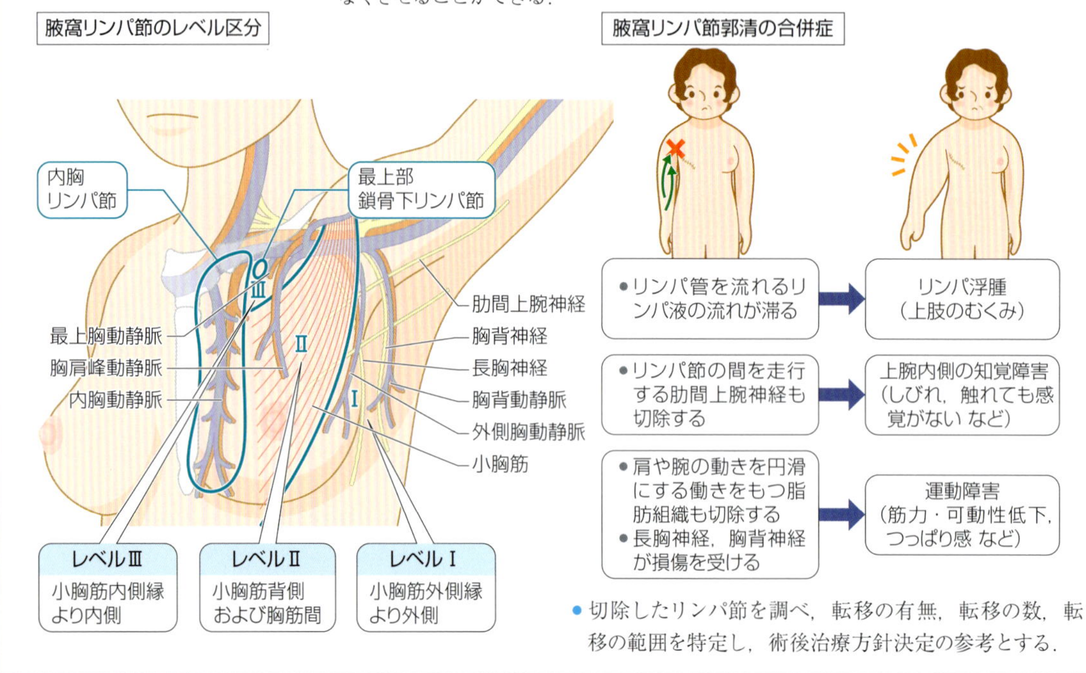

- 切除したリンパ節を調べ，転移の有無，転移の数，転移の範囲を特定し，術後治療方針決定の参考とする．

●センチネルリンパ節生検（SLNB）：sentinel lymph node biopsy ●センチネルリンパ節（SLN）：sentinel lymph node ●インドシアニングリーン（ICG）：indocyanine green ●腋窩リンパ節郭清：axillary lymph nodes dissection ●最上胸動静脈：supreme thoracic artery and vein ●胸肩峰動静脈：thoracoacromial artery and vein ●内胸動静脈：internal thoracic artery and vein ●肋間上腕神経：intercostobrachial nerve ●長胸神経：long thoracic nerve ●胸背神経：thoracodorsal nerve ●小胸筋：minor pectoral muscle

腺癌でも放射線が効きやすい

放射線療法

- 放射線療法は，照射した範囲に効果のある局所療法である．
- 乳房温存療法では残存乳房での再発を防ぐため，原則として温存術の後に放射線を照射する．
- リンパ節転移陽性の場合，腋窩，鎖骨上，内胸リンパ節領域および胸壁に術後放射線照射を行う場合がある．
- この他，骨転移や脳転移に対しても放射線療法の適応がある〔p.304〕．

術後照射により放射線障害が出現することがある

放射線障害	
急性障害	晩期障害
● 放射性皮膚炎（皮膚の発赤） ● 乳房痛　など	● 上腕浮腫 ● 放射性肺臓炎* ● 肋骨骨折*　など

*上腕浮腫以外はまれ

- 腺癌は一般的には放射線が効きにくい．しかし，乳癌は大半が腺癌であるにもかかわらず放射線が効きやすい．

乳癌治療には欠かせない

全身療法の目的

- 手術療法，放射線療法は，乳房や特定の転移巣にのみ効果のある局所療法であるのに対し，化学療法，抗HER2療法（分子標的治療薬），ホルモン療法（内分泌療法）は全身に作用する全身療法である．
- 乳癌は発癌と同時に目に見えない形で全身に微小転移を起こしている可能性が高く，乳房だけに留まらない全身病と考えられている．このため，全身療法の重要度が高い．
- どの全身療法を施行するか，あるいは併用するかは，全身療法の目的と腫瘍の特徴〔p.296〕に応じて選択する．

	腫瘍の縮小	再発の予防	延命・緩和
目的	● 手術可能な乳癌に対して，術前に腫瘍を縮小させることにより，整容性の高い手術を可能にするために行う．	● 局所療法で治療できない微小転移を根絶し，転移・再発率を下げるために行う．	● 遠隔転移あるいは再発乳癌に対して，腫瘍の進行を遅らせる，あるいは腫瘍縮小による症状緩和のために行う．
補足	● 温存療法の適応がなかった腫瘍も，術前治療により温存療法が可能になることもある．	● 非浸潤癌や，微小浸潤のみの小さな浸潤癌を除いて，多くの乳癌が適応となる． ● 治療期間は，一定期間である（化学療法は1年，ホルモン療法は5～10年が多い）．	● 治療の終了は，患者の全身状態（QOL）と意思を尊重して決める．1つの治療が無効あるいは副作用で使用不可能になれば，別の全身治療を行う（二次治療，三次治療）．

全身療法の目的と腫瘍の特徴に合わせて，選択する（個別化）．

全身療法：化学療法／抗HER2療法（分子標的治療薬）／ホルモン療法（内分泌療法）

● 腺癌：adenocarcinoma　● 放射線療法：radiotherapy　● 局所療法：local treatment　● 乳房温存療法：breast conserving treatment　● 全身療法：systemic treatment　● 微小転移：micrometastasis　● 再発：recurrence　● 延命：life extension　● 緩和：palliative　● クオリティ・オブ・ライフ（QOL）：quality of life　● 化学療法：chemotherapy　● 分子標的治療薬：moleculary targeted agent　● ホルモン療法：hormone therapy

ホルモン受容体とHER2で判断

全身療法の選択

- 組織診や手術で切除した標本の癌細胞に免疫組織学的検査などを行うと，ホルモン受容体（エストロゲン受容体〔ER〕，プロゲステロン受容体〔PgR〕），HER2の発現の有無といった，その癌の生物学的特徴がわかる．
- ホルモン受容体を発現していない癌にはホルモン療法は効果がなく，HER2を発現していない癌には抗HER2抗体薬は効果がない．そこで，それぞれの癌の特徴に合わせて全身療法を選ぶことで，効果的な治療が可能になる．
- 化学療法は，細胞分裂が活発な細胞を障害するので，基本的に全てのタイプの癌細胞に効果がある．癌の増殖能および他の治療法の有効性と，化学療法の副作用を考慮して，他の治療法との優先順位を決める．

		ホルモン受容体	
		陽性（約60～70%）	陰性
HER2	陽性（約25～30%）	ホルモン療法 / 抗HER2療法 / 化学療法	抗HER2療法 / 化学療法
	陰性	ホルモン療法 / 化学療法	triple negative型* 化学療法

*ホルモン受容体（ERとPgR）とHER2の3つがいずれも陰性の乳癌はtriple negative型と称される．

- 選択可能な全身療法を，全ての症例で実施するわけではない．例えば，ホルモン受容体陽性，HER2陰性の症例に対する術後薬物療法として，再発リスクが高ければ化学療法とホルモン療法を行い，再発リスクが低ければホルモン療法のみを行うという場合もある．

Advanced Study

乳癌のサブタイプ分類

- 乳癌は，遺伝子レベルでは多様な疾患である（一口に"乳癌"といっても様々な特徴をもつ癌が含まれる）．
- 癌細胞の遺伝子を網羅的に解析することで，遺伝子発現プロファイルごとに"intrinsic（固有の，本質的な）"サブタイプに分類でき，このサブタイプによって無治療時の予後が異なることが知られている．

"intrinsic" サブタイプ	ER関連遺伝子	HER2	細胞増殖関連遺伝子	予後
Luminal A	⧻	−	＋	良好
Luminal B	＋～⧺	−／⧺	⧺	↕
HER2過剰発現	−	⧺	⧻	
basal-like	−	−	⧻	不良

- ここでは，主な遺伝子群の発現プロファイルによる分類を示した．"intrinsic" サブタイプは実際にはさらに数多くの遺伝子発現プロファイルに基づいて分類される．

臨床病理学的サブタイプ分類

- 網羅的遺伝子解析の代わりに免疫染色などの病理学的検査を用いたサブタイプ分類である．
- 遺伝子発現プロファイルを調べることは日常診療では一般的でないことから，臨床ではこれを治療選択のために代用している．
- St.Gallen（ザンクトガレン）コンセンサス会議で提唱された分類であり，サブタイプごとに推奨する術後薬物療法が示されている．
- 分類の再現性は確立されておらず，臨床での応用には注意が必要である．

臨床病理学的サブタイプ分類		ER	PgR	Ki67	HER2	推奨される術後薬物療法
Luminal A-like		＋	＋	低値	−	ホルモン療法
Luminal B-like	HER2陰性	＋	低値	高値	−	ホルモン療法 ＋化学療法
	HER2陽性	＋	問わず	問わず	＋	ホルモン療法＋抗HER2療法＋化学療法
HER2陽性（non-luminal）		−	−	問わず	＋	抗HER2療法＋化学療法
triple negative		−	−	問わず	−	化学療法

●全身療法：systemic treatment ●組織診：histology ●エストロゲン受容体（ER）：estrogen receptor ●プロゲステロン受容体（PgR）：progesterone receptor ●ヒト上皮増殖因子受容体2型（HER2）：human epidermal growth factor receptor type 2 ●生物学的特徴：biological profile ●化学療法：chemotherapy ●副作用：side effect

ords & terms

ンスラサイクリン系薬剤 〔p.298〕
抗癌抗生物質の1つ，作用機序はDNA/RNAの阻害である．ドリアマイシンやエピルビシンが代表的な薬剤で，他の抗癌薬と組み合わせて使用し，多剤併用化学療法の基本となっている．従来のMF療法よりも有効性が示されているが，毛などの副作用も起こりやすい．

タキサン系薬剤 〔p.298〕
植物由来のものの1つで，微小管阻害作用がある．ドセタキセルとパクリタキセルが代表的な薬剤で，単剤でも有効だが，アンスラサイクリン系レジメに追加投与することで治療効果を高める．また，トラスツズマブなどの分子標的治療薬との併用療法にも頻用される．

エラストグラフィ
超音波検査を利用して，腫瘤の弾性（硬さの指標）で良性・悪性の鑑別を行おうとする方法．硬い腫瘤ほど悪性の可能性が高い．

腫瘍マーカー
乳癌で上昇する腫瘍マーカーとして，CEA，CA15-3，NCC-ST439がある．これらは，腫瘍の増大により上昇し，乳癌の進行あるいは治療効果を評価することができる．しかし，スクリーニングや，再発早期発見のための検査としての有用性はないとされている．

腫瘍の特徴を調べる

免疫組織学的検査

- ホルモン受容体や，HER2，Ki67が発現しているかどうかを調べ治療を選択するために，免疫組織学的検査が用いられる．
- 免疫組織学的検査とは，検出したい蛋白に結合する抗体を色素で標識することで，蛋白の有無を組織学的に判定する方法である．

エストロゲン受容体（ER）

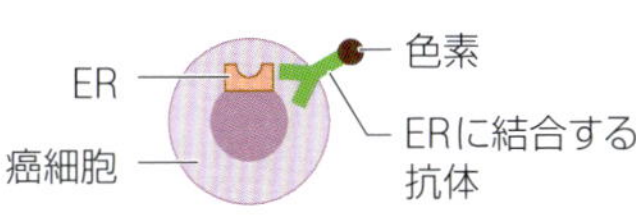

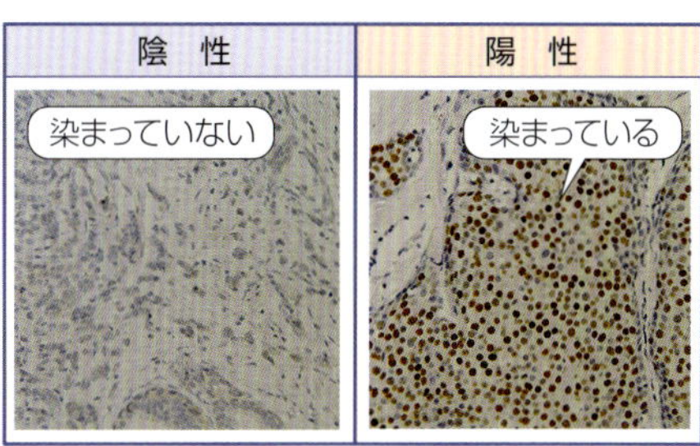

- ER，PgRは核内受容体であるので〔病③p.172〕，免疫組織学的に染色すると，これらの受容体を発現している癌細胞の核が染まる．

プロゲステロン受容体（PgR）

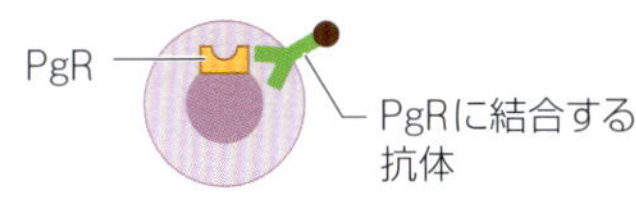

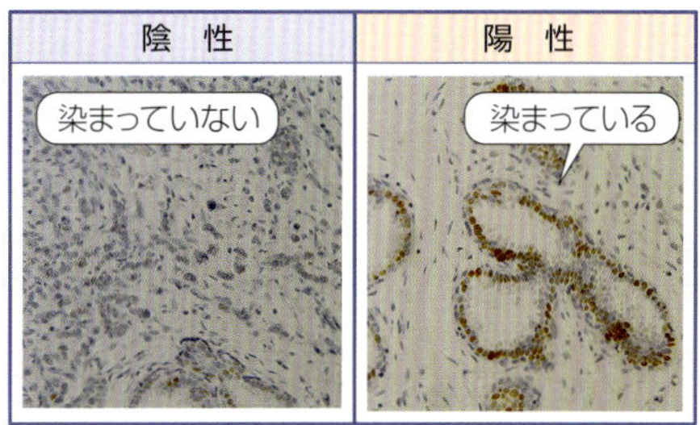

HER2

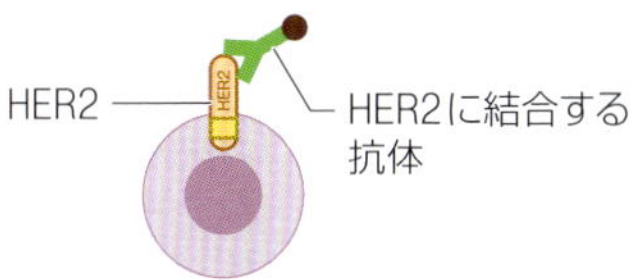

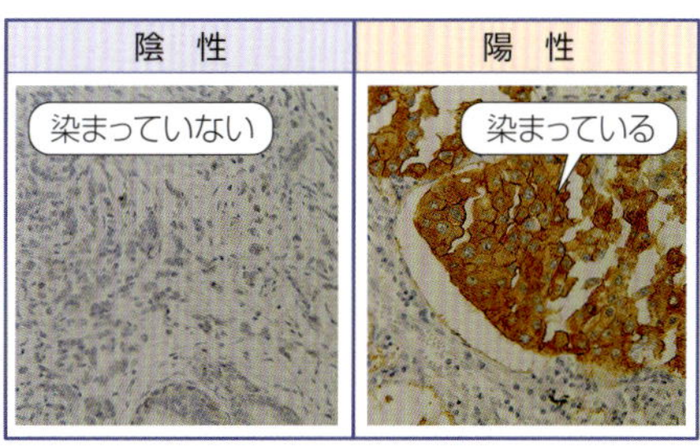

- HER2は，細胞膜型受容体であるので，免疫組織学的に染色すると，HER2を発現している癌細胞の細胞膜が染色される．

Advanced Study

Ki67による予後予測

- 免疫組織学的検査は，蛋白の発現の有無といった定性的検査に加えて，発現の量を判定する半定量的検査も可能である．
- Ki67は，増殖中の細胞の核に出現する蛋白であり，Ki67を発現している細胞が多い場合は，増殖能が高い組織であると判断できる．
- 予後予測の評価には有用だが，治療選択に用いるには注意が必要である．

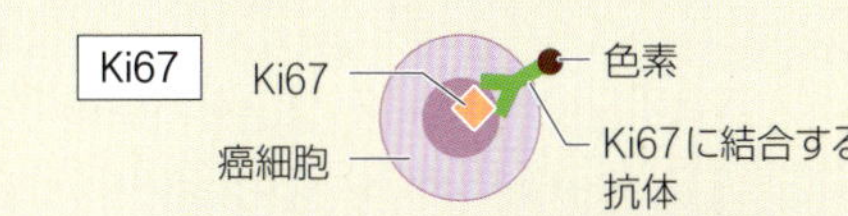

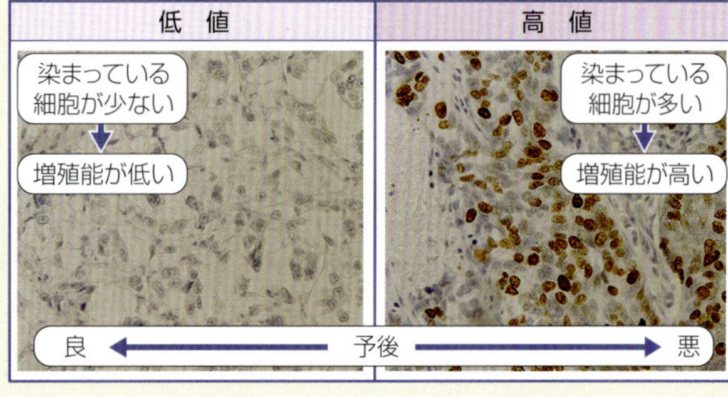

乳腺疾患
乳癌

多彩な種類がある
全身療法に用いる薬

- 乳癌治療に使用される薬剤を次に挙げる．

化学療法薬（化学療法）	アンスラサイクリン系	●ドキソルビシン ●エピルビシン
	タキサン系	●パクリタキセル ●ドセタキセル ●アルブミン懸濁型パクリタキセル
	アルキル化薬	●シクロホスファミド
	葉酸代謝拮抗薬	●メトトレキサート
	ピリミジン代謝拮抗薬	●5-FU ●カペシタビン ●テガフール ●ゲムシタビン
	白金製剤	●カルボプラチン
	その他	●エリブリン ●ビノレルビン ●イリノテカン
分子標的治療薬	抗HER2抗体薬	●トラスツズマブ ●ラパチニブ
	その他	●ベバシズマブ ●デノスマブ ●パルボシクリブ
ホルモン薬（ホルモン療法）	LHRHアゴニスト	●ゴセレリン ●リュープロレリン
	アロマターゼ阻害薬	●アナストロゾール ●エキセメスタン ●レトロゾール
	抗エストロゲン薬	●タモキシフェン ●トレミフェン ●フルベストラント
	その他	●メドロキシプロゲステロン

全身療法の主役
化学療法

- 化学療法は，全身療法が必要な乳癌の多くの症例で適応となる．
- 化学療法には以下のような目的がある．

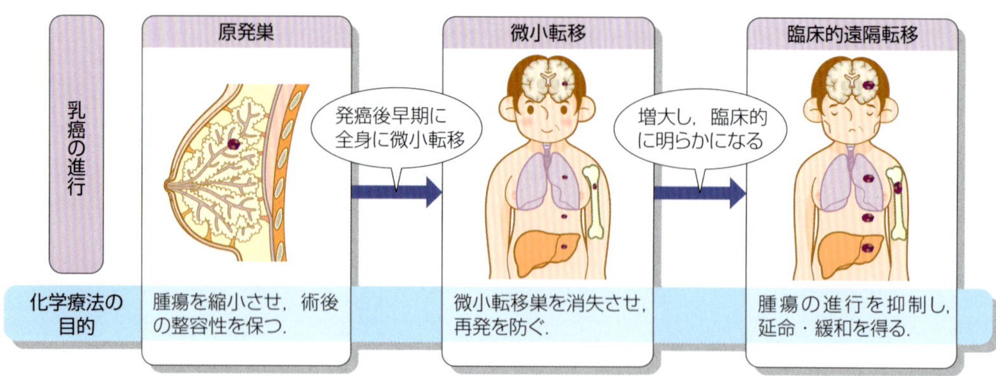

術前化学療法と術後化学療法

- 再発を防ぐことを目的（治癒率の向上を目指す）とした化学療法は，手術前に行う場合と手術後に行う場合がある．
- 手術検体の病理診断により，腫瘍の大きさ，組織型，その他の特徴〔p.296〕，リンパ節転移の有無が正確に把握でき，より的確な化学療法が選択できるので，術後に化学療法を行うことが多い．しかし，術前化学療法も，術後化学療法と同等の長期生存率（再発率）が得られることが明らかとなっており，腫瘍の縮小という目的のため，術前化学療法を選択することもできる．

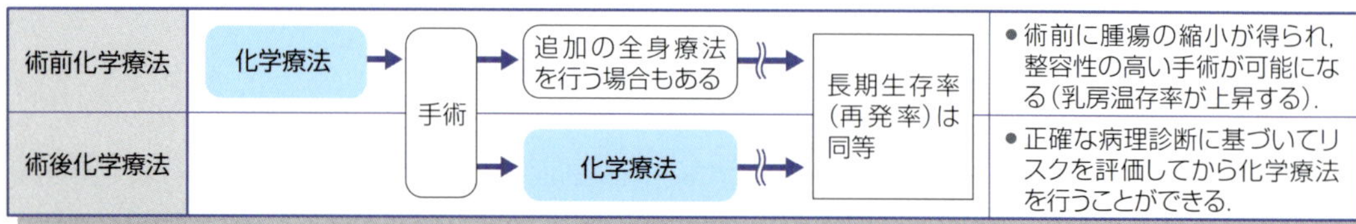

- ただし，局所進行乳癌（Stage Ⅲ）は，すでに微小転移が存在する可能性が極めて高いため，局所療法よりも全身療法の重要性が高い．そのため，手術よりも化学療法を先行させる術前化学療法を選択する．

●化学療法：chemotherapy ●分子標的治療薬：molecularly targeted agent ●ヒト上皮増殖因子受容体2型（HER2）：human epidermal growth factor receptor type 2 ●黄体化ホルモン放出ホルモン（LHRH）：luteinizing hormone releasing hormone ●フルオロウラシル（FU）：fluorouracil ●原発巣：primary lesion ●術前化学療法（NAC）：neoadjuvant chemotherapy ●術後化学療法：postoperative chemotherapy ●長期生存率：long-term survival rate

乳房温存術の適応が広がる

術前化学療法

- 化学療法は術後に行うことが一般的であったが，術前に行っても術後と効果が変わらないことがわかってきており，また術前には次のようなメリットがあるため，術前化学療法が近年評価されてきている．

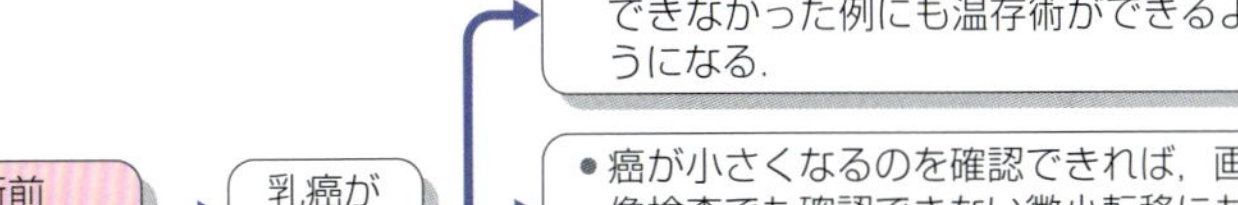

術前化学療法における乳癌の縮小像（CT）

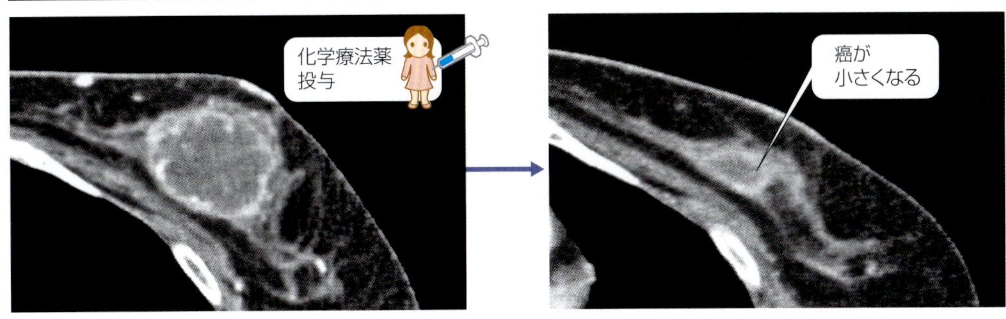

多剤併用，他の全身治療とも併用

化学療法薬の投与法

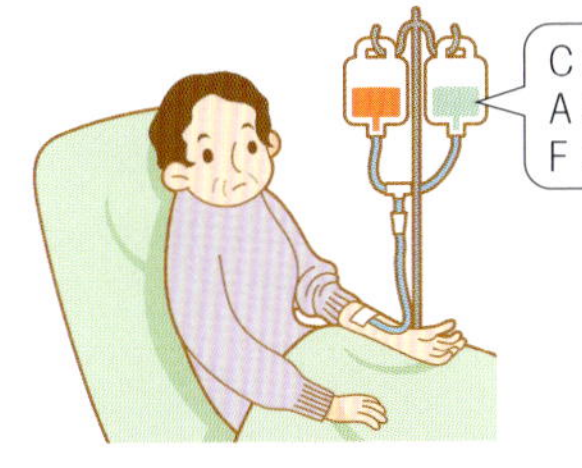

- 化学療法薬は，複数の薬剤を併用することが多い（CAF療法，CMF療法，AC療法など）．
- また，分子標的薬を同時に使用したり，ホルモン療法と化学療法を順次施行する場合もある．
- 投与間隔を短くしたdose dense化学療法が行われることもある．
- 詳細は，『乳癌診療ガイドライン1治療編2018年版』（金原出版）を参照のこと．
- 近年では，中心静脈ポートや外来化学療法などの，よりQOLを重視した化学療法薬投与方法が普及している．

効くのは癌細胞だけじゃない

化学療法薬の副作用

- 化学療法薬には以下のような副作用がある．
- 再発予防が目的の化学療法では，副作用というデメリットが，再発予防というメリットを上回らないようにしなければならない．また，遠隔転移あるいは再発乳癌に対して，延命・緩和を目的に化学療法を施行する場合，副作用によってQOLが損なわれないような配慮が必要である．

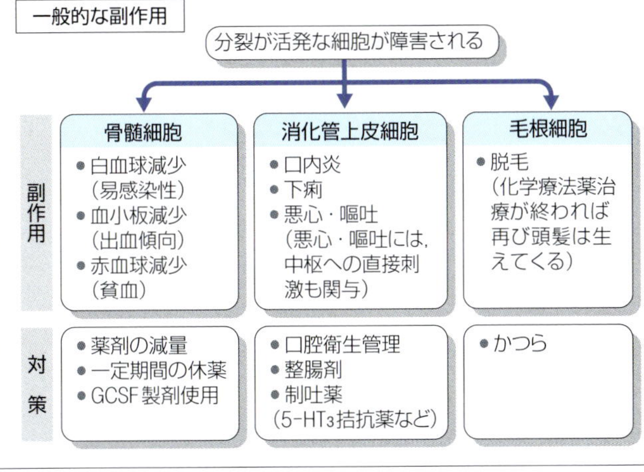

個々の化学療法薬の特徴的な副作用の例

薬剤	副作用
アンスラサイクリン系	心毒性（収縮力低下），脱毛
タキサン系	末梢神経障害
シクロホスファミド	出血性膀胱炎
カペシタビン	手足症候群

化学療法を行わなければ必ず再発するわけではなく，化学療法を行えば必ず再発を防げるわけでもありません．また，遠隔転移は化学療法で治癒するわけではありません．よって，本当に化学療法が必要な患者を選ぶこと，副作用・高額な医療費というデメリットとのバランスが大事になります．

乳腺外科医

●乳房温存術：breast conserving surgery　●クオリティ・オブ・ライフ（QOL）：quality of life　●骨髄細胞：bone-marrow cell　●白血球減少：leukocytopenia　●血小板減少：thrombocytopenia　●赤血球減少：erythropenia　●顆粒球コロニー刺激因子（GCSF）：granulocyte colony-stimulating factor　●セロトニン（5-HT）：5-hydroxytryptamine　●脱毛：alopecia　●末梢神経障害：peripheral nervous system disorder　●出血性膀胱炎：hemorrhagic cystitis　●手足症候群：hand-foot syndrome

癌細胞にだけ効くから化学療法よりも副作用が軽い

抗HER2抗体薬(トラスツズマブ)

- HER2とは，乳癌細胞の細胞膜上に過剰に発現している蛋白質である．
- 乳癌の約20～30%にHER2の過剰発現がみられる．
- HER2陽性の場合，HER2に未知の増殖因子が結合すると，HER2が癌細胞の核に増殖を促す信号を出す．
- 抗HER2抗体薬・トラスツズマブ(ハーセプチン®)はこのHER2に結合することで癌の増殖を防ぐ．
- 正常の細胞ではHER2の発現はほとんどみられない．このためトラスツズマブは，癌細胞にのみ効果を発揮する．この点が癌細胞だけでなく正常細胞にもダメージを与える化学療法薬との最も大きな違いである．

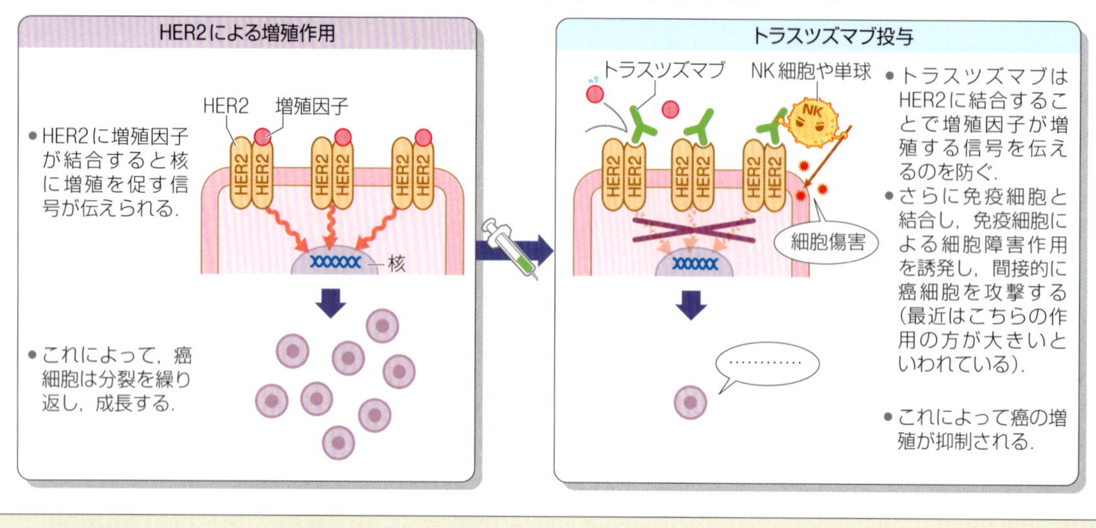

Advanced Study

その他の分子標的治療薬

- 分子標的治療薬は，研究開発が活発な薬剤分野であり，今後も新薬の登場が期待される．
- 現在乳癌患者に使用が認められている(保険収載されている)のは以下のものである．

分類		一般名	特徴
HER2阻害薬	抗HER2抗体薬	ペルツズマブ	●トラスツズマブと異なる部位でHER2と結合し，増殖を促す信号を阻害する． ●HER2陽性転移・再発乳癌に対し，トラスツズマブと併用する．
		トラスツズマブエムタンシン	●トラスツズマブとチューブリン重合阻害薬のエムタンシンを結合した薬剤． ●HER2陽性腫瘍細胞に取りこまれ分解されて，エムタンシンとしての抗腫瘍活性を発現し細胞死を起こす．
	HER2チロシンキナーゼ阻害薬	ラパチニブ	●小分子化合物であるため血液脳関門を通過し，脳転移に有効な可能性がある．
抗RANKL抗体薬		デノスマブ	●破骨細胞分化促進因子(RANKL)を標的にする抗体．RANKLの働きを抑えることで，破骨細胞を抑制し，骨溶解を防ぐ． ●乳癌を含む固形癌の骨転移に適応があり，骨転移による関連症状(疼痛，病的骨折など)の発現を遅らせる．
セリン・スレオニンキナーゼ阻害薬	mTOR阻害薬	エベロリムス	●mTORは細胞増殖に関わる経路の下流に位置し，ホルモン療法，抗HER2療法の耐性機序に関わっている． ●このため，ホルモン療法や抗HER2療法に併用することで治療耐性化を克服し，より高い効果を得ると期待されている．
血管新生阻害薬	抗VEGF抗体薬	ベバシズマブ	●血管内皮増殖因子(VEGF)を標的にする抗体．VEGFの働きを抑え腫瘍内の血管新生を抑制し，腫瘍への栄養供給を減らすことで腫瘍の増殖を抑える． ●化学療法との併用で無増悪生存期間を延長させるが，全生存期間の有意な改善は認められず，特有の有害事象も増加するため，使用は慎重に行う．
サイクリン依存性キナーゼ阻害薬	CDK4/6阻害薬	パルボシクリブ	●サイクリン依存性キナーゼ(CDK)4/6とサイクリンDの複合体の活性を阻害し，細胞周期の進行を停止して腫瘍の増殖を抑制する． ●主に転移・再発乳癌に対する内分泌療法や他の化学療法に併用する．

●ヒト上皮増殖因子受容体2型(HER2)：human epidermal growth factor receptor type 2 ●トラスツズマブ：trastuzumab ●増殖因子：growth factor ●免疫細胞：immunocyte ●分子標的治療薬：molecularly targeted agent ●血液脳関門(BBB)：blood brain barrier ●破骨細胞分化促進因子(RANKL)：receptor activator of nuclear facter k-B ligand ●ホルモン療法：hormone therapy

乳癌増殖の原因となるエストロゲンを抑える

ホルモン療法

- 乳腺はエストロゲンの作用により増殖するため，乳腺細胞から発生する癌の多く（約60～70％）がホルモン受容体をもち，エストロゲンにさらされることによって増殖してしまう．
- このためホルモン受容体陽性の乳癌に対しては，エストロゲンの作用を抑えるホルモン療法を行う．

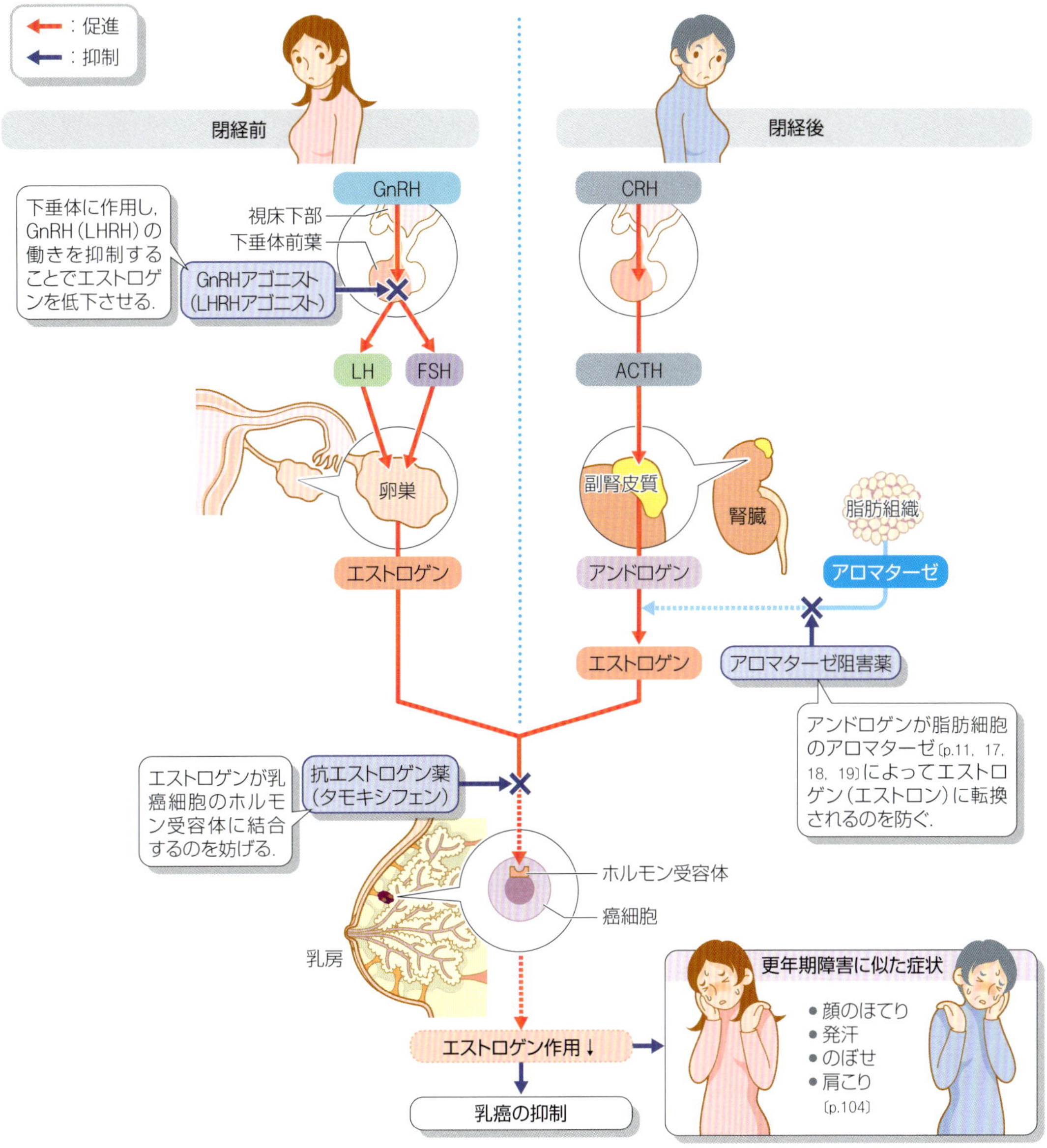

←：促進
←：抑制

閉経前

GnRH
視床下部
下垂体前葉
下垂体に作用し，GnRH（LHRH）の働きを抑制することでエストロゲンを低下させる．
GnRHアゴニスト（LHRHアゴニスト）
LH
FSH
卵巣
エストロゲン

閉経後

CRH
ACTH
副腎皮質
腎臓
脂肪組織
アンドロゲン
アロマターゼ
エストロゲン
アロマターゼ阻害薬
アンドロゲンが脂肪細胞のアロマターゼ〔p.11，17，18，19〕によってエストロゲン（エストロン）に転換されるのを防ぐ．

エストロゲンが乳癌細胞のホルモン受容体に結合するのを妨げる．
抗エストロゲン薬（タモキシフェン）
ホルモン受容体
癌細胞
乳房
エストロゲン作用↓
乳癌の抑制

更年期障害に似た症状
- 顔のほてり
- 発汗
- のぼせ
- 肩こり

〔p.104〕

- 全てのホルモン療法で，副作用として更年期様症状がみられることがある．
- アロマターゼ阻害薬では，骨粗鬆症をきたすことがある〔p.108〕．

タモキシフェンは乳腺に対しては抗エストロゲン作用をもちますが，子宮に対してはエストロゲン作用をもつため，エストロゲン依存性疾患である子宮体癌のリスクを少し上昇させてしまいます〔p.120，162〕．
しかし，子宮体癌のリスク上昇よりも乳癌の抑制効果の方がはるかに大きいのです．

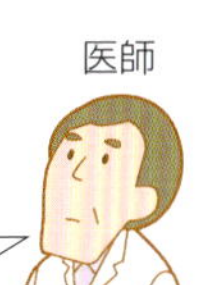

- 性腺刺激ホルモン放出ホルモン／ゴナドトロピン放出ホルモン（GnRH）：gonadotropin releasing hormone
- 黄体化ホルモン放出ホルモン（LHRH）：luteinizing hormone releasing hormone
- 黄体化ホルモン（LH）：luteinizing hormone
- 卵胞刺激ホルモン（FSH）：follicle stimulating hormone
- 副腎皮質刺激ホルモン放出ホルモン（CRH）：corticotropin-releasing hormone
- 副腎皮質刺激ホルモン（ACTH）：adrenocorticotropic hormone
- 抗エストロゲン薬：anti-estrogen drug
- アロマターゼ（$P450_{arom}$）：aromatase

乳癌は“慢性疾患”

再発・転移とその治療

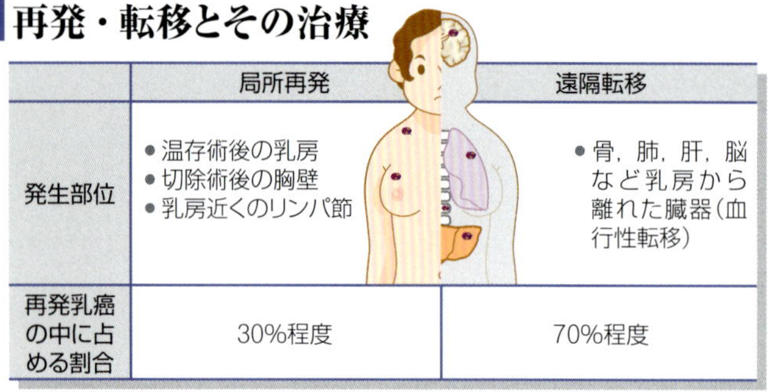

	局所再発	遠隔転移
発生部位	●温存術後の乳房 ●切除術後の胸壁 ●乳房近くのリンパ節	●骨，肺，肝，脳など乳房から離れた臓器（血行性転移）
再発乳癌の中に占める割合	30%程度	70%程度

- 手術後10年以内に患者全体の30%に再発がみられる．
- 多くは2～3年ほどで起こるが，乳癌は進行が遅いことが多いため，5年や10年，まれに20年くらい後に現れる場合もある．
- 再発の場合，早期発見して治療を開始しても，自覚症状が現れてから開始しても，現時点では治療成績が変わらない．
- 血行性に微小転移を起こしていた場合，センチネルリンパ節生検が陰性であっても遠隔転移を起こすことがある．

外科治療が中心

局所再発の治療

- 局所（乳房や胸壁）で再発した場合は，一次治療に応じてその後の治療方針を検討し，集学的治療を行う．
- 外科的治療が可能か，一次治療での放射線照射の有無などを考慮し，方針を決定していく．

局所再発の部位	外科的治療*1	放射線療法	ホルモン療法，化学療法，抗HER2療法
温存乳房内での再発	乳房切除術（または乳房温存術*2）	▲*3	○
乳房切除後の胸壁での再発	癌のある部分の切除	▲*3	○
反対側の乳房内での原発（まれに再発）	乳房温存術 or 乳房切除術	○	○

*1 切除可能例に対し行う．
*2 一次治療で放射線療法を行っていない場合は，乳房温存が可能．
*3 一次治療で行っていない場合に行う．

Supplement

遺伝性乳癌卵巣癌症候群（HBOC）

- 遺伝因子の関与が明らかである遺伝性癌症候群の1つである．
- *BRCA1*または*BRCA2*の遺伝子変異を生まれつき有することにより，高率に乳癌および卵巣癌を発症する．

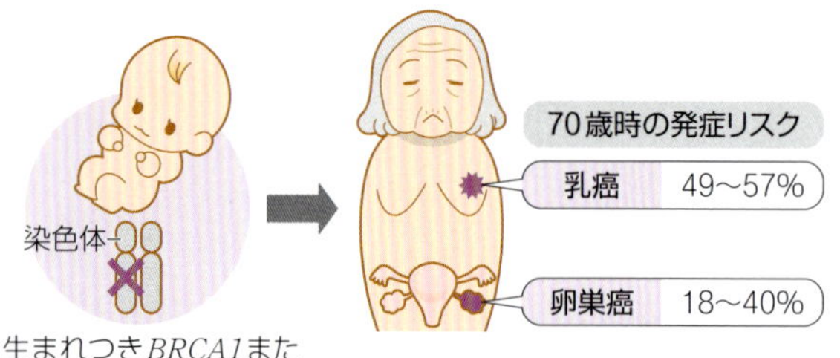

- 生まれつき*BRCA1*または*BRCA2*の遺伝子変異を有する．

- *BRCA1／2*は，エストロゲンシグナル伝達の抑制（転写調節），DNA修復などに関わる癌抑制遺伝子である．
- HBOCは，乳癌発症者の3～5%，卵巣癌発症者の約10%を占めるとされる．
- 男性でも*BRCA1／2*遺伝子変異を有する場合には乳癌の発症リスクが高くなる．

早期発見，予防のための管理	
●情報提供，心理社会的支援などの遺伝カウンセリングを行う．	
乳癌に対して	卵巣癌に対して
●25歳から乳房MRIを含めた検診 ●予防的乳房切除術を検討	●30歳から経腟超音波，CA125測定による検診* ●予防的卵管卵巣切除術を検討

*卵巣癌による死亡率の抑制効果は示されていない．

わが国では予防的な乳房切除は一般的ではありませんが，*BRCA1*の遺伝子変異がみつかったハリウッド女優のアンジェリーナ・ジョリーさんが手術を受けたことで有名になりましたね．

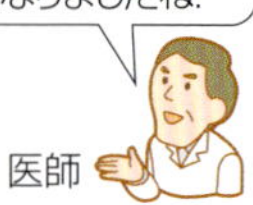

●遺伝性乳癌卵巣癌（HBOC）：hereditary breast and ovarian cancer　●再発：recurrence　●転移：metastasis　●局所再発：local recurrence　●乳房切除術：mastectomy　●放射線療法：radiotherapy　●乳房温存術：breast conserving surgery

再発を疑う

遠隔転移の症状

- 遠隔転移は，転移する臓器によって図のような症状を呈する．
- 近年では画像検査が身近になり，定期的な画像検査で再発が判明することもある．遠隔転移を強く疑わせる症状や所見がある場合や，遠隔転移のリスクが高い場合は，肝臓超音波検査，CT，骨シンチグラフィ，FDG-PETを行い転移を検索する．
- 生じうる症状を患者に教育すること，症状の有無を問診で丁寧に確認することが重要である．

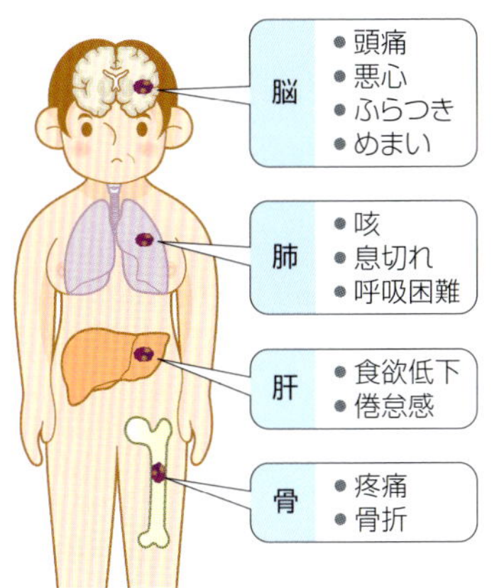

骨・肺・肝・脳

遠隔転移の画像

- 乳癌の遠隔転移で代表的な骨・肺・肝・脳の画像所見を示す．

骨転移（骨シンチ）

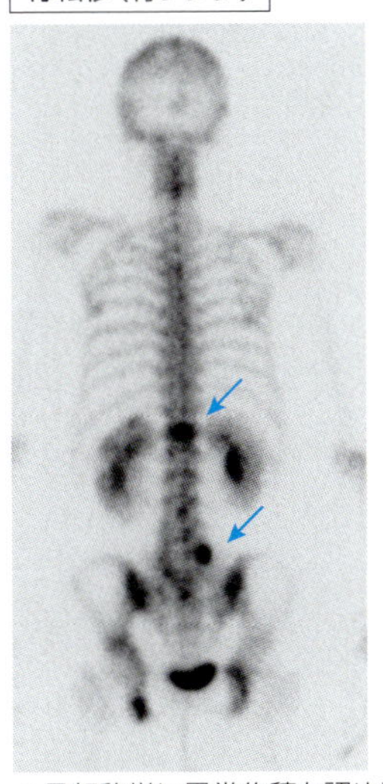

● 骨転移巣に異常集積を認める．

脳転移（造影CT）

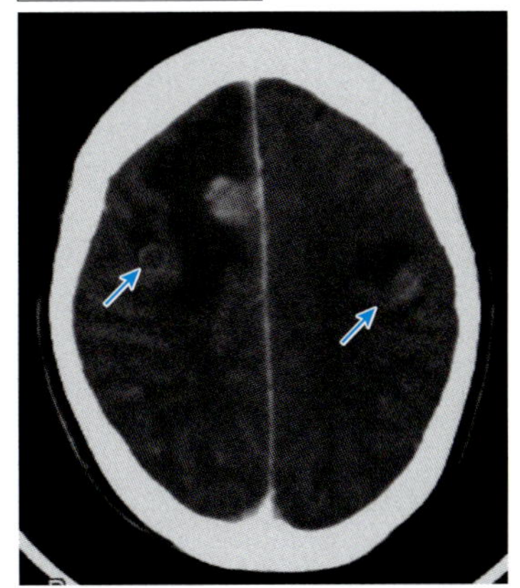

● リング状の造影効果を伴う結節を認める．

肺転移（単純CT）

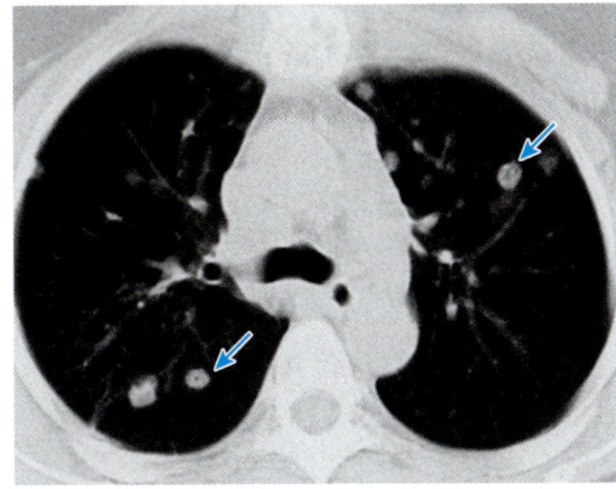

● 肺転移巣を結節影として認める．

肝転移（造影CT）

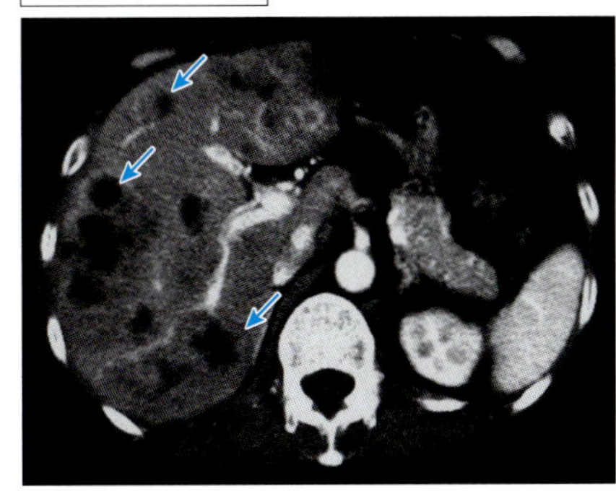

● 肝内に造影効果のない腫瘤影を多数認める．

● 超音波検査：ultrasonography　● 骨シンチ：bone scintigraphy　● フルオロデオキシグルコース（FDG）：fluorodeoxyglucose　● ポジトロン断層撮影〔法〕（PET）：positron emission tomography　● 頭痛：headache　● 悪心：nausea　● めまい：dizziness　● 咳：cough　● 息切れ：breath shortness　● 呼吸困難：dyspnea　● 食欲低下：loss of appetite　● 倦怠感：malaise　● 疼痛：pain　● 骨折：bone fracture

薬物治療が中心

遠隔転移の治療

- 遠隔転移の場合は完治が難しい．
- 癌の治癒を目指すよりも症状の緩和や患者のQOLの改善，延命に重点を置いた治療を行っていく．
- 治療は化学療法薬，分子標的治療薬，ホルモン薬による薬物療法が原則である．
- 骨・脳への転移には放射線療法も有効である．

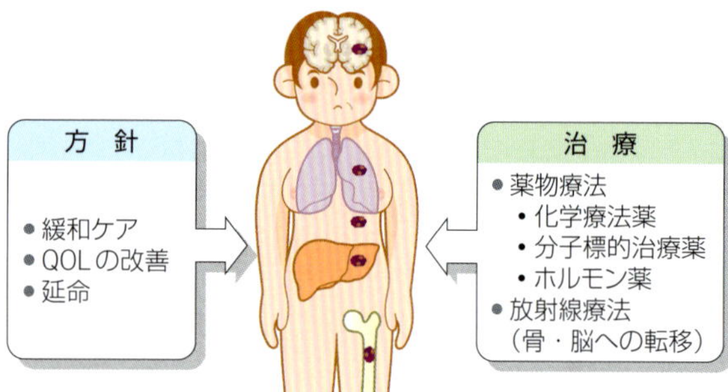

骨転移の治療

- 全身療法に加えて，転移巣による疼痛，神経圧迫などを軽減するため，放射線照射が勧められる．
- 骨粗鬆症などで使用されるビスホスホネート製剤のゾレドロン酸と，分子標的治療薬であるデノスマブ〔p.300〕は骨転移による合併症（疼痛，骨折，高Ca血症）の発現を遅らせることができる．

脳転移の治療

- ほとんどの薬剤は血液脳関門を通過できないため，脳転移に対して全身療法は効果がない．よって，脳転移に対しては放射線療法が優先され，少数個（1～4個程度まで）の転移には定位照射〔病⑦p.502〕＋全脳照射，多数の転移には全脳照射を行う．
- 小分子化合物の分子標的治療薬であるラパチニブ〔p.300〕は，血液脳関門を通過できるため，脳転移に対する効果が期待されている．

乳癌は再発・転移しても様々な薬を効果的に使うことで延命が図れるので，遠隔転移を「慢性疾患」ととらえ，根気強く治療を続けていくことが大切です．

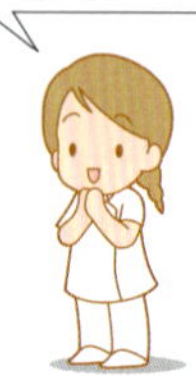

乳癌看護
認定看護師

• 遠隔転移：distant metastasis　• 症状：symptom　• 緩和：palliative　• クオリティ・オブ・ライフ（QOL）：quality of life　• 延命：life extension　• 分子標的治療薬：molecularly targeted agent　• 放射線療法：radiotherapy　• 骨粗鬆症：osteoporosis　• 疼痛：pain　• 骨折：bone fracture　• 高カルシウム血症：hypercalcemia　• 血液脳関門（BBB）：blood brain barrier　• 全脳照射：whole-brain irradiation　• 男性乳癌：male breast cancer

Supplement

男性乳癌

- 男性も乳癌になるが，発生率は女性の100分の1程度とまれである．
- 男性乳癌に次のような特徴がある．

男性乳癌の特徴

- 発症ピークは71歳と女性に比べて高齢．
- 潜在精巣，精巣炎の既往，慢性肝疾患などの高エストロゲンを呈するものがリスクとなる．
- 家族歴を有することが多い（15～20%）．
- *BRCA2*遺伝子変異が多い（5～15%）．
- 組織型は浸潤性乳管癌がほとんど．
- ホルモン受容体陽性率が高い（ER90%，PgR80%）．
- HER2発現率は女性より低い．
- 予後は女性と大きな差はない．*

*年齢や予後因子を調整して女性と比較した場合，大きな差はないとされる．しかし，男性の方が好発年齢が高いこと，進行癌で発見される割合が高いことなどから，予後が悪い傾向にある．

マンモグラフィ像（MLO）

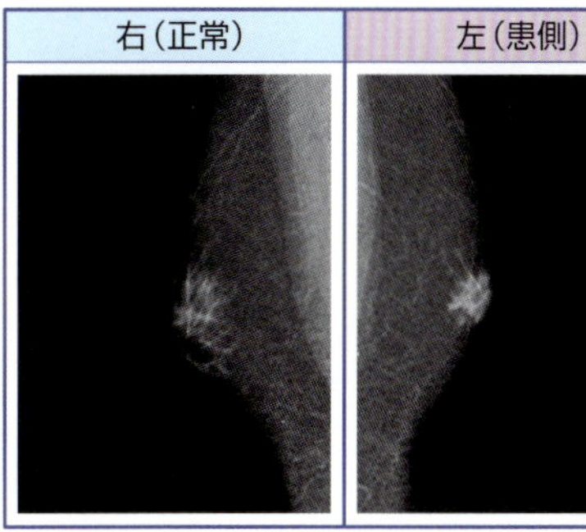

- 乳腺組織は女性に比べて少なく，乳頭直下にわずかに存在するのみである．
- spicula（スピキュラ）を伴う高濃度腫瘤影を認める．

Supplement

女性化乳房

- 女性化乳房は，男性の乳腺組織が増殖する良性疾患であり，アンドロゲン産生の低下とエストロゲン産生の上昇が基本病態である．
- 肥満男性にしばしば認められる，乳腺組織の増殖を伴わない単なる脂肪の沈着は，偽女性化乳房として区別される．
- 男性乳癌との鑑別が重要であり，乳癌を除外できれば基本的に経過観察でよい．原因となる基礎疾患がある場合は，その治療を行う．

原　因

- 思春期に伴うもの
- 薬剤（降圧薬，抗潰瘍薬，向精神薬など）
- 肝硬変や低栄養
- 原発性精巣機能低下症（Klinefelter（クラインフェルター）症候群〔p.71〕など）
- 精巣腫瘍
- 二次性精巣機能低下症
- 甲状腺機能亢進症
- 慢性腎不全　など

マンモグラフィ像（MLO）

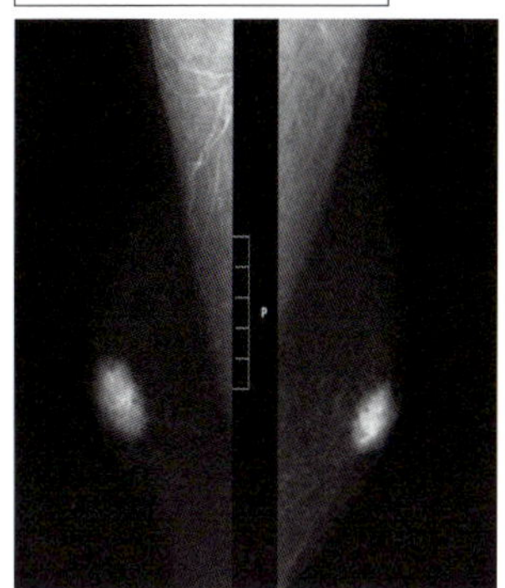

- 正常（前項右乳房：写真左）の男性に比べて乳腺組織が発達し，高濃度で辺縁整の腫瘤様の乳腺を両側性に認める．

- 潜在（停留）精巣：cryptorchi〔di〕sm　● 精巣炎：orchitis　● 浸潤性乳管癌：invasive ductal carcinoma　● エストロゲン受容体（ER）：estrogen receptor　● プロゲステロン：progesterone　● ヒト上皮増殖因子受容体2型（HER2）：human epidermal growth factor receptor type 2　● 女性化乳房：gynecomastia　● 肝硬変：hepatic cirrhosis　● 精巣機能低下症／性腺機能低下症：hypogonadism　● 精巣腫瘍：testicular tumor　● 甲状腺機能亢進症：hyperthyroidism　● 慢性腎不全：chronic renal failure

乳癌は外からさわってわかる癌

乳癌の自己検診

- 乳癌の早期発見や再発の発見のために，自己検診を患者に奨励する．
- 日頃の自己検診で自分の乳房の正常な状態を把握し，異常に気づいたら必ず検査を受けに行くことが重要である．
- 自己検診を行うのは，月経終了後1週間以内の乳房の緊張や腫れがなくなったときが最適である．閉経後の女性は月に1回，自己検診日を決めて行う．

見る

❶鏡を見ながら両手を腰に当てる．
❷前かがみになったり胸をはったりして乳房を観察する．

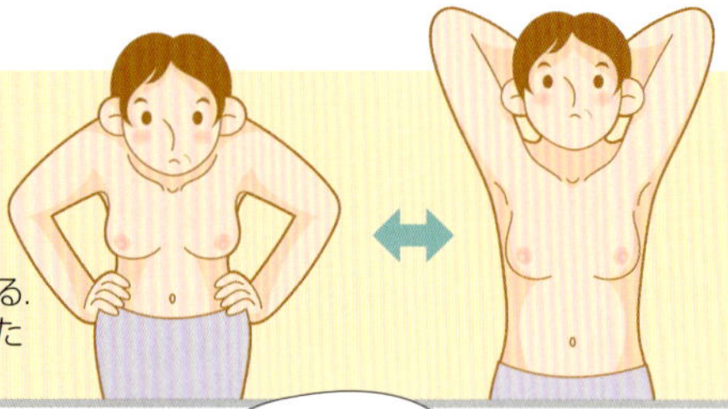

Check !
- 左右の形の違い
- ひきつれ
- くぼみ

さわる

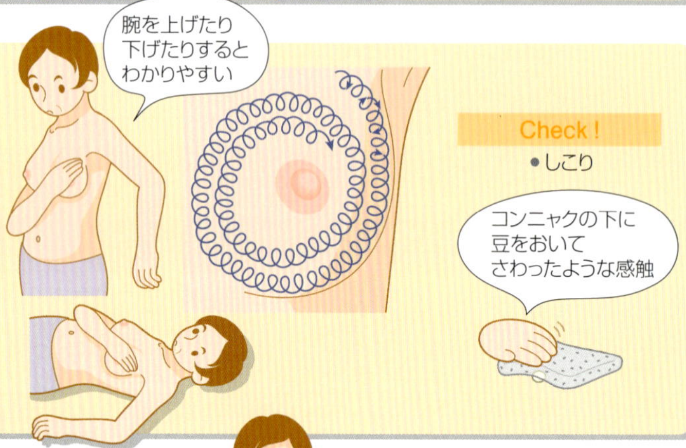

腕を上げたり下げたりするとわかりやすい

❸立った状態や椅子に座った状態で胸をはる．
❹さわる側の腕を軽く屈曲させ反対側の手で3，4本の指をそろえ胸に当てる．
❺指の腹で「の」の字を書くように，外側から乳頭へうずまき状に指を動かしながら丁寧にさわる．
※仰向けになった方がさわりやすい．

Check !
- しこり

コンニャクの下に豆をおいてさわったような感触

しぼる

❻乳頭をつまむ．
❼軽くしぼるようにしてみて乳頭を観察する．

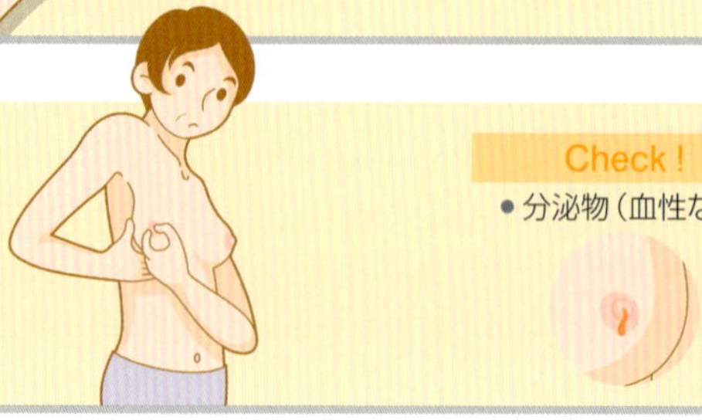

Check !
- 分泌物（血性など）

失った乳房のふくらみを取り戻す

乳房再建術

- 乳房を切除しても，患者本人の希望により形成外科の手術で乳房を再建することが可能である．
- 美容面での不自由さを解消できるだけでなく，乳房が片方なくなりからだのバランスがくずれたことで生じた肩こりや腰痛を軽減できるという利点もある．
- ただし，乳癌の治療過程で放射線照射を受けている場合は，皮膚のダメージにより再建が困難になることがある．

ティッシュ・エキスパンダー法による再建の例

❶乳房再建術前

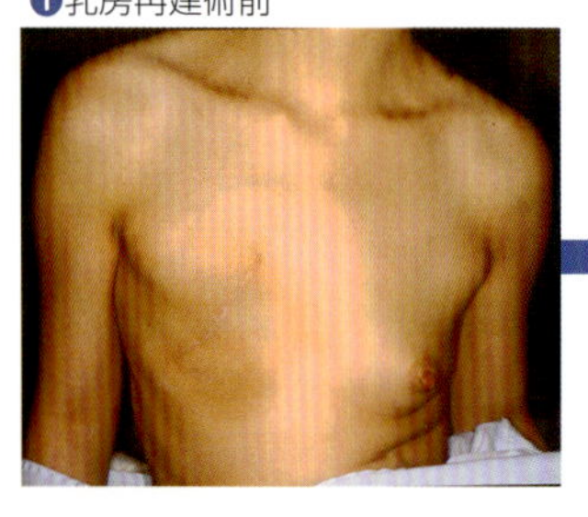

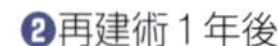

❷再建術1年後

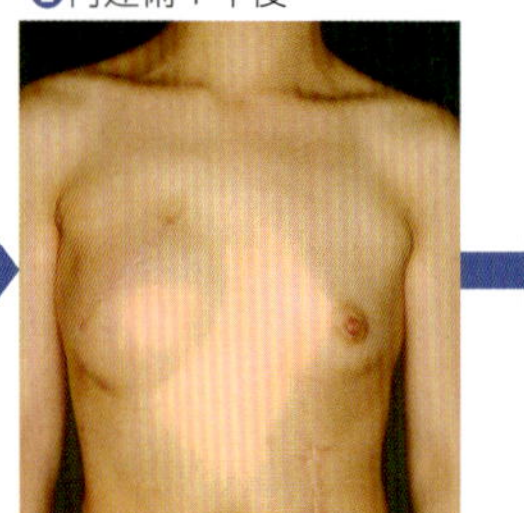

❸乳輪・乳頭の再建

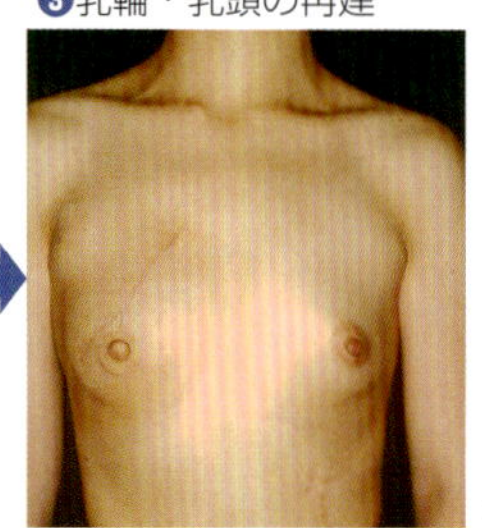

写真提供：貴志 和生

- 乳房自己検診：breast self-examination
- くぼみ：pitting
- しこり：lump
- 乳房再建術：breast reconstruction

様々な術式がある
乳房再建術の術式

- 乳房再建術には，乳房切除術と再建を同時に行う一期（的）乳房再建と，乳房切除後，一定期間をおいて再建を行う二期（的）乳房再建がある．

自分の組織を移植する

広背筋皮弁法

- 広背筋を背部から前胸部へ移植する方法．
- 年月が経つと再建した乳房が小さくなることがある．

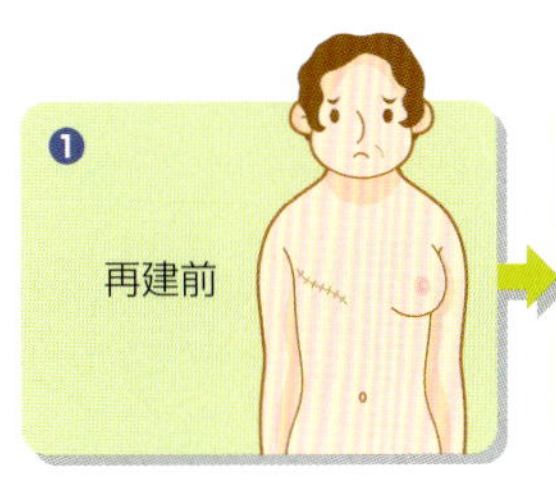

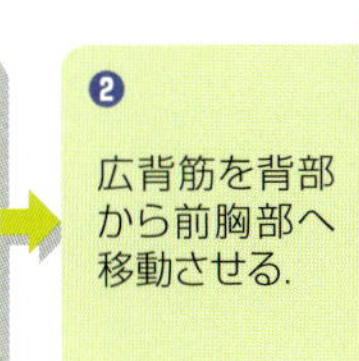

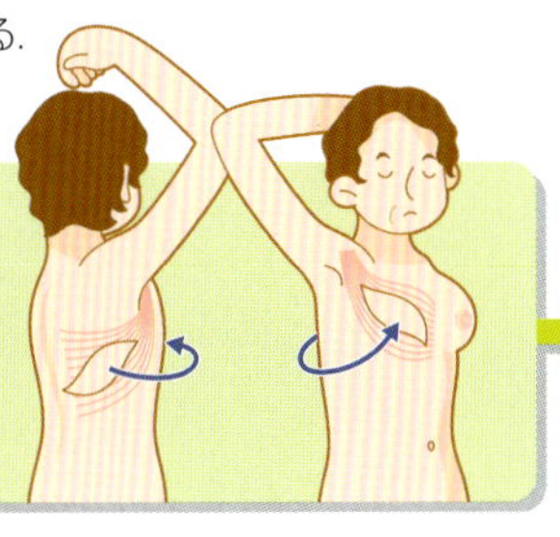

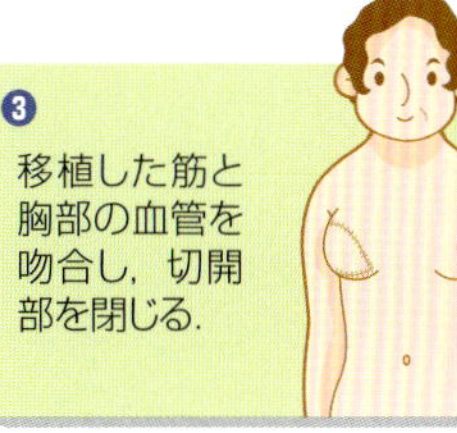

腹直筋皮弁法

- 腹直筋を胸部へ移植する方法．
- 脂肪が多く自然な仕上がりが可能だが身体的負担は大きい．

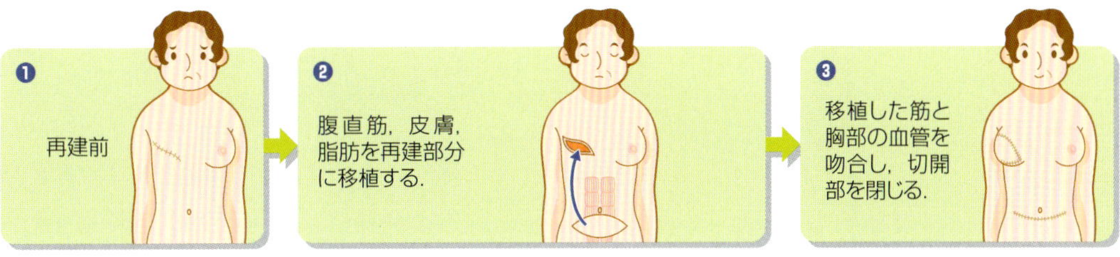

人工乳房を挿入する

ティッシュ・エキスパンダー法

- まず，ティッシュ・エキスパンダーで胸の皮膚を伸ばしてから人工乳房に入れかえる．
- 大胸筋が温存されていれば適応となる（健康保険の適用はない）．
- まれにアレルギー反応を起こすことがある．

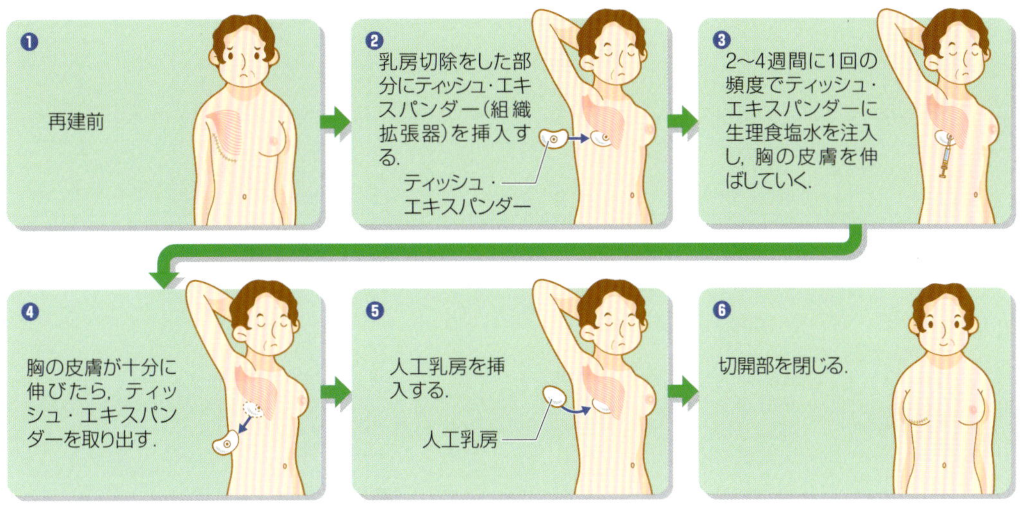

乳腺疾患
乳癌

- 一期〔的〕乳房再建：immediate breast reconstruction
- 二期〔的〕乳房再建：delayed breast reconstruction

Advanced Study

乳癌の病期（Stage）分類

1）T：原発巣[注1)]

		大きさ（mm）	胸壁固定[注2)]	皮膚の浮腫，潰瘍，衛星皮膚結節
TX		評価不可能		
Tis		非浸潤癌あるいはPaget病[注3)]		
T0		原病巣を認めず[注4), 5)]		
T1[注6)]		≦20	−	−
T2		20＜ ≦50	−	−
T3		50＜	−	−
T4	a	大きさを問わず	＋	−
	b		−	＋
	c		＋	＋
	d	炎症性乳癌[注7)]		

TNM分類

転移＼腫瘤		T0	T1	T2	T3	T4
M0	N0	該当せず	病期Ⅰ*	病期ⅡA	病期ⅡB	病期ⅢB
	N1	病期ⅡA	病期ⅡA	病期ⅡB	病期ⅢA	病期ⅢB
	N2	病期ⅢA	病期ⅢA	病期ⅢA	病期ⅢA	病期ⅢB
	N3	病期ⅢC	病期ⅢC	病期ⅢC	病期ⅢC	病期ⅢC
M1		病期Ⅳ	病期Ⅳ	病期Ⅳ	病期Ⅳ	病期Ⅳ

病期0* Tis 非浸潤癌
該当せず
病期Ⅰ*
病期ⅡA
病期ⅡB
病期ⅢA
病期ⅢB
病期ⅢC
病期Ⅳ
（病期Ⅰ〜病期Ⅳ：浸潤癌）

*わが国では早期乳癌と定義づけられる．

注1：Tの大きさは原発巣の最大浸潤径を想定しており，視触診，画像診断を用いて総合的に判定する．乳管内成分を多く含む癌で，触診径と画像による浸潤径との間に乖離がみられる場合は画像による浸潤径を優先する．乳腺内に多発する腫瘍の場合は最も大きいTを用いて評価する．
注2：胸壁とは，肋骨，肋間筋および前鋸筋を指し，胸筋は含まない．
注3：浸潤を伴わない場合．
注4：視触診，画像診断にて原発巣を確認できない場合．
注5：異常乳頭分泌例，マンモグラフィの石灰化例などはT0とはせず判定を保留し，最終病理診断によって，Tis，T1miなどに確定分類する．
注6：mi（≦1 mm），a（1 mm≦5 mm），b（5 mm＜≦10 mm），c（10 mm＜≦20 mm）に亜分類する．
注7：炎症性乳癌は通常腫瘤を認めず，皮膚のびまん性発赤，浮腫，硬結を示すものを指す．腫瘤の増大，進展に伴う局所的な皮膚の発赤や浮腫を示す場合はこれに含めない．

2）N：領域リンパ節[注1)]

		同側腋窩リンパ節レベルⅠ，Ⅱ		内胸リンパ節	同側腋窩リンパ節レベルⅢ[注2)]	同側鎖骨上リンパ節
		可動	周囲組織への固定あるいはリンパ節癒合			
NX		評価不可能				
N0		−	−	−	−	−
N1		＋	−	−	−	−
N2	a	−	＋	−	−	−
	b	−	−	＋	−	−
N3	a	＋／−	＋／−	＋／−	＋	−
	b	＋ または	＋	＋	−	−
	c	＋／−	＋／−	＋／−	＋／−	＋

注1：リンパ節転移の診断は触診と画像診断などによる．
注2：UICC/TNM分類第8版でいう鎖骨下リンパ節を含む．

3）M：遠隔転移

M0	遠隔転移なし
M1	遠隔転移あり

注：転移を認めた臓器はUICC/TMN分類に準じて3文字コードで別個に記載する．
肺（PUL），骨（OSS），肝（HEP），脳（BRA），遠隔リンパ節（LYM），骨髄（MAR），胸膜（PLE），腹膜（PER），副腎（ADR），皮膚（SKI），その他（OTH）
記載例：M1（OSS）

日本乳癌学会 編：臨床・病理 乳癌取扱い規約．第18版，金原出版，2018，p.4-5

●原発巣：primary lesion ●炎症性乳癌：inflammatory breast cancer ●非浸潤癌：noninvasive carcinoma ●浸潤癌：invasive carcinoma ●リンパ節：lymph node ●国際対がん連合（UICC）：International Union Against Cancer ●遠隔転移：distant metastasis

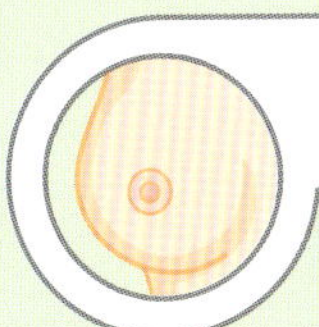

C50.0

乳房Paget病

監修
福富 隆志

intro. 乳頭・乳輪の表皮内浸潤を特徴とする癌で，乳管内進展がみられるが，その多くは非浸潤癌であり，間質浸潤が存在しても軽度である．早期乳癌に含まれ，全乳癌の約1％を占める．

MINIMUM ESSENCE　mammary Paget disease

❶好発：中高年女性

❷**乳頭や乳輪の発赤，びらんや痂皮形成など慢性湿疹様変化**がみられる．

❸多くは**乳腺内に腫瘤を触知しない**．

❹細胞診にて，
明るく大きい泡沫状の胞体と，大きく目立つ核をもつ細胞（Paget（パジェット）細胞）を認める．
➡ **乳房Paget病** と診断する．

治療

乳房切除術を行う．

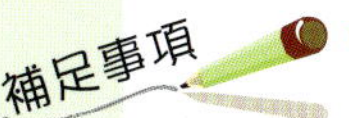

補足事項

- 乳房Paget（パジェット）病の多くは，乳房深部に乳管癌が存在しているため，乳管癌が乳頭や乳輪の表皮内に進展したものと考えられている．
- 難治性の乳頭びらんで発見されることが多く，進行すると円状に乳頭・乳輪を越えて拡大することや，乳頭が消失することもある．

Words & terms

乳房外Paget病
Paget病には，乳房Paget病の他にアポクリン汗腺の表皮内癌である乳房外Paget病がある．乳房外Paget病は，アポクリン汗腺分布密度の高い外陰部・肛門部・腋窩などにみられる．

発赤やびらん

身体所見

- 乳頭や乳輪の発赤，びらんや痂皮形成などの慢性湿疹様変化がみられる．
- 病状が進行すると，円状に乳頭・乳輪を越えて拡大したり，乳頭が消失することもある．

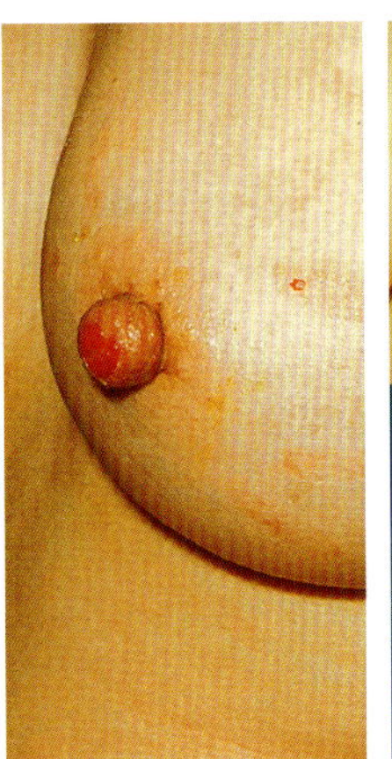

- 乳頭の発赤，びらんがみられる．

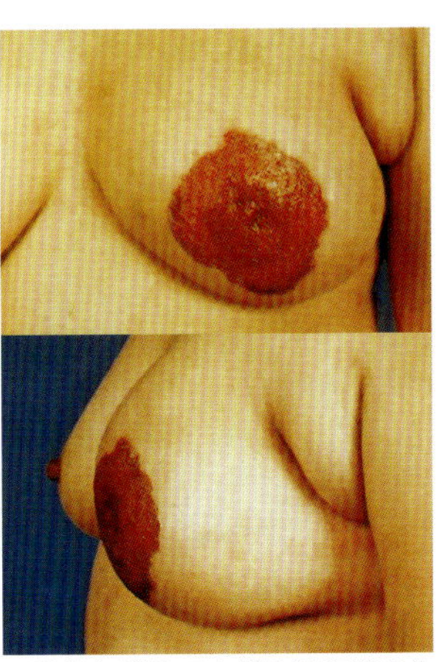

- 乳輪を越えて広がる湿疹様変化がみられ，乳頭は消失している．

大型で明るい細胞と大きく目立つ核

病理組織

- 乳房皮膚の表皮内にPaget細胞が多数みられる．

Paget細胞

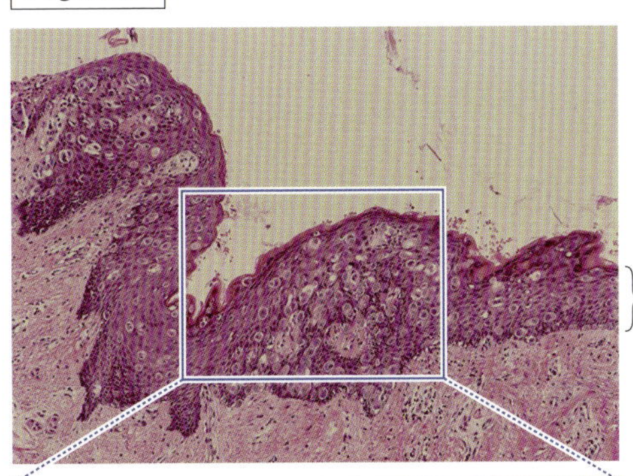

表皮

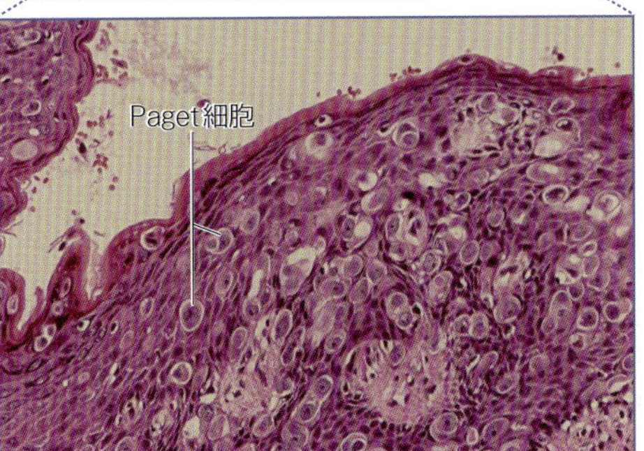

- 乳房Paget病：mammary Paget's disease
- 発赤：erythema
- びらん：erosion
- 痂皮：crust
- 慢性湿疹様変化：chronic eczematous change
- 乳房切除術：mastectomy

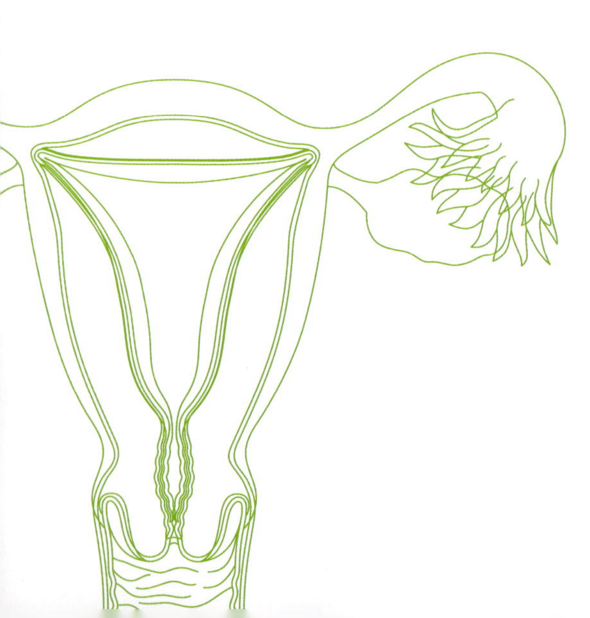

和文索引

⑩：『病気がみえる vol.10 産科』第４版

あ

悪性胚細胞腫瘍 190
悪性葉状腫瘍 280, **287**
悪性リンパ腫 280
アクチビン 16
アゴニスト 252
アシクロビル 90
アシステッドハッチング 257
アスピリン 265, **266**
アセチルコリン（Ach） 117
圧痕性浮腫 228
アッシャーマン症候群 38, 141, 220, 231, **241**
圧迫症状 137, 140
アディポサイトカイン 59
アディポネクチン 59
アドリアマイシン 297
アナストロゾール 298
アナフィラキシー 266
アネキシンV 264, **265**
アプガースコア ⑩423
アプレピタント 178
アポクリン化生 278
アポクリン癌 289
アミトリプチリン 51
アメリカ生殖医学会（ASRM） 77
アランティウス静脈管 ⑩28
アルキル化薬 298
アルコール過敏 178
アルコール摂取 282
アルゴンツ・デルカスティロ症候群 38, **48**
アルドステロン 17, **67**
アルドステロン合成酵素（$P450_{aldo}$） 17
アルブミン 259
アルブミン懸濁型パクリタキセル 298
アロマターゼ（$P450_{arom}$） 11, 17, **18**, 19, 59, 162, 301
アロマターゼ阻害薬 298, **301**
アンオポーズドエストロゲン 10, 41, 45, 59, 106, 120, 158, 161, **162**, 187
鞍隔膜 50
アンスラサイクリン系 **297**, 298, 299
アンタゴニスト 252
アンチミュラリアンホルモン（AMH） 233, **246**, 247
アントラルフォリクル数（AFC） 233, **246**, 247
アンドロゲン 10, 17, 18, 19, 59, **62**, 67, 171, 187, 301
アンドロゲン活性化酵素 58
アンドロゲン産生過剰 59
アンドロゲン産生腫瘍 60, 186
アンドロゲン不応症 39, 64, **68**, 69, 207, 219
アンドロステンジオン **11**, 17, 59, 60, 62

い

易感染性 299
息切れ 303
異型小葉過形成 278
異形成 **149**, 153, 157
異型乳管過形成 278
移行帯 **9**, 144, 148
易興奮性 36
萎縮性腟炎（老人性腟炎） 79, 80, 108, **111**, 207, 208, 217, 221
異常腺開口 148
異常乳頭分泌 279
異常妊娠 ⑩101
異所性子宮内膜様組織 **123**
異所性妊娠 30, **87**, 209, 212, 213, 214, 216, 217, 222, 240
異所性妊娠存続症（PEP） ⑩94
一次卵胞 7, **15**
一次卵母細胞 **15**, 16
一過性徐脈 ⑩66
一過性頻脈 ⑩65
一期〔的〕乳房再建 307
一酸化窒素（NO） 109
溢流性尿失禁 112
遺伝カウンセリング 263
遺伝子組換え型製剤 44
遺伝子疾患 257
遺伝子診断 257
遺伝子発現プロファイル 296
遺伝子変異 261, 302
遺伝性乳癌卵巣癌症候群（HBOC） 160, 171, 182, **302**
遺伝的性 63
易疲労感 **56**, 57
イミキモド5%クリーム 92
イミプラミン 51
イムノビーズテスト 232, 243, **244**
イリノテカン 298
医療面接 206
陰核 **2**, 63, 207
陰核亀頭 **9**, 207
陰核小帯 **9**, 207
陰核肥大 58, **67**
陰核包皮 **9**, 207
印環細胞癌 192
陰茎 63
陰茎肥大 67
陰唇融合 67
インスリン 59
インスリン抵抗性 **59**, 60
インテグラル理論 **112**, 116
インヒビン 13, **16**, 251
陰毛 **102**, 207

う

ヴィーク分類 257
ウイルス様粒子（VLP） 157
ウィルソン・ミキティ症候群（WMS） ⑩407
ウェルニッケ脳症 52
ウォルフ管 **62**, 69
うっ滞性乳腺炎 ⑩372
運動障害 294

え

栄養膜細胞（トロホブラスト） ⑩14
会陰 9
会陰切開 ⑩348
会陰裂傷 ⑩338
腋窩リンパ節 308
——のレベル区分 294
腋窩リンパ節郭清 292, **294**
エキセメスタン 298
えくぼ徴候（dimpling sign） 280, **284**
壊死 178
エストラジオール（E_2） **11**, 17, 18, 60, 105, 111, 131, 232, 233, 234, 258
エストラジオールプロピオン酸エステル 11
エストリオール（E_3） **11**, 18, 111
エストロゲン **10**, 11, 12, 13, 14, 15, 16, 18, 19, 20, 21, 22, 23, 28, 29, 31, 32, 34, 41, 44, 45, 46, 59, 70, 79, 106, 120, 123, 131, 145, 157, 158, 161, 162, 171, 187, 234, 237, 251, 252, 256, 274, 278, 279, 282, 301
エストロゲン依存性疾患 **123**, 132, 134, 140
エストロゲン・黄体ホルモン併用投与（EPT） 106
エストロゲン・ゲスターゲン試験 39, **40**, 41
エストロゲン産生腫瘍 158, 162, 186
エストロゲン受容体（ER） 12, **14**, 296, 297
エストロゲン消退出血 29
エストロゲン製剤 51
エストロゲン単独投与（ET） 106
エストロゲン不足 45
エストロゲン・プロゲスチン（EP）配合薬 **31**, 36
エストロゲン・プロゲストーゲン療法 **31**, 33, 70
エストロゲン補充療法（ERT） 68
エストロン（E_1） **11**, 18, 59, 60, 105
エチニルエストラジオール 11
エッグドネーション 236
エトポシド 179
エピゲノム異常 261
エピルビシン 297, **298**
エベロリムス 300
エムタンシン 300
エラストグラフィ 297
エリブリン 298
エルブ麻痺 ⑩343
遠隔操作式高線量率腔内照射（RALS） 154
遠隔転移 181, 290, 298, 302, **303**, 304, 308
塩酸リトドリン ⑩357
炎症性乳癌 280, **283**, 308
円靱帯 5
円錐切除 150, **153**, 208, 222
円柱上皮 8, **9**, 148, 157
エンプティセラ症候群 56
エンブリオドネーション 236

お

横位 73
黄体 **7**, 12, 13, 19, 20, 23, 25, 34, 168, 211
黄体化 15, **16**, 237
黄体化ホルモン（LH） **12**, 13, 16, 18, 19, 23, 33, 35, 38, 39, 42, 44, 48, 57, 59, 60, 68, 70, 105, 232, 233, 237, 251, 256, 301

黄体化ホルモン放出ホルモン（LHRH） **280**, 301
黄体化未破裂卵胞（LUF） **33**, 246
黄体期 12, 19, 20, 21, 22, **23**, 24, 34, 36, 211, 233, 256
黄体期出血 30
黄体機能 25, 234, **256**
黄体機能不全 25, 27, 28, 32, **34**, 35, 45, 49, 158, 219, 220, 231, 237, 246, 272
黄体細胞 12, 16, 18, **19**
黄体嚢胞（ルテイン嚢胞） 127, **193**, 196, 258
——の発生機序 193
黄体賦活 256
黄体賦活療法 35
黄体補充 35, 250, 251, 256, 272
黄体ホルモン 11
黄疸 ⑩158
オーチンクロス法（胸筋温存乳房切除術） 291, **293**
オートクリン **10**, 16
オキシトシン（OT） 46
おしるし ⑩243
悪心・嘔吐 173, 178, 299, 303
尾根状隆起 148
オボイド 154
おりもの（帯下） ⑩242
悪露 ⑩367
音響陰影 286
温存乳房 302

か

ガーダシル® 156
ガートナー嚢胞 120
ガードナー分類 257
外陰 2, **9**
外陰Paget病 120
外陰炎 78, 216
外陰癌 120, 216
外陰血腫 ⑩336
外陰上皮内腫瘍（VIN） 120
外陰帯下 221
外陰腟炎 79
外陰部 63
回帰発症 90
外莢膜細胞層 ⑩17
外子宮口 **3**, 8, 148
外診指 208
外性器（外生殖器） 2
——の診察 39
——の発生 63
外性器形成術 66
回旋 ⑩252
回旋異常 ⑩278
外側陰影 286
外側胸動静脈 294
外腸骨動脈 224
外腸骨リンパ節 225
外転神経（Ⅵ） 50
外尿道口 **9**, 207
外反肘 70
外部照射 155
解剖学的内子宮口 3, 4
界面形成 189
海綿静脈洞 50
海綿層 21
外来化学療法 299
カウフマン療法 28, 31, 33, **41**, 43, 52, 56, 70, 103, 241, 251
化学療法 151, 167, 290, 295, 296, **298**, 302, 304
化学療法薬 298
過活動膀胱（OAB） 113
過期産 ⑩186
過期妊娠 ⑩186
核下空胞 21, 22, 23
拡大乳房切除術 291
核内受容体 297
核内封入体 90
核の偽重層化 21, 22, 23
加重型妊娠高血圧腎症（SPE） ⑩103
過少月経 **26**, 27, 33, 220, 241
過食症 52
下垂感 119
下垂体 57, 131
下垂体機能低下症 53
下垂体腫瘍 39, **48**
下垂体性無月経 39, **42**
下垂体腺腫 38, **50**
下垂体前葉 237
下垂体前葉機能低下症 57
下垂体卒中 50
下垂体門脈 14
化生性変化 278
仮性早発思春期 218
家族歴 305
下大静脈 6
過多月経 **26**, 27, 33, 132, 136, 137, 140, 220
肩こり 301
過短月経 **26**, 27, 33, 220
過長月経 **26**, 27, 33, 136, 220
滑車神経（Ⅳ） 50
合併症妊娠 ⑩188
カテーテル 143
カテゴリー分類 284
痂皮形成 309
過敏反応 178
下腹神経 223
下腹部痛 136, 212
カペシタビン **298**, 299
カベルゴリン 35, 46, **51**
鵞卵大 208
カリジノゲナーゼ 245
借り腹 236
カリフラワー状疣贅 92
顆粒球コロニー刺激因子（GCSF） 299
顆粒膜細胞 7, 12, 15, 16, **18**, 19, 35, 59, 168, 171, 258
顆粒膜細胞腫 169, **171**, 177, 186
——と子宮体癌 187
顆粒膜細胞層 ⑩17
カルジオリピン（CL） 264
カルチノイド腫瘍 169
カルボプラチン **178**, 298
カルマン症候群 **38**, 39, 40
加齢 100
カンガルーケア ⑩349
癌関連ガラクトース転移酵素（GAT） 174
眼筋麻痺 49, 50
肝硬変 305
カンジダ・アルビカンス ⑩222
カンジダ外陰腟炎 80, **94**, 95, 221
肝疾患 30
間質系腫瘍 169
間質浸潤 **281**, 309
肝周囲炎 82, **87**
管状癌 289
眼神経（V_1） 50
関節痛 178
完全型双角子宮 77
完全型中隔子宮 77
患側付属器切除術 **175**, 176
癌胎児性抗原（CEA） 144, 174, **182**, 297
癌胎児性フィブロネクチン（fFN） ⑩172
肝転移 304
冠動脈疾患 45
癌肉腫 169
陥入上皮化生 185
漢方薬 36, 37, 130, 245
漢方療法 105
癌抑制遺伝子 302
緩和ケア 303
緩和的放射線療法 **144**, 151

き

キアリ・フロンメル症候群 38, **48**
機械的子宮血流遮断法 141
器官形成期 ⑩25
奇形精子症 **244**, 245, 254
基質産生癌 289
器質性月経困難症 37
器質性出血 30, 32, 215, **216**
稀少部位子宮内膜症 124
偽女性化乳房 305
基靱帯 **5**, 118, 224, 226
基靱帯リンパ節 225
キスペプチン **14**, 15
キスペプチン受容体（GPR54） 14
キスペプチンニューロン 15
偽性思春期早発症 186
基線細変動 ⑩64
基礎体温（BBT） 10, 23, **24**, 25, 232, 235, 242
基礎体温1相性 **25**, 33, 56, 57
基礎体温測定 233, **234**
奇胎後hCG存続症 201
奇胎娩出後の管理 200
喫煙 282
基底層 **9**, 21, 23, 210
基底脱落膜 ⑩33
基底動脈 21, **23**
基底膜 **15**, 21
キニノゲン **264**, 265
機能性月経困難症 37
機能性子宮出血 **30**, 32, 33
機能性出血 34, 215, **216**
機能性不妊〔症〕 231, 239, **246**, 248, 249
機能層 **9**, 23
希発月経 25, **26**, 27, 28, 32, 33, 44, 58, 219
偽閉経療法 140

基本術式 176
偽薬 99
逆位 269
逆行性射精 **245**, 249
ギャラン反射（背反射） ⑩430
吸引式乳房組織生検（VAB） 288
急産 ⑩337
弓状核（ARC） **14**, 15
弓状子宮 **72**, 73, 75, 77, 272
球状層 17
急性外陰炎 221
急性肝不全 259
急性呼吸窮迫症候群（ARDS） 259
急性腎障害 259
急性妊娠脂肪肝（AFLP） ⑩115
急性腹症 136, 172, 173, **215**, 259
吸啜刺激 46
吸啜反射 ⑩430
急速遂娩 ⑩358
キュストネル徴候 ⑩250
キュレット 204
境界悪性腫瘍 169
仰臥位低血圧症候群 ⑩263
胸筋温存乳房切除術（オーチンクロス法） 291, **293**
胸筋合併乳房切除術（ハルステッド法） 293
胸肩峰動静脈 294
凝固系 264
狭骨盤 ⑩271
胸水 181, **258**, 259
胸痛 46
強度変調放射線治療（IMRT） 155
胸背神経 293, 294
胸背動静脈 294
胸壁 302
胸壁疾患 46
胸膜 181
莢膜細胞 7, **12**, 15, 16, 18, 19, 59, 168, 171
莢膜細胞腫 169
莢膜細胞増殖症 60
局所再発 302
局所進行乳癌 298
虚血性心疾患 11
挙児希望 43, **61**
拒食症 52
巨大児 ⑩274
緊急避妊法（EC） **97**, 99
筋強直性ジストロフィー 257
キング健康調査票（KHQ） 114
均衡型構造異常 269
筋腫核出術 134, 140, **141**
筋腫結節 134, 136
筋腫分娩 135, **136**, 137
筋層内筋腫 **135**, 136, 141
筋肉痛 178
筋力低下 57

く

クーヴレール徴候 ⑩123
腔内照射 154
クーパー靱帯 **274**, 284
偶発抗リン脂質抗体 262
空腹時血糖 109
クオリティ・オブ・ライフ（QOL） 295, 304
クスコ式腟鏡 207
グスマン法 ⑩271
クッシング症候群 60
くも膜 50
くも膜下腔 50
グラーフ卵胞（成熟卵胞） 7
クラインフェルター症候群 64, 65, **71**, 244, 269, 305
クラミジア感染 **86**, 231, 237
クラミジア頸管炎 221
クラミジア検査 232
クラミジア〔属〕 **86**, 237
クリステレル胎児圧出法 ⑩348
クリフォード症候群（胎盤機能不全症候群） ⑩186
クルケンベルグ腫瘍 168, **192**
グルココルチコイド 14, **17**
クルンプケ麻痺 ⑩343
グレイ症候群 ⑩26
クレデ胎盤圧出法 ⑩340
クロトリマゾール 94
クロマチンの過染性 288
クロミフェン **44**, 234, 242, 251
クロミフェン療法 31, 33, 35, 43, **44**
クロルプロマジン 51

け

経過順調型（I型） 200
経過非順調型（II型） 200
頸管 242
頸管因子 231, 232, 235, **242**, 249
頸管炎 231, 237, **242**
頸管狭窄 242
頸管欠損 72, **77**
頸管帯下 221
頸管長 ⑩170
頸管内掻爬 146
頸管妊娠 ⑩94
頸管粘液 **22**, 234, 237
——の粘稠度 **22**, 23, 234, 242
頸管粘液検査 232, 233, **234**
頸管粘液産生不全 231, **242**
頸管粘液分泌低下 44
頸管粘液分泌不全 249
頸管閉鎖症 38
頸管ポリープ 242
頸管無力症 216
頸管裂傷 56
経口避妊薬 171
警告出血 ⑩127
形態 244
経胎盤感染 ⑩206
経腟超音波検査 129, 138, **164**, 204, 210, 233, 234, 252, 258
経腟プローブ 210
経蝶形骨洞手術（TSS） 51
茎捻転 135, **136**, 137, 172, 173, 175, 259
頸部筋腫 141
経腹超音波検査 138
鶏卵大 208
稽留流産 198
ケーゲル体操（骨盤底筋訓練） 115
ゲスターゲン **11**, 40, 41
ゲスターゲン試験 28, 39, 40, **41**, 60, 232
血液型不適合妊娠 ⑩156
血液凝固障害 27
血液疾患 30
血液脳関門（BBB） 300, 304
血液濃縮 258, **259**
血管新生阻害薬 300
血管透過性亢進 259
血管内皮増殖因子（VEGF） **258**, 300
月経 **20**, 36, 237
月経異常 **26**, 27, 32, 45, 49, 58, 59, 60, 101, 218
月経期 20, **21**, 28, 29, 210, 211
月経期間 206
月経困難症 26, **37**, 98, 124, 125, 131, 135, 137, 206, 212, 213, 218, 241
月経周期 13, 20, **21**, 23, 26, 206, 233, 248, 251, 279
——の異常 219
月経随伴性気胸 124
月経前緊張症（PMT） 36
月経前症候群（PMS） 26, **36**, 213
月経痛 **27**, 124, 125, 132, 136
月経不順 **33**, 34
月経モリミナ 37, 73, 75, **76**, 212, 213
血行性転移 302
血小板減少 299
血清Fe 26
血性乳頭分泌 276, **283**, 289
血栓 264
血栓症 259, **264**, 265
血栓性素因 264
血中エストラジオール（E_2）測定 233
結膜炎 87
ゲムシタビン 298
下痢 299
原因不明不妊〔症〕 231, 239, **246**, 248, 249
牽糸性 22, 23, 233, **234**
原始生殖細胞 172, 188
原始卵胞 **7**, 15, 211
減数分裂 261, 267
減数分裂再開 16
倦怠感 303
原発性甲状腺機能低下症 **49**, 50
原発性精巣機能低下症 305
原発性腹膜癌 181
原発性不妊 230
原発性無月経 38, **39**, 68, 70
——の遺伝的要因 39
顕微鏡下精巣上体精子採取法（MESA） 257
顕微鏡的播種 180
顕微授精 230, 235, 243, 245, 248, 249, 250, 251, 252, 253, **254**, 255, 257

こ

コイロサイトーシス **92**, 147, 149
抗CL・β_2GPI抗体 263, 264
抗CL抗体（抗カルジオリピン抗体） 263, **264**
抗HER2抗体薬 296, 298, **300**
抗HER2療法 296, 302
抗PE抗体（抗フォスファチジルエタラミン抗体） 264

高PRL血症（高プロラクチン血症） 31, 32, 33, 35, 43, 45, 46, 47, **48**, 49, 50, 60, 206, 231, 237, 246, 272
抗PS抗体（抗フォスファチジルセリン抗体）264
抗RANKL抗体薬 300
抗VEGF抗体薬 300
降圧薬 **51**, 305
後陰唇交連 **9**, 207
高インスリン血症 59
抗うつ薬 51
抗エストロゲン作用 44
抗エストロゲン薬 30, 298, **301**
高温期（高温相） 23, **24**, 25
抗潰瘍薬 **51**, 305
硬化性間質性腫瘍 169
抗カルジオリピン・β_2グリコプロテインI抗体 263, 264
抗カルジオリピン抗体（抗CL抗体） 263, **264**
硬癌 286, **289**
抗凝固薬 30
抗凝固療法 265
後期流産 260
口腔カンジダ症 ⑩222
硬結 279
高血圧合併妊娠（CH） ⑩105
抗血小板療法 265
高ゴナドトロピン性低エストロゲン血症 103
交互分離 270
抗コリン薬 117
抗子宮内膜抗体 246
高脂血症 11
甲状腺機能 263
甲状腺機能異常 237, 261, 263, **272**
甲状腺機能検査 **50**, 232
甲状腺機能亢進症 206, 305
甲状腺刺激ホルモン（TSH）**57**, 263
甲状腺刺激ホルモン放出ホルモン（TRH） 46, **49**
甲状腺ホルモン補充 50
高身長 71
口唇ヘルペス 91
抗精子抗体 231, **243**, 245, 249, 253, 254
抗精神病薬 **46**, 51
向精神薬 **105**, 305
光線力学療法 153
構造異常 269
抗体 **243**, 297
構築の乱れ 279
後腟円蓋 4
後天性免疫不全症候群（AIDS） 84
抗透明帯抗体 231, **243**
口内炎 299
更年期 33, **101**, 104
更年期出血 **30**, 31
更年期障害 101, **104**, 106, 108, 301
更年期症状 103
更年期様症状 228, 301
広背筋皮弁法 307
広汎子宮頸部摘出術 144, **150**
広汎子宮全摘出術 151, **227**
高比重リポ蛋白（HDL）11, 109, **110**
抗フォスファチジルエタラミン抗体（抗PE抗体） 264
抗フォスファチジルセリン抗体（抗PS抗体） 264
後腹膜リンパ節 180
高プロラクチン血症（高PRL血症） 31, 32, 33, 35, 43, 45, 46, 47, **48**, 49, 50, 60, 206, 231, 237, 246, 272
合胞体栄養膜細胞層（合胞体トロホブラスト） **194**, 265
硬膜 50
抗ミュラー管ホルモン（AMH） 233, **246**, 247
肛門 9
肛門挙筋 118
高用量MPA 158
抗リン脂質抗体 263, **265**
抗リン脂質抗体症候群（APS） 261, 262, 263, **264**, 265
高齢出産 ⑩165
高齢妊娠 196
声の低音化 58
コーピングスキル 52
コールドナイフ法 153
コーレス骨折 108
呼吸困難 303
国際対がん連合（UICC） 308
黒色病変（Black lesion） 126
枯死卵 ⑩92
ゴセレリン 298
骨産道 2
骨重積 ⑩239
骨髄細胞 299
骨折 303
骨粗鬆症 11, 41, 43, 45, 55, 57, 101, 103, 106, **108**, 219, 266, 301, 304
骨転移 **303**, 304
骨・軟骨化生を伴う癌 289
骨盤X線計測 ⑩271
骨盤位 73
骨盤狭窄 ⑩354
骨盤死腔炎 223
骨盤神経叢 223
骨盤臓器脱（POP） 101, 108, 113, **118**
骨盤痛 124, 125
骨盤底筋訓練（ケーゲル体操） 115
骨盤内炎症性疾患（PID） 78, **80**, 86, 88
骨盤内感染症 252
骨盤内出血 116
骨盤内神経の走行 223
骨盤内臓神経 223
骨盤入口部 2
骨盤腹膜炎 78, 80, **82**, 86, 212, 214, 215, 231, 237
骨盤分界線 2
骨盤誘導線 ⑩232
骨盤リンパ節 167, 225
骨盤リンパ節郭清術 150
骨盤漏斗靱帯 8
骨量減少症 106, **108**
ゴナドトロピン **12**, 59, 105, 250
ゴナドトロピン製剤245, 251, **252**, 256
ゴナドトロピン単独欠損症 38
ゴナドトロピン抵抗性卵巣症候群（Gn-ROS） 103
ゴナドトロピン放出ホルモン（GnRH） **12**, 13, 14, 15, 33, 35, 38, 42, 44, 48, 59, 60, 131, 237, 256, 301
ゴナドトロピン療法33, 35, **43**, 57, 258
木の葉様パターン 233, **234**
固有卵巣索 4, **5**, 7, 8
コラゲナーゼ 16
コルチコステロン 17
コルチゾール **17**, 56, 67
コルチゾン 17
コルポスコピー 146, **148**, 150, 153
コレステロール 12, **17**, 18, 19
コレステロール側鎖切断酵素（P450scc） **17**, 18, 19
混合型上皮性間質系腫瘍 169
混合型胚細胞腫瘍 190
混合性尿失禁 112
コンドーム 97
コントラクション・ストレス・テスト（CST） ⑩68

さ

サージ状分泌 12, **15**
サーバリックス® 156
サーベックスブラシ® 204
再栄養症候群 52
催奇形因子 ⑩26
細菌性腟症（BV） **80**, 221
サイクリン依存性キナーゼ阻害薬 300
最終月経 **206**, 216
最上胸動静脈 294
最上部鎖骨下リンパ節 294
臍静脈 ⑩32
再女性化症状 187
採精 **250**, 253
砕石位 204
臍帯 ⑩32
臍帯異常 ⑩292
在胎期間（gestational age） ⑩397
最大羊水深度（MVP） ⑩58
ザイツ法 ⑩272
臍動脈 ⑩32
サイトメガロウイルス（CMV） ⑩210
サイナソイダルパターン ⑩64
再発乳癌 300, 302
再発抑制療法 90
再発卵巣癌 179
細胞異型 159
細胞質内精子注入法（ICSI） 230, 235, 243, 245, 248, 249, 250, 251, 252, 253, **254**, 255, 257
細胞診 153, 204, 283
細胞性栄養膜細胞 265
細胞性栄養膜細胞層 194
細胞増殖関連遺伝子 296
採卵 250, 251, **252**, 253, 257
サイレントキラー 168
サイロキシン（T_4） 57
サロゲイトマザー 236
酢酸加工 146, **148**
酢酸メドロキシプロゲステロン（MPA） 158
索状性腺 70
柵状配列 147
錯綜性 140
桜井式腟鏡 207
鎖骨下リンパ節 308
坐骨棘間線 ⑩244

鎖骨上リンパ節 308
左腎静脈 6
殺精子剤 97
サモマボディ 183
砂粒体 183
産科DIC 56
——スコア ⑩321
産科ショック 56
産科的真結合線 ⑩233
産科的内子宮口 ⑩3
産後うつ病 ⑩373
散在性石灰化 276
産褥熱 ⑩375
残存乳房再発 **291**, 295
産徴 ⑩243
産道 ⑩232
産道感染 **87**, 91
残尿 223
残尿測定 228
散発流産 **261**, 267
散布状黒斑（powder burn） 126
産瘤 ⑩255

し

シアリルTn抗原（STN） 174
シーハン症候群 38, 40, 45, **56**, 57, 207, 237
ジエノゲスト 131
ジェンダー・アイデンティティ 63
子癇 ⑩112
弛緩出血 56, **73**
子宮 2, **3**, 4
——の超音波所見 210
——の発生 72
子宮因子 231, 232, 235, **241**
子宮円索 4, **5**
子宮円索内動脈 6
子宮外妊娠 ⑩94
子宮下垂 118
子宮癌検診 121, 144
子宮間膜 4
子宮奇形 38, **72**, 222, 231, 241, 261, 262, 263, 272
子宮奇形合併妊娠 ⑩327
子宮鏡 76, **141**, 222
子宮鏡下中隔切除術 75, **76**, 263, 272
子宮鏡検査 164, **166**, 232, 246
子宮鏡手術 241
子宮峡部 **3**, 9
子宮筋腫 27, 37, 101, 120, 133, **134**, 208, 211, 212, 213, 214, 216, 217, 220, 222, 226, 231, 241
子宮筋腫核出術 222
子宮筋層 **3**, 9, 133, 198
子宮筋層炎 78, 80, **81**
子宮腔 **3**, 8
子宮腔癒着 220
子宮頸 9
子宮頸横靱帯 5
子宮頸管 **3**, 37, 78
子宮頸癌 26, 92, 98, 120, **144**, 208, 216, 217, 221, 222, 225, 226
——浸潤の評価 209
——の臨床進行期分類 150
子宮頸管炎 78, 80, **81**, 86, 89, 214, 216
子宮頸管長 ⑩176
子宮頸管ポリープ **120**, 216
子宮形成術 **75**, 235, 263, 272
子宮頸部 **3**, 148, 208
子宮頸部円錐切除〔術〕 150, **153**, 222
子宮頸部擦過細胞診 146
子宮頸部上皮内腫瘍（CIN） 120, **149**, 208
子宮頸部腺癌 144
子宮頸部組織診 **146**, 149
子宮欠損〔症〕 39, 72, **77**
子宮懸垂装置 5
子宮広間膜 3, **4**
子宮支持装置 5
子宮支帯 5
子宮収縮薬 ⑩355
子宮収縮抑制薬 ⑩357
子宮漿膜 3, **4**, 9, 124, 135, 136
子宮性無月経 39, **40**, 241
子宮腺筋症 27, 37, 120, **132**, 135, 139, 208, 211, 212, 213, 214, 216, 217, 220, 222, 226
——と子宮内膜症との比較 133
子宮全摘出術 176, 222, **226**
子宮ゾンデ 241
子宮体癌（子宮内膜癌） 26, 43, 45, 98, 101, 106, 107, 120, 145, 158, **160**, 187, 206, 208, 211,216, 217, 220, 221, 222, 225, 226, 301
——頸部浸潤 208
——の進行期分類 167
子宮帯下 221
子宮胎盤機能不全 ⑩103
子宮体部 **3**, 4, 208
子宮〔体部〕肉腫 120, **134**, 135, 139, 140, 211, 216
子宮脱 5, **118**, 216, 222
子宮腟神経叢 223
子宮腟部 3
子宮腟部びらん 216
子宮中隔切除術 222
子宮底 3, **9**
子宮底長 ⑩39
子宮摘出術 31, 140, 171
子宮動脈 **4**, 6, 143, 224
子宮動脈下行枝 6
子宮動脈結紮術 ⑩311
子宮動脈塞栓術（UAE） 140, **143**
子宮内外同時妊娠 ⑩94
子宮内腔癒着症 222
子宮内胎児死亡 264
子宮内バルーン 241
子宮内反症 ⑩340
子宮内避妊具（IUD） **96**, 141
子宮内避妊システム（IUS） 96
子宮内膜 3, **9**, 20, 21, 28, 29, 34, 41
子宮内膜厚 233
子宮内膜アブレーション 31
子宮内膜異型増殖症 **159**, 161, 226
子宮内膜移植説 122
子宮内膜炎 27, 38, 78, 80, **81**, 86, 212, 213, 214, 216, 220, 221, 231
子宮内膜癌（子宮体癌） 26, 43, 45, 98, 101, 106, 107, 120, 145, 158, **160**, 187, 206, 208, 211, 216, 217, 220, 221, 222, 225, 226, 301
子宮内膜基底層 **9**, 21, 23, 210, 241
子宮内膜機能層 **9**, 210
子宮内膜細胞診 164
子宮内膜症 37, 76, 98, 101, 120, **122**, 135, 208, 212, 213, 214, 220, 222, 231, 237, 246
子宮内膜症性囊胞 173
子宮内膜症病変焼灼 239
子宮内膜腺 **21**, 23
子宮内膜腺細胞 22
子宮内膜全面掻爬 158
子宮内膜増殖症 45, 101, 120, 145, **158**, 211, 216, 217, 220
子宮内膜掻爬〔術〕 31, 187, **241**
子宮内膜組織診 159, **164**
子宮内膜発育不良 44
子宮内膜日付診 233
子宮内膜ポリープ 26, **120**, 135, 139, 216, 231
子宮内容除去術 **196**, 200, 204
子宮内容掻爬術 ⑩350
子宮発育不全 27, **231**, 237
子宮破裂 212, 213, 214, 215
子宮復古 ⑩367
子宮壁 3
子宮傍〔結合〕組織 **4**, 151, 167, 227
子宮傍〔結合〕組織炎 78, 80, **81**
子宮卵管造影（HSG） 74, 232, 233, **239**, 241, 248, 263
子宮留血症 211
子宮留水症 **211**, 221
子宮留膿症 **211**, 212, 213, 214, 221
子宮内線源支持装置 154
指極 71
シクロホスファミド **298**, 299
止血薬 31
試験切除鉗子 204
視交叉 50
自己検診 306
自己抗体 243
自己導尿 228
自己免疫疾患 243
自己誘発性嘔吐 52
死産 260
脂質異常症 11, 45, 106, **110**
痔疾患 30
思春期 33, **100**
思春期出血 30, **31**
思春期早発〔症〕 67, **102**, 218
思春期遅発〔症〕 **102**, 219
視床下部 237
視床下部下垂体機能障害 244
視床下部機能障害 **48**, 49, 50
視床下部性無月経 **39**, 42
篩状構造（cribriform） 185
支持療法 52
視神経（II） 50
シスプラチン 144, 155, 179
自然周期 **251**, 256
自然流産 **261**, 267

持続的併用投与 107
死胎児症候群 ⑩90
シダ状結晶 **22**, 23, 233, 234
児頭骨盤不均衡（CPD） ⑩270
児頭大横径（BPD） ⑩54
ジドロゲステロン **11**, 40
歯肉口内炎 91
ジヒドロテストステロン（DHT） 17, **62**, 67
脂肪肝 59, **61**
脂肪組織 59
シメチジン 51
斜位 73
視野狭窄 50
視野障害 49, **50**
射精 **231**, 235
射精障害 231
斜中隔 76
縦／横比 286
集学的治療 290, 302
習慣流産 73, 257, 260, **261**, 264
周期的禁欲法 97
周期的併用投与 107
周産期水痘 ⑩213
収縮力低下 299
重層扁平上皮 8, **9**, 149, 157
重複子宮 72, 75, **77**
終末乳管 274
絨毛 259
絨毛癌 169, 172, 190, 195, **202**
——診断スコア 201, **203**
絨毛形成 265
絨毛性栄養膜細胞（絨毛性トロホブラスト） ⑩31
絨毛性疾患 194
絨毛性腫瘍 200
絨毛染色体検査 263
絨毛膜下血腫 216, 217
絨毛膜羊膜炎（CAM） ⑩172
授精 231, **253**
受精 8, 235, 238, **253**, 270, 271
受精障害 **232**, 243, 246, 250, 253, 254
受精能 235, 249
受精卵 **235**, 250, 253, 255, 267
——の分裂 8
主席卵胞 **16**, 211, 251, 257
出血傾向 299
出血性黄体嚢胞 127
出血性素因 30
出血性膀胱炎 **30**, 299
術後化学療法 298
術後放射線照射 295
出生前診断 ⑩74
術前化学療法（NAC） 177, 290, 298, **299**
シュトラスマン手術 75
授乳 46
授乳期 33
腫瘍壊死因子α（TNF-α） 59
腫瘍核出術 277
腫瘍減量術 **160**, 167
腫瘍性病変 276
腫瘍マーカー **174**, 297
腫瘍様病変 193
腫瘤 277
腫瘤形成型子宮腺筋症 132
腫瘤摘出術 292
シュルツ様式 ⑩248
シュレーダー徴候 ⑩250
準広汎子宮全摘出術 150, **227**
常位胎盤早期剝離 212, 213, 214, 216, 217
小陰唇 **9**, 207
漿液性癌 182
漿液性腫瘍 169, 170
漿液性乳頭分泌 **276**, 289
漿液性表在性乳頭腫 169
漿液粘液性腫瘍 169
消化管上皮細胞 299
上顎神経（V_2） 50
消化性潰瘍 266
小胸筋 294
上行性感染 237
小骨盤 ⑩2
小骨盤腔 151, 167
小細胞癌 169
小精巣 71
常染色体 269
小前庭腺 9
小泉門 ⑩239
消息子 204
消退 28
消退出血 21, 25, 26, **28**, 29, 30, 31, 39, 40, 41, 99
小児期 100
小児腟炎 79
小児様外性器 70
上皮性悪性腫瘍 177
上皮性腫瘍 168, 169, **170**, 182
上皮内癌（CIS） 149
漿膜下筋腫 **135**, 136, 141
静脈血栓塞栓症 **98**, 107
静脈洞 **21**, 23
静脈麻酔 252
小葉過形成 278
小葉上皮 280
上腕骨外科頸骨折 108
上腕浮腫 295
ジョーンズ&ジョーンズ手術 75
初期胚 255
食欲低下 303
初経 **100**, 282
初経年齢 206
初産 282
処女膜 **9**, 76, 119
処女膜閉鎖〔症〕 38, 39, **76**, 231
女性型の骨盤 ⑩272
女性化乳房 71, **305**
女性不妊 230, **231**
女性ホルモン **10**, 18, 274, 278
所属リンパ節 225
ショック 136, 178
ショックインデックス（SI） ⑩307
ジョンソン手技 ⑩341
シラーテスト **144**, 153
視力低下 50
シロッカー法 ⑩181
しわ **11**, 45
心筋梗塞 264
神経因性膀胱 223
神経性過食症 52
神経性やせ症 38, 40, 45, **52**, 55, 206
心血管疾患 **59**, 61
腎血流量 258, **259**
人工授精 ⑩46
人工早産 ⑩162
人工乳房 307
人工羊水 ⑩303
人工流産 261
シンシチウム細胞 ⑩31
浸潤癌 280, **289**
浸潤性小葉癌 280, **289**
浸潤性乳管癌 280, 281, **289**, 305
浸潤性微小乳頭癌 289
尋常性疣贅 92
新生児 ⑩396
新生児一過性多呼吸（TTN） ⑩410
新生児月経様出血 **26**, 100
新生児集中治療室（NICU） ⑩399
新生児遷延性肺高血圧症（PPHN） ⑩409
新生児膿漏眼 88
新生児マススクリーニング 66
真性早発思春期 218
迅速診断 175
身体診察 214
陣痛 ⑩230
陣痛異常 ⑩265
陣痛促進 ⑩352
陣痛誘発 ⑩352
陣痛抑制 ⑩357
心毒性 299
侵入胎盤 ⑩137
侵入〔胞状〕奇胎 195, **198**
真皮リンパ管 283
深部静脈血栓症 264
シンプソン徴候 160

す

髄液 50
髄液漏 51
水腫状変化 199
水腎症 137
垂直感染 ⑩206
推定胎児体重（EFW） ⑩55
水痘・帯状疱疹ウイルス（VZV） ⑩212
水痘母子感染 ⑩212
髄膜腫 51
睡眠 46
スイムアップ法 **244**, 249
髄様癌 289
水様性帯下 ⑩182
数的異常 267, **269**
頭蓋咽頭腫 51
スキーン腺 **9**, 207
スタイン・レベンタール症候群 58
スタックツイン ⑩152
頭痛 36, 49, 50, 303
ステイブル・マイクロバブルテスト（SMT） ⑩406
ステイミー手術 112
ステレオガイド下吸引式乳房組織生検（ST-VAB） 288
ステロイド細胞腫瘍 169
ステロイドホルモン 17
ストラスマン徴候 ⑩250
ストレス 14, 31, 33, 46, 54, 231, 237
ストレステスト 114

スピキュラ（放射状棘状影）
276, 280, 284, **285**, 305
スルピリド 51

せ

精液 235
精液検査 232, **244**, 245
精液量 244
精液量減少 245
生化学的妊娠 260
精管 96
精管炎 231
精管欠損症 244
性感染症（STI） 78, **83**, 86, 88,
90, 92, 93, 94, 97, 221
精管造影 232
精管膨大部 231
性器外出血 **30**, 216
性器クラミジア感染症 **86**, 94
性器結核 78
正期産 ⑩4
性機能障害 231, **244**, 249
性器の炎症 78
性器の感染防御機構 78
性器の性 63
性器ヘルペス **90**, 91, 94
性決定遺伝子Y（*SRY*） **62**, 69
性交後試験 242
性交時出血 228
性交障害
73, 108, **223**, 228, 231, 242, 249
性交痛 124, 125, 228
性交不能 73
性索間質性腫瘍
168, 169, **171**, 177, 186
精索静脈瘤 231, **245**
精子 20, 250
精子機能不全 246
精子形成 261, 267
精子採取術 235
精子生存期間 248
精子生存率 244
精子調整〔法〕 235, **249**
精子通過 242
性自認 63
精子濃度 244
精子不動化試験 232, 243, **244**
精子無力症 244, 245, 249, 253, **254**
性周期 15
成熟奇形腫 127, 169, 172, 173, **188**
成熟奇形腫（悪性転化） 190
成熟卵胞（Graaf卵胞）
7, 13, **15**, 23, 211, 251, 257
生殖医療 230
生殖機能低下 228
生殖結節 63
生殖補助技術／生殖補助医療
（ART） 35, 43, 71, 129, 235,
246, 247, **250**, 251, 256, 257, 259
生殖隆起 63
成人T細胞白血病（ATL） ⑩218
成人T細胞白血病ウイルス1型
（HTLV-1） ⑩218
精神症状 36
精神的ストレス 27
精神発達遅滞 71
性ステロイドホルモン 10
性成熟期 **101**, 102, 123, 153, 157
性成熟期出血 30, **31**
性腺芽腫 169
性腺機能障害 32
性腺機能低下 49
性腺機能抑制 46
性腺刺激ホルモン放出ホルモン
（GnRH）
12, 13, 14, 15, 33, 35, 38, 42,
48, 59, 60, 131, 237, 256, 301
性染色体 **62**, 269
性染色体異常 64, **65**
性腺の性 63
性腺の発生 62
精巣 **62**, 231
精巣炎 **244**, 305
性早熟性小人症 206
精巣腫瘍 305
精巣上体 231
精巣上体炎 231, **244**
精巣静脈瘤 245
精巣生検 232
精巣性女性化症候群 38, 39, **68**
精巣摘出 68
精巣内精子採取術（TESE）
71, 245, **257**
成長ホルモン（GH） 57
成長ホルモン産生腫瘍 49
性同一性障害 63
制吐薬 51
青年期扁平疣贅 92
精嚢 231
精嚢炎 231, **244**
生物学的性別 63
性分化疾患（DSD）
39, 63, **64**, 66, 68, 219
性別適合手術 63
性ホルモン結合グロブリン（SHBG）
59
性欲低下 49, 57
生理活性物質 16
生理的子宮収縮 ⑩168
生理的無月経 38
精路再建術 245
精路通過障害 231
精路閉塞 245
咳 303
赤色病変（Red lesion） 126
脊椎椎体圧迫骨折 108
赤点斑 148
石灰化〔像〕 **276**, 277, 279, 285
赤血球減少 299
接触出血 111, **144**
摂食障害 31, **52**
切迫性尿失禁 112, **117**
——スコア 114
切迫早産 208, 213, **216**
切迫流産 208, 213, **216**
セミファウラー位 ⑩62
セリン・スレオニンキナーゼ阻害薬
300
セルトリ細胞 **62**, 69, 171
セルトリ細胞腫 169
セルトリ・ライディッヒ細胞腫
169, 171, **186**
セロトニン（5-HT） 299
セロトニン5-HT$_3$拮抗薬 178
線維芽細胞 168, 171
線維腫 171, 173, **186**
線維症 278
線維腺腫 98, 276, **277**, 286, 288
線維肉腫 169
前陰唇交連 **9**, 207
遷延一過性徐脈 ⑩67
遷延分娩 ⑩263
腺癌 147, 295
前期破水（PROM） ⑩182
尖圭コンジローマ **92**, 95, 120
腺口型白色上皮 148
仙骨 2
仙骨子宮靱帯
5, 118, 124, 209, 224, 226
全骨盤照射 155
仙骨リンパ節 225
潜在性高プロラクチン血症 **48**, 50
潜在精巣（停留精巣）
68, 69, 231, 244, 305
腺症 278
染色体異常
231, 244, 246, 261, **267**, 269
染色体検査 39, 232
染色体不分離 267
前進運動率 244
全身性エリテマトーデス（SLE） 264
腺線維腫 169
センターブロック 155
先体反応 235
選択的セロトニン再取り込み阻害薬
（SSRI） 36
前置胎盤 216, 217
センチネルリンパ節生検（SLNB）
283, 290, 291, 292, **294**, 302
穿通胎盤 ⑩137
前庭球 9
前庭帯下 221
先天異常症 267
先天奇形 ⑩388
先天性風疹症候群（CRS） ⑩208
先天性副腎皮質過形成 64, **66**
前投薬 178
腺肉腫 169
全脳照射 304
全胚凍結 258
前腹側室周囲核（AVPV） **14**, 15
全胞状奇胎 196, 198
腺房上皮 274
線毛細胞 8
腺葉 274
腺様嚢胞癌 289
線溶療法 265
前立腺 231
前立腺炎 231, **244**
線量計算 154

そ

総運動率 244
双角子宮 **72**, 73, 74, 75, 77, 272
早期乳癌 **308**, 309
早期破水 ⑩247
早期母子接触 ⑩349
早期卵胞喪失（PFD） 103
早期流産 237, **260**
双頸双角子宮 72
双合診 136, 204, **208**
相互転座 257, 261, 263, 269, **270**

早産　73, 153, 212, 217, **260**, 272
早産児　⑩162
早産マーカー　⑩176
桑実胚　255
双手圧迫　⑩329
増殖因子　300
増殖期　20, **21**, 22, 28, 29, 210
増殖性変化　**278**, 279
造精　231
造精機能障害　231, **244**, 245
総精子数　244
双胎間輸血症候群（TTTS）　⑩152
双胎妊娠　⑩148
造腟術　222
総腸骨動脈　224
総腸骨リンパ節　225
相同染色体　270
早発一過性徐脈　⑩66
早発月経　26, **102**, 218
早発思春期　218
早発排卵　252
早発閉経　26, 103, 106, **219**
早発卵巣不全（POF／POI）　38, 40, 45, **103**, 231, 236, 237
早漏　244
束状層　17
続発性甲状腺機能低下症　56
続発性副腎皮質機能低下症　56
続発性不妊　230
続発性無月経　27, 38, **39**, 54, 103, 219
鼠径管　5
鼠径上リンパ節　225
鼠径ヘルニア手術　244
鼠径リンパ節　167, **225**
組織学的内子宮口　3
組織学的分化度　188
組織診　204, 283, 296
組織プラスミノゲンアクチベーター（t-PA）　265
粗大石灰化　**276**, 286
ソノヒステログラフィ　134, **139**
ゾレドロン酸　304
存続絨毛症　195, **201**
ゾンデキュレット　**146**, 164, 204

た

ターナー症候群　38, 39, 40, 64, 65, **70**, 206, 207, 219, 269
ターミネーション（妊娠終結）　⑩358
第1度無月経　32, 39, **40**, 41, 43, 44, 45
第2度無月経　32, 39, **40**, 41, 43, 45, 56, 57
胎位　⑩236
胎位異常　⑩280
第一減数分裂　270, 271
大陰唇　**9**, 207
体温陥落　**24**, 233, 234
体外受精（IVF）　235, 245, 248, 249, 250, 251, 252, **253**, 254, 255, 257
体外受精-胚移植（IVF-ET）　230, 232, 236, 240, 243, 250, **253**, 255
胎芽性癌　169, **172**
耐寒性の低下　57
大胸筋　274
大胸筋筋膜　274
体腔上皮　170
体腔上皮化生説　122
帯下　136, 207, **221**
退行性変化　278
大骨盤　⑩232
胎脂　⑩332
胎児　⑩24
胎児well-being　⑩47
胎児炎症反応症候群（FIRS）　⑩164
胎児感染　⑩173
胎児奇形　⑩199
胎児機能不全（NRFS）　⑩296
胎児鏡下胎盤吻合血管レーザー凝固術（FLP）　⑩151
胎児形態異常　⑩56
胎児高血糖　⑩202
胎児採血　⑩161
胎児循環　⑩28
胎児心拍数陣痛図（CTG）　⑩63
胎児水腫　⑩159
胎児性アルコール症候群（FAS）　⑩80
胎児性アルコール・スペクトラム障害（FASD）　⑩80
胎児性癌　190
胎児染色体異常　261, 262, 263, **267**
胎児体重基準値　⑩154
胎児-胎盤系　⑩30
胎児発育曲線　⑩397
胎児発育不全（FGR）　272
胎児貧血　⑩160
胎児副腎　66
胎児付属物　⑩33
体脂肪増加　57
胎児母体間輸血　⑩159
大斜径　⑩239
代謝性アシドーシス　67
体重減少　31, 33, **52**, 54, 231, 237
体重減少性無月経　**52**, 55, 60
胎児ワルファリン症候群　⑩390
胎勢　⑩236
胎生期　100
大前庭腺　**9**, 207
大腿骨頸部骨折　108
大腸菌　237
耐糖能　263
耐糖能異常　70, 71
耐糖能検査　232
大動脈縮窄症　70
胎内感染　⑩206
胎内死亡　⑩24
第二減数分裂　270, 271
第二次性徴　70, 100, **102**
胎嚢（GS）　215, 260
ダイノルフィンA　**10**, 14
胎盤　259
胎盤異常　⑩101
胎盤鉗子　204
胎盤機能不全症候群（Clifford症候群）　⑩186
胎盤梗塞　265
胎盤性ホルモン　⑩201
胎盤増殖因子（PlGF）　⑩102
胎盤通過性　⑩384
胎盤部トロホブラスト腫瘍（PSTT）　**194**, 195
胎便吸引症候群（MAS）　⑩408
タイミング指導　235, 240, 243, 245, **248**
大網切除術　176
代理母　236
ダウン症候群　269
ダウンレギュレーション　12, **134**
多核巨細胞　90
タキサン系　297, **298**, 299
ダグラス窩　2, **4**, 124, 209
ダグラス窩閉塞　125, **128**, 130
多剤併用療法（ART）　⑩220
多精子受精　254
他臓器損傷　252
多胎妊娠　44, 254, **256**
脱女性化症状　187
脱毛　178, 299
脱落膜　⑩33
脱落膜様変化　10, **21**
盾状胸　70
タナー分類　**102**, 218
ダナゾール　130, **131**, 278
多嚢胞性腫大　58
多嚢胞性卵巣症候群（PCOS）　27, 31, 32, 33, 38, 40, 42, 43, 45, **58**, 60, 101, 158, 162, 171, 207, 209, 231, 237, 252, 257, 258, 263, 272
多嚢胞卵巣　59, 60
多発性子宮筋腫　135
多毛　43, **45**, 58, 67
タモキシフェン　162, 298, **301**
単一卵胞発育　16
単角子宮　**72**, 73, 77
単純子宮全摘出術　150, **226**
単純性体重減少性無月経　38, 40, 53, **54**
単純肥満　60
単純ヘルペスウイルス（HSV）　90
男性因子　231, 232, 235, 242, **244**, 249
男性型の骨盤　⑩272
男性化徴候　**58**, 59, 171, 187
弾性ストッキング　228
男性乳癌　305
男性不妊　71, 230, **231**, 248
男性ホルモン　**10**, 60
男性ホルモン過剰　43, **45**
単層円柱上皮　**9**, 22
タンデム　154

ち

知覚障害　294
恥丘　9
蓄尿　223
蓄尿相　115
恥骨　2
恥骨頸部筋膜　118
恥骨尿道靱帯　116, 119
恥骨尾骨筋　118
恥骨膀胱靱帯　5
腟　2, **8**
——の自浄作用　79
腟炎　78, **79**, 213, 216
——の鑑別　80
——の病態生理　79
腟円蓋　3, **8**, 138, 226
腟癌　**120**, 217

膣カンジダ症 221
膣鏡 207
膣狭窄 249
膣鏡診 204, **207**, 216
膣けいれん 249
膣欠損〔症〕 38, 39, 73, **77**, 231
膣口 207, 208
膣腫瘍 208
膣上皮内腫瘍（VAIN） 120
膣上部 **3**, 9
膣前庭 2, **9**, 207
膣帯下 221
膣断端脱 118
膣中隔 72, **73**, 208
膣直腸診 209
膣動脈 6
膣トリコモナス症 80, **93**, 95, 207, 221
膣内線源支持装置 154
膣ハンモック 116
膣腹壁双合診 208
膣分泌物培養 213, **214**
膣閉鎖〔症〕 231
膣壁 ⑩3
膣裂傷 208
チニダゾール 93
遅発思春期 219
遅発初経 26, **102**, 219
遅発閉経 26, **219**
緻密層 21
恥毛 **102**, 207
恥毛発現 67
着床 **20**, 34, 231, 241, 254, 259, 260
着床障害 **34**, 232, 237, 246, 257
着床前診断 **257**, 263, 269
着床前染色体検査（PGT-A） 268
着床不全 237
中央遮蔽照射 155
中隔子宮
72, 73, 74, 75, 77, 241, 263, 272
中間型トロホブラスト腫瘍 195
中間期出血 31
中腎管 62
中心静脈ポート 299
中腎傍管 62
中枢神経性障害 218
中枢性摂食異常症 52
中絶 ⑩90
超音波下卵管造影 232, 233, **246**
超音波〔断層〕検査
129, 138, 164, 204, **210**,
214, 232, 233, 234, 252, 258
超音波メス 153
腸球菌 237
長胸神経 293, 294
蝶形骨洞 **50**, 51
直線加速器 155
直腸 **2**, 4
直腸会陰瘻 ⑩338
直腸機能障害 223
直腸鏡 151
直腸子宮窩 4
直腸診 129, 151
直腸膣中隔 124
直腸膣中隔病変 125
直腸膣瘻 ⑩338
直腸瘤 118
チョコレート囊胞（卵巣子宮内膜症）
120, 122, 125, **127**,
130, 170, 184, 246
貯蔵 231
遅漏 244
鎮静剤 252

つ

対細胞 288
通水療法 235
塚原鉗子 ⑩350
つわり ⑩86

て

手足症候群 299
低Na血症 57
定位照射 304
低栄養 305
帝王切開〔術〕 ⑩364
帝王切開術後症候群（PCSS）
⑩358
低温1相性 33
低温期（低温相） 23, **24**, 25
低形成 77
低血圧 57
低血糖 57
低ゴナドトロピン性性腺機能低下症
245
低身長 67, **70**
ディスジャーミノーマ（未分化胚細胞腫） 169, 172, 177, 188, **191**
低蛋白血症 259
ティッシュ・エキスパンダー法
306, **307**
低比重リポ蛋白（LDL） 11, 109, **110**
低用量アスピリン・ヘパリン〔併用〕療法 263, 265, **266**
低用量アスピリン療法 266
低用量エストロゲン・プロゲスチン配合薬（LEP）
28, 30, 36, 37, 43, 51, 96,
97, **98**, 99, 122, 131, 132, 251
低用量経口避妊薬（低用量ピル）
28, 30, 51, 96, **98**, 99, 185
停留精巣（潜在精巣）
68, 69, 231, 244, 305
デーデルライン桿菌 8, **79**
デオキシコルチコステロン（DOC）
17, 67
デオキシコルチゾール 17
テガフール 298
デキサメタゾン 178
テストステロン
17, 18, 60, **62**, 68, 69, 71
鉄欠乏性貧血 **26**, 132, 136
テトラヒドロアルドステロン（THA） 17
テトラヒドロコルチゾール（THF） 17
テトラヒドロコルチゾン（THE） 17
デノスマブ 298, **300**, 304
デノボ癌 160
デヒドロエピアンドロステロン（DHEA） **17**, 18, 62
デヒドロエピアンドロステロンスルホトランスフェラーゼ（DHEA-ST） 17
デュシェンヌ型筋ジストロフィー 257
テルグリド 46, 51
デルモイド 188
転移性卵巣腫瘍 168, **192**
電解質異常 259
転座型Down症候群 271

と

頭蓋内腫瘍 218
動眼神経（Ⅲ） 50
凍結胚 257
凍結胚移植 ⑩46
橈骨遠位端骨折 108
糖鎖抗原125（CA125）
122, 129, 132, 144, 160, 174
同時化学放射線療法（CCRT）
144, 151, 155
同種抗体 243
動静脈吻合 21, 23
同性愛 63
糖代謝異常 237
糖代謝異常合併妊娠 ⑩200
疼痛 303
頭殿長（CRL） ⑩52
導尿カテーテル 223
糖尿病 261, 263, **272**
糖尿病合併妊娠 ⑩200
頭尾方向（CC撮影） 275
橙皮様変化 276, 280, **283**
動脈硬化 **11**, 45, 101
透明水疱 126
透明帯 **15**, 254, 257
透亮帯（halo） 277
ドキソルビシン **298**, 299
特発性血小板減少性紫斑病（ITP） ⑩195
特発性低ゴナドトロピン性性腺機能低下症（IHH） **38**, 39
ドセタキセル 297, **298**
ドパミン 46, 48, 60, **258**, 259
ドパミンアゴニスト 51
ドパミン作動薬 35, 46, 50, **51**
ドパミン産生抑制薬 49
ドパミン受容体 **51**, 258
ドパミン受容体遮断薬 46, **49**
トラスツズマブ 297, 298, **300**
トラネキサム酸 31
ドランシーの分類 119
トリグリセライド 109, **110**
トリコモナス原虫 93
トリソミー 269, **271**
トリプルネガティブ型 296
トルコ鞍 51
トルコ鞍空洞 56
トルコ鞍空洞症候群 56
トレミフェン 298
トレンデレンブルグ体位 ⑩295
トロホブラスト（栄養膜細胞） ⑩14
豚皮様変化 280
トンプキンス手術 75
ドンペリドン 51

な

内因性括約筋不全（ISD） **113**, 115
内外斜位方向（MLO撮影） 275
内胸動静脈 294
内胸リンパ節 294, 308
内頸動脈 50
内子宮口 ⑩3
内診 204, **208**

内診指 208
内性器（内生殖器） 2
——形態の異常 72
——の発生 62
ナイセリア属 88
内腸骨動脈 **6**, 224
内腸骨リンパ節 225
内部境界 148
内分泌異常 242, 262
内分泌疾患 32, 45, **272**
内分泌・代謝疾患 231
内分泌・排卵因子 32, 231, 232, 235, **237**
内膜ポリープ 76, **211**
ナボット囊胞 208
難産 ⑩236
軟産道 ⑩234
軟性下疳 78

に

二期〔的〕乳房再建 307
にきび **11**, 43, 45, 58
二次腫瘍減量術（SDS） 179
二次性精巣機能低下症 305
二次卵胞 7, **15**
二次卵母細胞 16
乳管 274
乳癌 107, 120, 171, 206, 276, 279, **280**, 288, 302
——の遺伝因子 282
——の細胞診 288
——のサブタイプ分類 296
——の手術療法 290
——の組織学的分類 289
——の組織診 288
——の病期分類 308
——のホルモン療法 290, 295, 298, **301**, 302, 304
——罹患率 282
乳管過形成 278
乳管癌 309
乳癌手術術式 291
乳管上皮 274, **280**
乳管造影〔法〕 **280**, 289
乳管増殖 ⑩36
乳管洞 274
乳管内視鏡 **280**, 289
乳管内進展 **281**, 309
乳管内乳頭腫 283, **289**
乳酸菌 8
乳酸脱水素酵素（LDH） 174, **190**
乳汁産生 46
乳汁分泌 **46**, 48
乳汁分泌低下 56, 57
乳汁分泌抑制 10
乳汁様乳頭分泌 276
乳汁漏出 49
乳汁漏出無月経症候群 48
乳腺 46, **274**, 301
乳腺萎縮 56, **285**
乳腺炎 ⑩371
乳腺後脂肪組織 274
乳腺疾患 276
乳腺症 120, 276, **278**, 279, 283
乳腺小葉 274
乳腺肉腫 280
乳腺葉区域切除 289
乳頭 274
乳頭陥凹 283
乳頭腺管癌 289
乳頭内乳管上皮 280
乳房 102, **274**
乳房Paget病 309
乳房萎縮 57
乳房円状部分切除術 292
乳房温存手術 290, 291, **292**, 299, 302
乳房外Paget病 309
乳房緊満感 36
乳房再建術 290, 293, **306**, 307
乳房切除術 63, 290, **293**, 302, 309
乳房扇状部分切除術 292
乳房痛 36, 279, 295
乳房発育不全 70
乳房マッサージ ⑩372
乳輪 274
乳輪腺 274
ニューロキニンB **10**, 14
尿意低下 228
尿意鈍麻 223
尿管 **5**, 226
——の走行 224
尿管狭窄 223
尿管瘻 223
尿失禁 101, 108, **112**, 228
尿生殖隔膜 9
尿生殖洞 **62**, 72, 76
尿中LH診断キット 234
尿中LH測定 233, **234**
尿中精子 245
尿道 2
尿道炎 89
尿道過可動 **113**, 114, 118
尿道括約筋 117
尿道カルンクル 30
尿道球腺 231
尿道憩室 208
尿道口 207
尿道スリング手術 116
尿道閉鎖機能 113
尿道傍腺 207
尿閉 137
尿流動態検査 113, **115**
尿流波形 115
尿路感染症 223
尿路奇形 73
妊産婦死亡 ⑩382
妊娠 20, 25, 46, **212**, 213, 237, 254
妊娠維持 **34**, 250, 256, 260, 261
妊娠黄体 20
妊娠悪阻 ⑩88
妊娠悪阻症状 196
妊娠確率 248
妊娠合併症 ⑩165
妊娠高血圧（GH） ⑩103
妊娠高血圧症候群（HDP） 264, 272
——様症状 196
妊娠高血圧腎症（PE） ⑩103
妊娠終結（ターミネーション） ⑩358
妊娠週数 ⑩24
妊娠性絨毛癌 202
妊娠性出血 **30**, 216
妊娠性帯下 221
妊娠成立 232, 260
妊娠中絶 ⑩188
妊娠中毒症 ⑩102
妊娠中の明らかな糖尿病 ⑩200
妊娠適齢期 262
妊娠糖尿病（GDM） ⑩200
妊娠反応 **212**, 213
妊娠・分娩歴 206
認知行動療法 52
認知症 101
妊婦健診 ⑩47
妊婦水痘 ⑩213
妊孕性 96, 141, 142, 228
妊孕性温存 153, 222
妊孕性温存手術 175, **176**, 190

ぬ

ヌーナン症候群 70

ね

ネーゲル鉗子 ⑩361
ネガティブ・フィードバック **10**, 13, 14, 15, 16, 251, 256
ネックレスサイン 60
狙い組織診 **146**, 150, 153, 204
粘液癌 289
粘液性癌 182
粘液性腫瘍 169, 170
粘液分泌細胞 8
粘膜下筋腫 27, 76, **135**, 136, 139, 141, 211, 217

の

脳梗塞 259, 264
濃縮精子 235
膿精液症 245
膿性帯下 **80**, 88, 111
脳転移 **303**, 305
囊胞 258, **278**, 286
囊胞摘出術 130
のぼせ 301
ノン・ストレス・テスト（NST） ⑩68

は

パーキンソン病治療薬 51
パーコール法 **244**, 249
ハーセプチン® 300
バーチ手術 112
ハーディ手術 50, **51**
胚 250
——の選別 257
——の凍結技術 256
——の凍結保存 **254**, 255
胚移植（ET） 235, 250, 251, 253, **255**, 256, 258, 259
肺炎 87
胚外中胚葉 194
配偶子 243, 261
配偶子形成 261
配偶者間人工授精（AIH） 235, 240, 242, 243, 245, 248, **249**, 253
肺血栓塞栓症 264

胚細胞腫瘍　168, 169, **172**, 177
胚細胞腫瘍（悪性）　190
胚細胞腫瘍（良性）　188
排出行為　52
胚上皮　**3**, 7
媒精　**250**, 253
排泄性尿路造影　150
肺転移　303
梅毒　78
排尿　223
排尿困難　223, 228
排尿習慣訓練　117
排尿障害　137, 223, 227, 228
排尿中枢　117
排尿抑制系　117
胚培養　250
胚発育障害　246
背反射（Galant 反射）　⑩430
胚盤胞　**255**, 256
排便障害　223, 227
排便痛　124, 125
培養　253
培養法　88
排卵　**7**, 13, 14, 15, 16, 20, 23, 28, 231, 235, 237, 258, 260
排卵期
　19, 21, 22, **23**, 233, 234, 242, 248
排卵期出血　30, **31**, 206, 216
排卵障害　33, 39, 232, **237**, 246
排卵性出血　30, **31**
排卵日予測　233
排卵誘発〔法〕　33, 34, **43**, 56, 235, 249, 251, 256, 258
排卵誘発薬　**43**, 50, 248
排卵抑制　37
ハイリスクHPV 検査　146, 149
ハイリスク型HPV　146, 156
ハイリスク群　121
ハイリスク妊娠　⑩154
パウダーバーン（散布状黒斑）　126
白色上皮　148
白色病変（White lesion）　126
白色ヨーグルト様帯下　95
白体　**7**, 13, 20, 23, 34
白膜　7
白膜肥厚　**58**, 59
パクリタキセル　178, **297**, 298
破骨細胞　300
破骨細胞分化促進因子（RANKL）　300
パジェット細胞　309
パジェット病　280, 289, 308, **309**
播種性血管内凝固症候群（DIC）　259
破水　⑩246
バソプレシン子宮筋層注入法　141
破綻出血　25, 26, 28, **29**, 30, 31, 33, 107, 216, 217
発育卵胞　7
発育卵胞数　233
麦角アルカロイド　51
発汗　104, 301
白金製剤　298
白血球減少　299
発生　267
発達および退縮の正常からの逸脱（ANDI）　278
ハッチング（孵化）　235, **257**
発熱性好中球減少症　178
バニシングツイン　⑩152
パラクリン　**10**, 16
バラシクロビル　90
針生検（CNB）　288
パルス状分泌　12, **15**, 33
ハルステッド法（胸筋合併乳房切除術）　291, **293**
バルトリン腺　**9**, 207
バルトリン腺炎　**78**, 207
バルトリン腺嚢胞　**78**, 120
バルトリン腺膿瘍　78
パルボシクリブ　298, 300
パロー仮性麻痺　⑩221
パロキセチン　51
ハロペリドール　51
半陰陽　64
瘢痕子宮　77
繁生絨毛膜　⑩33
ハンチントン手術　⑩341
バンドル収縮輪　⑩336
反復流産　**260**, 261
ハンモック構造　113

ひ

比較ゲノムハイブリダイゼーション法　267
非機能性腺腫　50
尾骨　2
微細石灰化　**276**, 284
微弱陣痛　73
非腫瘍性病変　276
微小浸潤癌　153, 289
微小転移　**281**, 295, 298
ビショップ・スコア　⑩256
非浸潤癌　**280**, 289, 309
非浸潤性小葉癌（LCIS）　278, **280**, 288, 289
非浸潤性乳管癌（DCIS）　278, **280**, 288, 289
ピスカチェック徴候　⑩39
ヒスタミン H_1 受容体拮抗薬　178
ヒスタミン H_2 受容体拮抗薬　178
非ステロイド性抗炎症薬（NSAIDs）　36, 37, 130, 132
ヒステロスコピー　164, **166**
ビスホスホネート製剤　304
ピックアップ　235, **238**
ヒト絨毛性ゴナドトロピン（hCG）　20, 34, 57, 174, **190**, 194, 197, 213, 250, 251, 252, 256, 258, 259
ヒト上皮増殖因子受容体2型（HER2）　283, 291, 296, **300**, 305
ヒト胎盤性ラクトゲン（hPL）　46
ヒトパピローマウイルス（HPV）　**92**, 144, 157
ヒト閉経後尿性ゴナドトロピン（hMG）　35, 57, **251**, 258, 259
ヒドロキシプロゲステロン　**11**, 40
避妊　96
非妊娠性絨毛癌　202
ビノレルビン　298
非配偶者間人工授精（AID）　236, 245, **249**
皮膚陥凹　283
皮膚の乾燥　57
皮膚発赤　283
非閉塞性無精子症　257
被膜破綻　180
肥満　**58**, 59, 158, 162, 171, 231, 237, 282
びまん型子宮腺筋症　132
肥満指数（BMI）　55, 60
標準術式　176
表層上皮　**3**, 7, 168, 170
病的骨折　300
病的無月経　38
皮様嚢胞腫　188
表皮内浸潤　309
豹紋状エコー　276, **279**
日和見感染　95
びらん　309
ピリミジン代謝拮抗薬　298
ピル　96
貧血　299
頻尿　101, 137, 172
頻発・希発月経　45
頻発月経
　25, **26**, 27, 28, 32, 33, 35, 219
ピンポン感染　85

ふ

不安感　36
フィードバック機構　14
不育症　34, 73, 241, **260**, 261, 267
フィッツ・ヒュー・カーティス症候群　82, **86**
フーナーテスト　232, 233, **242**
封入嚢胞　170
夫婦染色体異常　262, 267, **269**
夫婦染色体均衡型転座　**261**, 263
フォーブス・オルブライト症候群　48
フォスファチジルエタラミン（PE）　264
フォスファチジルセリン（PS）　**264**, 265
孵化（ハッチング）　235, **257**
不活発　57
不均衡型構造異常　269
腹圧下尿漏出圧（ALPP）　**113**, 115
腹圧性尿失禁　112, 222
　――スコア　114
副角欠損　77
副角交通性　77
副角非交通性　77
副角非交通性単角子宮　76
腹腔鏡　141, 222
腹腔鏡下子宮筋腫核出術　142
腹腔鏡下手術　130
腹腔鏡下卵巣開孔術／腹腔鏡下卵巣多孔術（LOD）　58, **61**
腹腔鏡検査　232, **239**
腹腔鏡補助下子宮筋腫核出術　141
腹腔洗浄細胞診　181
腹腔内播種　180
複合型（のMüller管奇形）　77
複視　49
副腎　17
副腎性器症候群　17, 38, 39, **66**, 219
副腎白質ジストロフィー　257
副腎皮質　**17**, 301
副腎皮質刺激ホルモン（ACTH）　57, 66, **301**
副腎皮質刺激ホルモン放出ホルモン（CRH）　67, **301**
副腎皮質リポイド過形成症　**67**, 69

腹水　172, 174, 181, 258, 259
腹水細胞診　176
副性器障害　231
服装倒錯症　63
腹直筋皮弁法　307
腹部大動脈　6
腹部大動脈周囲リンパ節　225
腹部膨満感　36
腹膜　3
腹膜刺激症状　82
腹膜病変　125, **126**
不顕性感染　90
浮腫　36
婦人科手術　**222**, 224
——のアプローチ　222
婦人科診察　204
不随意収縮　117
ブスコパン　37
不正出血　32, 33
不正性器出血　**30**, 107, 161, 171, 196, 202, 206, 215, 216
付属器　**2**, 209
付属器炎　78, 80, **82**, 212, 213, 214, 215
付属器膿瘍　221
ブチルスコポラミン　37
不定愁訴　104
不妊〔症〕　32, 33, 34, 45, 58, 71, 73, 86, 89, 101, 103, 124, 125, 129, 137, 162, 171, **230**, 232, 241, 246, 260, 267
——因子　231
——検査　232
——手術　96
——治療　43, 129, **235**, 248
部分型双角子宮　77
部分型中隔子宮　77
部分的早発思春期　218
部分胞状奇胎　196, 198
ブラクストン・ヒックス収縮　⑩231
プラスミン　16
プラセボ　99
プラダー病　**67**, 69
ふらつき　303
ブラハト法　⑩285
ブラント・アンドリュース胎盤圧出法　⑩250
フリースタイル分娩　⑩346
フリードマン曲線　⑩257
ブルーベリー斑（blueberry spot）　126
フルオロウラシル　299
フルベストラント　298
フレーリヒ症候群　**38**, 39
ブレオマイシン　179
プレグネノロン　**17**, 18, 67
ブレンナー腫瘍　169, **182**
プローブ　210
プロゲスチン　**11**, 40, 131
プロゲステロン　**10**, 11,12, 13, 17, 18, 19, 20, 21, 22, 23, 24, 25, 28, 29, 31, 32, 34, 40, 45, 46, 57, 67, 162, 165, 232, 233, 237, 250, 256, 274, 278, 279
プロゲステロン受容体（PgR）　296, **297**
プロゲステロン不足　45
プロゲストーゲン　**11**, 40, 96, 98
プロゲストーゲン療法　31, 33
プロスタグランジン　**27**, 125
プロスタグランジン合成阻害薬　37
プロテインC　264
プロテインS　264
プロトロンビン　264
ブロモクリプチン　46, **51**
プロラクチノーマ　38, **49**, 50, 51
プロラクチン（PRL）　39, 45, **46**, 47, 57, 60, 232, 233
プロラクチン産生下垂体腺腫　49
プロラクチン産生細胞　51
プロラクチン放出因子（PRF）　46, **48**
プロラクチン抑制因子（PIF）　46, **48**, 51
分子標的治療薬　290, 295, 297, 298, **300**, 304
分泌癌　289
分泌期　20, **21**, 22, 28, 29, 210
分泌期様変化　10
分娩　260
分娩時操作　241
分娩時大量出血　**56**, 57
分娩誘発　⑩352

へ

平滑筋腫　134, 140
閉経　**101**, 103, 105, 111, 222, 228, 247, 278
閉経後脂質異常症　**109**, 110
閉経年齢　206
閉鎖孔　116
閉鎖卵胞　7, **16**, 251
閉鎖リンパ節　225
ペイジ分類　⑩118
閉塞性無精子症　257
ヘガール頸管拡張器　⑩350
ベスト・サポーティブ・ケア（BSC）　144, 151
ベセスダシステム　147
ペッサリー　**97**, 208
ベバシズマブ　178, 298, **300**
ヘパリン　265
ヘパリン起因性血小板減少症（HIT）　266
ヘミゾナアッセイ　232, **244**
ヘモグロビン（Hb）　26
ベラパミル　51
ペルツズマブ　300
ヘルプ症候群（HELLP症候群）　⑩116
ヘルペスウイルス　90
娩出　⑩23
片頭痛　36
片側腎無形成　73
変動一過性徐脈　⑩67
便秘　57, 137, 172
扁平円柱上皮境界（SCJ）　**9**, 144, 148, 157
扁平上皮　148
扁平上皮化生　**149**, 157
扁平上皮癌（SCC）　**144**, 147, 154, 174, 289
扁平上皮細胞　8, **9**

ほ

保因者　270
膀胱　**2**, 4
膀胱炎　112
芳香化　11, **18**
膀胱機能麻痺　223
膀胱鏡　151
膀胱訓練　117
膀胱子宮窩　2, **4**, 124
膀胱子宮靱帯　**5**, 118, 224, 226
膀胱神経叢　223
膀胱瘤　118
膀胱瘻　223
放射状棘状影（spicula）　276, 280, 284, **285**, 305
放射性肺臓炎　295
放射性皮膚炎　295
放射線宿酔　155
放射線障害　295
放射線療法　50, 151, **154**, 167, 290, 292, 295, 302, 304
胞状奇胎　30, 195, **196**, 198, 216, 217
胞状卵胞　13, 246
紡錘形細胞　140
紡錘細胞癌　289
乏精子症　**244**, 245, 249, 253, 254
傍大動脈リンパ節　167, **225**
乏尿　259
泡沫状帯下　93
ホーマンズ徴候　⑩377
ポジティブ・フィードバック　**10**, 13, 14, 15, 252
ホストマザー　236
母体血清マーカー　⑩75
母体血胎児染色体検査（NIPT）　⑩74
母体高血糖　⑩202
母体死亡　⑩102
勃起障害（ED）　244, 249
発赤　309
ポッター症候群　⑩144
ホットフラッシュ　104
ボディイメージ障害　52
ほてり　301
母乳感染　⑩206
ホブネイル細胞　185
ポリープ　217
ポリエチレングリコール処理　47
ホルムストロム療法　28, 31, 33, **41**, 43
ホルモン過剰症状　171, 172
ホルモン作用異常　43, **45**
ホルモン受容体　291, 296, **297**, 301
ホルモン測定　232
ホルモン補充療法（HRT）　**106**, 162, 171, 228
——の有害事象と禁忌　107
ホルモン薬　298
ホルモン療法　28, 31, 33, 41, 43, 63, 131, 242, 296, **301**

ま

マイヤー・ロキタンスキー・キュスター・ハウザー症候群　38, 39, 72, **77**
マクロアデノーマ　**49**, 50

マクロプロラクチン血症 47
マタニティーブルーズ ⑩374
マックロバーツ体位 ⑩275
末梢神経障害 **178**, 299
マルチン単鉤鉗子 204
マルファン症候群 206
慢性肝疾患 305
慢性湿疹様変化 309
慢性腎不全 305
マンモグラフィ **275**, 277, 279, 283, 284, 285, 305

み

ミクロアデノーマ **49**, 50
未産婦 222
未熟奇形腫 169, 172, 177, **191**
ミスマッチ修復遺伝子(*MMR*) 160
ミネラルコルチコイド 17
未分化癌 169
未分化性腺 **62**, 72
未分化胚細胞腫(ディスジャーミノーマ) 169, 172, 177, 188, **191**
ミュラー管 **62**, 69, 72, 76, 170
——の発生 72
ミュラー管退縮物質(MIS) 62
ミュラー管抑制因子(MIF) 62

む

無腔副角 77
無月経 26, **32**, 38, 43, 46, 48, 49, 58, 103, 218, 241
無侵襲的出生前遺伝学的検査(NIPT) ⑩76
無精子症 71, **244**, 245
無排卵 25, 29, **32**, 46
無排卵周期 **26**, 105
無排卵周期症 27, 28, 29, 32, **33**, 44, 45, 58, 158, 219, 220
無排卵性月経 33
無排卵性出血 **30**, 31, 216
無抑制収縮 117

め

メイグス症候群 171, 174, **186**
明細胞癌 127, **184**
明細胞腫瘍 169, 170
メタボリックシンドローム **59**, 61
メチルドパ 51
メトクロプラミド 51
メトトレキサート 298
メトロイリンテル ⑩356
メドロキシプロゲステロン 298
メトロニダゾール 93
めまい 303
免疫異常 243
免疫因子 231, 232, 235, 242, **243**, 249
免疫グロブリンG(IgG) ⑩193
免疫細胞 300
免疫組織学的検査 196, 296, **297**

も

毛根細胞 299
毛細血管新生 19
網状層 17
モザイク 70, 148
モノソミー 269, **271**
モロー反射 ⑩430
モンゴメリー腺 274
問診 206
問診票 205
モンドール病 280

や

薬剤性高プロラクチン血症 49, 50, **51**
薬剤性出血 **30**, 216
やせ 56

ゆ

雄核発生 196
有茎性漿膜下筋腫 **135**, 136
有茎性粘膜下筋腫 **135**, 136
有窓鈍匙 204
遊離エストラジオール 59
遊離サイロキシン(FT_4) 263
遊離脂肪酸(FFA) 59
遊離テストステロン 60
輸送 231
癒着胎盤 56, 241
癒着剥離術 235, 239, **240**
ユテリン・マニュピレーター 130

よ

葉酸代謝拮抗薬 298
葉状腫瘍 287
羊水 ⑩34
羊水異常 ⑩144
羊水インデックス(AFI) ⑩58
羊水検査 ⑩72
羊水塞栓症 ⑩330
羊水ポケット(AFP) ⑩58
羊水量 ⑩58
腰痛 137
羊膜 ⑩33
羊膜索症候群 ⑩147
抑うつ状態 36
翼状頸 70
予備細胞 **9**, 149, 157

ら

ライディッヒ細胞 **62**, 69, 171
ライディッヒ細胞腫 169
ラクトバチラス属 **79**, 93
らせん動脈 **21**, 23
ラニチジン 51
ラパチニブ 298, **300**, 304
ラミセル ⑩350
ラミナリア ⑩356
卵黄嚢腫瘍 169, 172, **191**
卵割 8, 238
卵管 2, **8**, 96, 124, 239
卵管因子 231, 232, 235, **237**, 239, 249
卵管炎 78, 80, **82**, 86, 237
卵管開口術 235, 239, **240**
卵管開口部 8
卵管癌 120
卵管間質部 8
卵管間質部閉塞 239
卵管間膜 4
卵管機能 238
卵管機能障害 246
卵管狭窄 231, 237, **238**, 240
卵管峡部 8
卵管形成術 235, **240**, 253
卵管結紮〔術〕 171, 240
卵管欠損 77
卵管采 **8**, 235, 239
卵管采形成術 239
卵管采周囲癒着 237, **238**, 240, 246
卵管枝 6
卵管周囲癒着 231, 237, **238**, 239, 240, 246
卵管上皮細胞 238
卵管切除 240
卵管妊娠 87
卵管不妊 87
卵管閉塞 231, 237, **238**, 240
卵管膨大部 8
卵管癒着 246
卵管留水症 82, 231, 237, **238**, 239, 240
卵管留膿症 **82**, 120
卵管漏斗 8
卵丘 15
卵原細胞(卵祖細胞) ⑩15
卵細胞 7
卵細胞質 254
卵子 **7**, 18, 20, 168, 250, 255
卵子形成 261, 267
卵子生存期間 248
卵子の質 246, **247**
——低下 237
卵巣 2, **7**, 18, 21, 62, 124, 237
——の超音波所見 211
卵巣悪性腫瘍 120
卵巣炎 78, 80, **82**, 86
卵巣過剰刺激症候群(OHSS) 43, 44, 193, 212, 213, 251, 252, 256, 257, **258**
卵巣癌 98, 107, 127, 169, **170**, 177, 182, 225, 226, 302
——の手術進行期分類 180
卵巣がん検診 168
卵巣がんの症状 172
卵巣間膜 **4**, 7
卵巣機能低下 228
卵巣境界悪性腫瘍 120
卵巣形成不全 38
卵巣茎捻転 **173**, 212, 213, 214, 215
卵巣血管帯 7
卵巣甲状腺腫 169, **188**
卵巣枝 6
卵巣子宮内膜症(チョコレート嚢胞) 120, 122, 125, **127**, 130, 170, 184, 246
——の悪性化 185
卵巣刺激 35, 235, 248, 249, 250, **251**, 252, 255, 256, 257
卵巣実質帯 7
卵巣周期 19

卵巣腫大 127, 258, 259
卵巣出血 212, 213, 215, 217
卵巣腫瘍 135, 139, **168**, 208, 212, 214
卵巣腫瘍核出術 188
卵巣腫瘍合併妊娠 173
卵巣静脈 **4**, 6, 224
卵巣髄質 7
卵巣性無月経 39, **42**, 70
卵巣楔状切除術 58
卵巣提索 **4**, 5, 7, 8
卵巣摘出術 ⑩191
卵巣動脈 4, **6**, 7, 224
卵巣妊娠 ⑩99
卵巣嚢腫 **127**, 222
卵巣嚢腫摘出術 175
卵巣発育不全 39
卵巣皮質 7
卵巣病変 125
卵巣ホルモン **10**, 22
卵巣門 4, **7**
卵巣門血管 7
卵巣予備能 233, **247**
卵巣良性腫瘍 120
卵祖細胞（卵原細胞） ⑩15
卵の輸送 231
卵胞 7, 12, **15**, 18, 19, 20, 168, 211, 258
卵胞液 252
卵胞期 12, **13**, 19, 20, 21, 22, 23, 24, 211, 233, 256
卵胞期出血 30
卵胞腔 15
卵胞径計測 233
卵胞細胞 15
卵胞刺激ホルモン（FSH） 7, **12**, 13, 16, 18, 19, 23, 33, 35, 38, 39, 42, 44, 48, 57, 59, 60, 68, 70, 105, 131, 232, 233, 237, 251, 256, 258, 301
卵胞嚢胞 193
卵胞発育 **15**, 16, 237, 250, 251
卵胞発育障害 59
卵胞ホルモン **10**, 11, 40, 41

り

リー脳症 257
リープ法 153
リニアック 155
利尿薬 36
リフィーディング症候群 52
留血症 73, **76**
流産 30, 34, 73, 212, 213, 216, 217, **260**, 261, 267
硫酸マグネシウム（$MgSO_4$） ⑩357
流産率 262
リュープロレリン 298
領域リンパ節 308
両耳側半盲 49
両側付属器摘出術 176
淋菌 237
淋菌感染症 **88**, 94, 207
淋菌性頸管炎 221
リン脂質 **264**, 265
リン脂質結合蛋白 **264**, 265
輪状細管 169
臨床子宮内膜症 129
臨床的絨毛癌 201
臨床的侵入奇胎 201
臨床的妊娠 260
隣接Ⅰ型分離 270
隣接Ⅱ型分離 270
リンチ症候群 160, 171
リンパ管の走行 225
リンパ球性下垂体炎 56
リンパ節郭清〔術〕 223, **225**, 226
リンパ節転移 225
リンパ嚢腫 223
リンパ浮腫 223, 228, 294
リンパ路障害 223

る

類上皮性トロホブラスト腫瘍（ETT） 195
類内膜癌 127, **184**
——の組織学的分化度 165
類内膜腫瘍 169, 170
類皮嚢胞腫 188
ループスアンチコアグラント（LA） 263, **264**
ループ電極 76
ルテイン嚢胞（黄体嚢胞） 127, **193**, 196, 258
ルビンテスト 233

れ

冷凍凝固法 153
レーザー蒸散法 153
レーザー切除法 153
レオポルド触診法 ⑩238
レクタルプローブ 130
レゼクトスコープ **134**, 141
レセルピン 46, **51**
レトロゾール 298
レプチン 14
レボノルゲストレル **97**, 99
レボノルゲストレル放出子宮内システム 37, **96**, 122, 158

ろ

老人性腟炎（萎縮性腟炎） 79, 80, 108, **111**, 207, 208, 217, 221
老年期 101, **108**
老年期出血 30
ローレンス・ムーン・ビードル症候群 **38**, 39
ロゼット様配列 147
肋間筋 274
肋間上腕神経 294
肋間動静脈 274
肋骨骨折 295
ロバートソン転座 257, 261, 263, 269, **271**
ロボット支援下手術 144, 222

わ

ワルトン膠質 ⑩292
ワルファリン 265

数字・欧文索引

数字

11β-水酸化酵素（$P450_{C11}$） 17
11β-水酸化酵素欠損症 64, **67**
16α-水酸化酵素（$P450_{C16}$） 18
16トリソミー 267
17,20-リアーゼ（$P450_{C17}$） **17**, 18, 19, 59
17,20-リアーゼ欠損症 **67**, 69
17-KS（17-ケトステロイド） 17
17-OHCS（17-OHコルチコステロイド） 17
17-OHP（17-OHプロゲステロン） 67
17α-水酸化酵素（$P450_{C17}$） **17**, 18, 19, 59
17α-水酸化酵素欠損症 **67**, 69
17β-HSD（17β-水酸化ステロイド脱水素酵素） 17, **18**
17β-水酸化ステロイド脱水素酵素（17β-HSD） 17, **18**
2 cells 2 gonadotropin theory 12
21-水酸化酵素（$P450_{C21}$） 17
21-水酸化酵素欠損症 64, **66**, 67
3D-IGBT（3次元画像誘導小線源治療） 154
3D超音波 75
3β-HSD（3β-水酸化ステロイド脱水素酵素） 17, **18**, 19
3β-HSD欠損症 **67**, 69
3β-水酸化ステロイド脱水素酵素（3β-HSD） 17, **18**, 19
3β-水酸化ステロイド脱水素酵素欠損症 **67**, 69
3価染色体 271
3次元画像誘導小線源治療（3D-IGBT） 154
3倍体 196
46,XX DSD **64**, 69
46,XY DSD 64, **69**
4価染色体 270
4細胞期 255
5-FU（5-フルオロウラシル） 298
5-HT（セロトニン） 299
5-HT$_3$拮抗薬 299
5α-リダクターゼ 17, **63**, 69
5α-リダクターゼ欠損症 69
5-フルオロウラシル（5-FU） 298
60分パッドテスト 115
8細胞期 255

ギリシャ文字

α-インヒビン 171
α受容体 258
α-フェトプロテイン（AFP） 174, **190**
β_2GPI（β_2グリコプロテインI） 264, 265
β_2グリコプロテインI（β_2GPI） 264, 265

A

Ach（アセチルコリン） 117
ACTH（副腎皮質刺激ホルモン） 57, 66, **301**
AC療法 299
AFC（アントラルフォリクル数） 233, **246**, 247
AFI（羊水インデックス） ⑩58
AFLP（急性妊娠脂肪肝） ⑩115
AFP（羊水ポケット） ⑩58
AFP（α-フェトプロテイン） 174, **190**
AGC 147
AID（非配偶者間人工授精） 236, 245, **249**
AIDS（後天性免疫不全症候群） 84
AIH（配偶者間人工授精） 235, 240, 242, 243, 245, 248, **249**, 253
AIS 147
ALPP（腹圧下尿漏出圧） **113**, 115
AMH（抗ミュラー管ホルモン／アンチミュラリアンホルモン） 233, **246**, 247
ANDI（発達および退縮の正常からの逸脱） 278
Apgarスコア ⑩423
APS（抗リン脂質抗体症候群） 261, 262, 263, **264**, 265
APTT法 264
Arantius静脈管 ⑩28
AP療法 167
ARC（弓状核） **14**, 15
ARDS（急性呼吸窮迫症候群） 259
Argonz-del Castillo症候群 38, **48**
ART（生殖補助技術／生殖補助医療） 35, 43, 71, 129, 235, 246, 247, **250**, 251, 256, 257, 259
ART（多剤併用療法） ⑩220
ASC-H 147
ASC-US 147
Asherman症候群 38, 141, 220, 231, **241**
ASRM（アメリカ生殖医学会） 77
ATL（成人T細胞白血病） ⑩218
autocrine **10**, 16
AVPV（前腹側室周囲核） **14**, 15
AZF（azoospermia-factor） 244
A点 154

B

back to back配列 185
backdoor pathway 67
Bandl収縮輪 ⑩336
Bartholin腺 **9**, 207
Bartholin腺炎 **78**, 207
Bartholin腺嚢胞 **78**, 120
Bartholin腺膿瘍 78
BBB（血液脳関門） 300, 304
BBT（基礎体温） 10, 23, **24**, 25, 232, 235, 242
BEP療法 177, **179**, 190
Bishopスコア ⑩256
Black lesion（黒色病変） 126
blueberry spot（ブルーベリー斑） 126
BMI（肥満指数） 55, 60
BPD（児頭大横径） ⑩54
Bracht法 ⑩285
Brandt-Andrews胎盤圧出法 ⑩250
Braxton-Hicks収縮 ⑩231
BRCA1 302
BRCA2 302, 305
*BRCA*遺伝子 171
BSC（ベスト・サポーティブ・ケア） 144, 151
Burch手術 112
BV（細菌性腟症） ⑩173
B点 154

C

CA125（糖鎖抗原125） **122**, 129, 132, 144, 160, 174
CA15-3 297
CA19-9 160, 174, **182**
CA72-4 174
CAF療法 299
CAM（絨毛膜羊膜炎） ⑩172
candida albicans ⑩222
CCRT（同時化学放射線療法） 144, 151, 155
CC撮影（頭尾方向） 275
CD4陽性T細胞 84
CDK4/6阻害薬 300
CEA（癌胎児性抗原） 144, 174, **182**, 297
CH（高血圧合併妊娠） ⑩105
chemical shift artifact 189
Chiari-Frommel症候群 38, **48**
CIN（子宮頸部上皮内腫瘍） 120, **149**, 208
CIN分類 149
CIS（上皮内癌） 149
CL（カルジオリピン） 264
Clamydia trachomatis ⑩223
Clifford症候群（胎盤機能不全症候群） ⑩186
CMF療法 299
CNB（針生検） 288
Colles骨折 108
Cooper靱帯 **274**, 284
Couvelaire徴候 ⑩123
CPD（児頭骨盤不均衡） ⑩270
CPT-P療法 184
Credé胎盤圧出法 ⑩340
CRH（副腎皮質刺激ホルモン放出ホルモン） 67, **301**
cribriform（篩状構造） 185
CRL（頭殿長） ⑩52
CRS（先天性風疹症候群） ⑩208
CST（コントラクション・ストレス・テスト） ⑩68
CTG（胎児心拍数陣痛図） ⑩63
Cushing症候群 60

D

DCIS（非浸潤性乳管癌） 278, **280**, 288, 289
dd-TC療法（dose dense TC療法） 177, **178**
DeLanceyの分類 119
*de novo*癌 160
debulking surgery 176
DES薬剤関連異常 77
DHEA（デヒドロエピアンドロステロン） **17**, 18, 62
DHEA-ST（デヒドロエピアンドロステロンスルホトランスフェラーゼ） 17

DHT（ジヒドロテストステロン） 17, **62**, 67
DIC（播種性血管内凝固症候群） 259
dimpling sign（えくぼ徴候） 280, **284**
DOC（デオキシコルチコステロン） **17**, 67
Döderlein 桿菌 8, **79**
dose dence TC 療法（dd-TC 療法） 177, **178**
dose dense 化学療法 299
Douglas 窩 2, **4**, 124, 209
Douglas 窩閉塞 125, **128**, 130
down regulation 12, **134**
Down 症候群 269
DSD（性分化疾患） 39, 63, **64**, 66, 68, 219
Duchenne 型筋ジストロフィー 257
dynorphinA **10**, 14

E

E_1（エストロン） **11**, 18, 59, 60, 105
E_2（エストラジオール） **11**, 17, 18, 60, 105, 111, 232, 233, 234, 258
E_3（エストリオール） **11**, 18, 111
EC（緊急避妊法） **97**, 99
ED（勃起障害） 244, 249
EFW（推定胎児体重） ⑩55
egg donation 236
EMA／CO 療法 202
embryo donation 236
empty sella 症候群 56
EPT（エストロゲン・黄体ホルモン併用投与） 106
ER（エストロゲン受容体） 12, **14**, 296, 297
Erb 麻痺 ⑩343
ERT（エストロゲン補充療法） 68
ER 関連遺伝子 296
ET（エストロゲン単独投与） 106
ET（胚移植） 235, 250, 251, 253, **255**, 256, 258, 259
ETT（類上皮性トロホブラスト腫瘍） 195

F

FAS（胎児性アルコール症候群） ⑩80
FASD（胎児性アルコール・スペクトラム障害） ⑩80
FFA（遊離脂肪酸） 59
fFN（癌胎児性フィブロネクチン） ⑩172
FGR（胎児発育不全） 272
FIRS（胎児炎症反応症候群） ⑩164
Fitz-Hugh-Curtis 症候群 82, **86**
FLP（胎児鏡下胎盤吻合血管レーザー凝固術） ⑩151
Forbes-Albright 症候群 48
Friedman 曲線 ⑩257
Fröhlich 症候群 **38**, 39
FSH（卵胞刺激ホルモン） 7, **12**, 13, 16, 18, 19, 23, 33, 35, 38, 39, 42, 44, 48, 57, 59, 60, 68, 70, 105, 131, 232, 233, 237, 251, 256, 258, 301
FSH-hCG 療法 43, **44**
FSH 受容体 **12**, 16
FSH 製剤 **44**, 57, 251, 252, 256, 258, 259
FT_4（遊離サイロキシン） 263
FTM（Femal to Male） 63
FUS（MR ガイド下集束超音波治療） 140, **142**

G

Galant 反射（背反射） ⑩430
Gardner 分類 257
Gartner 嚢胞 120
GAT（癌関連ガラクトース転移酵素） 174
GCSF（顆粒球コロニー刺激因子） 299
GDM（妊娠糖尿病） ⑩200
gestational age（在胎期間） ⑩397
gestational sac（GS） 215, 260
GH（成長ホルモン） 57
GH（妊娠高血圧） ⑩103
GH 産生腫瘍 49
GnRH（性腺刺激ホルモン放出ホルモン／ゴナドトロピン放出ホルモン） **12**, 13, 14, 15, 33, 35, 38, 42, 44, 48, 59, 60, 131, 237, 256, 301
GnRH アゴニスト 35, **131**, 134, 252
——ショート法 252
——投与 141
——療法 103, 140
——ロング法 252
GnRH アナログ 134
——製剤 251, **252**
GnRH アンタゴニスト **134**, 252, 258
——法 252
GnRH 試験（LHRH 試験） 39, **42**, 56, 60, 232
GnRH 受容体 131
——遺伝子変異 **38**, 39
GnRH ニューロン 14
GnRH パルス頻度 59
Gn-ROS（ゴナドトロピン抵抗性卵巣症候群） 103
GPR54（キスペプチン受容体） 14
Graaf 卵胞（成熟卵胞） 7
gray 症候群 ⑩26
growth spurt 100, **102**
GS（胎嚢） 215, 260
Guthmann 法 ⑩271
G バンド分染法 269

H

H_2 遮断薬 51
hair ball 189
halo（透亮帯） 277
Hardy 手術 50, **51**
Hb（ヘモグロビン） 26
HBOC（遺伝性乳癌卵巣癌症候群） 160, 171, 182, **302**
hCG（ヒト絨毛性ゴナドトロピン） 20, 34, 174, **190**, 194, 197, 213, 250, 251, 252, 256, 258, 259
hCG 製剤 251, **252**, 259
hCG 陽性 260
HDL（高比重リポ蛋白） 11, 109, **110**
HDP（妊娠高血圧症候群） 264, 272
Hegar 頸管拡張器 ⑩350
HELLP 症候群（ヘルプ症候群） ⑩116
hemizona assay 232, **244**
HER2（ヒト上皮増殖因子受容体 2 型） 283, 291, 296, **300**, 305
HER2 阻害薬 300
HER2 チロシンキナーゼ阻害薬 300
HIT（ヘパリン起因性血小板減少症） 266
HIV 感染症 84
hMG（ヒト閉経後尿性ゴナドトロピン） 35, 57, **251**, 258, 259
hMG-hCG 療法 43, **44**, 103
hMG 製剤 44, 251, 252, 256, 259
hobnail 細胞 185
Holmstrom 療法 28, 31, 33, **41**, 43
host mother 236
hot conization 153
hot flush 104
hPL（ヒト胎盤性ラクトゲン） 46
HPV（ヒトパピローマウイルス） **92**, 144, 157
HPV タイピング検査 149
HPV ワクチン 156
HRT（ホルモン補充療法） **106**, 162, 171, 228
HRT の有害事象と禁忌 107
HSG（子宮卵管造影） 74, 232, 233, **239**, 241, 248, 263
HSIL 147
HSV（単純ヘルペスウイルス） 90
HTLV-1（成人 T 細胞白血病ウイルス 1 型） ⑩218
Huhner テスト 232, 233, **242**
Huntington 手術 ⑩341

I

ICIQ-SF 114
ICSI（細胞質内精子注入法） 230, 235, 243, 245, 248, 249, 250, 251, 252, 253, **254**, 255, 257
IDS（interval debulking surgery） 177
IgG（免疫グロブリン G） ⑩193
IHH（特発性低ゴナドトロピン性性腺機能低下症） **38**, 39
IMRT（強度変調放射線治療） 155
interval debulking surgery（IDS） 177
intrinsic サブタイプ 296
in vitro muturation（IVM） 257
ISD（内因性括約筋不全） **113**, 115
ITP（特発性血小板減少性紫斑病） ⑩195
IUD（子宮内避妊具） **96**, 141
IUS（子宮内避妊システム） 96

IVF（体外受精）235, 245, 248, 249, 250, 251, 252, **253**, 254, 255, 257
IVF-ET（体外受精-胚移植）230, 232, 236, 240, 243, 250, **253**, 255
IVM（*in vitro* muturation） 257

J

Johnson手技 ⑩341
Jones&Jones手術 75
junctional zone **132**, 166

K

Kallmann症候群 **38**, 39, 40
Kangaroo Care ⑩349
Kaufmann療法 28, 31, 33, **41**, 43, 52, 56, 70, 103, 241, 251
KHQ（キング健康調査票） 114
Ki67 297
Klinefelter症候群 64, 65, **71**, 244, 269, 305
Klumpke麻痺 ⑩343
KNDy細胞 14
Kristeller胎児圧出法 ⑩348
K-ras 161
Krukenberg腫瘍 168, **192**
Küstner徴候 ⑩250

L

L1蛋白質 157
LA（ループスアンチコアグラント） 263, **264**
*Lactobacillus*属 **79**, 93
Laurence-Moon-Biedl症候群 **38**, 39
LCIS（非浸潤性小葉癌） 278, **280**, 288, 289
LDH（乳酸脱水素酵素） 174, **190**
LDL（低比重リポ蛋白）11, 109, **110**
LDL受容体 109
LEEP法 153
Leigh脳症 257
Leopold触診法 ⑩238
LEP（低用量エストロゲン・プロゲスチン配合薬）28, 30, 36, 37, 43, 51, 96, 97, **98**, 99, 122, 131, 132, 251
Leydig細胞 **62**, 69, 171
LH（黄体化ホルモン） **12**, 13, 16, 18, 19, 23, 33, 35, 38, 39, 42, 44, 48, 57, 59, 60, 68, 70, 105, 232, 233, 237, 251, 256, 301
LHRH（黄体化ホルモン放出ホルモン） **280**, 301
LHRHアゴニスト 298
LHRH試験（GnRH試験） 39, **42**, 56, 60, 232
LHサージ 13, **14**, 16, 18, 19, 23, 31, 35, 59, 234, 252
LH受容体 12
light for dates ⑩397
light for gestational age ⑩397
LOD（腹腔鏡下卵巣開孔術／腹腔鏡下卵巣多孔術） 58, **61**
low T_3 syndrome 52
LSIL 147
LUF（黄体化未破裂卵胞）**33**, 246
Lynch症候群 160, 171

M

Marfan症候群 206
MAS（胎便吸引症候群） ⑩408
Mayer-Rokitansky-Küster-Hauser症候群 38, 39, 72, **77**
McDonald法 ⑩181
McRoberts体位 ⑩275
MEA療法 202
Meigs症候群 171, 174, **186**
MESA（顕微鏡下精巣上体精子採取法） 257
$MgSO_4$（硫酸マグネシウム） ⑩357
microdissection-TESE 257
Microsatellite不安定性（MSI） 160
MIF（Müller管抑制因子） 62
MIS（Müller管退縮物質） 62
*MLH1*遺伝子 171
MLO撮影（内外斜位方向） 275
MMR（ミスマッチ修復遺伝子） 160
Montgomery腺 274
Moro反射 ⑩430
MPA（酢酸メドロキシプロゲステロン） 158
MRKH症候群 77
MRガイド下集束超音波治療（FUS） 140, **142**
MSI（Microsatellite不安定性） 160
MTF（Male to Female） 63
mTOR阻害薬 300
Müller管 **62**, 69, 72, 76, 170
——の発生 72
Müller管退縮物質（MIS） 62
Müller管抑制因子（MIF） 62
MVP（最大羊水深度） ⑩58

N

NAC（術前化学療法） 177, 290, 298, **299**
N/C比 288
Naegele鉗子 ⑩361
NCC-ST439 297
neurokininB **10**, 14
NICU（新生児集中治療室）⑩399
NILM 147
NIPT（母体血胎児染色体検査／無侵襲的出生前遺伝学的検査） ⑩76
NO（一酸化窒素） 109
Noonan症候群 70
NRFS（胎児機能不全） ⑩296
NSAIDs（非ステロイド性抗炎症薬） 36, 37, 130, 132
NST（ノン・ストレス・テスト） ⑩68
NT（nuchal translucency） ⑩75

O

OAB（過活動膀胱） 113
OHSS（卵巣過剰刺激症候群） 43, 44, 193, 212, 213, 251, 252, 256, 257, **258**
OT（オキシトシン） 46
OTC欠損症 257
ovoid 154
oyster ovary 61

P

$P450_{aldo}$（アルドステロン合成酵素） 17
$P450_{arom}$（アロマターゼ） 11, 17, **18**, 19, 59, 162, 301
$P450_{C11}$（11β-水酸化酵素） 17
$P450_{C11}$欠損症 64, **67**
$P450_{C16}$（16α-水酸化酵素） 18
$P450_{C17}$（17α-水酸化酵素／17, 20-リアーゼ） **17**, 18, 19, 59
$P450_{C17}$欠損症 **67**, 69
$P450_{C21}$（21-水酸化酵素） 17
$P450_{C21}$欠損症 64, **66**, 67
$P450_{SCC}$（コレステロール側鎖切断酵素） **17**, 18, 19
p53 161
p57[kip2] 199
Paget細胞 309
Paget病 280, 289, 308, **309**
Page分類 ⑩118
paracrine **10**, 16
Parrot仮性麻痺 ⑩221
PCOS（多嚢胞性卵巣症候群） 27, 31, 32, 33, 38, 40, 42, 43, 45, **58**, 60, 101, 158, 162, 171, 207, 209, 231, 237, 252, 257, 258, 263, 272
PCSS（帝王切開術後症候群） ⑩358
PE（妊娠高血圧腎症） ⑩103
PE（フォスファチジルエタラミン） 264
PEP（異所性妊娠存続症） ⑩94
Percoll法 **244**, 249
PFD（早期卵胞喪失） 103
PgR（プロゲステロン受容体） 296, **297**
PGT-A（着床前染色体検査） 268
PID（骨盤内炎症性疾患） 78, **80**, 86, 88
PIF（プロラクチン抑制因子） 46, **48**, 51
Piskacek徴候 ⑩39
PlGF（胎盤増殖因子） ⑩102
PMS（月経前症候群） 26, **36**, 213
PMT（月経前緊張症） 36
POF／POI（早発卵巣不全） 38, 40, 45, **103**, 231, 236, 237
POP（骨盤臓器脱） 101, 108, 113, **118**
POP-Qシステム 119
POP-Q法によるStage分類 119
POR欠損症 66
Potter症候群 ⑩144
powder burn（散布状黒斑） 126
PPHN（新生児遷延性肺高血圧症） ⑩409
Prader病 **67**, 69
PRF（プロラクチン放出因子） 46, **48**
PRL（プロラクチン） 39, 45, **46**, 47, 57, 60, 232, 233
PRL産生下垂体腺腫 49

PRL 産生細胞 51
PROM（前期破水） ⑩182
PS（フォスファチジルセリン） **264**, 265
psammoma body 183
PSTT（胎盤部トロホブラスト腫瘍） **194**, 195
PTE（肺血栓塞栓症） ⑩376
PTEN 161

Q

QOL（クオリティ・オブ・ライフ） 295, 304
Qチップテスト 114

R

RALS（遠隔操作式高線量率腔内照射） 154
RANKL（破骨細胞分化促進因子） 300
R-ASRM 分類 126
RDS（呼吸窮迫症候群） ⑩405
Real-time virtual sonography（RVS） 287
recombinant FSH 44
Red lesion（赤色病変） 126
refeeding 症候群 52
Robertson 転座 257, 261, 263, 269, **271**
Rubin テスト 233
RVS（Real-time virtual sonography） 287
RVVT 法 264

S

SCC（扁平上皮癌） **144**, 147, 154, 174, 289
Schiller test **144**, 153
Schröder 徴候 ⑩250
Schultze 様式 ⑩248
SCJ（扁平円柱上皮境界） **9**, 144, 148, 157
SDS（二次腫瘍減量術） 179
secondary debulking surgery 179
Seitz 法 ⑩272
semi-Fowler 位 ⑩62
Sertoli 細胞 **62**, 69, 171
SFD（small for dates） ⑩397
SGA（small for gestational age） ⑩397
SHBG（性ホルモン結合グロブリン） 59
Sheehan 症候群 38, 40, 45, **56**, 57, 207, 237
Shirodkar 法 ⑩181
SI（ショックインデックス） ⑩307
Simpson 徴候 160
Skene 腺 **9**, 207
skip lesion 153
SLE（全身性エリテマトーデス） 264
SLNB（センチネルリンパ節生検） 283, 290, 291, 292, **294**, 302
small for dates（SFD） ⑩397
small for gestational age（SGA） ⑩397
SMT（ステイブル・マイクロバブルテスト） ⑩406
SPE（加重型妊娠高血圧腎症） ⑩103
spicula（放射状棘状影） 276, 280, 284, **285**, 305
SRY（性決定遺伝子 Y） **62**, 69
SSRI（選択的セロトニン再取り込み阻害薬） 36
staging laparotomy 176
Stamey 手術 112
StAR 蛋白 67
Stein-Leventhal 症候群 58
STI（性感染症） 78, **83**, 86, 88, 90, 92, 93, 94, 97, 221
STN（シアリル Tn 抗原） 174
Strassmann 手術 75
Strassmann 徴候 ⑩250
stuck twin ⑩152
ST-VAB（ステレオガイド下吸引式乳房組織生検） 288
surrogate mother 236
swim-up 法 **244**, 249
Syncytium 細胞 ⑩31

T

T_4（サイロキシン） 57
tandem 154
Tanner 分類 **102**, 218
TC 療法 177, **178**
TESE（精巣内精子採取術） 71, 245, **257**
TFS 手術 **116**, 222
THA（テトラヒドロアルドステロン） 17
THE（テトラヒドロコルチゾン） 17
THF（テトラヒドロコルチゾール） 17
TNF-α（腫瘍壊死因子α） 59
Tompkins 手術 75
TORCH 症候群 ⑩207
TOT 手術 **116**, 222
t-PA（組織プラスミノゲンアクチベーター） 265
Trendelenburg 体位 ⑩295
TRH（甲状腺刺激ホルモン放出ホルモン） 46, **49**
TRH 試験 232
triple negative 型 296
TSH（甲状腺刺激ホルモン） **57**, 263
TSS（経蝶形骨洞手術） 51
TSSC3 抗体 199
TTN（新生児一過性多呼吸） ⑩410
TTTS（双胎間輸血症候群） ⑩152
Turner 症候群 38, 39, 40, 64, 65, **70**, 206, 207, 219, 269
TVT 手術 **116**, 222

U

UAE（子宮動脈塞栓術） 140, **143**
UICC（国際対がん連合） 308
unopposed estrogen 10, 41, 45, 59, 106, 120, 158, 161, **162**, 187

V

VAB（吸引式乳房組織生検） 288
VAIN（腟上皮内腫瘍） 120
vanishing twin ⑩152
Veeck 分類 257
VEGF（血管内皮増殖因子） **258**, 300
vesicular pattern 200
VIN（外陰上皮内腫瘍） 120
VLP（ウイルス様粒子） 157
VZV（水痘・帯状疱疹ウイルス） ⑩212

W

Wernicke 脳症 52
Wharton 膠質 ⑩292
White lesion（白色病変） 126
Wilson-Mikity 症候群（WMS） ⑩407
Wolff 管 **62**, 69

「あなたの声」お聞かせください! 読者アンケート

書籍に関するご意見・ご感想を,
はがきまたはQRコード(webフォーム)から
お送りください.

お問い合わせはこちら

https://medicmedia.com/inquiry/

書籍の内容に関するお問い合わせは
上記のURLにアクセス,専用フォームから送信してください.

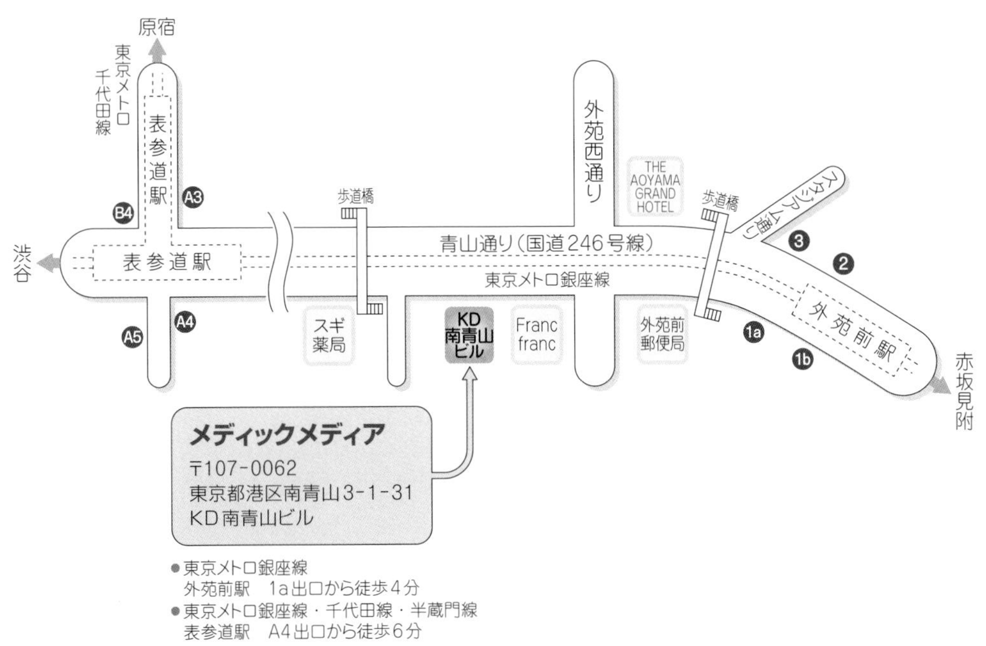

メディックメディア
〒107-0062
東京都港区南青山3-1-31
KD南青山ビル

- 東京メトロ銀座線
外苑前駅 1a出口から徒歩4分
- 東京メトロ銀座線・千代田線・半蔵門線
表参道駅 A4出口から徒歩6分

- 落丁・乱丁はお取替えいたしますので,小社営業部までご連絡ください.
eigyo@medicmedia.com
- 書籍の内容に関するお問い合わせは,「書籍名」「版数」「該当ページ」を明記のうえ,下記からご連絡ください.
https://medicmedia.com/inquiry/

病気がみえる vol.9
婦人科・乳腺外科 第4版

2006年 7月 4日 第1版 第1刷 発行
2009年 4月 6日 第2版 第1刷 発行
2013年 3月 23日 第3版 第1刷 発行
2018年10月 5日 第4版 第1刷 発行
2025年 2月 17日 第4版 第6刷 発行

編 集　医療情報科学研究所
発行者　岡庭 豊
発行所　株式会社 メディックメディア
〒107-0062 東京都港区南青山3-1-31
KD南青山ビル
(営業) TEL 03-3746-0284
FAX 03-5772-8875
(編集) TEL 03-3746-0282
FAX 03-5772-8873
https://medicmedia.com/
印 刷　TOPPANクロレ株式会社

ISBN978-4-89632-712-0

婦人科疾患に使用される主な漢方薬

監修
深谷 孝夫

漢方薬名	読み	本書での参照ページ＊必ずしも適応を示すものではない（2018年現在）
当帰芍薬散	トウキシャクヤクサン	● 月経前症候群〔p.36〕 ● 月経困難症〔p.37〕 ● 更年期障害〔p.104〕
桂枝茯苓丸	ケイシブクリョウガン	● 月経前症候群〔p.36〕 ● 月経困難症〔p.37〕 ● 更年期障害〔p.104〕
加味逍遙散	カミショウヨウサン	● 月経前症候群〔p.36〕 ● 月経困難症〔p.37〕 ● 更年期障害〔p.104〕
桃核承気湯	トウカクジョウキトウ	● 月経前症候群〔p.36〕 ● 月経困難症〔p.37〕
女神散	ニョシンサン	● 更年期障害〔p.104〕
当帰建中湯	トウキケンチュウトウ	● 月経困難症〔p.37〕
芍薬甘草湯	シャクヤクカンゾウトウ	● 月経困難症〔p.37〕

婦人科疾患に使用される主な薬剤（2）

監修
大場 隆

薬剤			一般名	代表的商品名	本書での参照ページ＊必ずしも適応を示すものではない（2018年現在）
鎮痛薬	非ステロイド性抗炎症薬（NSAIDs）	サリチル酸系	アスピリン	アスピリン，サリチゾン	●月経前症候群〔p.36〕 ●月経困難症〔p.37〕 ●子宮内膜症〔p.122〕 ●抗リン脂質抗体症候群〔p.265〕
			アスピリン・ダイアルミネート配合錠	バファリン	●月経前症候群〔p.36〕 ●月経困難症〔p.37〕 ●子宮内膜症〔p.122〕 ●子宮腺筋症〔p.132〕
		プロピオン酸系	ロキソプロフェンナトリウム水和物	ロキソニン	
			イブプロフェン	ブルフェン	
			ナプロキセン	ナイキサン	
		フェニル酢酸系	ジクロフェナクナトリウム	ボルタレン，ナボールSR	
		アリール酢酸系	インドメタシン	インダシン，インテバン	
		ピラノ酢酸系	エトドラク	ハイペン	
		オキシカム系	メロキシカム	モービック	
	アニリン系		アセトアミノフェン	カロナール	
抗凝固薬	未分画ヘパリン		ヘパリンナトリウム	ヘパリン，ノボ・ヘパリン	●抗リン脂質抗体症候群〔p.265〕
			ヘパリンカルシウム	ヘパリンCa「サワイ」	●抗リン脂質抗体症候群〔p.265〕
	低分子ヘパリン		ダルテパリンナトリウム	フラグミン	●産科DIC〔病⑩p.322〕
			エノキサパリンナトリウム	クレキサン	●静脈血栓塞栓症〔病⑩p.376〕
	ヘパリノイド		ダナパロイドナトリウム	オルガラン	●産科DIC〔病⑩p.322〕
利尿薬	ループ利尿薬		フロセミド	ラシックス	●月経前症候群〔p.36〕
	サイアザイド系		トリクロルメチアジド	フルイトラン	●月経前症候群〔p.36〕
抗コリン薬			ブチルスコポラミン臭化物	ブスコパン	●月経困難症〔p.37〕
			酒石酸トルテロジン	デトルシトール	●過活動膀胱〔p.113〕
β_3アドレナリン受容体作動薬			ミラベグロン	ベタニス	●切迫性尿失禁〔p.117〕
糖尿病治療薬	ビグアナイド類		メトホルミン塩酸塩	メトグルコ，グリコラン，メデット	●多嚢胞性卵巣症候群〔p.58〕
感染症治療薬	抗菌薬	ペニシリン系	ベンジルペニシリンカリウム	ペニシリンGカリウム	●梅毒〔病⑩p.222〕
			アンピシリン水和物	ビクシリン	●GBS母子感染〔病⑩p.222〕
		第一世代セフェム系	セファゾリンナトリウム	セファメジン	●MSSA感染症〔病⑥p.151〕 ●レンサ球菌感染症〔病⑥p.156〕
		第二世代セフェム系	セフォチアム塩酸塩	パンスポリン	●尿路感染症〔病⑩p.196〕
		第三世代セフェム系	セフトリアキソンナトリウム水和物	ロセフィン	●淋菌感染症〔p.88〕
			セフィキシム	セフスパン	●淋菌感染症〔p.88〕
		アミノグリコシド系	スペクチノマイシン塩酸塩水和物	トロビシン	●淋菌感染症〔p.88〕
		マクロライド系	クラリスロマイシン	クラリス，クラリシッド	●性器クラミジア感染症〔p.86〕
			アジスロマイシン水和物	ジスロマック	●子宮頸管炎〔p.81〕 ●性器クラミジア感染症〔p.86〕
				ジスロマックSR	●淋菌感染症〔p.88〕
		ニューキノロン系	レボフロキサシン水和物	クラビット	●性器クラミジア感染症〔p.86〕
		テトラサイクリン系	ドキシサイクリン塩酸塩水和物	ビブラマイシン	●性器クラミジア感染症〔p.86〕
			ミノサイクリン塩酸塩	ミノマイシン	●性器クラミジア感染症〔p.86〕
		クロラムフェニコール系	クロラムフェニコール	クロマイ	●細菌性腟症〔p.80〕
	抗原虫薬		メトロニダゾール	フラジール	●細菌性腟症〔p.80〕 ●腟トリコモナス症〔p.93〕
			チニダゾール	チニダゾール「F」	●腟トリコモナス症〔p.93〕
	抗真菌薬	イミダゾール系	クロトリマゾール	エンペシド	●カンジダ外陰腟炎〔p.94〕
			イソコナゾール硝酸塩	アデスタン	
			ミコナゾール	フロリード	
	抗ウイルス薬	抗ヘルペスウイルス薬	バラシクロビル塩酸塩	バルトレックス	●性器ヘルペス〔p.90〕
			アシクロビル	ゾビラックス，ビクロックス	●性器ヘルペス〔p.90〕
			ファムシクロビル	ファムビル	●性器ヘルペス〔p.90〕
	その他		イミキモド	ベセルナ	●尖圭コンジローマ〔p.92〕
脂質異常症治療薬	スタチン系		ロスバスタチンカルシウム	クレストール	●老年期〔p.108〕
			プラバスタチンナトリウム	メバロチン	●老年期〔p.108〕
			アトルバスタチンカルシウム水和物	リピトール	●老年期〔p.108〕
	フィブラート系		ベザフィブラート	ベザトールSR，ベザリップ	●老年期〔p.108〕
			フェノフィブラート	リピディル，トライコア	●老年期〔p.108〕
β_2刺激薬			クレンブテロール塩酸塩	スピロペント	●腹圧性尿失禁〔p.112〕
循環管理薬	昇圧薬		ドパミン塩酸塩	イノバン，カコージン	●卵巣過剰刺激症候群〔p.258〕
	アルブミン製剤		人血清アルブミン	アルブミナー	●卵巣過剰刺激症候群〔p.258〕
			献血アルブミン	ベネシス，メドウェイ	